U0263947

产前遗传病诊断

（第二版）上册

Prenatal Diagnosis of Genetic Disorders

（Second Edition）Volume Ⅰ

陆国辉　张　学　主编

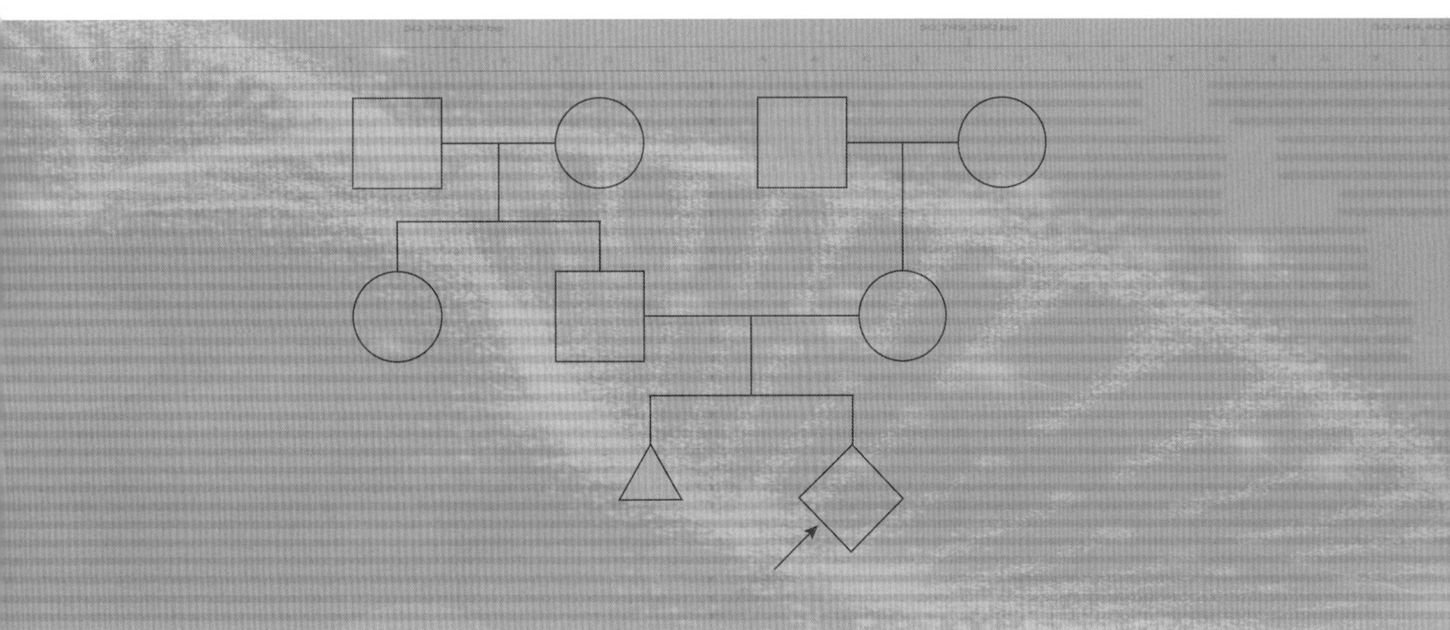

SPM 南方出版传媒
广东科技出版社｜全国优秀出版社
·广　州·

图书在版编目（CIP）数据

产前遗传病诊断 / 陆国辉，张学主编. —2版. —广州：广东科技出版社，2019.12（2021.1重印）
ISBN 978-7-5359-7261-3

Ⅰ.①产… Ⅱ.①陆… ②张… Ⅲ.①遗传病—诊断 Ⅳ.①R596.04

中国版本图书馆CIP数据核字（2019）第205065号

产前遗传病诊断（第二版）

Prenatal Diagnosis of Genetic Disorders（Second Edition）

出 版 人：朱文清
责任编辑：李　旻　丁嘉凌
封面设计：刘　晖
装帧设计：友间设计
责任校对：陈　静　于强强　杨　洋　廖婷婷　冯思婧　谭　曦　李云柯　杨崚松
责任印制：彭海波
出版发行：广东科技出版社
（广州市环市东路水荫路11号　邮政编码：510075）
销售热线：020-37592148 / 37607413
http：//www.gdstp.com.cn
E-mail：gdkjcbszhb@nfcb.com.cn
经　　销：广东新华发行集团股份有限公司
印　　刷：广州市彩源印刷有限公司
（广州市黄埔区百合三路8号201栋　邮政编码：510700）
规　　格：889mm×1 194mm　1/16　印张105　字数2 750千
版　　次：2002年12月第1版　2019年12月第2版
2021年1月第2次印刷
定　　价：1280.00元（上、中、下册）

致谢

17年前，产前遗传病刚被国内认知，开拓编写了《产前遗传病诊断》第一版的同仁们与广东科技出版社共同努力，引进国外先进的产前遗传病理论、筛查诊断技术和临床经验，携手编写出国内第一本产前遗传病诊断专著。该书于2003年获得第十一届全国优秀科技图书二等奖（一等奖缺），且长期成为产前诊断从业人员的案头书，助力出生缺陷防控工作的发展。对于各种原因不能参编第二版的同仁，我们致以诚挚的感谢和怀念。

此次再版，近150位编写者与广东科技出版社又并肩奋斗，后浪推前浪。在此，非常感谢在第二版的编写过程中做出了各种贡献的39位同仁，你们的辛勤与全心付出值得铭记，这也将成为你们今后职业与人生发展的基础和动力。

第一版参编者（按姓氏拼音顺序排列）

蔡志明　陈宝容　陈天健　陈小蔓　高　聪　韩家莲　胡冬贵
黄　青　黄艳仪　李　巍　林　宁　陆志成　麦嘉明　庞　伟
秦乃更　佘若箐　王国普　巍　炜　吴莹星　杨宏兰　殷光真
袁立懋　张　庆　Robert Best　Wayne Stanley　Kim Stewart

第二版助理（按姓氏拼音顺序排列）

陈金珠　董　伟　范燕彬　高　勇　高欣宜　葛　林　郭　洁
计晓露　李璐璐　李　闪　李劭源　李艳伟　梁业飞　林建杏
刘家柳　刘文杰　茅　彬　覃舒怡　孙樱桐　孙婷婷　孙卫明
孙子系　王佳平　王天爽　王　琰　吴世靖　相隗文殊　杨江涛
尤　祎　苑志胜　张光林　张　捷　张仲斌　赵飞跃　周　季
周　玲　周运鹤　朱　辉　朱七五　曾　娟　邹志勇

《产前遗传病诊断》第二版
编委会
2019年10月15日

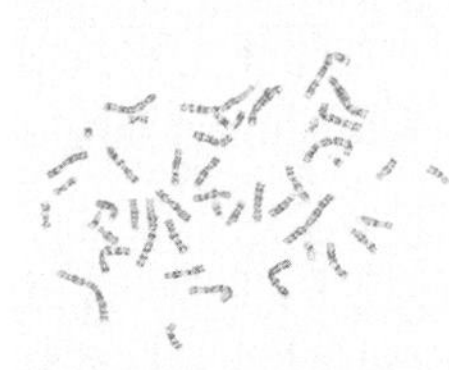

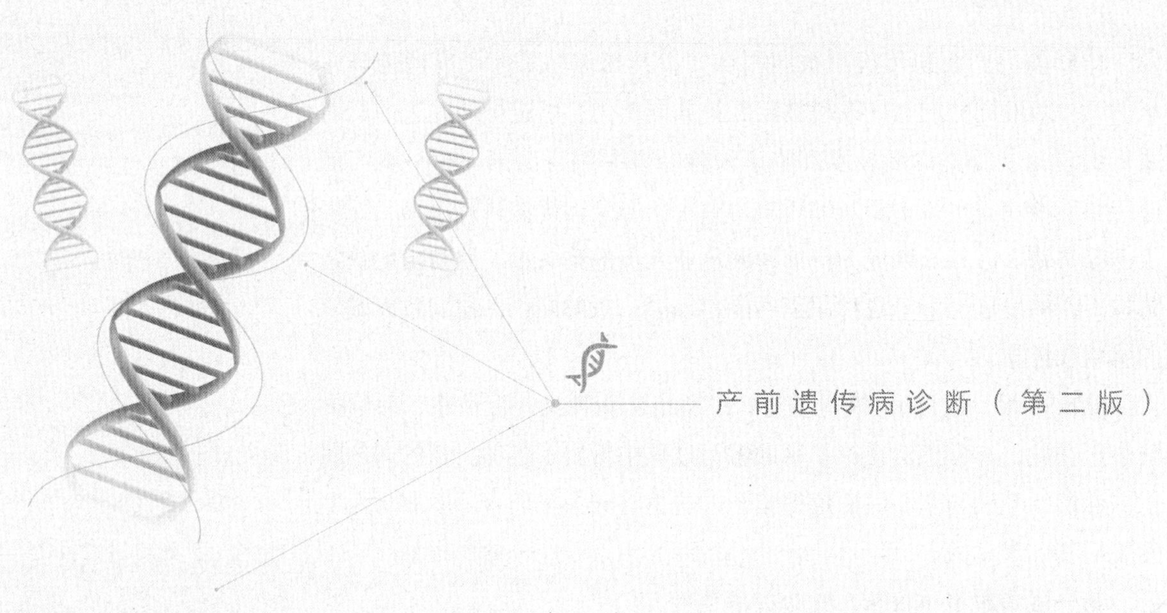
产前遗传病诊断（第二版）

《产前遗传病诊断（第二版）》编委会名单

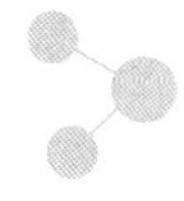

主　编　陆国辉　张　学

副主编　刘俊涛　张　成　王若光　李胜利　杨艳玲　孙路明

主编助理

严提珍	博士 / 副研究员	柳州市妇幼保健院
许艺明	博士 / 副研究员	东莞市妇幼保健院
张　彦	博士 / 主任技师	广东省妇幼保健院
王陆颖	博士 / 主治医师	中南大学湘雅三医院
陈映丽	硕士 / 住院医师	南方医科大学南方医院

责任编委

陈敦金	教授 / 主任医师	广州医科大学附属第三医院
陈　萍	教授 / 主任医师	广西医科大学第一附属医院
方　群	教授 / 主任医师	中山大学附属第一医院
巩纯秀	教授/主任医师	国家儿童医学中心　首都医科大学附属北京儿童医院
顾卫红	教授 / 研究员	中日友好医院
黄尚志	研究员	中国医学科学院基础医学研究所
蒋海山	副教授 / 副主任医师	南方医科大学南方医院
蒋玮莹	教授	中山大学中山医学院
李胜利	教授 / 主任医师	南方医科大学附属深圳妇幼保健院
廖世秀	教授 / 主任医师	河南省人民医院
刘德培	教授 / 研究员	中国医学科学院基础医学研究所
刘俊涛	教授 / 主任医师	北京协和医院
娄探奇	教授 / 主任医师	中山大学附属第三医院
卢光琇	教授 / 主任医师	中南大学人类干细胞国家工程研究中心

陈永兴	主任医师	河南省儿童医院
崔　勇	教授 / 主任医师	中日友好医院
杜　涛	助理研究员	中山大学孙逸仙纪念医院
方建培	教授 / 主任医师	中山大学孙逸仙纪念医院
冯穗华	主任医师	江门市中心医院
高　敏	副教授 / 副主任医师	安徽医科大学第一附属医院
高　羽	主任医师 / 副教授	中山大学附属第六医院
耿　斌	主任医师	首都医科大学附属北京安贞医院
弓孟春	医学信息学顾问	复旦大学附属儿科医院
韩　帅	住院医师	浙江省人民医院
韩　颖	副研究员	北京大学第一医院
何志明	主治医师	中山大学附属第一医院
侯巧芳	副主任医师	河南省人民医院产前诊断中心
霍晓东	助理研究员	河南省人民医院医学遗传研究所
黄新文	主任医师	浙江大学医学院
黄　昱	讲师	北京大学医学部基础医学院
贾　蓓	副主任医师	南方医科大学南方医院
江　泓	教授 / 主任医师	中南大学湘雅医院
柯　青	教授 / 主任医师	浙江大学医学院附属第一医院
孔玮晶	医师	中国人民解放军总医院
赖渭妍	医师	中山大学附属第三医院
黎　青	主任技师	广州医科大学附属第三医院
李凤荣	副主任医师	首都医科大学附属北京中医医院
李　菁	医师	首都医科大学附属北京安贞医院
李　荔	主治医师	中国中医科学院望京医院
李　偲	医师	中山大学附属第六医院
李文秀	副主任医师	首都医科大学附属北京安贞医院
李溪远	讲师	天津医科大学总医院
李小毛	教授 / 主任医师	中山大学附属第三医院
李晓菲	主治医师	首都医科大学附属北京妇产医院
李欣瑜	主治医师	中山大学孙逸仙纪念医院
李洵桦	教授 / 主任医师	中山大学附属第一医院
李志华	副教授 / 副主任医师	广州医科大学附属第三医院
利　婧	主治医师	中山大学附属第一医院
梁小芳	主治医师	首都医科大学附属北京天坛医院
林　戈	研究员	中南大学生殖与干细胞工程研究所

林　洁	副教授 / 副主任医师	复旦大学附属华山医院
林志森	副教授	北京大学第一医院
刘维瑜	主治医师	广州医科大学附属第三医院
刘雅萍	副教授	中国医学科学院基础医学研究所
刘　妍	主治医师	首都医科大学附属北京妇产医院
刘彦慧	主任技师	东莞市妇幼保健院
刘　勇	主治医师	同济大学附属第一妇婴保健院
陆　妹	副主任医师	厦门大学附属妇女儿童医院
罗丕福	客座教授 / 主任医师	延安大学
裴　燕	医师	首都医科大学附属北京妇产医院
秦　越	主治医师	南方医科大学附属深圳妇幼保健院
石慧娟	副教授 / 副主任医师	中山大学附属第一医院
沈　珺	助理教授	哈佛大学医学院
史艳侠	教授 / 主任医师	中山大学附属肿瘤医院
司美君	主治医师	中山大学附属第三医院
宋　昉	研究员	首都儿科研究所
宋英娜	教授 / 主任医师	北京协和医院
唐北沙	教授 / 主任医师	中南大学湘雅医院
谭跃球	研究员	中南大学生殖与干细胞工程研究所
王　成	主任医师	中山大学附属第五医院
王　华	主任医师	湖南省妇幼保健院
王　辉	主治医师	南方医科大学附属深圳妇幼保健院
王　剑	研究员	上海交通大学医学院附属上海儿童医学中心
王　凯	副教授	美国宾夕法尼亚大学
王培光	副教授 / 主任医师	安徽医科大学第一附属医院
王　琼	教授 / 主任医师	中山大学附属第一医院
王　瑞	副研究员 / 副主任技师	新疆军区总医院
王晓建	副研究员	中国医学科学院阜外心血管病医院
王树森	主任医师	中山大学附属肿瘤医院
王翠翠	医师	陆军军医大学第一附属医院
卫海燕	主任医师	河南省儿童医院
魏翠洁	主治医师	北京大学第一医院
文　曙	助理教授	美国贝勒医学院
吴桐菲	主治医师	首都医科大学临床检验中心
吴　晔	教授 / 主任医师	北京大学第一医院
谢建生	教授 / 主任医师	南方医科大学附属深圳妇幼保健院

熊　晖	教授 / 主任医师	北京大学第一医院
徐　虹	教授 / 主任医师	复旦大学附属儿科医院
徐金玉	医师	首都医科大学附属北京朝阳医院
徐　哲	副教授 / 副主任医师	首都医科大学附属北京儿童医院
许艺明	副研究员	东莞市妇幼保健院
延会芳	医师	北京大学第一医院
杨　娟	主治医师	南方医科大学珠江医院
杨　涛	副研究员	中国医学科学院北京协和医学院基础学院
杨　娅	教授 / 主任医师	首都医科大学附属北京安贞医院
杨艳东	副主任医师	中山大学附属第六医院
姚　宏	主任技师	陆军军医大学附属第一医院
叶锦棠	副主任医师	北京大学第一医院
余　建	副主任医师	长沙市第八医院
袁　萍	助理研究员	中山大学孙逸仙纪念医院
张惠文	研究员 / 主任医师	上海交通大学医学院附属新华医院
张　娟	医师	首都医科大学附属北京妇产医院
张　璘	副主任医师	北京大学人民医院
郑灵燕	主管技师	中山大学孙逸仙纪念医院
张普庆	医师	首都医科大学附属北京妇产医院
张为民	副主任技师	北京协和医院
张为西	教授 / 主任医师	中山大学附属第一医院
张　彦	主任技师 / 医师	广东省妇幼保健院
张月华	教授 / 主任医师	北京大学第一医院
张祝琴	助理研究员	中国医学科学院基础医学研究所
章锦曼	副主任医师	云南省第一人民医院
章清萍	医师	北京大学第一人民医院
钟　梅	教授 / 主任医师	南方医科大学南方医院
周　崎	副教授 / 副主任医师	北京协和医院
周鑫垚	助理研究员	同济大学附属第一妇婴保健院
朱恒莹	助理研究员	广西医科大学第一附属医院
邹　绚	主治医师	北京协和医院

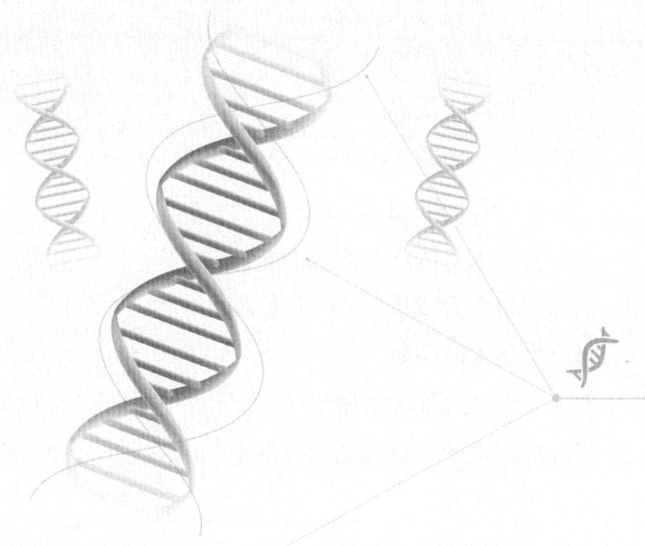

主编简介

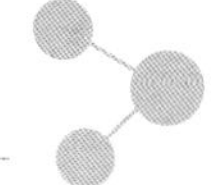

陆国辉教授

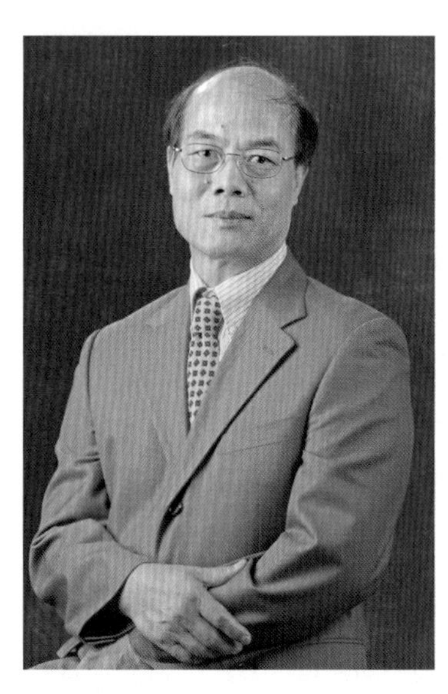

· 美国临床细胞遗传学诊断执照（ABMG）（1996）

· 美国医学遗传学院专家委员（FACMG）（1996）

· 美国MD Anderson肿瘤中心首位ABMG认证临床细胞遗传诊断主任

· 美国南卡罗莱纳大学医学院兼职教授，国内南方医科大学、湖南省妇幼保健院、佛山市妇幼保健院等多个院校客座教授

· 中国遗传学会遗传咨询分会委员

· 广东省精准医学应用学会精准检测分会、妇科肿瘤分会、遗传病分会顾问；政策研究应用分会委员

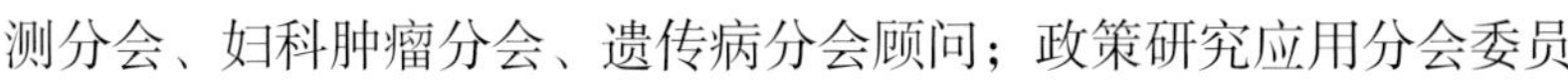

· 广东省健康管理学会分子诊断及蛋白质组学专业委员会第一届委员会常务委员

· 广东省临床基因检测质控中心专家组委员

· 科学中国人（2017）年度人物（封面人物）

· 先后参与6本医学遗传专著的编写，其中主编：《产前遗传病诊断》（2002）（2003年全国优秀图书二等奖），《临床遗传咨询》（2007），《常见妇婴九病——从预防到医学基因组医学》（2009）；参编：《小儿和青春期妇科学》（2003），美国The MD Anderson Manual of Medical Oncology（2011），Molecular Diagnostics and Personalized Medicine（2013）。

· 发表SCI杂志论文70余篇。

张学教授

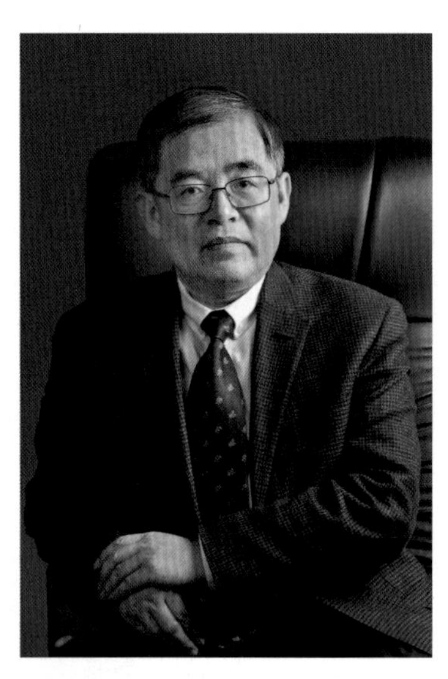

张学，中国工程院院士，现任哈尔滨医科大学校长，黑龙江省医学科学院院长，中国医学科学院基础医学研究所-北京协和医学院基础学院医学遗传学系主任、长聘教授。主要从事单基因病和基因组病的分子遗传学研究，发现家族性反常性痤疮和Marie Unna型稀毛症等单基因病的致病基因和先天性全身多毛症等基因组病的致病DNA重排，在*Science*、*Nature Genetics*和*Am J Hum Genet*等杂志发表系列高水平论文。2001年获国家杰出青年科学基金，2007年入选教育部长江学者特聘教授，2014年以第一完成人获国家自然科学二等奖，2017年获全国创新争先奖和何梁何利科技进步奖，2019年当选中国工程院院士。现任中华医学会医学遗传学分会名誉主任委员、中国医师协会医学遗传医师分会会长、《中华医学遗传学杂志》主编、京津冀医学遗传学联盟主席、国家卫生计生委罕见病诊疗与保障专家委员会主任委员、国务院学位委员会学科评议组成员、中国学位与研究生教育学会副会长、中华预防医学会副会长。

序一

我很荣幸能为《产前遗传病诊断（第二版）》作序。首先，作为遗传学和基因组学领域思想的领先者，陆国辉教授在编写第一版时具有远见卓识，在历史关键时刻为中国的临床遗传技术资源崛起提供了基础。其次，我见证了陆教授编写第一版时的辛勤工作以及奉献精神，他将对这个事业的热爱投入其中，既胜任需求量大而复杂的临床病例的繁忙临床工作，又能完成内容十分复杂而且全面的书稿编写。除此之外，我为能有陆国辉教授这样的朋友、同事感到幸运及高兴，他在追求卓越以及思想领导力上总是给我留下深刻的印象。

早在1984年，陆教授在美国洛杉矶儿童医院学得产前诊断的临床知识，并于1987年在由知名的胎儿遗传学家Dr. Aubrey Milunsky主办的波士顿大学人类遗传中心培训，之后跟随当时被誉称为“产前诊断皇后”的任教于纽约大学的Lillian Yu-Feng Hsu教授。不仅如此，在耶鲁大学完成产前诊断学习后，于1991年，他前往康涅狄格大学开展癌症细胞遗传学研究和临床应用，当时鲜少人在该领域有所成就。他加入了我在南卡罗莱纳大学的团队，在那里他填补了癌症细胞遗传学的空白，并于1996年获得了临床细胞遗传学委员会的认证。他对遗传咨询充满热情，在1997年的遗传咨询研究生任教中找到了自己的“归宿”；随后他在美国几家领先的知名实验室分享了他在肿瘤细胞遗传基因组学方面的专业知识，包括世界知名的MD Anderson肿瘤中心。

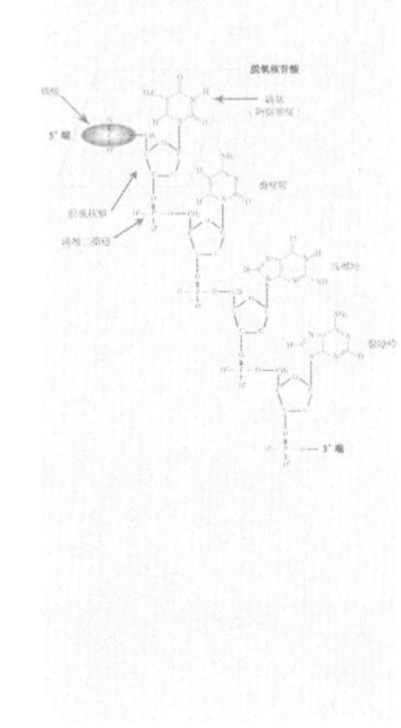

自这本书的第一版出版以来，我们在这过去的十七年里经历了临床遗传学应用的巨大变革。过去基因测序成本几乎相当于现在的一万倍。在那个时候如果要进行完整的人类基因组测序，预估需要花费一亿美元。当时人类基因组计划尚未完成，第一个完整的人类基因组序列亦尚未发布。现在整个基因组测序的成本仅为一千美元左右。成本上的显著性降低推动了遗传学和基因组学在临床应用的发展，而这些新发现，已经转变着我们对遗传学和基因组学在人类健康和疾病中作用的理解。

本书与第一版相比较，在章节数量上几乎翻倍，同时还有更多的专家学者参与其中。这反映了我们对遗传学和基因组系统，以及遗传咨询理解的进步，因为这个领域在过去的二十年中也在不断发展。Lillian Yu-Feng Hsu教授在第一版中表达了她对此书的厚望，认为第一版只是个开始，而如今如她所望，第二版问世，而我亦期望能见到第三版的出版。

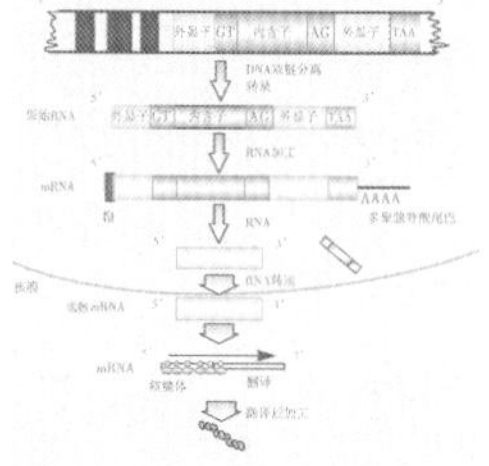

Robert G Best, PhD, FACMG
Professor & Associate Dean
University of South Carolina School of Medicine Greenville
Prisma Health System

Foreword

I count it a high honor to provide this foreword to the new edition. First, it has been a ground-breaking text that has served as a frame of reference in medical genetics for nearly two decades in China. Professor Lu's foresight in preparing the first edition was remarkable as he provided a foundation at a critical point in history for China's emergence as a thought leader and technical resource to the scientific world in the field of genetics and genomics. Second, I witnessed first-hand the dedication and hard work that went into the writing and editing of the first edition as he balanced a demanding clinical caseload with his passion to complete a very complicated and comprehensive text and the many communications required to bring it together. Third, I am very pleased to have such a friend and colleague as Dr. Gary Lu. He always impresses me in his quest for excellence and his thought leadership at so many levels.

Having obtained his prenatal diagnostic experience at Los Angeles Children's Hospital in 1984 and again at the Center for Human Genetics directed by the well-known Fetal Geneticist, Dr. Aubrey Milunsky at Boston University in 1987, he was trained by the well-known "Queen of the Prenatal Diagnosis" Dr. Lillian Yu-Feng Hsu at New York University. He obtained more experience in prenatal diagnosis at Yale University before going on to pioneer cancer cytogenetics at the University of Connecticut in 1991 during a time when few were able to find success in doing so. He joined my group at the University of South Carolina where he perfected cancer cytogenetics and completed his clinical cytogenetics Board certification in 1996. His passion for genetic counseling found its home in the genetic counseling graduate degree program there in 1997 before he went on to share his expertise in cancer cytogenomics at several of the leading high volume and renowned laboratories in the US, such as MD Anderson Cancer Center.

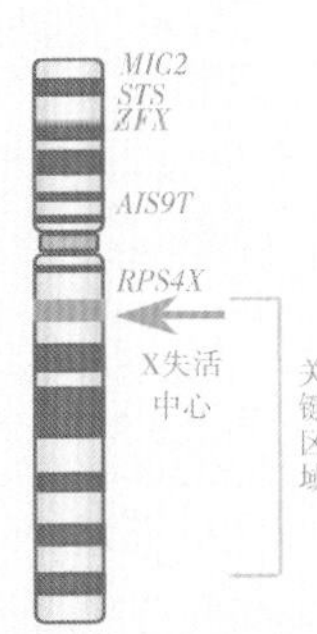

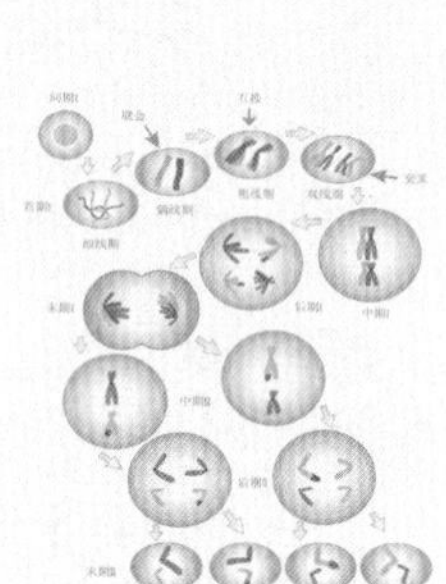

We have experienced a dramatic time of clinical genetic learning and change in these past seventeen years since the publication of the first volume of this influential text! The cost of genome sequencing was then approximately 10,000 times the cost that it is today. At that time, it was estimated to cost $100,000,000 to sequence the complete human genome. The Human Genome Project had not yet been completed, and the release of the first full human genomic sequence was yet to come. As this edition comes to press, the cost of sequencing a whole genome is only around $1000. Such dramatic reductions in the cost of obtaining sequence information has fueled genetic and genomic discovery, and new discovery has transformed our understanding of the role of genetics and genomics in health and disease.

This text is not merely an update of the previous edition. There are nearly double the number of chapters and many more author as well. This reflects the advancement of our understanding of genetic and genomic systems, and genetic counseling as well, as the field has grown over these past two decades. Professor Lillian Yu-Feng Hsu expressed her hope in the original volume that the first edition would just be a beginning, so here is the second edition she predicted. My hope is to see a third edition, and I wonder how it will be confined to a single volume.

Robert G Best, PhD, FACMG
Professor & Associate Dean
University of South Carolina School of Medicine Greenville
Prisma Health System

序二

根据卫生部2012年的数据测算，中国每年新发的出生缺陷人群达100万人之巨，这对于我国的优生优育事业是个巨大的挑战。减少出生缺陷，关键在于预防。根据世界卫生组织的规定，出生缺陷的预防措施分为孕前、产前和新生儿三个阶段。不同阶段的侧重点有异，2002年卫生部正式出台政策，鼓励在各省建立省级的产前诊断中心，自此拉开了二级出生缺陷防控的序幕。同年，陆国辉教授主编的《产前遗传病诊断》问世，该书一度成为临床妇产科医生、临床遗传咨询师、产前诊断检测技术人员，以及关注优生优育的机构单位和个人的案头书，为中国出生缺陷的防控提供了有重要意义的指导。2016年，高通量测序在临床产前诊断的应用更是从政策上获得开放，旨在提高产前筛查诊断的临床应用率，以此在将来可达到更多的出生缺陷预防和国民优生优育的重要目标。

2016年10月25日，中共中央、国务院印发了《“健康中国2030”规划纲要》，提出了“共建共享、全民健康”的战略主题。目标是以预防为主，达到减少疾病发生，强化早诊断、早治疗、早康复，实现全民健康。在这样的大背景下，国民优生优育是举国大策。而《产前遗传病诊断》的出版已有十七年之久，伴随着基因组检测技术在临床应用的高速发展和临床需求的变迁，当下临床对产前诊断已经提出了更高的要求，如何使中国的产前诊断临床应用走入规范化、标准化、国际化、便利化、实效化的道路是整个行业的一致心声和期盼。此外，中国是一个肿瘤大国，其中遗传性肿瘤的可防控性开始为人所知而逐渐受到重视。

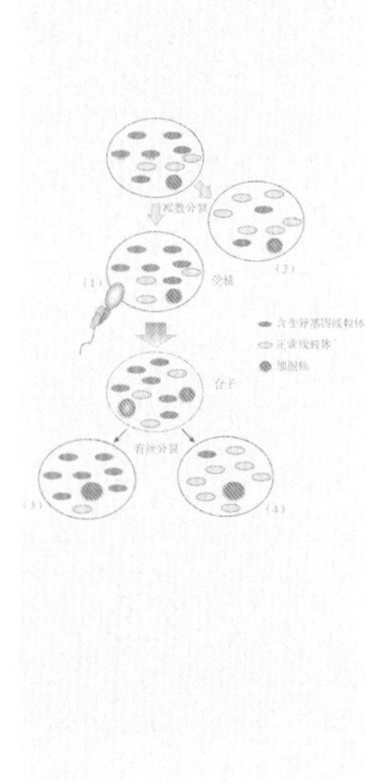

为了满足这个划时代的需求，在陆国辉教授的感召下，来自全国乃至海外不同领域的专家再次走到了一起，共同投入《产前遗传病诊断（第二版）》的编著工作中，陆国辉教授也根据在美国的肿瘤中心临床科研的经验特别开拓性地编著遗传性肿瘤的新章节。这次再版将对指导临床产前诊断专业的发展，对培养产前诊断和遗传咨询医疗队伍，对降

低国家在面对和解决出生缺陷及家族性肿瘤问题中的经济负担，对提升国民出生质量实现优生优育，都是一项非常有意义的工作。热切期望本著作的再版可以尽快在临床工作中获得应用，也呼吁更多的临床工作者关注遗传病的产前诊断，强化中国出生缺陷防控，促进健康中国目标的达成。

“匠心遗传四十载，梦回母国续前篇”！这是对中国临床遗传咨询奠基人、中国产前诊断事业开拓者之一的陆国辉教授近四十年临床遗传工作的阅历写照！能在一个领域坚持数十年，并以之作为自身的终身事业是让人敬佩的。

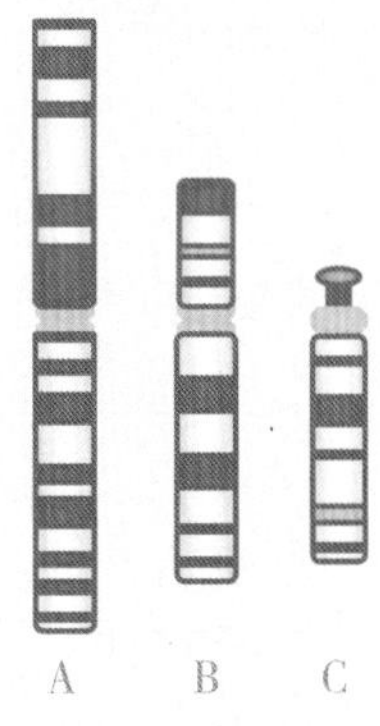

此致！

中国科学院院士　徐冠华

2019年4月26日

序三

在中国，产前诊断与产前筛查的开展相对较晚，直至1998年才逐步引进国外数据库及风险值计算软件。2002年我国正式制定了《产前诊断技术管理办法》后，各地陆续批准成立了产前诊断机构，逐步规范开展孕中期血清学筛查21三体、18三体、神经管缺陷的高风险人群，进而进行产前诊断。对罹患遗传性疾病的孕产妇施行产前诊断，对于降低患病胎儿的出生率、提高胎儿的出生质量具有重要的意义。

身为一名妇产科医生，多年的临床经历有过太多的缺陷患儿的“生死抉择”。有幸的是，2002年由陆国辉教授主编出版的《产前遗传病诊断》为我们妇产科提供了非常好的临床产前诊断和产前遗传咨询的决策指引，该书一度成为妇产科医生、产前诊断医生等临床工作者的必备参考书。染色体病、孟德尔和非孟德尔遗传病、线粒体病，种类繁多，遗传性及其遗传咨询各异。以孟德尔遗传病为例，目前发现的就有7 000余种，其中某些是不可治愈并严重影响患儿出生后生活质量的，这种出生缺陷严重影响儿童生命健康与生活质量，同时也对中华民族的优生优育提出了挑战。

当今医学发展迅猛，以基因检测技术为核心的精准医疗已经成为中国的医疗战略发展目标，这对于临床产科而言是幸运的。而高通量测序等各种基因/基因组检测技术的快速发展，使得我们可以对多种致死性、致残性、致畸性的遗传性疾病进行诊断，有效预防缺陷患儿的出生，实现出生缺陷的二级防控。如果可以将时间节点前移，在孕前实现遗传学干预，结合先进的植入前遗传学检测，将是优生优育的一项重要举措。因此，在“全面二孩”政策开放后的今日，出生缺陷防控面临更多挑战，保障高龄孕产妇能顺利地生育健康的孩子，是需要解决的民生问题，也是科学问题。

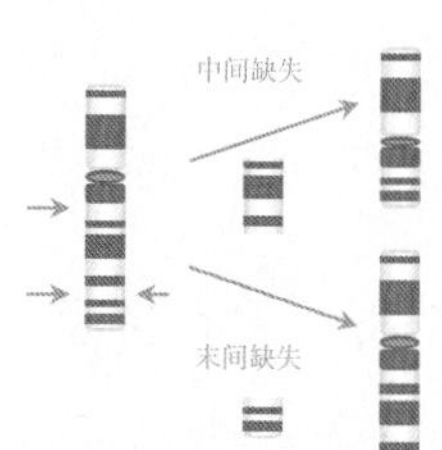

我们需要有更先进的、更贴合国际发展的工具书！

与陆国辉教授的接触始于十年前，2009年正是陆国辉教授主编的

《常见妇婴九病——从预防到医学基因组医学》出版之时，我也有幸为其书作序。十年后的今天，陆国辉教授再次领衔国内外著名的临床医学专家和医学遗传专家，充分考虑实用性、国际性、先进性、专业性等问题，对《产前遗传病诊断》进行再版。读完全书可以发现，陆国辉教授将自己所擅长的产前诊断技术、遗传咨询技巧和遗传性肿瘤等领域的特长均融入其中，在我国妇产科学、临床遗传专科、产前诊断和临床遗传咨询专科快速发展之际，以专著的形式为从业人员提供专业性指导、规范产前诊断操作，实乃幸事。衷心希望本专著可以承载历史重任，为中国出生缺陷的防控和人口优生优育发挥光热，以实现健康中国！

中国医学科学院协和医院
中国工程院院士　郎景和
2019年6月

前言

2002年，在原国家卫生部启动与出生缺陷防控息息相关的产前诊断新领域规范的同时，陆国辉教授幸运地得到医学遗传学前辈杜传书先生的支持，在中美30位业界同仁的齐心协力下编写出版了《产前遗传病诊断》，该书在很长一段时间成为产前诊断领域工作人员的案头书。时隔17年，医学遗传学技术和应用飞速发展，国内外众多经验丰富的从事产前诊断、遗传病诊断的同仁有志将该书再版，使内容紧贴临床、关注前沿，继续聚焦出生缺陷防控和“健康中国”的要求。

第二版《产前遗传病诊断》的编写集合了来自多学科的编者百余人，以定位在临床应用的具有副高职称以上而且有经验的专家作者为主流。全书共40章，约275万字，433个插图，200多个表格，分为基础理论篇、遗传实验室与辅助检查篇、临床遗传咨询篇三部分，使内容的实用性、规范性、先进性、创造性成为本著作的重要特点。

在第一版的基础上，第二版将新近发表的重要文章的相关内容更新到正文里，是保持与国际同步性的体现。基础理论篇以编者亲自绘制的100多张图表为基础，从人类基因组不同水平结构到发育遗传和疾病不同遗传方式，从遗传咨询到基因治疗，描述清晰，精细易懂。遗传实验室与辅助检查篇重点介绍当下国内所急需的产前和临床基因组或者基因高通量测序诊断和分子影像医学方面的规范化流程与进展；解读应用方面存在的问题、解决问题的方法及其科学规范性和可行性；如何提高临床诊断的水平和效率，正确选择相关技术，指导临床做出正确决策等。临床遗传咨询篇占全书篇幅的70%，与临床遗传学密切结合，更以精准医学为目标，以包括细胞基因组遗传、代谢遗传、线粒体遗传、单基因遗传、表观遗传等疾病的临床表型与基因型一致性配对为准，将遗传咨询以要点形式贯穿于每个病种的书写中，是体现多学科协作的一大亮点。此外，精简整合的遗传性肿瘤及其遗传咨询内容，更是业内首创。

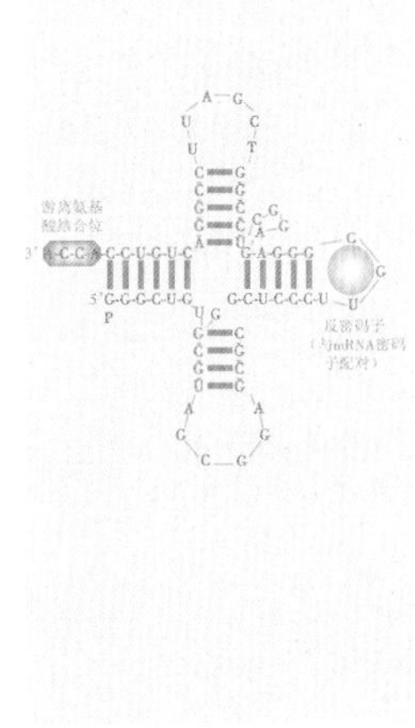

在编写过程中，作者们各尽所能，在繁忙工作之余抽出时间，用心编写、反复修订，以质量为首，不断更新内容直到排版。特别令人感动的是，几位主编助理一直携手努力，特别是有医学遗传博士背景的许艺明、张彦、严提珍三位老师，他们废寝忘食，带伤持笔，把病痛视为家常便饭，春节期间放弃休假连续审稿，同时与诸多编者密切沟通，确保编写质量和规范，以此回报国家出版基金会和广东省优秀科技专著出版基金会的两大出版资助。

第二版《产前遗传病诊断》的编写得到众多同仁的支持，特别是嘉检医学部的同事们和美国的Sainan Wei教授在校对过程中的时间付出，在此特别表示感谢。当然，对各编者的亲属，尤其是陆国辉教授远在太平洋彼岸的家人Victoria and Virginia的默默支持也献上深深的鞠躬。

特别令我们感动的是，刘德培院士亲自参与了本书的编写，一直关注和支持中国医学遗传学发展的原科技部部长徐冠华院士、北京协和医院郎景和院士以及美国ACMG委员会创始委员Robert G. Best博士分别撰写。这莫大的鼓励将一直鞭策我们继续努力。在此，也感谢国家卫健委领导对我们第二版编写的意义的认可和鼓励。

由于本书篇幅巨大，内容繁多，书中很可能存在不少问题或者错误，敬请读者不断指正。

陆国辉　张　学

2019年10月31日

目录

Contents

第一篇 基础理论

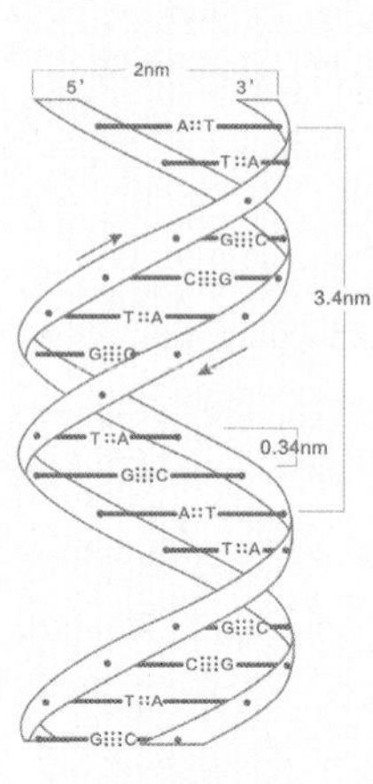

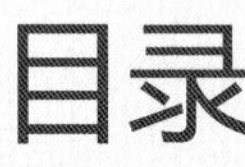
目录
Contents

第三章 线粒体疾病遗传基础

第四章 临床细胞遗传学基础

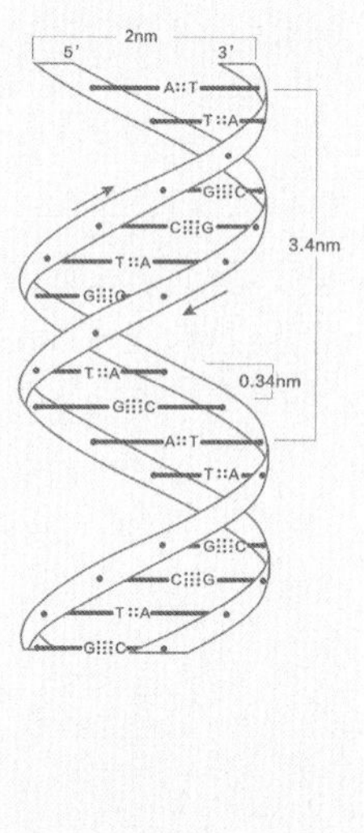

目录
Contents

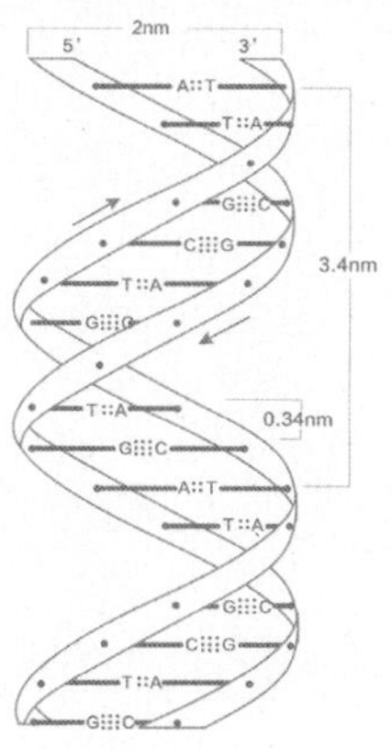
5'
2nm
3'
3.4nm
0.34nm

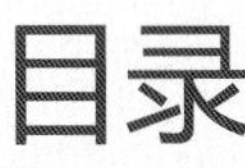

目录
Contents

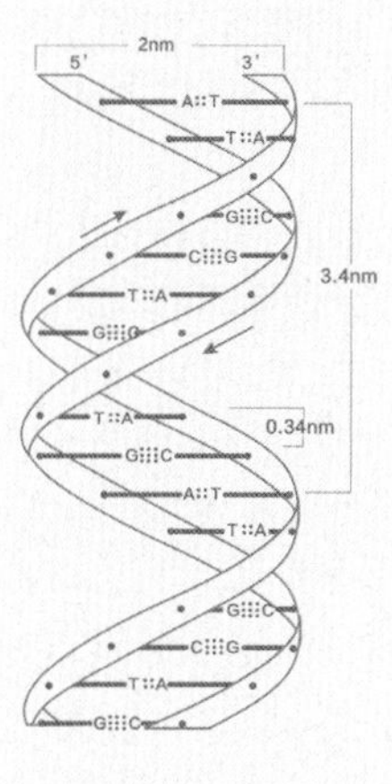
2nm
5'
3'
3.4nm
0.34nm

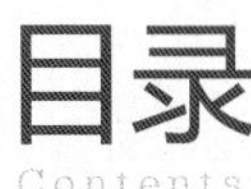

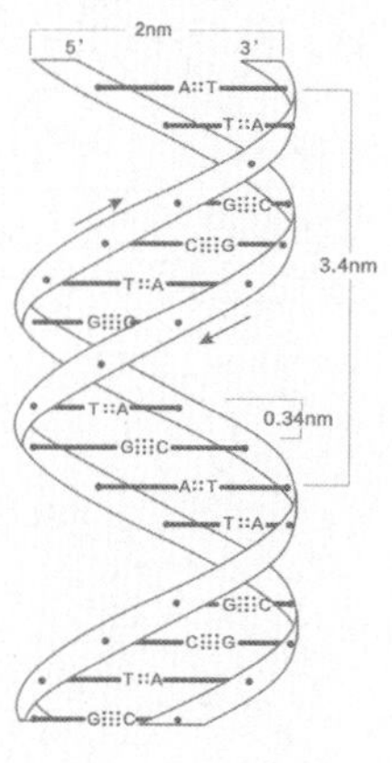
2nm
5'
3'
3.4nm
0.34nm

目录
Contents

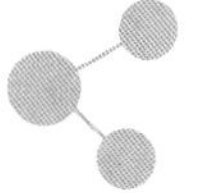

第一篇

基础理论

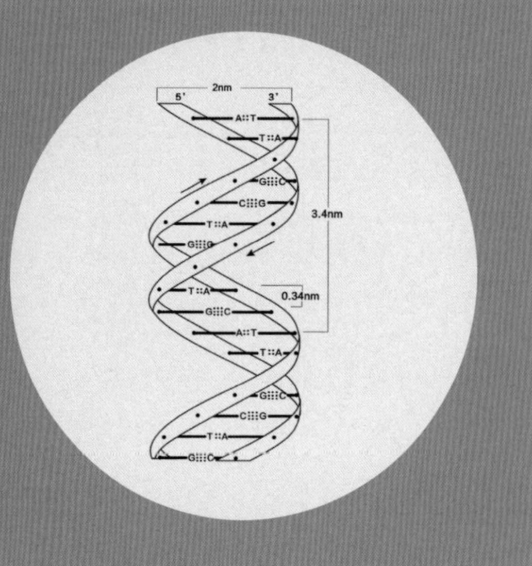

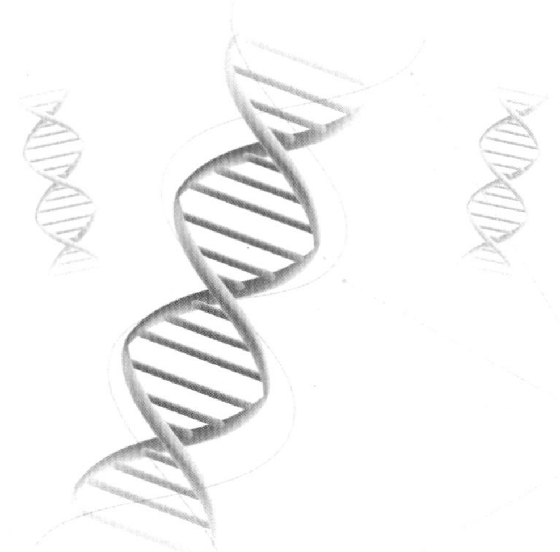

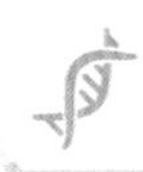

责任编委：陆国辉

第一章 CHAPTER 1 人类基因组学

人类基因组（human genome）是指构成人类个体的所有脱氧核糖核酸（deoxyribonucleic acid，DNA）组成。脱氧核糖核酸是遗传的物质基础，而基因（gene）则是DNA分子中的片段。估计人类的基因数目是20 000到25 000。DNA是由两条多核苷酸链以碱基互补原则分别配对结合盘旋而成的双螺旋结构。1953年，Watson和Crick首次提出著名的DNA双螺旋结构模型[1]。

DNA由四种不同的碱基（base）组成。这四种碱基按照特定的规则进行配对，并在DNA分子里表现出恒定的排列序列，这种排列序列为细胞的生存、分化以及分裂等提供了必要的生物信息。人类不同个体之间基因组的结构组成及其DNA序列不完全一样。但是，大部分DNA序列差异都属于良性的变异，只有小部分已被证实能够导致疾病的发生。

越来越多的疾病（包括一般的常见病和肿瘤）已被发现与遗传因素有关，甚至有人认为，除了外伤以外，其他疾病都与遗传因素有关。大多数的先天性缺陷疾病都是遗传及环境因素相互作用的结果。随着人类健康水平的改善，原来儿科死亡率甚高的非典型遗传性疾病（如营养不良、传染病及感染性疾病）逐年减少，而与遗传有关的疾病则相应增加。最近的调查资料显示，美国西雅图市儿科住院总人数的27%与遗传病有关；阿肯色州新生儿重症监护室死亡人数的23.3%与遗传病有关（其中孟德尔单基因遗传病超过10%）；墨西哥儿科住院病例中属于遗传病或者与遗传有关的占37.8%；在日本1周岁以前早夭的婴儿中35.7%与遗传因素相关，占婴儿死亡原因之首，而超过半数的儿科住院患者患有遗传性疾病[2]。据资料统计，普通人群中的遗传病和先天缺陷的发病率高达73‰（表1–1）。表1–2列举了其中部分遗传病及其在人群中的发病率。

为了预防及治疗遗传病或与基因组变异有关的疾病，1990年开始了一项全球性的具有历史意义的研究工程——人类基因组计划（human genome project）。这一计划的目的是把人类的基因组弄清楚，并测定出基因组DNA的全部序列。经过多个国家有关科学家十年的共同协作，与该计划有关的人类基因DNA序列草图于2000年6月提前完成。2003年4月，人类基因组计划宣告完成。至今，随着新的高通量DNA测序技术的发展，检测一个人的基因组已不难。把与疾病有关的DNA、基因和染色体的结构和功能弄清楚，将有利于遗传病的产前诊断和防治，从而有利于提高人口素质。在这一章里，笔者将介绍与临床遗传学有关的基础理论知识。

表1-1 普通人群中遗传病、先天缺陷的发病率

遗传病的类别	发病率/‰	遗传病的类别	发病率/‰
常染色体显性遗传病	3～9.5	染色体病	6～9
常染色体隐性遗传病	2～2.5	先天缺陷	20～50
X-连锁遗传病	0.5～2	累计	31.5～73

表1-2 部分遗传病及其在人群中的发病率

疾病名称	发病率	疾病名称	发病率
单基因病		**染色体病**	
结肠腺瘤息肉病	1/6 000	21三体综合征	1/1 000～1/700
成人多囊肾病	1/1 000	Klinefelter综合征	1/1 000（男性）
α1抗胰蛋白酶缺乏症	1/10 000～1/2 500（白种人）	13三体综合征	1/20 000～1/15 000
囊性纤维化	1/4 000～1/2 000（白种人）	18三体综合征	1/6 000
杜兴型肌营养不良症	1/3 500	Turner综合征	1/10 000～1/2 500（女性）
甲型血友病	1/10 000（男性）	**多基因病（先天性畸形）**	
地中海贫血	1/100～1/50（亚洲南部）	唇腭裂	1/1 000～1/500
家族性高胆固醇血症	1/500	弓形腿畸形	1/1 000
亨廷顿舞蹈病	1/20 000（白种人）	先天性心脏病	1/500～1/200
马凡综合征	1/20 000～1/10 000	神经管畸形	1/1 000～1/200
强直性肌营养不良症	1/20 000～1/7 000（白种人）	贲门狭窄	1/300
苯丙酮尿症	1/15 000～1/10 000（白种人）	**多基因病（成人疾病）**	
视网膜母细胞瘤	1/20 000	糖尿病	1/10
镰状细胞性贫血病	1/600～1/400（美国黑人），高达1/50（非洲黑人）	酒精中毒	1/20～1/10
Tay-Sachs病	1/3 000（Ashkenazi 犹太人）	癌症	1/3
		阿尔茨海默病	1/10（65岁以上美国人）

第一节 基因与DNA

几乎所有的遗传性状（trait）或疾病都很可能与DNA水平的变异有关。因此要理解遗传性状或疾病，必须首先对细胞生物学和分子生物学的基本知识有透彻的认识。

一、DNA的化学结构

DNA在人体内为各种蛋白质合成和调控提供了遗传物质基础，可以从亲代向子代传递。组成DNA分子的三种基本成分是磷酸（phosphate）、脱氧核糖（deoxyribose）和碱基。碱基分为嘌

呤（purine）和嘧啶（pyrimidine）两大类。各种DNA分子只含两种嘌呤和两种嘧啶，即腺嘌呤（adenine，A）和鸟嘌呤（guanine，G）、胸腺嘧啶（thymine，T）和胞嘧啶（cytosine，C）。不同DNA分子之间的差别在于嘌呤和嘧啶含量及其排列序列的不同以及其甲基化状态的不同。碱基按照特定的规则通过数目不同的氢键进行配对。G与C之间通过三个氢键，A和T则通过两个氢键相互连接而成为碱基对（base pair，bp）（图1-1）。因此，在同一个DNA分子里，G与C之间的数目相等，A与T之间的数目也一样。

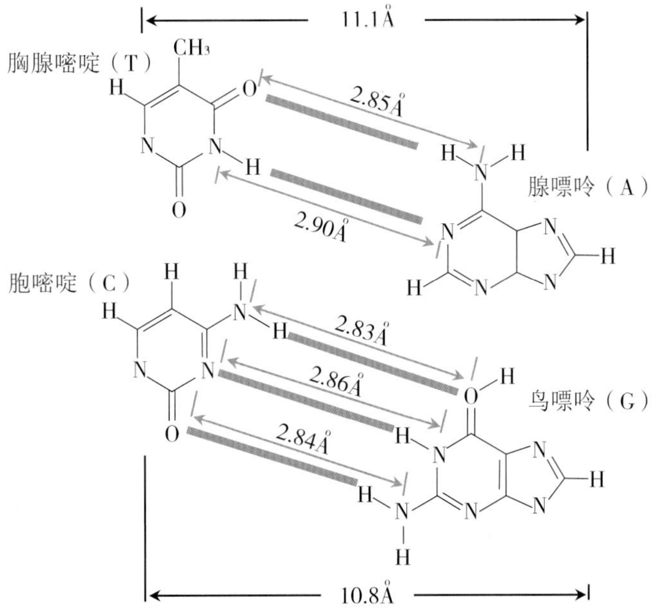

图1-1　碱基配对

A通过两个氢键与T连接，G与C之间有三个氢键。两种不同配对的碱基距离几乎相等。（引自：陆国辉. 产前遗传病诊断[M]. 广州：广东科技出版社，2002.[3]）

脱氧核苷酸（deoxynucleotide）是DNA分子的基本单位，由一个碱基、一个脱氧核糖和一个磷酸组成，碱基与脱氧核糖结合形成脱氧核苷，脱氧核苷在5’C位与磷酸结合形成脱氧核苷酸。DNA分子里相邻的两个脱氧核苷酸通过强有力的磷酸二酯键（phosphodiester bond）连接。因此，DNA分子是脱氧核苷酸的多聚体（图1-2）。

Watson和Crick提出DNA双螺旋结构模型（图1-3），将DNA比喻为螺旋状的阶梯，阶梯两边的扶手是由磷酸脱氧核糖组成的DNA双链骨架，附在阶梯两侧扶手上的嘌呤通过氢键与相应的嘧啶配对联结，嘌呤和嘧啶处于同一水平面而形成梯阶，梯阶与DNA的中心轴互相垂直。组成DNA的两条链走向相反，其中一链循3’→5’方向，另一链则循5’→3’方向。所以，两条链的碱基序列是反向互补的。DNA每旋转一周，在中心轴方向的距离为3.4nm，这种构象称之为B-DNA，是生物体中最常见的DNA构象类型。除此之外，还有其他构象，比如A-DNA和Z-DNA，也呈双螺旋，但超螺旋程度、方向和碱基上的化学修饰不尽相同[4, 5]。

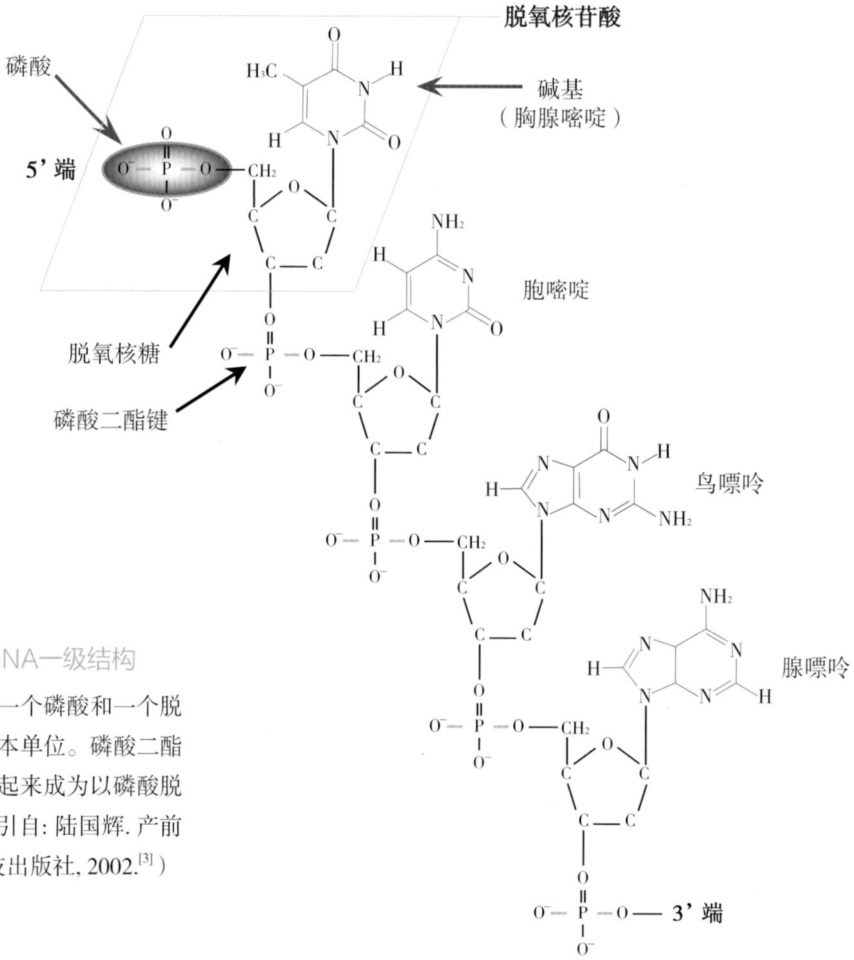

脱氧核苷酸
磷酸
碱基
（胸腺嘧啶）
5’端
脱氧核糖
磷酸二酯键
胞嘧啶
鸟嘌呤
腺嘌呤
3’端

图1-2　脱氧核苷酸和DNA一级结构

脱氧核苷酸由一个碱基、一个磷酸和一个脱氧核糖组成，是DNA分子的基本单位。磷酸二酯键把相邻两个脱氧核苷酸连接起来成为以磷酸脱氧核糖为骨架的DNA单链。（引自：陆国辉. 产前遗传病诊断 [M]. 广州：广东科技出版社, 2002.[3]）

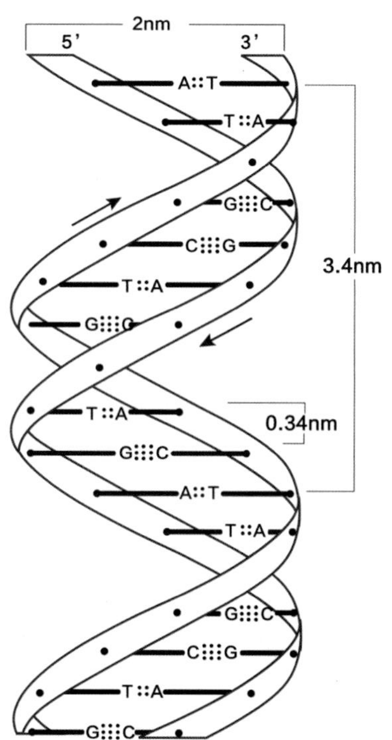

图1-3　DNA双螺旋结构模型

DNA的两条链各自走向相反，由碱基通过氢键把两条链连接起来，两个碱基之间的距离是0.34nm。

二、DNA的盘旋、压缩和包装

如上所述，DNA通常被描绘成双链螺旋形分子结构。若人体细胞内DNA的结构果真如此，其总长度可达2m。为把如此长的DNA包装在只能在高倍显微镜下才能看到的细胞核内，DNA必须进行不同水平的盘旋和压缩。在间期细胞（interphase），DNA被包含在细胞核内，并且呈现出细丝状的结构，这种结构称为染色质（chromatin）。染色质的结构体现了DNA盘旋、压缩与包装的三级折叠程序[6, 7]。

1．核小体的形成　核小体（nucleosome）是组成染色质最基本的结构单位。它是由线性的DNA盘绕着扁圆形的组蛋白核心（histone core）而构成。组蛋白核心是由组蛋白H2A、H2B、H3、H4各两个分子共同组成的八聚体结构，呈线性排列的DNA在组蛋白核心外周紧绕7/4周而形成核小体。核小体所含的DNA量为146个碱基对。组蛋白H1以及其他一些非组蛋白的蛋白质与长达80（通常是64）个碱基对的DNA相结合，构成了核小体间隙，并将邻近的两个核小体紧密地连接在一起（图1–4）。

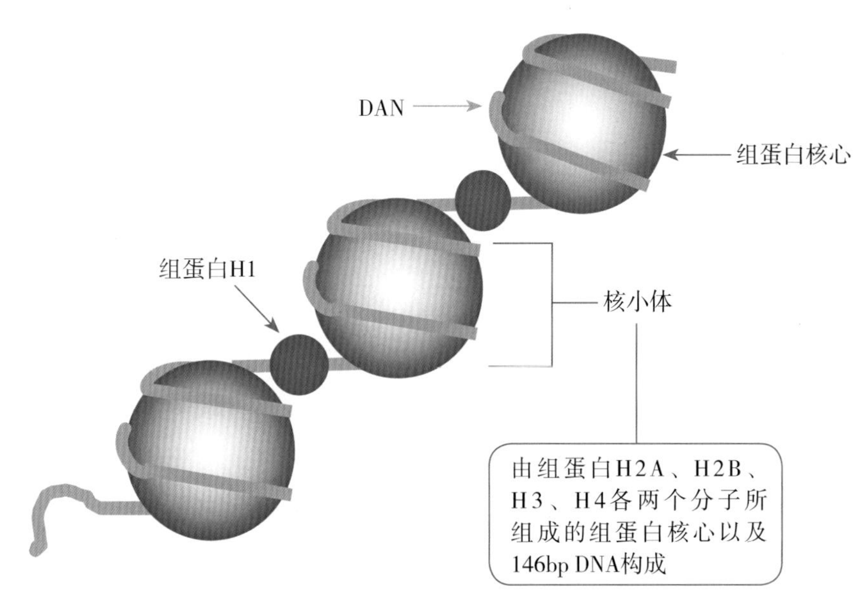

图1–4　核小体结构

DNA环绕组蛋白核心构成染色质的基本结构单位核小体。组蛋白H1和64bp大小的DNA形成两核小体之间的间隙。（引自: 陆国辉. 产前遗传病诊断 [M]. 广州: 广东科技出版社, 2002.[3]）

95%左右的DNA都与核小体有密切的关系。核小体在不同水平上对DNA空间结构的组成起到核心的作用。第一，在处于线性排列阶段时，DNA以核小体为核心，在外周绕圈组成仅11nm大小的“绳捆球”状结构。第二，在构成外径为30nm的螺线管过程中，核小体与其他非组蛋白的蛋白质紧密结合，并且被包装成螺旋形的纤维结构。第三，这种以核小体为主体的纤维结构进一步自我紧密包装，最后形成了染色质。

近年来的研究表明，核小体还能通过在细胞周期各个阶段的变化，参与对基因表达的调控。在DNA复制期间，核小体本身所含组蛋白上的赖氨酸发生乙酰化作用，使核小体与DNA之间的关系发生变化，染色质结构变松散，从而为转录因子进入基因调控区域提供了通道和空间，有利于基因的转录。在G2期和有丝分裂期，核小体可以通过赖氨酸的去乙酰化作用使核小体处于高度浓缩状态，从而限制了转录因子的活动和基因转录。人们已经证实转录因子可以调节组蛋白的乙酰化作用，这表明核小体结构的改变很可能是基因转录调控的一个机制。一种具有组蛋白乙酰基转移酶活性的、被称为CBP（CREB-binding protein）的转录辅助激活因子（transcriptional coactivator），能够使基因转录加快。因此，组蛋白的乙酰化也被认为是CBP加快基因转录的重要原理之一。

2. 螺线管的形成　众多的核小体经过蜷缩并连续螺旋般地延伸，从而形成30nm大小的染色质纤维，称为螺线管（solenoid）。螺线管每蜷缩一周，都由6个核小体组成。螺线管本身可以自我盘绕成环状的结构，这种结构被称为染色质环（chromatin loop）。每个染色质环所含的DNA量约为10万个碱基对，直径约为100nm。

3. 染色质的形成　由非组蛋白构成的蛋白质支架与染色质环紧密结合形成了200nm大小的染色质纤维，称为染色质。间期细胞的染色质可通过光学显微镜看到。染色质进一步浓缩，则构成了染色体（chromosome）。

染色质分为常染色质（euchromatin）和异染色质（heterochromatin）两种。前者呈组蛋白乙酰化而处于比较松散状态，染色较浅而具有转录活性；后者呈组蛋白低乙酰化而处于高浓缩状态，染色较深，转录活性低。异染色质又分为结构性异染色质（constitutive heterochromatin）和兼性异染色质（facultative heterochromatin）两种。前者在各细胞里总是处于凝缩状态，含高度重复的DNA序列，没有转录活性，常见于染色体着丝粒及其附近。后者存在于特定细胞或细胞的一定发育阶段，由常染色体浓缩转变而成；在浓缩时，包含在兼性异染色质里的基因失去活性，无转录功能；当其处于松散状态时，又能转变为常染色质而恢复基因转录活性。组成失活X染色体（详见第二章）的染色质就属于兼性异染色质。

这样，通过不断地盘旋、压缩，原来长达2m的DNA最终缩短到原来的十万分之一。处于中期细胞的染色体比处于间期的染色质浓缩了8 000倍。DNA高度的压缩，不但能使DNA被包装到细胞核内，而且也有利于对基因表达的调控。此外，这种DNA高度压缩，也能使DNA免受核酸酶的损害，具有保护DNA的作用。

三、DNA的分类

根据DNA碱基排列序列及其在基因组出现的频率，人类DNA可以分为两大类，即单一拷贝DNA（single-copy DNA）和重复DNA（repetitive DNA）（图1-5）[6]。重复DNA又可分为分散性重复DNA（dispersed repetitive DNA）和卫星DNA（satellite DNA）。各类型的DNA都有各自的特点（表1-3）。

单一拷贝DNA在基因组里只出现一次（个别可出现几次）。此类DNA约占基因组总量的45%，其中包括了能编码蛋白质的基因所含的DNA，约占其中的10%[7]。但是，这些能编码蛋白质的DNA仅占单一拷贝DNA的极少部分，大部分的单一拷贝DNA组成基因的内含子（intron）以及相邻两个基因之间的DNA序列。最新研究表明，至少80%的人类非编码DNA有生化功能[7, 8]，但其机制尚未完全弄清。重复DNA约占基因组的55%[7]，其中和已知类别重复序列同源的约占基因组的一半[7-9]。已知类别的重复DNA在基因组中重复的次数可高达数千次。其中分散性重复DNA呈单个出现，分布在基因组各处。卫星DNA则聚集地出现在染色体的特定位置，如着丝粒和端粒（telomere），呈首尾相接连续排列的重复序列。之所以取名为“卫星”，是因为这类DNA在氯化铯浓度梯度条件下，经过超高速离心后能呈现出“卫星”状分布之故。卫星DNA占基因组的10%，而分散性重复DNA占45%[7,8]。

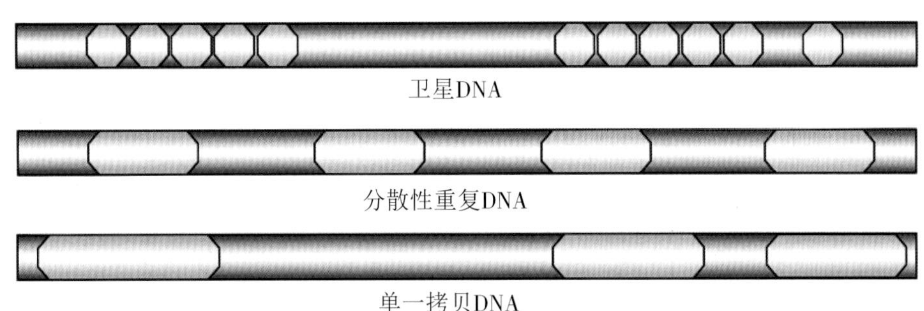

图1-5 DNA分类及其在基因组的分布频率

单一拷贝DNA呈单个性分布在基因组各处；各分散性重复DNA分子之间在结构上很相似，呈零星单独地分布；卫星DNA则是较小的、重复的、并且前后首尾相连地呈簇状分布在基因组DNA分子里。

表1-3 人类基因组DNA分类

DNA分类	比例	特点
单一拷贝DNA	约45%	包括位于编码蛋白质基因所含的单一拷贝DNA，约占10%。外显子（exon）占小部分，而内含子和基因之间的DNA序列占大部分
重复DNA		
分散性重复DNA	约45%	分布于基因与其他单一拷贝DNA之间，短分散性重复序列和长分散性重复序列是其中的两大类。Alu和L1两大家族是长分散性重复序列的两主要部分，分布于基因组各处
卫星DNA	约10%	高度重复序列，包括多种主要家族，并高度集中在染色体的特殊区域（如着丝粒和端粒）

卫星DNA又可按其碱基对的多少分为α卫星DNA（α-satellite DNA）、小卫星DNA（minisatellite DNA）和微卫星DNA（microsatellite DNA）三种。这三种卫星DNA的大小分别为170、20～70和2～5个碱基对。α卫星DNA在不同染色体里的含量不同，重复次数也有差别，最多的次数可达数百万次。α卫星DNA主要位于染色体着丝粒的附近，其功能可能与减数分裂时染色体配对以及同源染色体之间的联会有关。目前广泛应用于分子细胞遗传学中的荧光原位杂交染色体着丝粒探针，就是利用α卫星DNA序列的特点制成的。小卫星DNA比α卫星DNA小得多；微卫星DNA最小，其重复序列只有数百个碱基对。小卫星DNA和微卫星DNA的功能未明。由于它们的DNA序列特别是重复次数在人群中个体差异大，在基因组里的分布也特殊，所以在制作基因图（gene map）时具有特别的用途。位于染色体两端的端粒由卫星DNA组成，其DNA序列为（AGGGTT）n。可将此结构比喻为

“瓶盖”，将染色体两端密封，具有保护染色体完整性的作用。

根据DNA大小的不同，又可以把分散性重复DNA分为短分散性重复序列（short interspersed nuclear elements，或short interspersed repeated elements，SINEs）和长分散性重复序列（long interspersed nuclear elements，或long interspersed repeated elements，LINEs）两种。前者的大小一般为90～500个碱基对，而后者可达7 000个碱基对。Alu重复DNA是SINE的典型例子。每个Alu的大小约为300个碱基对，在基因组可出现300 000～500 000拷贝。不同的Alu重复DNA之间的序列结构差别不大。它们共同组成了Alu家族，占基因组的11%[9]。Alu重复DNA因能被Alu限制酶切割而取名。Alu家族DNA最突出的生理特点是能自我复制，并有转位性，可以插入基因组的任何部位。这种插入可以破坏编码蛋白质基因的结构，从而导致疾病的发生。由于Alu重复DNA结构上的共同性，其家族中不同单位之间容易发生重组，从而造成基因变异。

对长分散性重复DNA研究得比较多的是LINE1重复DNA（简称L1）。典型的L1约为6 000个碱基对。据估计，人类基因组含500 000拷贝的L1，占基因组的18%[9]。与Alu重复DNA一样，L1也具有可转位性而能导致基因变异。

不是所有的分散性重复DNA都没有基因表达的功能。转录为rRNA、tRNA的DNA，以及编码组蛋白的DNA都属于分散性重复DNA。编码为rRNA的基因（主要是18S和28S）位于近端着丝粒染色体的核仁组织区。

四、基因的分类

基因（gene）是DNA内的工作单位，是生物最基本的遗传单位。基因携带遗传信息，能指导细胞内蛋白质的合成和调控。基因位于染色体的特定位置上，不同的基因在染色体上的位置不同。基因的大小与其功能无关。

基因可分为结构基因（structural gene）和非结构基因（non-structural gene）两大类。结构基因的功能是编码人体组织细胞所需的各种具有生物学功能的分子，包括rRNA、tRNA和mRNA。结构基因通过mRNA的合成，编码多肽链中各种种类的氨基酸。结构基因一旦发生变异，通常会改变相应的蛋白质或酶的结构和功能，从而导致疾病的发生。因此，测定蛋白质和酶的质、量或活性，可以了解基因变异的状态。

非结构基因种类繁多，广泛分布于基因组各处。假基因（pseudogene）是其中的一种。假基因的序列与结构基因相似，但缺乏结构基因的生物功能。这些基因的存在可以是生物进化的结果，也可以是不完全的DNA复制的产物，或者是结构基因发生变异后的遗留物，还可能是通过转录并与正常DNA分子拼接在一起的DNA片段。因此，假基因与结构基因有同源性。除了早期发现的转录成核糖体核糖核酸（rRNA）和转运核糖核酸（tRNA）的基因，最新研究又发现多种转录成RNA但不编码蛋白质的基因，包括微核仁小核糖核酸（snoRNA）、微小核糖核酸（miRNA）、干扰小核糖核酸（siRNA）、核内小核糖核酸（snRNA）、PiWi互作核糖核酸（piRNA）、长非编码核糖核酸（lncRNA）。这些RNA虽然不编码多肽，但通过干扰mRNA和控制mRNA剪切等方式来调控细胞内的蛋白[10]。一直被认为是“垃圾DNA”的假基因已被分类，并证实其具有重要的遗传功能，包括调控基因表达和在人类疾病发病机制中的作用[11]。

五、基因的结构和功能

不同基因的大小差别很大，小的只有约100 bp，大的则可达2.3×10^6 bp。但是，大多数基因的大小为$10^4\sim10^6$ bp。至今所发现的与疾病有关的最大基因是位于X染色体短臂上能编码肌营养不良蛋白（dystrophin）的基因，其大小超过2×10^6 bp，此基因的变异可以导致临床上常见的杜兴型肌营养不良症（Duchenne muscular dystrophy，DMD）。

不管基因大小如何，其基本结构都一样，包括外显子、内含子、启动子、增强子和终止子等重要组成部分（图1–6）[12, 13]。外显子和内含子是基因的主要部分。启动子、增强子和终止子等统称为侧翼序列（flanking sequence）。侧翼序列不编码蛋白质，但对基因的表达起调控作用。

1. 外显子与内含子　DNA转录成原始信使核糖核酸（pre–mRNA），经过剪切（splice）处理后成为成熟的信使核糖核酸（mRNA）。外显子是与成熟mRNA相应的DNA序列，而内含子是与转录后被剪切后除去的部分相应的DNA。不同的基因所含外显子和内含子的数目不一样，其长度差别甚大。也有单外显子不含内含子的基因。通常，结构基因由若干外显子和内含子组成，各外显子被长度不等的内含子隔开。在原始mRNA进入胞质形成成熟mRNA之前，内含子被剪掉，因此，内含子不能翻译成蛋白质。每一个内含子的两端，都有剪切位（splice sites）。位于5’端的剪切位称为供位（donor site），而位于3’端的剪切位称为受位（acceptor site）。内含子的剪切位序列一般遵循“GT–AG”规则排列，是mRNA成熟过程中剪切酶剪切的信号。当内含子被切除后，相邻的两个外显子就拼接起来。

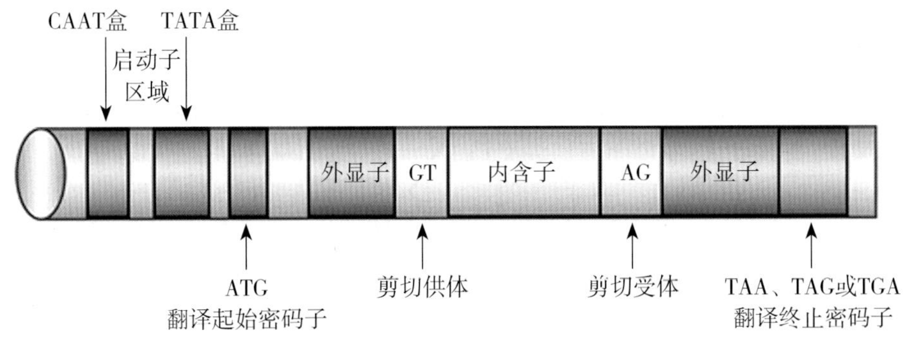

图1–6　人类基因的构造

基因的基本结构包括5’上游、3’下游的非编码区和两者之间的可编码区。上游区是调控基因表达的重要结构，含有基因表达的转录启动子和增强子；靠着启动子下游部的是转录起点和翻译起始密码子。下游区主要的结构是终止因子，也会含离编码区比较远的增强子。外显子是基因编码区的编码结构，而内含子是编码区的非编码DNA序列；GT和AG分别位于内含子5’端和3’端的剪切位。（引自：陆国辉. 产前遗传病诊断 [M]. 广州：广东科技出版社，2002.[3]）

2. 启动子　启动子（promotor）位于结构基因5’上游端（upstream end），是转录起始时RNA聚合酶结合的部位。启动子包括核心、近程和远程三部分。核心启动子包括转录起始位和其上游区域。近程启动子在上游250bp附近，是起主要调控作用的转录因子结合部位。远程启动子在上游更远的区域，是其他较弱作用的转录因子结合部位。到目前为止，两种核心启动子机制已研究得比较清楚，即TATA盒（TATA box）和CAAT盒（CAAT box）。前者位于转录起始点上游的

20 ~ 30bp处，后者位于转录起始点上游的70 ~ 90bp处。TATA盒是RNA聚合酶的结合部位。TATA盒和TATA结合蛋白（TATA binding protein，TBP）以及转录起始位上的起始子（initiator，INR）三者结合，启动基因的表达。在转录启动过程中，CAAT盒也与不同的转录因子相结合，其中包括CAAT盒/增强子结合蛋白（CAAT box/enhancer-binding protein，C/EBP）。基因的第一个外显子的第一个碱基为转录起始位（transcription initiation site）。

3．增强子和抑制子　基因的增强子（enhancer）和抑制子（repressor）位于远离基因数千个碱基对的5’上游处的启动子重叠的序列里，与其他转录启动因子组成增强子或抑制子复合物，也有位于基因的内含子和下游区甚至隔开其他基因更远程的增强子和抑制子。染色质折叠后三维结构中增强子或抑制子和启动子空间位置接近，使它们有可能相互作用调控基因表达。由于在细胞生长时期不同环境下染色质与组蛋白的修饰不同，三维结构也不同，增强子和抑制子不是一成不变的。增强子的功能是在特定的时间提高特定基因的转录效率。抑制子的作用则相反。然而，增强子和抑制子不能直接作用于基因。它必须与一组称为激活因子（activator）和阻抑蛋白（repressor protein）的特异性转录因子（specific transcription factor）相结合，然后再与第二组称为辅助激活因子（co-activator）或辅助阻抑蛋白（co-repressor）的特异性转录因子相结合，最后与一种由大约50种不同蛋白质组成的通用性转录复合物（general transcription complex）组成一个复合体，作用在特定的基因上，从而增强或抑制基因的转录。与增强子和抑制子结合的特异性转录因子有多种，其中包括组织特异性因子（tissues-specific element，TSE）。组成基因调控区的结构比较复杂，但体现了基因调控的特异性、广泛性以及准确性（图1-7）。

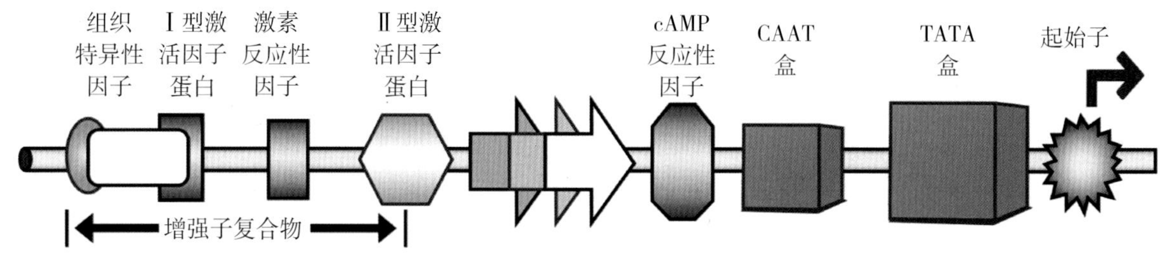

图1-7　基因调控区结构

基因调控区包括启动子中心、近端启动区和远端的增强子复合物三部分。启动子中心包括TATA盒以及位于转录起动位上的起始子。CAAT盒是近端的启动结构，与多种不同的转录因子相结合，其中包括CAAT盒/增强子结合蛋白、cAMP反应性因子以及Ⅱ型激活因子蛋白等。增强子复合物是由组织特异性因子、Ⅰ型激活因子蛋白等组成。这样的结构使之具有组织特异性强的特点。激素反应性因子是与核受体家族激素结合的部位。Ⅰ型激活因子蛋白既可以位于增强子复合物里，也可以位于cAMP反应性因子的相应位置。（引自：陆国辉. 产前遗传病诊断 [M]. 广州：广东科技出版社，2002.[3]）

4．终止子　终止子（terminator）是基因翻译的终止部位，位于基因的3’下游区，是与多聚腺核苷酸（poly A）相连接的终止密码子。

基因可以从亲代往下传递。通过基因表达，合成人体内各组织细胞所需要的具有生物学功能的物质，从而决定了个体的遗传性状和特征。基因的功能主要包括三个方面：①储存生物性状的遗传信息。②准确地进行自我复制。③通过基因表达，控制细胞内蛋白质和酶的合成，从而决定和维持生物体的表型。

5．拓扑关联域（topologically associating domain，TAD） 最新研究发现，染色质有条理地构成TAD。TAD是基于基因组三维折叠相互作用关系而定义的区域，它们由惰性边界阻隔。在同一TAD内的DNA紧密互作，和边界之外的DNA只有微弱关联。增强子和抑制子能有效调控在同一TAD里的基因，但对边界外的基因就不起什么作用[14]。

六、遗传信息的储存

通过转录，DNA变成mRNA。mRNA相邻的三个碱基序列构成了一个三联体（triplet），每个三联体编码一种特定的氨基酸。由mRNA编码而成的氨基酸序列构成了蛋白质肽链[13]。因此，三联体是遗传信息的具体表现形式，称之为密码子（codon），也被称为遗传密码（genetic code）。

1．遗传密码表 Khorana等人经过多年的研究，把构成DNA的四种碱基进行组合来编码氨基酸，并于1967年完成了遗传密码表（表1-4）。按照三联体的组合形式，四种碱基组成的密码子数量是$4^3=64$，其中61个密码子编码20种氨基酸，其他3个密码子不参与编码，但构成了终止密码（stop codon），是mRNA翻译为蛋白质过程的终止信号。值得注意的是，遗传密码表上所列举的碱基是mRNA的四种碱基，其中U取代了DNA上的T。表中所列的DNA是模板的碱基，从第一到第三碱基是3’到5’，与mRNA及互补DNA（complementary DNA，cDNA）反向互补。

遗传密码有两个特点，即通用性和兼并性。

2．遗传密码的通用性 遗传密码的通用性（universality）是指遗传密码子普遍通用于生物界的特性。从高等生物（如人类）到微生物（如病毒），细胞内遗传密码的编码功能都基本一致。但是，近年发现个别生物体内遗传密码的编码意义有例外情况，最突出的例子是人体细胞内的线粒体。

3．遗传密码的兼并性 从表1-4可以清楚地看到，除色氨酸和蛋氨酸外，其他所有的氨基酸都可以由两个以上的不同遗传密码子编码而成。亮氨酸可以由CUU、CUC、CUA、CUG、UUA和UUG六个不同的遗传密码子编码而成。编码为终止密码的是三个遗传密码子，即UAA、UAG以及UGA。这种由多个不同的遗传密码子编码同一种氨基酸的现象，称为遗传密码的兼并性（degeneracy）。

表1-4 遗传密码表

RNA第一碱基（5’端）		第二碱基				RNA第三碱基（3’端）	
模板DNA		A	G	T	C		DNA
	mRNA	U	C	A	G	mRNA	
A	U	苯丙氨酸	丝氨酸	酪氨酸	半胱氨酸	U	A
		苯丙氨酸	丝氨酸	酪氨酸	半胱氨酸	C	G
		亮氨酸	丝氨酸	终止密码	终止密码	A	T
		亮氨酸	丝氨酸	终止密码	色氨酸	G	C
G	C	亮氨酸	脯氨酸	组氨酸	精氨酸	U	A
		亮氨酸	脯氨酸	组氨酸	精氨酸	C	G
		亮氨酸	脯氨酸	谷酰胺	精氨酸	A	T
		亮氨酸	脯氨酸	谷酰胺	精氨酸	G	C

（续表）

RNA第一碱基（5'端）		第二碱基					RNA第三碱基（3'端）
模板DNA		A	G	T	C		DNA
	mRNA	U	C	A	G	mRNA	
T	A	异亮氨酸	苏氨酸	天门冬酰胺	丝氨酸	U	A
		异亮氨酸	苏氨酸	天门冬酰胺	丝氨酸	C	G
		异亮氨酸	苏氨酸	赖氨酸	精氨酸	A	T
		蛋氨酸*	苏氨酸	赖氨酸	精氨酸	G	C
C	G	缬氨酸	丙氨酸	天门冬氨酸	甘氨酸	U	A
		缬氨酸	丙氨酸	天门冬氨酸	甘氨酸	C	G
		缬氨酸	丙氨酸	谷氨酸	甘氨酸	A	T
		缬氨酸	丙氨酸	谷氨酸	甘氨酸	G	C

注 *：蛋氨酸能起到启动翻译的作用，故也称为起始密码子。

编码同一种氨基酸的不同遗传密码子之间的碱基组成差别通常是第三碱基的变化。由于遗传密码子兼并性的存在，一般来说，随机性的单个第三碱基的置换变异对基因功能的影响较小，因为变异后的三联体所编码的氨基酸很可能不变。

七、DNA复制

在人体细胞分裂过程中，DNA不断地进行自我复制（replication）。DNA复制是分子遗传学中心法则（central dogma）的重要组成部分[7, 15]（图1-8）。通过复制，DNA所含的遗传信息完整地传递到新的DNA分子中。因此，基因也随着细胞分裂而得到复制。新产生的DNA在结构上与原来的DNA完全一致。这就是说，亲代把遗传信息传递给了子代。

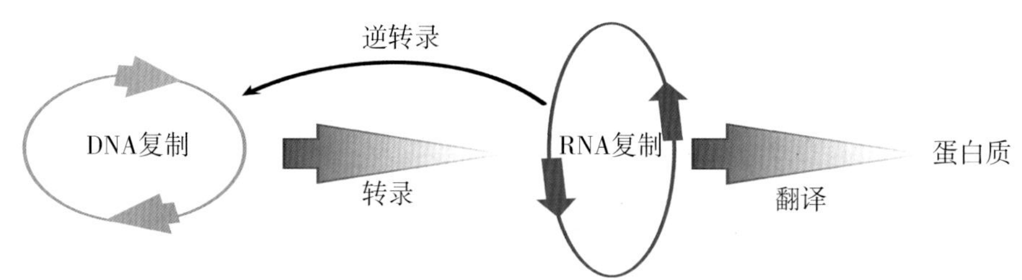

图1-8　分子遗传学中心法则

遗传信息包含在DNA的碱基序列中。通过准确的复制，DNA所含的遗传信息完整地传递给新的DNA分子。通过转录，遗传信息传递给 mRNA。再通过翻译，遗传信息传递给蛋白质。mRNA所含的遗传密码决定了蛋白质的氨基酸序列。遗传信息一旦进入蛋白质，就不能往回逆传。（引自：陆国辉. 产前遗传病诊断 [M]. 广州：广东科技出版社, 2002.[3]）

1. DNA复制的基本条件　DNA复制发生在细胞周期的S期里。这是一个比较复杂的生物化学过程。此过程要求三个基本条件：

（1）复制模板　DNA复制是以亲代双链DNA分子中的一条单链作为模板进行复制。

（2）原料　用于DNA复制的主要原料包括四种脱氧三磷酸核苷酸，即dATP、dGTP、dCTP以及dTTP。

（3）酶　DNA的复制需要多种酶参加。各种酶的功能都不一样，但需要相互配合才能完成整个DNA复制过程。一种酶能使连接DNA两条链的氢键断裂，另一种酶则能把这两条链分开。DNA聚合酶（DNA polymerase）是最主要的酶，作用于DNA单链，能把游离的脱氧三磷酸核苷酸加进DNA子链的3’端上。由于只能在3’端上加入核苷酸，所以DNA复制总是始于5’端而止于3’端。除了将脱氧三磷酸核苷酸加进DNA子链这一作用之外，DNA聚合酶还起到校对作用（proofreading）。它能校对新加进的脱氧三磷酸核苷酸，防止错误配对，从而确保DNA复制过程的准确性。参加DNA复制的其他酶还有解旋酶和连接酶。在DNA复制过程中，镁离子是不可缺少的金属物质。

2. DNA复制的特点　DNA复制过程具有四大特点，即互补性、半保留性、逆平行性和不连续性。

（1）互补性　DNA复制的互补性（complementation）能确保子代DNA与亲代DNA之间结构的一致性，使遗传信息能从亲代向子代传递。在DNA复制过程中，组成新链的原料按照碱基互补配对原则进行选择，即A与T、G与C配对。相互配对的碱基由氢键相连。这样，新合成的子链与其亲链的一级结构不同，但两者是互补关系，构成了一个完整的DNA分子。

（2）半保留性　经过酶的催化后，DNA的两条长链互相分开。两条链均可作为模板各自进行复制。所以，新合成的子代DNA总会保留亲代DNA的一条长链，这就是DNA复制的半保留性（semi-conservation）。

（3）逆平行性　从起点开始，DNA可以向两个不同的方向进行复制。DNA合成始终是按5’→3’方向进行复制，对应亲链模板上3’→5’方向。DNA解旋后两条亲链分叉。一条亲链在分叉区持续复制，另一条亲链上则由于反向而分段复制后再连接起来。新合成的两条子链的方向则与之相反。这样，复制后所产生的子链与亲链之间的关系既互补，又反向平行。这就是DNA复制的逆平行性（antiparallel）。

（4）不连续性　在高等真核生物细胞里，每个DNA分子都以多个复制子（replicon）同时进行复制。一些复制子起步快，另一些复制子起步慢，从而使DNA复制过程呈不连续性（non-continuation）。每个DNA分子含有多个复制子，每个复制子都有一个复制起点。复制子之间的长度差别很大，最小的仅为4μm，相当于90×10^4bp，大复制子的长度可达100μm或更长。DNA的复制始于复制子的起点（replication origin），然后向两侧同时复制，这样就形成了以起点为中点的复制泡（replication bubble）。随着复制泡向两侧扩展，相邻的两个复制泡就汇合相连。当所有的复制泡汇合在一起时，就合成了一条连续性的DNA分子，从而结束了一次DNA复制（图1-9）。

人类细胞DNA复制速度比较慢，每秒钟只能复制40～50个核苷酸大小的DNA。按人类基因组最长的1号染色体2.5×10^8个核苷酸来计算，一个复制子完成一次整条染色体DNA复制需要花费的时间最少也要57天。但是，由于DNA是以多个复制子同时进行复制，体细胞完成一次DNA复制仅需6～8h。

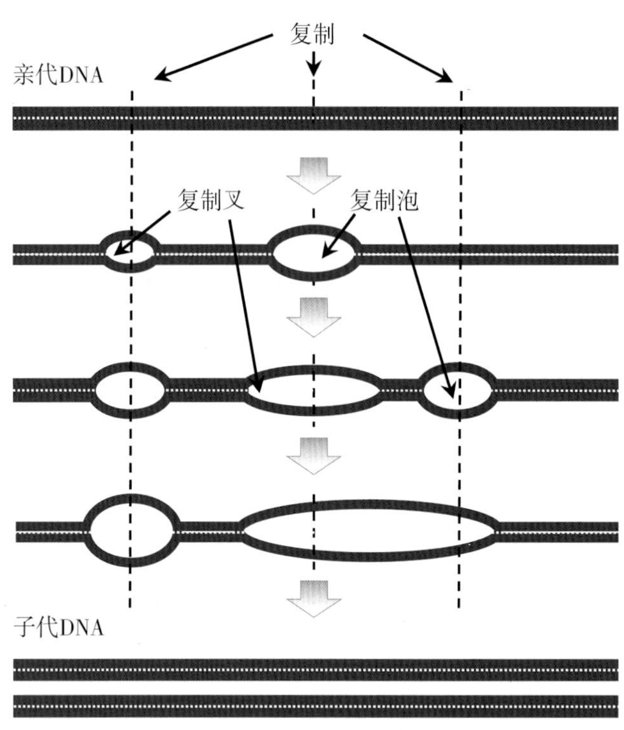

图1-9 DNA复制的不连续性

DNA复制以复制子为单位，不同步地始于复制起点。复制从起点向两侧方向延伸，形成复制叉和复制泡。随着复制泡的增大，相邻的复制泡连接合并，最后完成DNA复制。（引自：陆国辉. 产前遗传病诊断[M]. 广州：广东科技出版社，2002.[3]）

（陆国辉）

第二节 基因表达——从基因到蛋白质

DNA的合成与复制都在细胞核内进行，但是蛋白质的合成发生在细胞质里。这样，细胞核内的DNA信息必须被运送到细胞质内以指导蛋白质的合成。将DNA储存的遗传信息转变为由特定氨基酸序列所组成的多肽链，进而构成蛋白质或酶，最后表现为各种生物特性，这一过程被称为基因表达（gene expression）。

基因表达包括转录和翻译两个主要步骤[6, 7]。

一、转录

转录（transcription）是指在RNA聚合酶的催化下，以DNA的3'→5'链为模板，按照碱基互补配对原则，以三磷酸核苷酸为原料合成信使RNA（message RNA，mRNA）的过程。DNA与RNA分子所含的成分不同（表1-5）。

转录过程需要很多蛋白质参加。Ⅱ型RNA聚合酶（RNA polymerase Ⅱ）是转录过程中的重要物质，它与启动子结合后启动mRNA转录。但是，Ⅱ型RNA聚合酶本身不能识别启动子，也不能使mRNA大量地合成，必须与由大约50种不同的蛋白质所组成的复合物相互作用，才能使转录有效地进行。这些蛋白质包括多种通用性转录因子。通用性转录因子允许RNA聚合酶与转录启动区里的TATA盒以及其他与转录启动有关的必需因子相结合，从而使Ⅱ型RNA聚合酶有效地发挥其转录功能。

表1-5 DNA与RNA化学组成

类别	戊糖	磷酸	碱基对
DNA	脱氧核糖	+	A-T C-G
RNA	核糖	+	A-U C-G

必须指出，只有相当小部分的基因在人体内所有的细胞里进行转录。这些基因所合成的物质主要用于细胞的保养和代谢，故有“看家基因”（house-keeping gene）之称。其余大部分不同的基因只能在特定组织细胞的发育、分化时期才进行转录，从而合成不同的特种蛋白质。这就解释了人体内不同种类的细胞中虽然所含DNA几乎相同，但能够合成多种不同的蛋白质产物和发挥不同功能这一生物现象。如图1-10所示，mRNA转录过程主要包括启动、模板选择、戴帽、加尾和剪切五个步骤。

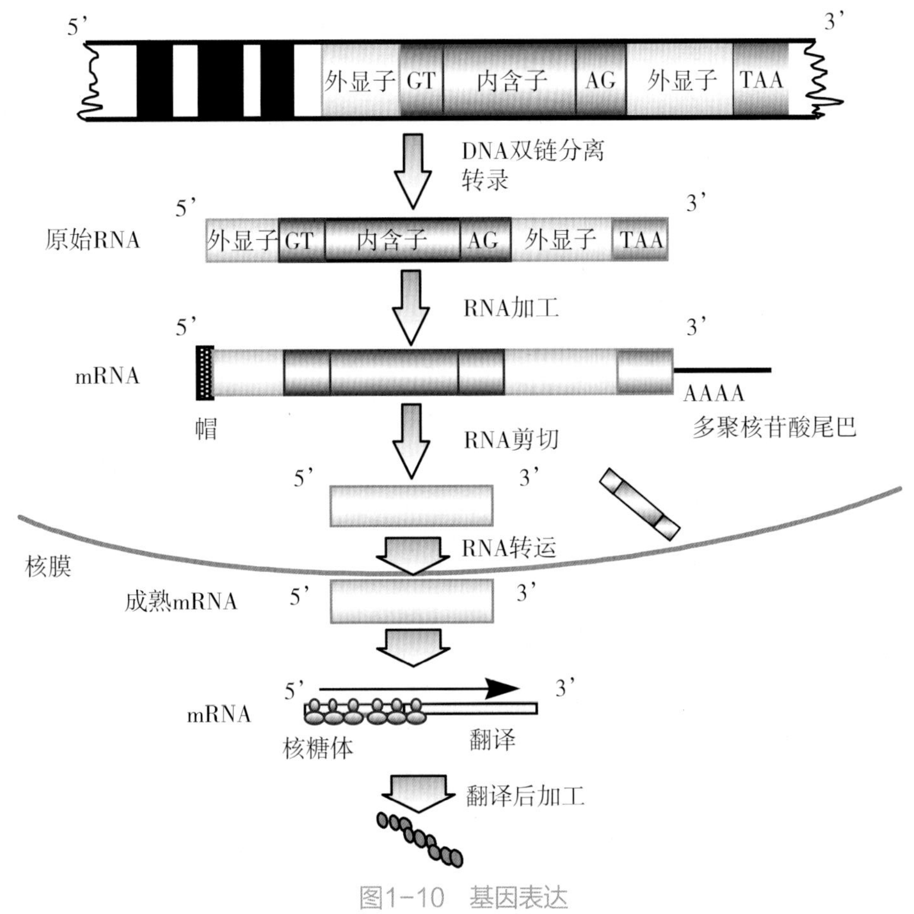

图1-10 基因表达

图中表示只含两个外显子和一个内含子的基因从DNA到RNA，然后蛋白质合成的表达过程。整个过程包括转录、RNA加工剪切、RNA转运以及mRNA翻译成蛋白质等重要步骤。成熟mRNA离开细胞核进入细胞质，并在细胞质里翻译成蛋白质。UTR：untranslated region，非翻译区。（引自：陆国辉. 产前遗传病诊断 [M]. 广州：广东科技出版社，2002.[3]）

（一）启动

启动（initiation）是转录的开始。Ⅱ型RNA聚合酶通过其他蛋白质与DNA上的启动子（promoter）结合，启动mRNA的转录过程。转录启动后，Ⅱ型RNA聚合酶将DNA双链局部分开，从而暴露DNA链上的碱基。

（二）模板选择

在染色体的某特定部位上，只有其中一条长链能被选择为模板。模板选择（template determination）取决于该部位上启动子的序列。由于mRNA合成只能按5'→3'方向进行，所以，启动子的序列就成为模板选择的决定因素。Ⅱ型RNA聚合酶只选择3'→5'方向的长链作为模板，沿着DNA 3'→5'方向移动，合成5'→3'方向的mRNA。由于在mRNA合成过程中，碱基严格遵循互补配对原则，因此，新转录的mRNA上的核苷酸序列与相关的DNA模板链上的核苷酸序列的关系呈互补性。mRNA上的U取代了原来DNA链上相应位置的T。

（三）戴帽

在RNA合成开始后，5'端上加进一个经过化学修饰的鸟苷酸所构成的5'末端帽子结构（5'-end cap structure），这一过程称为戴帽（capping）。5'末端帽子结构能防止RNA分子在合成过程中解聚，具有保护RNA的作用。此外，它也是翻译辨认的起始点。

（四）加尾

RNA不断地进行合成而延长，在出现AATAAA这一DNA序列时，RNA合成就停止下来。这一组腺苷酸结构称为终止序列（termination sequence）。终止序列往后的RNA被切除。随后，在终止序列的结尾处加上100～200个多聚腺苷酸，组成了多聚腺苷酸尾（poly-A tail）。RNA的加尾可以稳定mRNA的结构，使mRNA进入细胞质之后免受解聚。经过加尾，RNA聚合酶与RNA模板链分离，留下来的便是单链状的mRNA。此时的mRNA分子称为原始mRNA（primary mRNA）。

（五）剪切

原始mRNA的结构包括5'端帽子结构、多聚腺苷酸尾、内含子以及外显子。细胞核内的酶在原始mRNA两个剪切位上将内含子切除，并将相邻的两个外显子拼接起来，此过程称为剪切（splicing）。在所有的内含子都被切除，而所有相邻的外显子被拼接之后，原始mRNA就变为成熟mRNA。只有成熟mRNA才能进入细胞质，进而开始翻译，合成蛋白质。

某些基因可含有隐蔽剪切位（crytic splice site）替代正常的剪切位，并在同一个原始mRNA上以不同的方式进行剪切，合成变异的蛋白质产物。mRNA的剪切错误属于一种基因变异，可能导致遗传病的产生。

二、翻译

翻译（translation）是以mRNA作为模板，把mRNA上的核苷酸序列用不同的“文字”方式译成相应多肽链的氨基酸序列的过程。就是说，翻译把mRNA上的遗传密码译为多肽链的氨基酸，这一过程就是细胞内蛋白质合成的过程。蛋白质合成的场所是细胞质里的核糖体（ribosome）。在蛋白质的合成过程中，转运RNA（transfer RNA，tRNA）作为运输工具，特异性地把氨基酸不断地转运到正在合成中的肽链的相应位置上。参加蛋白质合成的还有其他与翻译有关的因子和酶。

（一）翻译过程

翻译过程主要包括氨基酸激活形成氨基酰-tRNA复合物、起始、延长和终止几个步骤。

1. 氨基酸激活形成氨基酰-tRNA复合物　在翻译过程中，mRNA必须通过tRNA作为媒体才能与氨基酸相结合。然而，在与tRNA结合之前，氨基酸必须首先经过活化（activation），并以氨基酰-tRNA复合物的形式出现。tRNA呈三叶草状（图1-11）游离于细胞质中，其大小约为80个核苷酸。tRNA分子的3'端为CCA三联体，是激活氨基酸并与之相连接的位置；分子的另一端是反密码子（anticodon），与mRNA相对的密码子互补。根据这一互补关系，tRNA与特定的氨基酸结合并将之转运到相应的mRNA密码子位置上。各种tRNA上的反密码子都不一样。因此，一种tRNA只能专一性地转运与其相应的特定的氨基酸。

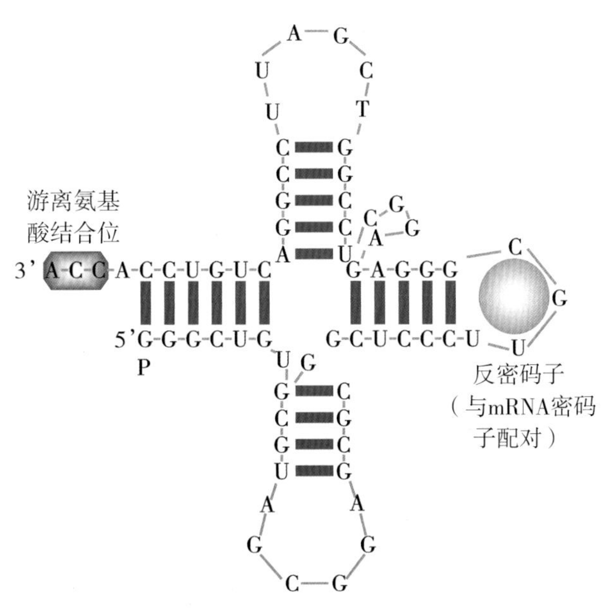

图1-11　tRNA结构模式图

tRNA呈三叶草状，其3'端为CCA三联体，是激活游离氨基酸并与之结合形成氨基酰-tRNA复合物的位置。tRNA分子的另一端是反密码子，能够特异性地与mRNA上相应的密码子互补配对结合。（引自：陆国辉. 产前遗传病诊断 [M]. 广州: 广东科技出版社, 2002.[3]）

2. 起始　mRNA上的5'端帽子为翻译的起始点。起始发生在核糖体上，核糖体包括大、小亚基两部分。在启动因子（initiation factor，IF）和GTP的作用下，mRNA首先与核糖体的小亚基结合，然后由运载蛋氨酸的tRNA的反密码子3'-UAC-5'与mRNA上的起始密码5'-AUG-3'互补配对结合。这样，mRNA、核糖体小亚基和tRNA三者形成了起始复合体。此后，大亚基与小亚基形成完整的核糖体。此时，IF和GTP从起始复合体上释放出来，并且可以再次应用于下一次的起始过程。

3. 延长和终止　如图1-12所示，在完整的核糖体形成后，多肽链的合成就开始延长。在多肽链的延长过程中，氨基酰-tRNA复合体或者其组成部分反复进行进位→转肽→移位脱落，直到终止密码的出现。

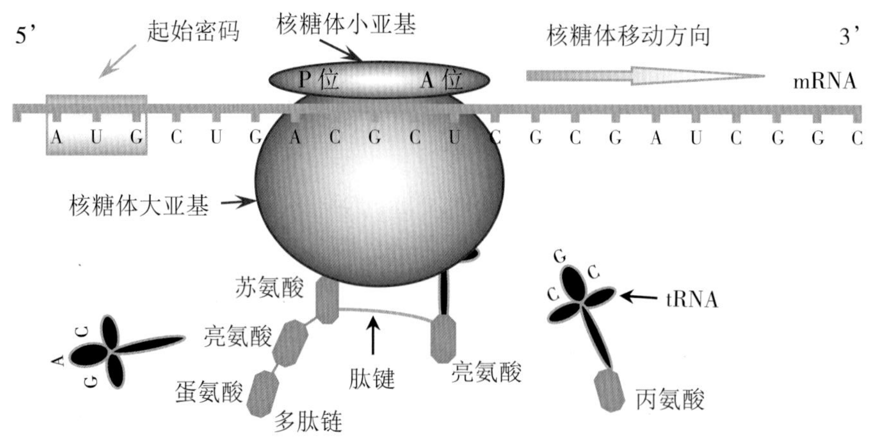

图1-12 遗传信息翻译

在启动因子和GTP等的作用下，mRNA首先与核糖体小亚基结合，然后tRNA上的反密码子与mRNA上的起始密码子互补配对结合，形成起始复合体。在核糖体大亚基与小亚基结合形成完整的核糖体的同时，蛋氨酰-tRNA正好位于P位，而下一个氨基酰-tRNA复合体进入A位。经过转肽作用，P位上的氨基酸与A位上的氨基酰-tRNA复合体形成肽键，而P位上的氨基酸从tRNA脱落；P位上的tRNA也从P位脱落。A位上的复合体向P位移动。而新的氨基酰-tRNA进入A位。核糖体沿mRNA 3'端移动一个密码子。如此反复，多肽链不断延长，翻译在mRNA的终止序列上结束。上图的核糖体已经向前移动了两个密码子。（引自: 陆国辉. 产前遗传病诊断 [M]. 广州: 广东科技出版社, 2002.[3]）

（1）进位　核糖体大亚基上的P位（peptidyl site）和A位（aminoacyl site），可同时分别结合一个氨基酰-tRNA复合体。当核糖体大、小亚基相结合时，带有翻译起步信号的蛋氨酰-tRNA复合体位于P位上，此时，第二个氨基酰-tRNA复合体也进入A位。在此过程中，GTP、延长因子（elongation factor）、转肽酶以及Mg^{2+}等起到协同作用。

（2）转肽　在延长因子和转肽酶的作用下，蛋氨酰-tRNA复合体上所携带的氨基酸与A位上的氨基酰-tRNA在氨基位上形成肽键，进而开始多肽链的合成。

（3）移位脱落　肽键形成后，蛋氨酰-tRNA复合体丢失了其所运载的氨基酸，并且从核糖体上的P位脱落，所形成的多肽-tRNA则从A位移向P位。新的氨基酰-tRNA复合体则进入已空出来的A位。移位脱落过程需要移位酶参加，并由GTP提供能量。

（4）终止　随着上述步骤的反复，多肽链不断延长。当核糖体移到mRNA上的终止密码时，多肽链的合成就终止。此时，tRNA从核糖体上脱落，组成核糖体的大、小亚基也各自分离。

（二）翻译后加工

经过翻译合成的多肽链属于原始产物，只有通过翻译后加工（post-translational modification），才能变为具有生物学功能的蛋白质或酶分子。加工过程的方式多种多样。有些原始产物通过水解作用切除多余的肽段，使之变成较小的多肽链；有些与其他多肽链结合，形成较大的分子结构；还有些原始产物则需要加进糖基侧链才能变为有活性的酶。这样的加工有利于成熟蛋白质合理的折叠包装，也有利于稳定蛋白质的结构。翻译后加工是基因表达的重要步骤之一，这一过程的缺陷可以使蛋白变异，进而导致遗传病的发生。Ⅰ型胶原蛋白在翻译后加工过程中发生缺陷而导致的成骨不全症（osteogenesis imperfecta，OI）是这类基因变异的典型例子，位于呈螺旋结构的Ⅰ型胶原蛋白中心的、分子量最小的甘氨酸（glycine）被别的氨基酸取代，造成蛋白质结构上的不稳定，从而合成变异的胶原纤维。

（陆国辉　沈　珺）

第三节　基因变异

由于细胞的许多结构及其功能（例如DNA修复系统）能尽量避免各种内外因素的影响，使细胞内基因能保持其相对的稳定，因而可以保持物种的特性，这就是遗传的保守性。但是，在一定的外界因素影响下，基因上碱基对的组成或排列序列会发生结构改变，这就是基因变异（genetic variant）。基因变异后，在原有的位点上出现与原来结构不同的基因，称为变异基因（variant gene）。基因变异可以发生在体细胞（somatic cell）上，也可以发生在生殖细胞（germline cell）上。前者称为体细胞变异（somatic variant），而后者称为生殖细胞变异（germline variant）。癌症通常是由体细胞的基因变异引起的。生殖细胞的基因变异从亲代向子代传递，是遗传病的根源。然而，不是所有的基因变异都能导致疾病的发生。基因变异同时也是物种进化的根源。

一、基因变异的分类、机制及其效应

与染色体畸变不同，单基因的变异不能通过光学显微镜用肉眼看到。这里着重介绍的是发生在编码DNA或调控序列上的基因变异。

根据变异发生的特点及其部位，可把基因变异分为七类，即点变异、片段变异、基因调控区变异、剪切位变异、重复扩增、倒位和位置效应。DNA碱基构成及其序列发生变异，是基因变异的分子机制[16-18]。

（一）点变异

点变异（point variant或者point mutation）是基因变异中最常见的类型，是指单个或几个碱基对发生改变而造成DNA序列的变化。根据碱基的变化以及DNA序列的改变，可把点变异分为碱基置换、碱基插入和缺失三种。

1. 碱基置换　碱基置换（base substitution）是指DNA链中单个碱基之间的相互置换，其结果是使三联体遗传密码子发生改变。根据所置换的碱基种类，碱基置换又可分为转换和颠换两种（图1-13）。

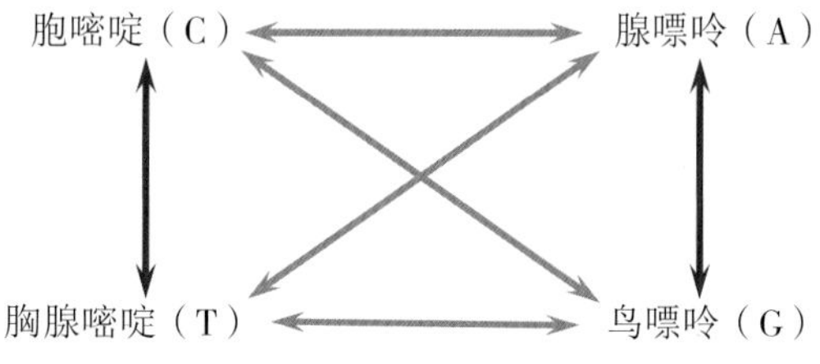

图1-13　碱基转换和颠换

同类碱基之间的置换称为转换（蓝线）；不同类碱基之间的置换是颠换（灰线）。（引自: 陆国辉. 产前遗传病诊断 [M]. 广州: 广东科技出版社, 2002.[3]）

（1）转换　转换（transition）是指同类碱基之间的置换。既可以是一个嘌呤被另一个嘌呤置换，也可以是一个嘧啶置换另一个嘧啶。例如，腺嘌呤被鸟嘌呤所代替；胸腺嘧啶被胞嘧啶置换。碱基置换后，DNA链上碱基互补配对的原则仍然不变。因此，一条长链上的碱基发生碱基置换后，另一条长链上相对应的碱基就跟着发生相应的改变，其结果是一对新碱基对置换了一对旧碱基对，从而改变了基因原来的DNA序列。转换是基因点变异中最常见的一种，而且通常发生在基因组的CpG岛（CpG island）上。

（2）颠换　颠换（transversion）是指两个不同种类的碱基之间的置换，既可以是嘧啶取代嘌呤，也可以是嘌呤取代嘧啶。

由于三联体遗传密码子兼并性的特点，经过碱基置换后的前后两个三联体遗传密码子所编码的氨基酸很可能是同一种类。因此，在很多情况下，特别是当置换发生在遗传密码的第三碱基时，碱基置换不影响基因的表达，不产生变异效应。这种不产生变异效应的置换称为无效应置换（silent substitution），或有时称为同义变异（synonymous variant/mutation）。

碱基置换后，新组成的三联体遗传密码子可能编码新的不同氨基酸，导致多肽链上氨基酸种类和序列的改变。在这种情况下，碱基置换就产生变异效应，影响了基因的表达。具有变异遗传效应的碱基置换有两种，即错义变异和无义变异。

错义变异（missense variant/mutation），指三联体遗传密码子发生碱基置换后变成编码另一种氨基酸的三联体遗传密码子，使多肽链氨基酸的种类和序列发生改变（图1-14A）。不少的单基因遗传病都是错义变异的结果。比如软骨发育不全（achondroplasia）的基因变异，发生在成纤

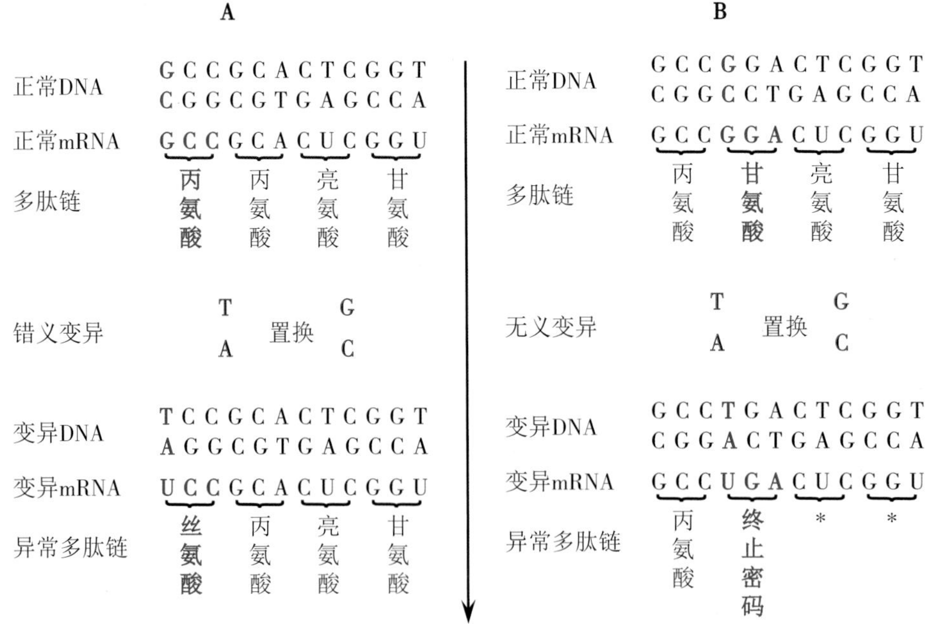

图1-14　错义变异和无义变异

错义变异（A）由TA碱基对置换GC碱基对，导致多肽链上丝氨酸置换丙氨酸；无义变异（B）在不同的位置上发生同样的碱基置换，但多肽链上由终止密码置换了原有的甘氨酸，导致多肽链合成中断。（引自：陆国辉. 产前遗传病诊断 [M]. 广州：广东科技出版社, 2002.[3]）

维细胞生长因子受体3（fibroblast growth factor receptor 3，FGFR3）上编码第380位氨基酸（即甘氨酸）的三联体密码子上。95%左右的软骨不全病例都在该位点上发生同一种碱基错义变异。

所谓无义变异（nonsense variant/mutation），是指一个编码氨基酸的三联体遗传密码子经过碱基置换后，变为终止密码（UAA、UAG或UGA），使翻译在此终止，不能继续进行正常的基因表达（图1-14B）。无义变异的结果通常是合成一条不完整的多肽链或由于无义介导mRNA降解而不合成多肽。由于蛋白缺失或由不完整的多肽链组成的蛋白质分子失去了原有的正常功能，从而影响细胞的生长、发育和分化，甚至导致细胞死亡。如果碱基置换发生在终止密码三联体上，而又使终止密码变成能编码氨基酸的三联体遗传密码子，称为终止密码变异。终止密码变异能使本来应该终止翻译的mRNA继续往后编码，使多肽链延长。由这种异常延长的多肽链所组成的蛋白质也改变了原有的生物学功能，产生变异效应。

2. 碱基插入、缺失　当基因组DNA链上某一部位发生单个或多个碱基的插入（insertion）或者缺失（deletion）时，该部位往下的三联体遗传密码子都可能发生改变，使新组合的三联体遗传密码子编码成新的氨基酸，合成异常或者不同的蛋白质。这样的变异通常有害于机体。欧美人中大约半数患囊性纤维变性（cystic fibrosis）的病例都发生了三个碱基对缺失的基因变异。这种基因变异损害了囊性纤维变性透膜调节因子（cystic fibrosis transmembrane regulator，CFTR）的功能，导致严重的病理改变。

当插入或缺失的碱基对数目不是3或3的整数倍时，基因变异部位往下的所有三联体密码子发生重排，形成完全不同的密码子，并编码完全不同的氨基酸，从而合成具有不同功能的蛋白质。这样的变异造成移码变异（frame shift variant）（图1-15）。移码变异可以在mRNA下游区原有的终止密码之前形成新的终止密码，从而不合成多肽或合成一种截短多肽（truncated polypeptide）。大多数的截短多肽可能改变原来蛋白质的功能，扰乱细胞的正常代谢，从而导致变异表现型的产生。如果移码变异使新的终止密码在原有终止密码之后的mRNA序列上形成，由此合成的肽链则延长，也可能失去了原蛋白质的正常功能。

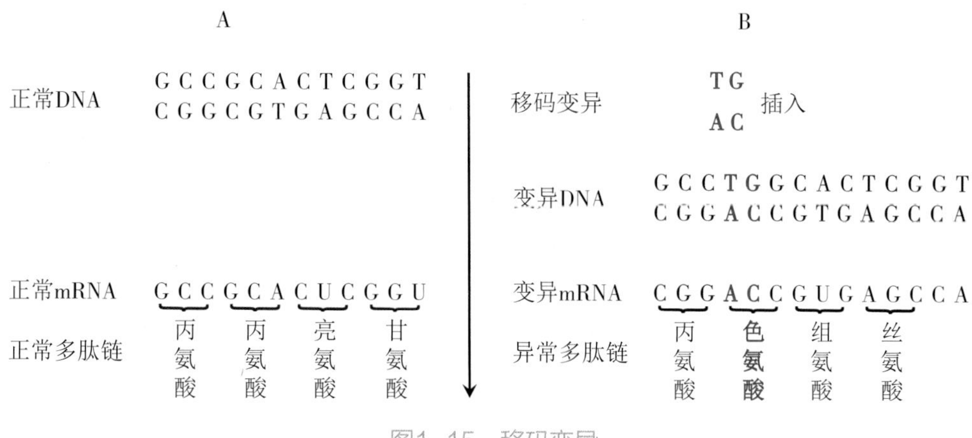

图1-15　移码变异

移码变异可由两个碱基对TA和GC的插入而产生（B）。与正常（A）的相比，插入位置往下的所有碱基排列，以及由此编码的氨基酸及其序列都发生了改变。（引自：陆国辉. 产前遗传病诊断 [M]. 广州：广东科技出版社, 2002.[3]）

近年来的研究发现，某些DNA序列能够自身复制并且能在复制后插入到染色体上不同的位点。具有这种功能的DNA序列称为转座子（transposon）。转座子在DNA链上的插入同样可以导致移码变异。某些遗传病的发病机制就是因转座子插入而引起的移码变异，这包括Ⅰ型神经纤维瘤病、家族性乳腺癌、家族性结肠癌、甲型及乙型血友病等。

（二）片段变异

片段变异是DNA链上小片段碱基序列的改变，一般包括片段缺失（segment deletion）和片段重复（segment duplication）两种。这两种片段变异之间通常有相互的关系，是同一遗传学病理现象产生出来的两种不同结果。造成片段变异的主要原因之一，是两个等位基因在减数分裂过程发生联会时因为配对不精确而发生遗传物质的不等互换（unequal crossing over）。不等互换的结果是等位基因结构发生片段改变，一个等位基因发生片断缺失，而另一个等位基因的相应片段发生重复（图1-16）。血红蛋白分子病中的Hb Lepore和反-Hb Lepore，就是不等交换引起缺失和重复的结果。

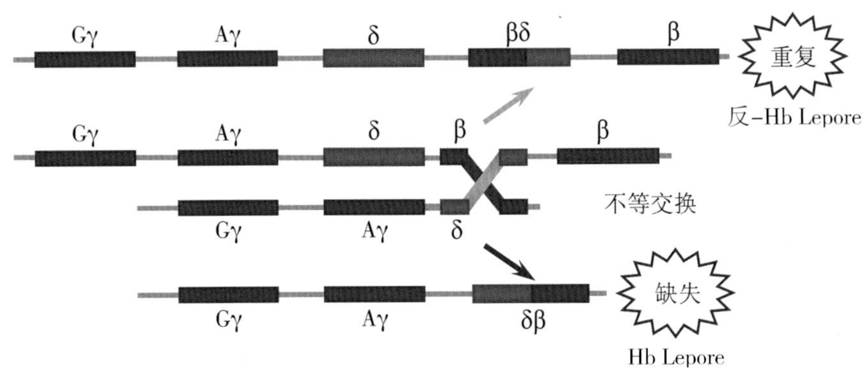

图1-16 不等互换是缺失和重复变异的分子机制

缺失和重复变异是不等互换的一对产物。上图是血红蛋白分子病Hb Lepore和反-Hb Lepore两种变异基因产生的机制示意图。血红蛋白β基因和δ基因之间仅有几个氨基酸差异，而它们编码的蛋白质分子都只有146个氨基酸。配对联会的不准确导致不等互换而产生了两种杂交基因：一种是β基因和δ基因的部分缺失，产生变异的Hb Lepore；另一种是与之相对应的β基因和δ基因部分重复的变异反-Hb Lepore。（引自：陆国辉. 产前遗传病诊断 [M]. 广州：广东科技出版社, 2002.[3]）

拷贝数变异（copy number variants，CNV）属片段变异范畴，是近年来新发现的一种基因变异类型，包括缺失和重复两大类型。CNV的大小从单个外显子到连续多基因都有。编码区的缺失能造成整个基因的缺失、多肽截短、移码、氨基酸缺失、影响剪切等各种后果。非编区的缺失能影响基因的调控。重复通常是首尾相接的（tandem repeat），但也可能在基因组的不同部位。重复部分可能与原基因组方向一致，也可能相反。部分基因片段重复的后果由重复本身的碱基序列、重复插入的部位、重复方向和重复的数量决定。CNV是许多先天畸形和智力障碍的原因。比如22q11.2缺失（DiGeorge）综合征和17p11.2重复（Potocki-Lupski）综合征是由致病性CNV引起的。

（三）基因调控区变异

这是指组成基因调控区的各种成分发生变异。启动子是位于基因上游区的非编码DNA序列，也是转录起始时RNA聚合酶结合的位置。启动子变异（promotor variant/mutation）直接影响其与

RNA聚合酶之间的结合力，从而改变mRNA的生成。其最终结果是蛋白质合成减少，甚至缺如，或者异常增多，从而影响细胞的代谢。与转录有关的转录因子或增强子、抑制子的基因变异，都可能产生与启动子变异相同的改变基因表达的效应。

（四）剪切位变异

如果基因变异发生在内含子5'端和3'端上的供位或受位，深入内含子的分叉点（branch point），或外显子内剪切增强子和抑制子区域从而改变剪切，则称为剪切位变异（splice site variant/mutation）。这种变异可以使切除内含子的剪切信号发生改变，从而使原始mRNA转变为成熟mRNA这一过程中的内含子切除或者外显子剪切发生错误（图1-17）。

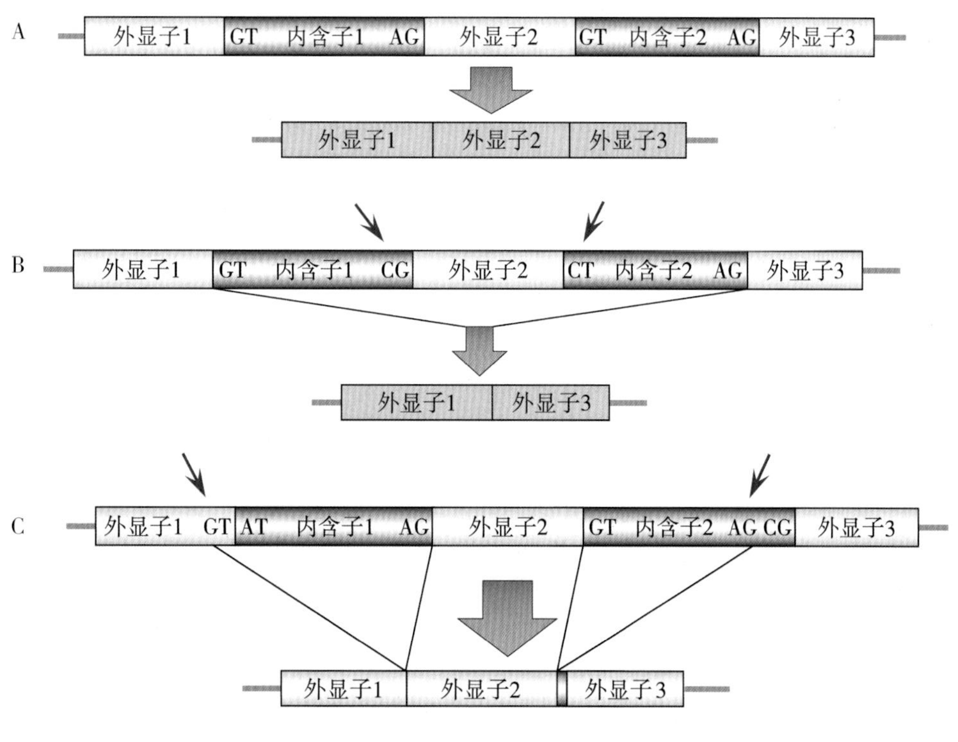

图1-17 剪切位变异

在正常初级mRNA形成成熟mRNA的过程中，内含子在剪切供位GT和受位AG处剪切（A）。当剪切位发生变异时（↓所示），变异部位相邻的外显子会被切除而缺失（B）。当变异部位的附近存在隐蔽剪切位时，隐蔽剪切位可以被激活而把部分外显子切除或者将部分内含子漏切（C）（引自：陆国辉. 产前遗传病诊断 [M]. 广州：广东科技出版社, 2002.[3]）

剪切位变异也可以发生在基因内部其他DNA位置上。变异发生的部位与正常的剪切位在DNA结构上相似。这些部位常常处于隐蔽状态而不发生剪切，故称为隐蔽剪切位（crytic splice site）。但是，当隐蔽的剪切位发生变异时，隐蔽剪切位被激活，导致异常的剪切，有时使外显子部分甚至完全缺失，有时插入异常外显子，有时还可以使内含子逃避切除而改变成熟mRNA的结构。在某种情况下，隐蔽剪切位变异可以与正常的剪切位竞争剪切，这会使正常成熟mRNA的量减少，产生致病效应。

最近对癌症的研究发现特定的剪切体结构在维持基因组中具有非规范功能，剪切体缺陷的致癌机制研究发现其影响基因组的稳定性。核心剪切体的作用能阻止R–环积累，并调节基因组稳定性因子的表达而导致癌症的发生[19]。

（五）重复扩增

重复扩增（repeat expansion）是一种基因变异类型，是指某些基因DNA链上重复序列的扩增。这种重复序列是由基因结构内或靠近基因的不稳定的3个或多个碱基对构成的DNA序列。在正常的情况下，重复数目通常在20～30之间。在减数分裂的过程中或在胎儿发育的早期，这样的重复可以扩增到数百次之多，从而发生遗传学效应。与其他类型的基因变异一样，重复扩增可以从亲代向子代传递，但传递的方式和变化形式有其独特的地方。到目前为止，已发现10多个遗传病的基因变异属于重复扩增，其中最常见的包括脆性X染色体综合征。

（六）倒位

倒位（inversion）也是一种特别的基因变异，它能导致严重的甲型血友病的发生。在复合性γ–δ–β地中海贫血患者身上曾发现这种变异。患者的基因会发生缺失，插入的DNA片断发生倒位。

（七）位置效应

有些不位于编码区的缺失、重复、倒位、易位等染色体结构变异可能通过远程的位置效应（position effect）产生致病性。最新研究发现，染色体结构变异造成TAD边界改变时，发生变异的边界两旁的基因会受到不同增强子和抑制子影响，从而改变目标基因的表达。因为调控作用是由染色体折叠后的三维构象决定，相互作用的元素可能在一维DNA序列上相去甚远。

不同的基因变异可以表现出不同的遗传效应，它们之间的区别见表1–6。

表1–6　主要基因变异类型、性质及其遗传学效应

部位与性质	变异类型	典型遗传学效应
非编码区	启动子变异	改变RNA转录
	增强子变异	改变RNA转录
	抑制子变异	改变RNA转录
	多聚腺苷酸终止序列变异	变异RNA 3’端，影响稳定性
	位置效应	改变RNA转录
编码区	同义变异	变异mRNA
	错义变异	变异mRNA，异常蛋白
	无义变异	变异mRNA，丧失产物或截短蛋白
	框内变异	变异mRNA，异常蛋白
	移码变异	变异mRNA，丧失产物或异常蛋白
	剪切变异	变异mRNA，可能整码或移码
基因结构重组	插入变异	改变RNA转录，丧失产物、异常蛋白或增加蛋白
	缺失变异	改变RNA转录，丧失产物或异常蛋白
不稳定重复	重复扩增	改变RNA转录，异常蛋白聚合
	2倍基因扩增	影响蛋白正常合成
	10～15倍基因扩增	严重影响蛋白正常合成

二、基因变异率

在核苷酸水平上分析，基因变异率大约是每细胞周期每个碱基对10^{-9}次。这一变异率是指逃避了DNA修复作用的基因变异。不同基因之间的基因变异率相差很大，从10^{-4}到10^{-7}不等。影响基因变异率的主要因素有[20]：

（一）基因的大小

DNA分子大的基因会有更多的部位与致变异物质接触，其发生变异的机会就会大。与杜兴型肌营养不良症有关的基因的DNA达2.5×10^{6}个碱基对之多，因此，该病的基因变异率可达10^{-4}。

（二）变异热点的存在

一些核苷酸序列特别容易发生变异，最典型的是CpG双碱基序列。通常把这种部位称为变异热点（variant/mutation hot spot）。在哺乳动物及人类，大约80%的CpG双核苷酸都处于甲基化（methylation）状态。甲基化的胞嘧啶（即5-甲基胞嘧啶）很容易失去一个氨基团而转换为胸腺嘧啶（图1-18）。研究表明，人类CpG的变异率比其他类型的双核苷酸变异率高出12倍，是多种遗传病基因变异的原因。

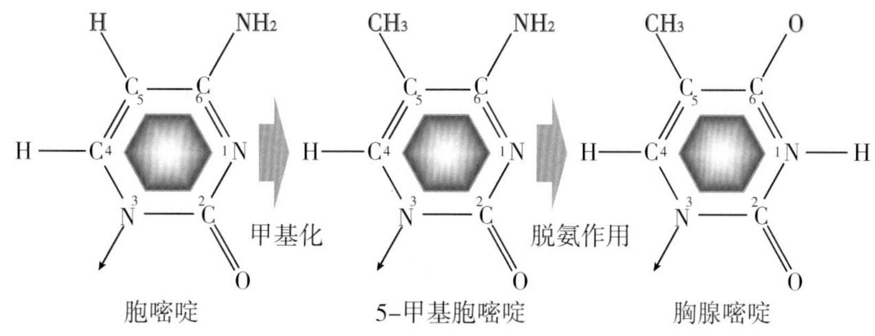

图1-18　胞嘧啶甲基化

胞嘧啶加进甲基基团后变成5-甲基胞嘧啶，后者经过脱氨作用，最终的结果是胸腺嘧啶替换了胞嘧啶。这是基因变异最常见的分子机制。（引自：陆国辉. 产前遗传病诊断 [M]. 广州：广东科技出版社, 2002.[3]）

此外，影响基因变异率的因素还包括父母的年龄。部分马凡综合征（Marfan syndrome）、软骨发育不全、自闭症病例均与父亲的高龄有密切的关系。对这一现象的解释尚未统一，其中的一种解释是胞嘧啶自发性的去甲基化随着年龄的增加而容易发生。新发碱基置换变异随DNA复制细胞分裂而积累。父亲年龄越大，含这类变异的概率就越大。孕妇的高龄与以21三体综合征为代表的染色体结构变异关系密切，由此可以知道染色体畸变所导致的遗传病的发生率与年龄之间存在着某种相关性。

（陆国辉　沈　珺）

第四节 细胞周期

细胞周期是指体细胞分裂的周期。

遗传物质在细胞分裂过程中进行交换，并从亲代传递到子代。子代细胞的形成发生在有丝分裂期。细胞在分裂前必须将其所含的物质（包括DNA或染色体）复制一次。遗传物质的复制发生在细胞间期，从间期到有丝分裂的这一过程称为细胞周期（cell cycle）。

细胞是生物体最基本的单位，能维持生物个体的生命活动。人类受精后，从单个合子开始，通过复杂的细胞分裂、分化、生长和发育，最后成为由大约10^{14}个细胞组成的个体。然而，人体内大部分细胞不能与个体共存几十年，必须不断地进行新陈代谢，进行细胞分裂，生成新的细胞并取代衰老死亡的细胞来适应机体组织正常的生长与发育。因此，人类的生长发育过程就是连续的细胞分裂过程。

人体内不同的组织细胞不断进行周期性分裂，细胞核里所含的遗传物质（即染色体或染色质）在形态结构及数目上也发生周期性的有规律的变化[21, 22]。有关人类染色体的详细内容，将在第四章介绍。

一、细胞周期的分期及其变化特点

如图1-19所示，细胞周期分为间期（interphase）和分裂期（division）两个主要时期。间期又可以分为第一间期G1（gap 1）、合成期S（synthesis）和第二间期G2（gap 2）三个分期。此外，当进入下一周期的条件不具备时，细胞会进入一个不定期的阶段，即G0期。G0期的细胞处于休止状

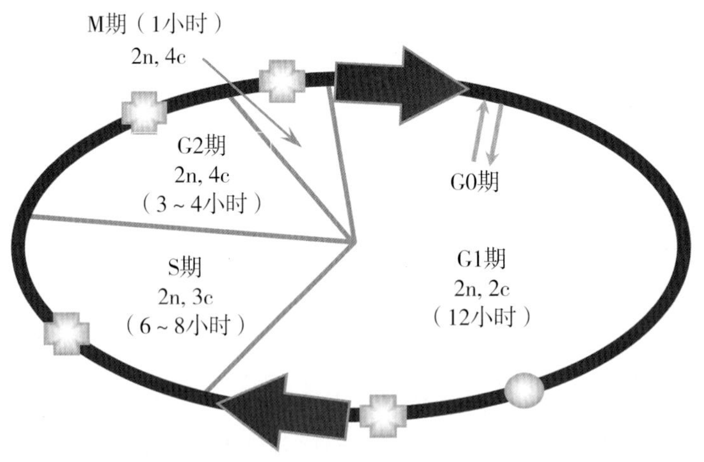

图1-19 细胞周期

经过M期，进入G1期细胞内的染色体由单个染色单体构成。DNA在S期进行复制。在G2期，染色体又恢复原来的双染色单体结构。染色体在有丝分裂期浓缩，可在显微镜下用肉眼辨认。在细胞处于长时间不分裂状态时，细胞就进入G0期。1n：单倍体时的染色体数目（1n=23）；1c：单倍体时基因组的DNA量。图中的灰十字代表细胞周期监测点；○代表细胞周期限制点。（引自：陆国辉. 产前遗传病诊断 [M]. 广州：广东科技出版社，2002.[3]）

态，待条件成熟后，再次进入G1期进行分裂。细胞周期限制点和细胞周期监测点是细胞周期很重要的控制机制。前者调控细胞周期的启动，而后者则监测DNA修复。

染色体和DNA的结构和组成在细胞周期不同的阶段变化很大，且这种变化呈周期性的改变。

（一）分裂期

分裂期主要由有丝分裂（mitosis）组成，此外，还包括短暂的胞质分裂（cytokinesis）阶段。因此，通常把分裂期称为有丝分裂期（简称M期）。分裂期是细胞周期的最后阶段，有丝分裂的结果是两个子代细胞的生成。此后，子代细胞进入下一细胞周期的G1期。有关M期中染色体和细胞的其他变化将在有丝分裂一节详细介绍。

（二）间期

1. G1期　G1期是有丝分裂期与DNA复制之间的阶段。在这一阶段中，细胞合成RNA以及DNA所必需的蛋白质，蛋白质的合成在间期中从不间断。在G1过程中，生长因子等物质会诱导DNA复制所必需的基因的转录，从而使细胞过渡到DNA复制期。

2. S期　当细胞周期进入S期时，DNA开始复制。不同种类的DNA（或者说，染色体上不同的部位）进行复制的时间不一样。染色体上G显带上深色带所含的DNA以及失活的X染色体所含的DNA复制较迟。

3. G2期　这是DNA复制结束到下一个有丝分裂期之间的阶段。在G2期开始时，DNA复制已全部结束。也就是说，处于G2期的细胞内的46条染色体已全部被复制过一次。

DNA修复（DNA repair）在G2期进行，使得部分受损伤的DNA恢复正常。能造成DNA损伤的物质很多，既可以是化学性的，也可以是物理性的，其中包括烷化剂（如氮芥）、紫外线和电离辐射等。DNA修复途径主要包括脱氧核苷酸切除修复（nucleotide-excision repair）、碱基错配修复（mismatch repair）和DNA双链断裂修复（DNA double-strand-break repair，DSB repair）三种。在DNA修复的过程中，需要多种酶、蛋白质和基因参加。参与切除修复的酶主要包括内切酶、外切酶，Ⅰ型DNA聚合酶和连接酶等。DSB修复需要多种蛋白复合物参与。此外，乳腺癌基因*BRCA1*和*BRCA2*以及肿瘤抑制基因*TP53*的产物也是DSB修复途径的重要蛋白质。DNA修复缺陷是包括着色性干皮病在内的一组常染色体隐性遗传病的病理基础，也是癌发生或癌易感性（cancer susceptibility）研究的热门课题。表1-7列举的是常见的DNA修复基因。随着人类基因组工程的深入，将会发现越来越多的DNA修复基因，并且应用在除了乳腺癌外的包括前列腺癌和卵巢癌更多肿瘤的个体化治疗[23]。

表1-7　具有DNA修复功能的基因及与其有关的部分常见遗传病和肿瘤

基因名（蛋白名）	染色体位置	遗传病或肿瘤	基因功能
FANCC（FACC）	9q22.32	范可尼贫血C组	调控p53
ATM（ATM）	11q22.3	毛细血管扩张共济失调	细胞周期调控因子；DNA修复
BRCA1（BRCA1）	17q21.31	家族性乳腺癌、卵巢癌	与RAD51 DNA修复蛋白相互作用，调控DNA双链断裂修复
BRCA2（BRCA2）	13q13.1	家族性乳腺癌、卵巢癌、范可尼贫血D1组	与RAD51 DNA修复蛋白相互作用，调控DNA双链断裂修复

（续表）

基因名（蛋白名）	染色体位置	遗传病或肿瘤	基因功能
NBN（p95）	8q21.3	Nijmegen断裂综合征	DNA双链断裂修复
RB1（Rb）	13q14.2	遗传性视网膜母细胞瘤	细胞周期调控因子
TP53（p53）	17p13.1	Li-Fraumeni综合征	调控细胞凋亡；细胞周期调控因子
MSH2（MSH2）	2p21-p16.3	Ⅰ型遗传性非息肉结肠癌	碱基错配修复
MLH1（MLH2）	3p22.2	Ⅱ型遗传性非息肉结肠癌	碱基错配修复
MSH6（MSH6）	2p16.3	Ⅴ型遗传性非息肉结肠癌	碱基错配修复
CDKN2A（p16）	9p21.3	Ⅱ型遗传性黑色素瘤	细胞周期蛋白依赖性激酶抑制因子
CDK4（CDK4）	12q14.1	Ⅲ型遗传性黑色素瘤	细胞周期蛋白依赖性激酶
XPA（XPA）	9q22.33	着色性干皮症A组	核苷酸切除修复
ERCC3（XPB）	2q14.3	着色性干皮症B组	核苷酸切除修复
XPC（XPC）	3p25.1	着色性干皮症C组	核苷酸切除修复
ERCC2（XPD）	19q13.32	着色性干皮症D组	核苷酸切除修复
ERCC4（XPF）	16p13.12	着色性干皮症F组 范可尼贫血Q组 Cockayne综合征	核苷酸切除修复
ERCC5（XPG）	13q33.1	着色性干皮症F组 Cockayne综合征	核苷酸切除修复

在G2末期，细胞内的物质进一步新陈代谢，为进入M期做准备。最后，细胞周期进入有丝分裂期。经过有丝分裂，组成染色体的两条染色单体互相分离，细胞质也一分为二，形成两个子代细胞。

具有分裂能力的不同类型体细胞的细胞周期所需的时间差异很大。位于消化道表面的上皮细胞分裂快，其细胞周期仅约10h。肝细胞的分裂非常慢，完成一次细胞周期需要长达1年左右的时间。成年人的骨细胞或神经细胞基本上丧失了分裂能力，有些则进入了G0期。各类细胞的细胞周期长短取决于G1期。体外培养的纤维细胞或血液中淋巴细胞的细胞周期一般是24h左右，其中有丝分裂期仅占45～60min。

在细胞周期的不同阶段，染色体可由一条或两条染色单体组成。在G1期，染色体由单个染色单体组成，细胞所含的DNA量为二倍体的量，用2c表示。DNA在S期进行复制，染色体开始由单个染色单体变成双染色单体结构。因此，细胞所含的DNA量由2c变成4c。当细胞周期进入G2期时，全部染色体的结构都是双染色单体，DNA量为4c。G1、S和G2各阶段中染色体核型都属二倍体，即细胞含46条染色体。呈双染色单体结构的染色体在M期发生染色单体分离，染色体恢复到单个染色单体结构，细胞所含的DNA量恢复到原来的2c。

二、细胞周期的调控

细胞周期受到多种基因和蛋白质的调控。细胞本身必须对这些外在蛋白质的刺激敏感。只有这样，细胞才能在进入有丝分裂期之前进行正常的DNA复制和DNA修复，细胞本身及其所含的其他物质在数量大小上也处于平衡状态，以适应细胞的正常分裂。

（一）调控细胞周期运行的蛋白质

细胞周期主要受两类蛋白质的调控。一类是由周期蛋白（cyclin，CCN）和周期蛋白依赖性激酶（cyclin dependent kinase，CDK）结合组成的复合体；另一类是细胞周期抑制因子。前者的作用属正调控，后者的作用属负调控（图1-20）[24, 25]。

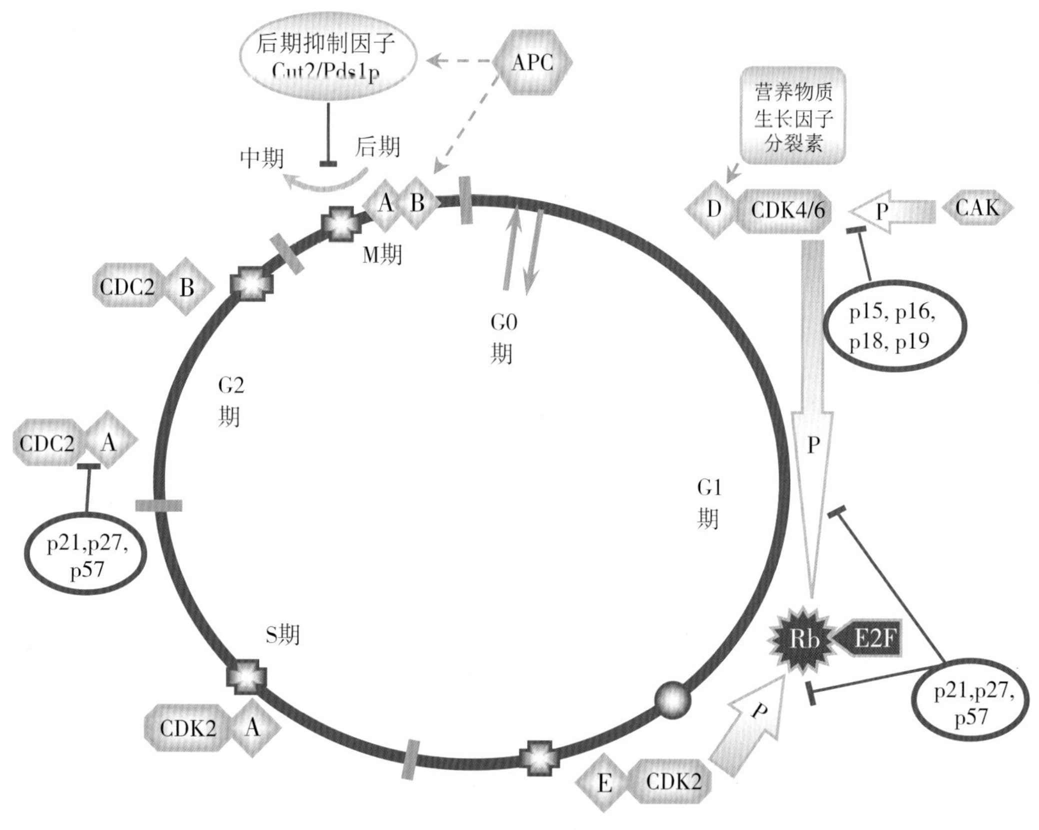

图1-20　细胞周期调控

Rb蛋白驱使细胞周期跨越周期限制点（蓝圆点）。只有处于磷酸化状态并且与E2F分离开来，Rb蛋白才能具有活性。一旦跨越周期限制点，细胞周期的运转就再不需要周期分裂素的刺激。周期蛋白（菱形）与CDK构成的复合体，是细胞周期主要的正调控蛋白。只有磷酸化的CDK才有活性。CAK是周期蛋白H和CDK7构成的复合体，能使CDK4/6磷酸化（P）。细胞周期负调控物质包括以p21为主的多种蛋白（蓝椭圆）。细胞周期从G1期向S期过渡取决于周期蛋白E的降解，而E2F的灭活有助于G1期向S期的过渡并能防止S期往G1期逆向运转。蓝十字代表细胞周期监测点。CDC2：细胞分裂周期2；CDK：周期蛋白依赖性激酶。（引自：陆国辉. 产前遗传病诊断 [M]. 广州：广东科技出版社，2002.[3]）

周期蛋白依赖性激酶主要包括CDK家族多个基因，如*CDK1*、*CDK2*、*CDK3*、*CDK4*、*CDK6*和*CDK7*等。这些激酶都是细胞分裂周期（cell division cycle，CDC）基因编码的蛋白质，其作用是协调细胞周期各阶段之间的过渡，这些蛋白质的活性受本身的磷酸化和去磷酸化调节。

细胞周期蛋白主要包括D、H、E、A和B五种，而不同的主要周期蛋白在细胞周期的不同阶段进行合成和水解（图1-21），周期蛋白决定CDK底物的特异性。只有在两者结合形成周期蛋白/周期蛋白依赖性激酶复合体（cyclin/CDK complex）的情况下，两者才能显示活性。在G1期，Rb蛋白是cyclin/CDK复合体的重要作用目标。

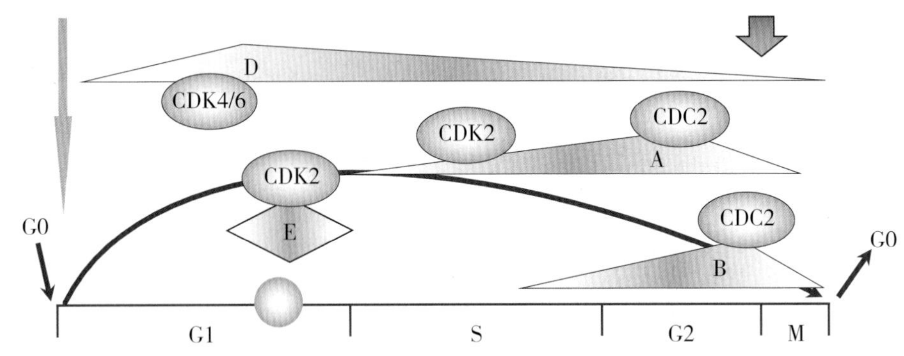

图1-21 周期蛋白在细胞周期中的改变

在生长因子和细胞分裂素的刺激下（长灰箭头），D类周期蛋白于G1早期开始合成，并在G1中后期达到最高水平，随后逐渐降低，但在整个细胞周期各期保持一定的浓度。在进入S期后，D类周期蛋白从胞核转到胞质。周期蛋白E在G1后期累积，并与CDK2结合，但在进入S期时迅速被破坏。周期蛋白A和B属有丝分裂周期蛋白，两者的浓度都在S期和G2期升高，但都在M期结束前被后期启动复合物降解（短灰箭头），周期蛋白A在S期和G2期分别与CDK2和CDC2结合；周期蛋白B与CDC2形成复合物，并只能作用于M期。CDC2：细胞分裂周期2；CDK：周期蛋白依赖性激酶。灰圆点代表细胞周期限制点。（引自：陆国辉. 产前遗传病诊断 [M]. 广州：广东科技出版社, 2002.[3]）

细胞周期抑制因子包括p21（*CDKN1A*）、p15（*CDKN2B*）、p16（*CDKN2A*）、p18（*CDKN2C*）、p19（*CDKN2D*）、p27（*CDKN1B*）和p57（*CDKN1C*）等多种蛋白，其中p21是最重要的一种。细胞周期抑制因子既可以阻止cyclin/CDK复合体的装配，也可以抑制CDK的活性，从而可以将细胞周期停留在特定的时期。

蛋白质水解也具有重要的细胞周期调控作用，其中包括从S期向G2期过渡时的有丝分裂后期启动复合体（anaphase-promoting complex，APC）对PDSl和CUT2两种分裂后期抑制因子的水解，以及从M期往G1期过渡所需的APC对周期蛋白A、周期蛋白B以及后期抑制因子（anaphase inhibitor）的水解（图1-21）。

（二）细胞周期限制点和细胞周期监测点

1．细胞周期限制点（cell cycle restriction point） 细胞周期的运行受到位于G1中后期的细胞周期限制点的支配（图1-20）。需要多种蛋白质的协同作用才能驱使细胞跨越周期限制点，其中以肿瘤抑制基因Rb蛋白活性为最重要[26, 27]。

2．细胞周期监测点（cell cycle check point） 细胞周期监测点是检测和监视细胞周期中尚未完成的分期、基因组和纺锤体损伤的系统。只要DNA遭受损伤，或者DNA修复发生障碍，或者纺锤体合成装配发生异常变化，细胞周期监测系统就会在细胞周期中出现并且发挥作用，其主要的功能是将细胞周期停留在特定的阶段里，为DNA修复提供充足的时间，并且把与DNA修复有关的基因激活。G1/S、S、G2/M和M是四个主要的细胞周期监测点。G1/S和S两个监测点的主要功能是认定已受损而尚未修复的DNA，而G2/M监测点的主要功能是阻止细胞分裂，为DNA修复提供时间，直到DNA修复完毕为止。细胞周期监测点受多种蛋白的控制，其中主要包括ATM、p53以及CDK等蛋白质的抑制因子p21[27, 28]。

CDK、周期蛋白以及有关基因和其他蛋白质的功能紊乱能导致细胞周期的失控。细胞周期的失控影响DNA修复，是细胞发生癌变的原因之一。

随着先进基因研究技术的发展和应用，与细胞周期调节相关的新基因及其蛋白质特征以及生理功能被发现。其中*SKA2*基因的表达受转录因子的调节，包括NF-κB和CREB，miRNA以及DNA甲基化。近年对*SKA2*基因在临床生物标志物的临床转化的研究结果表明该基因是肿瘤发生和精神疾病的新基因，并很有可能用于癌症和精神疾病的治疗[29]

（陆国辉）

第五节　有丝分裂

有丝分裂（mitosis）是细胞周期中十分重要的阶段，是体细胞生成子代细胞的过程。染色体随有丝分裂各分期的变化而表现出不同的结构特点。发生在有丝分裂过程中的染色体畸变是染色体疾病以及肿瘤发生的遗传病理基础之一。

根据有丝分裂过程中细胞核和染色体的变化，可以把有丝分裂分为五个主要阶段，即前期、早中期、中期、后期及末期（图1-22）[6, 7]。

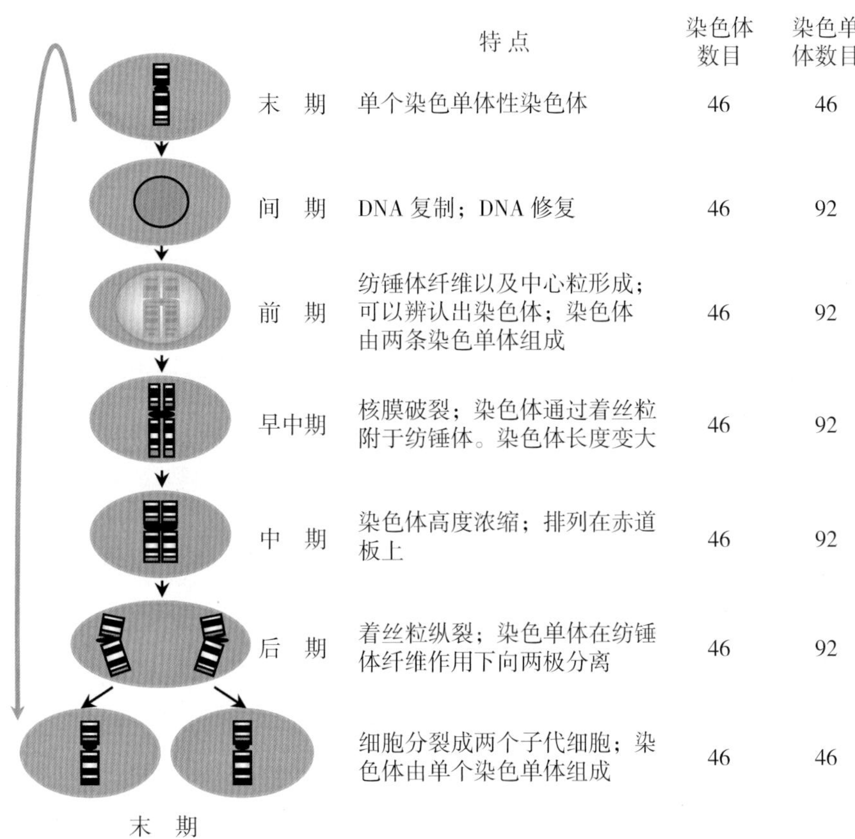

特 点
染色体数目
染色单体数目
末　期
单个染色单体性染色体
46
46
间　期
DNA 复制；DNA 修复
46
92
前　期
纺锤体纤维以及中心粒形成；可以辨认出染色体；染色体由两条染色单体组成
46
92
早中期
核膜破裂；染色体通过着丝粒附于纺锤体。染色体长度变大
46
92
中　期
染色体高度浓缩；排列在赤道板上
46
92
后　期
着丝粒纵裂；染色单体在纺锤体纤维作用下向两极分离
46
92
细胞分裂成两个子代细胞；染色体由单个染色单体组成
46
46
末　期

图1-22　有丝分裂以及染色体在分裂各期中的变化

（引自：陆国辉. 产前遗传病诊断 [M]. 广州：广东科技出版社，2002.[3]）

（一）前期

在有丝分裂前期（prophase），可以在光学显微镜下用肉眼将染色体模糊辨认出来。细胞核内的染色质在此期形成纤细而弯曲的细丝状结构，通过螺旋化和折叠逐渐浓缩成染色体的两条染色单体通过着丝粒相互连接起来。细胞核膜开始消失，纺锤体纤维（spindle fiber）开始形成。纺锤体纤维从细胞两端的中心体（centriole）向外放射性地排列，并与各染色体的着丝粒相连接，把两条姐妹染色单体向细胞的两极牵拉。

（二）早中期

处于早中前期（prometaphase）的染色体已经处于高度浓缩状态，形态理想。此期的染色体长度可达500带左右的水平（详见第四章）。因此，使用早中期细胞的染色体作临床诊断很受欢迎。早中期的细胞特点是核膜完全破裂消失，染色体通过着丝粒与纺锤体相连。

（三）中期

染色体在中期（metaphase）处于最大限度的浓缩，因此，染色体的长度不会很长，一般在400带左右的水平。但是，中期细胞的染色体形态很好，结构坚实。经显带技术处理，带与带之间分界清晰。此期的所有染色体都排列在细胞赤道板（equatorial plane）上。纺锤体纤维在此期开始收缩，把染色体拉向细胞的两极。

（四）后期

进入后期（anaphase）后，各染色体上的着丝粒发生纵裂，使两条姐妹染色单体各自分离，并在纺锤体纤维的牵拉下向细胞的两极移动。在移动过程中，着丝粒在前，而染色体的两臂在后。在后期结束时，细胞两极各排列了一半的染色体。如果细胞分裂无误，两极所排列的染色体彼此完全相同。后期中的染色单体不分离（non-disjunction）是染色体数量畸变发生的重要机制。

（五）末期

末期（telophase）是细胞有丝分裂的最后阶段，其特点是两个子代细胞的形成。每个子代细胞所含的染色体完全一致。纺锤体纤维在此期已消失。染色体结构开始变得松弛。在细胞核进行分裂时，细胞质和细胞膜也同时发生相应的纵裂而分成基本均等的两部分，并分别分配到两个子代细胞里。细胞核、细胞质和细胞膜共同完成的分裂过程称为胞质分裂（cytokinesis）。有丝分裂生成的两个子代细胞（daughter cell）都属二倍体，所含的遗传物质与其亲代细胞保持不变。

（陆国辉）

第六节 减数分裂

减数分裂（meiosis）是配子生成所特有的细胞分裂过程。不管是精子或卵子的生成都必须经过这一种分裂过程。减数分裂从生殖母细胞开始，经过一系列的复杂阶段，最后生成单倍体性的成熟生殖细胞[6, 7]。因此，减数分裂也称为成熟分裂。

在胚胎早期，起源于生殖细胞的胚细胞在卵黄囊壁上开始分化。这些细胞逐渐迁移到生殖脊上并与发育中的生殖腺相结合。经过长时期连续的有丝分裂，位于生殖腺里的生殖细胞分化成初级卵母细胞（女性）或初级精母细胞（男性），然后完成整个减数分裂过程。

男性和女性生殖细胞的减数分裂过程基本一致，都经过第一次分裂和第二次分裂两个阶段（图1-23）。简而言之，两者之间的共同点：①在减数分裂Ⅰ的间期，DNA进行一次复制；②经过以同源染色体相互分离为特点的第一次分裂和以姐妹染色单体相互分离为特点的第二次分裂；③生成单倍体的成熟配子。然而，男女性之间的减数分裂也有其各自的特点（详见后述）。

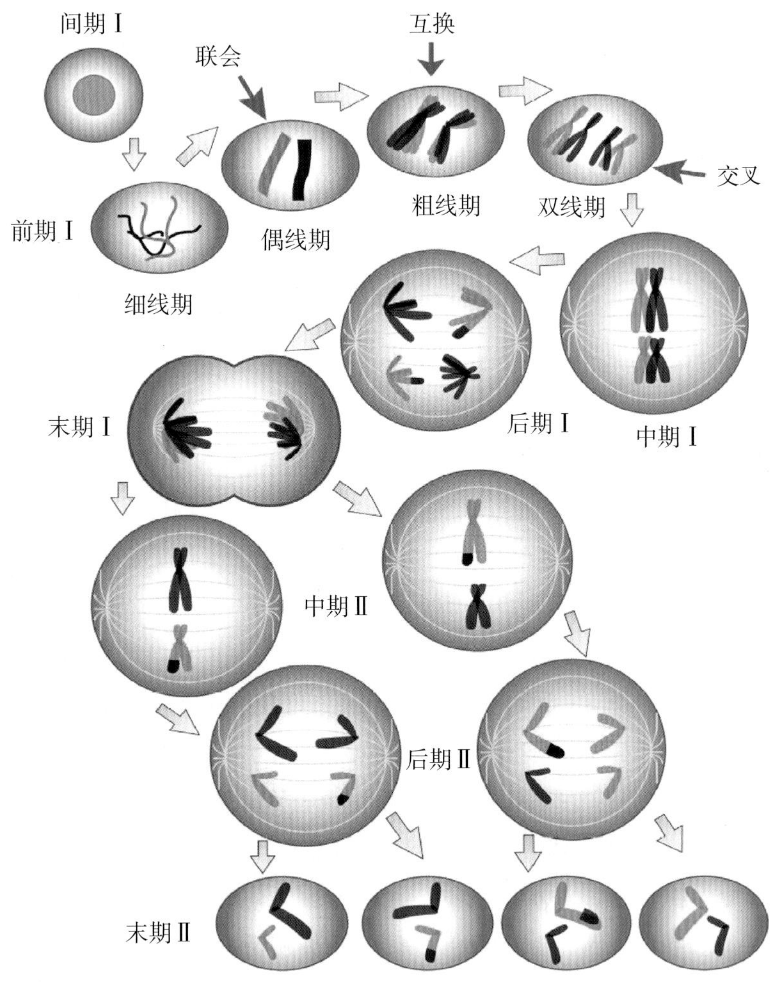

图1-23　减数分裂各期染色体变化

（引自：陆国辉. 产前遗传病诊断 [M]. 广州：广东科技出版社，2002.[3]）

一、减数分裂Ⅰ

减数分裂Ⅰ（meiosis Ⅰ，MⅠ）包括间期Ⅰ、前期Ⅰ、中期Ⅰ、后期Ⅰ和末期Ⅰ五个分期。

（一）间期Ⅰ

间期Ⅰ（interphase Ⅰ）是DNA复制的阶段。在初级配子形成之前，DNA必须复制完毕。所以，初级配子所含DNA量相当于正常二倍体细胞的两倍，即4c。

（二）前期Ⅰ

前期Ⅰ（prophase Ⅰ）是一个非常重要的阶段。同源染色体的遗传物质在这一期内进行交换。染色体在前期Ⅰ变化多样，经历了包括细线期、偶线期、粗线期、双线期和终变期五个不同的阶段。各阶段都具有不同的染色体变化特点，这是与体细胞有丝分裂相区别的主要方面。

1. 细线期　细线期（leptotene）是减数分裂前期Ⅰ的最早阶段。在此期间，染色质开始聚集，变成细而长的丝状结构。染色体也开始浓缩，在光学显微镜下能勉强被辨认出来。但是，构成染色体的两条姐妹染色单体由于紧密地从侧面由头到尾互相依附结合成一体，故不能互相区分开来。

2. 偶线期　两条同源染色体在偶线期（zygotene）从侧面并列紧密靠近。同源染色体各部位非常准确地发生配对，使各部位的DNA相互对准排列。同源染色体的这种配对现象称为联会（synapsis）。两条同源染色体通过联会复合体（synaptonemal complex）互相紧密地结合在一起。联会复合体是同源染色体中两条非姐妹染色单体之间进行遗传物质交换的结构基础。性染色体之间（即X与Y）的联会发生在短臂末端的“似常染色体区域”（pseudoautosomal region）上[30]。似常染色体区域重组和配对发生较晚，并且处于不同的遗传控制之下，确保成功的X-Y重组和染色体分离[31]。不精确的联会可以使基因发生变异，从而导致遗传病的发生。

3. 粗线期　粗线期（pachytene）也是减数分裂中一个十分重要的时期。联会在此期结束，亲代遗传物质在此期进行了交换。染色体进一步浓缩，每对同源染色体组成一体形成二价体（bivalent）的结构。由于组成二价体的4条染色单体结构清晰，可以各自相互区分开来，故又称之为四分体（tetrad）。亲代遗传物质在此期进行交换，这一过程称为互换（crossing over）。互换可以使遗传物质发生重组（recombination），并且只在两条同源染色体之间其中的两条染色单体上发生。

4. 双线期　同源染色体之间在双线期（diplotene）开始相互排斥，并趋向分离。此时染色体上的着丝粒仍然保持完整，但是两条同源染色体之间只通过交叉（chiasma）部位保持连接。交叉是遗传物质发生互换的部位。一般来说，每个二价体只有一到两个交叉。但是，不同染色体上的交叉数有差别，长的染色体会有较多的交叉。精母细胞所含的交叉数比卵母细胞的少，平均仅为50个。

5. 终变期

染色体在终变期（diakinesis）处于高度浓缩状态。此时的核仁和核膜已消失。

（三）中期Ⅰ

中期Ⅰ（metaphase Ⅰ）的特点是纺锤体的形成以及二价体在赤道板上排列。两条同源染色体仍然通过交叉保持联系。二价体上的两个着丝粒已分别排列在赤道板的两侧并准备分离。

（四）后期Ⅰ

交叉在后期Ⅰ（anaphase Ⅰ）消失，两条同源染色体彼此分离，并且分别向细胞的两极移动。与有丝分裂的后期和减数分裂的后期Ⅱ不同，后期Ⅰ中染色体上的着丝粒不发生纵裂。因此，移向细胞一极的是各号同源染色体中的一条。另一条同源染色体则移到细胞的另一极。这就是说，后期Ⅰ的染色体分离是两条同源染色体之间的分离。

（五）末期Ⅰ

在末期Ⅰ（telophase Ⅰ），一整套23条染色体已经聚集在细胞的两极。此时，染色体开始去凝集而变得松散。新的核膜开始形成。细胞质和细胞膜开始分成两部分，随后生成两个含单倍体的子代细胞，染色体由两条染色单体构成。

二、减数分裂Ⅱ

在减数分裂Ⅰ完成后，接着的是减数分裂Ⅱ（meiosisⅡ，MⅡ）。与减数分裂Ⅰ不同，减数分裂Ⅱ不发生DNA复制，而且间期与前期都非常短暂。此外，减数分裂Ⅱ与减数分裂Ⅰ在其他方面还有区别（表1-8）。减数分裂Ⅱ包括间期Ⅱ、前期Ⅱ、中期Ⅱ、后期Ⅱ和末期Ⅱ五个阶段。

（一）间期Ⅱ

间期Ⅱ（interphaseⅡ）没有DNA复制，时间非常短暂。

（二）前期Ⅱ

与体细胞有丝分裂的前期相似，核膜在前期Ⅱ（prophaseⅡ）消失，染色体变粗，新的纺锤体纤维形成。前期Ⅱ的染色体核型属于单倍体，只有23条染色体。

（三）中期Ⅱ

在中期Ⅱ（metaphaseⅡ），染色体在纺锤体的作用下被牵拉而排列在赤道板上。

（四）后期Ⅱ

染色体的着丝粒在后期Ⅱ（anaphaseⅡ）发生纵裂。纵裂后的着丝粒将两条不同的染色单体分别拉向细胞的两极。此时，染色单体上的交叉已不能被辨认出来。

表1-8　减数分裂Ⅰ与减数分裂Ⅱ比较

类别	第一次分裂	第二次分裂
染色体分离性质	同源染色体之间相互分离	姐妹染色单体相互分离
分裂后染色体数	23（单倍体）	23（单倍体）
分裂后染色单体数	46	23
分裂前DNA复制	+	-
分裂后DNA含量	2c	1c

（五）末期Ⅱ

与末期Ⅰ相似，处于末期Ⅱ（telophaseⅡ）的细胞的两个极都聚集了一套染色体，但此时的染色体只由单个染色单体构成。在两个细胞核形成的同时，细胞质、细胞膜分成两部分而生成两个子代生殖细胞。两个子代细胞所含的染色体均属单倍体。每个子代细胞所含的DNA含量仅相当于正常二倍体细胞的一半，即1c。

（陆国辉）

第七节 精子、卵子发生和受精

人体的形成有赖于成熟的男女生殖细胞的生成以及随后两者受精的发生。在成熟生殖细胞生成和受精的过程中，亲代的遗传物质发生交换和重组，然后传递给后代。因此，对生殖细胞发生和受精的研究，有利于对遗传病的防治。

一、精子、卵子发生的特点和区别

精子发生（spermatogenesis）和卵子发生（oogenesis）都经过减数分裂的全过程。然而，两者所经历的减数分裂各有不同的特点（图1–24）[30]。

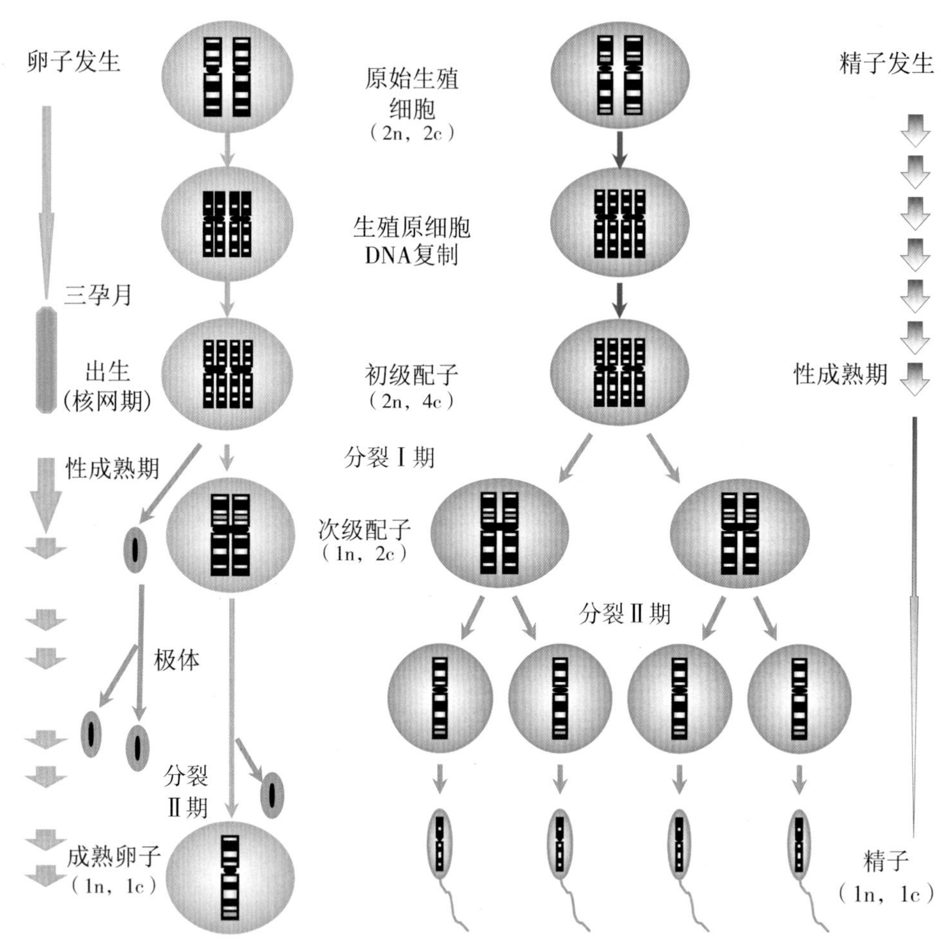

图1–24 精子、卵子发生和成熟分裂过程

男、女原始生殖细胞分别起源于卵巢、睾丸。在精子生成过程中，原始生殖细胞经过长时期的无数次有丝分裂。在进入性成熟期后，减数分裂连续完成第一、二次分裂。在仅处于胎儿发育第三个月时，部分初级卵母细胞已经进入分裂Ⅰ期，但停留在核网期，直到进入性成熟期后，成熟的初级卵母细胞从卵巢排出，并且只有在受精后才可能完成减数分裂。n：单倍体染色体数目；c：单倍体时所含的DNA量。（引自：陆国辉. 产前遗传病诊断 [M]. 广州：广东科技出版社, 2002.[3]）

在曲细精管里经过无数次有丝分裂后的部分精原细胞（spermatogonium）经过增殖进入生长期。由于增殖的缘故，精原细胞体积增大，变为初级精母细胞（primary spermatocyte）。此时，男性个体已进入性成熟期。初级精母细胞属于二倍体，而且已经进行过DNA复制，这相当于前期Ⅰ阶段的细胞。初级精母细胞随即进行第一次减数分裂，生成一对次级精母细胞（secondary spermatocyte），即初级配子。次级精母细胞含23个染色体，每个染色体都由两条染色单体构成，其DNA总量与正常二倍体细胞的相同。次级精母细胞紧接着进入减数分裂Ⅱ，发生第二次分裂，形成两个精细胞（spermatid），其所含的染色体总数仍然是23，但各染色体只由一条染色单体组成，细胞的DNA总量仅相当于正常二倍体的50%。精细胞经过变形发生形态的改变，失去了细胞质，长出了尾巴，成为成熟的生殖细胞，即精子（sperm）。男性生殖细胞的减数分裂从男性个体进入性成熟期开始，并持续几十年，生成无数的精子，各个阶段连续不断。

在卵子生成过程中，减数分裂表现为间断性进行的特点。卵原细胞（oogonium）发生在卵巢上皮上。经过有丝分裂增殖后，卵原细胞体积增大，并进行了DNA复制，变为初级卵母细胞（primary oocyte），即初级配子，此时的女性胎儿仅处于孕早期。在出生时，卵巢已形成多达200多万个初级卵母细胞，但都停留在前期Ⅰ，即核网期（dictyotene）。只有当女性个体进入性成熟期后，成熟初级卵母细胞（mature primary oocyte）从卵巢排出，减数分裂才能继续往下进行，经过第一次减数分裂，生成一个次级卵母细胞（secondary oocyte）和一个极体，即第一极体（first polar body）。次级卵母细胞从卵泡分离出来，然后沿着输卵管往下向子宫移动。只有与精子结合进行受精，次级卵母细胞才能迅速往下完成第二次减数分裂。第二次分裂生成一个单倍体的成熟卵子（mature ovum）和一个单倍体极体，即第二极体（second polar body）。与成熟精细胞一样，成熟卵细胞所含的DNA量仅相当于正常二倍体的一半。第一极体可以进行第二次分裂。由于含细胞质甚少，极体不能继续发育而最终退化消失。

由此可见，男、女生殖细胞之间的减数分裂有明显的区别，可以归纳为以下四点并简单列于表1-9。

表1-9　精子及卵子生成过程比较

类别	卵子生成	精子生成
初级生殖母细胞生成时期	大部分于孕期三个月时生成	性成熟期开始
第一、二次分裂时间	性成熟期排卵开始，受精后才完成	性成熟期后连续进行
核网期	有	无
成熟生殖细胞		
细胞质分配	不均匀	均匀
成熟生殖细胞数	一个成熟卵子，三个极体	四个精子

（一）初级配子前的有丝分裂阶段长短不一

在精原细胞生成之前，原始生殖细胞（primordial germ cell）经历了长时期无数次的有丝分裂，然而，卵子发生在相同的阶段仅经过大约30次的有丝分裂。精子发生过程中这种长时间的有丝分裂会使生殖细胞与外环境中的有害物质长期接触，容易产生基因新发变异。

（二）减数分裂发生时间不一致

卵子发生始于胎儿期。当胎儿仅处于发育的第三个月时，卵原细胞已经进入初级卵母细胞阶段，而且其中的一部分已经进入减数分裂Ⅰ。精子发生仅始于性成熟期。

（三）减数分裂的连贯性不一样

精子发生一旦进入第一次分裂，减数分裂的整个过程就连续进行，直到成熟精细胞生成。卵细胞的减数分裂在出生后停留在核网期，直到进入性成熟期或经过更长的时间（从10年到40年不等），减数分裂随同排卵的发生才能往后继续。卵细胞中染色体不分离的发生可能与漫长的核网期有关。

（四）成熟生殖细胞数量不同

一个精原细胞经过减数分裂生成四个精子，而一个卵原细胞最后只能生成一个成熟卵子以及三个最终退化消失的极体。一旦进入性成熟期，精子发生就持续不断地进行，一次射精的精子总数为40×10^6/mL以上。然而，女性的排卵受机体内激素周期变化的影响，每月排卵一次。出生时，初级卵母细胞的数量可达2.5×10^6个，但只有大约400个卵母细胞最后发育成熟，其余的都中途退化消失。

二、精子、卵子发生的遗传学意义

成熟生殖细胞的生成具有如下特殊的遗传学意义：

1. 染色体数量的变化　经过减数分裂，原来为二倍体的生殖细胞（46条染色体）变成单倍体（即23条染色体），基因组也由原来的2c减少一半。这是受精后的合子（zygote）能恢复为正常的二倍体的生物学基础。

2. 等位基因的自由分离组合　两条同源染色体和两条姐妹染色体分别在第一次和第二次分裂中相互分离，然后随机进入不同的两个子代细胞里。这种随机的组合，可使子代细胞里的等位基因重新组合。

3. 遗传物质交换　在前期Ⅰ的粗线期，两条非姐妹染色体上的遗传物质之间发生互换，从而增加了成熟生殖细胞所含遗传物质的变异度。

三、受精及其意义

受精是成熟卵子和精子互相结合产生合子的过程。受精过程十分复杂，但具有如下重要的生物学和遗传学意义：

1. 受精标志着新生命的开始　受精后所生成的合子蕴含巨大的生命力，新陈代谢十分旺盛，并可以连续不断地进行细胞分裂与分化，最终形成新的个体。

2. 受精使核型恢复二倍体　合子中的一半染色体来自父方，另一半来自母方。

3. 受精使遗传物质重新组合　由于减数分裂过程中发生遗传物质互换，受精后的新个体具有与亲代不同的遗传特性。

4. 受精决定了个体的性别　带Y染色体的精子与卵子结合生成男性个体，而带X染色体的精子与卵子结合则为女性。

（陆国辉）

参考文献

[1] Watson JD, Crick FH. Molecular structure of nucleic acids: a structure for deoxyribose acid [J]. Nature, 1953, 171: 734–739.

[2] Soneda A, Teruya H, Furuya N, et al. Proportion of malformations and genetic disorders among cases encountered at a high-care unit in a children's hospital [J]. Eur J Pediatr, 2012, 171: 301–305.

[3] 陆国辉. 产前遗传病诊断 [M]. 广州: 广东科技出版社, 2002.

[4] Wahl MC, Sundaralingam M. Crystal structures of A–DNA duplexes. [Review] [J]. Biopolymers, 1997, 44: 45–63.

[5] Drew H, Takano T, Tanaka S, et al. High–salt d(CpGpCpG), a left–handed Z' DNA double helix [J]. Nature, 1980, 286: 567–573.

[6] Nussbaum R, McInnes R, Willard H. Thompson & Thompson Genetics in Medicine [M]. 8th ed. Phiadelphia: Elsevier, 2015.

[7] de Koning AP, Gu W, Castoe TA, et al. Repetitive elements may comprise over two–thirds of the human genome [J]. PLoS Genet, 2011, 7: e1002384.

[8] The ENCODE Project Consortium. An integrated encyclopedia of DNA elements in the human genome [J]. Nature, 2012, 489: 57–74.

[9] Rodić N, Burns KH. Long interspersed element–1(LINE–1): passenger or driver in human neoplasms? [Review] [J]. PLoS Genet, 2013, 9: e1003402.

[10] Esteller M. Non–coding RNAs in human disease. [Review] [J]. Nat Rev Genet, 2011, 12: 861–874.

[11] Kovalenko TF, Patrushev LI. Pseudogenes as Functionally Significant Elements of the Genome [J]. Biochemistry(Mosc), 2018, 83: 1332–1349.

[12] Alberts B, Bray D, Lewis J. Molecular Biology of the Cell [M]. 3rd ed. New York: Garland, 1994.

[13] Johnson W, Jameson JL. Transcriptional control of gene expression [M]// Jameson JL, ed. Principles of Molecular Medicine. Totowa: Humana Press, 1998.

[14] Rowley MJ, Corces VG. The three–dimensional genome: principles and roles of long–distance interactions. [Review] [J]. Curr Opin Cell Biol, 2016, 40: 8–14.

[15] Cho RJ, Campbell MJ. Transcription, genomes, function. [Review] [J]. Trends Genet, 2000, 16: 409–415.

[16] Rimoin DL, Connor JM, Pyeritz RE. Emery and Rimoin's Principles and Practice of Medical Genetics [M]. 2nd ed. New York: Churchill Livingstone, 2002.

[17] Latchman DS. Transcription–factor mutations and disease [J]. N Engl J Med, 1996, 334: 28–33.

[18] Naylor JA, Nicholson P, Goodeve A, et al. A novel DNA inversion causing severe hemophilia A [J]. Blood, 1996, 87: 3255–3261.

[19] Tam AS, Stirling PC. Splicing, genome stability and disease: splice like your genome depends on it! [J]. Curr Genet, 2019, 65: 905–912.

[20] Motulsky AG, Vogel F. Human Genetics: problem and approaches [M]. 4th ed. New York: Springer–Verlag Berlin Heidelberg, 2010.

[21] Nguyen LQ, Jameson JL. The cell cycle [M]//Jameson JL. Principles of Molecular Medicine. Totowa: Humana Press, 1998.

[22] Murray A, Hunt T. The cell cycle: An introduction [M]. Oxford: Oxford University Press, 1994.

[23] Christmann M, Kaina B. Epigenetic regulation of DNA repair genes and implications for tumor therapy [J] . Mutat Res, 2019, 780: 15–28.

[24] Pines J. Cyclins and their associated cyclin–dependent kinases in human cell cycle: signaling from the plasma membrane to the nucleus [J]. Bioch Soc Trans, 1993, 21: 921–925.

[25] Gao CY, Zelenka PS. Cyclins, cyclin–dependent kinases and differentiation. [Review] [J]. BioEssays, 1997, 19: 307–315.

[26] Weinberg RA. The retinoblastoma protein and cell cycle control [J]. Cell, 1996, 81: 323–328.

[27] Elledge S. Cell cycle checkpoints: preventing an identity crisis [J]. Science, 1996, 274: 1664–1672.

[28] Levine AJ. p53, the cellular gatekeeper for growth and division [J]. Cell, 1997, 88: 323–331.

[29] Xie M, Bu Y. SKA2/FAM33A: A novel gene implicated in cell cycle, tumorigenesis, and psychiatric disorders [J]. Genes Dis, 2018, 6: 25–30.

[30] Burgoyne PS. Mammalian X and Y crossover [J]. Nature, 1986, 319: 258–159.

[31] Kauppi L, Jasin M, Keeney S. The tricky path to recombining X and Y chromosomes in meiosis [J]. Ann N Y Acad Sci, 2012, 1267: 18–23.

责任编委：陆国辉　张　学

第二章

CHAPTER 2

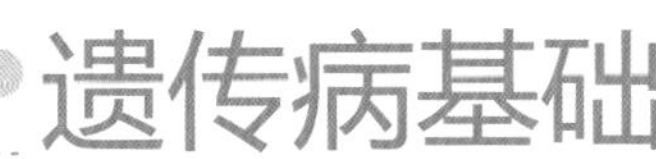

遗传病基础

孟德尔遗传病（Mendelian disorder）又称单基因病（single gene disorder），是不育、死胎以及某些残疾的主要原因，给社会带来很大的经济负担。Nelson和Holmes早在1989年曾对出生的活婴及死胎作过一次统计，发现患有先天缺陷的占1/45，其中1/30属单基因病。据2015年中国卫计委统计报告，中国出生缺陷总发生率约为5.6%，每年临床明显可见的出生缺陷约为25万例，但其中单基因病所占比例还没有准确的统计数字。单基因病病例中属基因新发（de novo）变异类型的占1/4以上，其中在重症新生儿中高达50%。据估计，每个正常人体内隐含2～8个未表达的变异基因。

随着遗传病研究的深入，特别基因高通量测序和精准医学的快速发展，目前能分析的明确致病基因数已经超过4 000个，单基因病的遗传方式，除了传统性的孟德尔遗传之外，也可以受到不同的非孟德尔遗传因素影响而变化。

第一节　孟德尔定律

奥地利遗传学家孟德尔（Gregor Mendel）将他的一生投入豌豆遗传研究，最早揭示了遗传学的普遍规律，被誉为遗传学鼻祖。他的研究成果于1865年刊登在一家不引人注目的小杂志上，故一直未被人们重视。直到35年后，Correns、Vries和Tschemak三位科学家同时于1900年将其发掘出来，并公之于世。此后，孟德尔的遗传学说被广泛地应用于人类遗传的研究。经过一百多年的努力，人类遗传学不断深入发展，形成了众多的分支学科。作为其分支学科之一的医学遗传学（medical genetics）已发展到分子水平，形成分子医学（molecular medicine）。所有医学遗传学或分子医学的研究及其应用都以孟德尔定律为基础，不断发展，成为当今的精准医学。

一、基本概念

对孟德尔定律以及本章要介绍的孟德尔遗传的描述将涉及一些重要的基本概念和名词，其中主要包括等位基因、位点、杂合子、纯合子、基因型、表现型以及多态性等，故在此首先加以简单介绍[1, 2]。

（一）等位基因

等位基因（allele）是指在一对同源染色体上相同位置里同一个基因的不同形式。等位基因导致的疾病的遗传方式有显性和隐性之分；通常，导致显性遗传的等位基因用大写字母（如A）表示，隐性遗传的等位基因用小写字母（如a）来表示。

（二）位点

位点（locus）是指基因在染色体上的位置。一对等位基因在染色体上的位点应该相同，但不同种类的基因也可以位于同一位点上。

（三）基因型

基因型（genotype）表示个体在某位点上一对特定等位基因的组成状况。基因型有纯合子与杂合子之分（详见后述）。

（四）表现型

表现型（phenotype），通常称为临床表型，或者表型，是指基因与外界环境相互作用所反映出来的能被观察到的个体特征。表现型也可以通过人体内不同水平的生物学变化反映出来，这包括蛋白质水平、体内生化水平以及患者的临床表现。在临床应用上，表现型通常是指疾病的各种临床表现和体征，包括各种生化、病理、影像等检查结果。

（五）纯合子和杂合子

纯合子（homozygote）和杂合子（heterozygote）通常表示两种不同的基因型。如果一对等位基因在DNA结构上完全一致（不管是正常的或是变异的），那么称这一对等位基因的组成为纯合子；如果这两个等位基因的DNA结构不一样，其中一个等位基因发生变异，另一个保持正常，那么把这一对等位基因的组成状况称为杂合子。在临床遗传学上，有时也将患者本身称为纯合子或杂合子。例如，当患者所带有的两个等位基因都发生变异，而且在DNA分子结构上完全一致，就把该患者称为变异纯合子。如果只有其中一个等位基因发生变异，另一个等位基因保持正常，则称该个体为变异杂合子。对于隐性遗传来说，通常把杂合子称为携带者（carrier）。

（六）多态性

多态性（polymorphism）是表示同一位点上所含的某等位基因在人群中的分布状况。如果同一位点上的两个或两个以上的等位基因在人群中同时存在，而且这些等位基因在人群中的频率都大于1%，那么，我们就认为该位点上的这一基因具有多态性。多态性是人类基因组内普遍存在的现象。随着高通量测序技术的发展和应用，人类基因的多态性变得更细化。

甲型血友病（hemophilia A）是一种常见的X-连锁隐性遗传病。如果以H表示其正常的等位基因，h为变异的另一等位基因，那么，杂合子的基因型为H/h，变异纯合子的基因型则为h/h，而正常纯合子的基因型是H/H。因为该基因位于X染色体长臂末端的q28带上，所以该基因的位点是Xq28。临床上把基因型为H/h的女性个体称为杂合子，即通常所说的携带者，而把基因型为h/h的女性称为变异纯合子或患者。男性只有一条X染色体，称半合子（hemizygote）。含h等位基因的半合子都是患者。

二、孟德尔定律

孟德尔遗传学说包括三个非常重要的定律，即分离律、自由组合律和连锁互换定律[1, 2]。除了揭示遗传学的基本规律外，孟德尔还初步提出了“基因”这一概念。连锁互换定律是摩尔根在孟德尔研究的基础上，用果蝇进行大量的杂交实验总结出来的。

简单地说，孟德尔遗传定律说明了等位基因在减数分裂过程中的分离、组合以及相邻的不同基因间的变化关系。

（一）分离律

孟德尔认为，生物体内成对的等位基因影响着性状（trait）的发育，并在生殖细胞分裂过程中彼此分离，分别随机地进入两个不同的子代细胞。经过减数分裂，一个亲代生殖细胞变成两个子代生殖细胞，而每个子代生殖细胞内只含有成对等位基因中的其中一个。因此，等位基因的亲源性在不同的配子内不一样。在一个配子内的某一等位基因属父源性，而在另一配子内此等位基因则属母源性。孟德尔的分离律（law of segregation）解释了生物体细胞内成对的等位基因在处于杂合子状态时能保持其独立性的现象。

（二）自由组合律

自由组合律（law of independent assortment）认为不同对的等位基因在配子形成过程中能在生殖细胞内进行自由组合。经过减数分裂，所有成对等位基因分离后按独立和随机的方式进行重新组合，组成两套数目相等且不成对的等位基因，然后分别进入不同的两个子代细胞内。基因的自由组合可以使子代的性状多样化。

（三）连锁互换定律

摩尔根在孟德尔研究的基础上总结出来的连锁互换定律（law of linkage and crossing-over）主要包括两个内容：①位于同一染色体上相邻的若干个不同基因之间互相连锁在一起，并构成一个连锁群（linked group）。在减数分裂过程中，连锁群可以作为一个完整的单位向下代传递。②在减数分裂过程中，同一连锁群中各对等位基因都可以互换。

男女个体之间所生成的配子数量有明显的区别。男性一次射精所含精子量可达1×10^8个，而女性每次排卵通常是一个。每个成熟精子都有机会参与受精。女性卵巢能产生200万个初级卵细胞。同样，每个初级卵细胞都有可能完成减数分裂从卵巢排出参与受精。然而，参与受精的精子和卵子完全是随机的。每个新生成的精子和卵子所含等位基因的组合也是随机的。因此，不同子代内的基因型也变得多样化，从而会表现出不同的性状。

（陆国辉）

第二节 系谱

系谱（pedigree）是用某些特别的标志符号来表示一个家系中各成员的辈分和健康状况的图谱。系谱的各种符号及其含义见图2-1[3]。

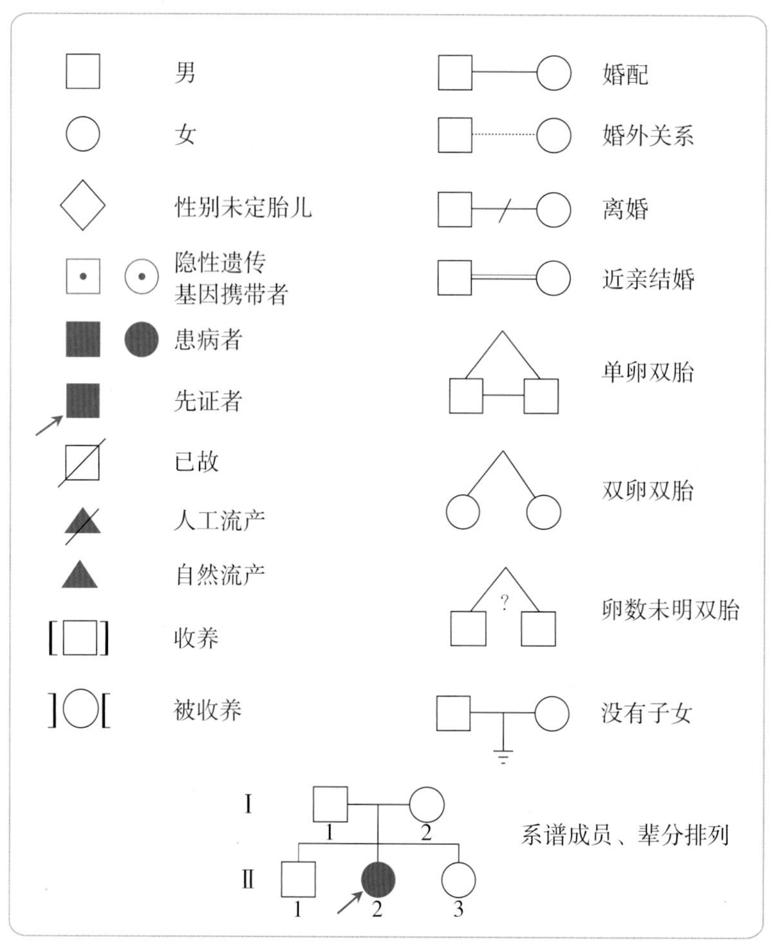

图2-1 常用系谱标志

（引自：陆国辉. 产前遗传病诊断[M]. 广州：广东科技出版社，2002.[3]）

对系谱的描绘和分析很重要。通过系谱分析（pedigree analysis）可以发现遗传病传递方式的线索，对遗传性疾病的诊断有很大的帮助。此外，通过分析家系各成员之间的关系，可以帮助患者及其家属了解有关遗传病的再发风险。因此，系谱分析是遗传病诊断和咨询的重要手段。然而，随着“小型家庭”在社会上的增加，这给进行系谱分析时对遗传病家族史的分析带来困难。

为描绘一个完整而准确的系谱，应该做到以下几点：

（1）应把家系中所有成员，包括已分离或死亡的都收集到系谱中。

（2）凡是患者，不管是否与研究中的疾病有关，都要收集到系谱中，并标明疾病诊断的结果和疾病的诊断时间。疾病发生和诊断时间的明确对遗传性肿瘤的诊断尤为重要。

（3）要求尽可能把先证者上下三代的所有成员都反映到系谱上，并要注明各成员的性别及辈分。系谱上代数越多，越有利于对遗传病传递方式的分析和诊断。

一、系谱分析中的基本概念

在分析系谱时，需要弄清一些重要的基本概念，主要包括先证者、同胞、一级亲属、二级亲属、三级亲属及近亲结婚等[1, 2]。

（一）先证者

先证者（proband）是系谱里首先被发现或怀疑患病而就诊的成员。先证者可以是患者，最先发现致病性基因型的个体。患病的先证者称为索引病例（index case），以此病例为索引可以追踪疾病致病基因的根源。

（二）同胞

同胞（sib）是指同父同母的兄弟姐妹。

（三）一级亲属、二级亲属和三级亲属

一级亲属（first degree）、二级亲属（second degree）和三级亲属（third degree）都是用来表示系谱中各成员之间亲缘关系的密切程度。一级亲属包括父母与子女以及兄弟姐妹之间的关系；二级亲属包括（外）祖父母与（外）孙子女、叔侄或姑侄以及姨舅与外甥之间等关系；三级亲属包括（堂）表兄妹之间的关系。

（四）近亲结婚

近亲结婚（consanguinity）是指亲缘相近的男女之间的婚配。表兄妹结婚是一种常见的近亲结婚。亲缘相近的男女双方至少有一个不太远的共同祖先，但应追溯到哪一代，尚无一致意见。一般认为曾祖一代或以下有一个以上的共同祖先，则这两人的婚姻就属近亲结婚。近亲结婚的一个明显效应是使变异纯合子的频率增加，所以，近亲结婚会使患病婴儿的出生率增加。我国婚姻法禁止三代以内有血缘关系的男女结婚，但近亲结婚在边远地区仍有出现。

二、遗传异质性和其他影响系谱分析的因素

即使在分析和描绘系谱时能做到以上几点，但是在诊断遗传病和判断遗传方式时还常常会存在不同程度的困难。这是因为遗传病的传递方式常受到遗传病本身特点的影响，其中最主要的是遗传异质性（genetic heterogeneity）。

遗传异质性是指不同基因型表现出同一种表现型的现象[1, 2]。其通常分为两类：一类是等位基因遗传异质性（allelic heterogeneity），是指基因变异发生在同一个基因的不同等位基因上，但基因变异的形式不同；另一类是位点遗传异质性（locus heterogeneity），是指不同位点上的不同基因发生变异后表现出相同的表现型。

等位基因遗传异质性在临床上很常见，也是某些遗传病表现型多样化的重要原因。黏多糖贮积症中的Hurler综合征和Scheie综合征都是因α-L-艾杜糖苷酶（α-L-iduronidase）缺陷所致，均属常染色体隐性遗传。尽管这两种疾病的基因变异类型不同，但都有着基本相同的临床表现，是典型的等位基因遗传异质性的例子。A型Sanfilippo综合征和B型Sanfilippo综合征这两种黏多糖贮积症虽然各自的基因和基因变异类型都不相同（前者缺乏溶酶体乙酰肝素N硫酸酯酶，而后者缺乏N乙酰α-D氨基葡萄糖苷酶），但两者的临床表现相似，表现出典型的位点遗传异质性。表2-1列举了具有遗传异质性的部分遗传病。

表2-1 具有遗传异质性的部分遗传病

疾病名称	遗传异质性类型	
	等位基因	位点
隐性遗传先天性耳聋	+	+
杜兴型肌营养不良症（DMD）	+	
Ehlers-Danlos综合征	+	+
视网膜色素变性		+
β-地中海贫血	+	
Tay-Sachs病	+	
高胱氨酸尿症	+	+
黏多糖贮积症	+	+
Charcot-Marie-Tooth病		+

除遗传异质性外，“小型家庭”系谱的存在也会影响遗传方式的分析。在一个成员不多的系谱中，患者可能是唯一一个。在此情况下，疾病传递的方式不能显示出来。

不同基因之间或外环境因素与基因之间相互的影响和干扰、患者的过早死亡以及本章将要介绍的基因新发变异、基因外显不全、延迟显性、表现度差异、多效性、表观遗传与DNA甲基化等因素都能影响遗传方式的准确分析。

此外，一些非单基因遗传病，如染色体病或者基因组变异疾病、多基因病，以及致畸物质所引起的先天畸形都可能在系谱上表现出类似单基因病的传递方式，所以在系谱分析时也必须加以鉴别。

（陆国辉）

第三节 孟德尔遗传方式

孟德尔遗传方式主要包括五大类，即常染色体显性遗传、常染色体隐性遗传、X-连锁显性遗传、X-连锁隐性遗传和Y-连锁遗传[1, 2]。这种分类主要根据两个方面而定：①基因位点所在的染色体类别，即常染色体或性染色体。②疾病表现型遗传方式是显性还是隐性。

由常染色体上的变异基因表达来决定表现型的遗传方式称为常染色体遗传，而由X染色体上的变异基因表达来决定表现型的遗传方式称为X-连锁遗传。由变异基因导致的疾病可以表现出显性遗传特征或隐性遗传特征。通常把处于杂合子状态时能表现出遗传性状的基因称为显性遗传基因，而处于纯合子状态下才能表现出遗传性状的称为隐性遗传基因。由常染色体上的变异显性遗传基因导致疾病的发生并能向下一代传递的遗传方式称为常染色体显性遗传。其他的遗传方式依此类推。值得注意的是，严格来说，显性和隐性是指遗传性疾病的性状（traits）或者表型（phenotype），而不是基因本身。图2-2中表示的是常染色体遗传变异等位基因、基因型及表现型之间的关系。

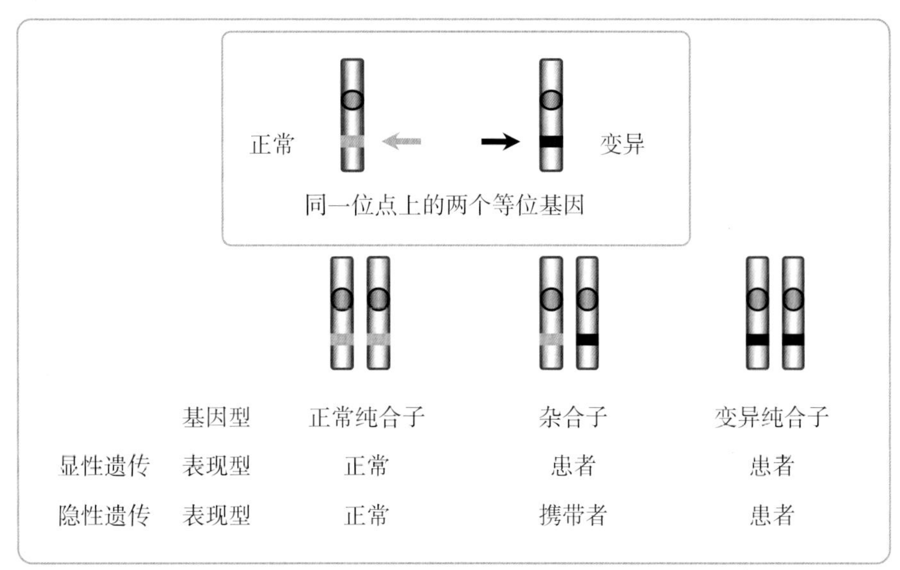

图2-2 常染色体遗传变异等位基因、基因型和表现型之间的关系

图中灰色条带代表正常等位基因，黑色条带代表变异等位基因。（引自：陆国辉. 产前遗传病诊断[M]. 广州：广东科技出版社，2002.[3]）

男性性别由Y染色体决定。通常，只要细胞含有Y染色体，这种个体就表达出男性的特征。Y染色体只能从父亲单线向下传递。所以，Y-连锁遗传只能是显性遗传。

近年来还新发现了一些非典型的孟德尔遗传方式，其中包括线粒体遗传、生殖细胞嵌合体、基因组印记、单亲二体、表观遗传与DNA甲基化等（详见后述）。

显性遗传与隐性遗传

如上所述，通常以疾病表现型为依据来划分显性遗传和隐性遗传，即结合基因检测结果把在杂合子状态下表现出临床症状的称为显性，而把在变异纯合子或复合杂合子状态下才表现出临床症状的称为隐性。但在实际应用中，应该注意分析这两种遗传方式的临床特点以及一些令人迷惑的特殊情况。

对于显性遗传病来说，变异纯合子表现出来的临床表现通常比杂合子严重得多。患家族性高胆固醇血症（familial hypercholesterolemia）的纯合子发病早，常在儿童期就患有冠心病，而杂合子患者一般在成年后才发病。变异纯合子患者身上因胆固醇沉积而形成的黄瘤也比杂合子多且大。与此规律不相符的显性遗传病是亨廷顿病（Huntington disease）。该病的变异纯合子和杂合子的临床特征基本一致。亨廷顿病的发病与致病基因*HTT*外显子1的CAG重复数不稳定性扩增密切相关，而基因的修饰因子和位于CAG重复的3'端的CCG重复数也能影响其表现型。对于隐性遗传病来说，两个等位基因同时发生变异，且各自都能表达出异常的蛋白质产物。两者表达出来的遗传效应的总和决定了疾病的表现型。但在某种情况下，杂合子虽然只含一个变异等位基因，却可以在不同的水平（如细胞水平、生化水平或分子水平）上表现出与变异纯合子相似的改变，而且还会表现出一些不典型的临床特征。镰状细胞病（sickle cell disease）是一种溶血性常染色体隐性遗传病，患者红细胞中血红蛋白类型为血红蛋白S。杂合子血液中也含有低浓度的血红蛋白S，部分红细胞也呈镰状改变，临床上也出现不同程度的溶血性贫血。

从以上的例子可以知道，如果单纯以是否表现出临床症状作为对显性遗传或隐性遗传的鉴别标准还不够全面，必须作全面的分析。

常染色体显性遗传和隐性遗传之间在临床上有明显的区别，主要反映在以下三方面：

（1）疾病种类数量的区别　显性遗传病的种类比隐性遗传病多见，约占所有单基因病的60%。

（2）疾病性质的区别　许多已知的常染色体显性遗传病都表现出严重的人体组织结构的病理改变。与这些疾病有关的基因都参与了人体结构蛋白质（如胶原蛋白）的合成。与常染色体隐性遗传病有关的基因则通常与体内各种生化代谢酶的合成有关。所以，隐性遗传病一般以生化代谢缺陷性疾病为常见。表2-2列举了一些常见的单基因遗传病[2, 3]。

（3）预防治疗方面的区别　由于基因编码合成的产物及其功能不一样，所以，显性遗传病的防治及其效果也有别于隐性遗传病。对于隐性遗传病的治疗，特别是生化代谢缺陷性疾病，通常按照“禁其所忌，去其所余，补其所缺”的原则，采取多种不同的方法来控制疾病的发展：既可以采取饮食限制，又可以使用药物治疗；根据疾病发生的机制及其病理变化，改变有关代谢产物或底物在体内的分布水平；使用人工合成酶取代或补充已发生缺陷的酶也是其中一种有效的方法（表2-3）。对于早在胎儿期就已发生病理改变的显性遗传病通常缺乏有效的治疗办法。

随着对药物的研究，近年来已有发现对遗传病治疗的药物的应用，例如2015年由美国FDA批准用于治疗亨廷顿病的Duopa等，但大部分这样的药物不能改变其相关致病基因变异，而且也会产生一定的副作用[4]。基因治疗（详见第九章）已经应用于少数遗传病，例如亨廷顿病，并证明有效和安全，骨髓干细胞治疗已显示其有效性[5]。

表2-2　部分单基因遗传病一览表

常染色体显性遗传病	常染色体隐性遗传病	X-连锁遗传病
家族性高脂血症	囊性纤维变性	色盲
家族性高胆固醇血症	镰状细胞贫血	甲型血友病
家族性乳腺癌	α1抗胰蛋白酶缺乏症	乙型血友病
亨廷顿病	先天性肾上腺皮质增多症	G-6-PD缺乏症
马凡综合征	苯丙酮尿症	杜兴型肌营养不良症
强直性肌营养不良症	血色素沉着症	脆性X染色体综合征
神经纤维瘤病	Tay-Sachs病	X-连锁鱼鳞病
遗传性非息肉病性结肠癌	氨甲酰磷酸合成酶Ⅰ缺乏症	抗维生素D佝偻病
耳硬化症	甲基丙二酸血症	Fabry病
结肠息肉病	半乳糖血症	Rett综合征
成人多囊肾病	Pendred综合征	
Lynch综合征	着色性干皮病	
VHL综合征	MYH-相关性息肉病	

表2-3　部分常见遗传病的防治方法

疾病名称	常用防治方法
高胱氨酸尿症（吡多醇反应性）	维生素B_6
丙酸血症	生物素（biotin）
甲型血友病	补充第Ⅷ因子
Gaucher病	修订型葡萄糖脑苷酯酶
G-6-PD缺乏症	避免使用氧化类药物
苯丙氨酸尿症	严格控制含苯丙氨酸食物
半乳糖血症	严格控制含半乳糖食物
非典型苯丙氨酸尿症	BH4
生物素酶缺乏症	D型青霉胺
糖原贮积病Ⅱ型	α葡萄糖苷酶
Tay-Sachs病	β氨基乙糖酶A
Sandhoff病	β氨基乙糖酶A
Fabry病	α-半乳糖苷酶A
黏多糖贮积症（MPS Ⅰ）	阿加糖酶β
黏多糖贮积症Ⅱ型（MPS Ⅱ）	α-L-艾杜糖醛酸酶
黏多糖贮积症Ⅵ型（MPS Ⅵ）	艾杜糖醛酸酶

（陆国辉）

第四节　常染色体显性遗传

常染色体显性（autosomal dominant，AD）遗传是指位于常染色体上的变异显性遗传基因导致的疾病向下一代传递的遗传方式。常染色体显性遗传致病基因在人群中的发生率很低，最高的仅有约千分之一。临床上最常见的常染色体显性遗传系谱是一位杂合子患者与一位正常人之间婚配的家系。

一、常染色体显性遗传特点

常染色体显性遗传有其自己的特点，并可从系谱中反映出来。以下所述的特点是在基因表达处于完全外显状态的情况下表现出来的。根据这些特点，可以对常染色体显性遗传进行分析和判断[1, 2]。

（一）垂直传递，每代出现

通常，一个家系中的每一代都出现患者。患者的父母必有一方也是患者。因此，在系谱中可以看到“垂直传递”的方式，即疾病由上代向下代传递，代代相传，没有间隔。外显率不全，或者生殖细胞嵌合体状态等特殊情况除外（见本章第六节）。

（二）子代中每一个成员的患病概率都是50%

如图2-3所示，Aa基因型与aa正常基因型相配（A代表变异显性遗传等位基因，a是相对的正常等位基因）的夫妇每次生育胎儿的患病风险率均为50%。就是说，在一个系谱中，患者50%的子女患病，另外50%为健康者。但是某些家系，特别是成员较少的“小型家庭”，或者有外显度不全，或者生殖细胞嵌合体状态，可能不会表现出这么典型的患病概率。如果能把这些系谱放大，或将多个患有相同疾病的不同家系合起来分析，通常能显示出接近50%的概率。子女的发病概率与其出生的先后次序无关。

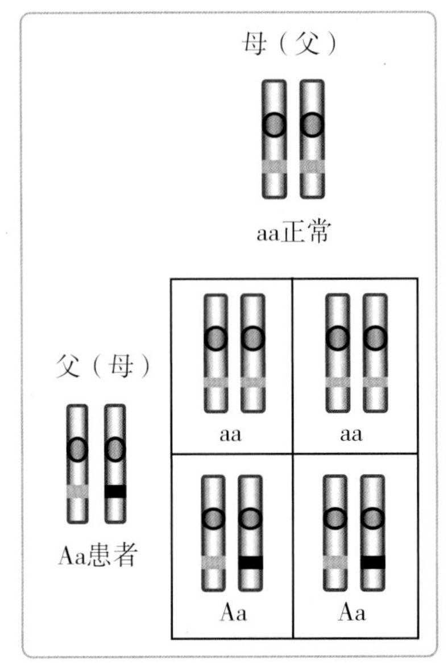

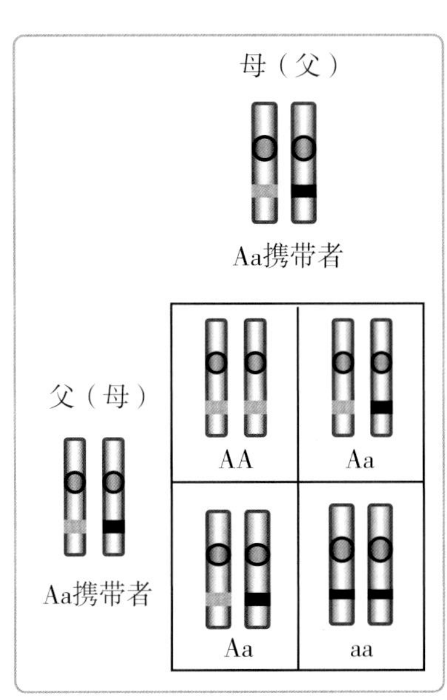

图2-3　常染色体遗传常见亲代基因型相配

图中表示位于常染色体上的一对等位基因。显性遗传（左）：灰色条带代表正常等位基因（a），黑色条带代表变异等位基因（A）。由一个显性遗传杂合子（Aa）患者和一个正常人（aa）婚配生下的子女中，50%是患者（Aa）。隐性遗传（右）（见第5节内容）：灰色条带代表正常等位基因（A），黑色条带代表变异等位基因（a）。由两个隐性遗传基因携带者（Aa）婚配所生下的非患病子女中，2/3是携带者（Aa）。（引自：陆国辉. 产前遗传病诊断[M]. 广州：广东科技出版社，2002.[3]）

（三）男女患病概率均等，病情严重程度一致

由于致病基因位于常染色体上，并在减数分裂过程中随常染色体被分配到各子代生殖细胞中，因此，性别不影响致病基因的存在和表达。但是在临床实践中，要注意个别常染色体显性遗传病的从性遗传（sex-influenced inheritance）和限性遗传（sex-limited inheritance）。前者指的是能在男女个体表达，但偏重于某一性别的常染色体遗传；后者指的是只能在一种性别表达的常染色体遗传。家族性睾丸中毒症（familial testitoxicosis）或称男性限制性早熟症（male-limited precocious puberty）就是一种限性遗传常染色体显性遗传病。该疾病的特点是患者在幼年时就出现第二性征，致病基因可以由父母直接传递，但不能在女性基因携带者身上表达，因而表现出清一色男性患者系谱（图2-4）。

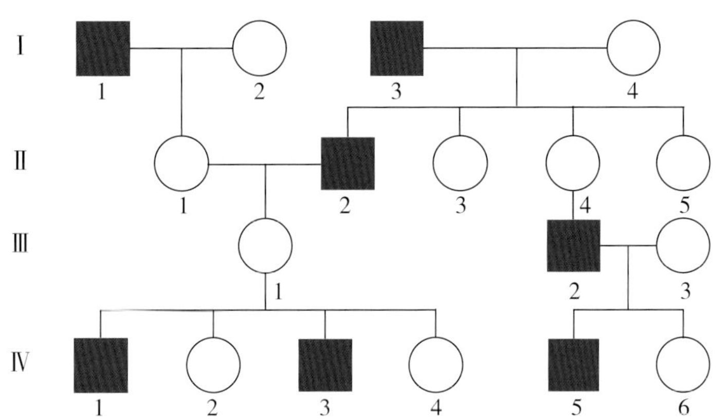

图2-4　家族性睾丸中毒症系谱

（引自：陆国辉. 产前遗传病诊断[M]. 广州：广东科技出版社, 2002.[3]）

（四）非患病者不会将致病基因向子代传递

非患病者基因型都属正常，所以不会有变异的基因传给子代。在特殊情况下，如生殖细胞嵌合体、基因非外显性和延迟显性，父母虽然不是患者，但实际上携带了致病基因，所以他们的子女有可能患病（详见后述）。

（五）父-子传递

在典型的常染色体显性遗传系谱中往往可以找到父亲向儿子传递的方式。尽管这一方式不是常染色体显性遗传诊断的必备条件，但可以根据它的出现来排除某些其他的遗传方式，特别是X-连锁遗传。图2-5是典型的常染色体显性遗传系谱。

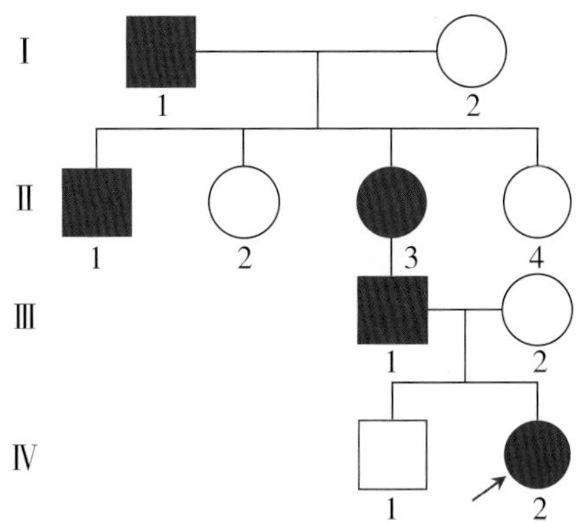

图2-5　常染色体显性遗传方式图

（引自：陆国辉. 产前遗传病诊断[M]. 广州：广东科技出版社, 2002.[3]）

二、有关常染色体显性遗传纯合子的问题

如果用A表示常染色体变异显性遗传等位基因，a为相应的正常等位基因，那么，常染色体显性遗传的亲代配对方式有Aa×Aa、Aa×AA、Aa×aa、AA×AA、AA×aa等五种。变异纯合子AA基因型的常染色体显性遗传病患者通常病情严重而失去生育能力。因此，能使后代出现常染

色体显性遗传纯合子（AA）的亲代基因型配对是其中的一种Aa × Aa。此配对的男女双方同是杂合子患者，这只可能发生在某些表型不严重的特殊疾病患者身上，而且可能生育基因型为aa的健康子女。如果正常人与少见的有生育能力的变异纯合子婚配（aa × AA），全部子女都是杂合子患者，而不可能生育变异纯合子。临床上多见的亲代基因型配对是杂合子患者与正常人结合（Aa × aa），可以生育健康的子女。

通过以上分析可知：①如果子代中能出现哪怕只有一个健康子女，就可以推断其父母双方都不可能是致病基因的纯合子。②不管配偶的基因型如何，纯合子患者的子女都患病。

软骨发育不全（achondroplasia）是一种以软骨内成骨发育障碍为特点的常染色体显性遗传病，其临床表现为四肢短小而躯干近乎正常的不成比例的侏儒症。患者头围大，但智力通常发育正常，生育能力通常正常，因而常常可以发现该疾病的男女患者之间的婚配。纯合子患者的病情严重，通常在婴儿期死于呼吸衰竭。杂合子患者则通常能享受基本正常的生活，其平均寿命仅比正常人少10年左右。该病的遗传学病因是成纤维细胞生长因子受体基因的变异。

三、常染色体显性遗传特殊表现

上述是常染色体显性遗传病的一般共同特点，适用于一般的临床分析和诊断。下面介绍的是常染色体显性遗传基因变异及其表达的特殊表现[1, 2]。

（一）基因新发变异

新发变异（de novo variant），或者新变异（new variant），以往称为基因新发突变（*de novo* mutation），或者新突变（new mutation），指的是在一个家族成员中首次出现的基因改变，是由于其中一个亲源的生殖细胞（卵子或精子）里发生的基因变异，或者是受精卵早期胚胎里发生的变异。新发变异是常染色体显性遗传的特殊性之一。在这里把在家族里新发生的能改变基因结构而影响基因功能表达的基因改变统一称为新发变异。新发变异基因与家族内上一代成员无基因传递关系，而新发变异基因个体可以把相关变异基因往下一代传递。

在群体中出现的致病基因可能继续在群体中流行，也可能因自然选择（selection）的干扰而被清除。自然选择是指生物进化过程中存优去劣的现象。新的致病基因能否在群体里继续存在，取决于携带该基因的个体对外环境的适合度（fitness）。适合度是指某基因型的个体在相同环境下与其他基因型个体相比较，其适应环境得以生存并把基因传给下一代的能力的大小。自然选择直接影响适合度，可以使之增高或降低。适合度可以通过比较能生存到生育期的患病者和对照组之间的人数而得到，并通常用在同一环境下不同个体间的相对生育率来表示。

根据遗传选择的规律，适合度与基因新发变异成相反关系。当一个常染色体显性遗传基因的适合度为零时，所有的患者都不能生育，或者婴儿在出生前就死亡。在此情况下，群体中出现的所有这种基因都属新发变异类型。相反，如果群体中某种致病显性遗传基因都由亲代传递而来，那么这种基因发生新发变异的机会就很少。在此情况下，该基因的适合度几乎等于1。软骨发育不全患者通常在出生后短期内死亡，故该致病基因的适合度很低，而基因新发变异率很高。临床上这种患者所携带的基因通常属新发变异类型，占总病例的80% ~ 85%。另外还有多种高基因变异率的遗传病，如Ⅰ型神经纤维瘤病的基因变异率高达每代万分之一，大约50%的病例都是由于基因新发变异所导致。相反，亨廷顿病的基因变异率非常低，估计低于每代百万分之一，是目前已知基因变异率最低的一种。

基因新变异既可以发生在常染色体显性遗传病，也可以发生在X-连锁遗传病。本书在第一章曾介绍过男性生殖细胞发生基因变异的频率要比女性生殖细胞高。据估计，25～30岁正常男性一次射精的精子数大约是1×10^8，其中1/10携带具有危害性的新变异基因。幸运的是，大部分的这些新变异基因都属隐性遗传或是致死性，因而携带者不会生育患病的活婴。如果基因新变异发生在精子的生成过程，那么患者的同胞有可能患同样的遗传病，而患者的父亲不会发病。当新基因变异病例在一个家系内呈单个散发性存在时，要与基因的非外显、非亲生父亲等进行鉴别。

高通量测序技术的完善及其广泛应用，选择医学外显测序对儿科遗传病进行基因检测，其新发变异的检出率可高达50%[6]。

基因新变异有如下规律：

（1）疾病的表现型越严重，基因新变异发生的可能性就越大　如果疾病影响患者的生育能力，致病基因就不会从上一代向下一代传递，基因在群体中受选择平衡的控制，新变异基因的发生机会就大。

（2）高龄父亲与基因新变异有关　在第一章精子生成中曾介绍过男性生殖细胞要经过长时期、无数次有丝分裂才能进入减数分裂阶段。随着男性年龄增大，原始生殖细胞与外环境接触而受致畸物质影响的时间延长，基因变异就容易发生。

（3）使用医学外显基因包对先证者进行高通量测序时需要同时对其父母检测，即包括先证者及其父母的三方医学外显测序（Tri-CES）。

基因新变异也可以发生在常染色体隐性遗传疾病，基因携带者把变异基因传递给胎儿，胎儿在受精卵细胞分裂初期发生另一等位基因变异而导致相关遗传病的发生，这种情况出现的概率很低但也不能完全排除。

遗传病的基因变异率通常是每代每位点10^{-7}～10^{-4}。

（二）共显性

在特殊情况下，常染色体同一位点上的两个不同的等位基因导致的疾病遗传方式之间没有显性遗传和隐性遗传之分，而且在杂合子状况下两者都能同时表达出各自不同的表现型。这一现象称为共显性（co-dominance）。具有共显性的常染色体基因并不多见，其中最有临床意义且经常遇到的共显性基因是MN血型和ABO血型基因，其中又以ABO血型基因最具实用价值。临床上输血时配型以及法医上的亲缘关系鉴定都可以通过ABO血型进行。

ABO血型由A、B和O三个等位基因表达构成A、B、O和AB四种不同血型（表2-4）。等位基因A和B属显性，而等位基因O属隐性。它们都位于同一个位点上，即9号染色体长臂末端q34区带上，是一种典型的复等位基因性（multiallelism）。在DNA分子水平上，等位基因A与等位基因O之间的差别是等位基因A上单个碱基G缺失所引起的移码变异的结果。等位基因A编码区内第86个密码子发生碱基G缺失后，在与缺失处下游相距30个氨基酸的位置上出现终止密码，从而使得蛋白质合成中断而成为无功能的O基因产物。等位基因A和B之间只有4个核苷酸的区别，分别编码表达为辨认D-半乳糖的转糖酶和辨认N-乙酰半乳糖胺的转糖酶。当这两个糖分子被加到H抗体后，就分别形成A抗原和B抗原。等位基因A和等位基因B都能同时表达而呈共显性。

表2-4 ABO血型基因型、表现型与免疫学关系

血型	O	A	B	AB
基因型	O/O	A/A或A/O	B/B或B/O	A/B
血清抗体	抗A，抗B	抗B	抗A	-
抗原A	-	+	-	+
抗原B	-	-	+	+

（陆国辉）

第五节 常染色体隐性遗传

常染色体隐性（autosomal recessive，AR）遗传是指常染色体上隐性致病基因表达遗传性状的遗传方式。常染色体隐性遗传病患者只能是变异基因的纯合子或复合杂合子。通常患者从父母双方分别接受了一个变异的隐性等位基因。

一、常染色体隐性遗传特点

图2-6是一个典型的常染色体隐性遗传系谱。从图中可以清楚地看到：患者父母不发病，但都是杂合子，也称为携带者。由图可知，常染色体隐性遗传有以下特点[1, 2]：

（一）患者在系谱中呈水平分布

与常染色体显性遗传不同，常染色体隐性遗传患者在系谱中呈水平分布。如果在系谱里有两个或两个以上的患同一种常染色体隐性遗传病的患者，他们一般总是在同一代中出现，且呈同胞关系。患者的父母和子女通常是非患病者。在特殊情况下，在一个系谱里可以发现患者的非同胞亲属患有同样的疾病，但是这种情况往往出现在一个很大的系谱中。

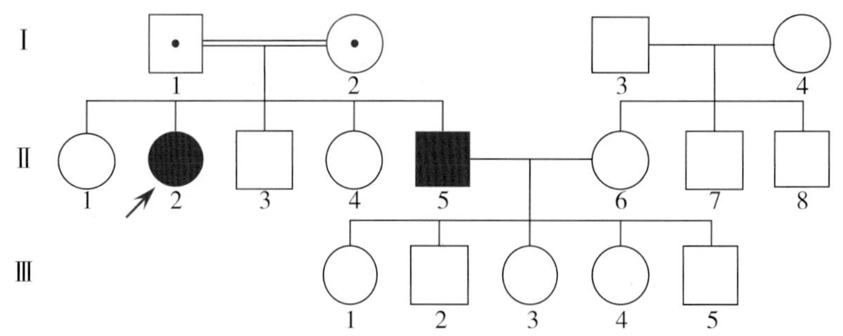

图2-6 典型的常染色体隐性遗传系谱

图中的Ⅰ-1和Ⅰ-2是近亲结婚。（引自：陆国辉. 产前遗传病诊断[M]. 广州：广东科技出版社，2002.[3]）

（二）患者的父母双方都是隐性遗传基因的携带者

图2–3所示的是临床上最常见的常染色体隐性遗传病婚配基因型Aa。配偶双方均为携带者。这里的a表示变异等位基因，A为相对应的正常等位基因。在这种情况下，子女中的三种基因型的比例为AA：Aa：aa = 1：2：1；表现型的比例为非患者：患者 = 3：1。其中的AA表示正常基因纯合子，Aa为杂合子（携带者），而aa为变异纯合子（患者）。值得注意的是，2/3的非患者属于携带者（Aa）。这一点很重要，在计算再发风险率时常被用上。

（三）男女患病概率均等

由于基因位于常染色体上，所以性别对疾病的发生无影响。与常染色体显性遗传一样，男女患者数目在单个系谱中不一定都均等。但在整体上，或当多个系谱汇合在一起时，男女患者数量基本相等。

（四）生化代谢性遗传疾病通常属于常染色体隐性遗传病

值得注意的是，代谢性遗传病的杂合子通常不表达出典型的临床表现，但可以在不同的水平上（包括细胞水平、体液生化代谢物及其有关酶活性等水平）反映出来。

二、隐性遗传基因频率和携带者频率

常染色体隐性基因携带者（杂合子）在群体中远比患者（变异纯合子）多，但携带者通常不容易被发现。在对一个有常染色体隐性遗传疾病患者的家系进行分析或遗传咨询时，常需要计算有关成员的疾病再发风险率，这种计算涉及该致病基因及其携带者在人群中的分布频率。

根据Hardy–Weinberg定律（Hardy–Weinberg equilibrium）（详见本书第七章），当基因库（gene pool）中某隐性遗传基因处于遗传平衡状态时，两个等位基因之和为1（即A + a = 1，其中A代表正常等位基因，a代表致病等位基因）。在应用Hardy–Weinberg定律时，通常以p代表A的基因频率，q代表a的基因频率，并且可以用二项式的展开式$(p+q)^2=p^2+2pq+q^2=1$来表示基因频率、基因型频率和表现型三者之间的关系。式中的p^2是基因型AA（正常纯合子）的频率，$2pq$是基因型Aa（杂合子）的频率，而q^2是致病基因纯合子aa的频率。它们之间的关系在每一代都保持恒定不变（图2–7）。根据二项式的表示法，只要知道某隐性遗传病在群体中的发病率q^2，就可以得出该隐性遗传基因的频率，即q^2的平方根为q，而正常等位基因的频率是$p=1-q$。苯丙酮尿症是一种比较常见的常染色体隐性遗传病。假设该病的发病率是1/160 000，即$q^2=1/160\ 000$。那么，$q=1/400$，$p=1-q=399/400$。这就是说，该病基因

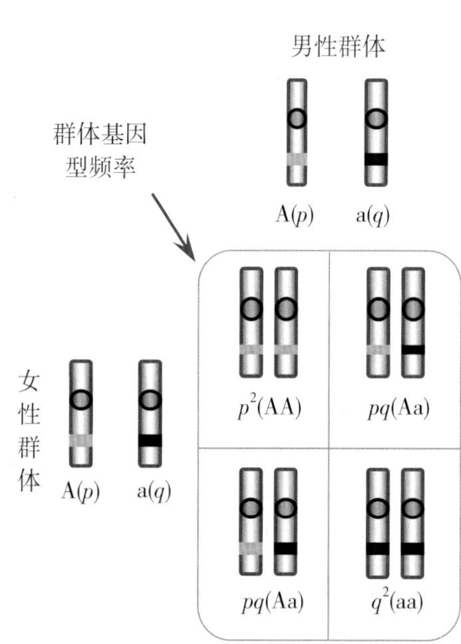

图2–7 Hardy–Weinberg定律

一个大群体中的各类常染色体隐性遗传基因型的频率保持平衡，p代表正常等位基因A的频率；q代表致病等位基因a的频率。pq：杂合子频率；p^2：正常纯合子频率；q^2：变异纯合子频率（患者）。它们之间的关系可以二项式平方展开$p^2+2pq+q^2=1$表示。灰色条带代表正常等位基因，黑色条带代表变异等位基因。（引自：陆国辉.产前遗传病诊断[M].广州：广东科技出版社，2002.[3]）

在人群中的频率为1/400，而携带者的频率就是$2pq=2\times399/400\times1/400\approx1/200$。由此可见，常染色体隐性遗传病在人群中的发病率远低于携带者频率，大部分的基因存在于携带者群体里。

三、近亲结婚对常染色体隐性遗传的影响

研究结果显示，人类每一个体都携带了2～8个隐性致病基因。这些基因在群体中很罕见，所以很难有两个同样的杂合子相遇婚配。然而，这样的婚配一旦发生，所生育的变异纯合子将会有严重的缺陷甚至可能死亡。

由两个完全相同的隐性致病基因杂合子婚配的机会在普通群体中少见。但是，近亲结婚可使这一可能性明显增加。三级亲属（如表兄妹）的近亲婚配可使常染色体隐性遗传病的发生率明显升高而达到5%，这样的发生率还不包括其他先天畸形在内。

近亲结婚与常染色体隐性遗传病之间的关系密切。当一个家系里出现散发性的单个常染色体隐性遗传病时，应该警惕患者父母近亲结婚的可能性，罕见遗传病尤其如此。疾病在群体中越罕见，患者父母近亲结婚的可能性也就越大。此时要特别注意收集患者父母的家族史。在以下情况应该高度怀疑近亲结婚的可能性：

（1）前来就诊的夫妇自认有亲戚关系或有共同的祖先。

（2）宗教隔离　由于宗教信仰，教徒不与外界接触来往，只群居在一个小范围里，这种人群常会出现近亲结婚。北美地区Amish人长期群居在同一个宗教圈子里，这些人的近亲结婚率比普通人群要高。

（3）地理隔离　处于偏僻地区的人群难以与外界往来，就会就地相亲婚配，多有近亲结婚发生。

应该指出，近亲结婚虽然可以使常染色体隐性遗传病的发生率明显升高，但是，大多数常染色体隐性遗传病患者父母的婚配并不是近亲结婚。近亲结婚的夫妇一旦生下一个隐性遗传病子女，那么以后每胎的再发风险率就是25%。

四、有关常染色体隐性遗传基因纯合子婚配问题

常染色体隐性遗传纯合子婚配方式有三种，即纯合子之间婚配、纯合子与杂合子婚配以及纯合子与正常健康人婚配。下面详细介绍这三种情况时以A表示正常等位基因，a表示隐性遗传致病基因。

（一）两位变异纯合子相配（aa×aa）

这种婚配十分少见，发现的通常是一些表现型较轻的疾病。这种婚配的夫妇生育的每一胎都是致病基因的变异纯合子患者。遗传性先天耳聋症是一种具有高度异质性的遗传病，可以由不同位点的基因变异引起，但对机体和组织器官的影响并不严重。患者常常在同一个社会环境里生活，来往密切，有共同的语言和社会背景。因此，这些患者之间相互婚配的机会就多。如果一对耳聋夫妇所带的基因都属同一个等位基因型，那么他们生育的全部子女都是先天性耳聋患者。但是，如果该夫妇的隐性遗传基因不在同一个位点上，那么他们的子女虽然都携带了父母各一个耳聋隐性遗传基因或者同时携带不在同一位点上的两个变异基因，通常不会发病。携带不在同一基因座上的两个不同隐性遗传基因杂合子的个体称为双重杂合子（double heterozygote）（图2-8）。

应注意把双重杂合子与复合杂合子（compound heterozygote）区别开来。复合杂合子是指带有变异类型互不相同而位于同一基因座上的一对变异隐性遗传等位基因的个体（图2-9）。由于同一位点

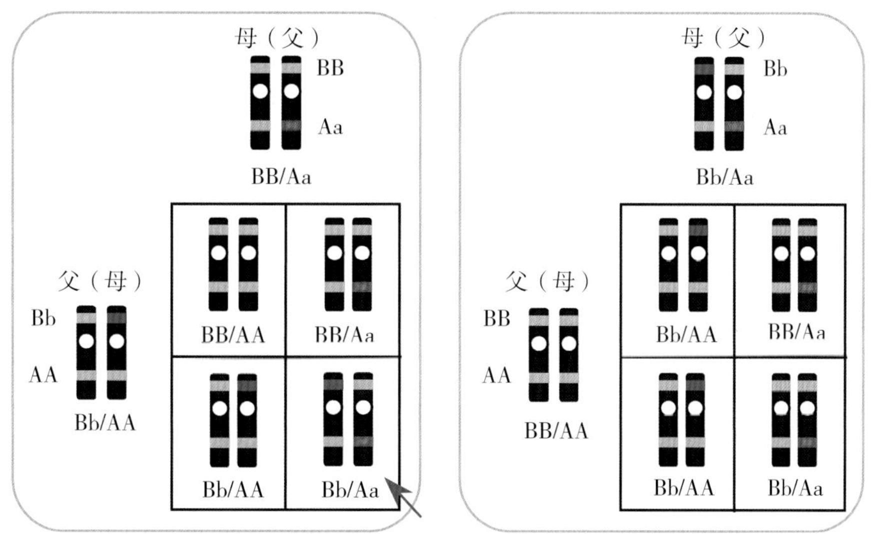

图2-8　双重杂合子

由位于两个不同位点上的两个隐性遗传变异基因杂合子婚配所生下的子女中（左），1/4是其中一个基因的杂合子（BB/Aa），1/4是另一个基因的杂合子（Bb/AA），1/4是双重杂合子（Bb/Aa）。双重杂合子不患病，但可以把两个隐性遗传变异基因往下代传递，他（她）与正常人婚配（右）所生下的全部子女都是杂合子，两个变异基因的杂合子各占50%。蓝色条带代表变异基因b，红色条带代表另一变异基因a，两个正常等位基因A和B都以灰色条带表示。（引自：陆国辉. 产前遗传病诊断 [M]. 广州：广东科技出版社，2002.[3]）

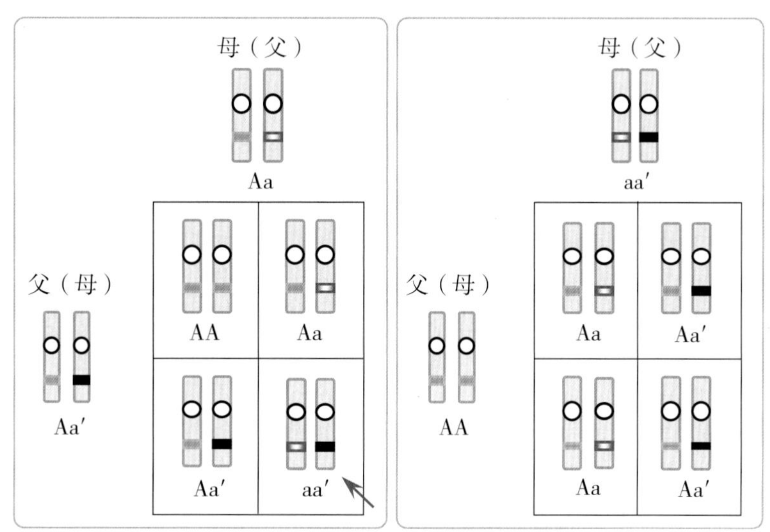

图2-9　复合杂合子

位于同一个位点上的单个隐性遗传基因的含不同变异类型的两个等位基因的杂合子（Aa′和Aa）婚配（左）所生下的子女，1/4是其中一个变异等位基因（黑带）的杂合子（Aa′），1/4是另外一个变异等位基因（蓝带）的杂合子（Aa），1/4是复合杂合子（黑带和蓝带）（aa′）。复合杂合子是患病者，可以把两个变异等位基因往下一代传递。复合杂合子患者与正常人婚配（右）所生下的全部子女都是杂合子，两个不同变异等位基因的杂合子各占50%。a（蓝带）和a′（黑带）表示同一位点上含不同类型变异的两个等位基因。（引自：陆国辉. 产前遗传病诊断 [M]. 广州：广东科技出版社，2002.[3]）

上的两个等位基因都发生了变异，所以，复合杂合子是患者。血红蛋白E是由于β珠蛋白基因上第26个密码子G→A单个碱基置换变异，使原来应该编码的谷氨酸变成了赖氨酸。镰状细胞病（sickle cell disease）是国外最常见的血红蛋白病，其基因变异是β珠蛋白基因上第6个密码子A→T碱基置换变异，使原来应该编码的谷氨酸变成缬氨酸而最后表达为血红蛋白S。由血红蛋白E杂合子和血红蛋白S杂合子婚配的夫妇就有1/4的可能性生育HbE/HbS的复合杂合子患病子女。

（二）变异纯合子（aa）与杂合子（Aa）相配

保持生育能力的常染色体隐性遗传病变异纯合子患者可能与一个杂合子相配。这种婚配以近亲结婚为多见。在这种情况下，子女有50%的概率为患者，另50%为携带者，且男女患病概率均等。这种系谱与常染色体显性遗传相似，患者可在两代中连续出现。我们将这种遗传方式称为假显性（pseudo-dominant）遗传，也称为准显性（quasi-dominant）遗传。假显性遗传有两个特点：①父母通常是近亲结婚。②患者在系谱里通常只能连续两代出现（图2-10），这是因为患病的子女再与群体中另外一个患同样疾病的患者或基因携带者结婚的机会非常罕见。

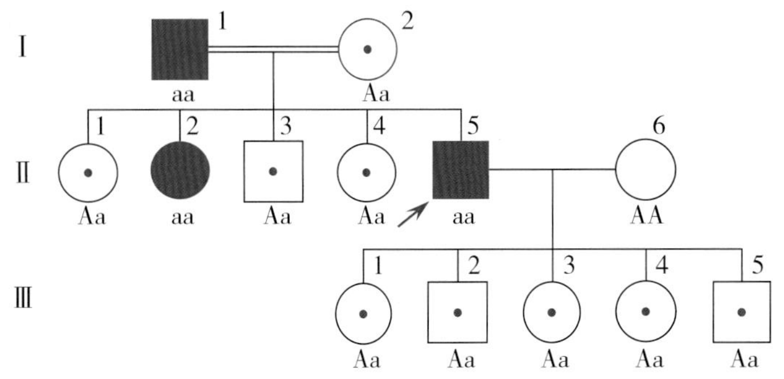

图2-10 假显性遗传系谱

近亲结婚和患者通常不会连续三代出现是假显性遗传系谱的特点。（引自：陆国辉. 产前遗传病诊断[M]. 广州：广东科技出版社，2002.[3]）

（三）变异纯合子（aa）与正常健康人相配

这种婚配的夫妇生育的子女均为杂合子，且通常不表现出临床症状。

五、双基因遗传

上面所述的有关单基因遗传是指单个基因变异导致疾病或者性状的发生。对于单基因疾病或者性状，基因的一个（显性）或两个（隐性）等位基因变异就足以导致疾病或者性状的发生。

然而，许多疾病或者性状不是那么简单就可以确定，而是涉及许多基因（多基因遗传）或者基因与环境影响（多因素遗传）的相互作用。不太常见的是，仅需要两个基因的相互作用而导致疾病的发生，这种模式被称为双基因遗传（digenic inheritance）[7]。在这种情况下，疾病表型的发生需要每个基因的至少一个等位基因的变异才会导致其基因的表达功能异常（图2-11）。

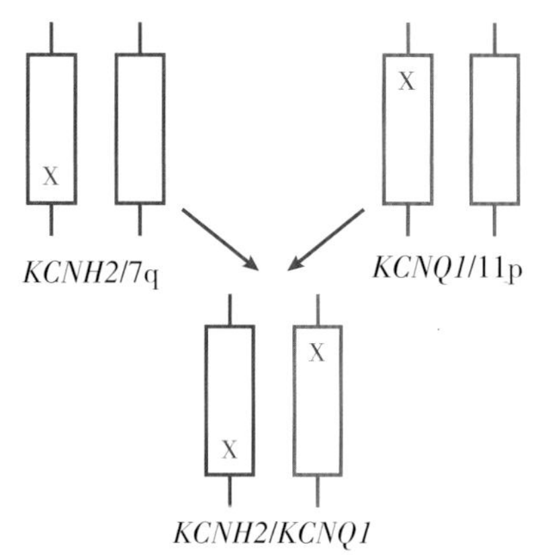

图2-11　双基因隐性遗传性长QT综合征

图中表示两个不同染色体位点上两个不同的等位基因（*KCNH2*/7q，*KCNQ1*/11p）变异导致疾病的发生。

在50多年前Defrise-Gussenhoven[8]就提出，当遗传分析中处理单基因时，会有许多人类疾病谱系表现出外显率降低，这可以通过双基因遗传方式更准确地解释。但当时缺少有关不完全外显率的谱系研究而没有考虑双位点分析。

第一个双基因遗传疾病是1994年报道的视网膜色素变性（RP）[9]。这一报道包括来自多个家系的数据，这两个基因的蛋白质产物具有已知的相互作用。接着，从1994年到2001年，又有其他的双基因或者三等位基因遗传疾病的报道，其中包括Bardet-Biedl综合征（BBS）[10]、耳聋[11]和其他表型的双基因遗传报道。自从2002年以来，人类双基因遗传疾病的发现逐渐增多，包括Hirschsprung病[12]。目前已经发现几十种双基因遗传疾病或者表型[7]（表2-5）。

表2-5　目前发现的部分人类双基因疾病[7]

疾病	变异基因1/染色体位置，变异基因2/染色体位置
长QT综合征（LQTS）	*KCNH2*/7q，*KCNQ1*/11p
耳聋	*GJB2*/13q，*GJB6*/13q
Pendred综合征/耳聋	*SLC26A4*/7q，*FOXI1*/5q
耳聋	*CDH23*/10q，*ATP2B2*/3p
Usher综合征	*CDH23*/10q，*PCDH15*/10q
Usher综合征	*PDZD7*/10q，*GPR98*/5q
Bartter综合征（出生前耳聋）	*CLCNKA*/1p，*CLCNKB*/1p
Bardet-Biedl综合征	*BBS4*/15q，其他不同的BBS基因变异
Joubert综合征（伴有纤毛上皮细胞性病变）	*CEP41*/7，其他不同的Joubert变异
Leber先天性黑蒙（伴有纤毛上皮细胞性病变）	*CEP290*/12q，*MKKS*/*BBS6*/20p
短肋多指综合征（纤毛上皮细胞性病变）	*NEK1*/4q，*DYNC2H1*/11q
肾病综合征	*NPHS1*/19q，*NPHS2*/1q
低促性腺功能减退症	*PROKR2*/20p，*KAL1*/Xp
低促性腺功能减退症	*FGFR1*/8p，*NSMF*/9q

（续表）

疾病	变异基因1/染色体位置，变异基因2/染色体位置
Hirschsprung病	*RET*/10q，*EDNRB*/13q
Parkinson病	*PARK7*/1p，*PINK1*/1p
视网膜色素变性	*PRPH2*/6p，*ROM1*/11q
早发性青光眼	*MYOC*/1q，*CYP1B1*/2p
Waardenburg综合征/伴有白化病	*MITF*/3p，*TYR*/11q
眼皮肤白化病	*TYR*/11q，*OCA2*/15q
交界性大疱性表皮松解症	*COL17A1*/10q，*LAMB3*/1q
异常纤维蛋白原血症（缓慢凝血型）	*FGA*/4q，*FGG*/4q
多囊肾病	*PKD1*/16p，*PKD2*/4q
胱氨酸尿症	*SLC3A1*/2p，*SLC7A9*/19q
高胰岛素血症	*PPARG*/3p，*PPP1R3A*/7q
高胆固醇血症	*TJP2*/9q，*BAAT*/9q
嗜铬细胞瘤	*TMEM127*/2q，？/16p
*PMP22*相关性神经病	*PMP22*/17p，多个其他基因
Charcot-Marie-Tooth病（非*PMP22*基因相关性）	*MFN2*/1p，*GDAP1*/8q
Emery-Dreifuss肌营养不良症	*LMNA*/1q，*EMD*/Xq
急性卟啉症	*UROD*/1p，*HMBS*/11q
急性卟啉症	*CPOX*/3q，*ALAD*/9q
血色病（hemachromatosis）	*HFE*/6p，*HAMP*/19q
进行性外眼肌麻痹	*C10*或者*f2*/10q，*POLG*/15q
癫痫伴发热性癫痫发作	*SCN1A*/2q，*SCN2A*/2q
肢带型肌营养不良症	*SGCB*/4q，*SGCD*/5q
Ullrich先天性肌营养不良症	*COL6A1*/21q，*COL6A2*/21q
假性黄色弹性体病	*ABCC6*/16p，*GGCX*/2p
遗传性运动神经病变	*DSCL2*/11q，？/16p
Fuchs角膜营养不良	*ZEB1*/10p，？/9p
Axenfeld-Rieger综合征	*PITX2*/4q，*FOXC1*/6p
结直肠癌	*MUTYH*/1p，*OGG1*/3p
Rotor综合征（高胆红素血症）	*SLCO1B1*/12p，*SLCO1B3*/12p
Dent病	*CLCN5*/Xp，*OCRL*/Xq
面肩肱型肌营养不良症	*DUX4*/4q，*SMCHD1*/18p
大疱性表皮松解症	*KRT5*/12q，*KRT14*/17q
黑色素瘤（易感）	*CDKN2A*/9p，*MC1R*/16q

注 ？：相应染色体位置的基因未定。

高通量测序的应用使得识别单基因疾病的基因变异变得更加简单，并且可以类似地简化证明双基因遗传，因为这可以同时发现同一标本里两个基因的变异。随着高通量测序技术的完善及其检测到的信息研究分析和临床应用，越来越多具有双基因遗传方式的疾病被发现，由此可以推测传统的孟德尔遗传方式可以受多个基因位点的变异控制[13]：

（1）双基因遗传是指两个基因的变异相互作用导致表型或疾病的产生。

（2）三等位遗传（triallelic inheritance）是双基因遗传的特殊类别，其需要在一个基因位点的纯合变异和在第二个基因位点的杂合变异而导致疾病或者表型的发生。

（3）许多人类疾病是由更复杂的遗传方式引起，而双基因遗传是遗传复杂疾病最简单的遗传形式。

（4）从目前为止所发现的双基因遗传疾病分析结果表明，双基因遗传疾病具有以下特点：①第二个基因位点的变异基因型通常会增加疾病风险；②当两个基因位点相连时，证明双基因遗传变得更复杂，需要严格对基因型—表型进行反复论证；③蛋白质—蛋白质相互作用是双基因遗传的重要证据。

（陆国辉）

第六节　非孟德尔遗传和影响常染色体遗传方式的重要因素

由于常染色体遗传方式受多种因素的影响，所以在系谱里可能会表现出不典型的遗传方式，给遗传病的诊断及咨询带来困难。本章第前几节中介绍的遗传异质性、基因新发变异以及近亲结婚等都是其中比较主要的影响因素。除此之外，还包括这一节将要介绍的基因组印记、单亲二体、早现遗传与重复扩增、生殖细胞嵌合体、延迟显性、外显不全和表现度差异等，其中基因组印记、单亲二体和生殖细胞嵌合体以及将在第三章介绍的线粒体遗传是孟德尔遗传学说所不能解释的，故有修正孟德尔遗传（revising Mendelian genetics）之称。

一、生殖细胞嵌合体

首先我们要区分两个重要的概念，即按照英文翻译的嵌合体（chimerism）和镶嵌体（mosaicism）[14-17]。

嵌合体是指某个体内同时存在来源于不同个体的不同合子的两个或两个以上的细胞系的现象（图2-12）。不同的细胞系所含的基因组互不相同。尽管真正的固有性嵌合体（constitutional chimerism）非常少见，但也曾有报道[18]。临床上最常见的嵌合体是经过骨髓移植的患者，属获得性嵌合体（acquired chimerism）。例如，当一个体质性核型原为46, XX的女性患者需要骨髓移植，而骨髓移植的供体是46, XY健康男性时，患者骨髓移植后骨髓或血液中可以同时存在46, XX和46, XY两种细胞系。这种女性患者称为嵌合体。通过对嵌合体的检测，可以判断供体骨髓在患者身上生长的情况。这是对骨髓移植后白血病患者进行随诊、观察疗效的一个常用而重要的遗传学临床检查方法。

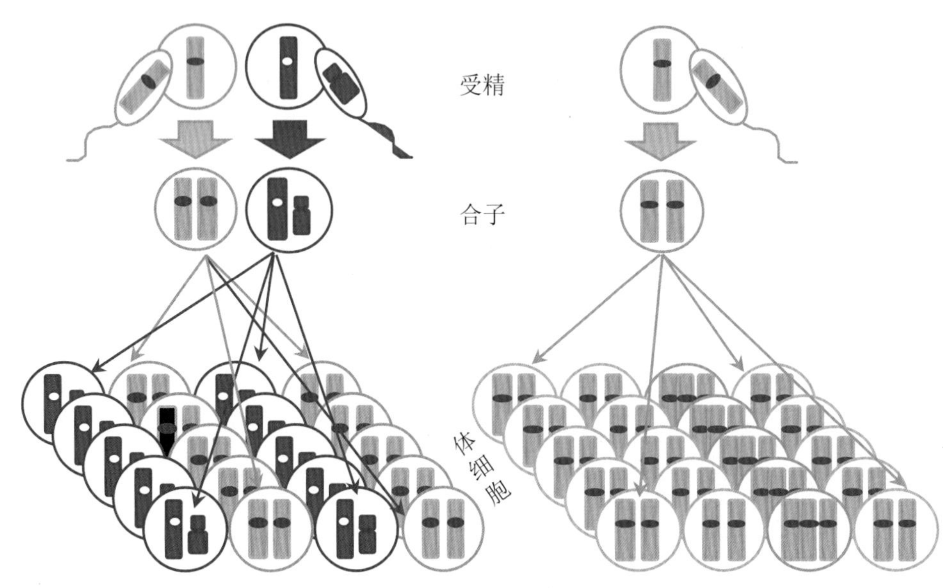

图2-12 嵌合体和镶嵌体

嵌合体（左）和镶嵌体（右）同样含两个或两个以上不同的细胞系。但是，镶嵌体的体细胞来源于同一个合子，而嵌合体的体细胞来源于两个或两个以上的合子。（引自：陆国辉. 产前遗传病诊断 [M]. 广州：广东科技出版社，2002.[3]）

与嵌合体不同，镶嵌体是指某个体里同时存在来源于同一自体合子的两个或两个以上不同细胞系的现象。镶嵌体个体的体细胞尽管含有两种不同的细胞系，且各个细胞系所含的核型或基因组也不一样，但是这两个细胞系都起源于同一个体的一个合子。镶嵌体发生的变异通常发生在合子形成后的卵裂或胚胎（embryo）生长发育早期，故称合子后（postzygote）变异。

在胚胎细胞分裂不同阶段发生的变异可以使人体产生全身性或组织局部性的镶嵌体。如果变异只发生在胚胎早期分化为生殖腺里的部分细胞系上，即减数分裂前的生殖细胞（germ cell）形成过程中，那么就会建立一个变异的生殖细胞系，且只占据生殖腺组织中的一部分，这样的镶嵌体称为生殖细胞镶嵌体（gonadal mosaicism或germline mosaicism）[1, 2]（图2-13）。发生在体细胞分裂过程中的变异称为体细胞变异（somatic variant），由此发生的镶嵌体称为体细胞镶嵌体（somatic mosaicism）。

分化为生殖原细胞的细胞起源于胚胎发生早期的卵黄囊。这些细胞迁移到腹腔背壁上的生殖脊，与其他细胞共同组成生殖腺。原始生殖细胞经过大约30次的有丝分裂，生成2^{30}（约10亿）个卵原细胞（oogonia）。在精原细胞生成之前，原始生殖细胞将进行无数次的有丝分裂。在每一次细胞分裂过程中都可能发生分裂错误或基因变异，从而导致生殖细胞镶嵌体的发生。

由于生殖腺以外的任何其他组织都没有发生基因变异，因此，含低比例异常细胞系的生殖细胞镶嵌体携带者本身通常不发病，但可以产生正常和变异两种配子。由于参与受精的生殖细胞是随机性的，所以，携带者的子女可能出现两个以上的患者。属生殖细胞镶嵌体的基因变异多见于常染色体显性遗传基因变异。因此，如果在临床上遇到一对健康夫妇生育两个或两个以上患同一种常染色体显性遗传病的子女，就要特别注意此夫妇的一方是否有生殖细胞镶嵌体的可能性。同样，染色体病也可以由生殖细胞镶嵌体引起。对男性精细胞进行遗传学检查可以鉴别生殖细胞镶嵌体。

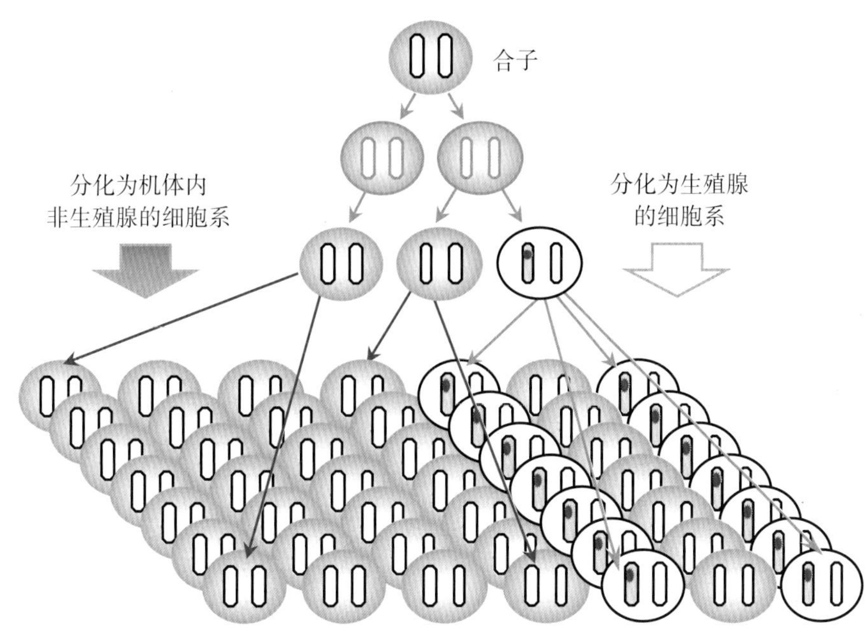

图2-13　生殖细胞镶嵌体

基因变异只发生在分化为生殖细胞的生殖细胞系，而且呈镶嵌体的形式出现。机体其他组织细胞都保持正常。蓝点代表发生基因变异。（引自：陆国辉. 产前遗传病诊断 [M]. 广州：广东科技出版社，2002.[3]）

成骨不全（osteogenesis imperfecta，OI）是Ⅰ型原纤维蛋白（procollagen type Ⅰ）基因发生变异而引起的一种骨骼系统显性遗传病。其病理变化可以累及全身结缔组织，临床表现以骨骼脆性增加为主要特点，并可以分为常见的Ⅰ型、Ⅱ型、Ⅲ型和Ⅳ型。曾发现多对健康夫妇生育两个以上的Ⅱ型OI子女的系谱。这给人一种错觉，认为Ⅱ型OI属于一种常染色体隐性遗传病。后来由于PCR的应用，证实在这些病例中夫妇的一方属生殖细胞镶嵌体，其中一位男性个体1/8的精子都发生了基因变异。现在证实大多数的Ⅱ型OI病例都是显性遗传，而且其中大部分属基因新发变异类型。除成骨不全外，软骨发育不全、假肥大性肌营养不良、Ⅰ型神经纤维瘤病和甲型血友病等遗传病都曾发现有生殖细胞镶嵌体病例。

然而，中国历史性地把mosaicism和chimerism统一性地翻译成“嵌合体”。为了与行业内其他专业书统一，避免混淆，除了本节内容外，本书其他章节里对相同概念的解释也以“同源嵌合体”表示“mosaic”，而在特殊的情况下以“异源嵌合体”表示“chimera”，把常见的同源嵌合体简称为“嵌合体”，请读者在阅读本书时加以关注。

二、基因组印记与单亲二体

根据孟德尔遗传学说，子代中由父方或母方传递而来的同一种基因将表达出相同的性状。这一理论已被许多遗传现象加以证实并得到人们的承认。但是，近年来发现某些疾病的表现型与基因的亲代来源有密切的关系。患者尽管都含有相同的变异基因，但是其临床表现型可能有所不同，且与变异基因的亲源性有关。我们将变异基因的亲源性决定了基因表达的现象称为基因组印记（genomic imprinting），已经证实其能与包括表观基因组等因素作用导致多个不同疾病的发生[19-23]。

常染色体基因组通常都以二体（disomy）形式表达。也就是说，在特定位点上的一对等位基因都具有功能活性，并且各自都可以产生几乎相等的遗传效应，这称为双等位基因表达（biallelic gene expression）。现已发现一小部分的常染色体基因组只有单个等位基因具有活性，而另外的一个等位基因处于失活状态。换句话说，这些基因的遗传效能只来源于单个等位基因，称为单等位基因表达（monoallelic expression）。至于哪一个等位基因处于失活状态，这取决于基因本身的亲源性，即通过精子传递或者通过卵子传递。如果母源性的等位基因失活，那么父源性的等位基因就保持活性，反之亦然。受精形成合子后，随着体细胞的不断分裂，基因组印记保持不变，与之有关的常染色体一直"记住"所含等位基因的亲源性。在基因组印记存在的情况下，失活的等位基因被印记（imprinted）而不能转录。印记必须在每一代重新建立一次，这就是说，旧的印记模式由新建立的印记所代替。这种变化有一部分发生在配子生成的过程。

基因组印记可以通过三种遗传改变表现出来，即单亲二体、染色体片段缺失和印记解除（图2-14）。

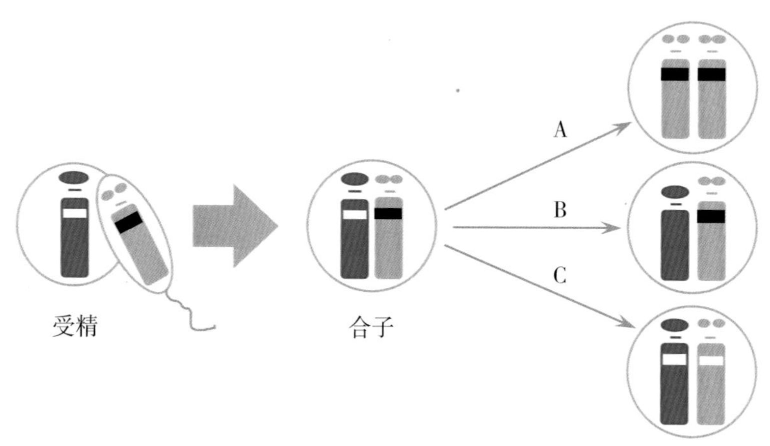

图2-14　诱发基因组印记效应的三种遗传改变

父源染色体（灰色）含有被印记而失去活性的基因（黑色条带），而母源染色体（蓝色）上的等位基因保持活性（白色条带）。父源性单亲二体（A）和母源性微缺失（B）都导致缺等位基因表达而引起疾病的发生。印记解除（C）发生后，呈双等位基因表达，合成的蛋白倍增。（引自：陆国辉. 产前遗传病诊断 [M]. 广州：广东科技出版社，2002.[3]）

单亲二体（uniparental disomy）是指某一对同源染色体都来源于单一亲代。单亲二体使染色体某一片段位点上的基因呈双等位基因表达或者缺等位基因表达（nulliallelic expression），也就是说，当与单亲二体有关的两条染色体都含有具有活性的等位基因时，基因表达属双等位基因性；当与单亲二体有关的两条染色体都含有失活的等位基因时，基因表达属缺等位基因性。在缺等位基因表达的情况下，机体缺乏必需的蛋白质从而导致疾病的发生。

缺等位基因表达也可以由染色体片段缺失引起。如果缺失使该片段所含的失活等位基因丢失，将不会产生任何有害的遗传效应。但是，如果缺失发生在含活性等位基因的染色体片段，由于另一同源染色体相对应片段上的等位基因已受基因印记的影响而失去了活性，那么就会导致缺等位基因表达。

印记解除（relaxation of imprinting）是指本来被印记而失去活性的等位基因免除印记而恢复

原来的生物学功能。在基因组印记的作用下，只需单个等位基因表达便能满足细胞的正常生理需要。一旦发生印记解除，基因表达倍增，破坏细胞内蛋白质平衡，也可能会导致疾病的发生。

研究得最深入的具有基因组印记特点的典型疾病是因染色体的微小缺失或单亲二体引起的Prader–Willi综合征和Angelman综合征。这两个综合征都是因为出现单亲二体或者发生15号染色体长臂上q11–q13区带的微小缺失而引起。虽然染色体畸变相同，但是两者的临床表现型完全不同。Angelman综合征以严重的智力障碍、癫痫发作和共济失调步态为临床特点，有“欢乐木偶”之称，而Prader–Willi综合征的表现型则以躯体矮小、肌张力降低、手脚短小、肥胖、生殖腺功能低下以及轻中度智力低下等为特点。这两种疾病在人群中的发病率基本相同，均为1/15 000。

大约70%的Angelman综合征和Prader–Willi综合征病例都可以表现出15号染色体长臂上q11–q13区带的缺失。这一区带被称为这两个综合征的关键区域（critical region），其所含DNA的大小相当于3～4Mb。

经过对这一关键区域进行分子遗传研究，结果发现关键区域内与Angelman综合征发生有关的一个基因能编码大脑发育过程中所必需的一种蛋白。由于该基因发生变异，蛋白合成受阻，正常的胎儿大脑发育被破坏，导致Angelman综合征的严重智力障碍。只有当该基因位于母源的15号同源染色体上时，它才能够进行表达。所以，一旦在母源的15号染色体上的关键区域发生缺失，就会引起Angelman综合征。同样，在关键区域内也有多个与Prader–Willi综合征有关的致病基因，它们的表达也受到亲源性的限制。只有当这些基因位于父源性的关键区域上时，它们才显示出活性。一旦在父源15号染色体上的关键区域发生缺失，就会引起Prader–Willi综合征（图2–15）。

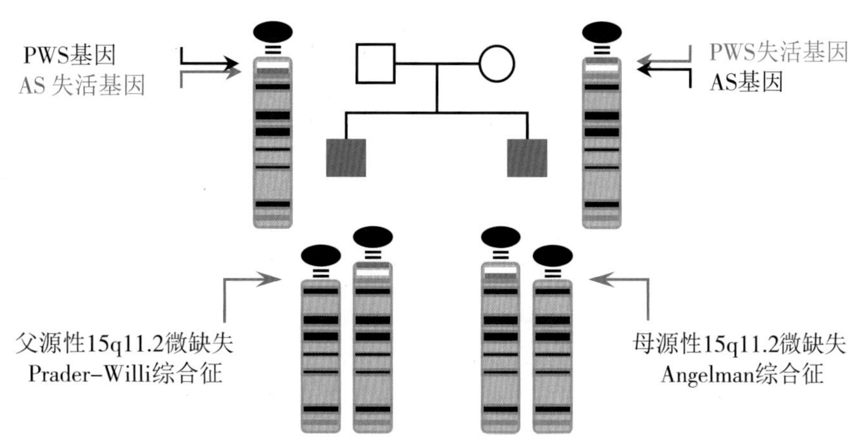

图2–15　微缺失引起的Angelman综合征和Prader–Willi综合征发病机制

与AS和PWS有关的致病基因都位于15q11.2关键区域内。红色条带代表失活，白色条带代表有活性。发生在父源性同源染色体（深灰）上的关键区域缺失，导致PWS的发生；关键区域缺失发生在母源性染色体（浅灰）上，则导致AS的发生。PWS：Prader–Willi综合征；AS：Angelman综合征。（引自：陆国辉. 产前遗传病诊断 [M]. 广州：广东科技出版社，2002.[3]）

关键区域内与这两种疾病有关的最重要的基因是*SNRPN*基因。它能编码一种在脑组织中表达的小核糖蛋白。大约1%的Prader–Willi综合征是由于关键区域里包括*SNRPN*基因在内的一小片段DNA的缺失而引起，这一片段的DNA也包括了印记中心（imprinting center）。印记中心本身具有建立和重建印记的作用。近年研究发现与Prader-Willi综合征有关的其他基因包括*NDN*、*ZNF127*和*IPN*等。

除Angelman综合征和Prader-Willi综合征外，还发现了多种具有基因组印记特点的其他疾病，其中包括Beckwith-Wiedemann综合征等（表2-6）。

表2-6 部分具有基因组印记特点疾病的亲源传递及其发病特点

疾病名称	基因所在染色体位置	亲源传递	临床主要特点
Prader-Willi综合征	15q11-q13	父源性	无特殊
Angelman综合征	15q11-q13	母源性	"欢乐木偶"
Beckwith-Wiedemann综合征	11p15	父源性*	不对称性生长过度
亨廷顿病	4p16.3	父源性	早期发病
Ⅰ型脊髓小脑共济失调	6p23	父源性	早期发病
强直性肌营养不良症	19q13.2	母源性	先天性发病
Ⅰ型神经纤维瘤病	17q11.2	母源性	疾病加重
Ⅱ型神经纤维瘤病	22q11.2	母源性	早期发病
William肿瘤	11q11.23	母源性等位基因丢失	散发性类型

注 *：是唯一的体细胞性变异。

三、延迟显性

某些常染色体显性遗传病患者出生后不一定马上就表现出明显的临床症状，其中相当一部分患者要到青少年或成年期以后才表现出临床症状，这种现象称为延迟显性（delayed dominance）或发作年龄延迟（delayed age of onset）[1, 2]。最明显的具有延迟显性特点的遗传病是亨廷顿病。该病属于一种缓慢进行性发展的常染色体显性遗传神经迟钝性疾病，患者表现出严重的神经及智力障碍，并且通常在进入生育期后（一般30岁）才发病。发病的平均年龄为40岁左右，有的会在20岁前发病，有的则在60岁后才表现出临床症状。发病早的患者通常表现为反应迟钝、性格倔强、癫痫发作、严重的健忘等。60岁以后发病的患者在意识衰退方面的表现较轻。一般来说，患者平均在发病后18年左右死亡。幼年发病的病程较短，通常在进入生育期之前就死亡。外显完全（complete penetrance）是亨廷顿病的另一个遗传特点。这就是说，凡是带有亨廷顿病基因的患者都会表现出临床症状。男性患者通常比女性患者发病早（图2-16）。由于多数亨廷顿病患者要到发育期以后才发病，这就降低了自然选择对该致病基因的负作用，从而明显地降低了基因新

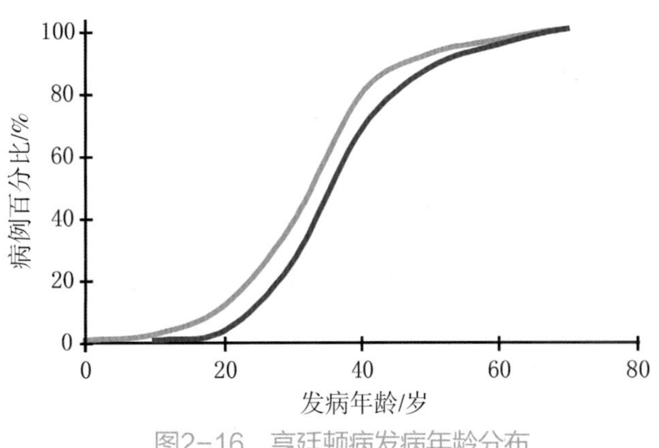

图2-16 亨廷顿病发病年龄分布

变异基因携带者通常进入生育年龄后才发病。男性患者（灰色曲线）比女性患者发病稍早（蓝色曲线）。（引自：陆国辉. 产前遗传病诊断 [M]. 广州：广东科技出版社，2002.[3]）

发变异的发生率。因此，亨廷顿病的新发基因变异率十分低。延迟显性的特点会给亨廷顿病的诊断增加困难，这也是目前遗传咨询中的一个难题。亨廷顿病基因已定位于第4号染色体短臂末端上，基因变异的特点是三核苷酸重复的不稳定性。

四、外显不全

理论上，凡是带有显性遗传基因的个体都能表达出疾病的表现型。基因变异能导致疾病在患者身上表现出来称为外显（penetrance）。只要能表达出疾病的表现型，就说明该基因能够外显，而不管其表现型是严重或轻微，部分表达或完全表达。因此，基因外显是“有”或“没有”的一种现象[1, 2]。然而，并不是所有的显性遗传基因都能表达相应的临床表现型，这样的现象称为外显不全（reduced penetrance），通常用基因外显率来表示。基因外显率是指能表达出疾病表现型的个体与所有带有显性遗传基因的个体总数之比。例如，在一个地区发现100个带有显性遗传基因A的个体，其中只有70人表现出临床症状，而其余30个携带者在一生中都不表现出任何疾病特征，那么显性遗传基因A在这个群体中的外显率为70%。所以，基因A具有外显不全的特点。我们将携带变异显性遗传基因而一生中始终不表达出任何临床症状的现象称为非外显（non-penetrance）（图2-17）。上述例子中不患病的30个显性遗传基因携带者的基因表达都是非外显。

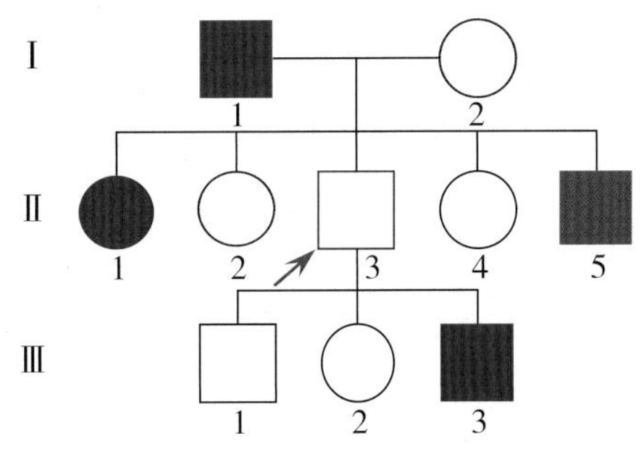

图2-17 常染色体显性遗传非外显

箭头指的是一位非外显患者。他从父亲处接受了致病基因，又把致病基因传给小孩，而自己本身一生不表现任何临床症状。（引自：陆国辉. 产前遗传病诊断[M]. 广州：广东科技出版社，2002.[3]）

双侧性视网膜母细胞瘤是一种常染色体显性遗传恶性眼部肿瘤，该病是外显率降低的一个例子。患者通常在6岁以前发病，早期检查可见眼底有灰白色肿块，肿块长大后可引起瞳孔区黄色光反射，呈猫眼状。肿瘤向外蔓延快，转移早，大约15%的患者将会发生继发性骨肉瘤。但是，一些带有视网膜母细胞瘤变异基因的个体不会长肿瘤，属非外显性表现（详见第三十七章）。

五、表现度差异

表现度差异（variable expressivity）是指遗传病表现程度的差别[1, 2]，即使在同一个家庭的成员之间，表现度也可能不同。某些显性遗传病虽然能表达出临床症状，但不同患者之间的表现程度有差别。神经纤维瘤病是一种神经性皮肤综合征，发病率相当高，可达1/3 000。该病分为Ⅰ型和Ⅱ型，并以牛奶咖啡斑伴以神经纤维瘤为主的多种肿瘤为特征。Ⅰ型神经纤维瘤病表现出很大的表现度差异。图2-18是一个Ⅰ型神经纤维瘤病患者的系谱。曾祖母带有致病基因，但仅表现为皮肤上有两个斑点。她将基因传递给6个子女，其中1个儿子和1个女儿表现出典型的临床表现型，病情相当严重。其余4个患病子女仅有程度不同的轻微症状。Ⅰ型神经纤维瘤病的基因*NF1*位于第17号染色体长臂q11.2上，基因所含的DNA可延伸达350kb，是目前发现的最大的基因之一。

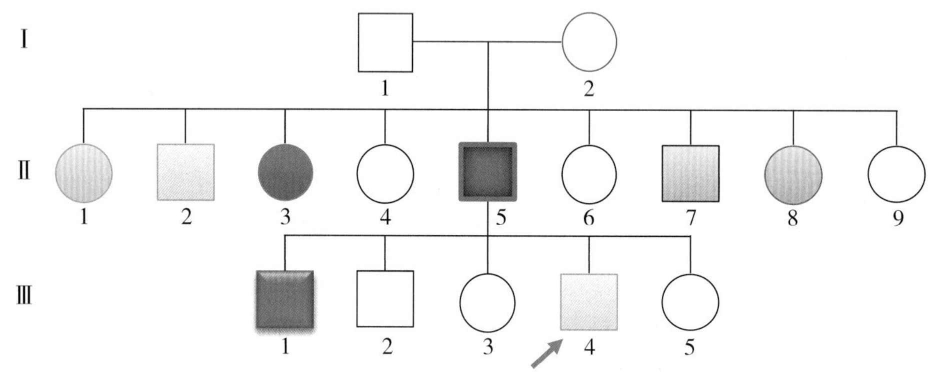

图2-18 Ⅰ型神经纤维瘤病系谱

图中Ⅰ-2携带变异基因但几乎没有临床表现。三代共有9人带有变异基因，其中的Ⅱ-3、Ⅱ-5和Ⅲ-1的表现型严重，但患者Ⅱ-1、Ⅱ-2、Ⅱ-7、Ⅱ-8和Ⅲ-4的临床表现都比较轻而且差异很大，提示表现度的差异。（引自：陆国辉. 产前遗传病诊断[M]. 广州：广东科技出版社, 2002.[3]）

造成表现度差异的原因有多种解释。外环境的影响是一种因素，其他位点上的不同基因之间的相互作用也会导致表现度差异的发生。我们将能影响其他位点上基因的表现度的基因称为修饰基因（modifier gene）。目前一般认为，基因表现度差异的发生主要是由于致病基因本身变异类型不同所造成的。这就是致病基因的异质性。

六、多效性

一种致病基因能在机体里产生一种以上的不同效应，称为多效性（pleiotropy）。这是指基因所表达的疾病表现型是多种组织病理变化的组合[1, 2]。马凡综合征（Marfan syndrome）是一个典型的多效性例子。该综合征由著名的法国儿科医生Antoine Marfan于1896年首先报道。经过多年的研究，已知该病是因位于第15号染色体长臂q21.1位置的基因*FBN1*发生变异所致。*FBN1*基因编码合成结缔组织中的主要蛋白质，即原纤维素（fibrillin）。主动脉、眼球晶状体悬韧带以及骨膜等组织都含有大量的原纤维素。*FBN1*发生基因变异使原纤维素的合成产生障碍，从而导致这些组织和器官发生病理变化。因此，马凡综合征的病理变化常累及心血管、眼睛及骨骼三个系统，其临床表现型主要包括主动脉根部扩张、晶状体异位、全身骨骼改变等。到目前为止，已发现6个主要致病基因[24]，其中*FBN1*的基因变异达100多种，其中大多数属无义变异。由于显性负效应（dominant negative effect）的影响，基因无义变异可以表达出严重的临床表现型。显性负效应是指在杂合子中一个异常等位基因合成的异常蛋白质能与相应的正常等位基因合成的蛋白质紧密结合，从而使正常的蛋白质也失去功能[1, 2]。

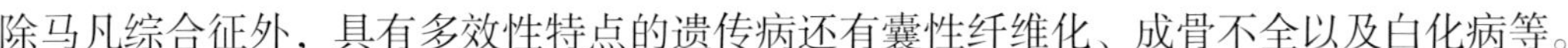

除马凡综合征外，具有多效性特点的遗传病还有囊性纤维化、成骨不全以及白化病等。

七、遗传早现与重复扩增

在遗传病系谱里，随着辈分往下延伸，遗传病患者发病年龄会逐代提前，所表现出来的病情也逐渐加重，这种遗传方式称为遗传早现（anticipation）[1, 2]。现在认为，遗传早现与致病基因蛋白质编码区内的三核苷酸重复有密切的关系，重复扩增能导致具有获得性功能的变异蛋白质的生成。

强直性肌营养不良症（myotonic dystrophy，MD）是遗传早现很好的例子。早期研究已找到了遗传早现生物变化的根据，确认遗传早现是遗传病理变化的结果[25]。强直性肌营养不良症是一种常染色体显性遗传病，是成年人中最常见的肌肉营养不良性疾病之一。除骨骼肌受损外，患者还可以表现出心律紊乱、睾丸萎缩和白内障等临床特征。强直性肌营养不良症Ⅰ型（MDⅠ）发生的致病基因定位于19号染色体长臂q13.32上，称为*DMPK*基因。基因变异属于CTG三核苷酸重复（trinucleotide repeat）扩增。CTG三核苷酸重复位于基因3'端上的非翻译顺序。CTG重复扩增的次数与疾病的严重程度及发病时间有着密切的关系，与遗传早现的遗传方式相符。正常人的CTG重复次数介于5～30次。当重复次数增加到50～100时，就可以产生遗传病理效应，患者可能表现出轻微的临床症状。如果CTG重复次数增加到100次以上甚至高达数千次时，患者就会表现出临床症状。图2-19是一个强直性肌营养不良症患者的系谱。图中患者的CTG重复次数逐代增加而病情也随之严重。除强直性肌营养不良症外，近年来已发现了十余种三核苷酸重复扩增疾病，其中脆性X染色体综合征、亨廷顿病等都明显地表现出遗传早现特点[26-29]。遗传早现也能出现在遗传性肿瘤[30, 31]。

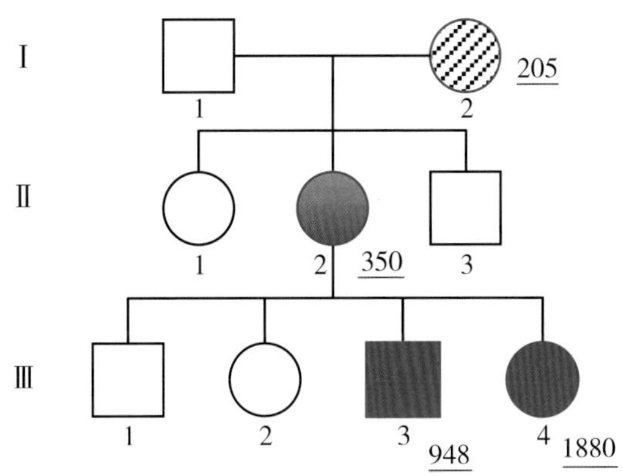

图2-19　强直性肌营养不良症患者（遗传早现）系谱

图中表示的是三代内出现的强直性肌营养不良症患者。祖母Ⅰ-2的临床表现只限于单侧性白内障，于51岁时发病。母亲Ⅱ-2于35岁时发病，并表现出双侧性白内障，脸部轻度肌肉紧张和脸形狭窄。病孩Ⅲ-3于4岁时发病，具有典型的表现型，其中包括严重的肌张力增加和心脏杂音。病孩Ⅲ-4则是先天性强直性肌营养不良症，在出生时表现出全身性肌肉紧张、心脏病变和先天性白内障。带横线的数目是有关患者CTG扩增数。（引自：陆国辉. 产前遗传病诊断 [M]. 广州：广东科技出版社，2002.[3]）

八、动态变异

一般来说，遗传物质在世代传递的过程中是稳定传递的，也就是说，某遗传病患者携带的变异和传给他该变异的亲代所携带的变异是完全一样的。而动态变异是比较特殊的一类，它是指某些位于基因编码序列或侧翼序列的短串联重复序列（通常重复单元为3～6个核苷酸），在世代传递的过程中发生重复次数的不稳定扩增[32]。因为这些短串联核苷酸重复的次数可随着世代的传递而呈现逐代递增，因而被称为动态变异（dynamic variant或者dynamic mutation）。例如，一个重复单元为CAG的短串联重复序列，在世代传递过程中CAG可由重复50次扩增变为重复75次、100次等。这种重复序列随着家族的世代传递不断扩增，拷贝数逐渐累积，在超过一定的阈值后，可引起基因表达和功能异常，从而导致疾病的发生。如某些遗传性神经系统疾病，就是由于三核苷酸重复序列拷贝数增加超过一定数目而导致的。

这个现象的发现打破了以往遗传物质稳定遗传的理念，并解释了一系列遗传病家系传递中的特殊之处。目前已知由动态变异导致的单基因病已超过30种，如亨廷顿病、脆性X综合征、脊髓小脑共济失调、强直性肌营养不良等。这些疾病在家系中传递时，由于三核苷酸重复次数呈现逐代递增的现象，所以常常表现为遗传早现（anticipation）。

九、表观遗传与DNA甲基化

基因表达的时空效应，即基因在某些细胞、某个发育生长阶段的特异表达，是由基因序列或其特征决定的。例如基因某些关键的调控元件可决定基因表达的组织特异性和空间特异性。同时，基因表达的激活或抑制与染色质的特定属性密切相关。这种对基因表达的调控不取决于基因序列本身，而是由基因所在染色质区域所决定的机制，被称为表观遗传（epigenetic，epi在希腊语中意为over或upon）。也就是说，基于染色质的分子信号的改变会造成细胞功能或基因表达的改变，且这种改变是在上下代之间可传递的，即可遗传的。表观遗传状态可建立、可保持，并可由DNA甲基化、组蛋白修饰等形式世代传递下去[32]。不管是哪种形式，表观遗传修饰并不改变DNA序列，这一点使之与遗传（genetic）机制区别开来，后者是通过改变DNA序列来调控基因表达的。总之，DNA序列和表观修饰一起决定了基因在正确的时间、正确的地点并以正确的剂量来完成表达并行使功能。

DNA甲基化是指胞嘧啶上嘧啶环第五位碳的甲基化修饰[32]。DNA序列上广泛的DNA甲基化是该区段基因表达被抑制的标记，也是细胞分化与发育中基因表达特定程序建立的广谱机制。一般来说，DNA甲基化发生在CpG二核苷酸中的C上，通过募集特定的甲基化CpG结合蛋白来抑制基因表达。5-甲基化胞嘧啶的存在被认为是一种稳定的表观遗传标记，可以忠实地通过细胞分裂在上下代间传递。DNA去甲基化是与DNA甲基化可逆的一个过程。DNA发生去甲基化，可使该区域被抑制的基因表达过程激活。广泛地去甲基化在生殖细胞发育和胚胎发育早期时发生，这与染色质环境的重置以及恢复合子细胞或各种干细胞群的全能性或多能性的需求是一致的。

已经有很多证据表明表观遗传改变在人类因环境或生活方式的影响而导致的疾病中起作用。表观遗传这种动态可逆改变的自然属性赋予它大大超出DNA序列本身的适应性或灵活性，因此与疾病起源及可能的治疗均相关。目前，ENCODE（Encyclopedia of DNA Elements）计划就是试图揭示全基因组表观遗传图谱，从而更好地理解在不同组织及不同疾病中基因表达的调控情况。

十、CNV的遗传效应

拷贝数变异（copy number variants，CNVs）是一种重要的人类基因组多态性，它是指基因组中较大的DNA片段的拷贝次数在群体中呈现一定变异的现象[33, 34]。CNV的长度至少1kb，平均长度为250kb。CNV在人类基因组中广泛存在，且覆盖范围要远高于单核苷酸多态性（single nucleotide polymorphism，SNP）。群体中>500kb的CNV占基因组的5%～10%，而>1Mb的CNV占基因组的1%～2%。

CNV是基因组结构变异（structural variation，SV）的重要组成部分，常由基因组重排而导致，主要表现为亚显微水平的基因组上的微缺失或微重复。它们是人类疾病的重要致病因素之一，所导致的人类疾病称为基因组病（genomic disorders）。

CNV对个体的表型有重要的调控作用，主要通过影响基因剂量（剂量效应）、基因的非编码调控（位置效应）、打断基因（基因断裂或基因融合）等机制使基因表达剂量减少或编码错误蛋白而产生遗传效应，导致人类疾病。如图2-20所示，当包含在CNV中的某剂量敏感的编码基因本身或其调控序列由于一个等位基因缺失、二倍重复或三倍重复而致单倍型不足或过表达而致病（图2-20A、图2-20D）；当CNV缺失导致编码基因部分缺失致使该编码基因被打断（图2-20B），或两个相邻的编码基因由于中间CNV缺失后形成一个新的融合基因（图2-20C），都可能产生一个编码错误的蛋白质，因此不能行使原基因功能而致病。

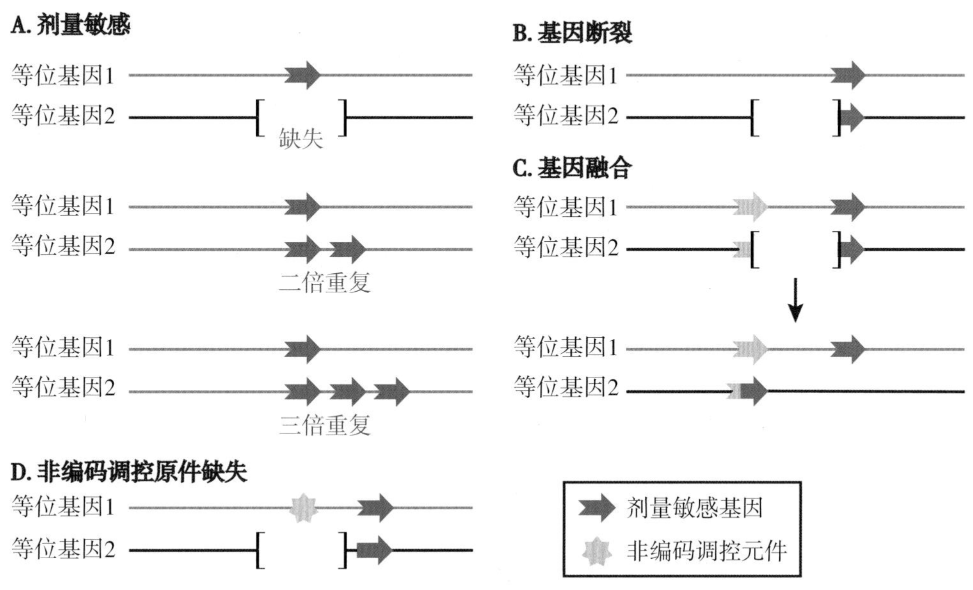

图2-20 CNV的遗传效应

A. 剂量敏感基因由于缺失一个拷贝导致单倍剂量不足或增加一个拷贝导致三倍剂量而致病。B. 基因断裂导致基因表达异常而致病。C. 两个基因之间由于CNV缺失所致的基因融合导致基因表达异常而致病。D. CNV拷贝数减少导致基因上（下）游的非编码调控序列（启动子或增强子）缺失。

CNV是生殖相关疾病（精子发生障碍和男性不育等）、神经系统和精神疾病（帕金森病、阿尔茨海默病、智力低下、自闭症、精神分裂、佩梅病）、红斑狼疮、肥胖以及杜兴型肌营养不良、腓骨肌萎缩症和先天性心脏病等疾病的重要致病因素。

十一、DNA修复缺陷

DNA修复（DNA repair）是指通过一系列机制将DNA损伤移除之后再通过一整套复杂的过程将其复原的过程。据估计，每天每个细胞里有10 000 ~ 1 000 000个核苷酸由于自发化学过程（脱嘌呤、去甲基化、脱氨基）、环境中的化学诱变反应（自然或非自然）、暴露于紫外线或离子辐射等而被损伤。这些被损伤的DNA只有一部分可以得到修复。即使这些DNA损伤被识别且剪切，修复系统仍有可能由于引入不正确的碱基而产生变异。因此，与DNA复制相关的DNA改变是通过校对机制来修正的，相反，由于DNA损伤的修复过程而引入的核苷酸改变通常会导致永久变异。最常见的自发变异是胞嘧啶C变为胸腺嘧啶T的核苷酸替换。这种现象可以解释为：人类基因组中表观遗传修饰的主要形式是DNA甲基化，当胞嘧啶C被甲基化，自发脱氨基后就变为胸腺嘧啶T，从而导致CpG二核苷酸中的C变为T（或G变为A）。这种自发变异如果不能被DNA修复系统识别并修复，就会在下一轮DNA复制时被保持下来。基因组中大约30%的SNP都是C和G，比其他形式的SNP多25倍。因此CpG岛是人类基因组中真正的变异热点。

DNA修复是一个复杂的过程，有多种蛋白参与其中[35]。有些DNA修复蛋白与细胞周期、细胞增殖等相关，当编码这些修复蛋白的基因变异时，就会导致DNA修复缺陷而引起肿瘤的发生。

例如，着色性干皮病（xeroderma pigmentosum，XP）是一种由核酸内切酶缺陷造成DNA修复功能异常所致的常染色体隐性遗传病。其特点是暴露处皮肤色素改变，伴角化或萎缩及癌变。多见于皮肤色素较深的人种。编码核酸内切酶的基因变异后导致皮肤部位细胞缺乏核苷酸切除修复（NER）功能，而使日光损伤的DNA不能正常修复导致本病。

（张　学　陆国辉）

第七节　X染色体失活

正常男女个体之间细胞所含X染色体的数量不同。男性个体体细胞只含一条X染色体，女性个体体细胞含有两条X染色体。那么，为什么位于X染色体上的基因在男女个体体细胞内的表达基本一样，并且能合成基本等量的基因产物呢？Lyon学说的X染色体失活（X inactivation）理论回答了这个问题。

一、Lyon学说

X染色体失活是Mary Lyon于1961年提出的一个很著名的学说。该学说解释了男女之间X染色体的差别以及X-连锁基因在男女个体细胞中表达的统一性，进而解答了长期以来难以理解的X-连锁遗传病在男女之间的特殊现象。因此，通常把这一学说称为Lyon学说。近年来，随着医学遗传学研究的发展，发现了一些与Lyon学说不相符合的现象，反过来也丰富了Lyon学说。

Lyon学说主要包括三个内容[1, 2]：

（1）在哺乳动物及人类，正常雌性个体的体细胞内只有一个X染色体具有生物效能，另一个X染色体则总是保持异固缩状态而失去活性。失去生物活性的X染色体在有丝分裂间期表现为巴氏小体（Barr body）并附于核膜上。

（2）X染色体的失活起始于桑葚胚（morula），即受精后第三天的卵裂阶段，并在合子后64 ~ 100细胞阶段完成。

（3）X染色体失活是随机的也是永久的。失活可以发生在母源性的X染色体上，也可以发生在父源性的X染色体上。但是，X染色体失活一旦在细胞内发生，往后由此分裂生成的所有子代细胞中所含失活X染色体的亲源性永远保持不变（图2-21）。

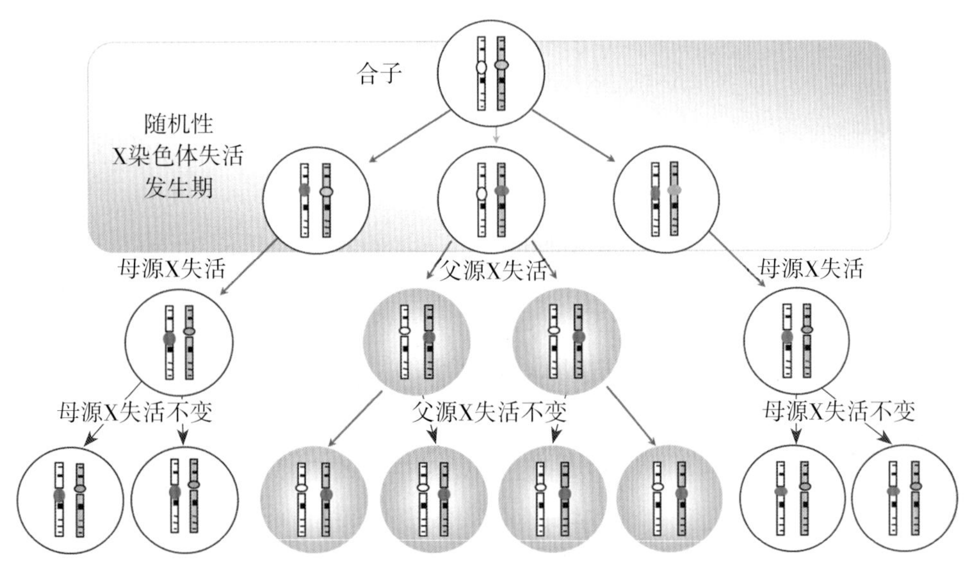

图2-21 X染色体失活

在正常情况下，X失活随机发生在母源（白色）或父源（灰色）X染色体上。X失活一旦发生（红点），由此产生的所有子代细胞所含的失活X染色体的亲源性（父或母）永恒不变。由于X失活的随机性，含母源性X失活细胞和父源性X失活细胞在人体组织里的比例会不平衡。由于篇幅有限，未将全部子代细胞表示出来。（引自：陆国辉. 产前遗传病诊断 [M]. 广州：广东科技出版社, 2002.[3]）

Lyon学说解开了不少与X染色体有关基因的遗传学难题，其中包括处于有丝分裂间期附于核膜上的特殊小体的结构。女性体细胞经过特殊染色后，在显微镜下可以清楚地看到附于核膜上深染的染色质块，即巴氏小体。巴氏小体是细胞分裂间期处于失活X染色体的结构。每个体细胞所含巴氏小体的数目是细胞所含X染色体数目减去1（表2-7）。正常男性体细胞里没有巴氏小体。对巴氏小体的测定已被广泛应用于性别鉴定。

表2-7 X染色体畸形与巴氏小体的关系

患者性别	核型	巴氏小体数目
男性	46, XY；47, XYY；69, XXY*	0
	47, XXY；48, XXYY	1
	48, XXXY	2
女性	45, X；46, X, r(X)**或46, X, i(Xp)或46, X, mar(X)**	0
	46, XX；46, X, i(Xq)或46, X, t(X；常染色体)	1
	47, XXX	2
	48, XXXX	3

注 *：额外多出的一套23条染色体可以支持两条有活性的X染色体；**：发生结构性异常的X染色体失活，在X失活中心丢失的情况下，不产生巴氏小体。

二、X失活中心

近年的研究已证实女性细胞X染色体失活受位于X染色体长臂上靠近着丝粒处q13带的X失活中心（X inactivation center，XIC）及其所含的*XIST*基因的调控[36-38]（图2-22）。与此同时，也发现了位于失活X染色体上其他基因和DNA结构的特点，主要包括以下几点：

1．X失活中心是X染色体失活的始发点 X染色体中心位于X染色体长臂的q13带。X失活始发于X失活中心，并向X染色体两端伸延，最终使X染色体上大部分的基因失去活性。

2．X失活中心含有*XIST*基因 *XIST*能转录15kb大小的mRNA覆盖在失活的X染色体上。*XIST*能启动X染色体失活。X失活中心能控制X染色体的数目、X失活的选择以及X失活消失的启动。X失活中心的效应最终导致*XIST*基因RNA功能的改变，使之从低度表达转变为高度表达。除启动X失活外，*XIST*还可能与失活X染色体上DNA的延迟复制和浓缩有关。*XIST*基因只对失活的X染色体产生效应，而对具有生物活性的X染色体不起作用。

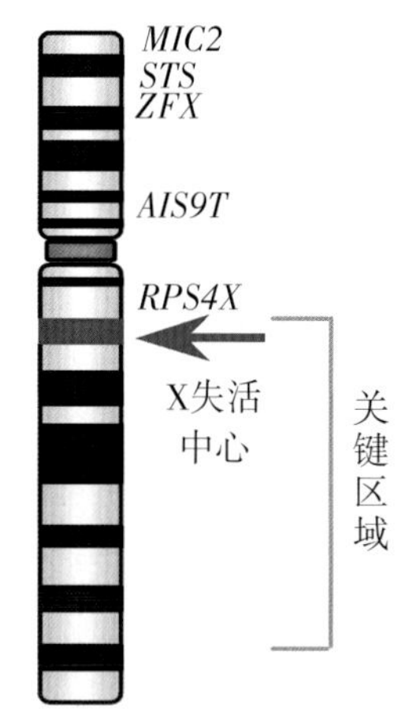

图2-22 X失活中心示意图

X失活中心（箭头所示）位于Xq13。失活中心所含的*XIST*基因可以启动X失活作用。图中X染色体右方标出的是部分可以逃避X失活作用效应而保持表达功能的基因。（引自：陆国辉. 产前遗传病诊断 [M]. 广州：广东科技出版社, 2002.[3]）

3．在有丝分裂过程中，失活X染色体上的DNA复制延迟。

4．X失活中心还含有一个与*XIST*反义的*TSIX*的基因 *TSIX*含45kb大小的RNA，来源于离*XIST*下游区15kb的DNA序列，并只存在于细胞核里。*TSIX*专一性地在未分化细胞里表达。在X失活发生之前，*TSIX*能在两条X染色体上呈双等位基因表达；在X失活发生时，*TSIX*则以单等位基因形式表达，但当X失活一旦建立，*TSIX*表达就被抑制。*TSIX*这种表达特点表明其功能可能与早期的X失活有关。

5．在失活X染色体上部分基因可以逃避失活 正常女性拥有两条X染色体，并且在任何指定的细胞中，一条X染色体具有活性（以Xa表示），另一条是失活的（以Xi表示）。

*XIST*基因在失活X染色体上以高水平表达而不在活性X染色体上表达。然而，在失活X染色体上高达1/4的基因能逃避失活[39, 40]。其中部分逃避失活的基因能与在活性X染色体上的等位基因同等表达，而其他的仍然以在活性X染色体上的等位基因表达为主[39, 40]。因此，当发生X染色体非整倍体畸变时，可能会出现异常的X-连锁表现型。

控制逃逸X失活的确切机制尚不清楚，但已有人提出，X染色体失活的逃避可能通过位于逃避性染色体域内长段的非编码RNA（lncRNA）来介导[40]。

三、失活X染色体的复活

女性体细胞内的X染色体一旦发生失活，就不能恢复其生物效能，也就是说，体细胞内失活的X染色体不能在有丝分裂过程中复活。女性体内唯一具有X复活（X reactivation）能力的细胞是生殖腺里的生殖细胞。在女性个体进入性成熟期后，处于失活的X染色体在卵原细胞进入减数分裂时就恢复其生物效能。因此，女性生殖细胞里两个X染色体在减数分裂过程中都具有活性。

四、与Lyon学说不相符的特殊表现及其遗传学意义

Lyon学说描述了女性X染色体的遗传学行为，通用于绝大多数哺乳动物。但在人类遗传学的研究过程中，发现了某些与Lyon学说不相符合的特殊现象，这些现象既反映在X-连锁遗传疾病的X染色体失活偏离（skewed X inactivation），又反映在X染色体畸变情况下的选择性X染色体失活。主要表现在如下几点[1, 2]：

（1）当女性体细胞内的一条X染色体发生结构性畸变时（例如片段缺失或重复等），发生畸变的X染色体总是处于失活状态。

（2）在女性体细胞发生X染色体和常染色体之间的相互易位时，正常的X染色体总是处于失活状态，而含X染色体片段的两条衍生染色体保持活性（图2-23）。

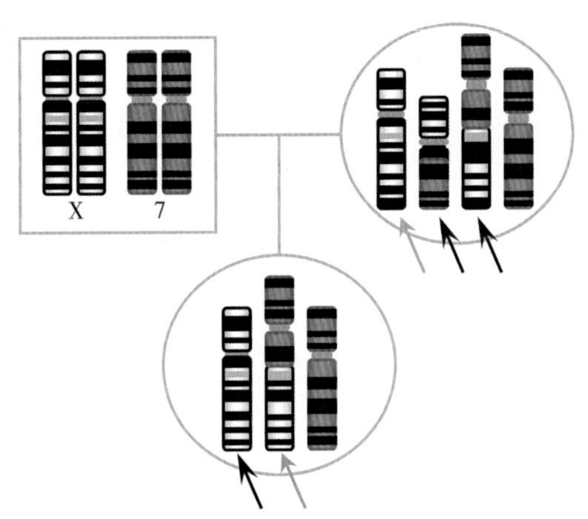

图2-23　选择性X染色体失活

图中的母亲是X染色体和7号染色体相互易位t(X;7)(q13;q22)的携带者，黑色箭头所指的两条衍生X染色体选择性地保持活性，而灰色箭头所指的正常X染色体选择性地失活的。母亲只能把带有X失活中心的衍生染色体传给她的女儿，但随之变成失活的，而女儿正常的X染色体选择性保持活性。绿色带表示X失活中心。（引自：陆国辉. 产前遗传病诊断 [M]. 广州：广东科技出版社，2002.[3]）

以上两种选择性X失活现象的发生虽然偏离了Lyon学说，但可以减轻或避免与之有关的X-连锁疾病或常染色体病的发生，具有正向的遗传学意义。

因X/常染色体平衡易位而产生的衍生染色体可以通过减数分裂随生殖细胞传递给后代。只有含X失活中心的衍生染色体才能在该易位的携带者的女儿身上出现，而该衍生染色体属X失活，另一个正常的X染色体保持活性。

（3）胚胎外组织（如胎盘）体细胞里所含的失活X染色体总是父源性的，其机制尚未清楚。其他哺乳动物也有类似非随机性X染色体失活的现象。例如雌性有袋类动物（如袋鼠）体细胞所含的X染色体失活总是发生在父源性的X染色体上。

（4）X-连锁基因的失活偏离　X失活偏离可以使X-连锁显性遗传病发生改变。有报道Ⅱ型色素失禁症杂合子女性患者的纤维细胞和外周血细胞都表现出X失活偏离，大部分失活的X染色体都含变异的等位基因，从而避免疾病的发生[41, 42]。与Ⅱ型色素失禁症相反，也有报道Rett综合征杂合子女性患者细胞里只有含正常基因的X染色体失活；但是，在非外显性杂合子中，X失活专一性地发生在含变异基因的X染色体上，具有活性的X染色体上的正常基因优先表达，从而使Rett综合征杂合子免于患病[43]。Rett综合征是一种X-连锁显性遗传病，并以严重智力障碍、严重孤独和无目的性的手动作为主要的临床表现，而该病的基因定位在Xq28[44, 45]。

X失活偏离对X-连锁隐性遗传的影响，主要表现在X-连锁基因女性杂合子的表达差异，这部分内容将在后面介绍。

五、X染色体失活的发生机制和意义

目前对X染色体失活的发生机制存在多种不同的看法，但得到多数人认同的主要有以下两种，即DNA上CpG岛的甲基化和X染色体失活基因*XIST*的生物效能。人们认为DNA上CpG岛的甲基化可以阻止mRNA的转录，而*XIST*基因能启动X失活。除此之外，还有人认为H4组蛋白的去乙酰化也可能会影响X染色体的失活。

X染色体失活有重要的遗传学意义，这可以从X染色体失活所产生的三种效应反映出来。这三种效应包括剂量补偿作用、女性X-连锁基因杂合子表达差异以及嵌合体[1, 2]。

（一）剂量补偿作用

由于女性体细胞内有一个X染色体处于失活状态，从而使得男女之间X-连锁基因表达趋于平衡，起到剂量补偿作用（dosage compensation）。

女性体细胞里失活X染色体的短臂末端部分，即似常染色体区域仍然保持活性。位于该片段上的X-连锁基因可以得到表达。类固醇硫酸酯酶（steroid sulfatase）基因、Kallmann综合征基因以及最近发现的Turner综合征基因*SHOX*等都位于这一区域。类固醇硫酸酯酶缺乏症是一种常见的X-连锁性干皮病，尽管女性体细胞内的两个类固醇硫酸酯酶等位基因都保持活性，但该酶在女性体内的水平只比男性稍高，不会导致疾病的发生。

（二）女性X-连锁基因杂合子表达差异

在前面介绍有关Lyon学说偏离现象时，已谈到X-连锁隐性遗传基因杂合子可能出现异常临床症状的问题。由于X染色体失活是随机的，所以很可能会出现带变异基因的X染色体与另一条带正常等位基因的X染色体之间在失活状态方面不平衡的现象，从而导致女性杂合子表达差异（variability of expression heterozygote）的发生。在一个杂合子里，如果大部分或全部带有变异基因的X染色体都逃避了X失活作用，而带有正常等位基因的另一条X染色体却失去活性，那么，致病的X-连锁隐性遗传基因表达就会占优势，在体内不断表达并合成异常的蛋白质，导致疾病的发生。这种杂合子称为症状性杂合子（manifesting heterozygote）。有人曾报道过多种存在症状性杂合子形式的X-连锁隐性遗传病，其中包括色盲、甲型血友病、乙型血友病以及假肥大型肌营养不良等。

（三）嵌合体

由于X染色体失活发生的随机性，女性个体内一部分体细胞含有母源性失活X染色体，而另一部分体细胞则含有父源性失活X染色体。这样，同一个体内含两种不同亲源性失活X染色体的细胞系，构成了嵌合体。

很多事实都证明了女性是嵌合体这一结论。例如，X-连锁的毛皮色素基因杂合子雌性鼠的皮毛呈斑点状，而雄性鼠的皮毛则清一色无斑点。X-连锁隐性遗传眼白化病男性患者的视网膜完全失去黑色素，而女性杂合子的视网膜则表现为斑状结构。*G6PD*基因位于X染色体长臂末端Xq28，女性体细胞内有一对*G6PD*等位基因G_1和G_2。在检查女性体细胞时，发现一部分体细胞含有G_1基因，而另一部分体细胞则含有G_2基因，这也是嵌合体的一个证据。

（陆国辉）

第八节　性染色体连锁遗传

性染色体连锁遗传也称为性连锁遗传（sex-linked inheritance），这是位于性染色体上基因的遗传方式，它可以分为X-连锁遗传（X-linked inheritance）和Y-连锁遗传（Y-linked inheritance）。根据疾病的显性遗传和隐性遗传之分，可把X-连锁遗传分为X-连锁显性遗传和X-连锁隐性遗传两种。Y-连锁遗传只能以显性遗传传递。

人类X染色体所含的DNA约为1.6×10^8bp，约占基因组的5%。有800～900个基因位于X染色体上。大多数的X-连锁遗传病都属隐性遗传。位于Y染色体上的基因约80个，然而，目前发现与Y基因组变异相关的疾病还是与Y染色体畸变相关，例如*AZF*缺失导致的无精症（azoospermia），而Y-连锁遗传病仍然十分少见[46-49]。

一、X-连锁隐性遗传

X-连锁隐性遗传（X-linked recessive inheritance）是指位于X染色体上的隐性遗传基因的遗传方式。由X-连锁隐性遗传基因引起的疾病称为X-连锁隐性遗传病[1, 2]。由于女性细胞含有两个X染色体而男性只有一个，因此在X染色体特定位点上，女性细胞含两个等位基因，男性细胞则只有单个等位基因。男女之间X-连锁隐性遗传的基因型及表现型有很大区别。由图2-24可知，男性有两种X-连锁隐性遗传基因型，而女性有三种不同的X-连锁隐性遗传基因型。男性只需要一个致病的X-连锁隐性遗传基因就可以表现出疾病的临床症状；而女性则通常需要两个X-连锁隐性遗传基因同时发生变异才能致病。

由于随机性X染色体失活的存在，杂合子所含的X-连锁致病等位基因和正常等位基因均有一定比例的失活。所以，杂合子体内有关的X-连锁基因产物只相当于正常女性个体的一部分。男性只有一个X染色体，有关的基因一旦发生变异，不管是显性或隐性，都可以致病。因此，X-连锁基因表达的隐性与显性之分只是对女性个体而言。

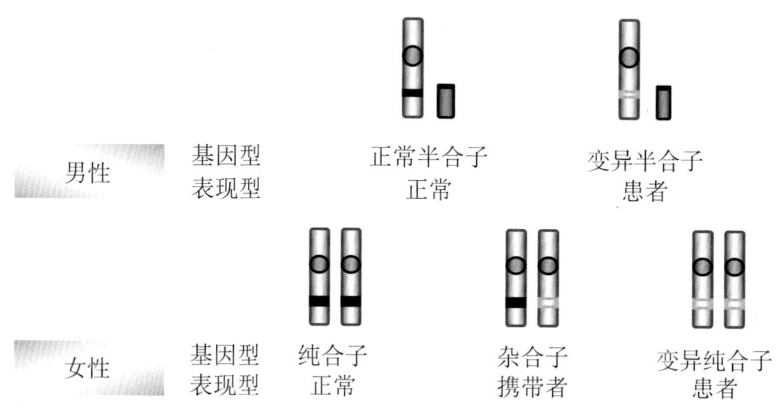

图2-24　X-连锁隐性遗传在男、女不同性别的基因型和表现型

图中表示一对X-连锁等位基因。灰色条带为变异等位基因，黑色条带为正常等位基因。（引自: 陆国辉. 产前遗传病诊断 [M]. 广州: 广东科技出版社, 2002.[3]）

（一）X-连锁隐性遗传基因和基因型频率

由于男女之间基因型存在差异，所以X-连锁隐性遗传基因和基因型频率在男女人群中的分布不一样。红绿色盲是一种常见的X-连锁隐性遗传病。由于该病对人体健康的危害性不大，且不受自然选择的影响，所以致病基因在群体中比较恒定，很适宜用来说明X-连锁隐性遗传基因及基因型在群体中的频率。如果以X^{rg}代表红绿色盲等位基因，X^{+}为相应的正常红绿等位基因，那么男性的两种基因型分别为X^{+}和X^{rg}，而女性个体的三种基因型分别为X^{+}/X^{+}、X^{+}/X^{rg}和X^{rg}/X^{rg}。如果以p表示正常等位基因频率，q表示变异等位基因频率，已知红绿色盲基因在群体中的频率是0.08，即$q=0.08$，那么根据Hardy-Weinberg定律，正常等位基因的频率为$p=1-q=0.92$。男女群体中各种红绿色盲基因型和表现型频率列于表2-8。从这个例子可以看出：①X-连锁隐性遗传病在男性群体中的发病率相当于该基因在整体人群中的基因频率。②大约2/3的X-连锁隐性遗传基因都存在于女性群体中，并几乎都以杂合子形式出现。③男性X-连锁隐性遗传病患者远比女性多。

表2-8　红绿色盲基因型、表现型及发病率

性别	基因型	表现型	基因频率（p，q）、杂合子频率（$2pq$）、发病率（I）
男性	X^{+}	正常	$p=0.92$
	X^{rg}	色盲	$I=q=0.08$
女性	X^{+}/X^{+}	正常（纯合子）	$p^2=0.92^2=0.864$
	X^{+}/X^{rg}	正常（杂合子）	$2pq=2\times0.92\times0.08=0.147$
	X^{rg}/X^{rg}	色盲	$I=q^2=0.08^2=0.0064$

注　X^{+}：正常红绿等位基因；X^{rg}：红绿色盲等位基因。

（二）X–连锁隐性遗传的特点

与常染色体隐性遗传相比，X–连锁隐性遗传有很多不同的特点。在进行系谱分析时，可根据这些特点对X–连锁隐性遗传作出判断。这些特点主要包括以下五点[1, 2]（图2–25）：

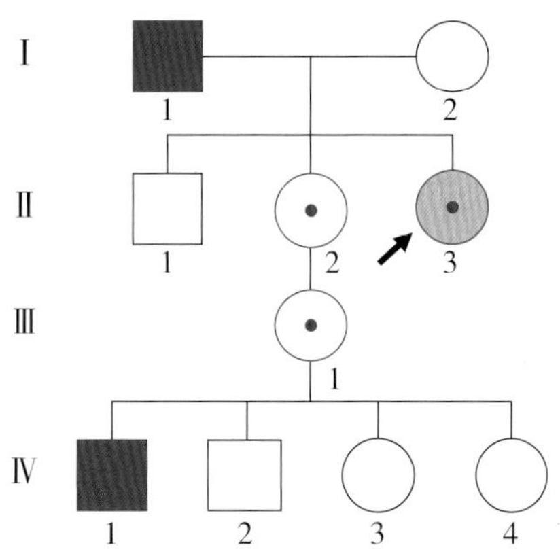

图2–25　X–连锁隐性遗传系谱

患者隔代出现，并通过女性杂合子传递。男性患者把致病基因传给全部女儿成为杂合子。女性杂合子将致病基因传给50%的男孩和女孩而分别成为患者与杂合子。箭头所指的是症状性杂合子。（引自：陆国辉. 产前遗传病诊断 [M]. 广州：广东科技出版社, 2002.[3]）

（1）疾病通常通过女性携带者向下传递，并出现隔代遗传（skipped generation）的现象。

（2）男性患者只能将致病基因传给其女儿，而不会出现“父—子”传递方式。这是区别于常染色体遗传的重要依据。

（3）女性携带者（杂合子）可以把致病基因传递给男性和女性后代，前者致病，后者仍然为杂合子。

（4）疾病表现型通常在男性患者身上充分表达出来，由于受随机性X染色体失活的影响，女性患者的表现型可能会不典型。

（5）男性患者远比女性患者多。

临床上最常见的与X–连锁隐性遗传有关的婚配方式是杂合子女性与正常男性之间的婚配。另一种常见婚配方式是患病男性与正常女性纯合子之间的婚配。在这种情况下，儿子从母方接受X染色体，全部男孩均正常，而女孩因接受了父方的致病基因以及母方的正常X染色体，故都成为携带者。

由于随机性X染色体失活作用的存在，X–连锁隐性遗传基因杂合子可以表现出轻微的临床症状而成为症状性杂合子。临床上，大约5%的甲型血友病杂合子属症状性杂合子，他们因体内第Ⅷ因子合成过少而有出血倾向。

二、X–连锁显性遗传

X–连锁显性遗传（X-linked dominant inheritance）是位于X染色体上显性遗传基因的遗传方式[1, 2]。X–连锁显性遗传病并不多见。低磷性佝偻病（hypophosphatemic rickets）是一种较常见的X–连锁显性遗传病，是抗维生素D佝偻病（vitamin D resistant rickets）的一种类型。该病的发生是由于肾小管受损而导致磷重吸收发生障碍。因为磷重吸收障碍使得大量磷由尿排出体外，加上肠道对钙、磷吸收不良，血磷下降，骨质不易钙化。此外，肾脏里的1-羟化酶功能受损，影响了1,25-（OH）$_2$-D$_3$的合成。患儿骨骼发育障碍，1岁左右时就出现肌无力症状，以后则表现出以“O”形腿为特点的佝偻病临床体征，还包括方颅、手脚镯、出牙迟、多发性骨折以及身高增长障碍等。

Ⅰ型色素失禁症（incontinentia pigmenti type Ⅰ）是一种少见的X-连锁显性遗传性皮肤病。致病基因定位在Xp11.21。患者出生时就发病。该病以皮肤风团、水疱和疣状损害后出现色素性皮损为特征，并常伴有眼、牙齿、毛发、骨骼及中枢神经系统的缺陷。几乎所有的Ⅰ型色素失禁症患者都是女性。因为男性患者病情非常严重而不能成活，往往在出生前夭折。

图2-26表示的是X-连锁显性遗传常见的两种婚配方式。由图可知，X-连锁显性遗传具有如下特点：

（1）由于父方和母方的X染色体都可以向子代传递，因此，疾病可以在相邻的两代连续出现。

（2）当父方携带致病基因时，其全部女儿都发病，而全部儿子为正常。不可能出现父—子传递模式。

（3）当母方是致病基因杂合子时，其全部子女患病的概率为50%。

此外，X-连锁显性遗传的女性患者较男性患者为多，男女之间的比例约为1∶2。X-连锁隐性遗传病和X-连锁显性遗传病之间的区别归纳在表2-9。

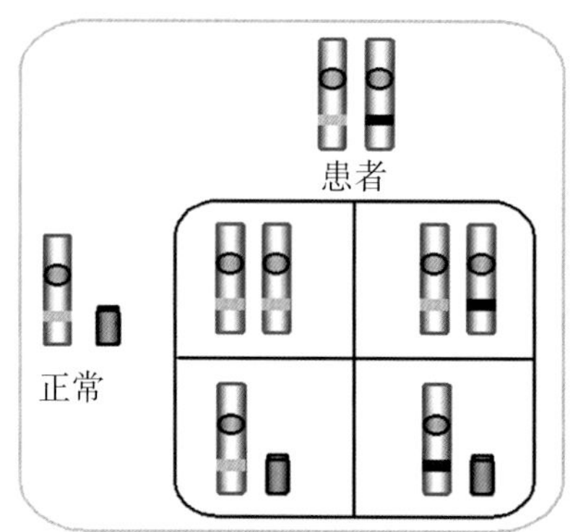

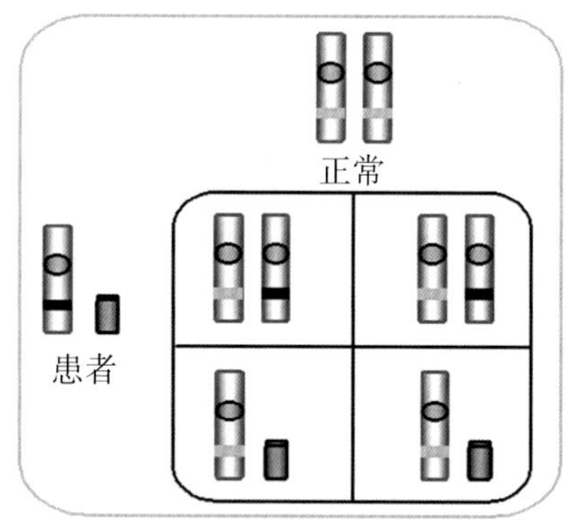

图2-26　X-连锁显性遗传常见的两种婚配方式

由女性杂合子患者与正常男性婚配生下的50%女儿和儿子都患病（左）。由正常女性与患病男性婚配生下的全部女儿都是患者，而全部男孩都正常（右）。黑色条带代表X-连锁显性遗传变异等位基因；灰色条带代表正常等位基因。（引自：陆国辉. 产前遗传病诊断 [M]. 广州：广东科技出版社, 2002.[3]）

表2-9　X-连锁隐性遗传病与X-连锁显性遗传病比较

	X-连锁显性遗传病	X-连锁隐性遗传病
女性杂合子与正常男性婚配后子女的再发风险率	50%儿子患病 50%女儿患病	50%儿子患病 50%女儿杂合子
患病男性与正常女性婚配后子女的再发风险率	全部儿子正常 全部女儿患病	全部儿子正常 全部女儿杂合子

（续表）

	X-连锁显性遗传病	X-连锁隐性遗传病
传递模式	垂直性传递，每代都会出现患者	可出现隔代患者，并通过女性杂合子传递
患者性别比例	女性患者比男性患者多一倍（男性致死性疾病除外）	患者均为男性，女性患者少见
其他	不出现父—子传递方式。女性杂合子表现型较男性患者为轻	不出现父—子传递方式，可见症状性杂合子女性患者

三、Y-连锁遗传

Y染色体所含的DNA量约为70Mb，约占细胞全基因组DNA的2%。到目前为止，已发现位于Y染色体上的基因达60个。由于只有男性细胞才有Y染色体，因此把位于Y染色体上的基因称为雄性基因（holandric gene）。已被定位在短臂的最主要的雄性基因是能指导胚胎发育成男性的*SRY*基因。*SRY*基因位于Y染色体短臂末端紧靠似常染色体区域的部位上。在某些特殊情况下，X与Y染色体上似常染色体区域之间的互换发生在Y染色体上靠着丝粒近端的部位，使*SRY*基因错误地易位到X染色体上，从而导致XX男性和XY女性的发生（图2-27）。

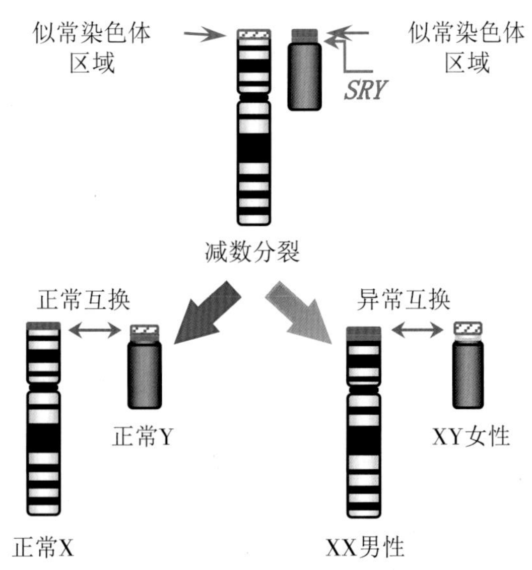

图2-27　性染色体短臂末端的似常染色体区域异常互换

在正常的减数分裂过程中，X、Y染色体之间互换发生在似常染色体区域（左下）。当互换错误地发生在Y染色体靠近着丝粒区域，*SRY*基因可以易位到X染色体上（右下）而导致XX男性和XY女性的发生。（引自：陆国辉. 产前遗传病诊断 [M]. 广州：广东科技出版社, 2002.[3]）

由于只有儿子才能遗传父方的Y染色体，因此Y-连锁遗传总是遵循“父—子”方式在系谱中传递，并呈现出清一色的男性患者系谱（图2-28）。

除*SRY*基因外，其他的主要雄性基因还包括定位于Yq11上编码睾丸特异性精子生成因子的几个基因*AZFa*、*AZFb*、*AZFc*，以及编码小相容性抗原的*H-Y*基因。最近研究证明，10%～15%的无精和5%～10%的严重少精男性患者都发现存在包括*AZF*位点的Y染色体长臂微缺失。这一微缺失区域称为AZF缺失区域（AZF-deleted region）[48, 49]。表2-10列举了位于AZF缺失区域内与男性不育有关的看家基因。这些基因都以单一拷贝存在于Y染色体上，同时也存在于女性细胞具有活性的那条X染色体上，两者DNA顺序的一致性超过84%。

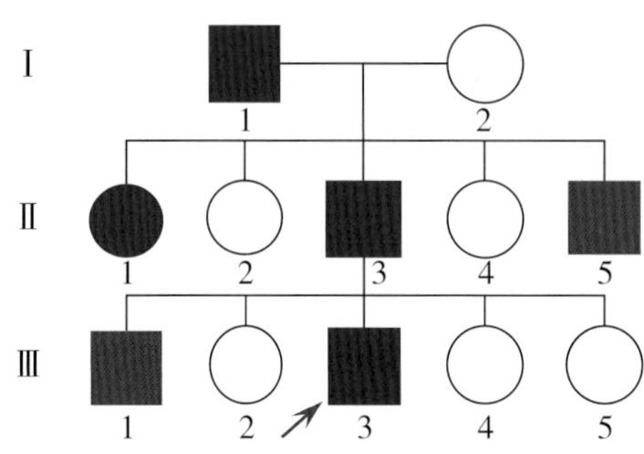

图2-28 Y-连锁遗传系谱

父亲只能将Y染色体传递给男孩，因此，在系谱上表现出清一色的父—子传递模式。（引自：陆国辉. 产前遗传病诊断 [M]. 广州：广东科技出版社, 2002.[3]）

表2-10 定位于Y染色体AZF缺失区域的部分看家基因

基因代号	位于X染色体上的同源基因代号	说明
DFFRY	*DFFRX*	与果蝇去泛醌酶基因同源
DBY	*DBX*	RNA螺旋酶功能
Tβ4Y	*Tβ4X*	参与肌动蛋白分离
UTY	*UTX*	参与蛋白质-蛋白质相互作用
SMCY	*SMCX*	编码H-Y抗原决定簇
elF-1AY	*elF1-1AX*	编码真核细胞翻译启动因子

（陆国辉 张学）

参考文献

[1] Jorde LB, Carey JC, Bamshad MJ. Medical Genetics [M]. 5th ed. Philadelphia: Elsevier, 2016.

[2] Nussbaum RL, McInnes RR, Willard HF. Thompson & Thompson Genetics in Medicine [M]. 8th ed. Philadelphia: Elsevier, 2016.

[3] 陆国辉. 产前遗传病诊断 [M]. 广州：广东科技出版社, 2002.

[4] McColgan P, Tabrizi SJ. Huntington's disease: a clinical review [J]. Eur J Neurol, 2018, 25: 24–34.

[5] Connor B. Concise review: the use of stem cells for understanding and treating Huntington's disease [J]. Stem Cells, 2018, 36: 146–160.

[6] Lee H, Deignan JL, Dorrani N, et al. Clinical exome sequencing for genetic identification of rare Mendelian disorders [J]. JAMA, 2014, 312: 1880–1887.

[7] Schäffer AA. Digenic inheritance in medical genetics [J]. J Med Genet, 2013, 50: 641–652.

[8] Defrise–Gussenhoven E. Hypothèes de dimérie et de non–pénétrance [J]. Acta Genet, 1962, 12: 65–96.

[9] Kajiwara K, Berson EL, Dryja TP. Digenic retinitis pigmentosa due to mutations in the unlinked peripherin/RDS and ROM1 loci [J]. Science, 1994, 264: 1604–1608.

[10] Katsanis N, Ansley SJ, Badano JL, et al. Triallelic inheritance in Bardet–Biedl syndrome, a Mendelian recessive disorder [J]. Science, 2001, 293: 2256–2259.

[11] Lerer I, Sagi M, Ben–Neriah Z, et al. A deletion mutation in GJB6 cooperating with a GJB2 mutation in trans in non–syndromic deafness: a novel founder mutation in Ashkenazi Jews [J]. Hum Mutat, 2001, 18: 460.

[12] Tam PK, Garcia–Barceló M. Genetic basis of Hirschsprung's disease [J]. Pediatr Surg Int, 2009, 25: 543–558.

[13] Vockley J, Dobrowolski SF, Arnold GL, et al. Complex patterns of inheritance, including synergistic heterozygosity, in inborn errors of metabolism: Implications for precision medicine driven diagnosis and treatment[J]. Mol Genet Metab, 2019, pii: S1096–7192(19)30408–1.

[14] Gardner RJM, Amor D. Chromosome Abnormalities and Genetic Counseling [M]. 5th ed. New York: Oxford University Press, 2018.

[15] Gersen SL, Keagle MB. The Principles of Clinical Cytogenetics [M]. New York: Springer, 2013.

[16] Bernards A, Gusella JF. The importance of genetic mosaicism in human disease [J]. N Engl J Med, 1994, 331: 1447–1449.

[17] Gisselsson D, Dumanski JP, Forsberg LA, et al. Mosaicism in health and disease – clones picking up speed [J]. Nat Rev Genet, 2017, 18: 128–142.

[18] Strain L, Dean JC, Hamilton MP, et al. A true hermaphrodite chimera resulting from embryo amalgamation after in vitro fertilization [J]. N Engl J Med, 1998, 338: 166–169.

[19] Hall JG. Genomic imprinting: nature and clinical relevance [J]. Ann Rev Med, 1997, 48: 35–39.

[20] Hall JG. Review and hypothesis: syndromes with severe intrauterine growth restriction and very short stature––are they related to the epigenetic mechanism(s)of fetal survival involved in the developmental origins of adult health and disease? [J]. Am J Med Genet, 2010, 152A: 512–527.

[21] Monk D, Mackay DJG, Eggermann T, et al. Genomic imprinting disorders: lessons on how genome, epigenome and environment interact [J]. Nat Rev Genet, 2019, 20: 235–248.

[22] Skaar DA, Li Y, Bernal AJ, et al. The human imprintome: regulatory mechanisms, methods of ascertainment, and roles in disease susceptibility [J]. ILAR J, 2012, 53: 341–358.

[23] Lee S, Wevick R. Identification of novel imprinted transcripts in the Prader–Willi syndrome and Angelman syndrome deletion region: further evidence for regional imprinting control [J]. Am J Hum Genet, 2000, 66: 848–851.

[24] Verstraeten A, Alaerts M, Laer LV, et al. Marfan Syndrome and Related Disorders: 25 Years of Gene [J]. Hum Mutat, 2016, 37: 524–531.

[25] Harper PS, Harley HG, Reardon W, et al. Anticipation in myotonic dystrophy: new light on an old problem [J].

Am J Hum Genet, 1992, 51: 10–14.

[26] Reddy PS, Housman DE. The complex pathology of trinucleotide repeats [J]. Curr Opin Genet Dev, 1997, 9: 364–372.

[27] Den Dunnen WFA. Trinucleotide repeat disorders [J]. Handb Clin Neurol, 2017, 145: 383–391.

[28] Warren ST. The expanding world of trinucleotide repeats [J]. Science, 1996, 271: 1374–1375.

[29] Santoro MR, Bray SM, Warren ST. Molecular mechanisms of fragile X syndrome: a twenty–year perspective [J]. Annu Rev Pathol, 2012, 7: 219–245.

[30] Wong MH, Tan CS, Lee SC, et al. Potential genetic anticipation in hereditary leiomyomatosis–renal cell cancer(HLRCC) [J]. Fam Cancer, 2014, 13: 281–289.

[31] Aronoff L, Malkin D, van Engelen K, et al. Evidence for genetic anticipation in von Hippel–Lindau syndrome [J]. J Med Genet, 2018, 55: 395–402.

[32] ENCODE Project Consortium. An integrated encyclopedia of DNA elements in the human genome [J]. Nature, 2012, 489: 57–74.

[33] Zarrei M, MacDonald JR, Merico D, et al. A copy number variation map of the human genome [J]. Nat Rev Genet, 2015, 16: 172–183.

[34] Harel T, Lupski JR. Genomic disorders 20 years on–mechanisms for clinical manifestations [J]. Clin Genet, 2018, 93: 439–449.

[35] Papamichos–Chronakis M, Peterson CL. Chromatin and the genome integrity network [J]. Nat Rev Genet, 2013, 14: 62–75.

[36] Lee JT, Davidow LS, Warshawsky D. Tsix, a gene antisense to Xist at the X–inactivation center [J]. Nat Genet, 1999, 21: 400–404.

[37] Panning B, Dausman J, Jaenisch R. X chromosome inactivation is mediated by Xist RNA stabilization [J]. Cell, 1997, 90: 907–911.

[38] Plath K, Mlynarczyk–Evans S, Nusinow D, et al. Xist RNA and the mechanism of X chromosome inactivation [J]. Annu Rev Genet, 2002, 36: 233–278.

[39] Yang F, Babak T, Shendure J, et al. Global survey of escape from X inactivation by RNA–sequencing in mouse [J]. Genome Res, 2010, 20: 614–622.

[40] Reinius B, Shi C, Liu HS, et al. Female–biased expression of long non–coding RNAs in domains that escape X–inactivation in mouse [J]. BMC Genomics, 2010, 11: 614–618.

[41] Lanasa MC, Hogge AH, Hoffman EP. The X chromosome and recurrent spontaneous abortion: The significance of transmanifesting carriers [J]. Am J Hum Genet, 1999, 64: 934–938.

[42] Migeon BR. Non–random X chromosome inactivation in mammalian cells [J]. Cytogenet Cell Genet, 1998, 80: 142–148.

[43] Migeon BR, Axelman J, Jan de Beur S, et al. Selection against lethal alleles in female heterozygous for incontinentia pigmenti [J]. Am J Hum Genet, 1989, 44: 100–106.

[44] Amir R, Dahle EJ, Toriolo D, et al. Candidate gene analysis in Rett syndrome and the identification of

21 SNPs in Xq [J]. Am J Med Genet, 2000, 90: 69–71.

[45] Ehrhart F, Sangani NB, Curfs LMG. Current developments in the genetics of Rett and Rett–like syndrome [J]. Curr Opin Psychiatry, 2018, 31: 103–108.

[46] Lee JY, Dada R, Sabanegh E, et al. Role of genetics in azoospermia [J]. Urology, 2011, 77: 598–601.

[47] Rives N. Y chromosome microdeletions and alterations of spermatogenesis, patient approach and genetic counseling [J]. Ann Endocrinol(Paris), 2014, 75: 112–114.

[48] McElreavey K, Krausz C. Sex chromosome genetics ‘99. Male infertility and the Y chromosome [J]. Am J Hum Genet, 1999, 64: 928–933.

[49] Colaco S, Modi D. Genetics of the human Y chromosome and its association with male infertility [J]. Reprod Biol Endocrinol, 2018, 16: 14–16.

责任编委：陆国辉

第三章
CHAPTER 3
线粒体疾病遗传基础

线粒体（mitochondria）的主要功能是产生能量，存在于身体的每一个细胞中，而心脏、肌肉和大脑等高能量需求器官需要更多的线粒体。当线粒体DNA（mitochondrial DNA，mtDNA）或者编码线粒体成分的核基因发生变异时，线粒体的数量或功能被破坏，产生较少的能量和器官功能障碍而导致线粒体疾病（mitochondrial disorders）的发生。线粒体DNA的变异可以是遗传性或者获得性，即生殖细胞性或者体细胞性，也受药物、感染或其他环境因素的不良影响而导致疾病的发生。

在美国，10岁前儿童的线粒体疾病的发病率约为1/4 000，携带者频率为1/200。然而，线粒体疾病难以得到准确及时的诊断，常常被误诊。通常的诊断方法包括分子诊断检测，对受影响的组织，如肌肉或肝脏，血液或尿液进行生化标志物的遗传或生物化学检测等。中国的线粒体疾病的准确发病率有待论证。

第一节　线粒体

一些科学家认为，线粒体本来是与人体无关的微生物。随着人类的进化，线粒体侵入人体并与体内细胞共存，最终成为细胞质内不可缺少的细胞器。线粒体通常呈棒状结构，直径约为0.5μm。各线粒体的长度可能不一，长的可达10μm，并分布在细胞质中。一个细胞所含的线粒体数量因细胞类型不同而有很大的差别。能量消耗大的组织细胞所含的线粒体数目较多。肝细胞消耗能量大，每个肝细胞中线粒体数可达2 000～3 000个。男女生殖细胞含线粒体数目差别很大。女性卵细胞所含的线粒体数多达3×10^5个，而男性精子中只含有少许线粒体。要特别注意的是，当卵子与精子结合发生受精时，附在精子颈部的线粒体通常难以进入卵子内，精子线粒体的这种细胞穿透特性决定了线粒体疾病的母系传递特点[1-3]，然而这一理论随着基因测序技术的发展可能会改变。

线粒体是人体细胞中唯一的具有自主DNA复制能力的细胞器。很多人体细胞中重要的生化过程都在线粒体中进行，例如三羧酸循环和部分尿素合成过程。线粒体基因表达后的产物通过复杂的氧化磷酸化作用将食物中的化学能转变为具有高能的ATP，为细胞的代谢提供能量，故有“人体发电厂”之称。

（陆国辉）

第二节　线粒体DNA

线粒体DNA是唯一不存在于细胞核内的遗传物质。每个线粒体都有两个至几十个mtDNA。由于每个细胞通常具有一百个至数百个线粒体，因此，一个细胞所含的mtDNA分子可多达数千个以上。每个线粒体DNA分子含16 569个碱基对，并呈闭合双链环状结构[1, 4, 5]（图3-1）。

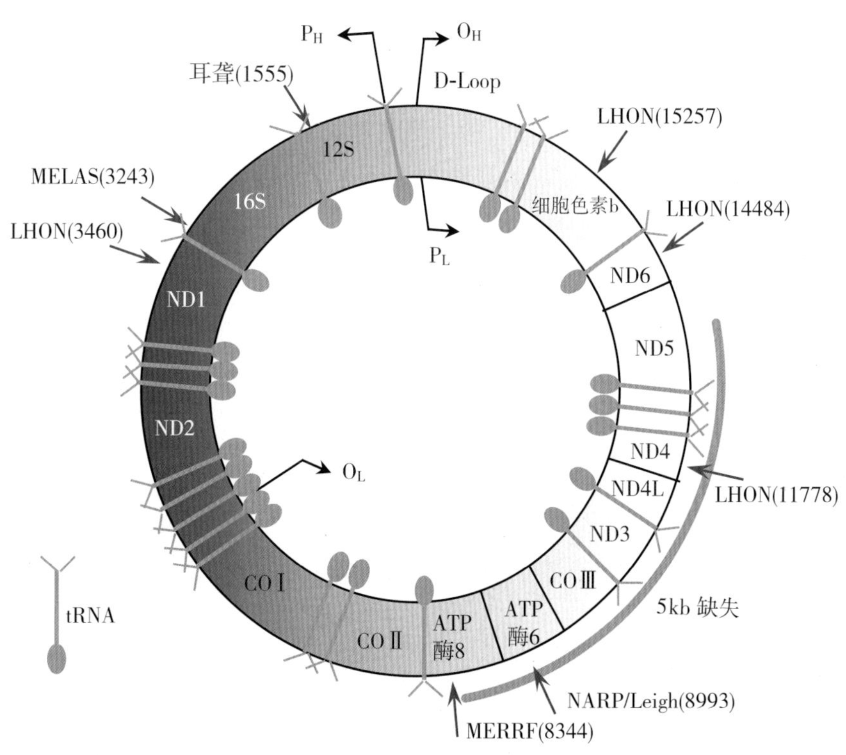

图3-1　人类线粒体基因组模式图

LHON（Leber hereditary optic neuropathy）：Leber遗传性视神经病；MELAS（mitochondrial myopathy, encephalopathy, lactic acidosis, and stroke-like episodes）：线粒体脑肌病伴乳酸酸中毒及卒中样发作；MERRF（myoclonic epilepsy associated with ragged red fibers）：肌阵挛性癫痫伴破碎红纤维。ND1、ND2、ND3、ND4、ND4L、ND5和ND6是氧化磷酸化复合物Ⅰ的7个亚单位。CO Ⅰ、CO Ⅱ、CO Ⅲ是复合物Ⅳ的3个亚单位。ATP酶6和ATP酶8是复合物Ⅴ的2个亚单位。细胞色素b是复合物Ⅲ的组成部分。O_H和O_L分别是线粒体DNA重链和轻链复制的起始区；P_H和P_L分别是重链和轻链复制的启动因子。D-Loop是非编码区域，对DNA的复制起调控作用。22个tRNA基因分别在线粒体DNA的不同区域。蓝色箭头表示有关线粒体疾病的基因点变异部位。其附近标出的大写英文简称代表有关线粒体疾病，括号内数字代表变异位置。外周弧表示最常见的5kb缺失变异。（引自: 陆国辉. 产前遗传病诊断 [M]. 广州: 广东科技出版社, 2002.[5]）

在此闭合双链环中有一区段，没有基因编码区且在人群中存在很高的多态性，被称为D-Loop区段。由于两条链中的编码基因的数目不同，所以，可以把携带编码28个基因的一条链称为重链（H），而仅携带编码9个基因的另一条链则称为轻链（L）。有两个mtDNA的复制起始点，重链的复制起始点位于D-Loop区段内。mtDNA复制的调控与细胞核DNA复制并不完全同步。mtDNA的复制是由DNA聚合酶γ（*POLG*基因）作用完成，复制时，由重链的复制起始点开始，单方向进行，直到新合成的重链越过轻链的起始点后，轻链才开始复制，也同样是单一方向（与重链方向相反）。

mtDNA的转录有两个启动子，均位于D-Loop区段内，转录为双向同时进行。转录产物为多顺反子，即在同一链上的所有编码区被转录成多种不同的产物，然后经修饰切断后形成成熟的RNA。

线粒体DNA总共含有37个基因，包括13个编码蛋白质基因，22个tRNA和2个rRNA基因。13个蛋白质基因中有7个呼吸链复合体Ⅰ的亚基，1个复合体Ⅲ的亚基，3个复合体Ⅳ的亚基和2个ATP合成酶的亚基；而22个tRNA和2个rRNA基因则是在线粒体内合成这些蛋白质亚基所必需的成分[2]。

与细胞核DNA（nuclear DNA，nDNA）相比，mtDNA有以下主要特点：

（1）mtDNA中每个基因不含非编码碱基。这就是说，mtDNA基因没有内含子，而且排列紧凑。因此，mtDNA上在基因区内任何部位的变异都可以破坏其中某一个基因的结构及其功能表达。

（2）mtDNA不能合成mtDNA本身所必需的蛋白质，比如DNA聚合酶γ（*POLG*基因）。这些蛋白质只能来源于线粒体外的nDNA基因。

（3）mtDNA的表达及其稳定性受线粒体外的nDNA的调控。细胞质中mtDNA水平及其表达都受nDNA编码合成的一种称为线粒体转录因子A（mitochondrial transcription factor A，mtTFA）蛋白质的调控。胞质中高水平的mtDNA反过来可以减少mtTFA的合成。然而，随着基因检测技术的更新，mtDNA表达的调控会有新的发现。

（4）部分mtDNA密码子的编码意义与同样的nDNA密码子的编码意义不同。例如，同样是一个密码子UGA，对于核DNA来说，其密码意义是终止密码；而对于mtDNA来说，其密码意义则是色氨酸。

（陆国辉）

第三节　线粒体遗传特点及其影响因素

一、影响线粒体遗传的重要因素

（一）同质性与杂质性

同质性（homoplasmy）和杂质性（heteroplasmy）是认识线粒体遗传的两个非常重要的概念，指的是人体细胞内正常和变异mtDNA的不同组成状态[6, 7]。在生殖细胞和体细胞这两大类细胞的发育和分裂过程中，由于遗传瓶颈效应（bottleneck effect），分布于胞质内的线粒体可以随着细胞的分裂而各自被动分离，并随机性地进入不同的子代细胞中，由此而新生的子代细胞中所含线粒体的数目可能会不一样。此外，各个细胞所含变异线粒体与正常线粒体之间的数目比例也不相同，线粒体里不同的变异mtDNA分子也各有不同程度的变异。某些子代细胞内的全部或大部分的线粒体可能都属于基因变异型，而另一些子代细胞中带有基因变异的线粒体的数目则可能不多。如果不同细胞的胞质中mtDNA每一个都为正常或每一个都为异常，那么这种状况称为同质性；如果胞质中既有正常的mtDNA又有异常的mtDNA，而且这两者的比例在不同的细胞中也不一样，这称为杂质性（图3-2）。

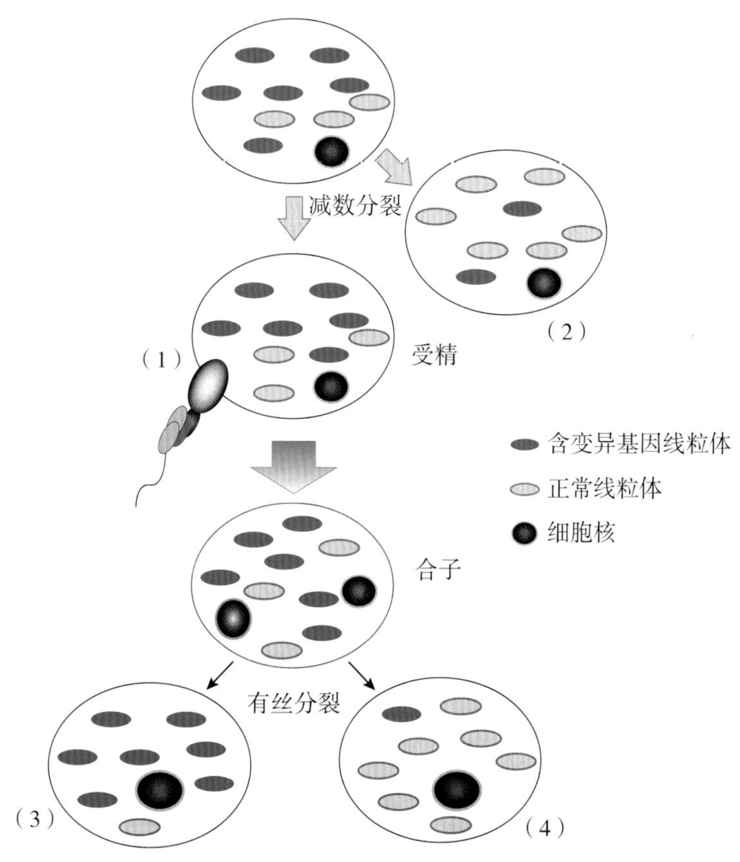

图3-2　线粒体遗传的母系传递和杂质性

附于精子颈部的线粒体在受精过程中从精子上脱落而不能进入卵子内。因此，线粒体致病基因通常只能由母方往下一代传递，但最近也有由父方传递的临床论证。在减数分裂过程中，线粒体伴随细胞分裂而不规则地分离，并随机进入子代细胞内。各个细胞所含的变异线粒体和正常线粒体间的比例明显不同。性腺细胞内发生基因变异的线粒体可以占优势（1），正常的线粒体也可以占优势（2）。同理，体细胞内发生基因变异的线粒体可以占优势（3），也可以由正常线粒体占优势（4）。（引自：陆国辉. 产前遗传病诊断 [M]. 广州：广东科技出版社，2002.[5]）

杂质性的程度以变异mtDNA的比例为指标。杂质性可以出现在同一细胞，也可以在同一组织或器官，从而造成疾病临床表型的复杂性，包括同一变异在同一家系各不同成员间的不同临床表型，同一患者在不同发育期的不同临床表型等。临床分子诊断所得的血液细胞中杂质性比例并不代表患者的肌肉、脑和神经组织中的变异比例，不能用于预测患者的起病年龄与发病的严重程度，也难以准确用于预测胎儿的患病风险。

（二）变异mtDNA阈值

与杂质性相关的是变异mtDNA阈值（threshold）效应，即变异mtDNA的数目需要超过一定的比例才会导致线粒体功能的改变[8, 9]。在已知的mtDNA变异中，各种变异的阈值也高低不同。有的阈值很高，变异mtDNA需要达到80%～90%以上才会造成呼吸链功能的缺陷，比如NARP综合征；但有的则比较低，30%时已能导致功能改变，比如MELAS综合征。通常，在13个蛋白质基因上的变异常有比较高的阈值，对于tRNA基因上的变异，阈值则比较低，有的低于20%也显示出明显的临床症状。

因此，变异mtDNA阈值决定线粒体疾病的发病与否，而线粒体的杂质性决定了线粒体疾病临床表型的差异。

二、线粒体遗传的特点

由于精子中的线粒体通常不能进入卵子，而细胞的胞质内的mtDNA又存在同质性和杂质性两种状况，因此，线粒体遗传有着母系传递和高度的表现型差异两大特点[10-12]（图3-3）。

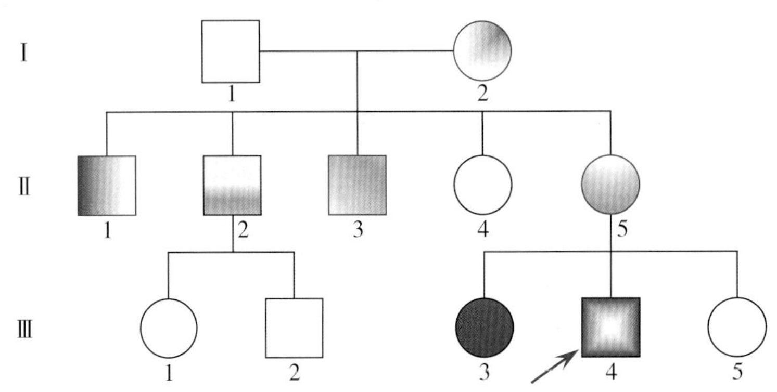

图3-3 线粒体遗传系谱

变异的线粒体基因只能由母系传递（Ⅰ-2、Ⅱ-5），而不能由父方传递（Ⅱ-2）。系谱里的7个患者的疾病表现各不一样，体现了线粒体疾病表现型高度差异的特点。（引自：陆国辉. 产前遗传病诊断[M]. 广州：广东科技出版社，2002.[5]）

（一）母系传递

母系传递（maternal transmission）是指线粒体疾病只能通过女性向下一代传递的现象。由于附着于精子颈部的线粒体在受精过程中通常不能进入卵子中，所以，合子中所有的线粒体都属母源性。女性生殖细胞是在发育的早期阶段形成的，在进行减数分裂的过程中，前体细胞分裂成若干个卵子，所以细胞的线粒体在这些卵子中随机分布。因此，不同的卵子可以含有明显不同数量的变异线粒体，这就决定了有可能变异遗传物质的数量传给下一代也是不同的。此外更重要的是在线粒体可以随机地被动分离并进入任何一个子代生殖细胞中，胚胎发育过程中线粒体DNA分子会急剧减少。这说明存在一个线粒体遗传瓶颈效应，只有少量来自母亲的线粒体分子会传递给下一代。所以，线粒体疾病传统性地被认为只能通过母方传递。

然而，此线粒体疾病“母系传递”的传统观念最近已被打破，父亲的mtDNA被传递给下一代已经得到验证[13]。此报道发现了mtDNA的双亲遗传的多个实例，在三个不同家族跨越多代，并且通过不同方法在多个不相关实验室的独立深度mtDNA测序证实了这一结果，其遗传方式近似于常染色体显性遗传方式。

（二）高度的临床表型差异

线粒体疾病的临床表型差异受到多种因素的影响，其中包括：①受精后合子中正常mtDNA与变异mtDNA之间的比例。如果变异mtDNA的比例高则导致较严重的临床表型。②含变异mtDNA的体细胞的成活率。如果仅有极少数含基因变异的体细胞成活，临床表型就可能轻微。③同质性变异通常比杂质性变异严重。④存在生殖细胞或者体细胞mtDNA基因变异。如果基因变异发生在生殖细胞系，那么变异基因可以传递到后代各种不同类型的组织细胞中，使患者产生多器官、多系统或全身性的组织损害。如果基因变异属体细胞性，临床表型则可能仅局限于某一组织器官。这取决于胚胎发育过程中含变异线粒体DNA的细胞的分化及其在人体组织分布的状况。

由于以上几个因素在不同个体间的差别很大，已知特定基因的变异线粒体疾病在同一家系中不同患者之间往往表现出高度临床表型差异（phenotypic variability）[12]。

（陆国辉）

第四节　线粒体基因变异特点

线粒体基因变异直接影响细胞内的氧化磷酸化作用，从而引起细胞代谢的异常。但是，由于杂质性的存在，线粒体基因变异在不同个体及其相关组织中的危害程度差别很大。轻微的只是使携带者在进入生育期后出现轻微临床表现，严重的则可以使患者早期发病，更甚者可以使受精后的合子不能继续生长发育。

大多数致病性的mtDNA变异是点变异或线粒体基因组重排，而mtDNA缺失也是mtDNA基因组常见变异之一。mtDNA的表达受核基因编码的线粒体转录因子A功能的调控。因此，线粒体转录因子A的缺陷也可以导致线粒体疾病的发生。

线粒体基因变异类型主要包括三种，即点变异、基因组结构缺失/重复变异，以及mtDNA数量异常。每种变异类型以及线粒体DNA组成状况与线粒体疾病的发生关系密切，而mtDNA的高变异率和体细胞中变异mtDNA的累积也是线粒体疾病发生的重要原因[3, 14–17]。

（一）点变异

在由点变异产生的线粒体疾病中，细胞质中的mtDNA构成多属杂质性，即正常与变异mtDNA基因共存。一般来说，属点变异的线粒体疾病的传递方式只限于母系传递。几乎所有导致勒伯尔遗传性视神经病（Leber hereditary optic neuropathy，LHON）的基因变异都是点变异，其中以11778位点上的点变异为最常见（表3–1）。表3–2列举了常见的96种mtDNA点变异类型。

表3-1　部分线粒体DNA点变异及其有关疾病

核苷酸位置	线粒体基因组	线粒体基因名称	疾病
1555	12S rRNA	*MT-RNR1*	耳聋
3243	亮氨酸 tRNA	*MT-TL1*	MELAS，糖尿病
3260	亮氨酸 tRNA	*MT-TL1*	心肌病，MELAS
3271	亮氨酸 tRNA	*MT-TL1*	MELAS，糖尿病
3303	亮氨酸 tRNA	*MT-TL1*	心肌病，肌病
3460	ND1	*MT-ND1*	原发性LHON
8344	赖氨酸 tRNA	*MT-TK*	MERRF
8356	赖氨酸 tRNA	*MT-TK*	MERRF
11778	ND4	*MT-ND4*	原发性LHON
13708	ND5	*MT-ND5*	继发性LHON
14484	ND6	*MT-ND6*	原发性LHON
15257	细胞色素b	*MT-CYB*	原发性或继发性LHON

注：MELAS，线粒体脑肌病伴乳酸酸中毒及卒中样发作；MERRF，肌阵挛性癫痫伴破碎红纤维；LHON，Leber遗传性视神经病。

表3-2　常见的96种mtDNA变异类型

序号	变异类型	序号	变异类型	序号	变异类型
1	m.586G>A（tRNA^{Phe}）	19	m.3302A>G（tRNA^{Leu1}）	37	m.5521G>A（tRNA^{Trp}）
2	m.618T>C（tRNA^{Phe}）	20	m.3303C>T（tRNA^{Leu1}）	38	m.5537insT（tRNA^{Tr}）
3	m.1453A>G（MTRNR1，12S）	21	m.3460G>A（ND1）	39	m.5540G>A（tRNA^{Tr}）
4	m.1555A>G（MTRNR1，12S）	22	m.3635G>A（ND1）	40	m.5543T>C（tRNA^{Tr}）
5	m.1606G>A（tRNA^{Val}）	23	m.3697G>A（ND1）	41	m.5559A>G（tRNA^{Tr}）
6	m.1624C>T（tRNA^{Val}）	24	m.3946G>A（ND1）	42	m.5591G>A（tRNA^{Ala}）
7	m.1659T>C（tRNA^{Val}）	25	m.4160T>C（ND1）	43	m.6145G>A（COI）
8	m.3236A>G（tRNA^{Leu1}）	26	m.4171C>A（ND1）	44	m.7053G>A（COI）
9	m.3242G>A （tRNA^{Leu1}）	27	m.4284G>A（tRNA^{Ile}）	45	m.7445A>G（tRNA^{Ser}）
10	m.3243A>G（tRNA^{Leu1}）	28	m.4290T>C（tRNA^{Ile}）	46	m.7472insC（tRNA^{Ser}）
11	m.3243A>T（tRNA^{Leu1}）	29	m.4298G>A（tRNA^{Ile}）	47	m.7497G>A（tRNA^{Ser}）
12	m.3252A>G（tRNA^{Leu1}）	30	m.4308G>A（tRNA^{Ile}）	48	m.7511T>C（tRNA^{Ser}）
13	m.3255G>A（tRNA^{Leu1}）	31	m.4316A>G（tRNA^{Ile}）	49	m.7512T>C（tRNA^{Ser}）
14	m.3256C>T（tRNA^{Leu1}）	32	m.4320C>T（tRNA^{Ile}）	50	m.8344A>G（tRNA^{Lys}）
15	m.3260A>G（tRNA^{Leu1}）	33	m.4381A>G（tRNA^{Gln}）	51	m.8356T>C（tRNA^{Lys}）
16	m.3271T>C（tRNA^{Leu1}）	34	m.4611delA（ND2）	52	m.8361G>A（tRNA^{Lys}）
17	m.3274A>G（tRNA^{Leu1}）	35	m.4974G>A（ND2）	53	m.8362T>G（tRNA^{Lys}）
18	m.3291T>C（tRNA^{Leu1}）	36	m.4983C>T（ND2）	54	m.8363G>A（tRNA^{Lys}）

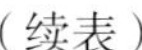

（续表）

序号	变异类型	序号	变异类型	序号	变异类型
55	m.8411A>G（ATP8）	69	m.11778G>A（ND4）	83	m.14709T>C（$tRNA^{Glu}$）
56	m.8851T>C（ATP6）	70	m.12147G>A（$tRNA^{His}$）	84	m.14710G>A（$tRNA^{Glu}$）
57	m.8993T>G（ATP6）	71	m.12276G>A（$tRNA^{Leu2}$）	85	m.14739G>A（$tRNA^{Glu}$）
58	m.8993T>C（ATP6）	72	m.12315G>A（$tRNA^{Leu2}$）	86	m.14849T>C（CYTB）
59	m.9035T>C（ATP6）	73	m.12425delA（ND5）	87	m.14976G>A（CYTB）
60	m.9176T>G（ATP6）	74	m.12858C>A（ND5）	88	m.15059G>A（CYTB）
61	m.9176T>C（ATP6）	75	m.13042G>A（ND5）	89	m.15150G>A（CYTB）
62	m.9185T>C（ATP6）	76	m.13063G>A（ND5）	90	m.15242G>A（CYTB）
63	m.9997T>C（$tRNA^{Gly}$）	77	m.13513G>A（ND5）	91	m.15243G>A（CYTB）
64	m.10158T>C（ND3）	78	m.14223A>T（ND6）	92	m.15498G>A（CYTB）
65	m.10191T>C（ND3）	79	m.14459G>A（ND6）	93	m.15579A>G（CYTB）
66	m.10395T>A（ND3）	80	m.14484T>C（ND6）	94	m.15882G>A（CYTB）
67	m.10663T>C（ND4L）	81	m.14487T>C（ND6）	95	m.15915G>A（$tRNA^{Thr}$）
68	m.11777C>A（ND4）	82	m.14498T>C（ND6）	96	m.15995G>A（$tRNA^{Pro}$）

（二）基因组结构缺失/重复变异

通常属于个体发育早期的基因新发变异。因此，在细胞质内的mtDNA基因组成状况都属杂质性。缺失通常发生在编码细胞色素b与ATP酶8之间的mtDNA片段，其中以从ATP酶8到ND5之间的5kb缺失最为常见。

（三）mtDNA数量异常

这是一种特殊的基因变异状态。由于机体的代偿功能，线粒体本身可以增加或者减少，这样会使线粒体基因组的数目增加或减少，从而引起mtDNA数量的异常。开始发生变异时可降低氧化磷酸化作用的活性，但不导致疾病的发生。经过长期锻炼的运动员的线粒体的增加可以是机体的代偿功能的演变。而儿童期mtDNA数量减少（耗竭）则与nDNA损害相关。

（四）mtDNA的高变异率

mtDNA的变异率高于核基因组DNA，其主要原因包括，①环境：即mtDNA所处的环境；在高超氧化物的环境下，mtDNA更易受到损伤。②修复机制：当mtDNA发生损伤后，修复机制非常有限。线粒体DNA缺乏像核基因组DNA所具有的多种不同的DNA损害修复机制，而使变异难以修复。③线粒体DNA结构：双环mtDNA结构缺乏像细胞核中DNA与组蛋白的结合而形成的保护，使得mtDNA更易被损伤。

（五）体细胞中变异mtDNA的累积

mtDNA的变异会在体细胞中累积。常见的mtDNA多重缺失可以在体细胞中累积，而且这种变异比例的增高可以随着年龄的增大而增高并累积，导致呼吸链功能下降，使像肌肉细胞等通常需要大量ATP能量的组织器官难以保证充足的能量供应。mtDNA变异在体细胞中的累积与机体衰老有关。

（陆国辉　许艺明）

第五节　线粒体疾病的常见临床表型和诊断

科学家在1988年明确验证了线粒体疾病在临床案例中的存在，而随之的生化分析在临床的应用及其发展，以及对线粒体疾病的深入研究，使得线粒体疾病已经成为目前独立的一类复杂的单基因遗传病。

核编码的线粒体基因nDNA缺陷与包括肿瘤的数百种临床疾病表型有关。

一、临床表现特点

线粒体基因主要产生复杂氧化磷酸化过程中所需的蛋白，所以一旦发生基因变异，人体各组织器官都会受累。其中受影响最大的是能量损耗大的组织细胞，尤以神经和肌肉系统受害最严重。患者在不同发育时期的临床表现也不一样。总的来说，线粒体疾病患者通常同时出现多个器官和组织的病症，并以神经系统、肌肉系统及视觉器官受累为突出特点，并且可随年龄不同而有不同的临床表现，常伴有特征性组织化学和生化指标异常。具体区分的年龄段和不同的器官系统的临床表现如下[18-20]。

（一）新生儿期

多表现出癫痫发作、生长迟缓、肌张力降低、吸收功能不全、全身无力以及呕吐等临床特征。

（二）儿童期

以癫痫发作、发育迟滞、发育倒退、共济失调、视神经萎缩、乏力、进行性眼外肌麻痹、耳聋、身材矮小以及卒中等较为突出。

（三）成年

通常以运动耐受性降低或缺乏、慢性乏力疲倦以及慢性眼肌麻痹等为特点。

（四）各器官系统的临床症状

多器官系统同时受累是本病的主要特征，其中以神经、肌肉、眼部三大系统影响为常见。

各系统表现出的主要临床症状：①神经系统：出现多种神经系统表型，包括癫痫、短期失忆、卒中样发作、共济失调、痴呆、语言困难、感觉神经性耳聋、偏头痛、发育迟滞、小脑畸形、周围神经病等。②肌肉疾病：运动不耐受、肌阵挛、肌张力低下、肌肉疲乏、肌无力、肌萎缩等。③眼部疾病：复视、上睑下垂、特发性或潜伏性视神经损伤/萎缩、进行性眼外肌麻痹、眼球萎缩、视网膜色素变性、白内障等。④心血管系统：主要包括心肌病、心电传导阻滞、心律失常、心脏衰竭、心搏骤停等。⑤呼吸系统：肺通气功能障碍、窒息、反复发作性肺炎等。⑥消化系统：主要包括反复发作的呕吐、吞咽困难、慢性腹泻、腹痛、便秘、应激性肠炎、肝功能低下等。⑦内分泌系统：包括糖尿病、甲状腺和甲状旁腺疾病、胰腺炎、卵巢功能失常等。⑧泌尿系统：肾病、范可尼综合征、肾小管功能障碍等。

（五）肿瘤

越来越多的临床研究结果证明：有害的mtDNA变异在儿科癌症（造血系统恶性肿瘤、实体瘤和脑肿瘤）的发生和进展中起重要作用；线粒体基因组的体细胞变异在原发性乳腺肿瘤中存在很大的杂质性，乳腺癌亚型之间也存在线粒体基因组变异差异；通过调节线粒体ER β表达，激活线粒体功能而能抑制三阴性乳腺癌肿瘤的发生和进展[21-23]。

二、实验室检查

实验室检查可以发现血或脑脊液中乳酸增高，尤其是最小运动量试验、简易乳酸运动试验有利于辅助诊断，脑脊液蛋白质可能增高，但缺乏特异性。肌肉组织病理检查可见典型的线粒体病肌肉病理改变，但需除外增龄性改变[24-26]，具体的检测方案参考相关疾病（见第三十六章）。

三、遗传方式和基因检测

母系传递是线粒体疾病典型的遗传方式。因此，在家族史追踪时，如果发现母系传递性神经性疾病，应高度怀疑线粒体疾病。mtDNA全基因组基因检测以评估变异类型和变异负荷。此外，也可以发现隐性和显性遗传方式[27, 28]，可采用高通量测序方案检测线粒体疾病相关nDNA是否存在致病性变异。基因检测的取材很关键，有些患者，例如慢性进行性眼外肌麻痹（chronic progressive external ophthalmoplegia，CPEO）患者，在血液中不存在mtDNA的变异，而见于肌肉样本中。具体的遗传方式和基因检测在具体疾病有描述（见第三十六章）。

四、线粒体疾病分类

随着高通量基因检测的临床使用和线粒体DNA的深入研究，会发现越来越多的线粒体疾病及其临床表型，或者一些常见的疾病也与mtDNA变异有关（表3-3）[20, 29-32]，并根据mtDNA变异把线粒体疾病可分为四类：

1. mtDNA变异引起的疾病　疾病的发生由mtDNA变异引起，通过对mtDNA全长进行检测可以发现其变异而确诊。

2. 变异基因位于核基因组的疾病　变异核基因影响：呼吸链的五个复合物中的蛋白质组分；复合物组装过程中的辅助蛋白质；转运这些蛋白质跨越线粒体内外膜的转运蛋白；以及与氧化磷酸化耦合相关的蛋白等。

3. 核基因组与mtDNA之间信息交流缺陷性疾病　此类疾病通常出现患者肌肉组织里线粒体数目的异常。

4. 获得性mtDNA变异　这是发生在体细胞中的变异。此类疾病主要与药物和毒物长期影响、或者年龄增长相关，细胞内mtDNA的大片段缺失随之累积。

表3-3　线粒体疾病的遗传特点

疾病名称	常见致病基因	常见变异位点举例	同/杂质性	遗传类型
Keams-Sayre综合征（KSS）	多基因缺失	mtDNA大片段缺失	杂质性	多为散发性
CPEO	多基因缺失	mtDNA大片段缺失	杂质性	多为散发性

（续表）

疾病名称	常见致病基因	常见变异位点举例	同/杂质性	遗传类型
Pearson综合征	多基因缺失	mtDNA大片段缺失	杂质性	多为散发性
MELAS	*MT-TL1*，*MT-ND1*，*MT-ND5*	m.3243A>G，m3271T>C	杂质性	母系遗传
MERRF	*MT-TK*	m.8344A>G，m.8356T>C	杂质性	母系遗传
NARP	*MT-ATP6*	m.8993T>C，m.8993T>G	杂质性	母系遗传
LHON	*MT-ND1*，*MT-ND4*，*MT-ND6*	m.11778G>A，m.14484T>C	同质性，或杂质性	母系遗传
Leigh综合征	*MT-ND1-ND6*，*nDNA*	m.8344A>G	杂质性	母系遗传，或常隐，常显
线粒体糖尿病	*tRNA^{Leu}*	m.3243A>G	杂质性	母系遗传
氨基糖苷类耳聋	*MTRNR1*	mtDNA大片段缺失/m.1555A>G，m.1494C>T	同质性，杂质性	母系遗传
原发性辅酶Q10缺乏症	*COQ2*	m.297Y>C，m.S146S>N，m.337A>T	杂质性变异	母系遗传
线粒体DNA耗竭	*TK2, SUCLA2, TYMP, DGUOK*	m.50A>G	杂质性变异	常隐

注：MELAS（mitochondrial myopathy，encephalopathy，lactic acidosis and stroke-like episodes），线粒体脑肌病伴乳酸酸中毒及卒中样发作；MERRF（myoclonic epilepsy associated with ragged red fibers），肌阵挛性癫痫伴破碎红纤维；NARP（neuropathy，ataxia and retinitis pigmentosa），周围神经病伴共济失调及视网膜色素变性；LHON（Leber hereditary optic neuropathy），Leber遗传性视神经病；CPEO（chronic progressive external ophthalmoplegia），慢性进行性眼外肌麻痹。

五、线粒体疾病的临床诊断

由于线粒体疾病的临床表现复杂，单凭临床症状作出诊断非常困难。根据现有对mtDNA相关疾病认识而总结出的诊断流程对临床医生有一定的帮助，主要包括[24-26]：①家系分析，发现母系遗传。②临床体征分析，对临床受累系统做细致的检查。需要注意发病隐蔽、疾病进展缓慢特点的临床表型，如糖尿病和听力下降。③血液、尿液和脑脊液的有机酸、氨基酸和肉碱的定量分析。④结合临床表现选用肌电图、心电图、脑部MRI、眼底等检查。⑤血液高通量mtDNA基因变异以及相关的核基因变异检测。⑥肌肉活检，包括相关的酶组织化学和免疫组化染色、线粒体呼吸链功能分析和各个复合物酶活力定量分析，以及电镜检查。

（陆国辉）

第六节 mtDNA变异和临床实验室诊断

一、mtDNA的变异

从1988年发现第一个致病性线粒体基因变异到2018年为止，已发现至少275种致病性mtDNA变异，而mtDNA变异通常以变异所在的基因和功能来分类[16, 18, 33]。

1．蛋白质编码基因的变异　这是在编码13个蛋白质的基因变异，通常为错义变异和无义变异。

2．影响线粒体内蛋白质合成的变异　这是能改变rRNA和tRNA序列的变异。这类变异不直接影响蛋白质中氨基酸的构成，但会引起线粒体内蛋白质合成效率的改变而导致线粒体内合成蛋白质总量的下降，从而损害呼吸链中的复合物功能。

3．mtDNA的大片段缺失或重组及mtDNA数目的耗竭（depletion）　通常属于新发变异或体细胞变异。其特点：①通常是1～10kb片段缺失，并且以5kb片段缺失多见，而缺失片段的两侧可发现有小的重复序列；②常伴有片段重组或重复；③特别在肌肉组织中。

二、mtDNA变异的致病机制

由于mtDNA变异造成的临床症状十分复杂，同一家系中携带者有同一变异的患者临床表现也不尽相同，男女之间的外显度也不一样，病理机制有待进一步研究。

1．杂质性变异　目前已知的大部分影响蛋白质合成的变异属杂质性变异。造成mtDNA的核苷酸序列杂质性改变体现在：①在同一族裔的正常人群中没有这一序列的改变，而序列改变的位置是保守的；②这种序列的改变造成一个或多个呼吸链上蛋白质功能的改变，特别在受累器官的组织细胞中酶活性的降低；③变异的比例高低与临床症状的严重程度相关。

2．同质性变异　目前通常认为如下的四个因素的差异能使同质性变异产生临床表现的杂质性：①环境因素的差异，由氨基糖苷类抗生素诱发的m.1555A＞G变异造成的耳聋是最明显的例子；②mtDNA单倍型的差异；③核基因差异的遗传背景，譬如修饰基因的存在；④组织特异性的基因之间的相互作用。

三、线粒体疾病的实验室诊断

线粒体疾病的实验室诊断主要有与葡萄糖和胰岛素代谢、脂肪细胞调节、糖尿病等疾病相关的生化遗传诊断和分子遗传诊断[16, 18, 34, 35]。

1．生化遗传诊断　这主要是检测血液中与呼吸链功能有关的生化组分，如丙氨酸、乳酸的浓度，丙氨酸脱氢酶的活力和呼吸链中各复合物的活力，这些指标异常可提示线粒体功能受损。

2．分子遗传诊断　分子遗传诊断能直接检测基因变异存在与否。以往的mtDNA的分子诊断通常包括Sanger测序和Southern Blot方法等，可检测mtDNA点变异、缺失或重复。由于核基因组中存在大量的mtDNA同源序列（nuclear mitochondrial DNA，NUMT），以及mtDNA自身序列高度多态，使得基于PCR的测序或检测方法容易出现假阳性或假阴性的结果[36]。采用长距离PCR（LR-PCR）

结合高通量测序的手段可显著提高检测的灵敏度和准确度[36]。应用高通量测序方法检测线粒体相关核基因变异已经相对成熟。

对同一患者应进行多种组织样品的检测，肌肉的线粒体含量高，是理想的检测标本，但也需要与生化指标比较，有助于诊断和治疗方案的选择。

（张巍 陆国辉）

第七节 影响mtDNA功能相关核基因变异

线粒体最重要的功能莫过于氧化磷酸化，氧化磷酸化合成的ATP为细胞内各个耗能步骤提供了能直接利用的能源。构成参与氧化磷酸化的蛋白质组分，是由核基因组nDNA和线粒体基因组mtDNA共同参与编码的。最近十年来，对核基因组基因变异导致线粒体疾病有了很多新的发现，不断发现有新的核基因与线粒体疾病相关[34, 37–39]。

线粒体mtDNA的完整性维护取决于核基因编码的蛋白质和DNA的复制提供相应核苷酸的来源，这些组分是通过核苷酸在线粒体内再循环和从细胞质中导入而获得核苷酸供应。变异基因包括在呼吸链的五个复合物中的蛋白质组分、复合物组装过程中的辅助蛋白质、转运这些蛋白质跨越线粒体内外膜的转运蛋白以及和氧化磷酸化耦合相关的蛋白等。线粒体DNA缺陷导致的器官功能不全是由于线粒体编码蛋白合成不足，导致能量产生不足以满足受影响器官的需要。由于变异造成呼吸链功能受损，所以临床表现与mtDNA所引起的疾病有很高的相似性[39]。由编码核基因的缺陷引起的疾病大约占线粒体疾病的85%，这些核基因产物通常导入线粒体（或者线粒体蛋白质），因而其遗传方式可以是常染色体隐性或显性遗传，甚至X-连锁遗传[27, 31, 39, 40]。根据这些变异的致病机制，可将核基因相关变异分为四大类：①可造成mtDNA不稳定的变异。现在已知此类变异基因的功能与DNA合成、核苷酸的传递和代谢有关，其中最具代表性的是DNA聚合酶γ基因，包括*POLG*、*TWNK*、*TFAM*、*RNASEH1*、*MGME1*和*DNA2*等，保持均衡线粒体核苷酸供给的*TK2*、*DGUOK*、*SUCLG1*、*SUCLA2*、*ABAT*、*RRM2B*、*TYMP*、*SLC25A4*和*MPV17*基因[40, 41]，基因编码的蛋白质与线粒体融合（*OPA1*、*MFN2*和*FBXL4*）。②呼吸链复合物中亚基成分基因的变异。这些蛋白质亚基直接构成呼吸链的复合物，亚基上的变异可造成呼吸链功能的丧失，这类已知的变异大多表现为常隐性，临床症状和mtDNA蛋白质基因变异也非常相似，例如Leigh综合征。已经发现的变异基因很多，值得注意的是在mtDNA中没有编码的复合物Ⅱ中的所有4个亚基都有变异报道，其中有些变异呈常显性[42, 43]。③呼吸链复合物组装因子的变异。呼吸链复合物是由多个亚基组装而成的功能大分子，已知在这些复合物组装过程中需要一些组装因子参与，这些组装因子并不是复合物的亚基，但在组装过程中，这些因子对维持亚基的空间结构和复合物中间体的稳定起了重要作用。④变异导致呼吸链中非蛋白质组分的缺乏。辅酶Q是呼吸链中的非蛋白质组分，也是呼吸链中的重要组分，已发现辅酶Q缺乏病患者有典型的破碎红纤维、乳酸血症、慢性进行性肌无力（主要在远端肢体）和癫痫等。

（张巍）

第八节　线粒体疾病的产前诊断和临床遗传咨询

线粒体疾病发生的遗传机制以及临床表型有其独特之处，所以线粒体疾病的临床遗传咨询和产前诊断也有其特点。异常线粒体mtDNA的人群携带者频率大约是1/200，有报道在新生儿中的发病率大于1/4 000[44]，因此，线粒体疾病的植入前遗传学检测和产前诊断显得非常重要，但其准确性有待进一步完善。

一、线粒体疾病的产前诊断

随着高通量测序技术在临床基因检测的应用完善，线粒体疾病相关核基因变异的植入前遗传学检测和产前诊断已得到逐步完善和应用，可对绒毛膜标本或羊水细胞进行产前诊断。但需要注意的是，除了产前诊断时必须确定绒毛膜或者羊水两种细胞中的mtDNA变异比例能否反映胎儿体内各组织所含变异比例外，必须注意在胎儿出生前和出生后的发育过程中，由于有丝分裂分离的存在，变异的比例有可能发生变化。但由于存在瓶颈效应、阈值效应等遗传特点，不是每个致病性mtDNA变异携带者均会表现出临床症状。不同的致病性变异与临床症状有关。mtDNA变异携带者的后代的产前诊断是目前的难题，而且产前诊断（包括PGD）也有一定的难度，尤其是羊水细胞及绒毛膜细胞即便没有致病基因变异，也不能代表其他组织中也不携带致病基因变异[9, 45–47]。

二、临床遗传咨询

考虑线粒体疾病的遗传特点，临床遗传咨询需要重点考虑如下几点[45–47]。

（一）线粒体疾病的发病率

在近年来线粒体疾病的流行病学研究中，分子临床诊断技术的发展和新发变异基因的发现都为流行病学的研究提供了新的基础，某些地区的人群中的变异频率与种族有关，并有始祖效应（founder effects）的存在。已证明许多因素可以影响线粒体疾病发病率的准确性，包括：①杂质性变异和不同变异的瓶颈效应的存在；②多重遗传背景和线粒体基因组本身的单倍型的差异；③线粒体和核基因组两个基因组的多基因共同参与；④相同临床表现的高度遗传杂质性。

流行病学调查发现了不少线粒体相关的疾病，特别是与呼吸链功能缺陷相关的疾病，也包括常见的复杂多因素疾病，例如糖尿病和退化性神经病等。由于近十年来对线粒体疾病的定义更为准确，线粒体疾病已经被临床医生不断认识，使得对线粒体疾病发病率的估计更为准确，已认识到线粒体疾病并非罕见。根据对欧美部分地区的流行病学研究结果，总的线粒体疾病发病率为1/5 000 ~ 1/4 000[47]。对单个mtDNA疾病的发病率而言，LHON和MELAS最为常见。

（二）线粒体疾病的再发风险率

线粒体和核基因组的基因变异均可导致线粒体疾病的发生。因此，线粒体疾病再发风险的评估是一个相当复杂的问题，须首先明确临床诊断和变异基因的基因组来源。

1．对于变异基因属核基因组nDNA，则可依据变异的特性和新发变异产生的概率进行风险评估。

2. 如果已经明确变异基因变异发生在mtDNA，再发风险率的估计必须考虑到影响mtDNA疾病的各种因素，包括：变异的阈值，各组织之间变异mtDNA比例的不同对临床表现的影响，性别之间外显度的差异等。

（1）同质性和杂质性

1）同质性　尽管LHON家庭成员均携带有相同的变异，但临床上可以体现从无症状到极严重受累的差异。导致LHON发病的变异m.11778G>A在男女之间的外显有很大的不同，男性的发病风险要比女性高出3～4倍，而同样可导致LHON的另一变异m.14484T>C在一个家庭中各成员之间有不同的临床表现。

2）杂质性　必须注意每个变异之间的阈值的不同。由于患者各组织之间的变异mtDNA比例有较大的变化，其临床症状也难以评估。

（2）mtDNA缺失　通常属新发变异，有单重缺失和多重缺失之分，后者的mtDNA缺失大小比前者的成倍数增加。母亲通常不是变异mtDNA携带者，再生育患有mtDNA疾病小孩的概率很低：①如果母亲是新发缺失变异无症状携带者，其子女是mtDNA患者的概率约是4%，而且与母亲的年龄并无明显的相关性。②有临床症状的新发mtDNA缺失变异母亲，其子女是患者的概率为1/24。③多重缺失变异明确的患者，线粒体基因组mtDNA的多重缺失变异可以由核基因组nDNA变异引起，其风险评估与带有单重缺失变异的患者完全不同，可依据基因变异的特性进行风险评估。

（3）环境因素与变异基因的相互作用　氨基糖苷类抗生素敏感性耳聋变异是典型的例子，有30%～40%的患者携带单一性的mtDNA m.1555A>G变异。患者的易感程度不同，使用氨基糖苷类抗生素后的起病时间和听力受损程度不一样。需要对患者家族中所有成员都提供临床遗传咨询，并告知终生避免使用氨基糖苷类抗生素，并在就诊时应向医师出示警示卡片。

（三）治疗

目前针对线粒体疾病的治疗方案有限，可采用鸡尾酒疗法，其中维生素常用，但其有效性还有待临床进一步论证[48-54]。

丙酮酸早已被作为一种治疗选择；乙酰半胱氨酸能逆转许多类型的线粒体功能障碍。对于患有情感障碍的患者，可以考虑使用N-乙酰半胱氨酸、乙酰左旋肉碱、S-腺苷蛋氨酸、辅酶Q10、α-硫辛酸、肌酸和褪黑素等。

对于儿科患者，常用支持疗法，包括营养管理、运动和（或）维生素或氨基酸补充剂。需要保健医生、神经科医师和其他专家密切合作，确定最佳治疗方案，并根据患者诊断进行长期随访。具体疾病的临床常用治疗方案见第三十六章。

（陆国辉）

参考文献

[1] Saccone C. The evolution of mitochondrial DNA [J]. Curr Opin Genet Dev, 1994, 4: 875-881.

[2] Chen XJ, Butow RA. The organization and inheritance of the mitochondrial genome [J]. Nat Rev Genet, 2005, 6: 815-825.

[3] Molnar MJ, Kovacs GG. Mitochondrial diseases [J]. Handb Clin Neurol, 2017, 145: 147-155.

[4] Kolesnikov AA. The Mitochondrial Genome. The Nucleoid [J]. Biochemistry(Mosc), 2016, 81: 1057–1065.

[5] 陆国辉. 产前遗传病诊断 [M]. 广州: 广东科技出版社, 2002: 38–76.

[6] Negishi Y, Hattori A, Takeshita E, et al. Homoplasmy of a mitochondrial 3697G>A mutation causes Leigh syndrome [J]. J Hum Genet, 2014, 59: 405–407.

[7] McFarland R, Chinnery PF, Blakely EL. Homoplasmy, heteroplasmy, and mitochondrial dystonia [J]. Neurology, 2007, 69: 911–916.

[8] Sobenin IA, Mitrofanov KY, Zhelankin AV, et al. Quantitative assessment of heteroplasmy of mitochondrial genome: perspectives in diagnostics and methodological pitfalls [J]. Biomed Res Int, 2014, 2014: 292017.

[9] Hellebrekers DM, Wolfe R, Hendrickx AT, et al. PGD and heteroplasmic mitochondrial DNA point mutations: a systematic review estimating the chance of healthy offspring [J]. Hum Reprod Update, 2012, 18: 341–349.

[10] Chiaratti MR, Garcia BM, Carvalho KF, et al. The role of mitochondria in the female germline: implications to fertility and inheritance of mitochondrial diseases [J]. Cell Biol Int, 2018, 42: 711–724.

[11] Perlman SJ, Hodson CN, Hamilton PT, et al. Maternal transmission, sex ratio distortion, and mitochondria [J]. Proc Natl Acad Sci USA, 2015, 112: 10162–10168.

[12] Riley LG, Menezes MJ, Rudinger–Thirion J, et al. Phenotypic variability and identification of novel YARS2 mutations in YARS2 mitochondrial myopathy, lactic acidosis and sideroblastic anaemia [J]. Orphanet J Rare Dis, 2013, 8: 193–204.

[13] Luo S, Valencia CA, Zhang J, et al. Biparental inheritance of mitochondrial DNA in humans [J]. Proc Natl Acad Sci USA, 2018, 115: 13039–13044.

[14] Herst PM, Rowe MR, Carson GM, et al. Functional mitochondria in health and disease [J]. Front Endocrinol(Lausanne), 2017, 8: 296–312.

[15] Stefano GB, Bjenning C, Wang F, et al. Mitochondrial heteroplasmy [J]. Adv Exp Med Biol, 2017, 982: 577–594.

[16] Alston CL, Rocha MC, Lax NZ, et al. The genetics and pathology of mitochondrial disease [J]. J Pathol, 2017, 241: 236–250.

[17] Kang E, Wang X, Tippner–Hedges R, et al. Age–related accumulation of somatic mitochondrial DNA mutations in adult–derived human iPSCs [J]. Cell Stem Cell, 2016, 18: 625–636.

[18] Falk MJ, Shen L, Gonzalez M, et al. Mitochondrial disease sequence data resource(MSeqDR): a global grass–roots consortium to facilitate deposition, curation, annotation, and integrated analysis of genomic data for the mitochondrial disease clinical and research communities [J]. Mol Genet Metab, 2015, 114: 388–396.

[19] Dowling DK. Evolutionary perspectives on the links between mitochondrial genotype and disease phenotype [J]. Biochim Biophys Acta, 2014, 1840: 1393–1403.

[20] 陈天健. 线粒体疾病遗传基础 [M]//陆国辉, 徐湘民. 临床遗传咨询. 北京: 北京大学医学出版社, 2007: 80–88.

[21] Triska P, Kaneva K, Merkurjev D, et al. Landscape of germline and somatic mitochondrial DNA mutations in

pediatric malignancies [J]. Cancer Res, 2019, 79: 1318–1330.

[22] Weerts MJA, Smid M, Foekens JA, et al. Mitochondrial RNA Expression and Single Nucleotide Variants in Association with Clinical Parameters in Primary Breast Cancers [J]. Cancers(Basel), 2018, 10: E500.

[23] Song IS, Jeong YJ, Jeong SH, et al. Modulation of mitochondrial ERβ expression inhibits triple–negative breast cancer tumor progression by activating mitochondrial function [J]. Cell Physiol Biochem, 2019, 52: 468–485.

[24] Conboy E, Vairo F, Schultz M, et al. Mitochondrial 3–hydroxy–3– methylglutaryl– CoA synthase deficiency: unique presenting laboratory values and a review of biochemical and clinical features [J]. JIMD, 2018, 40: 63–69.

[25] Tanji K, Bonilla E. Light microscopic methods to visualize mitochondria on tissue sections [J]. Methods, 2008, 46: 274–280.

[26] Taylor RW, Schaefer AM, Barron MJ, et al. The diagnosis of mitochondrial muscle disease [J]. Neuromuscul Disord, 2004, 14: 237–245.

[27] Kaliszewska M, Kruszewski J, Kierdaszuk B, et al. Yeast model analysis of novel polymerase gamma variants found in patients with autosomal recessive mitochondrial disease [J]. Hum Genet, 2015, 134: 951–966.

[28] Niemann A, Wagner KM, Ruegg M, et al. GDAP1 mutations differ in their effects on mitochondrial dynamics and apoptosis depending on the mode of inheritance [J]. Neurobiol Dis, 2009, 36: 509–520.

[29] Omiyama Y, Furutani M, Suzuki Y, et al. A mitochondrial DNA variant associated with left ventricular hypertrophy in diabetes [J]. BiochemBiophys Res Commun, 2003, 312: 858–864.

[30] 陈方方, 郭紫芬, 轩贵平. 线粒体12SrRNA变异与耳聋相关性研究进展 [J]. 中国抗生素杂志, 2015, 40: 228–233.

[31] Sondheimer N, Hewson S, Cameron JM, et al. Novel recessive mutations in CoQ4 cause severe infantile cardiomyopathy and encephalopathy associated with CoQ10 deficiency [J]. Molecul Genet Metab Rep, 2017, 12: 23–27.

[32] El–Hattab AW, Scaglia F. Mitochondrial DNA depletion syndromes: review and updates of genetic basis, manifestations, and therapeutic options [J]. Neurotherapeutics, 2013, 10: 186–198.

[33] Claiborne A, English R, Kahn J. Ethical, Social, and Policy Considerations [M]. Washington(DC): National Academies Press, 2016.

[34] Wong LJ. Challenges of bringing next generation sequencing technologies to clinical molecular diagnostic laboratories [J]. Neurotherapeutics, 2013, 10: 262– 272.

[35] Kraja AT, Liu C, Fetterman JL, et al. Associations of mitochondrial and nuclear mitochondrial variants and genes with seven metabolic traits [J]. Am J Hum Genet, 2019, 104: 112–138.

[36] Zhang W, Cui H, Wong LJ. Comprehensive one–step molecular analyses of mitochondrial genome by massively parallel sequencing [J]. Clin Chem, 2012, 58: 1322–1331.

[37] Kanungo S, Morton J, Neelakantan M, et al. Mitochondrial disorders [J]. Ann Transl Med, 2018, 6: 475. doi: 10.21037/atm.2018.12.13.

[38] Wong LJ. Molecular genetics of mitochondrial disorders [J]. Dev Disabil Res Rev, 2010, 16: 154–162.

[39] Wong LJ. Diagnostic challenges of mitochondrial DNA disorders [J]. Mitochondrion, 2007, 7: 45–52.

[40] Copeland WC. Inherited mitochondrial diseases of DNA replication [J]. Annu Rev Med, 2008, 59: 131–146.

[41] Milone M, Benarroch EE, Wong LJ. POLG–related disorders: defects of the nuclear and mitochondrial genome interaction [J]. Neurology, 2011, 77: 1847–1852.

[42] Wong LJ. Mitochondrial syndromes with leukoencephalopathies [J]. Semin Neurol, 2012, 32: 55–61.

[43] Gerards M, Sallevelt SC, Smeets HJ. Leigh syndrome: resolving the clinical and genetic heterogeneity paves the way for treatment options [J]. Mol Genet Metab, 2016, 117: 300–312.

[44] Smeets HJ, Sallevelt SC, Dreesen JC, et al. Preventing the transmission of mitochondrial DNA disorders using prenatal or preimplantation genetic diagnosis [J]. Ann N Y Acad Sci, 2015, 1350: 29–36.

[45] Poulton J, Finsterer J, Yu–Wai–Man P. Genetic counselling for maternally inherited mitochondrial disorders [J]. Mol Diagn Ther, 2017, 21: 419–429.

[46] Murayama K, Shimura M, Liu Z, et al. Recent topics: the diagnosis, molecular genesis, and treatment of mitochondrial diseases [J]. J Hum Genet, 2019, 64: 113–125.

[47] Nesbitt V, Alston CL, Blakely EL, et al. A national perspective on prenatal testing for mitochondrial disease [J]. Eur J Hum Genet, 2014, 22: 1255–1259.

[48] Tanaka M, Nishigaki Y, Fuku N, et al. Therapeutic potential of pyruvate therapy for mitochondrial diseases [J]. Mitochondrion, 2007, 7: 399–401.

[49] Frantz MC, Wipf P. Mitochondria as a target in treatment [J]. Environ Mol Mutagen, 2010, 51: 462–475.

[50] Nierenberg AA, Kansky C, Brennan BP, et al. Mitochondrial modulators for bipolar disorder: a pathophysiologically informed paradigm for new drug development [J]. Aust N Z J Psychiatry, 2012, 47: 26–42.

[51] Kowluru RA, Mishra M. Therapeutic targets for altering mitochondrial dysfunction associated with diabetic retinopathy [J]. Expert Opin Ther Targets, 2018, 22: 233–245.

[52] Ganetzky RD, Falk MJ. 8–year retrospective analysis of intravenous arginine therapy for acute metabolic strokes in pediatric mitochondrial disease [J]. Mol Genet Metab, 2018, 123: 301–308.

[53] Benoy V, Van Helleputte L, Prior R, et al. HDAC6is a therapeutic target in mutant GARS–induced Charcot–Marie–Tooth disease [J]. Brain, 2018, 141: 673–687.

责任编委：蒋玮莹　陆国辉

第四章
CHAPTER 4
临床细胞遗传学基础

临床细胞遗传学（clinical cytogenetics）是研究染色体的解剖结构、病理和由染色体异变引起的疾病的一门学科，是人类细胞遗传学（human cytogenetics）的临床应用分科，也是产前、产后遗传诊断的最主要组成部分。本章将着重介绍染色体结构及其病理变化，至于各种染色体病，将在第十八章详细介绍。肿瘤细胞遗传发展非常快，也早已广泛地应用于肿瘤的诊断、治疗和预后评估，但由于与产前诊断关系不大，故不在此介绍。

第一节　临床细胞遗传学的发展

临床细胞遗传学经历了数次重大的突破[1, 2]（图4-1）。从1923年早期TS Painter对人类48条染色体数目的确定到当今以CMA为主体的分子细胞遗传学技术的应用，仅仅经历了不到100年的时间。每次技术突破都促进了临床细胞遗传学的发展及其应用，特别是近20年来对CMA技术的应用[3, 4]，也使得越来越多的染色体或者基因组异常综合征能得到诊断。

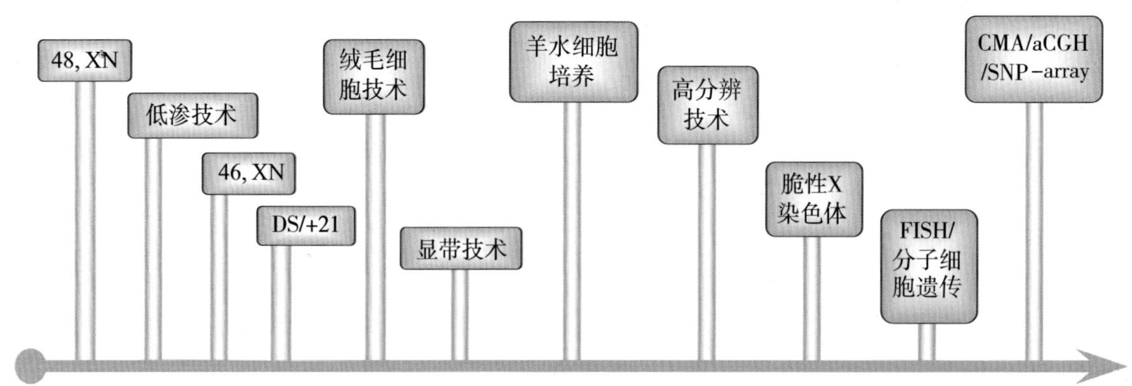

图4-1　人类细胞遗传学重大纪事

48, XN：包括48, XX和48, XY；46, XN：包括46, XX和46, XY；FISH（fluorescence in situ hybridization）：荧光原位杂交；CMA（chromosomal microarray）：染色体微阵列；aCGH（array comparative genomic hybridization）：比较基因组杂交微阵列；SNP-array（single nucleotide polymorphism microarray）：单核苷酸多态性微阵列。

1953年美籍华裔学者徐道觉（TC Hsu）发明了细胞低渗处理技术，成功地使细胞核内的染色体互相分离，从而为美籍华裔遗传学家蒋永兴（JH Tijo）和A Levan在1956年确认人类正常体细胞中含46条染色体提供了技术基础。此后，染色体数目异变所导致的疾病陆续被发现。1959年J Lejeune首次报道了由21三体引起的21三体综合征。

1969年开始的染色体显带技术革命使得诊断染色体结构异变所引起的染色体病成为现实。这一功劳应归功于瑞典荧光化学家T Caspersson，他在植物和人类细胞研究中成功地首次使用了显带（Q带）技术。

临床细胞遗传学技术上的创新和发展，促进了产前诊断中组织细胞取样的技术改革。从1970年到1975年，欧美国家从事产前诊断的产科专家和细胞遗传学专家共同研究了羊水取样和羊水细胞培养，在高质量超声波仪的监护下，首次充分地肯定了利用羊水细胞培养进行产前诊断的应用价值，并确认了羊水取样的安全性。与羊膜穿刺和羊水细胞培养一样，孕早期绒毛取样和绒毛细胞的染色体检查也早在20世纪60年代就开始了研究，并于1973年由我国鞍山钢铁公司铁东医院首次报告用塑料管或金属管在早期吸取绒毛对胎儿作性别诊断。这一方法后来在国内外广泛地应用于孕早期的遗传病诊断。

染色体结构异变是流产和先天畸形的主要原因之一。然而，常规的染色体显带技术不能辨认微小的染色体结构异变。1976年由J J Yunis研究的高分辨染色体制作技术把染色体显带水平提高到800条或更高，从而使原来不能辨认的染色体结构异变得到诊断。

从20世纪90年代开始的荧光原位杂交（FISH）技术为临床揭开了分子细胞遗传学（molecular cytogenetics）新的一页，使一批微缺失综合征得到诊断，之后从1992年由Kallioniemi团队以CGH（comparative genomic hybridization）研发起步的染色体微阵列（chromosomal microarray，CMA）分析技术的临床应用[5]，更使细胞基因组学（cytogenomics）不断地深入发展和规范，把拷贝数变异（copy number variants，CNV）检测出来，越来越多的细胞基因组疾病被发现，成为产前、产后染色体疾病，或者细胞基因组疾病的重要临床诊断方法。

（陆国辉）

第二节　人类细胞遗传学国际命名体制

随着细胞遗传学诊断方法的广泛应用，标准化命名显得迫切需要。遗传学家们在丹佛（1960年）、伦敦（1963年）、芝加哥（1966年）和巴黎（1970年）分别召开国际会议，统一了细胞遗传学的命名原则。国际人类细胞遗传学命名委员会（International Standing Committee on Human Cytogenetic Nomenclature，ISCN）于1978年第一次出版了《人类细胞遗传学国际命名体制1978》（*An International System for Human Cytogenetic Nomenclature* 1978），规定了正常及异常核型的命名格式和原则。这一体制的确立有利于细胞遗传学在世界各地的交流。此后，到2016年为止，ISCN先后更新出版9次，对人类染色体、染色体基因组命名规则进一步修改并出版了新的版本。其中1981年版是人类高分辨带的命名体制，1991年版是肿瘤细胞遗传学的命名体制，分子遗传学命名原则和格式首次于ISCN 1995年版刊登[1]。目前使用的2016年版的ISCN进一步深化了染色体微阵列芯片分析内容，并把核型分析结果与测序结果结合在一起进行人类基因组变异委员会（Human Genome Variation Society，HGVS）命名和解读[2]，提供了描述正常和异常细胞基因组的标准以避免诊断上的混乱，有效地推动了临床细胞遗传学在产前诊断领域的应用和发展。新版的ISCN在编写修改中。

作为一名临床医师，特别是儿科、妇产科、内科和肿瘤科的医师，应该学会阅读人类细胞遗传学国际命名体制的主要基本格式。对于从事医学遗传学和临床细胞遗传学的专家和科研人员，更应该掌握书写和认读这种格式的本领。表4-1列举了临床上最常见的染色体书写符号及其意义。近年来，分子细胞遗传学的发展很快，并已广泛地应用于染色体病、细胞基因组病和肿瘤的临床诊断。分子细胞遗传学的命名具有很强的专业性，也比较复杂，希望对此有兴趣的读者参阅ISCN（2016）中有关荧光原位杂交、CMA的章节。本章仅在表4-2列举部分分子细胞遗传学原位杂交CMA常用的命名符号，并在表4-3列举部分常用的几种荧光原位杂交，CMA命名范例列举在表4-4，而把核型分析与测序结果相结合的命名范例列举在表4-5。

表4-1 常见染色体核型标准命名举例

核型	临床解释
46, XY	正常男性个体的染色体核型
47, XX, +21	21三体女性（21三体综合征）
47, XX, +21[16]/46, XX[4]	21三体嵌合体女性。该个体有一个含21三体的细胞系（占80%）和一个正常的细胞系
46, XY, del(4)(p16)	第4号染色体短臂末端缺失男性；缺失的断裂点发生在短臂的p16区带上
46, XY, dup(6)(p13p22)	男性在第6号染色体长臂的p13与p22之间带有片断重复；请注意：发生在相同一条染色体上的两断裂点之间没有分号
45, XY, der(13; 21)(q10; q10)	男性带有罗伯逊易位。这是表示罗伯逊易位的最新表示法。核型表示一条正常的第13号染色体和一条正常的第21号染色体被一个罗伯逊染色体所代替，故染色体总数为45。断裂点都发生在着丝粒上（q10）
46, XX, t(8; 12)(q12; q14)	女性第8号和第12号染色体之间相互易位；断裂点发生在第8号染色体长臂的q12区带和第12号染色体长臂的q14区带上
46, XY, inv(9)(p12q13)	男性第9号染色体倒位。由于倒位的片段包含着丝粒，故称为周着丝粒倒位（pericentric inversion）或臂间倒位
45, X	X单体女性，即Turner综合征。核型丢失一条X染色体
45, XY, −6	男性带有第6号染色体丢失
46, X, i(Xq)	女性有一条正常X染色体和一条等臂（长臂）X染色体
46, XY, r(12)(p13q21)	男性含环状12号染色体；在短、长臂上的断裂点分别是p13和q21区带

表4-2 常用分子细胞遗传学原位杂交命名符号和编写术语

符号	说明
−	探针信号不存在
+	探针信号存在

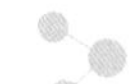

（续表）

符号	说明
++	探针信号重复
x	用在数字前表示信号的倍数（注意“x”是小写）
·	点号：将显带细胞遗传学诊断结果与荧光原位杂交检测结果分开
amp	扩增信号
con	拼接信号
fish	荧光原位杂交
ish	原位杂交：用在核型与荧光原位杂交结果之间时，表示具有分裂能力的细胞，通常是细胞分裂的中期分裂相
mv	迁移信号：指信号从原来位点迁移到其他染色体位置
nuc ish	间期细胞原位杂交
sep	信号分割：指一个完整的信号被分割成两部分并分别定位在不同的位点上
st	信号保持在原来的位点上
wcp	整个染色体标志
pcp	部分染色体标志
dim	信号减弱
enh	信号增强

表4-3　常用分子细胞遗传学原位杂交命名范例

命名	说明
ish del(22)(q11. 2q11. 2)(TUPLE1/HIRA−)	没有传统的细胞遗传学分析。经过原位杂交，使用TUPLE1/HIRA位点上的探针检测出22号染色体上的DiGeorge染色体区域的缺失
46, XX. ish 22q11. 2(TUPLE1/HIRA)	女性正常核型；原位杂交使用D22S75位点上的探针，结果正常。注意ish与点号之间留有一空格
46, XX. ish del(7)(q11. 23q11. 23)(ELN−)	威廉综合征区域微缺失，即第7号染色体q11.23区带的缺失。G-带方法没有将缺失检测出来，而应用ELN探针的原位杂交加以检测
46, X, r(?). ish r(X)(wcpX+, DXZ1+)	女性带有环状X染色体，原位杂交使用整个X染色体标志探针和X染色体着丝粒探针加以证实
nuc ish 9q34(ABL1x2), 22q11. 2(BCRx2)(ABL1 con BCRx1)	间期细胞原位杂交；使用位于第9号染色体q34位点上的*ABL1*基因和位于第22号染色体q11.2位点上的*BCR*基因融合形成的嵌合基因探针，证实两位点上的基因拼接，从而确定有t(9; 22)(q34; q11. 2)的易位。这是对慢性粒细胞白血病常用的诊断方法和结果
nuc ish Xcen(DXZ1x3)	间期细胞原位杂交；使用X染色体着丝粒探针，有三个DXZ1位点上的信号，表示染色体X三体

表4-4 常见CMA国际标准命名举例

芯片检测结果/芯片分析结果临床解读
染色体数目异常
arr[GRCh38] Xp22.33q28(168546_155233739)x1[0.6] 简述法：(X)x1[0.6] 根据基因组版本GRCh38，发现约占60%的细胞为X染色体单体（Turner综合征）；注意GRCh38后有一空格，但简述法没有必要写上GRCh38
arr(X)x2, (Y)x1 发现男性多了一条X染色体，47, XXY（Klinefelter综合征）
arr(8)x3, (21)x3 同时发现8号染色体三体和21号染色体三体（8三体/21三体综合征）
arr(1-22)x3, (X)x2, (Y)x1 从1号到22号染色体都是三体，两条X染色体，加上一条Y染色体，即69, XXY（XXY三倍体综合征）
arr[GRCh38] 18p11.32q23(102328_79093443)x3 多了一条18号染色体，很可能是18三体综合征
arr[GRCh38] 21q11.2q22.3(13531865_46914745)x3 多了一条21号染色体，很可能是21三体综合征。注意CMA通常不能覆盖21号染色体短臂（该区域为异染色质区域），因此没有把短臂表示出来；此结果显示21三体综合征，但需要做FISH或者核型分析以排除罗氏或者其他的21号染色体平衡易位
结构异常：常染色体单个缺失、重复
arr[GRCh38] 6q21q25.1(113900000_149100000)x1 根据基因组版本GRCh38，发现6号染色体长臂q21与q25.1之间区域的缺失，其基因组缺失部分位于第113 900 000个核苷酸与第149 100 000个核苷酸之间。这样的解读同样适合以下相似的CMA异常
arr[GRCh38] 4q32.2q35.1(163146681_183022312)x1 根据基因组版本GRCh38，发现4号染色体长臂q32.2与q35.1之间区域的缺失，其基因组缺失部分位于第163 146 681个核苷酸与第183 022 312个核苷酸之间
arr[GRCh38] 4q32.2q35.1(163146681_183022312)x1 dn 与上述同一基因组异常的简述法，但说明缺失属于新发性（de novo，dn）
arr[GRCh38] 4q32.2q35.1(163146681_183022312)x1 mat 同样异常，这里的简述法里的mat说明缺失异常来源于母亲（maternal，mat）
arr[GRCh38] 4q32.2q35.1(163002425x2, 163146681_183022312x1, 184322231x2) 是上述同一基因组异常的详细描述法，进一步说明靠近缺失区域近端的第144 256个核苷酸（即163 146 681-163 002 425=144 256）没有缺失，离缺失区域远端大约1.3Mb核苷酸的基因组（即184 322 231-183 022 312≈1.3Mb）没有缺失；这样的解读同样适合以下相似的CMA异常
arr[GRCh38] 17p11.2(16512256_20405113)x1 dn 17号染色体短臂p11.2区域缺失，缺失基因组大小约是3.9Mb，属于新发性缺失
结构异常：性染色体单个缺失、重复
arr[GRCh38] Xq25(126228413_126535347)x0 mat 男性X染色体长臂q25区域缺失，其基因组缺失部分位于第126 228 413个核苷酸与126 535 347个核苷酸之间；属于母源性

（续表）

芯片检测结果/芯片分析结果临床解读
arr[GRCh38] Xq25(126228413_126535347)x1 与上述同样的X染色体长臂q25区域缺失，但受检者是女性
arr[GRCh38] Xp22.31(6467202_8091950)x0 mat 男性X染色体短臂p22.31区域缺失，其基因组缺失部分位于第6 467 202个核苷酸与8 091 950个核苷酸之间，源于母亲携带者
arr[GRCh38] Xp11.22(53215290_53986534)x2 mat 男性X染色体短臂p11.22区域重复，源于母亲携带者
arr[GRCh38] Xp11.22(53215290_53986534)x3 与上述同样的X染色体短臂p11.22区域重复，但受检者是女性
结构异常：常染色体复杂性缺失、重复
arr[GRCh38] 8q23.1q24.3(105171556_146201911)x3, 15q26.2q26.3(96062102_1002001136)x1 一条8号染色体长臂末端重复，一条15号染色体长臂末端缺失。双重部分性非平衡异常意味染色体的非平衡易位，然而CMA只能检测出相对应的非平衡区域的拷贝数。通过核型分析或者FISH分析可以更详细地表示出基因组异常
46, XY.der(15)t(8; 15)(q22.3; q26.2)mat.ish der(15)(8; 15)(RP11-11431I12+, RP11-14C10-). arr[GRCh38] 8q23.1q24.3(105171556_146201911)x3, 15q26.2q26.3(96062102_1002001136)x1 把mat放在核型分析结果后面，说明衍生染色体来源于母方的8号染色体和15号染色体之间的平衡易位。需要说明的是通过传统核型分析得出的染色体区带定位是源于染色体显带结果，而CMA得到的基因组定位是源于基因组浏览器；两者之间会有差异
arr[GRCh38] 20q13.13q13.33(51001876_62375085)x1, 22q13.32q13.33(48533211_49525263)x3 20号染色体长臂q13.13q13.33区域单个拷贝缺失和22号染色体长臂q13.32q13.33区域单个拷贝重复
arr[GRCh38] 4q28.2(128284801_129319376)x3 mat, 16p11.2(29581254_30066186)x3 pat 4号染色体长臂q28.2区域增加源于母方的一个拷贝，16号染色体短臂p11.2区域增加源于父源（paternal，pat）的一个拷贝
arr[GRCh38] 7p11.2(54290345_55087100)amp 7号染色体短臂p11.2区域扩增（amplification，amp），但由于扩增的拷贝数太大而CMA不能确认
arr[GRCh38] 9p24.3(1310386_1709409)x1 mat, 9p22.3p22.2(16455330_16763471)x1 dn, 18q22.33q22.1(62747805_67920791)x1 dn 发现三个不同的变异：一个母源性的9号染色体短臂9p24.3区域的缺失，一个新发性的9号染色体短臂部分缺失，以及一个新发性18号染色体长臂部分缺失。注意在9号染色体上两个不同的基因组缺失异常是按照从短臂端到长臂端方向顺序标注
arr[GRCh38] 14q31.1(82695844_82855387)x1, 14q32.33(105643093_106109395)x3 发现14号染色体长臂部分缺失和部分长臂重复。注意在14号染色体上两个不同的基因组缺失异常是按照从短臂端到长臂端方向顺序标注
arr[GRCh38] 9p24.3p13.1(204166_82855387)x1, 18q21.33q22.1(63877984_64683663)x1, 21q11.2q21.1(13600026_20175986)x3 发现三个不同的变异：一个9号染色体短臂的部分缺失，一个18号染色体长臂部分缺失，一个21号染色体长臂近端部分重复。注意三个变异是按照染色体的编号从大到小编号顺序安排

（续表）

芯片检测结果/芯片分析结果临床解读
结构异常：倒位异常重组
arr[GRCh38] 1p36.33p36.32(827048_3736354)x3, 1q41q44(221649655_247175095)x1 1号染色体短臂部分重复和长臂部分缺失，表明源于1号染色体的臂间倒位，需要患者父母送检血液进行核型分析或者FISH验证
arr[GRCh38] 18p11.32(102328_2326882)x1, 18q21.31q23(56296522_76093443)x3 18号染色体短臂部分缺失和长臂部分重复，表明源于18号染色体的臂间倒位，需要患者父母送检血液进行核型分析或者FISH验证
46, XY, rec(18)dup(18q)inv(18)(p11.32q21)pat.arr[GRCh38] 18p11.32(102328_2326882)x1, 18q21.31q23(56296522_76093443)x3 与上述同样变异重组，核型分析发现父亲有相应的18号染色体臂间倒位，所以上述的缺失/重复组合异常源于父亲
结构异常：性染色体复杂性结构异常
arr[GRCh38] 20q13.2q13.33(5184606_62375085)x3, Yq11.23(26887746_27019505)x0 Y染色体长臂丢失，20号染色体长臂重复。注意性染色体异常放在后面
46, X, der(Y)t(Y; 20)(q11.23; q13.2).arr[GRCh38] 20q13.2q13.33(5184606_62375085)x3, Yq11.23(26887746 _27019505)x0 基因组异常与上述相同。核型分析发现由Y染色体长臂与20号染色体长臂之间的平衡易位衍生而来的不平衡易位Y染色体。注意这一核型没有正常的Y染色体
46, XY, der(20)t(Y; 20)(q11.23; q13.2).arr[GRCh38] 20q13.2q13.33(5184606_62375085)x1, Yq11.23(26887746_27019505)x2 CMA检测发现由Y染色体长臂与20号染色体长臂之间重组衍生而来的异常20号染色体，其结果是Y染色体长臂的远端部分重复和20号染色体长臂部分的缺失。注意这一个体有一条正常的Y染色体，性染色体异常放在后面
46, XX.arr[GRCh38] 5q14.3(88018766_89063989)x1, Xp22.31(6923924_7253485)x3 CMA分析发现X染色体短臂部分重复和5号染色体长臂部分缺失，注意性染色体异常放在后面
结构异常：嵌合体/标记染色体
ish mos del(2)(q11.2q13)(RP11-11P22-)[10/30].arr[GRCh38] 2q11.2q13(100982729_112106760)x1[0.4] FISH和CMA分析发现2号染色体长臂部分缺失嵌合体。CMA检测到有缺失的细胞占约40%，而FISH所检测的30个细胞中，缺失的占10个
47, XY, +mar.ish der(2)(p11.2q13)(D1Z2+)[5/30].arr[GRCh38] 2p11.2q13(90982729_112106760)x3[0.15] FISH和CMA分析发现源于2号染色体的标记染色体嵌合体。CMA检测发现大约15%的细胞含标记染色体，而在FISH所检测的30个细胞中，含标记染色体的占5个
47, XX, +mar.arr[GRCh38] 21q11.2q21.1(13461349_17308947)x4, 21q22.3(46222759_46914885)x3 CMA检测发现多出两个拷贝的21号染色体部分长臂21q11.2-q21.1和多出另一不同拷贝的21号染色体部分长臂21q22.3。这表明所发现的标记染色体很可能是复杂性重组而包括两个不同片段的21号染色体长臂，导致21号染色体长臂近端出现部分四体和远端出现部分三体

（续表）

芯片检测结果/芯片分析结果临床解读
结构异常：需要FISH确认的CMA结果
arr[GRCh38] 15q11.1q13.2(20366669_30226235)x4 CMA检测发现额外两个15号染色体长臂近端区域，导致15q11.1q13.2区域出现四体，需要FISH分析确定15号染色体q11.1–q13.2区域重复是属于串联重复，还是属于包含15q11.1–q13.2区域重复的标记染色体
arr[GRCh38] 12p13.33p11.1(84917_34362567)x2~4 CMA检测发现12号染色体短臂四体的嵌合体，需要FISH分析确定是否存在与Pallister–Killian综合征相关的等臂12号染色体短臂
特异性单核苷酸多态（SNP）芯片检测结果命名
arr[GRCh38] 11p12(37741458_39209912)x2 hmz SNP芯片分析发现11号染色体p12区域存在至少1.47Mb大小的纯合子（homozygosity，hmz）
arr[GRCh38] 11p12(37741458_39209912)x2 mos hmz mat 发现与上述同样的源于母亲的基因组异常的嵌合体
upd(16)mat.arr[GRCh38] 16p13.3q23.1(31010_78001824)x2 htz, 16q23.1q24.2(78803664_88690776)x2 hmz SNP芯片分析发现16号染色体的16p13.3–q23.1区域杂合子（heterozygote，htz）及其长臂远端区域16q23.1–q24.2纯合子。后续对父母的SNP芯片分析结果证明16号染色体单亲二体属母源性
arr[GRCh38] 15q11.2q26.3(23123715_101888908)x2 hmz pat, 21q11.21q22.3(14595263_48084819)x2 hmz pat SNP芯片分析发现15号染色体长臂和21号染色体长臂的纯合子，后续对父母的SNP芯片分析结果证明15号和21号染色体单亲二体属父源性
arr[GRCh38] 11p15.5p15.4(2265338_6275434)x2 hmz c, 19q13.33qter(49759500_58586384)x2 hmz SNP芯片分析发现的可能与Beckwith–Wiedemann综合征相关的11号染色体短臂p15.5–p15.4区域的纯合子和19号染色体长臂q13.33qter区域纯合子。需注意发生在肿瘤组织的部分单亲二体通常称为杂合性丢失（loss of heterozygosity，LOH），而遗传性的部分单亲二体通常称为杂合性缺失（absence of heterozygosity，AOH）
肿瘤芯片检测
arr[GRCh38] 7p11.2(54290345_55087100)amp CMA对实体肿瘤组织检测发现7号染色体的p11.2区域扩增；注意芯片检测到的扩增数目太高而不能量化
arr[GRCh38] 11q22.3q23.2(104669588_113439979)x1[0.3], 13q14.13q13.3(48290874_51390298)x1[0.8] CMA分析发现11号染色体长臂的q22.3与q23.2之间区域缺失（约占30%细胞），以及13号染色体长臂q14.13与q14.3之间区域缺失（约占80%细胞）的嵌合
arr(1–13)x2 mos hmz, (14)x2~3, (16–20)x2 mos hmz, (21)x2~3, (22)x2 mos hmz, (X)x1~2, (Y)x1~2 SNP芯片对急性淋巴细胞白血病骨髓标本分析发现接近二倍体纯合子的异常。该标本是正常细胞和异常细胞的混合，SNP分析显示1～13号染色体，16～20号染色体，以及22号染色体纯合子嵌合体。分析结果还发现14号、21号以及X和Y染色体数目增加，而15号染色体数目正常

表4-5 结合ISCN对以测序为基础的基因检测结果的人类基因组变异委员会（HGVS）标准命名举例

检测结果	分析结果解读
缺失	
seq[GRCh38] del(X)(q21.31q22.1) chrX: g.89555676_100352080del	核型分析发现一条X染色体长臂上q21.3-q22.1区域的缺失。根据基因组版本GRCh38，基因组参考序列NC_000023.11，测序发现X染色体长臂上从第89 555 676个核苷酸至第100 352 080个核苷酸之间的缺失
衍生染色体	
seq[GRCh38] der(2)t(2; 11)(p25.1; p15.2) g.[chr2: pter_8247756delinschr11: pter_15825266]	核型分析发现由2号染色体短臂与11号染色体短臂相互易位而得到的衍生2号染色体，在2号染色体上的断裂点位于2p25.1。根据基因组版本GRCh38，测序结果发现2号染色体短臂前8 247 756个核苷酸缺失和11号染色体短臂前15 825 266个核苷酸的插入
seq[GRCh37] der(3)(3pter→3q25.32: : 8q24.21→8qter) g.[chr3: 158573187_qterdelinschr8: (128354000_128546000)_qter]	核型分析发现由3号染色体长臂与8号染色体长臂相互易位而得到的衍生3号染色体，测序结果发现8号染色体长臂断裂点位于第128 354 000个核苷酸与第128 546 000个核苷酸之间
seq[GRCh37] der(4)ins(4; X)(q28.3; q22.2q21.31) g.[chr4: 134850793_134850794inschrX: 89555676_100352080inv]	核型分析发现因X染色体长臂片段插入而导致的非平衡性衍生4号染色体。测序发现源于X染色体长臂的Xq22.2-q21.31片段以4号染色体原始基因组序列排列反方向插入4号染色体长臂的4q28.3带区，而这一条非平衡性衍生4号染色体包含其着丝粒
seq[GRCh37] der(5)t(5; 10)(p13.3; q21.3) g.[chr5: pter_29658442delinschr10: 67539995_qterinv]	核型分析发现5号染色体短臂与10号染色体长臂相互易位产生的非平衡衍生5号染色体。测序结果发现5号染色体短臂从其短臂末端至第29 658 442个核苷酸之间的片段已经被10号染色体长臂上从其长臂末端至第67 539 995个核苷酸之间的片段以原始序列排列反方向替换
重复	
seq[GRCh37] dup(8)(q24.21q24.21) chr8: g.128746677_128749160dup	核型分析发现8号染色体长臂的8q24.21片段重复。根据基因组版本GRCh37，参考序列NC_000008.10，测序发现8号染色体8q24.21带区第128 746 677个核苷酸至第128 749 160个核苷酸之间2 484bp大小的重复。重复片段序列的方向与原始序列相同

（续表）

检测结果	分析结果解读
seq[GRCh37] dup(8)(q24.21q24.21) chr8: g.128746677_128749160dupinv	核型分析发现与上面相同的异常核型。根据基因组版本GRCh37，参考序列NC_000008.10，测序得到的数据与上相似，但重复片段序列的方向与原始序列相反
插入	
seq[GRCh37] ins(4; X)(q28.3; q21.31q22.2) g.[chr4: 134850793_134850794inschrX: 89555676_100352080] chrX: g.89555676_100352080del	核型分析发现因X染色体长臂片段插入而导致的平衡性衍生4号染色体。测序发现源于X染色体长臂Xq21.31-q22.2片段以原基因组序列排列正方向插入4号染色体长臂的4q28.3带区，而这一条衍生4号染色体包含其着丝粒。X染色体长臂Xq21.31-q22.2片段里的第89 555 676个核苷酸至第100 352 080个核苷酸因插入4号染色体而显示缺失。来自X染色体的插入序列与4号染色体序列方向相同
seq[GRCh37] ins(4; X)(q28.3; q22.2q21.31) g.[chr4: 134850793_134850794inchrX: 89555676_100352080inv] chrX: g.89555676_100352080del]	核型分析发现因X染色体长臂片段插入而导致的平衡性衍生4号染色体。测序发现源于X染色体长臂Xq22.2-q21.31片段以原基因组序列排列反方向插入4号染色体长臂的4q28.3带区，而这一条衍生4号染色体包含其着丝粒。X染色体长臂Xq22.2-q21.31片段里的第89 555 676个核苷酸至第100 352 080个核苷酸因插入4号染色体而显示缺失。来自X染色体的插入序列与4号染色体序列方向相反
倒位	
seq[GRCh37] inv(6)(pter→p25.3: : q16.1→p25.3: : q16.1→qter) chr6: g.[776788_cen_93191545inv; 93191546T>C]	6号染色体上的一个臂间倒位，其断点处第93 191 546个核苷酸有一个单碱基替换
seq[GRCh38]inv(6)(p21.2p22.3) chr6: g.[20000000_40000000inv; 40000001T>C]	6号染色体的短臂上的臂内倒位，其断点处第40 000 001个核苷酸有一个单碱基替换
环状染色体	
seq[GRCh37] r(8)(p23.2q24.3) chr8: g.[pter_3300000del: : 140000000_qterdel]	根据基因组版本GRCh37，发现断点位于短臂8p23.2与长臂8q24.3带区的环状8号染色体，将分别位于这两个带区的第3 300 001个核苷酸和第139 999 999个核苷酸连接起来
seq{GRCh37] +r(8)(p23.2q24.3) chr8: g.[pter_3300000del: : 140000000_qterdel]add	根据核型分析和基因组版本GRCh37，发现额外多出的与上述同样的一个环状8号染色体，将分别位于这两个带区的第3 300 001个核苷酸和第139 999 999个核苷酸连接起来

（续表）

检测结果	分析结果解读
相互易位	
46, XX, t(2; 11)(p24; p15.1).seq[GRCh38] t(2; 11)(p25.1; p15.2) g.[chr11: pter_15825272: : chr2: 8247757_cen_qter] g.[chr2: pter_8247756: : chr11: 15825273_cen_qter]	核型分析发现2号染色体短臂与11号染色体短臂之间的相互易位，断裂点分别位于2p24及11p15.1带区。测序结果也进一步确认断裂点位于相同的带区。根据基因组版本GRCh38，发现在衍生2号染色体断裂点上，11号染色体上的第15 825 272个核苷酸与2号染色体断裂点上的第8 247 757个核苷酸连接；而在衍生11号染色体断裂点上，2号染色体上第8 247 756个核苷酸与11号染色体上第15 825 273个核苷酸连接
seq[GRCh37] t(2; 11)(q31.1; q22.3) g.[chr2: pter_cen_174500098: : chr11: 108111987_qter] g.[chr11: pter_cen_108111981: : chr2: 174500099_qter]	核型分析发现2号染色体长臂与11号染色体长臂之间的相互易位。测序结果发现11号染色体断点上有5bp的缺失（即108 111 981与108 111 987之差）

（陆国辉）

第三节　人类染色体

染色体（chromosome）是DNA经高度螺旋压缩形成的位于细胞核中的线状结构，是遗传物质DNA的载体，遗传信息随着染色体的传递而传递。在同一物种中，染色体的数目和形态结构等特征都是恒定的，如果染色体发生了数目或结构的异常，都会导致相应基因的改变，引起具有一系列临床症状的综合征，因此对染色体的研究是细胞遗传学的主要内容。

染色质（chromatin）和染色体是同一物质在不同细胞周期中的形态表现。在细胞从间期到分裂期的过程中，染色质通过螺旋化凝缩成为染色体；而在细胞从分裂期到间期的过程中，染色体又解螺旋舒展成为染色质。

正如第一节所述，美籍华裔学者徐道觉（TC Hsu）（1952）发明组织培养技术和低渗方法的应用[6]，1956年美籍华裔学者蒋永兴（JH Tjio）和Levan首先发现人的染色体为46条[7]，Moorhead（1960）发表外周血白细胞培养与染色体制备方法[8]，以及其后各种技术的出现和对羊水细胞与绒毛细胞进行染色体或者染色体基因组分析的应用，大大提高了染色体和染色体基因组异常的检出率，有效地推动了临床细胞遗传学的发展。

一、人类染色体的基本特征

（一）人类正常核型

人类的每对同源染色体都具有特定的分子结构及形态特征，这些形态特征通常在亲代向子代传递过程中保持恒定。人类正常体细胞（somatic cell）为二倍体（diploid），即2n，含有46条（23对）染色体，其中包括22对常染色体（autosomal chromosome）和1对性染色体（sex chromosome）。配子为单倍体（haploid），即n，含23条染色体。性染色体包括X和Y两种，其组成与性别相关。除男性的XY性染色体外，二倍体中每一编号染色体都成对出现，我们把这一对同编号的染色体称为同源染色体（homologous chromosome）。两条同源染色体中的一条来自父方，另一条来自母方，它们之间的形态、大小基本相同，但所含的DNA可能不完全一样[9]。图4–2展示了人类正常细胞染色体组成及其各染色体结构的模式图。

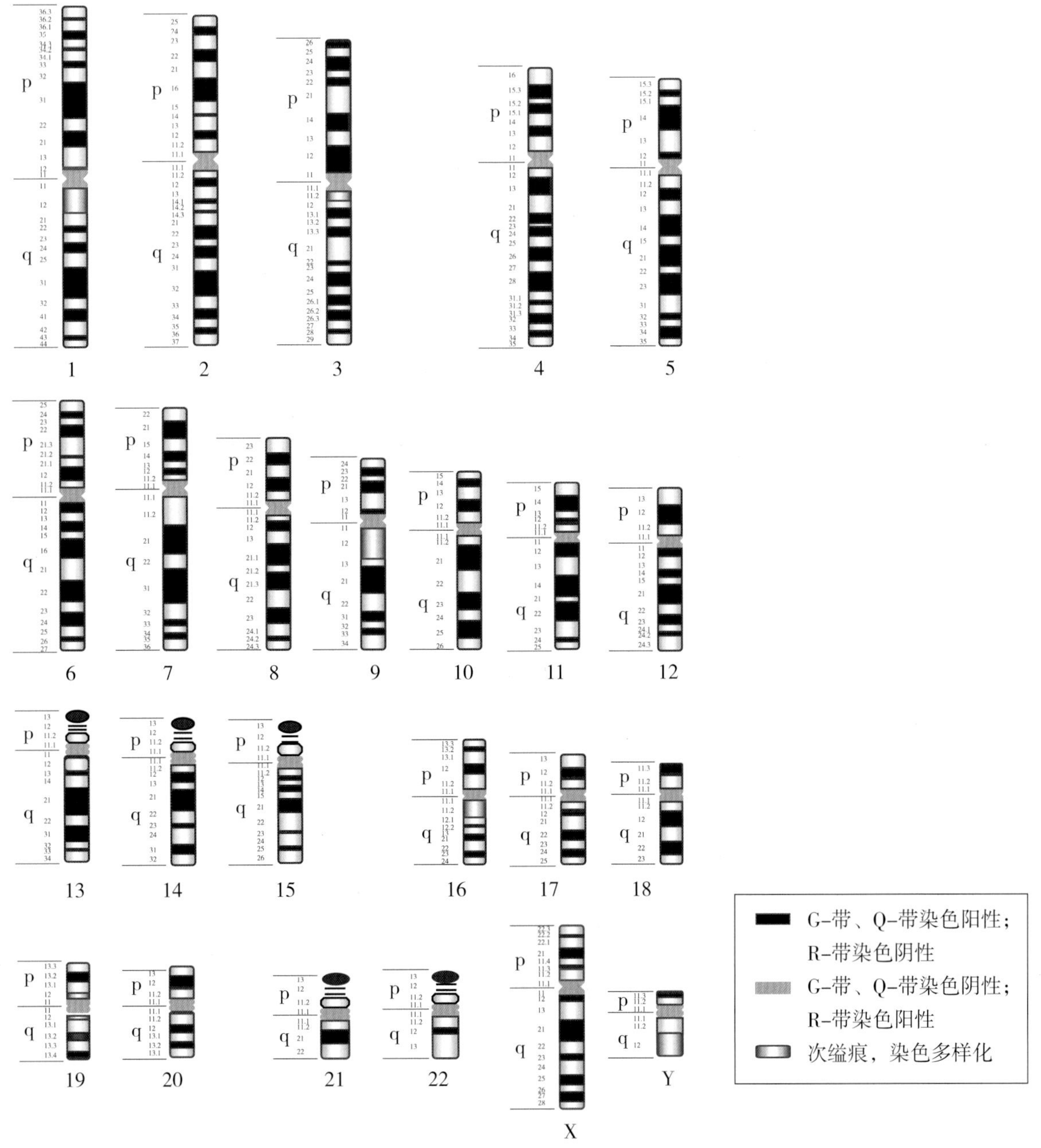

图4–2　人类染色体组成及其结构模式图

（引自：陆国辉. 产前遗传病诊断[M]. 广州：广东科技出版社，2002.[11]）

核型（karyotype）是指一个体细胞中的全部染色体数目、大小和形态特征等的组成。对细胞核型进行分析的过程称为核型分析（karyotype analysis），这一过程通常根据统一的国际命名体制（ISCN）进行描述。核型的描述包括两部分内容，第一部分是染色体总数，第二部分是性染色体的组成，两者之间用英文体“，”分隔开，46, XX和46, XY分别是正常女性和男性的核型。对于异常核型，第三部分则是对染色体异常变化的描述。

（二）染色体的分子结构

组成染色体的基本物质是脱氧核糖核酸（DNA）分子，一条染色体即为一个DNA分子。除了DNA外，染色体中还有大量的组蛋白（histone），可分为五种：H1、H2A、H2B、H3和H4，其中H2A、H2B、H3和H4四种组蛋白各两个分子形成八聚体，约146bp的DNA在其周围盘绕1.75圈，形成核小体（nucleosome）。核小体是染色体的基本结构单位，核小体之间以60个碱基对的DNA双螺旋与组蛋白H1形成的细丝相连接，每6个核小体以H1组蛋白为中心绕成一圈形成一个螺旋，这种螺线管结构形成染色质纤维（chromatin fiber），以此为基础，再进一步折叠和多级螺旋化而成为在长度上被压缩了近万倍的中期染色体[9]（图4-3）。

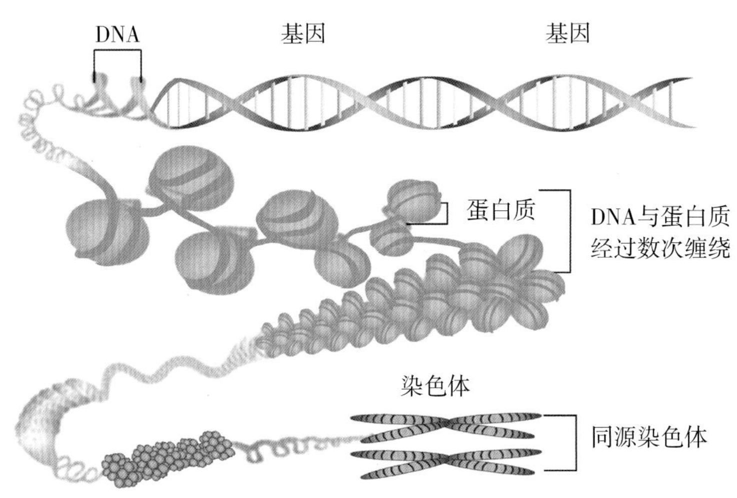

图4-3　从DNA双螺旋到染色体

（三）染色体的解剖结构

染色体的命名及染色体解剖病理的分析，都有赖于对染色体正常结构的认识。有丝分裂中期的体细胞所含的染色体都由两条染色单体（chromatid）组成，这两条染色单体的结构、大小和分子组成完全一样，故称为姐妹染色单体（sister chromatid）。染色体解剖结构包括长臂、短臂、着丝粒和端粒四个主要组成部分，部分染色体还有随体结构[9]（图4-4）。

1．着丝粒　正常染色体在显微镜下可见一缢痕将染色体分为长臂和短臂，即为着丝粒（centromere），又称为主缢痕或初级缢痕（primary constriction），光镜下相对不着色。着丝粒连着两个姐妹染色体单体，在细胞分裂时对染色体的分离起着重要作用。着丝粒还是动粒（kinetochore）形成的位点，并与纺锤体的微管相连，在细胞分裂时调节染色体移动。

根据着丝粒位置的不同，可把染色体分为三类[10]（图4-5）：

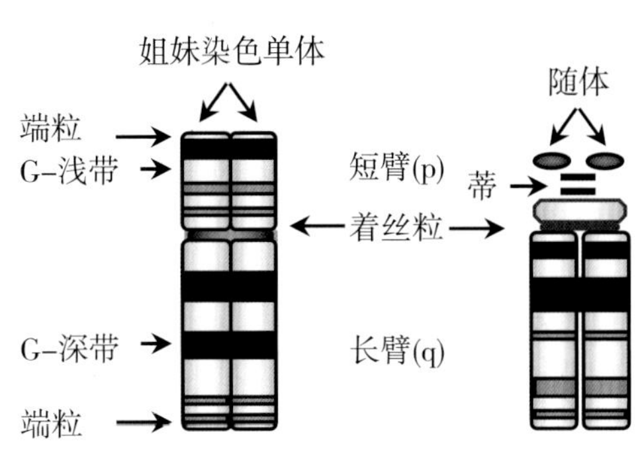

图4-4 染色体结构

染色体的主要结构包括长臂、短臂、端粒和着丝粒。D和G组染色体还包括随体结构。（引自：陆国辉. 产前遗传病诊断 [M]. 广州：广东科技出版社，2002.[11]）

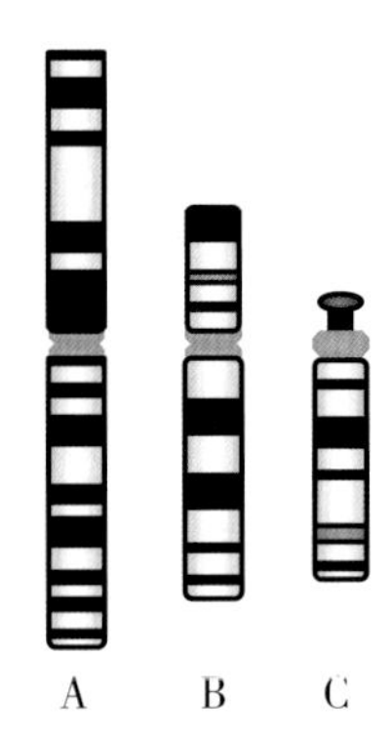

图4-5 染色体分类

人类染色体按其着丝粒的位置分为中央着丝粒染色体（A）、亚中央着丝粒染色体（B）和近端着丝粒染色体（C）三类。（引自：陆国辉. 产前遗传病诊断 [M]. 广州：广东科技出版社，2002.[11]）

（1）中央着丝粒染色体（metacentric chromosome） 这类染色体的着丝粒基本位于染色体的中部，故染色体的长臂与短臂基本相等。A组的1、2、3号，F组的19、20号染色体都属中央着丝粒染色体。

（2）亚中央着丝粒染色体（submetacentric chromosome） 染色体的着丝粒偏于染色体的一侧。因此，长、短臂的长度有显著区别。属于这一类染色体的是B组的4号和5号、C组的6～12号、E组的16～18号，以及性染色体X和Y。

（3）近端着丝粒染色体（acrocentric chromosome） 这类染色体的短臂十分短，着丝粒靠近染色体的一端。只有D组的13、14和15号以及G组的21和22号染色体属于此类。近端着丝粒染色体通常在短臂的末端附有随体（satellite）。随体与着丝粒之间的连结部分称为蒂（stalk），其分子组成是转录18S和28S的rRNA基因。经过特殊的染色处理后，随体和蒂呈现核仁组织区（nucleolar organizing region，NOR）阳性。NOR的数目及其大小存在个体间差异，并认为与细胞分裂的活性有关。

2. 染色体臂 着丝粒的存在将染色体分为两部分，即染色体臂（arm）。染色体臂是构成染色体解剖结构的主体，遗传信息都位于染色体臂上。根据长度的不同，染色体臂分为短臂（short arm）和长臂（long arm），分别用p和q来表示。

3. 次缢痕和随体 近端着丝粒染色体上除主缢痕外，还有一个染色较浅的缢痕部位，称为次缢痕（secondary constriction），这一区域与分裂末期核仁的形成有关，因此又称为核仁组织区（NOR）。随体是附于染色体短臂末端通过次缢痕与染色体相连的球状结构。随体主要由异染色质组成，含高度重复的DNA序列，不具有常染色质的功能活性。随体的形态大小在染色体上是恒定的，因此是染色体核型分析的重要指标之一。

4. 端粒 端粒（telomere）是位于染色体末端的特化部位，其分子组成是简单序列（TTAGGG）的多次重复。端粒序列进化上高度保守，主要功能是保持染色体恒定的完整解剖结构。端粒重复顺序的长短与端粒酶（telomerase）的活性有密切关系。端粒酶以端粒顺序为模板在3'端使端粒重复延长，端粒酶活性的丢失是细胞衰老的机制之一。随着人体的衰老，端粒酶活性降低，端粒DNA顺序缩短。癌变细胞里染色体端粒的DNA顺序明显变短，这与端粒酶的活性改变也有直接的关系。此外，也有人认为端粒酶的活性降低与胎儿宫内发育不全有关。

二、染色体的鉴别

人类体细胞中46条染色体根据其长度和着丝粒的位置，可以分为A、B、C、D、E、F、G 7个组，A组最大，G组最小；X染色体列入C组，Y染色体列入G组（表4-6）。

表4-6 人类染色体分组及形态特征

分组	染色体	主要特征
A	1～3	大的中央着丝粒染色体，可根据大小及着丝粒位置区别
B	4，5	大的亚中央着丝粒染色体
C	6～12，X	中等大小的亚中央着丝粒染色体
D	13～15	中等大小的端着丝粒染色体，带有随体
E	16～18	16、17、18为小的亚中央着丝粒染色体
F	19，20	小的中央着丝粒染色体
G	21，22，Y	小的端着丝粒染色体，21、22带有随体，Y无随体

显带技术出现以前，细胞遗传学家只能根据各染色体的大致特征（大小、着丝粒位置）来识别染色体。一般对于非显带染色体可以用以下参数来描述：①染色体的长度比：染色体长度占正常单倍体组（22条常染色体加X染色体的长度之和）的百分比；②染色体的臂比：染色体长、短臂长度的比值；③着丝点指数：短臂长度和整条染色体长度的比值。

但仅凭以上特征和参数，很难完全区分不同染色体，并且对于染色体所发生的一些结构异变，例如易位、倒位和缺失等的检出能力明显不足，使得染色体检查的临床应用受到极大的限制。因此从1959年Lejeune发现第一例人类染色体病至1968年显带技术出现的10年间，人们只发现了10多种染色体异常综合征，并且主要是染色体数目异常的病例。

显带技术将染色体显示出各自特异的带型，分辨出染色体更微细的特征，从而显著提高了染色体形态鉴别的分辨率。染色体经过特殊处理和染色，显示出深浅不同的条纹，称为染色体带（band）。不同染色体显示出来的带结构及其排列都不一样，这种染色体带的排列称为带型。以染色体臂末端、着丝粒和一些明显的条带为界标（landmark），可把染色体分为几个区（region），每个区都包括若干带。一般着丝粒向短臂部分为p10，向长臂部分为q10，从着丝粒两侧开始向两臂末端依次编为1区、2区、3区等；每一区按相同方向依次编为1号带、2号带、3号带等。高分辨显带技术还可以把染色体上一些带分为若干亚带（subband），亚带也按同样的方法命名，但通常一条带只分割为三条亚带。因此在命名一个特定的带时，需要连续列出染色体编号、臂、区和带，若带继续细分为亚带，则在带后加小数点，再附加亚带[2]。例如，1p32.1表示1号染色体短臂3区2带1亚带。

在临床细胞遗传学应用中，常用单倍体基因组中各染色体所含的条带数目总和，即带水平

（band level）来判断染色体显带的分辨率。处于有丝分裂中期的染色体带水平一般是350～450。用高分辨技术制作所得到的染色体的带水平可以超过800条。染色体条带反映了调节DNA复制、修复、转录和遗传重组的基因组功能结构，不同带水平的每一染色体带所含的DNA量和基因数都不一样（表4-7）。

表4-7　人类染色体、染色体带及基因组DNA大小关系

类别	基因数	碱基对数
人类基因组	20 000～25 000	3×10^9
平均每个染色体	900	1.5×10^8
中期染色体平均每条带		
400带水平	250	7.5×10^6
1 000带水平	100	3×10^6

（引自：陆国辉. 产前遗传病诊断[M]. 广州：广东科技出版社，2002.[11]）

三、染色体多态性

不同个体之间染色体结构和染色的着色强度都存在着恒定但属非病理性的微小变异，主要表现为同源染色体大小形态、带纹宽窄或着色强度等方面的变异，称为染色体多态性（chromosome polymorphism）。染色体多态在人群中发生的比例相对较高（2%～5%），常见于D/G组染色体随体区变异（主要包括随体区增大，双随体）以及1、9、16号染色体次缢痕增加或缺失等[9-11]。染色体多态性可以按孟德尔方式从亲代向子代传递，因此可以作为临床鉴别诊断的指标，包括对父亲身份（paternity）或亲子鉴定，以及对骨髓移植后患者嵌合体的诊断等。在产前诊断中，染色体多态性可用于区分胎儿细胞和母体细胞，探讨异常染色体不分离的来源等，有利于对患者家庭进行婚育指导。

（一）常见的染色体多态性类型

大多数染色体的着丝粒区和次缢痕处分布有异染色质，因此常是染色体多态性涉及的染色体区域。这类染色体多态性主要包括：

1. 染色体长臂靠近着丝粒附近含结构性异染色质（constitutive heterochromatin）的区域，可以通过特殊的染色（如C显带）显示出来。这一区域长度在不同个体间有不同程度的差别，其中第1、9、16号常染色体和Y染色体上的差别尤为突出，临床上常以qh+和qh-分别表示某一染色体长臂异染色质区长度的增加和减少。

2. D/G组染色体（端着丝粒染色体）的随体蒂和随体长度的变异，如s+表示随体增大，stk+表示随体蒂长度增加；以及有些染色体还可能出现的双随体或者双随体蒂的情况，这些都属于染色体多态。

3. 着丝粒的长度变异，又称着丝粒异染色质区长度变异，如21cenh+。

4. 除长度以外，结构性异染色质的改变也可以表现为相关区域的倒位。例如，inv(9)(p12q13)

是指9号染色体长臂区域的异染色质部分倒位到了9号染色体的短臂上，这也是染色体畸形的一种常见类型，其临床意义尚有争论。除9号染色体着丝粒倒位外，还有断裂点紧靠着丝粒的2、3、10号常染色体以及Y染色体的臂间倒位，这些通常也是良性的染色体畸形[11]。

此外，还有一些比较少见的染色体多态性，例如经G显带后，个别染色体上某条带的大小在不同个体之间不一样，有的还可以出现多余的小条带[11]。

图4-6所示为常见的染色体多态性。

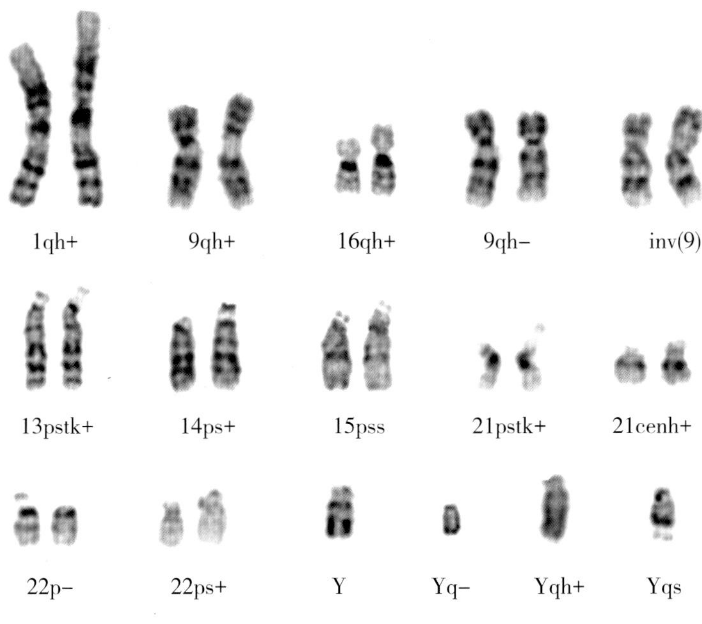

图4-6 常见的染色体多态性

（二）染色体多态性的临床表现

染色体多态性涉及的染色体区域通常为异染色质（heterochromatin）区域，这些区域主要是“非编码”的高度重复序列，不含结构基因，没有转录活性，因此一般认为由这些序列构成的染色体多态是良性的（benign），通常没有明显的表型效应或病理学意义。

但一些文献报告了染色体多态与复发性自然流产、不孕不育、发育迟缓和肿瘤等有关，因此染色体多态性所引起的遗传效应依然值得关注和进一步的验证。例如，多项研究报道染色体多态性广泛存在于有自发性流产、不孕不育等不良孕产史的夫妇中，其发生频率显著高于对照人群[9, 12-14]；染色体多态与辅助生殖技术治疗后的不良妊娠结局也可能有关[13, 14]。染色体多态可能的作用机制包括[9-15]：①异染色质在姐妹染色单体结合和染色体分离方面有重要作用，异染色质的异常有可能影响在减数分裂时染色体的配对联会，形成异常配子，对胚胎发育造成严重影响。②inv(9)在减数分裂过程中形成倒位环结构，产生不平衡配子；或由于倒位环的存在，使精子产生二价体的过程受阻，从而影响了精子发生；inv(9)涉及的9p11区带还可能包含有调控生精的重要基因。③异染色质区的DNA具有一定的遗传学功能，在基因复制、基因重组和染色质浓缩等过程中有重要的调节作用，对基因印记、剂量补偿等也有着重要的意义。尽管如此，对染色体多态性的临床效应和病理生理机制仍有待于分子水平的深入研究和临床数据的进一步支持。

总之，染色体多态的生物和医学意义尚未完全阐明，其可能导致的临床效应除了主要考虑异染色质变异外，也还可能有环境和其他遗传因素的存在。因此临床工作中对染色体多态与临床表现的相关性应持谨慎态度，不宜匆忙做出结论。根据目前的理解，染色体多态性仍然被普遍认为是一种与染色体异常不同、临床上没有明显不良效应的形态变异。

四、人类染色体的研究方法

处于分裂期的有核细胞都可以用于染色体研究，但通常情况下人体大多数组织的细胞并不处于分裂状态，因此需要将取自外周血、皮肤、骨髓或其他组织的细胞通过体外培养使细胞增殖，再经过各种处理后制作染色体标本进行观察分析。最常用的是外周血淋巴细胞，产前诊断工作中对胎儿染色体的分析常用胎儿绒毛和羊水。分子细胞遗传学技术还可以对间期细胞和DNA等进行检测分析。常用的实验室诊断方法的具体操作程序可参见第十三章“细胞基因组学实验室诊断方法”相关内容。

（一）染色体显带

染色体显带技术（chromosome banding technique）是指经特殊处理使染色体显示出深浅不同的染色体带纹，通过带的位置、宽度和深浅等可以分辨出染色体更微细的特征。显带方法的分子基础涉及核苷酸碱基组成、相关蛋白和基因组的功能结构。一般而言，G带深染区富含AT，复制较迟，基因较少；G带浅染区富含GC，复制较早，基因较多[16]。

常见的显带技术包括[2, 11]：

G显带（Giemsa banding）：将中期染色体制片经胰蛋白酶或碱、尿素、去污剂等处理使蛋白质变性，再用Giemsa进行染色后呈现深浅不同的条带。经过G显带处理的染色体能够保存数年或更长时间，并且只需一般的光学显微镜配备使用，因此成为临床细胞遗传学最常用的技术。图4-7所示是正常女性各染色体G显带核型。

Q显带（quinacrine banding）：喹吖因荧光染色技术，是细胞遗传学中最早使用的染色体显带技术。中期染色体经使用喹吖因荧光染料（quinacrine fluoresent dye）染色以后，在紫外线照射下呈现亮带和暗带，一般富含AT碱基的DNA区段表现为亮带，富含GC碱基的区带表现为暗带。Q带的技术操作比较简单，但需使用荧光显微镜。其主要的缺点是带型会在短时间内消失，不能长久保存。

能产生与Q带相同带型的其他荧光染料还有Hoescht 33258、DAPI和DIPI等。在Q带的基础上，附加第二种染料（例如distamycin A和放线菌素D）或者调整酸碱度都可以提高Q带的发亮度，并可以使带与带之间的区别更加明显。

C显带（centromeric heterochromtin banding）：主要显示着丝粒结构异染色质以及其他染色体区段的异染色质部分。如前所述，第1、9、16号染色体的着丝粒附近由高度重复的结构性异染色质DNA组成，经C带技术处理后，这些区域深度染色，C带也明显比较大。含常染色质（euchromatin）的其他染色体区域则浅度染色或不染色。由于大部分具有表达能力的基因都包含在常染色质中，因此，通过C带技术可以评估细小而来源不明的标记染色体的临床意义，C带阳性

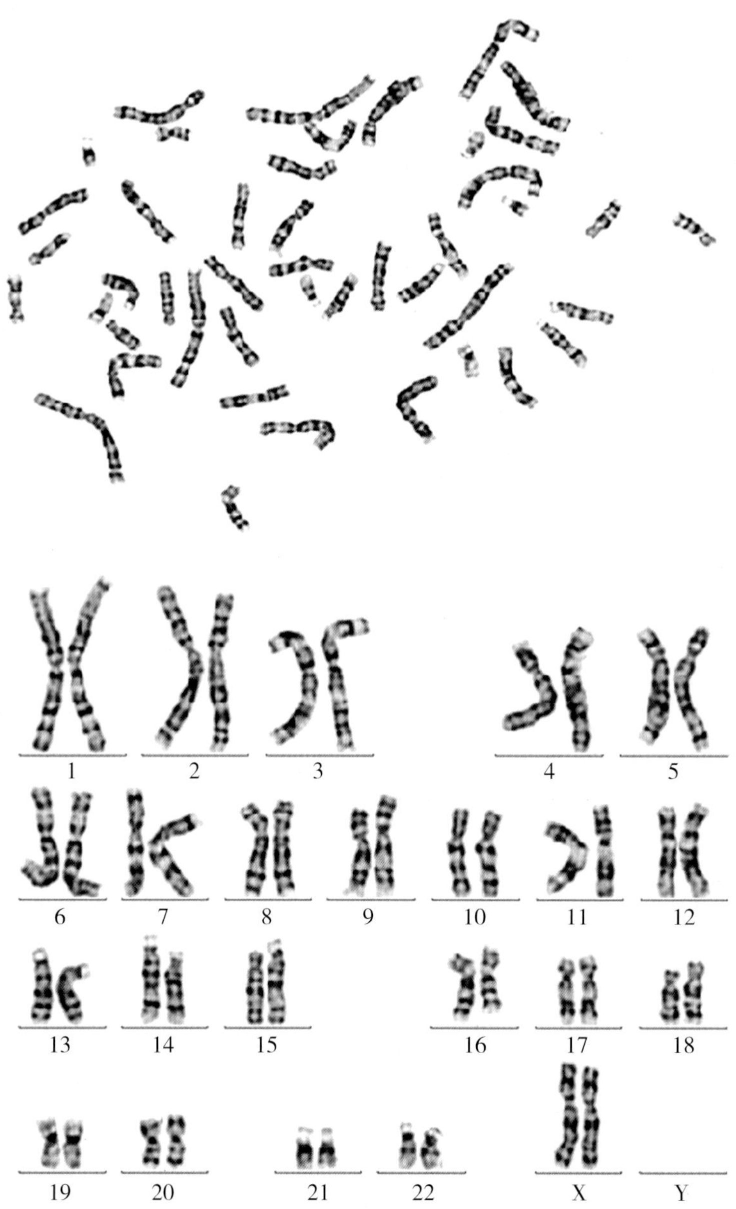

图4-7　正常女性染色体G显带核型图

（此图由北京协和医学院刘俊涛提供）

的标记染色体暗示含结构性异染色质，通常没有遗传效应。Y染色体长臂远端由丰富的结构性异染色质构成，因此也呈C带染色阳性，其染色阳性区域的大小在不同个体间差别很大。

R显带（reverse banding）：中期染色体经磷酸盐缓冲液保湿处理，以吖啶橙或Giemsa染色，显示与G带明暗相间带型正好相反，光亮的R带相当于G浅带，而黯淡的R带相当于G深带，所以又称反带；R带的带型与G带的相反。R带的技术要求较高，而且不容易控制带型的一致性。

T显带（telomere banding）：又称末端带，将染色体标本经特殊的高热处理后，再用Giemsa或与吖啶橙染色可使染色体端粒部分特异性深染。

NOR显带（nucleolar organizing region banding）：又称Ag-As染色法，主要用于核仁组织区的酸性蛋白质染色。通过使用硝酸银溶液选择性地对位于近端着丝粒染色体短臂蒂上的蛋白质进行染色。凡是Ag-NOR染色阳性（呈黑色）的，表明该区的18S和28S rRNA具有活性。正常个体中期细胞所含的NOR数目通常是5 ~ 10。

高分辨显带（high resolution banding）：人类中期染色体常规G显带的带纹数较少，一套单倍体染色体带纹数仅有320 ~ 400条带。高分辨显带可以明显地增加染色体带的数目，最常用的方法是使培养中的细胞分裂同步化和去同步化，再通过短时间低浓度的秋水仙素处理，从早中期、前中期、晚前期细胞获得更长的染色体，从而可以在原有的带纹上分出更多的带。高分辨显带方法可以使得到的染色体带水平高达550 ~ 850条或更多的带纹，因此应用高分辨显带方法可以发现更微小的结构性染色体异变。

（二）荧光原位杂交

分子细胞遗传学技术的应用始于20世纪80年代末在放射性原位杂交技术的基础上建立起来的荧光原位杂交（FISH）。FISH技术将荧光标记的特定序列作为探针:通过与中期染色体或间期细胞核杂交，以检测探针的同源序列在染色体位置或者数量的改变。在FISH技术中，已经有多种不同类型的探针可以使用（图4-8）：①染色体单一序列探针：如酵母人工染色体（yeast artificial chromosome，YAC）、细菌人工染色体（bacterial artificial chromosome，BAC）、P1人工染色体（P1 artificial chromosome，PAC）等基因座特异性探针，可以很方便地识别染色体的易位、缺失和扩增等。②着丝粒和端粒重复探针：着丝粒重复探针因其易用性和较高的信号强度，在鉴定特异性染色体方面被普遍使用；端粒重复探针可以弥补染色体端粒区在G显带时难以鉴别的不足，多用于涉及该区的易位检测。③染色体涂染（painting）探针：包括通过流式分选或显微切割等技术获得的全染色体、染色体臂以及特异性区带的涂染探针[16]。

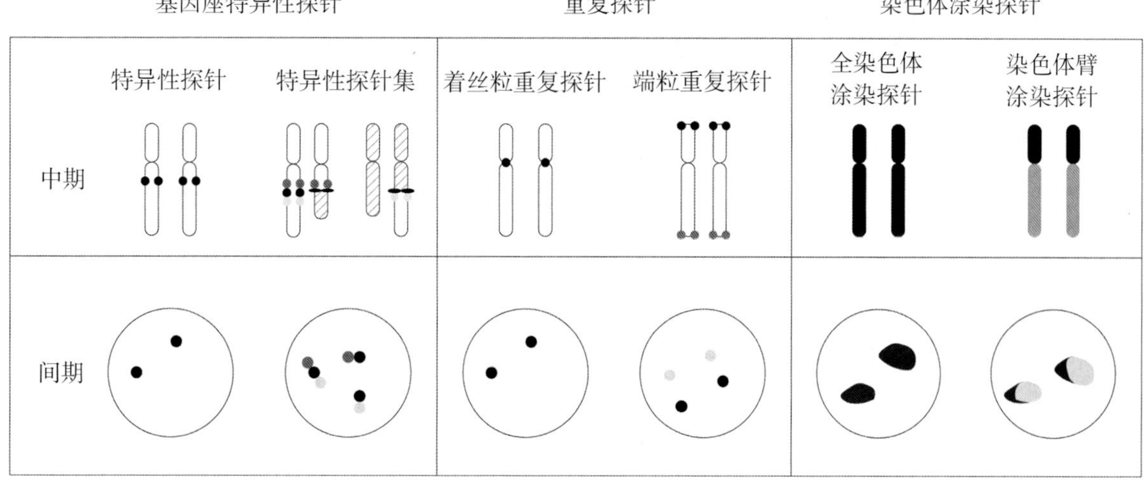

图4-8　不同探针类型的FISH分析结果

上、下方图分别模拟显示中期染色体、间期核与不同类型探针杂交后的结果。基因座特异性探针可以很方便地检测特定序列在染色体的位置和数量改变；对于已知的染色体结构重排，利用包括跨断裂点的探针及其相邻两侧的探针集合，在间期核即可完成染色体易位的检测。着丝粒α-卫星DNA重复序列（alpha satellite DNA）存在于所有人类染色体着丝粒区域，其杂交可以产生很强的杂交信号，常被选为着丝粒探针的来源用以检测染色体数目异常；端粒重复探针多用于涉及端粒区或一些来源不明的易位检测。染色体涂染探针包括全染色体、染色体臂以及特异性区带的涂染探针，用以检测染色体数目或结构异常。

人类基因组研究的迅速发展和公共数据库的建立为基因定位研究提供了丰富的DNA序列资源，人们几乎可以在基因组任何区域选择到相应克隆作为FISH探针的来源，这些数据库包括Ensembl Cytoview（www.ensembl.org）[17]、Map-Viewer（www.ncbi.nlm.nih.gov/mapview）[18]和UCSC（http://genome.cse.ucsc.edu）[19]等。

除了探针制备技术的进步，FISH方法也逐步形成了从单色向多色、从中期染色体向染色质纤维的发展趋势，如多色FISH（multiplex FISH，M-FISH）、频谱染色体核型分析（spectral karyotyping，SKY）、交叉核素色带分析（cross-species color banding，Rx-FISH）（图4-9）、DNA纤维荧光原位杂交（DNA fiber-FISH）和比较基因组杂交（CGH）等。方法学的发展和进步，大大提高了FISH技术的灵敏度和分辨率，使得FISH技术已经成为染色体精确分析不可缺少的手段，在染色体病、白血病、淋巴瘤、实体瘤等疾病的临床诊断和评估上都有着重要应用。

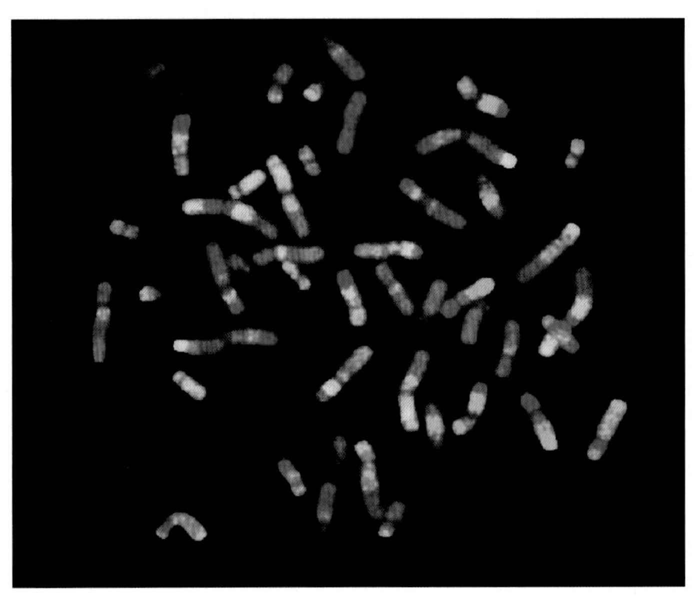

图4-9 Rx-FISH

Rx-FISH是一种应用组合性标志的特殊荧光原位杂交技术。该技术采用一套染色体亚带区域DNA的探针辨认人类细胞中期分裂相染色体异常。探针使用来源于长臂猴各条不同染色体的DNA，经过组合性标志后制作而成。与人类相比，长臂猴含较多的重排基因组，其中包括31种易位和多种染色体内重排。由于只有未经发生变化的DNA顺序才能杂交，所以探针只能识别与长臂猴基因组同源的人类染色体，并可以显示出特殊的多种不同颜色的带型。（引自：陆国辉. 产前遗传病诊断 [M]. 广州：广东科技出版社，2002.[11]）

（三）染色体微阵列分析

染色体微阵列（CMA）分析是继FISH之后分子细胞遗传学分析的又一重要手段。CMA根据设计原理的不同可以分为比较基因组杂交微阵列（aCGH）芯片和单核苷酸多态性微阵列（SNP-array）芯片两大平台[4, 16]。aCGH芯片基于大片段DNA克隆如细菌人工染色体（BACs）或小的人工合成的DNA片段即寡核苷酸（oligonucleotides）构建，其基本原理是将待测样本DNA与正常对照样本DNA分别用不同的荧光标记，通过与芯片上固定探针进行竞争性杂交获得定量的拷贝数检测结果。SNP芯片基于单核苷酸多态性构建，其基本原理是将待测样本DNA与芯片直接进行杂交，通过对荧光信号的扫描和计算机分析检测样本基因型与拷贝数异常。

芯片技术的优势在于全基因组范围内检测因染色体失衡而导致的疾病，商业化的SNP芯片涵盖了全基因组近百万个SNPs探针和几乎等量的用于检测拷贝数变异（CNVs）探针，不仅减少了因探针分布不均衡的干扰，还使得其平均分辨率达3kb，比传统核型分析高出近千倍，因此可以很方便地发现核型分析检测不到的染色体的缺失（deletion）和重复（duplication），也能很好地发现一些≥10%水平的嵌合体，已成为一项常规的临床遗传学诊断工具。但CMA也有其局限性，包括不能检测出染色体平衡易位（balance translocation）、倒位（inversion）和低水平（＜10%）的嵌合体等，尤其是可能检测出很多临床意义不明的CNV，容易引起不必要的困惑。

（四）测序

测序（sequencing）是发现疾病的遗传学病因和实施分子诊断的重要方法。从Sanger末端终止测序技术和化学降解法测序技术开始，DNA测序技术随着科学的进步得到了迅猛发展。边合成边测序的高通量测序技术以及可以完成单分子测序的三代测序技术的出现和应用，使得测序技术向着大规模、工业化的方向发展，测序效率明显提升，极大地提高了基因检测的检出率，并扩展了疾病在基因水平的研究范围。

测序技术是一种可能替代芯片技术在全基因组范围筛选CNVs的分析平台，如末端配对作图（paired-end mapping，PEM）将基因组DNA打断为3kb左右的片段，经过生物素标记、连接、成环、测序，通过与参考序列的末端距离比较分析，不仅可以在全基因组范围内分析小片段结构变异（structural variations，SVs），还可检测芯片技术不能发现的倒位[20]。

高通量测序技术（high-throughput sequencing）又称“下一代”测序技术（next-generation sequencing technology，NGS）或大规模平行测序技术（massively parallel sequencing），是对传统测序技术的一次革命性提高，一次能同时对几百万甚至几千万条DNA序列进行测序，单次运行即可产出巨大数据量[21]。高通量测序技术的临床应用已经涉及各个学科的多个方面，包括遗传异质性疾病、肿瘤风险评估以及指导治疗、产前基因缺陷筛查和产前诊断、植入前遗传学诊断（PGD）以及罕见疑难病症诊断和新的致病基因的发现等。在临床细胞遗传学方面，以非侵入性产前检测（non-invasive prenatal testing，NIPT）为代表的高通量测序技术的应用，不仅可以检测常见的13、18、21号染色体和X染色体非整倍体异常，还可以对全基因组进行扫描，检测某些染色体或DNA片段的缺失或重复。在辅助生殖方面，利用单细胞测序技术，可以完成单个卵细胞的全基因组测序，将辅助生殖的产前检查提前至供卵环节，从而改善活产率。随着技术的不断发展和进步，测序通量不断提高带来准确率和分辨率的提高，包括第三代高通量测序技术的出现、逐步完善和应用，以及孕妇外周血中胎儿细胞DNA的提取，使人们逐渐可以从孕妇外周血中获得胎儿基因组的全貌，对孕妇外周血分析遗传风险的相关疾病的范围越来越广，从而在胎儿出生前提供越来越全面的遗传咨询。

细胞遗传学及染色体分析数十年来发展迅速，一方面在传统的细胞遗传学分析手段上，细胞培养技术不断改良，染色体标本制作与核型分析逐渐自动化；另一方面精确度更高的FISH、CMA和高通量测序等技术的出现显著提高了染色体异常的诊断检出率，使得临床细胞遗传学诊断迈入了新的里程。需要注意的是，在医学遗传学临床诊断实践中，不同检测技术各具特色，是相互不能取代的互补性技术，需要正确地综合性应用，才能获得精确的诊断结果。

（王　瑞）

第四节　染色体异常在人群中的频率

染色体异常包括染色体数目异常和结构异常。根据统计，染色体异常占流产胚胎的50%，占死产婴儿的8‰，占新生儿死亡的6‰，占新生活婴的5‰～10‰，占一般人群的5‰（其中平衡易位占1.9‰，不平衡易位占0.5‰）[9, 16]。肿瘤的染色体异变发生率很高，但通常都属获得性，或者是体细胞性染色体改变。

就数量而言，染色体异常的主要临床后果发生在出生前，约50%或更多的自发流产胎儿有严重的染色体异常。据估计，50%的妊娠以自发流产而告终（包括未被识别的早期的植入子宫前的合子丢失），表明至少有25%的妊娠发生了严重的染色体异常[22, 23]。在流产胎儿中发现的染色体异常类型如表4-8所示。常染色体三体、X单体和多倍体是自然流产病例中最常见的染色体异常。各号常染色体的三体都可能出现，又以16三体的发生率最高，占30%以上[22]（图4-10）。95%以上的常染色体三体都在出生前流产，几乎所有的16三体都不能在宫内存活（表4-9）[22]。因此，自然流产中染色体异常的发生率远比新生儿高。

染色体异常在人群中的频率受孕妇年龄、胎龄等因素的影响。如表4-10所示，染色体异常的发生与孕妇高龄有密切的关系。孕妇年龄越高，其生育染色体病患儿的风险就越大，三体综合征尤为突出[24, 25]。到目前为止，还没有足够的证据说明男性高龄与染色体三体的发生有关。不同胎龄组染色体异常的发生率差别很大，这可以从表4-10中胎儿羊水细胞、绒毛细胞和新生儿之间的染色体异常发生率的差别上反映出来。根据已有的研究资料，大部分染色体异常胚胎的流产发生在8～16周，仅有5%左右的流产发生在妊娠第28周以后，并且孕期越早，染色体异常的可能性越大[23]。考虑到新生儿中非平衡性染色体异常只有1/250～1/200（表4-12），因此自发流产对缺陷合子的自然选择和早期清除是非常有效的。

表4-8　流产胎儿中常见的染色体异常

研究例数	染色体异常总例数（%）	染色体异常类型与例数				
		常染色体三体（%）	45,X（%）	多倍体（%）	其他异常（%）	参考文献
13 369	6 519（48.8）	3 610（55.4）	1 033（15.8）	1 324（20.3）	553（8.5）	[24]
1 713	877（51.2）	585（66.7）	56（6.4）	155（17.7）	81（9.2）	[25]

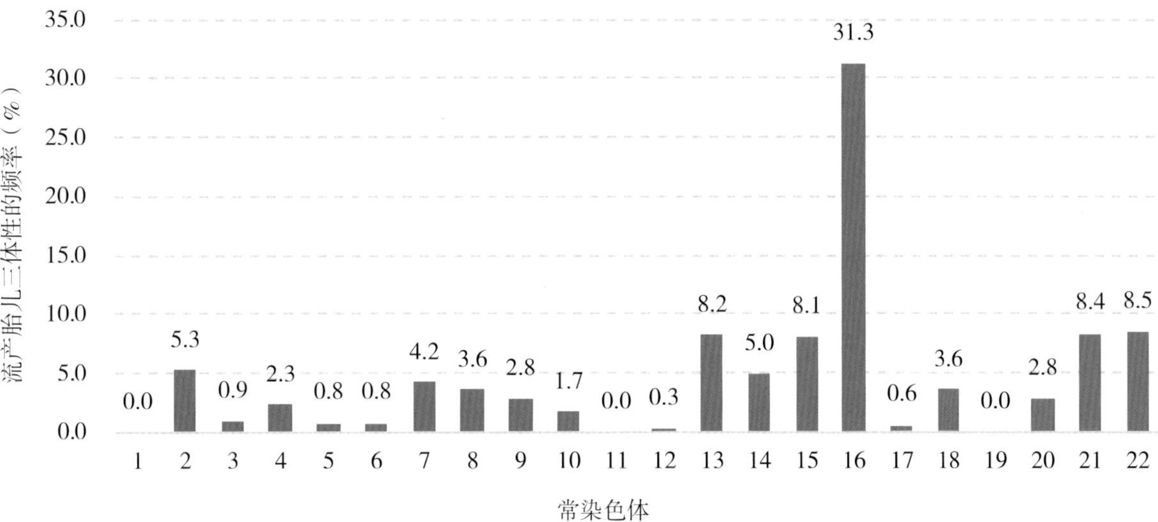

图4-10 流产胎儿中不同常染色体三体性的频率

（引自：Randolph LM. Prenatal cytogenetics [M]//Randolph LM. The Principles of Clinical Cytogenetics. New York: Springer, 2013.）

表4-9 患染色体畸形胚胎宫内存活状况（%）

染色体异常类型	自然流产	活出生	染色体异常类型	自然流产	活出生
常染色体单体	100	0	常染色体三体	96.5	3.5
四倍体	100	0	染色体结构重排	53.4	46.6
三倍体	99.9	0.1	性染色体三体	11	89
X单体	99.8	0.2			

（引自：Davison EV, Burn J. Genetic causes of early pregnancy loss [M]//Early Pregnancy Failure. New York: Churchill Livingstone, 1990.）

表4-10 孕妇年龄、组织样本与异常染色体频率

孕妇年龄（岁）	活出生儿诊断（%）		羊水诊断（%）		绒毛诊断（%）	
	21三体	全部染色体异常	21三体	全部染色体异常	21三体	全部染色体异常
35	0.30	0.52	0.33	0.77	0.39	1.02
36	0.37	0.63	0.43	0.94	0.52	1.29
37	0.47	0.77	0.55	1.15	0.70	1.63
38	0.61	0.96	0.72	1.40	0.95	2.06
39	0.78	1.21	0.93	1.72	1.27	2.60
40	1.02	1.55	1.21	2.10	1.71	3.29
41	1.32	1.98	1.58	2.56	2.30	4.15
42	1.73	2.56	2.05	3.13	3.10	5.25
43	2.27	3.31	2.66	3.82	4.17	6.63
44	2.97	4.29	3.45	4.67	5.62	8.38

（续表）

孕妇年龄（岁）	活出生儿诊断（%）		羊水诊断（%）		绒毛诊断（%）	
	21三体	全部染色体异常	21三体	全部染色体异常	21三体	全部染色体异常
45	3.89	5.57	4.48	5.71	7.56	10.58
46	5.08	7.24	5.83	6.97	10.17	13.37

（引自：Benn PA. Prenatal diagnosis of chromosome abnormalities through amniocentesis [M]//Milunsky A, Milunsky JM. Genetic Disorders and the Fetus: diagnosis, prevention and treatment .7th ed. Hoboken: John Wiley&Sons, Inc., 2016.[24]）

以往认为，引起染色体非整倍体异常的变异都发生在母方的减数分裂过程。已有的研究证实，引起XXY综合征的变异发生在卵细胞或精细胞减数分裂过程的机会几乎是各占一半；大部分Turner综合征（45, X）的发生都与父方有关。据统计，32%的Turner综合征都发生在20～24岁年龄组的孕妇。当然，所有XYY综合征的发生只与父方有关（表4-11）。

表4-11 常见非整倍体染色体异常发生的亲源性和变异发生期（%）

染色体异常	母方	父方	卵细胞MⅠ期	卵细胞MⅡ期
21三体	92	8	75	25
16三体	>98	<2	100	0
18三体	97	3	31	69
XXX综合征	90	10	78	22
XXY综合征	54	46	74	26
XYY综合征	0	100	—	—
45, X	30	70		

注 MⅠ期：减数分离Ⅰ期；MⅡ期：减数分离Ⅱ期。（引自：陆国辉. 产前遗传病诊断 [M]. 广州：广东科技出版社, 2002.[11]）

先天性染色体异常的临床后果还包括出生缺陷。在新生儿调查中发现的各种染色体异常的频率列于表4-12中。新生儿染色体异常中最常见的是平衡性结构重排，发生率在1/500左右。通常，平衡性结构重排由于没有遗传物质的增加或丢失，携带者本身不会引起临床异常，但有生育染色体不平衡后代的高风险。其他各种不平衡的染色体异常类型也不少见，除少数性染色体异常者外，这些染色体异常的普遍特点是智力低下、生长发育迟缓和特征性异常体征等。

表4-12 常见染色体异常在新生儿中的频率

染色体异常类型	病例数	频率（‰）	发生率（1/n）
总例数	120 290		
男性	70 115		
女性	50 175		

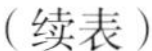

（续表）

染色体异常类型	病例数	频率（‰）	发生率（1/n）
性染色体异常（男性）			
47, XYY	67	0.96	1 046
47, XXY/48, XXXY/48, XXYY	86	1.23	815
其他	34	0.48	2 062
性染色体异常（女性）			
45, X	7	0.14	7 168
47, XXX	47	0.94	1 068
其他	25	0.50	2 007
常染色体异常			
三体			
+C	1	0.01	120 290
+D	5	0.04	24 058
+E	25	0.21	4 812
+G	165	1.37	729
平衡性结构重排			
罗伯逊易位	109	0.91	1 103
相互易位/插入	117	0.97	1 028
倒位	19	0.16	6 331
非平衡性结构重排			
罗伯逊易位	9	0.07	13 366
相互易位/插入/倒位	11	0.09	10 935
缺失/环状	7	0.06	17 184
额外标记染色体	49	0.41	2 455
三倍体	1	0.01	120 290
总计	784	6.52	153

（引自：Benn PA. Prenatal diagnosis of chromosome abnormalities through amniocentesis [M]//Milunsky A, Milunsky JM. Genetic Disorders and the Fetus: diagnosis, prevention and treatment. 7th ed. Hoboken: John Wiley & Sons, Inc., 2016.）

由于染色体异常引起的严重后果及其在新生儿中所占5‰～10‰的高比例，自20世纪70年代以来，通过羊膜腔穿刺和胎儿脱落细胞培养，对胎儿染色体进行分析的宫内诊断技术已成为防止染色体病患儿出生的有力措施。而新的分子细胞遗传学技术包括FISH、CMA以及高通量测序等方法的出现和应用使得对染色体异常的诊断进入了新的发展阶段，通过与传统细胞遗传学技术的结合，不仅可以得到更精确的诊断，还可以使一些未知原因的临床疾病在染色体水平上明确病因。

（王　瑞）

第五节 染色体病理

一、染色体异常的分类

染色体异常（chromosome abnormality）是体细胞或生殖细胞内染色体发生的异常改变。染色体异常分为染色体数目异常和结构异常两大类，其中染色体的数目异常又可分为整倍体异常和非整倍体异常两种。染色体结构异常主要有缺失、重复、插入、易位和倒位等；当一个个体细胞中有两种或两种以上来源于自体的不同核型的细胞系时，该个体就被称为嵌合体。染色体数目异常或结构异常只要影响到染色体或染色体节段上基因的增减，使遗传物质发生了改变，都可以引起染色体病。

二、染色体异变的发生机制

（一）染色体数目异常的发生机制

染色体数目的异常包括整倍体和非整倍体。人的配子（精子或卵子）是单倍体细胞，含有23条染色体（22条常染色体和1条性染色体），称之为一个染色体组。如果染色体数目的改变是一个染色体组的倍数，则称为染色体的整倍体异常；如果染色体数目的改变不是一个染色体组的倍数，则称为染色体的非整倍体异常。

1．整倍体（euploid）异常

（1）三倍体　指患者的体细胞有三个染色体组。例如：69, XXX；69, XXY；69, XYY；三倍体/二倍体的嵌合体。在人类，全身性的三倍体是致死性的，流产儿中常见。存活者多为三倍体/二倍体的嵌合体。可表现为智力低下、生长发育障碍及畸形。在男性可出现尿道下裂及分叉阴囊等。发生机制，①双雄受精（diandry）：受精时，同时有两个精子进入一个卵子受精形成核型为69, XXX或69, XXY（图4-11A）；或一个二倍体的精子与一个单倍体的卵子结合受精形成核型为69, XXX或69, XXY（图4-11B）。②双雌受精（digyny）：一个单倍体的精子与一个二倍体的卵子结合受精（图4-11C），形成核型为69, XXX或69, XXY的受精卵。二倍体配子的产生是由于减数分裂Ⅰ期或减数分裂Ⅱ期染色体组不分离所致。③正常受精后，有丝分裂染色体不分离（图4-11D）。

（2）四倍体　指患者的体细胞有四个染色体组。临床上罕见，少数嵌合体（92, XXYY/46, XY）可存活。发生机制，①两个单倍体的精子同时与一个二倍体的卵子结合受精。②一个二倍体的精子与一个二倍体的卵子结合受精。③核内复制：指在一次细胞分裂时，DNA复制了两次。每条染色体生成四条染色体，结果生成两个四倍体的子细胞。核内复制与四倍体的形成是癌瘤细胞染色体异常的特征之一。④核内有丝分裂：指细胞分裂时，DNA正常复制一次。但在分裂中期，核膜没有破裂，纺锤丝没有形成；到后期及末期没有细胞质的分离。最终细胞没有分裂，形成四倍体细胞。

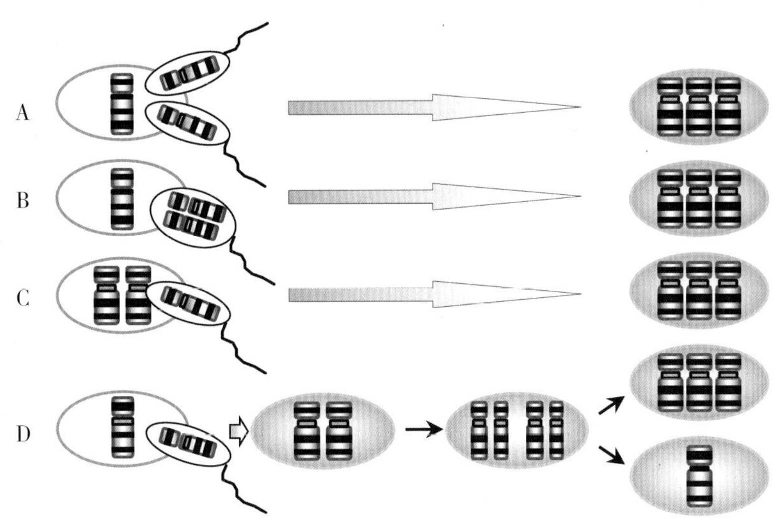

图4-11　三倍体的发生机制

三倍体的发生原理主要包括双雄受精（A、B）、双雌受精（C）和合子后有丝分裂失调（D）。灰色细胞代表合子或合子后体细胞。（引自：陆国辉. 产前遗传病诊断[M]. 广州：广东科技出版社，2002.[11]）

2．非整倍体（aneuploid）　非整倍体是指染色体数目的改变不是一个染色体组的倍数。可以把非整倍体简单地分为亚二倍体和超二倍体。

（1）亚二倍体（subdiploid）　指染色体数目少于二倍体。单体（monosomy）属于亚二倍体，它是指体细胞中某号染色体呈单条出现的现象（Y染色体除外）。例如：45, X综合征。

（2）超二倍体（superdipoid）　指染色体数目超过二倍体，包括三体（trisomy）和多体（polysomy）。三体是指体细胞中某号染色体呈三条出现的现象。例如：性染色体三体47, XXX和47, XXY及其嵌合体47, XXY/46, XY和47, XXX/46, XX等。多体是指体细胞中某号染色体呈三条以上的出现。例如：48, XXXX、48, XXXY和48, XXYY等。

（3）非整倍体形成的机制

1）染色体不分离　染色体在减数分裂或有丝分裂时不分离，而不能平均地分到两个子细胞内，导致一个子细胞增多一条同源染色体而另一子细胞缺少一条同源染色体。这种现象称为染色体不分离（nondisjunction）。染色体不分离可发生在不同的时期。如果发生在减数分裂，所形成的二体配子和缺体配子与正常配子结合后，就会分别出现合子细胞中某一染色体的三体和另一合子细胞中该条染色体的单体。不分离可以是第一次减数分裂的同源染色体不分离，也可以是第二次减数分裂的姐妹染色单体不分离（图4-12A）。

如果染色体的不分离是发生在合子形成后有丝分裂时姐妹染色单体的不分离，则会形成正常细胞系与异常细胞系共存的嵌合体（图4-12A）。由于合子细胞最初是正常的，但在以后的某次有丝分裂时姐妹染色单体发生不分离，这种异常细胞如能存活并且继续分裂，将构成异常的细胞系，并与正常细胞系并存，称之为嵌合体。这种染色体不分离发生得越晚，体内正常二倍体细胞所占比例越大，临床症状也就越轻。

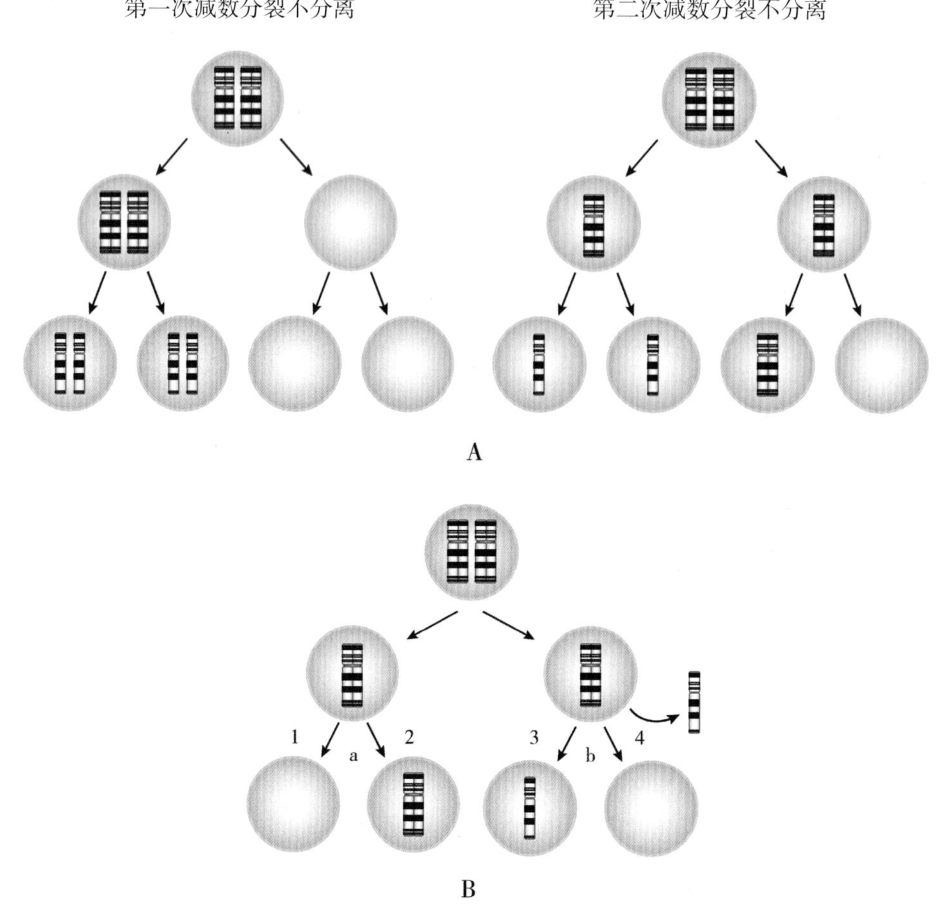

图4-12 染色体非整倍体异变发生机制

A.染色体在减数分裂期的不分离；B.染色体不分离（a）和染色体后期迟滞（b）可以导致缺体配子（1，4）和二体配子（2）的生成。（引自：陆国辉. 产前遗传病诊断[M]. 广州：广东科技出版社, 2002.[11]）

2）染色体后期迟滞（anaphase lag） 染色体后期迟滞可导致染色体的丢失及嵌合体的形成。常见的有46, XY/45, X和46, XX/45, X。染色体在细胞有丝分裂后期过程中，某一姐妹染色单体在向一极移动时，由于着丝粒没有与纺锤体相连，不能牵引到细胞的一极参与新细胞核的形成或是由于某种原因而迟滞在细胞浆中被分解、丢失。这种丢失也是嵌合体形成的一种方式（图4-12B）。

（二）染色体结构异常的发生机制

染色体的断裂及断裂后染色体断端的异常重接是引起染色体结构异变的遗传学基础。常见的染色体结构异常有缺失、易位、重复、环状染色体、双着丝粒染色体和插入等。

1. 缺失（deletion） 包括末端缺失和中间缺失。

（1）末端缺失（terminal deletion） 一条染色体的臂发生断裂后未发生重接，形成一条末端缺失的染色体和一个没有着丝粒的片段。后者由于没有着丝粒的定向作用而丢失。例如：46, XX, del(10)(q25)代表一个女性第10号染色体长臂2区5带发生断裂，其远侧部分（q25→qter）的片段已丢失，剩下的染色体由从短臂末端至长臂2区5带组成（图4-13）。

（2）中间缺失（interstitial deletion）：一条染色体在同一臂内发生两次断裂，两个断裂点之间的、没有着丝粒的片段丢失。两个断裂点重接形成一个有着丝粒的比原来染色体短的衍生染色体。例如：46, XX, del(10)(q21q25)代表一个女性第10号染色体长臂2区1带发生一次断裂，2区5带又发生一次断裂，两个断裂点之间没有着丝粒的片段丢失。而由q21和q25两个断端重接形成一个比原来染色体短的衍生染色体（图4-13）。

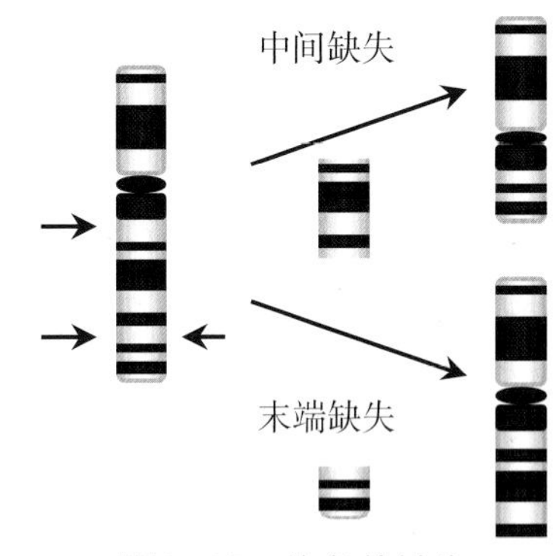

图4-13　染色体缺失

不含着丝粒的染色体片断通常在缺失染色体形成过程中丢失。（引自：陆国辉. 产前遗传病诊断 [M]. 广州：广东科技出版社, 2002.[11]）

2. 倒位（inversion）　指染色体上某一区段链发生两次断裂，中间的片段发生180°的倒转，然后重接。倒位虽然通常没有改变染色体上的基因数，但改变了基因顺序和相邻的基因位置，或者少见的位于断裂点上的基因变异，因而在表现型上也可能产生某些遗传变异。主要变异特征有生长发育迟缓、智力低下、语言障碍、动作行为异常、肌张力减退、斜视、皮纹异常等。倒位包括臂内倒位（paracentric inversion）和臂间倒位（pericentric inversion）。

（1）臂内倒位　指倒位区段发生在染色体的同一个臂上。例如：46, XY, inv(7)(q22q35)代表一个男性第7号染色体长臂2区2带及3区5带各发生一次断裂，两个断裂点之间的片段倒转180°，然后重接形成一个重组染色体。臂内倒位的携带者比较少见，但对人类生殖遗传学的影响不可忽视。在配子形成过程中，细胞进行减数分裂时，倒位染色体与正常同源染色体之间的配对遵循同源染色体节段相互配对的原则，形成一个特有的倒位环（inversion loop）。然后同源染色体的非姐妹染色单体之间进行交换产生不同的染色体重组，除了正常核型和同样的倒位外，异常染色体的产生视交换的方式不同而异（图4-14），其中的双着丝粒染色体和无着丝粒的染色体片段能影响胚胎发育而造成流产或死胎。无着丝粒片段在下次减数分裂时因没有定向而丢失。染色体片段重复或者缺失对胎儿发育的影响决定于其片段的大小、所含的基因数量及相关基因对胎儿发育的影响。通常，大片段的重复或者缺失往往导致胎儿的宫内死亡流产，而片段愈小存活率越高。

（2）臂间倒位　指倒位区段涉及包括着丝粒在内的两个臂的倒位，比较常见。例如：46, XX, inv(2)(p11q13)代表一个女性第2号染色体短臂1区1带与长臂1区3带各发生一次断裂，两个断裂点之间的带有着丝粒的片段倒转180°，断裂点重接后形成重组染色体。目前认为这一种inv(2)是比较常见的多态性染色体改变，但也认为能轻度增加流产风险。临床上第9号染色体的臂间倒位多见，发生率达1%。过去认为这是一种正常的多态现象。但有的学者经过研究，认为这种染色体的改变与习惯性流产有一定的相关性，但目前尚无定论，还需进一步研究。与臂内倒位相似，其他染色体臂间倒位的携带者，在形成配子的细胞减数分裂过程中，按同源染色体节段相互配对的原则，也形成特有的倒位环，同源染色体的非姐妹染色单体在环内进行经典型交换后可产生四种不同类型的配子，一种含正常染色体，一种含同样倒位染色体，另两种含部分重复和部分缺失的染色体。前一种与正常配子受精后发育成正常个体；第二种为倒位携带者，胎儿可以成活；后两种为不平衡配子，胚胎很难存活，将导致流产和死胎。然而，如果重复或者缺失的片段很小，也就是说，

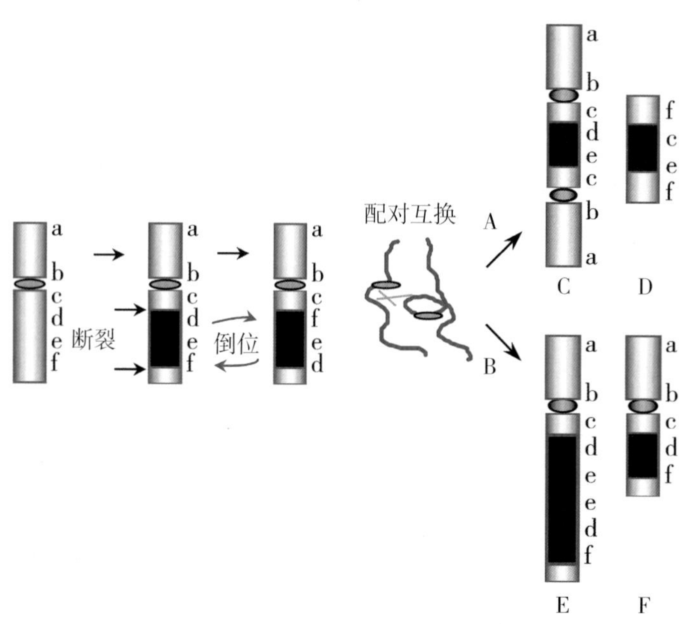

图4-14 染色体臂内倒位及其产生的重组染色体

臂内倒位通过经典倒位环交叉（classic inversion loop crossover）（A）产生不能成活的含双着丝粒（C）或缺着丝粒染色体（D）的配子，而通过U-环交换（U-Loop exchange）（B）则产生染色体片段重复（E）或者缺失（F）。（引自: 陆国辉. 产前遗传病诊断[M]. 广州: 广东科技出版社, 2002.[11]）

臂间倒位染色体的倒位片段很大，而且所含基因数不多而且相关基因对发育影响不大，胎儿可以存活或者出生。

3．易位（translocation） 两条或多条染色体之间发生片段交换所引起的染色体重排称为易位，易位分为：

（1）根据易位对象分为同源染色体和非同源染色体易位两类，以非同源染色体之间的易位多见。

（2）根据易位方式分为单向易位、相互易位和复杂易位三类。

1）单向易位（unidirectional translocation）［又称转移（shift）］ 是指一条染色体的片段单向地转接到另一条染色体上，是一种较少见的情况。

2）相互易位（reciprocal translocation） 是指两条染色体断裂后所形成的断片互相交换，并在断裂点重接，形成两条新的衍生染色体。这是一种较常见的情况。例如：46, XY, t(2; 5)(q21; q34)代表一个男性的2号染色体长臂2区1带及5号染色体长臂3区4带发生断裂。然后，5号染色体长臂3区4带至长臂末端的片段易位到2号染色体长臂2区1带形成一条衍生染色体der(2)；而2号染色体长臂2区1带至长臂末端的片段易位到5号染色体长臂3区4带，形成另一条衍生染色体der(5)（图4-15）。

在没有破坏断裂点上的基因的情况下，由于这种相互易位没有造成染色体片段的增加和减少，故带有这种染色体异常的个体表型正常，被称之为2/5染色体平衡易位携带者。然而，在形成配子的减数分裂前期Ⅰ的粗线期，相互易位的两条衍生染色体和相应的两条正常染色体将在联会时形成四价体，并以不同的方式进行分离。常见的有2∶2的组合分离方式和3∶1的组合分离方式（表4-13）。

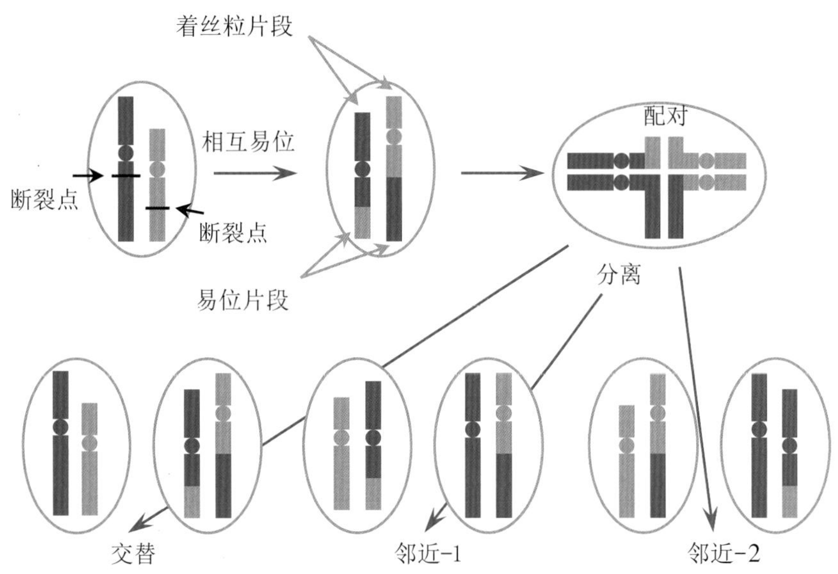

图4-15 染色体t(2; 5)平衡易位在减数分裂过程中的2：2分离

（引自: 陆国辉. 产前遗传病诊断[M]. 广州: 广东科技出版社, 2002.[11]）

表4-13 母源性平衡相互易位携带者可能衍生出的不平衡配子（ISCN 2016）

分离类型	分离图解	配子染色体组成	可能的女性合子的核型
邻近-1	AB CB	2, der(5)	46, XX, der(5)t(2; 5)(q21; q31)mat
	AD CD	der(2), 5	46, XX, der(2)t(2; 5)(q21; q31)mat
邻近-2[a]	AB AD	2, der(2)	46, XX, +der(2)t(2; 5)(q21; q31)mat, −5
	CD CB	5, der(5)	46, XX, −2, +der(5)t(2; 5)(q21; q31)mat
	AB AB	2, 2	46, XX, +2, −5
	AD AD	der(2), der(2)	46, XX, der(2)t(2; 5)(q21; q31)mat, +der(2)t(2; 5), −5
	CB CB	der(5), der(5)	46, XX, −2, der(5)t(2; 5)(q21; q31)mat, +der(5)t(2; 5)
	CD CD	5, 5	46, XX, −2, +5
3：1[b]	AB CD CB	2, 5, der(5)	47, XX, +der(5)t(2; 5)(q21; q31)mat
	AD	der(2)	45, XX, der(2)t(2; 5)(q21; q31)mat, −5
	AD CD CB	der(2), 5, der(5)	47, XX, t(2; 5)(q21; q31)mat, +5
	AB	2	45, XX, −5
	AB AD CD	2, der(2), 5	47, XX, +der(2)t(2; 5)(q21; q31)mat
	CB	der(5)	45, XX, −2, der(5)t(2; 5)(q21; q31)mat
	AB AD CB	2, der(2), der(5)	47, XX, +2, t(2; 5)(q21; q31)mat
	CD	5	45, XX, −2

注 a：邻近-2分离至少将产生表中所列的前两种不平衡配子类型（AB CB，AD CD），而要产生其余四种配子，必须要着丝粒与交换点之间的片段发生交换。b：如果在着丝粒和交换点之间的片段发生交换，则还可以产生八种分离类型，这样总共就有十二种含3条染色体的不平衡配子，这些配子的三条染色体均来自易位四价体。

以2：2的方式分离，四价体中的两条染色体进入一个子细胞，另两条染色体进入另一个子细胞。2：2的分离方式又分为相间分离（alternate segregation）和相邻分离（adjacent segregation）。相间分离是指四价体结构中呈对角的两条染色体组合后，分别进入两个子代细胞的现象。这种分离方式可产生一种正常的配子2，5和一种平衡易位的配子der(2), der(5)（图4–15）。平衡易位的配子不产生遗传学效应，与正常配子受精后所产生的个体表型正常。相邻分离是指四价体结构中相邻的两条染色体组合后，分别进入两个子代细胞的现象，分为邻近–1分离（非同源着丝粒的分离和组合，non–homologous centromeres segregate together）和邻近–2分离（同源着丝粒的分离和组合，homologous centromeres segregate together）（图4–15）。相邻分离生成四种带有不平衡衍生染色体的配子，与正常配子受精后所产生的遗传学效应取决于不平衡染色体片段的大小及其所含基因的数目和性质。一般来说，不平衡染色体片段越小，所含基因越少，胎儿存活的可能就越大。此外，由于着丝粒与易位互换点之间发生交换又可形成四种配子，故四价体以2：2的方式分离可形成十种配子（包括相间分离产生的两种配子及相邻分离产生的八种遗传物质不平衡的配子）（表4–13）。

以3：1的方式分离时，四价体可以四种方式进行分离，有三条染色体进入一个子细胞，剩下的一条染色体进入另一个子细胞，形成八种遗传物质不平衡的配子（表4–13），与正常配子受精后产生的个体四种为单体或部分单体，四种为三体或部分三体，多发生流产、死胎或畸形儿。

不同染色体及其易位片段大小使染色体相互易位组成的四价体不一样，其产生的衍生染色体结构不一样（图4–16），与胎儿畸形的发生及其成活性有密切的关系。所含易位片段越小，导致成活畸形胎儿的风险越大；而当易位片段和着丝粒片段都大时，任何一种分离形式都不可能产生可存活畸形胎儿的配子。

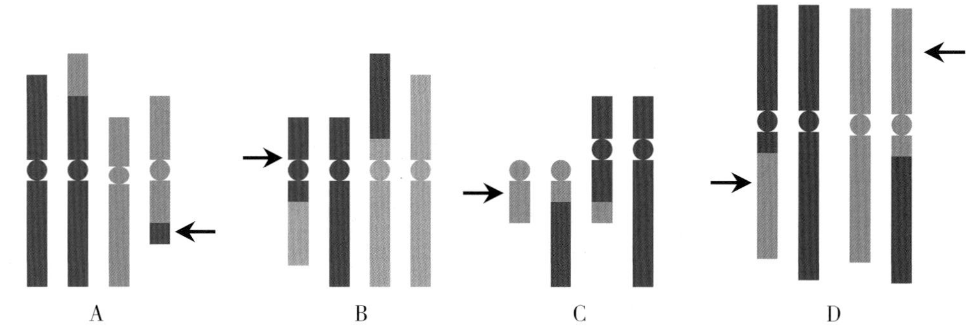

图4–16　不同的染色体易位组成的四价体

不同的染色体易位所形成的四价体将按照不同的分离形式进行分离而有可能生成可存活畸形胎儿的配子。在易位片段小（A），着丝粒片段小（B），其中一个染色体小（C）的情况下，四价体会分别按照邻近–1、邻近–2和3：1的分离形式进行分离。当易位片段和着丝粒片段都大时（D），任何一种分离形式都不可能产生可存活畸形胎儿的配子。（引自：陆国辉. 产前遗传病诊断 [M]. 广州：广东科技出版社, 2002.[11]）

3）复杂易位（complex translocation）　是指三条或三条以上的染色体发生断裂，断裂的染色体片段发生了易位和重接，从而形成多条衍生染色体。例如：46, XX, t(2; 5; 7)(q21; q34; q32)，断裂和重接分别发生在2号染色体长臂的2区1带、5号染色体长臂的3区4带和7号染色体长臂的3区2带。断裂后2q21以远的片段易位到5q34；5q34以远的片段易位到7q23；而7q34以远的片段易位到2q21处（图4-17）。

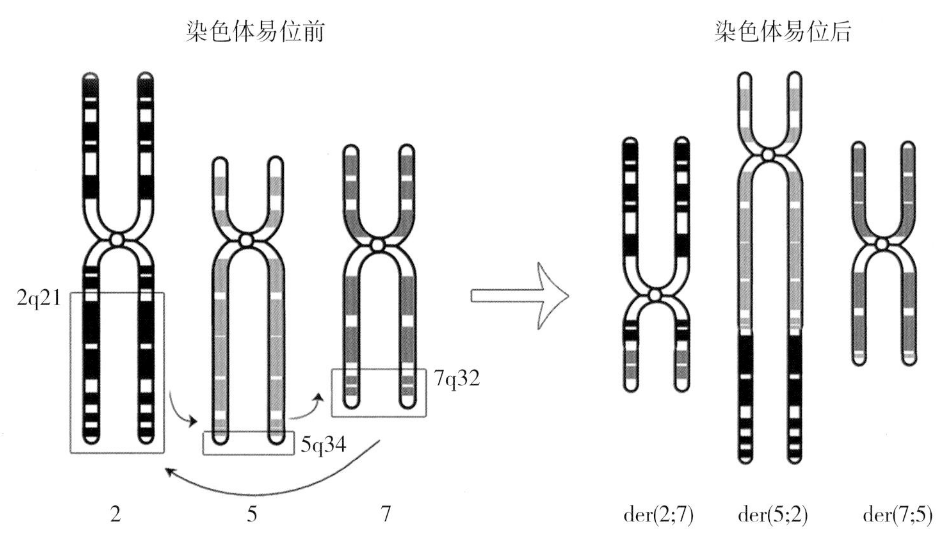

图4-17　复杂易位46, XX, t(2; 5; 7)(q21; q34; q32)

（3）罗伯逊易位（Robertsonian translocation）　为平衡易位的一种特殊形式，只发生在近端着丝粒染色体（13、14、15、21和22号染色体）。例如：45, XY, der(14; 21)(q10; q10)是指14和21号染色体在着丝粒处断裂后形成两条衍生染色体（图4-18）。一条由两者的长臂构成，几乎具有全部的遗传物质；而另一条衍生染色体由两者的短臂构成。由于后者没有着丝粒，在减数分裂时不能定向而丢失。又由于丢失的物质很少，且几乎全由结构性异染色质组成，故其丢失不引起表型异常。然而在生成配子的减数分裂前期Ⅰ的偶线期，这种平衡易位携带者的同源染色体进行联会时少了一条染色体，形成三价体（trivalent）（图4-18）。

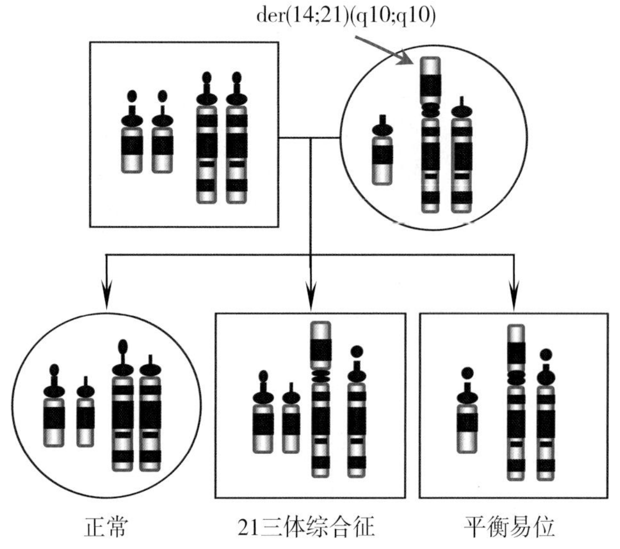

图4-18　染色体罗伯逊易位

图中表示的是14/21罗伯逊易位。携带者可能生育正常、21三体和罗伯逊易位三种可存活子女。（引自：陆国辉. 产前遗传病诊断[M]. 广州：广东科技出版社, 2002.[11]）

三价体按2∶2方式分离，出现三种情况：①相间分离，结果产生一种正常的和一种平衡易位的配子。②相邻-1分离，即易位染色体der(14;21)与一条正常21号染色体同走向一极，结果形成一个21二体（部分重复）的配子；而一条正常14号染色体走向另一极，形成缺21号染色体的缺体配子。③相邻-2分离，即易位染色体der(14;21)与一条正常14号染色体同走向一极，结果形成一个14二体（部分重复）的配子；而一条正常21号染色体走向另一极，形成缺14号染色体的缺体配子。由于14、21缺体及14二体的配子与正常人的配子受精后形成的14单体或21单体或14三体的合子通常是致死的，因而实际上可能参与受精的配子只有三种：正常的、平衡易位的和导致21三体性的配子（图4-18）。罗伯逊易位在自然流产和新生儿中的发生率都是1/1 000[12]，可见平衡易位携带者虽表型正常，但对生殖作用起着不良影响，给后代健康带来严重危害。

4．重复（duplication） 指染色体上增加了某个相同的区段，因而引起变异的现象称为重复。多倍体、多体型以及部分多体型等都可看成重复。但重复一般多指染色体上个别区带或片段的重复。

（1）引起重复的主要原因 ①在减数分裂前期Ⅰ，同源染色体间的非对等交换。如果一对同源染色体的非姐妹染色单体在不相等的位置上各发生一次断裂，重新组合后就将形成两条正常、一条重复和一条缺失的染色单体。②相互易位产生的衍生染色体。一般来说，由染色体重复引起的遗传学效应比缺失为轻。

（2）重复的类型 ①重复基因的排列顺序可以是相同的，称正向重复（direct duplication），又称串联重复（tandem repeat）；②重复基因的排列顺序也可以是反向的，称反向重复（inverted duplication）。

5．环状染色体（ring chromosome） 指染色体短臂及长臂的远端各产生一个断裂点，含有着丝粒片段的短臂断端和长臂断端相连接形成一环状染色体，无着丝粒的片段丢失（图4-19）。环状染色体在细胞有丝分裂过程中，通过姐妹单体之间的交换可形成双环染色体或双着丝粒、大环状染色体。此外，环状染色体在细胞分裂过程中容易丢失，表现出不稳定性。故带有环状染色体的个体往往是嵌合体，部分细胞含环状染色体，部分细胞含双环染色体，部分细胞又丢失环状染色体。其临床表现取决于环状染色体的大小、来源、断裂点的位置和各种细胞嵌合的程度。

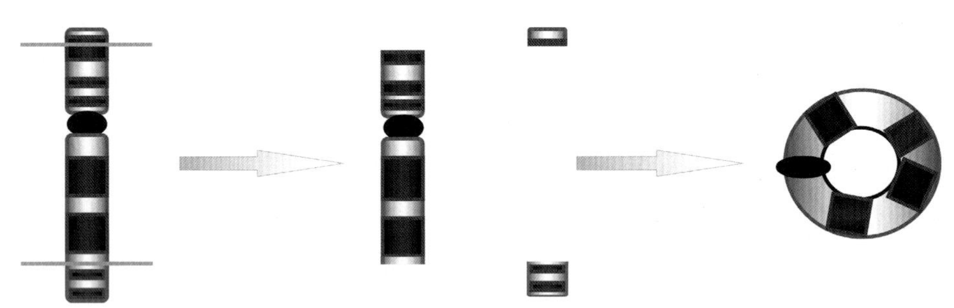

图4-19 环状染色体形成

6．双着丝粒染色体（dicentric chromosome） 两条染色体分别发生一次断裂，两个具有着丝粒的片段连接形成一个具有双着丝粒的染色体（图4-20）。在细胞分裂过程中，如果这个染色体上的两个着丝粒分别被纺锤丝拉向相反的两极，则可形成染色体桥（chromosome bridge）。由此，可产生两种后果：①染色体断裂；②阻碍两个子细胞分开，形成四倍体细胞。例如：45, XX, dic(6; 11)(q22; p15)表示女性6号染色体长臂2区2带和11号染色体短臂1区5带分别发生一次断裂，两个具有着丝粒的片段连接形成一个具有双着丝粒的染色体。

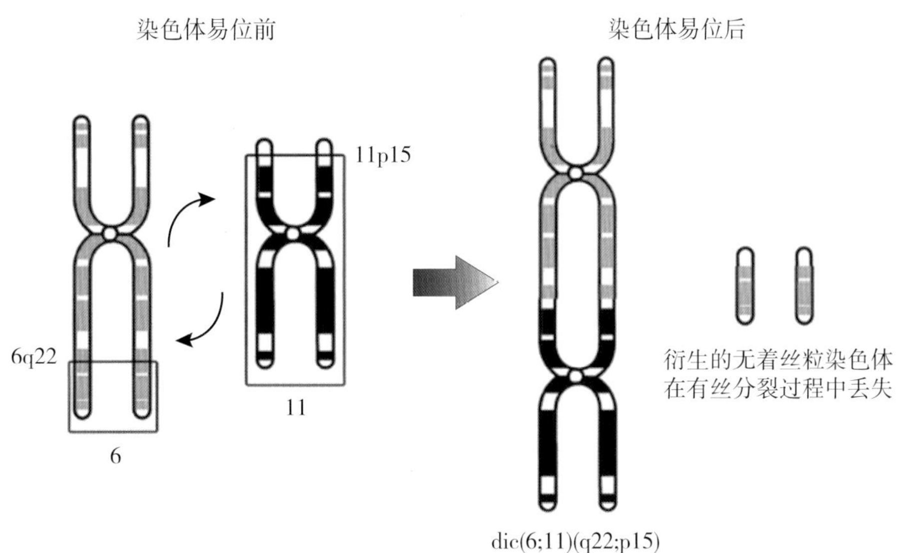

图4-20 双着丝粒染色体的形成

45, XX, dic(6; 11)(q22; p15)

7. 插入（insertion） 染色体同时发生两处断裂，其间的断裂片段转移并插入到同一染色体的其他部位或插入到另一染色体上（图4-21）。插入片段的排列方向与原来相同的称为正向插入（direct insertion），反之称为反向插入（inverted insertion）。插入将引起重复、缺失、易位和倒位，通常引起疾病。病情的程度取决于插入片段的大小及所含基因的性质和数量。

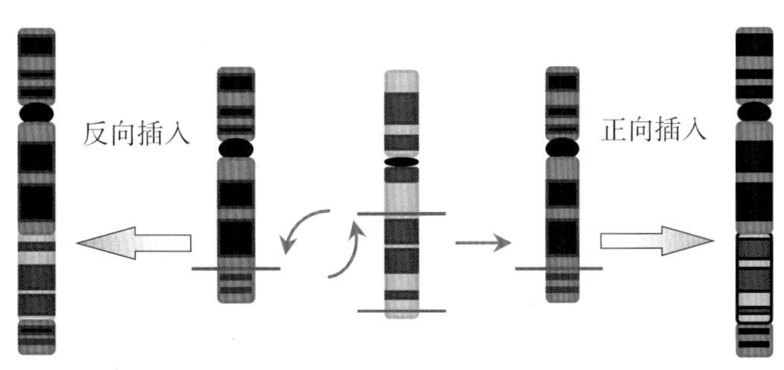

图4-21 两种不同的插入

（引自：陆国辉. 产前遗传病诊断 [M]. 广州：广东科技出版社，2002.[11]）

8. 等臂染色体（isochromosome） 等臂染色体是一种不平衡的结构异常，一条染色体的两条臂互成镜像关系，在形态结构及遗传上相似。可由一条染色体的两条长臂组成，也可由一条染色体的两条短臂组成。正常情况下，在细胞有丝分裂后期或减数分裂后期Ⅱ，着丝粒纵裂，两条姐妹染色单体分开，在纺锤丝牵引下分别进入两个子细胞。异常情况下，在细胞有丝分裂后期或减数分裂后期Ⅱ，着丝粒横裂，分离后的染色体长臂或短臂经过再复制形成两条形态各异的等臂染色体（图4-22）。大部分的等臂染色体是致死性的，临床上常见的等臂染色体异常是Turner综合征。例如：46,X,i(Xq)表示一个Turner综合征患者的核型。X染色体的着丝粒横裂，一条X染色体由两个长臂构成。

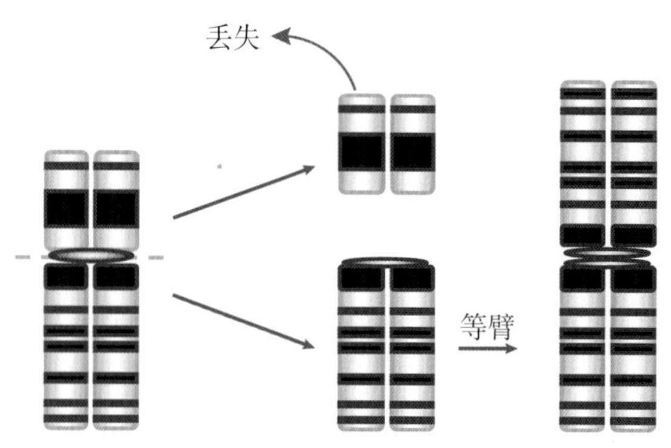

图4-22 等臂染色体产生机制

等臂染色体形成机制的其中一种，染色体在靠近着丝粒处发生横断裂，含着丝粒的长臂复制后形成双着丝粒等臂染色体，缺着丝粒的短臂则丢失。（引自：陆国辉. 产前遗传病诊断 [M]. 广州：广东科技出版社, 2002.[11]）

三、单亲二体的发生机制

在正常的情况下，每对同源染色体分别由父母各传递一条染色体组成，称为异二体（heterodisomy）。如果一对同源染色体全都来自父亲或母亲，则称为同二体（isodisomy）。单亲二体（uniparental disomy，UPD）是指一个个体一对同源染色体都来源于同一个亲代或者是一个个体一对同源染色体上的片段都来源于同一个亲代的非孟德尔遗传现象。前者称为完全性单亲二体，后者称为片段性单亲二体。单亲二体可引起双等位基因的表达或缺等位基因的表达（nulliallelic expression）。

（一）完全性单亲二体发生的机制

1. 三体营救（trisomy rescue） 减数分裂过程中发生变异而生成的二体配子与正常配子受精结合形成三体合子。此后，卵裂过程中发生染色体后期迟滞将其中的一条染色体丢失，使三体变成二体。如果丢失的是来自正常配子的那条染色体，而保留在合子里的那两条染色体就是同二体，三体合子变成了单亲二体；如果丢失的染色体来自二体配子中的其中一条，那么保留下来的两条同源染色体是异二体，含异二体的细胞继续分裂生成正常的细胞。如果染色体后期迟滞发生在第一次卵裂过程或者卵裂的早期，胎儿体内全部或大部分细胞属异二体，或形成嵌合体性三体，使胚胎正常地生长发育或显著地减少原来三体的致畸性而使胚胎存活。理论上由三体营救发生单亲二体的概率是1/3（图4-23A，图4-23B）。

2. 配子互补（gamete complementation） 这是指由减数分裂变异生成的二体配子和缺体配子结合受精后产生二倍体的现象。由于这种二倍体含有一对属同二体的同源染色体，故称为单亲二体（图4-23C）。

3. 有丝分裂复制（mitotic duplication） 缺体配子与正常的配子受精形成单体合子。在卵裂过程中，单体染色体进行复制变成一对属同二体的染色体。在发生染色体不分离的情况下，这一对染色体同时进入相同的一个子代细胞变成二体，即单亲二体（图4-23D）。

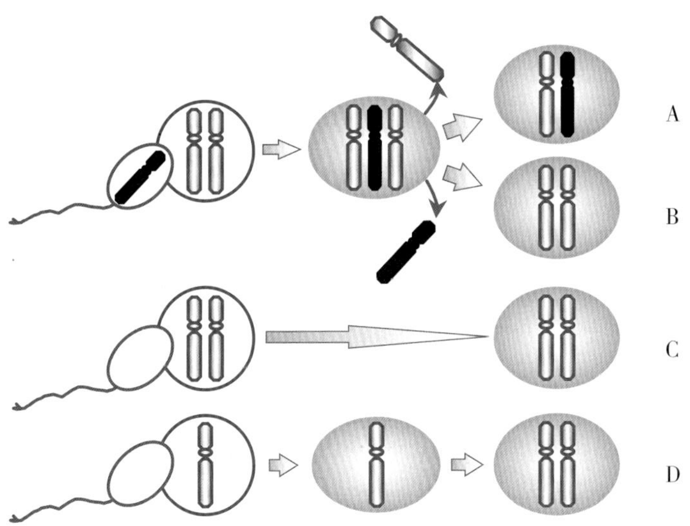

图4-23　单亲二体发生机制

视丢失的染色体不同，三体营救可以形成正常二体合子（A）或导致单亲二体的发生（B）。配子互补（C）以及有丝分裂复制（D）都可以导致单亲二体的发生。图中灰色细胞表示合子或合子后体细胞。（引自：陆国辉. 产前遗传病诊断[M]. 广州：广东科技出版社，2002.[11]）

完全性单亲二体可以发生在任何一条染色体上，但也可能同时发生在整套单倍体中所有各号染色体上。也就是说，二倍体细胞内全部染色体都只来源于父方或母方，这是完全性葡萄胎（complete hydatidiform mole）和卵巢畸胎瘤（ovarian teratoma）发生的原因，其遗传学机制是基因组印记效应[22]。

（二）片段性单亲二体发生的机制

片段性单亲二体发生的机制是细胞分裂过程中一对同源染色体之间发生片段互换。片段性单亲二体既可以发生在生殖细胞的减数分裂过程，也可以发生于体细胞的有丝分裂过程。如果染色体重排发生在内细胞团形成之后，片段性单亲二体通常以嵌合体形式出现。例如：在体细胞有丝分裂中期，一对同源染色体中的染色单体之间发生了片段互换。在细胞有丝分裂后期，四条姐妹染色单体分离，分别形成正常、平衡易位、父系片段性UPD和母系片段性UPD四种组合进入不同的子代细胞，形成嵌合体。与完全性单亲二体一样，当染色体片段或位点具有基因组印记效应，片段性单亲二体就会导致疾病的发生。

例如：临床上见到的由片段性单亲二体引起的Beckwith-Wiedemann综合征，这样的异常发生在有丝分裂过程，而且大部分属父源性单亲二体并只限于11号染色体短臂远端片段上。与该病有关的基因位于11p15，其中*H19*、*IGF2*以及*CDKN1C*基因都具有基因组印记效应。基因*IGF2*属父源性活性，*H19*和*CDKN1C*则属母源性活性。

此外，还有额外的标记染色体相关单亲二体、复杂染色体重排单亲二体、等臂染色体单亲二体等[26]。

（蒋玮莹　陆国辉）

第六节　性染色体结构异常

性染色体结构异常包括X染色体的结构异常和Y染色体的结构异常，其中较为常见的结构异常包括染色体缺失（deletion）、倒位（inversion）、易位（translocation）及罗氏易位（Robertsonian translocation）等。然而，认识性染色体正常的结构及其重要区域所含的基因是判断性染色体结构异常导致异常临床表型的基础（图4-24）。

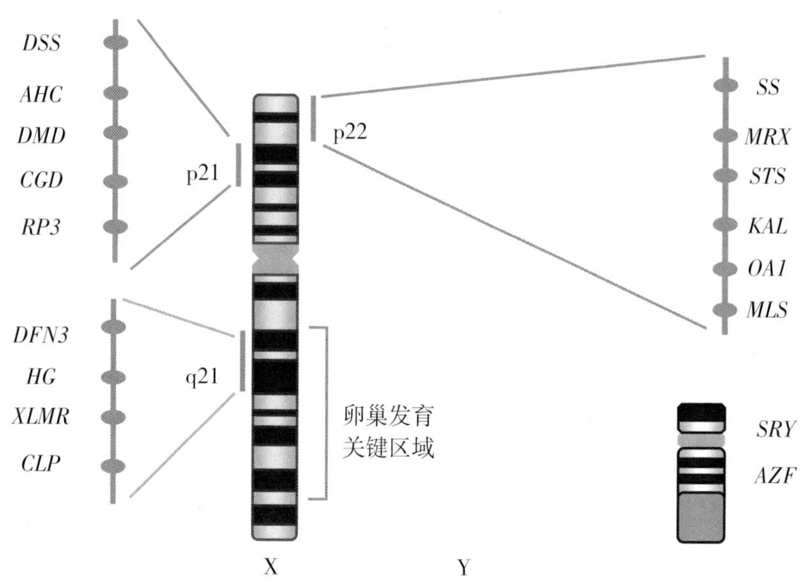

图4-24　性染色体解剖结构及其部分基因

上图两侧缩写表示的是有关染色体位点上的部分基因。*DSS*：剂量敏感性反性别基因；*AHC*：先天性肾上腺发育不良症基因；*DMD*：抗肌萎缩蛋白基因；*CGD*：慢性肉芽肿病基因；*DFN3*：X-连锁混合性耳聋基因；*RP3*：视网膜色素变性基因；*HG*：促性腺激素分泌不足性腺机能减退基因；*XLMR*：X-连锁非特异性智力缺陷基因；*CLP*：唇腭裂基因；*SS*：躯体矮小基因；*MRX*：X-连锁智力缺陷基因；*STS*：类固醇磷酸酯酶基因；*KAL*：Kallmann综合征基因；*OA1*：Ⅰ型眼白化病基因；*MLS*：小眼伴皮肤缺陷基因；*SRY*：性别决定Y区域基因；*AZF*：无精因子基因。（引自: 陆国辉. 产前遗传病诊断 [M]. 广州: 广东科技出版社, 2002.[11]）

一、X染色体结构异常

X染色体的结构异常

1. X染色体缺失　包括X染色体短臂缺失（Xp-）和长臂缺失（Xq-）。其中X染色体短臂缺失患者表现为Turner综合征（45, X），身材矮小、闭经、性发育不全等；而X染色体长臂缺失表现为性发育不全、原发闭经和不孕等。值得一提的是，X染色体短臂缺失和长臂缺失患者分别与X染色体长臂等臂染色体46, X, i(Xq)和短臂等臂染色体46, X, i(Xp)患者临床表现相似。

2. X染色体倒位　包括X染色体臂内倒位和臂间倒位，核型为46, XX/XY, inv(X)。通常染色体倒位的携带者其表型正常。但根据配子形成原理，其生殖细胞在减数分裂过程中形成正常染色体配子的概率为1/4，平衡染色体配子的概率为1/4，异常染色体配子的概率为1/2。亲代将异常染色体传递给子女，导致子女发病，表现为流产、死胎及畸胎等。

3．X染色体易位　包括X染色体平衡易位和非平衡易位。当X染色体与常染色体发生平衡易位时，由于基因平衡的保持，一般没有症状。但如果平衡易位断裂点破坏了相关的基因，则可引起疾病。例如：平衡易位断裂点发生在有活性的X染色体区域（如q12–q26），则该区域被分为两个部分，就会导致性腺发育异常等临床表现；但如果X染色体与常染色体发生非平衡易位时，多数会产生双着丝粒染色体，其表型取决于Xp或Xq上断裂点的位置，通常患者男性表现为少、弱或无精子症，女性表现为不孕、反复流产和死胎等。

4．等臂X染色体　常见的等臂X染色体患者为Turner综合征，例如：46, X, i(q10)表现为原发闭经和性腺发育异常等。

二、Y染色体结构异常

（一）Y染色体缺失

包括Y染色体短臂缺失（Yp–）和长臂缺失（Yq–）。因为Y染色体短臂存在睾丸决定因子（testis determining factor，TDF）基因*TDF*及性别决定Y区域（sex–determining region Y，SRY）相关基因*SRY*，若有基因缺失将影响睾丸的进一步发育成熟，继而引起少精或无精而导致不育；而Y染色体长臂上遗传物质的部分缺失可造成无精子症因子（azoospermia factor，AZF）基因损伤，从而阻滞精子发生的基因表达，引起无精子或少精子症。

（二）Y染色体倒位

包括Y染色体臂内倒位和臂间倒位，核型为46, X, inv(Y)。倒位的Y染色体在减数分裂过程中可形成特有的倒位环，产生不平衡的配子，临床上出现不育、妻子流产或死胎。若平衡倒位的Y染色体断裂点损伤到生精相关的基因，则可出现少精、弱精或无精症。

（三）Y染色体易位

包括Y染色体平衡易位和非平衡易位，涉及Y染色体与X染色体易位和常染色体的易位。其中与常染色体（如7号染色体）的平衡易位可导致染色体重排，引发男性少精子症和男性不育等；而与X染色体的易位如果涉及*SRY*基因等性别决定区域，则会导致性反转。

（四）双着丝粒Y染色体

在为数不多的Y染色体结构异常中，具有双着丝粒是最常见的异常。根据Y染色体断裂点融合位置在长臂和短臂不同，分别形成Yp和Yq的双着丝粒Y染色体，其中具有相对称的染色体被称为等臂双着丝粒染色体。在细胞分裂时具有双着丝粒染色体是不稳定的，因此可形成不同类型的细胞系，其中多为与45, X细胞系的嵌合体，即45, X/46, X, idic(Y)。idic(Y)的成因可能是经过一次断裂之后姐妹染色单体断端融合，无着丝粒片段在配子形成过程中丢失而形成。

具有双着丝粒Y染色体的患者的形体、外阴以及性腺的临床表现是多样化的，表现为性发育障碍（disorders of sex development，DSD）。

（五）大Y、小Y染色体

同一核型中，Y染色体与18号染色体的长度相比较，以Y染色体长度≥18号染色体长度为大Y，Y染色体长度≤21号染色体为小Y染色体。诊断至少应有2名以上的遗传学专家认定。

大Y、小Y过去一直被视为一种正常的多态性变异。但由于Y染色体上含有性别决定基因、精子生成基因及相关的调控基因，因此，在临床上发现这种变异也可对部分患者的生育产生一定的影响。大Y主要是Y染色体长臂远端异染色质区DNA的过多重复，可能产生剂量效应，使得基因调节及细胞分化异常，从而影响细胞有丝分裂，在临床上出现无精症、少精症、弱精症、畸形精子症以及配偶的自然流产及胚胎停育等。小Y核型可能由于缺失或（和）AZF的微小缺失，在临床上表现为无精症、少精症以及胚胎停育、自然流产等[27, 28]。

（六）Y染色体与性反转

在减数分裂中，X和Y染色体短臂末端部分配对，可发生正常的交换重组（此段染色体彼此是同源的，如一对常染色体，故也将此段染色体称为X和Y染色体上拟常染色体区）。如果X和Y染色体配对时发生不等位交换，可产生两种罕见异常，即46, XX男性和46, XY女性。

三、性染色体结构异常的主要遗传学效应

（一）X染色体结构异常的主要遗传学效应

X染色体决定体征的基因位于p11→pter和q13→q25，决定性发育的基因位于p11→p22和q26→q28。因为性染色体微小的结构异常都将引起许多基因的增加或缺失，当X染色体结构异常损伤影响了这些关键区域，临床上就会产生各种异常的综合体征。这类疾病在女性患者表现为：①原发性闭经或月经不调；②性器官发育不良；③智力低下或精神神经障碍等；④其他脏器结构或功能异常。而男性患者表现为：①外生殖器发育不良；②少精症、弱精症或无精症；③不育；④呈现出女性性征等；⑤智力低下或精神神经障碍等。

（二）Y染色体结构异常的遗传学效应

Y染色体包含正常男性形成的重要因素。Y染色体长臂上位于Yq11的常染色质区域，是决定精子形成的重要因素（如AZF区的基因）；Y染色体短臂上睾丸决定因子（TDF）及性别决定基因（*SRY*）影响睾丸的进一步发育成熟。其中性别决定Y区域（SRY）是性别与性腺发育最重要的因素，位于Yp11.31。因此，Y染色体的结构异常通常表现为男性生殖系统的异常，以及对生育的影响。患者表现为：①睾丸发育障碍；②少精症、弱精症或无精症；③不育等（参考第三十二章）。

（三）AZF区及其重要基因

Y染色体微缺失在男性不育患者中约占3.3%。AZFc区缺失约占48.1%；AZFa+b+c区缺失约占20.4%；AZFb+c区缺失约占16.7%；AZFb区缺失约占11.1%；AZFa区缺失约占3.7%；AZFc+AZFd区缺失约占2.5%[29]。

1．AZFa区及其基因　AZFa位于Y染色体长臂近端。AZFa区所含的基因有*USP9Y*、*DDX3Y*（*DBY*）、*TB4Y*和*UTY*，这些基因均与X染色体有同源性，并在许多组织中表达，其中*USP9Y*和*DDX3Y*与精子生成有关，是AZFa区域的重要基因。

（1）*USP9Y* *USP9Y*是最早发现的AZFa基因，大小为159kb。USP9Y蛋白是一种泛素特异性酶，这些酶促进细胞内泛素分子从泛素化蛋白中裂解。USP9Y蛋白在精子生成过程中调节蛋白质翻转。对原发性无精子症和严重少精子症患者进行*USP9Y*检测，发现*USP9Y*缺失的病例均为原发性无精子症，表明*USP9Y*的缺失或微小基因变异将导致生精障碍及睾丸发育不良。但*USP9Y*基因缺失的发生率较低。

（2）*DDX3Y*（*DBY*） *DDX3Y*旧称*DBY*。位于*USP9Y*下游约45kb处，大小约1.5kb，*DDX3Y*和它的X同源物（*DDX3X*；91.7%的同源性）可以广泛表达，在睾丸中的表达水平达到高峰。然而还需要对这两个基因编码的睾丸特异性进行转录调控，以确保*DDX3Y*在精原细胞的细胞质中表达，而*DDX3X*主要在精子中表达。在对精子发生障碍患者进行睾丸活检时发现，*DDX3Y*缺失的患者既可表现为Ⅰ型唯支持细胞综合征（sertoli cell only syndrome，SCOS），也可表现为严重的生精阻滞；而*USP9Y*基因与*DDX3Y*基因同时缺失则仅表现为Ⅰ型唯支持细胞综合征，表明*DDX3Y*基因缺失与唯支持细胞综合征和严重少精子症密切相关。AZFa的缺失较罕见，约占Y染色体微缺失的1%～5%，但AZFa缺失的患者病情较为严重，大多表现为Ⅰ型唯支持细胞综合征，同时有睾丸体积的缩小，也可以表现为重度少精[29-32]。

2．AZFb区及其基因 AZFb区与AZFc区在Yq有部分重叠，故AZFb区的长度在6.2～7.7Mb，AZFb区所含基因有*CYorf15*、*RPS4Y2*、*EIF1AY*、*KDM5D*、*RBMY1A1*、*XKRY*、*HSFY*、*PRY*、*CDY*和*MSY*等[29, 33-35]。

（1）AZFb区单拷贝基因 ①*CYorf15*：*CYorf15A*和*CYorf15B*序列有一个X同源物（*CXorf15*）属于taxilin家族，但*CYorf15*的序列及功能仍然未知。②*RPS4Y2*：*RPS4Y2*对应近期*RPS4Y*基因复制，后者编码核糖体蛋白亚基所需的与核糖体结合的mRNA[36]。③*EIF1AY*：*EIF1AY*是一种普遍表达的Y-联EIF-1A家族成员，该家族参与翻译起始。EIF-1A蛋白需要高速率的蛋白质生物合成，因为它们可以让核糖体解离成亚基并且稳定结合43S复合物RNA的cap5’末端[36, 37]。④*KDM5D*：*KDM5D*在精子生成过程中编码组蛋白H3赖氨酸4（H3K4）去甲基化酶，形成了一个MSH5 DNA修复因子的蛋白质复合体。该复合物定位于细线/偶线的阶段浓缩DNA，意味着参与男性生殖细胞的染色质重塑。根据H3K4的甲基化，*KDM5D*可能参与减数分裂过程中染色体的浓缩[38, 39]。⑤*MSY*基因的异常影响染色质的修饰、转录、剪切、翻译和泛素化[35]。

（2）AZFb区多拷贝基因 ①*RBMY1A1*：在AZFb远端与AZFc的重叠区域内，*RBMY*基因家族被认为是AZFb连锁生精异常最重要的基因。*RBMY1A1*是*RBM*基因家族的一部分，与其广泛表达的X同源物（RBMX）不同，*RBMY1A1*仅在男性生殖细胞中表达。RBM家族成员的典型特征是在细胞核RNA加工中参与RNA结合蛋白质。在精子发生过程中，该基因与细胞核储存和运输mRNA有关[40, 41]。②*XKRY*：*XKRY*基因在睾丸特异性表达。序列分析表明，活跃拷贝*XKRY*编码为多次跨膜转运蛋白。然而，在精子生成过程中*XKRY*的作用还没有被验证，尽管暂定与受精过程有关[36, 42]。③*HSFY*：*HSFY*编码转录激活热休克因子家族的一员并在睾丸主要表达。HSFY蛋白已确定存在于生精细胞到精子细胞阶段的睾丸支持细胞。成熟停滞的生精细胞HSFY蛋白表达水平降低，表明*HSFY*与精子发育调控基因相关。④*PRY*：*PRY*在生殖细胞中的表达是不规则的，只在少数的精子和精子细胞检测到。此外，高*PRY*水平使男性精液参数异常，提示其表达和精子生成障碍之间的关系。根据观察*PRY*在男性生殖细胞凋亡的作用，约40%的*PRY*阳性细胞显示DNA断裂。对于AZFb区完全缺失型生精障碍，研究提示通常是在精母细胞/精子细胞阶段生殖细胞成熟停滞，尚有一些非常罕见的少数睾丸小管有精子生成。因此，在患者的睾丸发现精子的机会非常微小。AZFb部分缺失或同时伴有AZFa或AZFc的缺失时，患者临床表现多样化，包括唯支持细胞综合征、无精子症或少精子症。

3. AZFc区域　AZF区缺失以AZFc区微缺失较多见，约占Y染色体微缺失的60%，约每4 000名男性中有一名发生，而AZFa、AZFb区缺失较少见，一般认为AZFc＞AZFa＞AZFb。AZFc临近异染色质区，估计长度为1.5Mb，可分为近端AZFc（AZFd）、中部AZFc和远端AZFc（DAZ的远端区），患者临床表现多样，既可表现为无精子，也可表现为精子计数正常但伴有形态异常或精子生成减少。AZFc区完全缺失的临床表型多样，从无精子症到严重少精症（但很少超过1万个精子/mL）。虽然在这些患者精液中常见精子存在，但由于精子计数低，很难自然受孕。由于AZFc区域的基因缺失要比AZFa和AZFb区域缺失更为常见，因此AZFc区可作为原发性无精子症和严重少精子症患者的主要筛查基因。AZFc缺失患者睾丸活检表现为Ⅱ型唯支持细胞综合征即可有精原细胞并有有限的精子生成或精子生成减少。目前已识别的AZFc区域基因有*DAZ*、*PRY*、*BPY2*、*TTY2*、*CDY*和*RBMY*，由于*DAZ*和*RBMY*都是多拷贝基因，而多拷贝基因的所有拷贝均发生异常是需要一定时间的，所以Y染色体微缺失并不一定总是导致无精子症。Y染色体整个AZFa或AZFb区域发生微缺失，预计能得到精子的机会很低，但AZFc区域缺失的男性在精液中或睾丸内有可能得到用于体外受精的精子。由于AZFc区域缺失可能出现随时间进行性精子数量减少的现象，所以携带AZFc区域缺失的少精子或无精子父亲如能通过ICSI或IVF技术受孕，其男性后代在成年早期也应考虑精液的冷冻保存，免除将来不必要的手术治疗。

（1）*DAZ*基因　AZFc区域的重要基因是*DAZ*（deleted in azoospermia）基因，*DAZ*基因是一个由启动子AUG开始的长的开放阅读框架（open reading frame），长度为1 641bp，其编码蛋白含366个氨基酸，在*DAZ*基因编码区域有7个含72核苷酸的重复序列，其表达产物在DAZ蛋白的C-末端，而半数蛋白的N-端含有RNA结合位点，*DAZ*基因家族属于RNA结合蛋白，在男性生殖系统的建立和维护中发挥突出的作用。这个基因家族由3个不同的遗传因素组成：*BOLL*，*DAZL*和*DAZ*。*DAZ*家族参与转录子的运输和储存。利用DNA探针Northern Blot检测睾丸组织mRNA可见一条3.5kb的识别带，而在心脏、脑、胎盘、肺、肝、骨骼中未见表达。Southern Blot分析发现，在人类和黑猩猩Y染色体上可见单个识别带，在猩猩可见到三条识别带，提示*DAZ*基因在猩猩中可能得到了扩增。睾丸组织原位杂交法表明，*DAZ*表达在减数分裂前期生殖细胞上，特别是精原细胞，表明*DAZ*可能在精子发生的第一阶段或更早期起作用，这与*DAZ*缺失患者睾丸组织学表现相一致。*DAZ*基因只在睾丸表达，表明*DAZ*基因只参与男性特有的生理过程，也从另一方面支持了*DAZ*是影响精子生成的重要基因的假设。*DAZ*基因的点变异患者睾丸组织学表现多样化，可有与唯支持细胞综合征相似的表型，也可有精子发生停滞于不同阶段生精上皮细胞的表型，因此可出现无精子症或少精子症的不同临床表现。*DAZ*基因缺失发生率在不同的研究报告中差异较大，从1.9%到18%不等，尽管在生精过程中发挥重要作用，*DAZ*基因完全缺失也可能生产精子（尽管在极低的水平），或罕见的情况下自然受孕。

（2）*BPY2*基因　*BPY2*基因编码一个睾丸特异性高电荷的蛋白质，暂时性地调节精子生成过程中的细胞骨架。*BPY2*在精子生成过程中的确切作用目前还不清楚。但酵母交互双杂交实验证明*BPY2*与泛素蛋白连接酶E3A（UBE3A）相互作用[43, 44]。

（3）CDY蛋白　染色质域蛋白家族（CDY）由两个分别位于AZFc区和AZFb区的Y编码基因（*CDY1*和*CDY2*）编码，染色质域是蛋白质参与染色质重塑和基因表达调控的特征标志。体外实验已经证明重组CDY蛋白能乙酰化组蛋白H4，乙酰化的组蛋白H4可能诱发一个更宽松的染色质结构，触发组蛋白对鱼精蛋白的过渡和随后的核浓缩[45, 46]。

4. AZFd区域　在少数AZFc缺失的患者中发现合并了AZFd的缺失。患者仅有AZFd区基因缺失可表现为轻度少精子症甚至精子数目正常，但精子形态可出现异常。虽然在AZFd区未发现相关候选基因，但可能在此区内存在*DAZ*和*RBMY*基因的拷贝[29, 47, 48]。

（蒋玮莹）

第七节　体质性染色体嵌合体

体质性嵌合体是指在胚胎进入正常发育之前发生的嵌合体，是产前和新生儿临床细胞遗传学诊断中非常重要的组成部分。与嵌合体有关的异常染色体可以是任何一条染色体或任何一种染色体异常，嵌合体水平在各个体之间也不一样。此外，通过第二次有丝分裂变异，体质性嵌合体又可能变为限制性胎盘嵌合体或单亲二体及其嵌合体。因此，对含有体质性嵌合体的胎儿或新生儿的健康预后往往难以评估，这是临床细胞遗传学家、遗传咨询师以及临床医生值得认真研究和学习的课题。

一、产前羊水细胞诊断中嵌合体的分类、发生率以及遗传效应

嵌合体的定义已在第二章作了介绍。当在产前诊断中发现含不同核型的细胞时，必须给予准确的诊断和解释。这种现象的发生有多种原因，其中包括胎儿真性和假性嵌合体、母体细胞污染、胎儿外非重要组织细胞增生以及细胞体外培养异常四种。

TOMA实验室对67 030例绒毛标本进行细胞遗传学分析，发现1 457例嵌合体。对其中1 100例再进行羊水验证，发现148例为真性胎儿嵌合体（13.5%），952例（86.5%）为限制性胎盘嵌合体[49]。

产前细胞遗传学诊断中对嵌合体的诊断标准如下：①出现两种或两种以上不同的核型。②各种核型都出现在两个或两个以上的细胞或细胞集落（colony）。③各不同核型的细胞或细胞集落都来源于两个或两个以上培养皿。

根据这些标准，可以把嵌合体分为三类：①水平Ⅰ（leve Ⅰ）嵌合体，指异常核型只出现在来自单个培养皿的单个细胞或单个细胞集落；②水平Ⅱ（leve Ⅱ）嵌合体，指同一异常核型出现在两个细胞或两个细胞集落，但都只来自单个培养皿；③水平Ⅲ（leve Ⅲ）嵌合体，指两个或两个以上不同的核型分别来自两个或两个以上培养皿，且每个培养皿都发现相同的两个或两个以上

的细胞或细胞集落。水平Ⅲ嵌合体属真性嵌合体，反映了胎儿或新生儿的基因组构成。水平Ⅰ和水平Ⅱ嵌合体通常都属假性嵌合体，并常常发生于体外细胞培养或染色体片制作过程。为了加以鉴别，Hsu于1992年提出了有关产前羊水诊断排除嵌合体的准则，并已被广泛应用。此准则已于1999年底修订[50]。根据这一准则，在发现单个异常细胞或细胞集落时，需要按照不同要求进行分析，以排除真性嵌合体（表4-14）。对胎儿染色体嵌合体的最后确诊，需要遵循常规步骤进行（图4-25）。羊水细胞的瓶培养与原位培养结合，可以提高真性嵌合体的准确性。

表4-14　嵌合体与假性嵌合体的鉴别检测方案[50]

染色体异常类型	培养瓶方法	原位培养方法	继续检测方案
常染色体			
8，9，12，13，14，15，	SC或MC		广泛检测
18，20，21，22三体		SCo或MCo	广泛检测
常染色体			
1，2，3，4，5，6，7，	SC或MC		中等检测
10，11，16，17，19三体		SCo或MCo	中等检测
额外多余性染色体	SC或MC		中等检测
		SCo或MCo	中等检测
标记染色体	MC		广泛检测
		MCo	广泛检测
	SC		中等检测
		SCo	中等检测
45, X或其他染色体单体	MC		中等检测
		SCo或MCo	中等检测
	SC		免
非平衡性染色体结构重排	MC		广泛检测
		SCo	广泛检测
		MCo	中等检测
	SC		免
平衡性染色体结构重排	MC		中等检测
		MCo	中等检测
	SC		免
		SCo	免
整条染色体臂丢失	SC		免
		SCo	免
所有其他单个细胞异常		SCo	免

注　广泛检测（培养瓶方法）：分别从另外两个原始培养瓶分析20个细胞使细胞总数为50。广泛检测（原位培养方法）：从其他培养皿至少分析24个细胞集落使总细胞集落数为32。中等检测（培养瓶方法）：如果含异常

细胞的培养瓶的细胞来源于12个或更多的细胞集落，就从第二个原始培养瓶分析20个细胞；如果少于12个细胞集落就从第二个和第三个原始培养瓶各分析10个细胞使细胞总数为30。中等检测（原位培养方法）：从其他培养皿分析12个细胞集落使总细胞集落数为20。在使用原位培养方法时，从每一个细胞集落只分析一个细胞。SC：来源于单个培养瓶的单个异常细胞；MC：来源于单个培养瓶的多个异常细胞；SCo：单个异常细胞集落；MCo：来源于多个培养皿的多个异常细胞集落。（引自：陆国辉. 产前遗传病诊断[M]. 广州：广东科技出版社，2002.[11]）

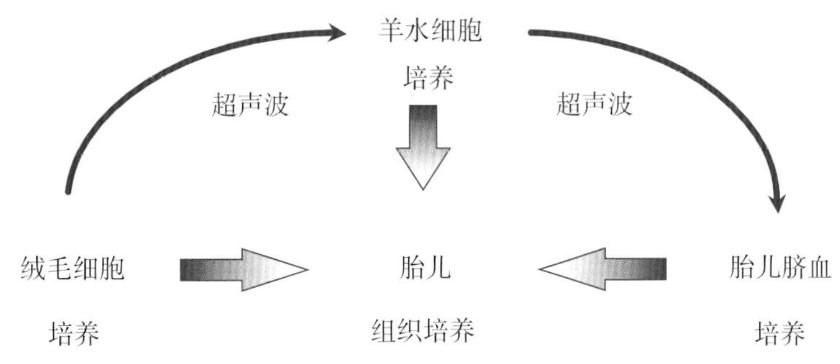

图4-25　嵌合体确诊步骤

细箭头表示当嵌合体还不能确诊时的诊断步骤，粗箭头表示当嵌合体已能确诊时的步骤。必须对流产后或出生后胎儿组织进行培养以最后证实嵌合体。超声波检查是嵌合体确诊过程中的配合诊断手段。（引自：陆国辉. 产前遗传病诊断[M]. 广州：广东科技出版社，2002.[11]）

对母体细胞污染的鉴别主要依靠经验。绒毛样本容易混有母体组织，在绒毛组织净化不彻底的情况下，容易产生母体细胞污染。当胎儿是男性时，母体细胞污染容易被判断出来，但还要注意排除其他如双胎怀孕后单个胎儿吸收（resorption of fetus）等罕见情况的可能性。

Hsu综述的180 000产前诊断病例中，含真性嵌合体的胎儿占0.3%，其中10.3%属常染色体结构性异常，5%属结构性性染色体异常，15.3%属标记染色体嵌合体。这一资料表明，所有平衡性染色体结构异常嵌合体都不表现出任何遗传效应[49]。除i(20q)和i(12p)以外的所有其他非平衡性染色体结构异常嵌合体的总致畸风险率是40.4%。i(20q)和i(12p)嵌合体的致畸风险则分别是100%和71%。

对151例产前羊水细胞进行少见性常染色体三体嵌合体分析，结果发现44%～47%的真性嵌合体都与常染色体有关。Hsu等对除13、18、20和21号外常染色体的致畸风险不一样，其中2、16和22号染色体三体嵌合体的致畸风险为60%以上，5、9、14和15号染色体为40%～59%，12号染色体为20%～39%，7号和8号染色体仅为19%；在7例17号染色体三体嵌合体中没有一例异常[50]。

嵌合体的临床表现取决于：①有关染色体的种类、大小或所含基因组的性质。通常，有关的染色体越大或含基因越多，表现型越严重。②含异常核型细胞所占的百分比。异常细胞百分比越高，其遗传效应越明显。③变异在胚胎发育过程的发生时期。变异发生越早，致畸效应越广泛、越严重。皮肤色素的异常改变是嵌合体的常见临床表现，因此，发现有皮肤异常改变的患者时，应警惕染色体或其他基因疾病嵌合体的可能性。

生物体内细胞内几乎所有的遗传物质都是相同的。然而，单核苷酸变异（single nucleotide variation，SNV）、InDel拷贝数变异（CNV）和其他结构变异（structural variations，SV）在细胞分裂的过程中不断积累，这一过程产生了一个由无数细胞组成的有机体，导致每一个细胞都有自己独特的基因组的发生。因此，每个人无疑都是嵌合的。嵌合变异往往被忽视而成为遗传疾病或正常人类变异的基础，并可能被传递给下一代导致疾病风险。随着CMA在产前和产后细胞基因组异常诊断中的广泛应用，越来越多的CNV疾病，即缺失或者重复被发现，而如何判断CNV的真假嵌合体成为产前诊断的新挑战。

二、产前绒毛细胞诊断中的嵌合体和限制性胎盘嵌合体

产前绒毛细胞诊断中的嵌合体发生率比羊水细胞诊断中的高，在0.65%～2.17%[49, 51]，但其中只有10%左右才在胎儿中出现[49]。细胞滋养层（cytotrophoblast）和间充质核心（mesenchymal core）是组成绒毛的两种主要组织。嵌合体既可以发生在细胞滋养层，也可以发生在间充质核心。胎盘细胞和胎儿细胞都起源于相同的一个合子，因此，理论上两者的基因组构成应该一致。但是，产前诊断中发现大约2%的存活胎儿会出现一种特殊情况：绒毛细胞诊断发现异常核型而随后的羊水细胞或胎儿血诊断的结果却正常，在对胎儿外组织进行检查时又可发现异常核型。我们把这种只出现在胚胎中单一组织的嵌合体称为限制性嵌合体（confined mosaicism）。

根据所含异常核型组织的不同情况，限制性嵌合体分为四种（图4–26）。研究得比较多的是限制性胎盘嵌合体（confined placental mosaicism，CPM），这是一种具有异常染色体核型的细胞只出现在胎盘组织而不出现在胎儿机体组织的现象[51]。

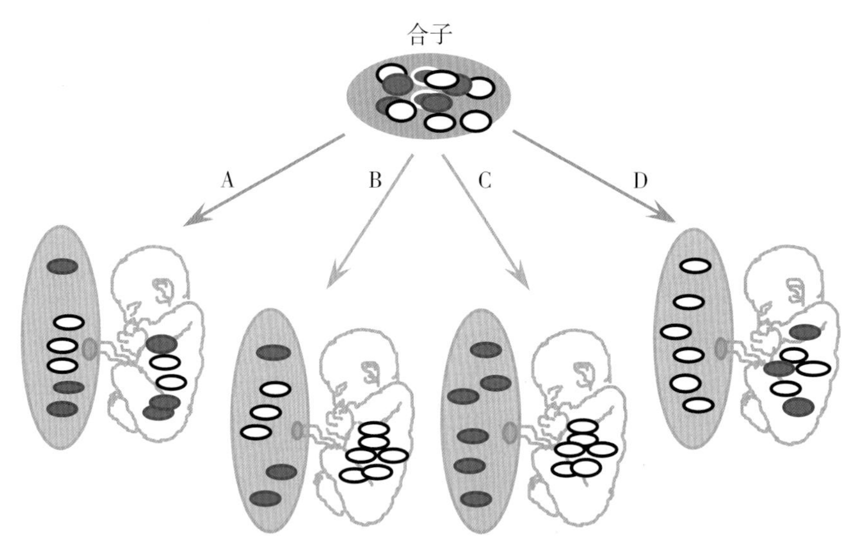

图4–26 主要限制性嵌合体分类

A. 胎盘和胎儿都受累的普遍性嵌合体；B. 含正常和异常细胞的限制性胎盘嵌合体；C. 只含异常细胞的限制性胎盘嵌合体；D. 只有胎儿受累的限制性胎儿嵌合体。白色椭圆表示正常细胞，蓝色椭圆表示异常细胞。（引自：陆国辉. 产前遗传病诊断[M]. 广州：广东科技出版社，2002.[11]）

在应用NIPT技术检测胎儿染色体非整倍体时，胎儿–胎盘嵌合体是引起假阳性及假阴性率升高从而影响检测精确度、灵敏度和特异性的重要因素之一。因此，建立精确的检测和评估限制性胎盘嵌合体的技术，提高阳性预测值（positive prediction value，PPV）也成为当今产前诊断的又一新挑战[52]。

（蒋玮莹　陆国辉）

参考文献

[1] Mitelman F. An International System for Human Cytogenetic Nomenclature 1995 [M]. New York: Karger, 1995.

[2] Mcgowan-Jordan J, Simons A, Schmid M. An International System for Human Cytogenetic Nomenclature 2016 [M]. New York: Karger, 2016.

[3] Dobigny G, Yang F. Foreword. Comparative cytogenetics in the genomics era: cytogenomics comes of age [J]. Chromosome Res, 2008, 16: 1–4.

[4] Wiszniewska J, Bi W, Shaw C, et al. Combined array CGH plus SNP genome analyses in a single assay for optimized clinical testing [J]. Eur J Hum Genet, 2014, 22: 79–87.

[5] Kallioniemi A, Kallioniemi OP, Sudar DA, et al. Comparative genomic hybridization for molecular cytogenetic analysis of solid tumors [J]. Science, 1992, 258: 818–821.

[6] Hsu TC, Pomerat CM. Mammalian chromosomes in vitro: II. A method for spreading the chromosomes of cells in tissue culture [J]. Heredity, 1953, 44: 23–30.

[7] Tjio JH, Levan A. The chromosome number of man [J]. Hereditas, 1956, 42: 1–6.

[8] Moorhead PS, Nowell PC, Mellman WJ, et al. Chromosome preparations of leukocytes cultured from human peripheral blood [J]. Exp Cell Res, 1960, 20: 613–616.

[9] Jorde LB, Carey JC, Bamshad MJ. Medical Genetics [M]. Philadelphia: Elsevier Health Sciences, 2016.

[10] Tempest HG, Simpson JL. Why are we still talking about chromosomal heteromorphisms? [J]. Reprod Biomed Online, 2017, 35: 1–2.

[11] 陆国辉. 产前遗传病诊断 [M]. 广州: 广东科技出版社, 2002.

[12] Cheng R, Ma Y, Nie Y, et al. Chromosomal polymorphisms are associated with female infertility and adverse reproductive outcomes after infertility treatment: a 7-year retrospective study [J]. Reprod Biomed Online, 2017, 35: 72–80.

[13] Hong Y, Zhou YW, Tao J, et al. Do polymorphic variants of chromosomes affect the outcome of in vitro fertilization and embryo transfer treatment? [J]. Hum Reprod, 2011, 26: 933–940.

[14] Ni T, Li J, Chen H, et al. Male chromosomal polymorphisms reduce cumulative live birth rate for IVF couples [J]. J Assist Reprod Genet, 2017, 34: 1017–1025.

[15] Allshire RC, Madhani HD. Ten principles of heterochromatin formation and function [J]. Nat Rev Mol Cell Biol, 2018, 19: 229–244.

[16] Speicher MR. Vogel and Motulsky's Human Genetics [M]. Berlin Heidelberg: Springer, 2010.

[17] Cunningham F, Achuthan P, Akanni W, et al. Ensembl 2019 [J]. Nucleic Acids Res, 2018, 47: D745–D751.

[18] Sayers EW, Agarwala R, Bolton EE, et al. Database resources of the National Center for Biotechnology Information [J]. Nucleic Acids Res, 2019, 47: D23–D28.

[19] Haeussler M, Zweig AS, Tyner C, et al. The UCSC Genome browser database: 2019 update [J]. Nucleic Acids Res, 2018, 47: D853–D858.

[20] Korbel JO, Urban AE, Affourtit JP, et al. Paired-end mapping reveals extensive structural variation in the human genome [J]. Science, 2007, 318: 420–426.

[21] Slatko BE, Gardner AF, Ausubel FM. Overview of next-generation sequencing technologies [J]. Curr Protoc Mol Biol, 2018, 122: e59.

[22] Randolph LM. Prenatal cytogenetics [M]//Randolph LM. The Principles of Clinical Cytogenetics. New York: Springer, 2013.

[23] Kasak L, Rull K, Laan M. Human Reproductive and Prenatal Genetics [M]. Salt lake city: Academic Press, 2019: 463–494.

[24] Benn PA. Prenatal diagnosis of chromosome abnormalities through amniocentesis [M]//Milunsky A, Milunsky JM. Genetic Disorders and the Fetus: diagnosis, prevention and treatment. 7th ed. Hoboken: John Wiley&Sons, Inc., 2016.

[25] 吕杰忠, 莫晓珊, 陈颖, 等. 1713例早期自然流产胚胎的染色体核型分析 [J]. 中华医学遗传学杂志, 2016, 33: 581–583.

[26] Berend SA, Horwitz J, McCaskill C, et a1. Identification of uniparental disomy following prenatal detection of Robertsonian translocations and isochromosomes [J]. Am J Hum Genet, 2000, 66: 1787–1793.

[27] 李忻, 杨鑫, 张韫, 等. 北京地区78例性染色体异常患者的细胞遗传学分析 [J]. 中国优生与遗传杂志, 2012, 11: 56–57.

[28] 马芳芳, 王厚照. 福建地区性染色体异常患者的细胞遗传学分析 [J]. 中国优生与遗传杂志, 2017, 1: 52–53.

[29] Akinsal EC, Baydilli N, Dundar M, et al. The frequencies of Y chromosome microdeletions in infertile males [J]. Turk J Urol, 2018, 44: 389–392.

[30] Vakilian H, Mirzaei M, Sharifi Tabar M, et al. DDX3Y, a male-specific region of Y chromosome gene may modulate neuronal differentiation [J]. J Proteome Res, 2015, 14: 3474–3483.

[31] Ramathal C, Angulo B, Sukhwani M, et al. DDX3Y gene rescue of a Y chromosome AZFa deletion restores germ cell formation and transcriptional programs [J]. Sci Rep, 2015, 5: 15041.

[32] Kotov AA, Olenkina OM, Godneeva BK, et al. Progress in understanding the molecular functions of DDX3Y (DBY) in male germ cell development and maintenance [J]. Biosci Trends, 2017, 11: 46–53.

[33] 王连, 梁济慈, 闫有圣, 等. 721例男性不育患者Y染色体微缺失的探讨 [J]. 中国优生与遗传杂志, 2017, 25: 83–84

[34] Colaco S, Modi D. Genetics of the human Y chromosome and its association with male infertility [J]. Reprod Biol Endocrinol, 2018, 16: 14–34

[35] Krausz C, Casamonti E. Spermatogenic failure and the Y chromosome [J]. Hum Genet, 2017, 136: 637–655

[36] Ahmadi RD, Sharifi TM, Alikhani M, et al. Isoform-level gene expression profiles of human Y chromosome azoospermia factor genes and their X chromosome paralogs in the testicular tissue of non-obstructive azoospermia patients [J]. J Proteome Res, 2015, 14: 3595–3605.

[37] Staedtler F, Hartmann N, Letzkus M, et al. Robust and tissue-independent gender-specific transcript

biomarkers [J]. Biomarkers, 2013, 18: 436–445.

[38] Arseneault M, Monlong J, Vasudev NS, et al. Loss of chromosome Y leads to down regulation of KDM5D and KDM6C epigenetic modifiers in clear cell renal cell carcinoma [J]. Sci Rep, 2017, 7: 44876–44882.

[39] Grafodatskaya D, Chung BH, Butcher DT, et al. Multilocus loss of DNA methylation in individuals with mutations in the histone H3 Lysine 4 Demethylase KDM5C [J]. BMC Med Genomics, 2013, 6: 1.

[40] Abid S, Sagare–Patil V, Gokral J, et al. Cellular ontogeny of RBMY during human spermatogenesis and its role in sperm motility [J]. J Biosci, 2013, 38: 85–92.

[41] Alikhani M, Sharifi Tabar M, Mirshahvaladi S, et al. Expression analysis of RNA–binding motif gene on Y chromosome (RBMY) protein isoforms in testis tissue and a testicular germ cell cancer–derived cell line (NT2) [J]. Iran Biomed J, 2013, 17: 54–61.

[42] Meyfour A, Ansari H, Pahlavan S, et al. Y chromosome missing protein, TBL1Y, may play an important role in cardiac differentiation [J]. J Proteome Res, 2017, 16: 4391–4402.

[43] Nickkholgh B, Korver CM, van Daalen SK, et al. AZFc deletions do not affect the function of human spermatogoniain vitro [J]. Mol Hum Reprod, 2015, 21: 553–562.

[44] Kumari A, Yadav SK, Misro MM, et al. Copy number variation and microdeletions of the Y chromosome linked genes and loci across different categories of Indian infertile males [J]. Sci Rep, 2016, 5: 17780–17792.

[45] Ghorbel M, Baklouti–Gargouri S, Keskes R, et al. Deletion of CDY1b copy of Y chromosome CDY1 gene is a risk factor of male infertility in Tunisian men [J]. Gene, 2014, 548: 251–255.

[46] Heydarian N, Favaedi R, Sadighi Gilani MA, et al. Expression level of chromodomain Y(CDY): potential marker for prediction of sperm recovery in non–obstructive azoospermia [J]. Int J Reprod Biomed(Yazd), 2016, 14: 383–388.

[47] Al–Achkar W, Wafa A, Moassass F. Cytogenetic abnormalities and Y–chromosome microdeletions in infertile Syrian males [J]. Biomed Rep, 2013, 1: 275–279.

[48] Kucukaslan AS, Cetintas VB, Altintas R, et al. Identification of Y chromosome microdeletions in infertile Turkish men [J]. Turk J Urol, 2013, 39: 170–174.

[49] Grati FR, Malvestiti F, Branca L, et al. Chromosomal mosaicism in the fetoplacental unit [J]. Best Pract Res Clin Obstet Gynaecol, 2017, 42: 39–52.

[50] Hsu LY, Benn PA. Revised guidelines for the diagnosis of mosaicism in amniocytes [J]. Prenat Diagn, 1999, 19: 1081–1082.

[51] Toutain J, Goutte–Gattat D, Horovitz J, et al. Confined placental mosaicism revisited: Impact on pregnancy characteristics and outcome [J]. PLoS One, 2018, 13: 1–11

[52] Brison N, Neofytou M, Dehaspe L, et al. Predicting fetoplacental chromosomal mosaicism during non–invasive prenatal testing [J]. Prenat Diagn, 2018, 38: 258–266.

责任编委：杨冬梓　方　群

第五章
CHAPTER 5
发育遗传学

人体胚胎自受精卵开始，由单个细胞一分为二，再变为四个细胞，随后经历50次有丝分裂，形成了总数达10 000万亿个细胞，细胞种类超过200个的胚胎。从受精卵发育至足月胎儿平均需38周的时间，根据胚胎发育的关键特征，可分为三个阶段：胚胎前期（pre-embryonic）、胚胎期（embryonic）和胎儿期（fetal）[1]。在此期间要经历细胞增殖、细胞决定、细胞分化、形态发生以及细胞迁移、黏着、类聚、相互识别等过程，涉及若干复杂生化、生理及形态学发生机制。在此过程中，遗传因素（染色体畸变或基因变异）、环境因素都可以单独或相互作用来影响胚胎的发育，导致出生缺陷。其中遗传因素在出生缺陷的发生过程中有着非常重要的作用。国外资料表明，在病因明确的出生缺陷中，75%以上由遗传因素引起[2]；国内出生缺陷监测资料显示，约5.6%的围产儿存在出生缺陷。由于某些遗传性疾病需要到一定年龄才表现出临床症状，出生缺陷儿中约30%在5岁前死亡，40%为终生残疾。出生缺陷逐渐成为我国婴儿死亡的主要原因，达到19.1%；我国残疾人口中，先天性致残者约814万，约占残疾人总数的9.6%[3]。

第一节　胚胎发育的主要过程

一、胚胎的发育（胚胎前期和胚胎期）

人类胚胎早期发育从受精开始，从发育行为上主要包括受精卵卵裂、囊胚形成和植入、三胚层形成和三胚层的分化、胚胎的体形建立和器官形成等发育过程（表5-1）[1, 4]。

表5-1　胎儿发育的各个关键阶段

阶段	时间（自妊娠开始计算）	胚胎/胎儿长度
胚胎前期（pre-embryonic）		
第一次卵裂	30min	
合子到达宫腔	4d	

（续表）

阶段	时间（自妊娠开始计算）	胚胎/胎儿长度
种植	5～6d	
二胚层胚盘形成	12d	0.2mm
女性胚胎发生莱昂化（lyonization）	16d	
三胚层胚盘及原条（primitive streak）形成	19d	1mm
胚胎期（embryonic）		
器官形成	4～8周	
脑、脊索开始形成，心脏及肢芽第一次出现	4周	4mm
脑、眼、心脏及四肢快速发育，肠和肺开始发育	6周	17mm
手指/脚趾开始出现，双耳、肾、肝及肌肉开始发育	8周	4cm
腭裂闭合及连接形成	10周	6cm
性分化基本完成	12周	9cm
胎儿期（fetal）		
初感胎动	16～18周	20cm
胎儿眼睑睁开（若此时胎儿出生后需进行特殊护理）	24～26周	35cm
体重快速增长（包括身长及脂肪积累），肺逐渐成熟	28～38周	40～50cm

（一）第1周的囊胚形成与植入

排放到阴道内的精子上行，与卵子在输卵管的壶腹部相遇，进而融合形成受精卵，或称合子（zygote）。受精卵是新个体的开端。由于输卵管的协助，受精卵逐渐向子宫方向移动，在移动过程中同时进行卵裂。受精后92h左右出现16个或16个以上卵裂球，群集在透明带内，形似桑椹，故称桑椹胚（morula）（图5–1）。与此同时，桑椹胚发出信息，对母体子宫内膜的变化有一定影

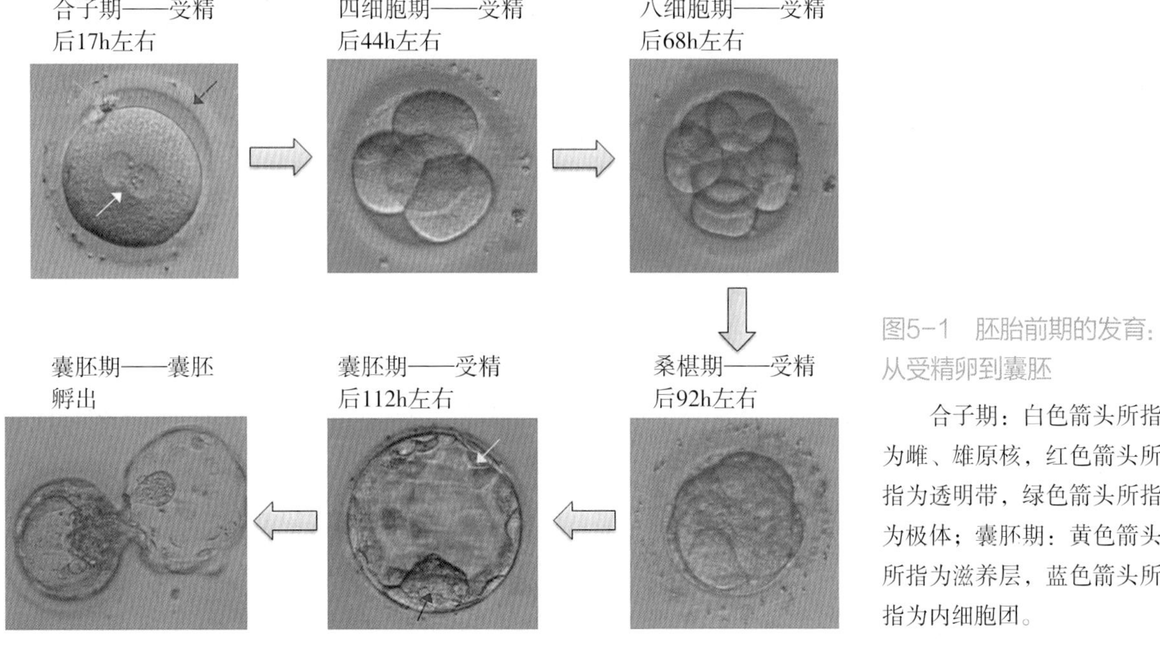

图5–1 胚胎前期的发育：从受精卵到囊胚

合子期：白色箭头所指为雌、雄原核，红色箭头所指为透明带，绿色箭头所指为极体；囊胚期：黄色箭头所指为滋养层，蓝色箭头所指为内细胞团。

响，发生“同步变化”。在4～5天时胚胎进入子宫腔。

在子宫腔中桑椹胚吸收营养，细胞继续进行分裂增殖，细胞之间出现一些小的腔隙，然后融合成大腔，这时胚呈囊泡状，称囊胚（blastocyst）。胚泡的壁由单细胞构成，与胚胎的营养有关，称为滋养层（trophoblast），将发育成绒毛和胎盘。其中间的大腔为囊胚腔。在其一端有一团细胞，称为内细胞团（inner cell mass），将发育成胚胎本身。

受精后5～6天囊胚已附着在子宫内膜上，此时的胚胎冲破透明带，滋养层细胞从透明带内孵出，并分泌蛋白酶将子宫内膜溶解，形成缺口，囊胚由此植入。

（二）第2周的发育胚盘的形成

在第2周内，囊胚就牢固地植入子宫黏膜内，滋养层和内细胞团开始其特异的发育。侵入子宫内膜的滋养层细胞迅速分裂增生，部分细胞互相融合，细胞之间界限消失，称为合体滋养层（syncytiotrophoblast），构成滋养层内层。后来，滋养层向外形成许多指状突起，称为绒毛。此时的滋养层改称绒毛膜（chorion）。

在囊胚植入的刺激和组胺的作用下，子宫内膜进一步增厚，血液供应更加丰富，腺体分泌更加旺盛，基质中的结缔组织细胞更加肥大，糖原增加，变成蜕膜细胞，这时的子宫内膜称为蜕膜（deciduate）。一部分绒毛膜和蜕膜将合在一起构成胎盘（placenta）。

内细胞团保持受精卵的全部分化潜力，是胚胎发育的基础。内细胞团中靠近囊胚腔一面的细胞分裂增生，形成一层整齐的立方细胞，称为内胚层（endoderm）。在内胚层上方有一层高柱状的细胞，称为外胚层（ectoderm）。内胚层和外胚层贴在一起，形成二胚层胚盘（bilaminar embryonic disc）。在外胚层的背侧出现一个腔，称为羊膜腔（amniotic cavity）。在胚盘的腹侧也出现一个大腔，称为初级卵黄囊（primary yolk sac）。至第2周末，顶部内胚层细胞向下生长围成一完全由内胚层细胞组成的腔，称为次级卵黄囊（secondary yolk sac）。羊膜腔底壁的外胚层和卵黄囊顶壁内胚层所构成的圆盘状的胚盘是构成人体的原基。

（三）第3周的发育三胚层的形成

在发育的第3周最为突出的是形成第三个胚层，即胚内中胚层，这个时期称为三胚层胚盘（trilaminar embryonic disc）。在15～16天时，胚盘一端的中轴线上，原始外胚层的部分细胞向腹侧增生，在内、外胚层之间形成一细胞带，称为原条（primitive streak）。原条细胞迅速增生并向前后左右发展，形成一细胞层，夹在内、外胚层之间，称为胚内中胚层（mesoderm）。原条的出现标志着胚体头尾方向。原条头端的细胞迅速增生形成原结，其中央的凹陷名原窝。原窝的细胞向头端增生，形成一管状突起，称为头突。经过复杂的演变，头突变异成了脊索。成人椎间盘的髓核就是脊索退化的遗迹。

沿着脊索背侧中线上的外胚层细胞增生，形成神经板。然后，神经板变成神经管，这是中枢神经系统的原基。神经管两侧的中胚层分节排列，名为体节（somite）。人胚先后可出现40多对体节。体节外侧的中胚层叫侧板中胚层（lateral mesoderm），后来裂开形成胚内体腔，将来形成心包腔、胸膜腔和腹膜腔。体节中胚层和侧板中胚层之间为间介中胚层（intermediate mesoderm），是分化为泌尿、生殖系统的区域（表5-2）。

原条、脊索、神经管和体节位于胚体的中轴线上，故称中轴器官。这些中轴器官的建立对胚胎的发育和各器官组织的分化都有极其重要的作用。原条的出现带来中胚层的形成，脊索的存在诱导了神经管的发生，体节是产生中轴骨、躯干肌和真皮的原基。

表5-2　三胚层的器官及组织起源[1]

胚层	器官和组织
外胚层（ectodermal）	中枢神经系统
	外周神经系统
	表皮，包括头发和指甲
	皮下腺体
	牙釉
中胚层（mesodermal）	结缔组织
	软骨和骨
	平滑肌和横纹肌
	心血管系统
	泌尿、生殖系统
内胚层（endodermal）	胸腺和甲状腺
	胃肠系统
	肝和胰腺

（四）第4～8周的发育

第4周初期，胚胎呈平直、其表面显突起的体节。至第4周中期，于体节的对侧形成神经管。此时神经管开放，其头尾各称前神经孔与后神经孔。至第24天，第一鳃弓与第二鳃弓已成形。第一鳃弓的主要部分形成下颌，而第一鳃弓的前缘突起则形成上颌突，进而形成上颌。此时，胚胎呈轻微弯曲，此为头尾相折所致。其中由于心脏外突而形成一明显的突起，称为心脏突。至第26天胚胎呈明显的第三对鳃弓，同时前神经孔关闭。胚胎头部形成明显突起，同时胚体向内屈曲而成C形弯曲。体侧外方突起而形成上肢芽，听窝亦清晰可见于头部。至第4周末，第四对鳃弓与下肢芽开始形成，眼泡于头部亦开始明显。此时期最重要特征在于尾部仍持续存在。

第5周：胚胎变化不如第4周明确，而头部的持续成长超过其后胚胎区域的成长，此乃以脑部的成长为主，脑部则下屈而触及心脏突，上肢则开始呈现手掌的雏形。

第6周：上肢显示明显分化，肘、腕及掌明显可见。指辐线开始突出掌端。下肢的分化较上肢为晚，而过程极为相似。

第7周：原肠与卵黄囊的交通管变小而形成卵黄蒂（yolk stalk），卵黄蒂继续变小拉长而成为脐带。手指此时亦更明显。

第8周：手掌与指呈蹼状，尾变短钝。头皮血管网形成。至第8周末，手指变长，足趾亦明显，尾部消失。此时胚胎已具完全人形。

（五）第9～15周的发育

第10周，腭裂闭合及连接形成。到第12周，男/女性分化基本完成。

二、胎儿的发育

胎儿期是指从第16周至出生，此时期胎儿的器官及组织迅速生长发育和功能上逐渐完善[1]，以适应出生后的生活。胎儿的坐高由20cm增至36cm，体重增至3 400g。胎儿发育至第7个月，如早产一般可以存活。

胎儿细胞的生长包括三方面：细胞的增殖、细胞的长大和细胞间质的增多。胎儿在6个月以前，身长增长快，而体重增加不明显，从第7个月起，随着脂肪的增加，胎儿体重猛增。许多药物对胎儿发育有害，但在这一时期引起畸形的情况较少见[5]。

（杨冬梓　袁　萍）

第二节　发育的控制

发育的过程是内因（遗传因素）和外因（环境因素）共同相互作用的结果。人体内每一系统都有其独特的发育形式，但基本发育原则都是在特定时空坐标的外界因素诱导下基因调控精确地引导细胞分裂、增殖、分化和移动，从而形态、功能、所处部位各异的细胞构成独特的组织和器官，在体内各司其职。整个发育过程包括分区、成形、分化和成长四个环节。基因从根本上在细胞和分子水平调控每个发育环节。

由于伦理学的原因，直接研究人类胚胎生长发育存在困难。人们对胚胎生长发育过程的认识来自对动物模型的研究，包括研究受精和早期胚胎发生的海胆模型，偏重于再生和重组过程中模式形成和位置信息以及干细胞更新、细胞增殖和细胞分化控制的水螅模型，用于特异性控制发育基因的基因诱变研究和对分子生物学新工具的利用的果蝇模型，以及爪蟾、鸡、小鼠和转基因动物等模型。近年来，人工授精试管婴儿技术的发展与应用使人们能直接观察到人类着床前胚胎发育的实况。新兴的人类诱导性多能干细胞技术更是研究发育过程有用的新工具[5]。另外，超声波造影技术的发展直观地显示了宫内胎儿发育的形态变化。而近年来人类致畸基因变异的发现加速了人们对发育过程分子机制的认识。

一、细胞水平发育控制

单细胞受精卵对称分裂，细胞数增加，产生等价的卵裂球细胞。最初这些细胞都是干细胞，能够自我复制更新且有能发育成身体各细胞的潜力。之后逐渐由于细胞所处位置的不同，细胞受外界条件影响产生极性，细胞分裂不对称。虽然染色体均等分配到子细胞，但因为其他细胞器和细胞质分配不均，子细胞的命运出现差别。子细胞可能保持干细胞的特性，也可能朝不同组织器官特有形态功能的方向发展。有的能继续分裂增殖，有的则终极分化不能再增殖。胚胎细胞经过分裂、移动、细胞间相互作用而成形，进而分化出特殊形态，其结构日趋复杂，然后产生功能，最终发育为能独立生活的个体。

发育过程皆受制于诱导，发出诱导信号的细胞指导或允许接收信号的细胞采取特定的发育途径。诱导信号的转移可以通过暴露于细胞表面的信号分子完成。组织对诱导作用的反应有一定时期的限制，一旦延误此时期，则诱导信号将无法传导或无法反应。而两反应物的空间距离，亦对信号传递的成败有影响。实验显示，如诱导与被诱导组织距离太远，将引起诱导反应的无效，而诱导无效的结果则是先天畸形。

发育调控在细胞水平分为自主调控和非自主调控。细胞自主调控通过调控自身基因表达来实现，具体机制在分子水平发育控制部分详述。细胞非自主调控通过细胞之间相互作用达成，细胞之间信息交流的方式有如下几种。

（一）相邻细胞直接联通

离子和小分子量的亲水性极性分子，如钙离子、三磷酸肌醇、环磷酸腺苷（cAMP）和环磷酸鸟苷（cGMP）等，可通过相邻细胞细胞膜上对接的间隙连接（gap junction）沟通[6]。间隙连接通道由间隙连接蛋白构成。人体内有20多种不同连接蛋白异型体，同型或异型的连接蛋白组成不同的间隙连接通道，有不同的离子选择性和开关机制。有间隙连接联通的细胞共享生物电信号和小分子代谢物，因而发育成类似的细胞类型。

（二）由可通透的分子传导

极性低的疏水性小分子可直接通过细胞膜扩散。如花生四烯酸（全顺二十碳-5, 8, 11, 14-四烯酸）是一种跨膜细胞信号分子，它是在信号传导系统中通过甘油二酯或磷酯酰胆碱的裂解产生的。许多花生四烯酸的代谢物，如前列腺素、白细胞三烯（leukotriene，简称白三烯）和羟基脂肪酸统称类花生酸。这些物质释放到细胞外间隙，可能具有特异的、局部行使信号分子的功能。这些分子可能通过细胞间隙渗入或穿过邻近细胞的膜，它们也可能被具有膜相关受体的邻近细胞识别。较大的非极性分子如视黄酸、甲状腺素和类固醇激素能自由穿过细胞膜，并与细胞核膜上的受体结合[7]。

（三）经由细胞表面受体传递信号

细胞表面有能够感受和识别外界信号的受体。这些信号来自细胞外的物质，按其生物学功能、释放的位点或传统习惯，被称为成形素、诱导子、生长因子、分化因子、细胞因子、组织激素或旁分泌激素、调节物、介导物、诱发物等。作用原理有以下几种：

1. 相邻细胞是受体细胞直接识别相邻细胞表面配体　相邻细胞有可能是同一母细胞分裂而得的子细胞。由于不对称分裂，两个子细胞继承不同的表面受体和配体蛋白。它们之间通过受体配体相互作用，更拉开了两者的差别。比如NOTCH是单穿膜蛋白受体，除穿膜部分还有细胞外和细胞内部分。表达NOTCH受体的细胞通过NOTCH细胞外部分识别相邻细胞表面表达的DELTA或JAGGED配体。受体配体结合后引起NOTCH蛋白细胞外部分被切断，随配体被相邻细胞内吞。NOTCH细胞内部分也被切断，转入细胞核和转录因子结合，调控基因表达[8]。

2. 非相邻细胞是经由细胞间质传送　细胞间隙充满了液体，具有不同信号功能的分子被释放在其中。它们扩散的距离从几个纳米到几个毫米，并形成浓度梯度，不同程度地影响到扩散范围内的细胞。作用可能是化学吸引，指导细胞朝着它移动或生长[9]。比如神经生长因子（NGF），它引导交感神经的轴突和树突纤维的生长。也可能是化学排斥，指导细胞远离它，比如Semaphorin。而Netrin则在不同情况下有时吸引有时排斥。

3．固定在细胞外基质（extracellular matrix，EMX）的信号引导细胞移动　组成细胞外基质的蛋白质和多糖，不仅能作为填充和硬化材料，而且也能作为信号传递者和引导者，指导游走细胞的运动方向以及神经纤维和毛细血管的生长。纤维连接蛋白、层粘连蛋白和透明质酸是已知的具有功能的胞外基质蛋白。

4．通过循环系统运输到远程起作用　信号分子被送入血液或淋巴管，它们就有可能分配到整个身体并在相距很远的部位和身体其他部分协调发育过程。

二、分子水平发育控制

每个细胞的遗传物质，即涵盖整套染色体上所有基因的基因组是基本相同的。然而由于细胞所处的环境不同和收到的信号不同，引起染色体的状态不同和基因表达能力不同，导致基因产物的数量、活性、细胞内分布和半衰期的差别，所以各种细胞最终的功能和命运也千差万别。胚胎的正常发育是由基因控制的，这些基因编码许多产物，包括控制表观遗传因素、信号分子、信号分子受体、DNA转录因子、细胞外基质、酶以及其他蛋白质等。所有这些产物共同发挥作用，以控制不同的发育过程。细胞通过信号分子和受体相互作用来感受外界。表观遗传因素控制染色体状态。转录因子控制基因表达。转录因子控制的基因可能是信号分子、信号受体、表观遗传因素或其他转录因子，从而形成信号通路，能通过反馈机制加强或抑制细胞内的特定生物进程。涉及的基因产物作用于基因所在的细胞实现细胞自主调控，作用于其他细胞实现细胞非自主调控。

（一）表观遗传因素

表观遗传是指通过改变DNA甲基化和组蛋白修饰来改变染色质构象变化，调节基因表达水平，从而控制发育过程[10]。在基因的启动子区域DNA高度甲基化能抑制基因转录。来源于父母双方的配子在某些染色体位点甲基化程度不同而造成印记（imprinting）现象，即来自高度甲基化的一方的基因不表达，只表达未被甲基化抑制一方的基因。染色质缠绕组蛋白压缩成染色体。组蛋白甲基化时把染色体压缩紧密，而乙酰化则能松开染色质，使之变得暴露。近年来一些调控表观遗传因素的基因和相关的遗传性出生缺陷逐渐被发现，这些基因的工作原理是对染色质构象进行组建，控制转录因子接触目标区域的能力（表5-3）。

表5-3　与出生缺陷有关的基因

基因	分子类型	综合征	出生缺陷
B3GLCT	信号分子	Peters-Plus	角膜混浊和虹膜角质层粘连
BRAF	信号分子	Cardiofaciocutaneous	心脏、颅面、皮肤病
FGD1	信号分子	Aarskog-Scott	面部和外生殖器发育不良
FLNA	信号分子	Otopalatodigital	耳-腭-指/趾综合征
FLNB	信号分子	Larsen	矮小、骨软骨发育不良、颅面畸形
HRAS	信号分子	Costello	面容粗相、矮小、心脏畸形、发育不良
NOG	信号分子	Brachydactyly	短指/趾
PTPN11	信号分子	Noonan	矮小、面部畸形、先天心脏病

（续表）

基因	分子类型	综合征	出生缺陷
SHH	信号分子	Holoprosencephaly	前脑无裂畸形
WNT1	信号分子	Osteogenesis imperfecta	成骨不全
WNT10A	信号分子	Schopf-Schulz-Passarge	掌跖角化、牙齿指/趾甲发育不全、少毛发、汗腺囊瘤
WNT5A	信号分子	Robinow	胎儿脸、中肢缩短、外生殖器发育不良、肾畸形、脊椎畸形
ACVR1	受体分子	Fibrodysplasia ossificans progressive	进行性肌肉骨化症
CHRNG	受体分子	Escobar	多发性翼状膜综合征
FGFR1	受体分子	Pfeiffer	颅缝早闭、宽拇指/趾、短指/趾
FGFR2	受体分子	Apert	尖头、并指/趾、面部发育不良
FGFR3	受体分子	Achondroplasia	软骨发育不全
KIT	受体分子	Piebaldism	色素缺乏症
TGFBR	受体分子	Loeys-Dietz	动脉曲折、动脉瘤、裂软腭
ELN	外基质分子	Supravalvar aortic stenosis	主动脉瓣上狭窄
FBN1	外基质分子	Marfan	骨、眼、心血管病
FRAS1	外基质分子	Fraser	隐眼、并指/趾、呼吸道尿道生殖器缺陷
LAMC2	外基质分子	Junctional epidermolysis bullosa	交界型大疱性表皮松解症
MMP13	外基质分子	Metaphyseal anadysplasia	干骺端发育不良
ARID1B	染色质组建因子	Coffin-Siris	面容粗相、多毛、少发、小指/趾缺损
CHD7	染色质组建因子	CHARGE	眼、心、鼻孔闭锁，生殖器、耳畸形
KMT2D	染色质组建因子	Kabuki	矮小、长眦裂、塌鼻、招风耳
NIPBL	染色质组建因子	Cornelia de Lange	低发际、弯眉、连眉、朝天鼻、鲤鱼嘴
EMX2	转录因子	Schizencephaly	脑裂畸形
EYA1	转录因子	Branchiootorenal	外耳畸形-耳聋-肾缺陷
FOXL2	转录因子	Blepharophimosis，epicanthus inversus，and ptosis	小睑裂综合征
GLI3	转录因子	Polydactyly	多指/趾
HOXA13	转录因子	Hand-foot-genital	拇指/趾发育不良、生殖器和尿道缺陷
HOXD13	转录因子	Synpolydactly	并指/趾、多指/趾
LMX1B	转录因子	Nail-patella	指/趾甲髌骨综合征
MITF	转录因子	Waardenburg	色素沉着不足、耳聋
PAX2	转录因子	Papillorenal	眼、肾畸形
PAX3	转录因子	Waardenburg	色素沉着不足、耳聋
PAX6	转录因子	Aniridia	虹膜缺失
PITX2	转录因子	Axenfeld-Rieger	牙齿、眼和脐缺陷
SALL1	转录因子	Townes-Brocks	肛门、肾、肢体和耳缺陷

（续表）

基因	分子类型	综合征	出生缺陷
SOX10	转录因子	PCWH	周围和中枢脱髓鞘神经病、色素沉着不足、耳聋、肠蠕动过慢
SOX9	转录因子	Campomelic dysplasia	骨骼缺陷和性别反转
TBX3	转录因子	Ulnar-mammary	前肢、乳房和生殖器不良
TBX5	转录因子	Holt-Oram	前肢和心脏缺陷
TCOF1	转录因子	Treacher Collins	面中部发育不全、下颌过小、耳缺陷
TWIST	转录因子	Seathre-Chotzen	颅缝早闭、睑下垂、并指/趾、多指/趾
WT1	转录因子	Denys-Drash	肾缺陷、性反转

（二）转录因子

基因的表达可通过许多途径来调节，如基因不被转录、或转录的mRNA不能翻译成蛋白质、或转录的速率发生改变等。转录因子可调节许多基因的转录，因此转录因子基因变异是多效性的[11]。人类基因组内至少有上千种不同的转录因子，转录因子有许多家族，但都有一些共同点，如都具有DNA结合结构域等。各种转录因子在发育的控制中起着关键作用，其发生改变可导致出生缺陷。含有同源框（homeobox，HOX）DNA结合结构域的基因，如*HOX*、*PAX*、*EMX*和*MSX*家族以及*SOX*和*TBX*家族，这些基因发生变异即可导致转录因子改变继而引发出生缺陷（表5-3）。同源框基因和成对结构（paired box）相关基因*PAX*在基因组中的排列有很高的保守性。SOX蛋白的高迁移率族蛋白（HMG）结构域能够间接激活转录，因为它是通过与DNA结合而使其他因子能够与基因上的促进子区域接触而发挥作用。有许多*SOX*基因在不同的发育途径起作用。*SOX9*基因在两性的生殖嵴中表达，但它在性腺分化前在男性是正向调节，在女性是负向调节。*SOX9*基因变异可导致骨骼发育缺陷和性反转即XY女性。*SOX9*基因也可调节软骨的形成和一种胶原基因*COL2A1*的表达。*SOX10*基因变异可导致一种出生缺陷，表现为肠蠕动减缓、色素紊乱和耳聋等。

（三）信号分子和受体

信号分子诱导胚胎的发育而产生各种器官，在胚胎的前部发育出头，尾则在后面的部位形成。胚胎的位置信息与下列几个因素有关：①与局部起作用物质的性质有关。身体的不同部位起作用的因子可能相似，但并不完全相同。它们可能属于同一个蛋白质家族，但不同成员以区域特异的模式表达。②与作用因子的浓度有关，这种因子可能形成一浓度梯度，而非空间上浓度一致，故认为活化素（activin）刺激不同类型的细胞的发育是依赖于它的局部浓度。③与局部地区诱导因子混合物的成分比例发生变化有关，就像药物治疗中混合物成分的比例不同可能有不同的药效一样。④与局部地区组织反应力不同有关。由于它们发育历程的不同，同一信号分子的不同受体的反应可能不同。邻近细胞之间的相互作用通常是由可扩散的信号分子介导，这些扩散的信号分子可引发一些反应，它们扩散的距离从几个纳米到几个毫米，由于它们只能作用于周围的细胞，所以叫作旁分泌因子。下文重点介绍四种主要的旁分泌因子。

1. 成纤维细胞生长因子（fibroblast growth factor，FGF）家族和其受体　这一家族的成员是结合肝素的生长因子，能迅速结合到含有肝素的胞外基质中。成纤维细胞生长因子家族，包括碱性成纤维细胞生长因子（bFGF）和酸性成纤维细胞生长因子（aFGF），其主要诱导血液细胞、间充质和一些肌细胞的发育。成纤维细胞生长因子家族参与许多生理过程，包括细胞迁移、生长和分化[12]。成纤维细胞生长因子受体是一族高度类同的糖蛋白，它们都有一个共同的结构，包括一个信号肽、三个免疫球蛋白结构域、一个跨膜片段和一个酪氨酸激酶结构域。成纤维细胞生长因子和酪氨酸激酶结构域上的成纤维细胞生长因子受体（FGFR）结合可导致磷酸化。*FGFR*基因变异可引起骨发育紊乱，其中的*FGFR1*、*FGFR2*和*FGFR3*的变异引发多种明显的颅缝早闭畸形。研究证明，FGFR对胎儿生长发育的作用，需要硫酸类肝素（heparan sulfate）的参与；硫酸类肝素能激活FGFR，调控FGF的活性，三者之间产生复杂的相互作用，使FGFR对胎儿的骨骼生长发育的调控产生特异性。小鼠实验证实，成纤维细胞生长因子及其受体在内耳的发育过程中选择性地起主导作用。

2．Hedgehog家族　Hedgehog是一种跨膜蛋白，出现于邻近的细胞，这些细胞感受Hedgehog因子，进而发出Wingless信号，Wingless向外扩散被邻近细胞膜上的受体结合。邻近的散发出Hedgehog和Wingless的细胞，彼此刺激继续发出信号和维持它们自己的基因表达程序。Hedgehog基因变异可使果蝇的幼虫变成一个平头“刺猬”，其背部被几丁质刺覆盖着。脊椎动物具有许多hedgehog同系物，如Sonic hedgehog（SHH）。SHH参与体轴的确定、神经板的诱导和肢芽模式的形成。SHH变异导致前脑无裂畸形。SHH的受体有很多种，*PATCHED*基因编码的一种跨膜蛋白是SHH的一种受体，SHH和PATCHED受体结合可以抑制编码TGFβ和Wnt家族的基因转录，从而抑制细胞生长。在人体，*PTCH1*基因发生变异，可以引起Gorlin综合征，表现为肋骨畸形、下颌囊肿和基底细胞癌等。另外，*PTCH1*发生体细胞变异还可引起散发的基底细胞癌。因此，生殖细胞的*PTCH1*基因发生变异可改变正在发育的细胞的调节而引起出生缺陷。同时，体细胞的*PTCH1*基因变异也可改变已分化细胞的调节而导致肿瘤。

3．Wnt家族　Wnt家族在人类基因组中包括WNT1～WNT16。*WNT*基因在果蝇肢芽形成时构建极化活性区，并对脊椎动物起类似的作用。*WNT*基因编码的糖蛋白参与许多发育过程，包括腹/背体轴的确定，以及脑、肌肉、性腺和肾的形成。最新研究把*WNT*基因的变异和人类疾病关联起来。比如*WNT5A*变异导致Robinow综合征；*WNT1*变异造成常染色体隐性成骨不全。

4．转化生长因子β（transforming growth factor β，TGFβ）　转化生长因子β是一超基因家族，至少包括30余种结构相似的基因，它们编码构成同源二聚体和异源二聚体的蛋白质。TGFβ超基因家族包括TGFβ、骨形态发生蛋白（BMP和GDF）家族、活化素和抑制素（inhibin）家族。生长/分化因子5（GDF5）是BMP蛋白家族中的一员，其变异可导致多种骨骼畸形。*GDF5*基因的不同变异，导致的畸形也不一样。例如，*GDF5*无义变异可引起显性遗传的短指；一种纯合错义变异可导致隐性遗传的Grebe型软骨发育不良症，其特征是严重的长骨和指/趾短小。该变异的蛋白并不分泌，而是作用于其他BMP，形成异源二聚体而阻止它们分泌，即通过灭活其他基因产物而发挥显性失活作用。

（四）外基质蛋白基因（extracellular matrix protein gene，EMP）

EMP是一种作为组织和器官骨架的大分子物质，包括胶原、原纤蛋白、蛋白多糖、纤连蛋白、层粘连蛋白和肌腱蛋白。EMP不仅仅是一个简单的结构成分，它们通过分离邻近的细胞群并且形成基质而起着一种发育的活性介质作用。例如，*FBN1*和*ELN*基因编码的fibrillin-1和elastin蛋白质协同微纤维形成细胞基质，这两个基因发生变异可分别导致Marfan综合征和主动脉瓣上狭窄。*LAMC2*基因编码层粘连蛋白的一个亚单位，其发生变异可导致交界型大疱性表皮松解症（junctional epidermolysis bullosa），表现为表皮松弛，同时伴有大水泡形成。

（沈　珺）

第三节　畸形学

先天畸形（congenital malformation，CM）的狭义概念是指胎儿出生时就存在整个身体或一部分的外形、内脏的解剖结构畸形或发育异常，又称出生缺陷；广义的概念则包括了出生时各种结构畸形、功能缺陷、代谢及行为发育的异常。

畸形学又称畸胎学（teratology），是一门研究人类发育异常、预防各种人类出生缺陷的综合性边缘学科。其主要研究各种发育异常的成因、临床表现和形成机制。有实验畸胎学、临床畸胎学、畸胎流行病学、发育药理学与发育毒理学、遗传与细胞遗传学，以及行为畸胎学等主要分支。畸胎学研究的最终目标是预防人类各种先天畸形，包括身体、功能和行为的缺陷，改善人类素质。为了达到这一目标，就要预防和控制现有致畸因素，探讨这些致畸因子或因素与胚胎发育之间的反应，即致畸作用机制的研究。

一、畸形的分类

先天畸形是一个泛指的专业术语，人们从不同的学科角度、分类目的来进行先天畸形的分类，提出了各种不同的命名分类方法。如按照发生的原因，先天畸形可分为遗传因素、环境因素和原因未明三大类。从胚胎发育和病理学角度，先天畸形可分为发育不全、发育不良、增生、骨骼发育异常、遗迹结构残留、未分隔或管道未形成、神经管闭合不全、非典型分化、附件九类。Spranger从临床实用性出发，提出一个先天畸形的系统分类方法，现已被临床医生广泛接受并使用。该方法将出生缺陷分为畸形、损害、变形、发育不良、后果和综合征六种类型[13, 14]。

1．畸形（malformation）　指由于内在异常发育而引起的器官、器官某部分或身体某部位的形态学缺陷。畸形包括两个方面的含义：首先是某个器官的形态学异常，其次是由于内在异常发育。如组织发育异常不属于畸形而属于发育不良。内在原因指的是器官发育潜质不正常，即从受精开始就决定该器官没有机会发育成正常的结构。如果胚胎器官原基是正常的，但由于外来因素干扰了最初的正常发育，则属于损害，而不属于畸形。对于早期阶段不能发现的缺陷，如多趾（指）等，也是由于器官原基的异常引起的，属于畸形。

2．损害（disruption）　指由于各种外在干扰影响了正常发育过程，而引起的身体某器官、器官某部分，或身体某部位的形态学缺陷。接触致畸原后发生的形态学改变被认为是损害。损害不可遗传，但遗传因素可使胚胎或靶器官组织易感，并且会影响损害的发展和结局。

3．变形（deformation）　由于机械力的作用而引起的身体某部位的位置、外形和形状的异常，称为变形。如由于羊水过少、宫内压迫而引起的马蹄足，就是外源性机械压力导致变形的一个例子。某些中枢神经系统缺陷引起的机体功能障碍，也可导致胎儿的变形，如脊髓膨出等。变形也可能由于受影响的个体的功能缺损和在机械力共同作用下而在出生后发生，如“O”形腿就是由于骨缺钙和重力双重作用而形成。

4．发育不良（dysplasia） 指由异常细胞形成的组织及其形态学结果，即发育不良是组织发生异常的结果和表现。所有组织发生异常的出生缺陷都可归类为发育不良，如成骨不全、Marfan综合征等。发育不良多数是因有潜在的细胞障碍（失调、紊乱）基础，一般不特指某种病因，并且经常累及多个器官或数种组织。

5．后果（consequence） 一般指由某种已知的结构缺陷或机械因素而继发的多种畸形，过去也称综合征，是一个病理学概念而非病因学术语。畸形、损害或机械性因素都可引起一系列的形态方面问题，也称为序列征（见第三十四章）。例如，脊髓脊膜突出可导致下肢麻痹、畸形足、便秘、尿道感染、肾损害、失禁和肠胀气等，这种情况就叫作脊髓脊膜突出后果。

6．综合征（syndrome） 用来表示一组畸形之间病理过程相互关联的多发畸形，通常表示单一病因所致的一类多发畸形，如唐氏综合征等。而同时发生的多处畸形则不在综合征之列。

二、致畸易感性

先天畸形的原因包括遗传因素、环境因素和两者的相互作用。一般认为，由遗传因素所致者占20%～30%；在环境因素中，由母体疾病及宫内病原体感染所致者约占5%，由环境有害化学物质或药物导致者约占1%；其余60%～70%原因未明，估计是由遗传与环境因素共同作用导致[13, 15]。

不管哪种原因引起的先天畸形，就其发生过程而言，都是胚胎发育紊乱的结果。胚胎发育是由细胞分化、组织诱导、形态发生和胚胎整合等一系列生命现象组成的一个复杂的程序表达过程。环境致畸都是通过干扰这一表达过程的某个或某几个环节而引起的。

发育中的胚胎受到致畸因子的作用后，是否发生畸形和发生什么样的畸形，不仅取决于致畸因子的性质和胚胎的遗传构成，而且取决于胚胎的发育阶段。一般来说，胚胎发育的各个阶段均有可能发生畸形，但易发程度不同，最易发生畸形的胚胎发育阶段称畸形易发期（susceptible period）。

胚胎发育主要包括胚胎前期、胚胎期和胎儿期。胚胎前期是指受精后的前两周，此期受精卵分裂，胚泡形成，植入完成，并形成内外二胚层，此期的胚胎受到致畸作用后容易发生损害，但较少发生畸形。因为此时胚胎细胞的分化程度极低，如果致畸作用强，胚胎易死亡；如果致畸作用弱，少数细胞受损死亡，多数细胞可以代偿调整。胚胎期是指受精后第3～8周，此期为细胞和组织分化期，外胚层分化出中胚层，三个胚层高度分化形成各器官原基时，所有细胞和组织都是以严格的步骤和精确的规律进行繁殖、分化、迁移和消长，并有条不紊地形成各个器官的原基。此期由于胚胎细胞已失去多向性，开始定向发育，因而不易通过细胞分化的代偿来修复，一旦受到有害药物的作用，极易发生形态上的异常，导致畸形发生，所以胚胎期是整个胚胎发育过程中畸形发生率最高的畸形易发期[16]。胎儿期是胚胎发育最长的一个时期，起自第9周，直至分娩，此期大多数器官分化已基本完成，药物一般不再造成解剖上的畸形，少数器官如中枢神经系统、生殖器官因分化尚未完成，故仍有可能出现形态上的异常。此时期胎儿生长和发育迅速，各主要器官功能进一步完善，尤其是中枢神经系统、内分泌系统和神经肌肉系统，此时受有害药物的影响，可导致生理功能缺陷及发育迟缓、出生低体重或出生后行为发育异常等，且某些障碍至青春期才显现。

三、致畸物质的分类及其致畸性

致畸物质也称致畸原（teratogen），是指遗传因素以外的一切可引起胚胎或胎儿结构或功能异常的因素。目前已肯定的人类致畸原有40多种（表5-4）。除表5-4所列之外，环磷酰胺、白消安、环氧戊烷等数种因素已基本肯定为人类致畸原。此外，还有疑似人类致畸原和实验动物致畸原大约1 300种。尤其强调的是，孕妇接触的人类致畸原并不一定都引发胎儿畸形，因为致畸物质的致畸性不仅仅指它的物理和化学性质，还包括剂量、途径、时间、与其他物质的联合作用以及母亲和胎儿的基因型等多个方面。因此，判断某一致畸物质是否对胎儿造成损害，应结合这几个方面全面分析，才能正确评价该致畸物质的危险性。

表5-4 已肯定的人类环境致畸原及畸形表现

致畸原		常见的重要畸形表现
药物		
1	反应停	短肢畸形、脐带发育不良、耳畸形
2	酒精	生长迟缓、睑裂缩小、小头畸形、智力低下（精神发育迟缓）
3	己烯雌酚	阴道腺病、宫颈糜烂、阴道腺癌
4	新双香豆素	鼻软骨发育不良、各种中枢神经系统缺陷，先天性钙化性软骨发育不良
5	苯妥英	生长迟缓、异常颅面部容貌特征、小头畸形、精神发育迟缓
6	三甲双酮	发育迟缓、V型肩、低耳、唇腭裂
7	氨基蝶呤和甲氨蝶呤	流产、脑积水、生长迟缓、精神发育迟缓
8	链霉素	耳聋或听力损伤
9	四环素	牙斑、齿釉质发育不良
10	丙戊酸	神经管缺陷
11	维生素A酸	流产、颅面畸形、神经管缺陷
12	锂（碳酸锂）	Ebstein心脏畸形、其他心脏缺陷
13	抗甲状腺药物	甲状腺功能减退、甲状腺肿
14	雄激素	女性男性化
15	青霉胺	皮肤弹性组织变性
16	对甲双酮	面部和神经系统缺陷
17	二苯基二酰脲	面部畸形
18	抗胆碱能药物	新生儿肠梗阻
19	抗血管紧张素转化酶抑制剂	颅骨发育不良、肾小管发育不良
20	降血糖药	新生儿低血糖

（续表）

致畸原		常见的重要畸形表现
21	前列腺素E1同系物（米索前列醇）	默比厄斯病
22	精神类药物	新生儿成瘾综合征
23	可卡因	流产、胎儿生长迟缓
24	吸烟	流产、宫内生长迟缓
25	甲苯	发育迟缓、中枢神经系统功能异常、唇腭裂
26	美兰	肠闭锁
微生物感染		
1	风疹病毒	耳聋、白内障、心脏缺陷
2	巨细胞病毒	生长迟缓、精神发育迟缓、听力损害
3	弓形体	脑积水、视觉缺失、精神发育迟缓
4	水痘病毒	皮肤瘢痕、肌肉萎缩、精神发育迟缓
5	单纯性疱疹病毒	小脑畸形、脑积水、失明、智力低下等
6	委内瑞拉马脑炎病毒	脑组织破坏、白内障、胚胎死亡
7	梅毒螺旋体	牙齿和骨骼发育异常、精神发育迟缓
8	艾滋病毒	颅面畸形、脑组织损害，复发性细菌感染
9	淋巴细胞性脉络丛脑膜炎病毒	脑积水、脉络膜视网膜炎
环境化学物		
1	甲基汞	大脑萎缩、癫痫、痉挛状态，精神发育迟缓
2	多氯联苯	生长迟缓、皮肤褪色
3	铅	神经系统缺陷、行为缺陷
电离辐射		流产和主要脏器畸形（18～36d接触），脑过小和精神发育迟缓（8～15周接触）
母体代谢失调		
1	克丁病	神经系统发育不良、智力发育障碍、死胎
2	糖尿病	先天性心脏病，尾发育不良综合征
3	致男性化肿瘤	女性男性化
4	母体苯丙酮尿症	流产、小头畸形，精神发育迟缓
5	叶酸缺乏	神经管缺陷
6	高温	神经管缺陷、智力低下

引自：Polifka JE, Friedman JM. Clinical teratology: identifying teratogenic risks in humans [J]. Clin Genet, 1999, 56: 409–420.

John MR, Robert JK. Developmental toxicdogy [M]//Curtis DK. Casareff and Doull's Toxicology. 5th ed. New York: Mc Craw-Hill, 1998: 301–319.

（一）化学性致畸物质

目前已有大量的流行病学资料表明，化学物与新生儿出生缺陷有关。据估计，美国每年约有

25万名患有出生缺陷的婴儿出生，其中80%由环境因素或环境因素与遗传因素共同作用所致，在环境因素中化学物占重要地位[17]。

1. 金属和非金属毒物　孕妇和新生儿属于对重金属污染非常敏感的人群，一些分布在环境中的重金属元素（如铅、汞、镉、砷、锰、锌等）可造成不良妊娠结局（详见下文）。意大利一项关于孕期接触重金属污染物的研究表明，在胎盘组织、羊水和脐带血中均可以检测出重金属，孕早期母体暴露于铅、汞、镉等重金属污染物与胎儿先天性疾病之间成正相关，如心脏发育不全、神经发育异常等[18]。Lewis等的研究也发现羊水中6种重金属浓度与儿童3岁时的认知力（cognitive）呈负相关，与儿童疾病报告数呈正相关。

（1）铅　铅是一种对人体危害极大的重金属元素，不仅会损伤神经系统、消化系统、骨骼造血功能以及男性生殖系统，还对胚胎具有致畸及致死作用。铅所导致的畸形中，神经系统缺陷占多数，这可能是铅具有明显的神经毒作用，发育尚未成熟的神经系统对铅尤为敏感，易发生损伤所致。铅对上皮细胞的异型性诱导以及结构蛋白的重修饰加速了晶状体的退化，从而引起晶状体混浊和某些眼部缺陷性疾病。Al-Sabbak等研究发现，神经管缺陷（neural tube defects，NTD）儿童发铅含量［（56.43 ± 21.77）μg/kg］约是对照组儿童发铅含量［（11.27 ± 21.77）μg/kg］的5倍。Vinceti等利用意大利北部铅重污染区不同年代的出生缺陷资料进行比较，发现随着铅污染程度的下降，先天性心脏病、唇腭裂、骨骼畸形等出生缺陷率呈下降趋势。铅的毒性存在剂量-效应关系，妊娠期高水平的铅暴露可造成流产和胎儿畸形，即使是低水平的铅暴露仍会影响宫内胎儿的生长发育，造成早产及出生低体重。

（2）汞　汞是一种广泛分布于自然界的环境重金属污染物。甲基汞为人类肯定致畸物，20世纪50年代在日本发生的甲基汞中毒引起的先天性水俣病（胎儿甲基汞中毒）就是最典型的例子。汞侵入人体后可与蛋白质或DNA中的基团结合，对中枢神经系统、消化系统及肾脏造成损伤，也可通过血脑屏障及胎盘屏障造成胎儿生长迟缓或NTD等不良妊娠结局。

（3）镉　镉是一种常见的环境重金属污染物，生物半衰期长达10～35年，能通过饮食、吸烟和职业接触等途径侵入人体，并可在体内长期蓄积产生毒性作用。镉属于潜在的致畸物，过量摄入或吸入可引起肿瘤以及生殖毒性效应。镉会损害睾丸和附睾的功能，使精子数量、密度及活力明显下降；也可引起卵巢组织学改变，导致卵巢发育障碍，干扰排卵、卵子转运和受精等一系列过程，进而影响人类生殖功能。此外，镉还可诱导基因变异，影响细胞基因的表达、DNA的加工形成以及胚胎神经的形成，并能显著降低神经元的分化和轴突形成。动物实验表明，暴露于含镉环境可导致NTD的发生。流行病学调查资料也发现，妊娠期暴露于含镉环境可增加胎儿大脑发育不全或NTD的发生风险。

（4）砷　砷作为一种常见的类金属元素，进入机体后易产生急性中毒反应及慢性毒性蓄积作用，特别对于孕妇妊娠敏感期，母体内蓄积的砷及其代谢产物容易透过胎盘屏障，对胚胎健康危害极大。目前国内外学者对砷的胚胎发育毒性及致畸作用研究较多。砷的胚胎发育毒性主要表现为胚胎发育不良及生长迟缓、四肢短小、死胎率高、子代生存力和存活力低等；其致畸作用主要表现为神经管缺陷、泌尿生殖系统畸形、肢芽及躯体发育不全等。Wu等对254个孕育后代患NTD的孕妇和1 183个正常孕妇进行研究发现，暴露于砷环境孕育后代患NTD的风险高于对照组

（OR＝5.30，95%CI：3.41～8.22）。

（5）锰　锰是人体的一种必需元素，动物实验显示孕期母亲高锰状态会导致早产、死胎、死产、子代出生缺陷，并存在一定的剂量-反应关系，但目前关于锰在人类胎儿畸形发生中的作用研究较少。

（6）锌　锌是人体神经系统发育的必需微量元素，参与人体内多种酶、核酸及蛋白质的合成，缺锌使核酸合成发生障碍，导致蛋白质合成速度减慢，导致胎儿先天畸形。Arjun等进行的一项病例对照研究表明，妊娠妇女低血清锌与NTD的发病率有明显的相关性，妊娠妇女血清锌浓度低于（610.2±53.1）μg/L时，新生儿发生NTD的风险是正常人的7.66倍。其他的一系列研究也发现，锌缺乏可以增加NTD的发病风险。Janet等总结了近年来的文献资料发现，锌缺乏不仅导致妊娠期合并症及并发症，造成胚胎和胎儿死亡、胎儿生长受限（fetal growth restriction，FGR）和胎儿缺陷，也可以引起新生儿免疫系统、心血管系统及神经行为功能缺陷，导致新生儿出生后智力、注意力、学习力及认知功能下降。

2．有机溶剂和环境污染物　有机溶剂在制造业、服务业（例如印刷和干洗）、消费品业（包括油漆剂、染发剂、指甲油去除液）以及手工艺术品业中广泛使用。因此，暴露于低水平的有机溶剂在人群中是很普遍的，而某些特定职业（如皮革制造业）的个体甚至暴露于高水平有机溶剂中。流行病学证据显示，妇女在妊娠期暴露于高浓度的有机溶剂，其后代发生发育延迟、精神行为障碍、循环系统和生殖系统畸形等不良妊娠后果的危险性明显增加，特别是职业性暴露于有机溶剂的妇女。Vaktskjold等进行的一项回顾性队列研究同样证实了这一观点，其研究表明长时间接触有机溶剂的妊娠妇女子代循环系统和生殖器官异常的发病率明显高于未接触者。

3．有机锡化合物　有机锡化合物是锡和碳元素直接结合形成的金属有机化合物，有烷基锡化合物和芳香基化合物两类，可用作催化剂、稳定剂（如二甲基锡、二辛基锡、四苯基锡）、农用杀虫剂、杀菌剂［如二丁基锡（DBT）、三丁基锡（TBT）、三苯基锡（TPT）］及日常用品的涂料和防霉剂等。目前认为，有机锡是迄今为止由人为因素导致大量进入海洋环境的毒性最大的化学品之一，其中污染最重、研究最多的是TBT和TPT。有关有机锡与人类生殖健康的研究很少。Heidrich等发现，TBT能降低人类细胞色素P450芳香酶对雌甾酮的亲和力，可能对人体性激素的代谢有影响。TBT能使人胚胎绒毛膜细胞腺蛋白分泌显著降低，而人绒毛膜促性腺激素（hCG）分泌显著升高。

4．多氯联苯（PCB）　多氯联苯是一组稳定的有机化合物，是由联苯氯化所得的混合物。多氯联苯对人类是一种肯定的致畸物，临床表现除低体重和高胆红素血症为非特异性外，指（趾）甲色素沉着及发育不良、齿龈色素沉着为多氯联苯致畸所特有。

5．苯、甲苯、二甲苯　苯、甲苯、二甲苯引起后代先天性畸形的人群资料最早见于对使用有机溶剂工人的调查，发现接触者子代唇/腭裂发生率明显高于对照组。1997—2002年美国一项全国出生缺陷预防研究显示，职业暴露于有机溶剂与多种类型先天性心脏缺陷（congenital heart defects，CHD）有关联。甲苯为人类肯定致畸物，孕妇定期吸入甲苯会导致胎儿畸形，畸形表现与胎儿酒精综合征相似。邻苯二甲酸盐在日常消费产品，如乙烯基塑料、美容品、建筑材料、儿童玩具和医疗设备等中被广泛使用，真皮饰车间以邻苯二甲酸二辛酯含量最高。孕期职业暴露于邻苯二甲酸盐环境中，患CHD的OR值为1.9，且携带*ABCB1*基因c.3435C>T变异的胎儿在污染物暴露相同情况下OR值上升至3.4。2006—2009年重庆市三峡库区市级病残儿医学鉴定的5 645例患儿中，共筛查先天性心脏病患儿319例，该地区部分孕妇可接触到皮革厂。邻苯二甲酸盐也可影响男性生育能力，Huang等报道，妊娠期妇女接触邻苯二甲酸盐可以导致男婴肛门生殖器距离缩短，影响出生后睾丸间质细胞的功能，从而导致睾丸生精功能障碍（包括新生儿的隐睾症、尿道下裂、睾丸癌以及成年男性精子数量减少和活力下降等），并且这种影响是不可逆的。

6. 空气污染物　随着经济快速增长，能源消耗不断增长，新城区大开发和乡村城镇化建设，机动车辆急剧增加等因素都不断加重了大气环境的负担，空气污染作为主要的环境污染问题正迅速地凸显出来。目前，室内空气污染物主要包括甲醛、氨气、氡、苯及其化合物、自然挥发的有机化合物。研究表明有机化合物可以增加先天性心脏病的发病率，尤其是芳香族化合物。户外空气污染物通常是复杂的混合体，一般将其分成颗粒状物（particulate matter，PM）和气态污染物两大类。气态污染物包括CO、NO*x*、SO_2和O_3等。当前，我国空气污染的主要特点是：SO_2污染一直处在较高水平；机动车尾气污染物排放的总量也在迅速增加；PM浓度在大城市中普遍超标；NO*x*污染亦呈现出加重的趋势。SO_2是一种无色透明气体，动物实验和人群调查资料都表明SO_2是一种肯定的致畸物。1991—1999年Dolk等研究发现孕期接触SO_2与胎儿患法洛四联症存在关联。意大利一项病例对照研究显示2001—2010年出生的先天性心脏病患儿母亲孕3～8周暴露于SO_2的浓度远高于对照组，且暴露浓度呈剂量-反应关系（0R＝3.21），尤其是室间隔缺损病例（0R＝4.57）。Hansen等[19]在澳大利亚昆士兰地区采用病例对照的研究方法，对空气污染暴露对出生缺陷的影响进行了探讨，发现随着SO_2浓度的增加新生儿发生主动脉瓣缺损的危险性增加，而随着O_3浓度的增加新生儿发生肺动脉瓣缺损的危险性增加。Gilboa等也进行了类似的研究，他发现，SO_2、CO是室间隔缺损的危险因素，PM_{10}是房间隔缺损的危险因素。这些结论与2002年Ritz等的研究结果十分相似。Ritz等的研究结果是：妊娠第2个月的空气污染物CO的暴露与新生儿室间隔缺损有关，O_3则与主动脉及主动脉瓣缺损、肺动脉及肺动脉瓣缺损相关，两者存在“剂量-效应”关系。我国天津市郑金艳等通过围妊娠期暴露于空气污染物SO_2、NO_2与出生缺陷的相关性研究发现，妊娠妇女在怀孕第1个月内暴露于较高浓度的NO_2空气污染物会增加出生缺陷发生的危险。

7. 农药　四氯二苯二噁英（TCDD）是目前动物实验中毒性最大、致畸作用最强的合成化学物之一。TCDD有22种异构体，一般所指的TCDD是2，3，7，8-TCDD，不包括其他异构体。在动物实验中，TCDD的致畸作用是肯定的，对人类有无致畸作用尚未能肯定。敌枯双又名叶枯双，用于防治水稻、柑橘等植物的真菌性损害。敌枯双对动物的致畸作用是肯定的。北美环境合作委员会以墨西哥10所城市的240名孕妇为研究对象，探讨各种持久性有机污染物与胎儿畸形的关系，结果显示有机氯农药，如杀虫剂、灭鼠剂等可导致胎儿圆锥动脉干畸形。Binukumar等的研究提示慢性的敌敌畏接触可能导致线粒体的损伤而对神经系统及心血管系统造成严重影响。Gabel等的研究发现，在温室内工作的妇女，妊娠期暴露于杀虫剂，其儿子发生阴茎短小、睾丸体积减小、血睾酮水平及抑制素B浓度降低的风险升高，其儿子发生隐睾症的风险是未暴露者的1.34倍。来自美国加利福尼亚的病例对照研究发现，居住于距工业杀虫剂使用范围1 000m区域内的母亲的子代发生NTD的风险增加。那些在无保护措施下经呼吸道或皮肤黏膜直接吸收农药进入人体的孕妇较未接触农药的孕妇娩出CHD患儿的风险高出8.6倍。

8．酒精（乙醇）与吸烟　酒精是常见的致畸原，FDA分类为D类，大量长期饮酒变为X类。乙醇极易透过胎盘屏障，由于人体胚胎中没有乙醇脱氢酶，因此进入胎盘内的乙醇，可直接严重影响胎儿的发育。孕期母亲大量饮酒可造成胎儿酒精综合征（fetal alcohol syndrome）（详见第三十九章），主要表现为出生前后的发育迟缓、颅面部形态异常、中枢神经系统畸形，先天性心脏病以及精神行为异常等。孕妇长期饮酒摄入＞90g/d，发生胎儿酒精综合征的危险性会增加。饮酒频率超过5次/周时，则会与非综合性或综合性唇/腭裂存在中等强度以上的关联。Baumann等对1991—1997年怀孕妇女酒精滥用的调查研究也发现，呼吸系统畸形、生殖系统畸形、四肢骨骼的畸形与酒精滥用存在显著的统计学关联，而且在怀孕年龄＞30岁的妇女中特别突出。最新研究发现，在患有胎儿酒精综合征的先天智力障碍新生儿中检测到血清中的维生素A含量低并伴有脑水肿，可能的机制是由于乙醇破坏了胎儿维生素A含量的动态平衡，使得其大脑发育迟缓。研究提示饮酒的妊娠妇女应当适当补充维生素A，以改善其体内的维生素A平衡，防止新生儿脑水肿。吸烟也可导致低出生体重儿以及流产增加。国外研究发现孕期吸烟的孕妇所生的婴儿中有先天畸形表现的危险性是非吸烟者的2～3倍，尤其是中枢神经系统、消化系统和循环系统先天畸形的发生率较高。吸烟引起胎儿畸形，主要是由于香烟中的尼古丁可以通过胎盘到达胎儿体内，也可以直接引起胎盘血管收缩，胎儿缺血、缺氧，致使胎儿给养不足，发育迟缓、低体重、智力发育障碍甚至流产。另外，吸烟所产生的其他有害物质，如氰酸盐，可引起先天性心脏病或影响后代的智力发育。此外，男性吸烟还可能造成精子质量下降、量少、畸形率高、活动力低，这些对受精和受精卵都有影响。流行病学调查显示，每天吸烟不足10支的孕妇，其胎儿出现畸形的危险性比不吸烟者增加10%；每天吸烟超过30支的孕妇，其胎儿出现畸形的危险性增加90%。Honein等的研究发现母亲吸烟可致胎儿脑积水、小头畸形、脐膨出、腹裂、唇裂和腭裂、畸形足、多指、并指和无指等畸形。还有报道称吸烟跟隐睾症存在统计学关联，但其机制还有待于进一步阐明。

9．药物　参见医源性致畸物质有关内容。

10．营养因素　我国农村地区的NTD发生率高于城市，认为可能与农村营养水平偏低，维生素尤其是叶酸的缺乏有关。胚胎形成和胎儿早期快速生长期，往往是核酸和蛋白质的合成最为旺盛的时期，对叶酸需求也最高，一旦叶酸补充不足，造成核酸和蛋白质合成不足，会引起神经管发育不良，难以闭合。在妊娠之前3个月补充叶酸0.8mg/d可显著降低NTD的发病风险，而补充叶酸4mg/d可降低有过NTD患儿生育史妊娠妇女的再发率。动物实验发现，维生素B_6缺乏会导致仔鼠产生腭裂、露脑和腹壁疝等出生缺陷；维生素E缺乏会导致无脑、脊柱侧弯、唇裂等后果；而维生素D缺乏会引起胎儿骨骼发育异常，新生儿易患先天佝偻病。有病例对照研究表明，先天性心脏病患儿的母亲在孕期摄入的维生素B_6和维生素B_{12}都要低于正常对照组。

（二）物理性致畸物质

人类在生产和生活环境中，可能接触或暴露于各种物理因素，包括电离辐射和非电离辐射、高温、噪声、振动等。

1．电离辐射　包括电磁辐射和粒子辐射，前者主要指X射线和γ射线，后者包括α射线、β射线、中子流和质子流等。它们的共同特点是有很高的运动速度，有很大的能量，能穿入物质，能引起物质的原子发生电离激发，从而引起细胞、组织的损伤。放射线可以引起细胞死亡、胚胎发育异常，从而导致胚胎死亡或各种类型的出生缺陷；放射线直接或间接照射性腺时可以引起生殖细胞的基因变异，从而导致新生儿先天畸形。流行病学和动物实验研究证明，影响胚胎发育的辐射阈剂量为0.2Gy，低于此剂量的放射线不会影响胚胎发育，如果短时间内暴露于0.5Gy的放射线可对胚胎产生严重影响，导致流产、死胎、新生儿出生缺陷、胎儿生长受限等不良结局。2016年，美国妇产科医师学会（the American College of Obstetricians and Gynecologists，ACOG）联合其他相关部门制定了指南，指导妊娠期及哺乳期影像学检查的选择[20]，表5-5中列出了辐射所致畸形与孕周及辐射剂量的关系。放射线可引起的畸形主要有中枢神经系统、心血管、胃肠道和泌尿道发育障碍，指（趾）发育异常如多指、并指和蹼指等。已有研究证实了孕早期接触放射线与NTD的关系，在胚胎发育的易感期接受大剂量的X线和镭照射，产下的婴儿有50%先天畸形。现已肯定，母体宫内接受较大剂量的电离辐射，可引起胎儿生长迟缓、小头畸形和智力低下，以及出生后肿瘤。

表5-5 辐射所致畸形与孕周及辐射剂量的关系

孕周	影响	估计阈值剂量
妊娠时期		
种植前（受精后0～2周）	胚胎死亡或无影响（全或无）	50～100mGy
器官形成期（受精后2～8周）	先天性异常（骨骼、眼、生殖器）	200mGy
	生长受限	200～250mGy
胎儿期		
8～15周	重度智力障碍（高风险）	60～310mGy
	智力缺损	每1 000mGy使智商降低25
	小头畸形	200mGy
16～25周	重度智力障碍（低风险）	250～280mGy

2．高温　高温是一种常见的物理致畸因素，不管何种原因引起的母体体温升高，胚胎受到高温环境的影响，都可能引起人类的先天畸形。在妊娠的不同时期体温升高可以导致不同的出生结局，其严重程度取决于体温升高的水平及持续的时间。国外学者研究发现，怀孕期间母亲暴露在热装置如热管、桑拿浴等中使体温过热会增加患NTD的危险，而在厨房或在太阳下正常工作或参加体育锻炼不会引起体温升高。因此，母亲体温过高是增加后代患NTD的危险因素。其他一些流行病学调查也相继报道和证实，孕妇妊娠早期有高烧史，可导致胚胎巢蛋白表达量下降而导致神经管缺陷的发生。动物实验也发现，在金黄地鼠的神经管形成过程中，持续的高温可使神经上皮细胞表面的某些凝集素受体黏蛋白异常增多，破坏细胞黏着和基质黏着之间的协调关系，干扰了神经上皮细胞的增殖迁移和黏着过程，均可导致NTD的发生。高温所诱发的子代先天畸形，除NTD之外，还有智力低下、癫痫、张力减退、面中部发育不全、四肢畸形等其他类型表现。Oster等对妊娠期发热与CHD关系的研究表明，高温可干扰上皮细胞的正常增殖，引起细胞死亡和血管生成异常，通过一系列机制导致CHD。

3. 其他物理因素　关于电磁场致畸作用的研究，目前多数动物实验研究表明，即使高水平暴露也不会增加出生缺陷的发生率，电磁场的辐射频率并不会增加子代出生缺陷的发病风险。也有研究认为电磁场的致畸作用是温度依赖性的，只有当辐照孕鼠体温高达41℃以上时才会导致肉眼可见的畸形。过去20年来，超声波的许多新技术、新方法相继被引入围产医学领域，超声波对人体主要的危害在于人体组织对音波能量的吸收，超声力学效应可能使血液产生气泡以及产生辐射压力。有关超声对出生缺陷的流行病学调查研究中无法证实超声对胎儿出生缺陷的影响。对从妊娠接受超声检查到出生后8岁期间的随访统计调查发现，体质量、身长、头围和阅读能力等方面无差异。也有研究对怀孕小鼠进行多次分段超声扫描（分为15min/次、30min/次、60min/次3组），总扫描时间均为420min，之后检测到出生小鼠的神经元处于低层次水平的百分比可由5%增加至11%，故推测如果超声能对人类神经元产生影响，则可能会造成新生儿的智力低下，但有待进一步的研究证实。现有的人群研究结果尚未发现低温以及妊娠期接触噪声对胚胎或胎儿发育的影响。关于视频显示终端（visual display terminal，VDT）对妊娠妇女的影响尚无定论，因其在作业过程中不仅要承受心理和精神上的压力，同时还要受到作业环境中不良理化因素的联合作用，其致畸作用尚待进一步证实。

（三）微生物致畸物质

详见第三十八章。

（四）医源性致畸物质

医源性接触的致畸物主要包括妊娠妇女在临床检查、诊断和治疗过程中接触的药物、指示剂、X线、超声波等。本节主要讨论致畸的药物。

自50多年前反应停致畸事件后，妊娠期用药成为世界关注的话题。据统计，孕妇在妊娠期间除服用维生素、叶酸外，至少服用1种药物者占90%，至少服用10种者占4%。研究表明，至少2%～3%的出生缺陷可能是由药物引起的。

妊娠期用药危险性分级系统（pregnancy risk category system）是现有评估药物在妊娠期使用危险性的重要工具。1978年，瑞典颁布了全球第一个使用临床及动物试验对妊娠用药进行分类的危险性分级系统——FASS（http://www.fass.se），将药物分为A、B、C、D 4个级别，其中B类分为3个亚组B1、B2、B3。从A到D，危险性逐渐增加。1979年，FDA也推出了分级系统（http://www.fda.gov），将药物分为A、B、C、D、X 5个级别，从A到X，危险性逐渐增加，并且在全球广泛使用。1989年，ADEC综合了FASS及FDA的分级系统，颁布了新的妊娠期用药危险性分级（http://www.tga.gov.au），既包含了A、B、C、D、X 5个分级，同时将B类药物分为B1、B2、B3 3个亚组（表5-6）。

表5-6　FDA、ADEC及FASS 3个妊娠期用药危险性分级目录对妊娠用药危险性分级的定义

分级	FDA分级目录	ADEC分级目录	FASS分级目录
A	人类对照组研究显示，在妊娠前3个月及之后使用对胎儿危害小	在妊娠期及生育年龄妇女大量使用，没有观察到对胎儿有危害	在妊娠期及生育年龄妇女大量使用，没有观察到对胎儿有危害，包含被妊娠期及生育年龄妇女使用多年的药物或在妊娠期妇女中有足够的研究

（续表）

分级	FDA分级目录	ADEC分级目录	FASS分级目录
B	动物生殖研究未发现药物对胎仔有害，但缺乏人类妊娠期的对照研究，或动物研究发现对胎仔有害（危害程度小），而在人类妊娠研究中未得到证实	在部分妊娠期及生育年龄妇女使用，没有观察到对胎儿有重大危害。因这类药物在人类的研究经验有局限性，根据动物研究，分为以下3种情况： B1：动物研究显示对胎儿有没有危害； B2：动物研究不足或缺乏，现有证据不能证明对胎儿有危害； B3：动物研究显示对胎儿有危害	在部分妊娠期及生育年龄妇女使用，没有观察到对胎儿有重大危害。因这类药物在人类的研究经验有局限性，根据动物研究，分为以下3种情况： B1：动物研究显示对胎儿有没有危害； B2：动物研究不足或缺乏，现有证据不能证明对胎儿有危害； B3：动物研究显示对胎儿有危害
C	动物研究中已观察到对胎仔有危害（致畸或胚胎死亡），但在人类妊娠期缺乏临床对照观察研究；或尚无动物及人类妊娠期使用药物的研究结果。此类药物仅在权衡益处大于对胎儿的危害时方可使用	动物研究显示对胎儿有一定的危害，但并不致畸，并且这种危害是可逆的，应权衡利弊使用	动物研究显示对胎儿有一定的危害，但并不致畸
D	有肯定的证据显示对人类胎儿有危险性，但在某些情况下，例如抢救生命或必须治疗但又无其他可代替的药物，此类药物对于妊娠妇女的益处大于对胎儿的危害时才可使用	增加胎儿畸形或者会对胎儿造成不可逆的伤害。可通过药理学解释这种危害。使用前应详细咨询	增加胎儿畸形或对妊娠妇女造成伤害
X	动物实验和人类研究均已证实会导致胎儿异常，妊娠期使用危害超过治疗获益，禁用于妊娠以及准备怀孕的妇女	对胎儿造成永久性伤害，禁用于妊娠以及准备怀孕的妇女	

妊娠常见的可能致畸的药物：

1．解热镇痛药

（1）阿司匹林　属于FDA药物分类C级或D级，能通过胎盘，高剂量可致死产、胎儿宫内生长缓慢、致畸等。妊娠晚期应用可影响凝血功能，并致羊水过少、胎儿动脉导管过早关闭等。目前认为妊娠期小剂量应用较为安全。

（2）吲哚美辛和布洛芬　不会产生致畸作用，但可致胎儿动脉收缩或羊水过少，妊娠期禁用。

2．抗惊厥和抗癫痫药　这类药物中已肯定的人类致畸原有反应停、三甲双酮、对甲双酮、苯妥英钠、碳酸锂和丙戊酸等。

（1）反应停　这是第一个被明确为人类致畸原的药物，孕妇妊娠第21～36天服用总剂量100mg

以上，即可引起胎儿的先天畸形；妊娠第3～8周服用者，其后代畸形发生率可高达100%。

（2）苯妥英钠　临床常用的抗惊厥和抗癫痫药。早在20世纪70年代，有人曾报道了5例孕妇在妊娠期间因服用苯妥英钠而出现胎儿先天性畸形的病例。苯妥英钠致畸作用的机制可能是其进入体内后，在细胞色素氧化酶作用下形成环氧化代谢物，这种代谢物与胚胎组织共价结合，干扰胚胎组织大分子的功能，产生致畸作用。

（3）碳酸锂　治疗躁狂症的常用药物，孕妇妊娠头3个月服用碳酸锂，导致胚胎畸形的发生率为6%左右，特别是心血管畸形的发生率明显高于正常人群。

（4）丙戊酸钠（sodium valproate，VPA）　临床常用的一种光谱抗癫痫药，适用于各种癫痫，对于控制和治疗婴幼儿各种类型癫痫具有重要作用。孕妇在孕早期服用丙戊酸钠可引起子代的先天畸形，特别是NTD，其致畸的绝对危险度为1%～3%。

3. 糖皮质激素、性激素与避孕药

（1）糖皮质激素　临床报道妊娠早期使用糖皮质激素的孕妇，其新生儿腭裂的发病率为1.5%，而腭裂自然发病率为0.04%～1%。

（2）性激素　在性激素中现已肯定的人类致畸性的药物是已烯雌酚和雄激素。1971年美国人首先报道，孕妇妊娠期间使用已烯雌酚可使新生儿发生罕见的阴道腺癌。进一步研究证实，已烯雌酚还可造成新生儿生殖器畸形，女性新生儿表现为生殖道结构畸形、子宫颈糜烂、宫颈外翻、子宫颈嵌顿以及假息肉等；男性新生儿表现为附睾或睾丸网囊肿、睾丸发育不全、隐睾、尿道下裂、小阴茎以及男性假两性畸形等。大部分畸形在青春期开始显现，90%以上在15～28岁有明确诊断，平均年龄为19岁。黄体酮、睾酮可致女胎男性化，阴蒂肥大，阴唇、阴囊融合。

（3）避孕药　孕妇使用口服避孕药可引起包括肢体、心血管和神经系统的多种畸形。1973年，有报道因妊娠期间使用避孕药引起新生儿多部位广泛畸形的病例13例，后命名为“脊柱–肛门–心脏–食管–肾–四肢畸形综合征”。妊娠14周以内使用避孕药或接受性激素类治疗可引起子代四肢畸形，表现为缺肢畸形、短肢畸形、肩部畸形以及无乳房畸形等。

4. 抗生素、维生素及其同系药物　各种抗感染药物是孕妇常用的药物，主要用来治疗妊娠期间的各种急慢性微生物感染、孕妇妊娠前就有的各种慢性疾患等。目前尚无A级抗菌药物，妊娠和哺乳期推荐使用B级抗菌药物，慎用C级药物，不使用D级和X级药物。

（1）氨基糖苷类　属于FDA药物分类C级或D级，易通过胎盘，可能对胎儿或新生儿的第八对脑神经和肾脏造成损伤，妊娠期禁用。

（2）多数四环素类　属于FDA药物分类D级，包括四环素、土霉素、多西环素、米诺环素等。其荧光物质可在牙釉质或骨骼中沉积，影响胎儿和新生儿牙釉质及骨骼发育，严重者可导致宫内发育缓慢。易通过胎盘和渗入乳汁，妊娠期和哺乳期禁用。

（3）酰胺醇类　属于FDA药物分类C级，包括氯霉素等。能通过胎盘–血、血–乳屏障，对骨髓具有抑制作用，可导致灰婴综合征，妊娠期和哺乳期禁用。

（4）喹诺酮类　属于FDA药物分类C级，包括诺氟沙星、吡哌酸、氧氟沙星、环丙沙星及司帕沙星等。对骨和软骨有很强的亲和力，可引起动物不可逆关节病，影响胎儿软骨发育，妊娠期和哺乳期禁用。

（5）磺胺类　属于FDA药物分类C级，易通过胎盘。动物实验显示有致畸作用，在临床试验中尚无相关报道。妊娠中晚期使用该类药物，可使胎儿血小板降低，发生溶血性贫血。同时，此类药物还能竞争性抑制胆红素与清蛋白的结合，引起新生儿高胆红素血症。妊娠期慎用，分娩前及哺乳期禁用。

（6）抗病毒药物　利巴韦林属于FDA药物分类X级，动物实验研究发现有致畸和杀胚胎作用，妊娠期禁用。既往认为干扰素妊娠期应禁用，但近年文献报道，妊娠期使用并无明显致畸作用。

（7）维生素　维生素是人类胚胎发育必需的一类营养成分，属于FDA药物分类A级，母亲体内维生素水平在整个妊娠期间对胎儿的生长发育有着至关重要的影响。某些维生素（如维生素A、维生素K_3）如果过量摄取，也会对胚胎造成致畸危害。在各族维生素中，已肯定几种维生素A的同系物为人类致畸原。叶酸缺乏是引起人类胚胎发育异常的重要原因。

5．抗凝药　维生素K、肝素和香豆素类等临床常用的抗凝药中香豆素已被肯定具有致畸作用。根据孕妇服用的时间不同，对胚胎的致畸影响可分为两种类型：妊娠早期（妊娠前3个月）使用，引起香豆素畸形综合征；妊娠中、后期使用，主要造成中枢神经系统畸形。香豆素类对人类胚胎的致畸敏感期为妊娠的第6～9周，诱发胎儿香豆素畸形综合征的剂量范围在2.5～15mg/d。妊娠早期使用香豆素引起畸形综合征的概率为25%～50%，畸形表现为鼻发育不全、骨骼发育异常、眼畸形、低体质量、智力低下及耳畸形等。

6．抗肿瘤药、抗甲状腺药和化学解毒药

（1）抗肿瘤药物　包括烷化剂，具有抗肿瘤作用的某些抗生素、抗代谢药物等。这类药物一般都具有致变异和致畸作用。美国FDA将这类药物分归C、D类，其中氨基蝶呤、甲氨蝶呤、环磷酰胺和白消安现已肯定是人类致畸原。甲氨蝶呤引起畸形的表现为脑积水、脊髓脊膜突出、颅骨骨化迟缓、人字缝骨性连接异常、无顶骨、眼距过宽、眼眶发育不全、鼻唇沟过短、耳畸形、前臂短小、内翻足等。引起畸形的机制是干扰人体叶酸代谢的结果，补充适量的叶酸可能有预防作用。

（2）抗甲状腺药物（antithyroid drug，ATD）　临床常用的2种ATD是丙硫氧嘧啶（propylthiouracil，PTU）和甲巯咪唑（methimazole，MMI），它们都可以通过胎盘转运至胎儿体内，转运量与药物浓度相关。MMI是公认的有致畸风险的药物，与之相关的出生缺陷主要包括皮肤发育不全、脐膨出、卵黄管异常、腹裂、食管闭锁、胆管闭锁、面部畸形及肾发育不全等。产前超声诊断时应重点排查这些畸形。而近年来的研究显示。MMI/CMZ（卡比马唑）和PTU均可引起出生缺陷，只是出生缺陷谱不同，其中MMI/CMZ导致的出生缺陷更为严重。研究发现，无ATD暴露者出生缺陷的发生率为5.7%，而PTU及MMI/CMZ暴露者出生缺陷的发生率分别为7.98%（OR＝1.03）和9.12%（OR＝1.66）。MMI导致胎儿畸形的时间窗主要在孕6～10周，因此，为减少MMI的致畸作用，建议在孕6周之前停用该药。

（3）青霉胺　青霉胺是一种金属络合剂，广泛用于汞、镉、铅等金属中毒的解毒药。它是一种肯定的人类致畸物，胎儿的畸形主要表现为杵状足、四肢畸形等。

7．中药　中药在我国临床应用至今已有数千年的历史，中药自古就被认为是天然、安全、无毒副作用的药物。然而，当前关于中药的不良作用与毒性反应报道日趋增多，尤其在生殖毒性方面引起了国内外专家的诸多思考。有胚胎毒性的中药在古代医籍中主要指“妊娠禁忌药”，即具有损害胎元，导致胎动不安、滑胎、堕胎等毒副作用的中药。妊娠禁忌药一般分为孕妇慎用药和孕妇禁用药两大类。有的中药为补益药，甚至为安胎药，但有研究发现这些中药有遗传毒性、胚胎毒性，或含有导致此毒性的成分，达到一定剂量会有阳性表现。桑寄生有安胎的功效，但随着剂量的增大其遗传毒性、胚胎毒性也逐渐增大。剂量为40g/kg时，对成年小鼠和胎鼠均有潜在的遗传毒性；对大鼠有胚胎毒性作用，可增加胎鼠脑组织内的凋亡细胞数，这可能是导致胎鼠发育迟滞的原因。有的中药虽未明确为妊娠禁忌药，但有研究发现其仍会影响胚胎发育。高浓度（8～10mg/L）桔梗总苷可导致斑马鱼胚胎死亡和畸形比例显著增加，畸形主要表现为头和眼球变小的头面部畸形，体长变短、尾部上翘的躯干部畸形。水蛭煎剂可使胎鼠体重下降，吸收胎、死胎比例升高，有明显的堕胎和致畸作用。其可使胎鼠出现舌、腭、前后肢、尾等外部畸形，胸骨节缺失、囟门较大等骨骼畸形及心、肾、脑等内脏畸形，其中以胎鼠骨化迟缓、枕骨骨化不全等骨骼畸形最为显著。

虽然目前FDA分级系统是使用最广泛的一个系统，但它仍然存在很多的弊端，例如更加新的、简单的分级不能说明药物对胎儿影响的严重性频率和类型等问题，以及大多数药物安全性仍不明等问题，实际上其指导意义并不大。因此，2014年12月3日，美国FDA发布了最新妊娠期及哺乳期标签规则拟取代目前妊娠期用药危险性分级。最新的妊娠期标签规则包括妊娠用药登记信息、风险概述、临床考虑和资料信息四部分，有可能成为评价药物妊娠期使用危险性的有效工具。

四、影响致畸物效力的因素

致畸物作用于胚胎可引发多种后果，如胚胎吸收、死亡、流产、胎儿发育迟缓、结构畸形以及出生后再显现的各种生理和心理缺陷。即使是同一种致畸物，诱发的发育异常差别也很大，这是由于致畸物的效力受到诸多因素的影响，其中作用时间、剂量和遗传基因是最主要的因素。

（一）作用时间

本节开头介绍的“致畸易感性”中已提及致畸的时间问题。致畸原作用于不同发育时间的胚胎累及的器官和发生的畸形类型也不同。药物暴露致胎儿畸形主要发生在胚胎器官形成期（受精后15～63天），这一时期是各器官和脏器分化发育形成的阶段，是药物导致胎儿畸形的敏感期。胚胎首先是头尾部分和体节发育，30天后发生感觉器官和肢芽，初步建立胚胎血液循环，60天后肢芽伸长，颜面形成，心、肝、消化管和生殖器官形成和发育。胚胎各器官发育顺序不同，其致畸敏感期也不尽相同。胎儿器官生长发育期为受精后64天至分娩前7～14天，特别是妊娠12周后，胎儿体内大多数器官已基本形成，此期胎儿对药物的敏感性减弱，不会造成大范围畸形，但药物对胎儿器官发育和功能完善性的影响增加，可产生毒性反应，尤其对分化完成较晚的器官可造成一定影响。例如，妊娠16周后，药物对胎儿致畸的可能性减小，但此时牙、神经系统、生殖系统继续分化发育，故药物的不良影响依然存在。目前所知的人类致畸原中，绝大多数都具有特异性作用时间，并累及多个器官系统产生数种不同类型的畸形，如反应停畸形、先天性风疹综合征等。这可能是由于这些所累及器官的致畸敏感期重叠，也可能是胚胎在这些器官的不同敏感期内持续性接触致畸原的缘故。

（二）剂量

致畸原引起的胚胎发育异常基本符合剂量-效应关系，绝大多数致畸原具有诱发畸形或发育异常的阈作用剂量。在一定剂量范围内，胚胎毒性效应随剂量加大而呈正比增加，所诱发的发育异常可表现为先天畸形、胚胎死亡、生长发育迟缓以及行为功能缺陷等。

剂量-效应关系是指物理、化学或生物性环境因素，作用于生物体时的剂量与所引起的某种生物效应强度或发生率之间的关系，是药理学和毒理学的一条基本的原则。无数事实证明，致畸原的致畸作用和胚胎毒性基本符合剂量-效应关系，并将其作为畸胎学的基本原理之一。由于绝大多数致畸原的致畸作用存在着阈值和无作用剂量，因此，由它们所引起的各种胚胎发育异常都是可以预防的。预防致畸原对人类胚胎发育的危害，除了从环境中去除某些致畸原以避免人类接触之外，还可以在确定了致畸原的阈值和无作用剂量之后，通过制订安全接触标准或每日容许摄入量来预防它们的潜在危害。

（三）母体和胎儿基因型

胚胎及发育个体对致畸作用的易感性取决于胚胎和发育个体的基因型。出生缺陷的表现类型和发生频率，受母体、胚胎或发育个体基因的调控，并且与基因和环境致畸原之间的相互反应方式有关。

大量实验研究和临床观察证明，不同种属动物对某些致畸原的反应有很大差异。这种差异表现为同一剂量致畸原在实验动物与人类之间，不同实验动物种属、种系之间，同种动物的不同胎次之间，其致畸作用强弱不同。例如反应停，人和其他高等灵长类动物对反应停的致畸作用很敏感，接触很小剂量就可以引起四肢和面部畸形。家兔与人的反应模型相似，但需要给予较大剂量才能诱发典型的四肢和面部畸形。许多孕妇使用过链霉素，仅有少数新生儿有第八对脑神经损害。这些差异反映了胚胎遗传基因表现型方面的差别。

（杨冬梓　杜　涛）

第四节　双胎妊娠及其发育

双胎妊娠指一次妊娠宫腔内同时有两个胎儿，其发生率受遗传、地域、种族等因素的影响，自然发生率为1.11%。近年来，随着生育年龄的增加、辅助生育技术的发展及促排卵药物的应用，双胎妊娠的发生率明显上升，我国部分地区的双胎妊娠发生率已达到3.18%[21]。双胎妊娠属于高危妊娠，出现胎儿发育异常、流产、早产、围产儿死亡及各种母体并发症等的风险均高于单胎妊娠。因此，双胎妊娠的咨询、监测、处理比单胎妊娠更为复杂。

一、双胎的发生及其分类

（一）双胎的合子性

根据合子性质，双胎妊娠分为双合子双胎（dizygotic twins，DZT，70%）和单合子双胎

（monozygotic twins，MZT，30%）。前者指两个胎儿由两个成熟卵子分别受精后形成的受精卵发育而成，后者指两个胎儿由同一个受精卵分裂发育而成。目前可通过分析短串联重复序列（short tandem repeats，STR）、单核苷酸多态性（single nucleotide polymorphism，SNP）等鉴别双胎的合子性质。

（二）双胎的绒毛膜性

根据双胎绒毛膜和羊膜的组成形式，双胎妊娠可分为双绒毛膜双羊膜囊（dichorionic diamnionic，DCDA）、单绒毛膜双羊膜囊（monochorionic diamnionic，MCDA）和单绒毛膜单羊膜囊（monochorionic monoamnionic，MCMA）双胎。一般认为，双合子双胎均为双绒毛膜双胎，有两个羊膜囊及双层绒毛膜，两个胎儿拥有各自的胎盘。仅有极个别病例报告发现双合子双胎可为单绒毛膜性，推测其发生机制可能为：①着床前融合（fusing before implantation），即在体外受精-胚胎移植情况下，两个胚泡植入宫腔后两者外细胞团互相接触并融合，可能造成胎盘形成吻合支及最终形成单绒毛膜双合子双胎[22]。②双卵卵泡（binovular follicles）可能分别受精形成单绒毛膜双合子双胎[23]。单合子双胎的绒毛膜性由受精卵分裂发生的时间决定，分裂发生在受精卵形成后的第0～3天形成双绒毛膜双羊膜囊双胎，发生在第4～8天形成单绒毛膜双羊膜囊双胎，发生在第9～13天形成单绒毛膜单羊膜囊双胎，发生在第13天以后则形成连体双胎（图5-2，图5-3）。

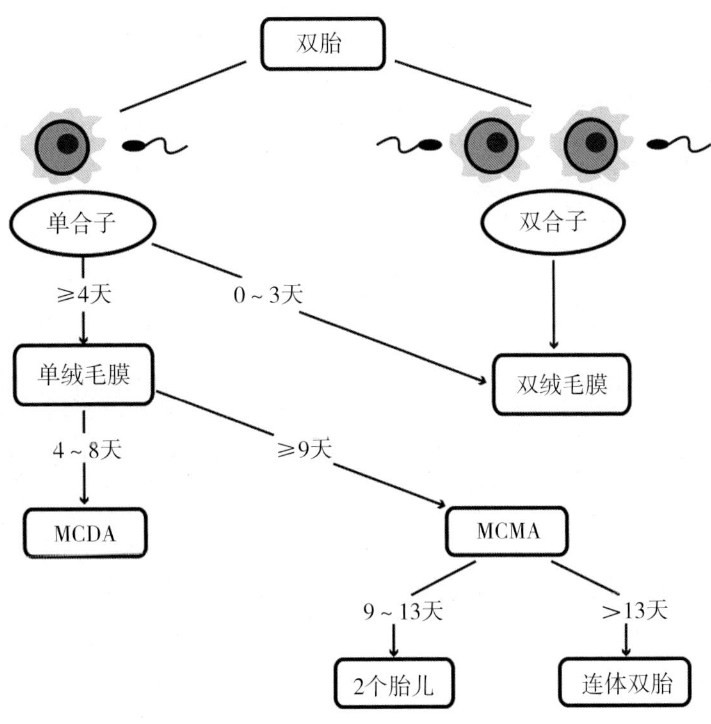

图5-2　双胎的分类

MCDA：单绒毛膜双羊膜囊；MCMA：单绒毛膜单羊膜囊。

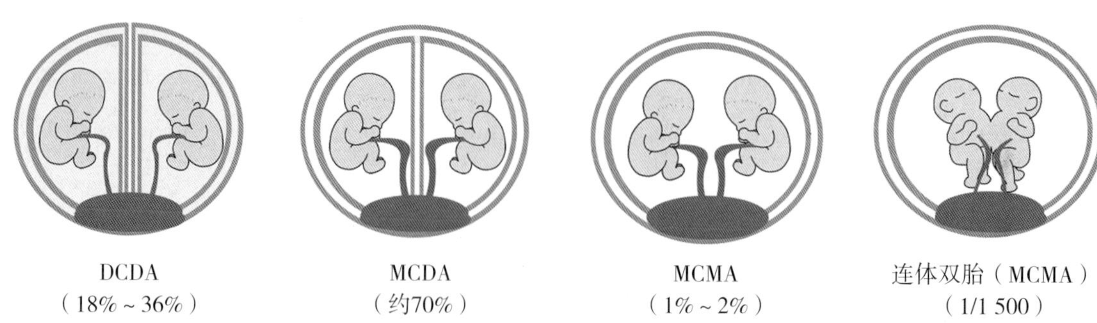

图5-3 单合子双胎的类型

DCDA：双绒毛膜双羊膜囊；MCDA：单绒毛膜双羊膜囊；MCMA：单绒毛膜单羊膜囊。

绒毛膜性可根据妊娠早期超声检查和分娩后胎盘检查确定：①妊娠9周前，双绒毛膜双胎宫腔内可见两个妊娠囊，囊内分别有一个胚芽；单绒毛膜双胎宫腔内仅见一个妊娠囊，囊内有两个胚芽。部分单绒毛膜双胎的病例，由于两个羊膜腔隔膜菲薄，早期超声只见到一个妊娠囊而误诊为单胎妊娠。②妊娠11～13周是判断绒毛膜性的最佳时机，双绒毛膜双胎之间隔膜较厚，两个孕囊交界的胎盘融合处呈"λ"征（双胎峰）；单绒毛膜双胎之间隔膜薄，呈T型，仅见一个胎盘（图5-4）。③分娩后，双绒毛膜双胎可见两个胎盘，若融合为一个胎盘则分界清晰、无血管交通，两胎之间隔膜包括两层绒毛膜和两层羊膜；单绒毛膜双胎仅见一个胎盘，胎盘表面及深部存在两胎之间的血管吻合（图5-4），两胎之间的隔膜为两层羊膜而无绒毛膜。

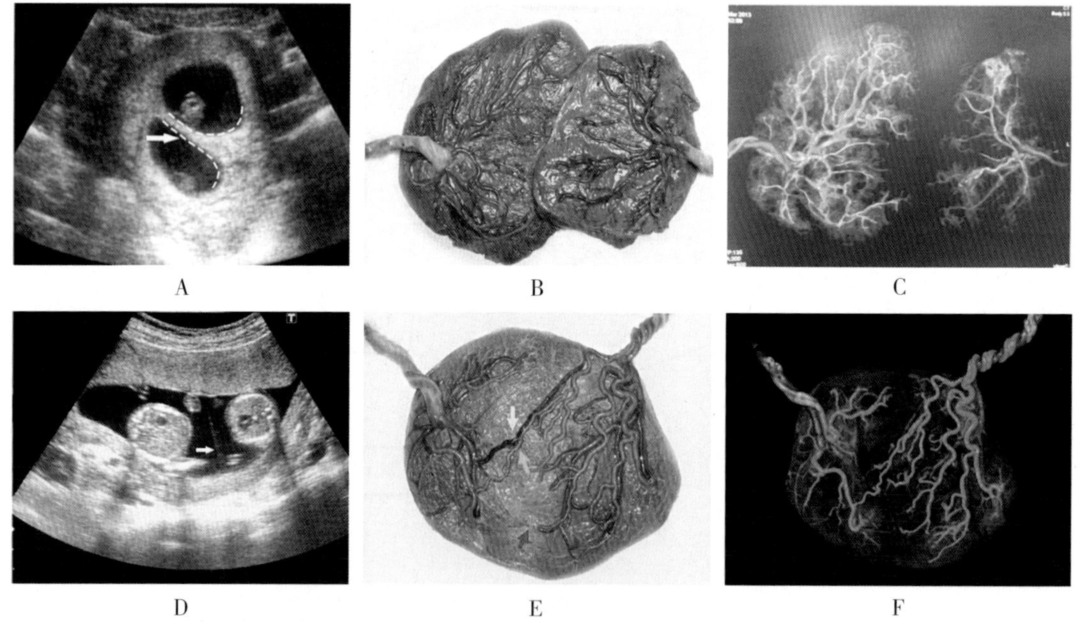

图5-4 双绒毛膜及单绒毛膜双胎的孕早期超声声像图及胎盘特征

A. 双绒毛膜双胎之间隔膜较厚，两胎盘的连接处呈"λ"征（双胎峰）。B和C. 双绒毛膜双胎两个胎盘融合的分界清晰、无血管交通。D. 单绒毛膜双胎之间仅见一菲薄隔膜。E和F. 单绒毛膜双胎仅见一个胎盘，胎盘存在血管吻合（绿↑：动脉-动脉吻合；黄↑：静脉-静脉吻合；红↑：动脉-静脉吻合）。（B和E：分娩后胎盘灌注；C和F：胎盘血管梯度造影及三维重建模型。）

绒毛膜性质（而不是合子性质）是决定双胎预后的主要因素，因此判断绒毛膜性质对于双胎妊娠期管理和围产儿的预后评估有着重要影响。对于不能明确绒毛膜性质的双胎，应按照单绒毛膜双胎进行处理。单绒毛膜双胎的围生期不良预后显著高于双绒毛膜双胎，单绒毛膜双胎特有的并发症如双胎输血综合征、双胎贫血-多血序列征、选择性胎儿宫内生长受限、双胎动脉反向灌注序列征等是导致围产儿死亡的重要因素。复杂性单绒毛膜双胎的孕妇更易并发特殊或严重的病理生理改变，如妊娠期高血压疾病、镜像综合征、自身免疫性疾病等，这些疾病会干扰胎儿的预后。

（方　群　何志明）

二、双胎宫内发育的特点

（一）双胎的宫内生长

目前尚无通用的正常双胎宫内生长标准，美国妇产科医师协会（ACOG）和加拿大妇产科医师协会（SOGC）认为可以使用正常单胎的生长曲线来代替双胎。部分国家和地区有各自不同的双胎生长曲线，图5-5为我国学者根据2006—2015年间武汉地区活产的22 507例正常双胎绘制而成的双胎出生体重与孕周关系曲线[24]。

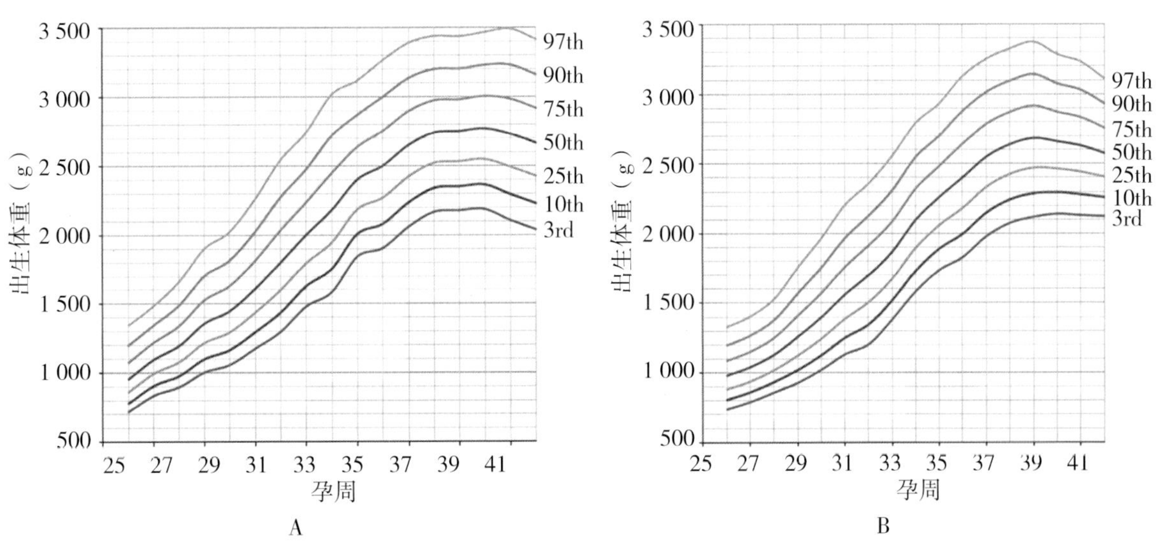

图5-5　双胎出生体重与孕周的关系[25]

A：男，B：女

据国外文献报道，与单胎相比，双胎体重发育具有以下特点：①80%的双胎出生体重低于同孕周单胎出生体重的第50百分位数。②双胎胎儿体重在孕22周前同单胎，从孕22周开始逐渐落后于同孕周的单胎，孕28周后这种差距随着孕周增加而逐渐增大。③双胎出生体重在孕38周时达到高峰，早于单胎体重高峰期（孕41周）；孕38周之后，双胎出生体重的中位数开始接近并低于单胎体重的第10百分位数。④单绒毛膜双胎的出生体重明显低于双绒毛膜双胎；女胎的出生体重明显低于男胎，而在不同性别双胎中女胎的出生体重又大于同性别的女胎。导致以上差异的可能原因包括：相对有限的宫内环境和资源、两胎之间的相互竞争、双胎脐带及胎盘发育异常、双胎妊娠导致母体并发症较多等。

（二）双胎发育异常

1．双胎生长不一致　单绒毛膜双胎（MCDA）和双绒毛膜双胎（DCDA）均可发生双胎生长不一致，但二者的病因不尽相同。广义的双胎不一致包括双胎基因型不一致、表型不一致以及体重不一致。狭义的双胎生长不一致（discordant fetal growth）是指不伴有基因异常的双胎体重不一致，目前诊断标准尚不统一，通常认为两个胎儿的超声估测体重相差20%～25%或两胎儿腹围相差大于20mm即可诊断为双胎生长不一致。

单绒毛膜双胎生长不一致的发生率明显高于双绒毛膜双胎，且围产儿预后较双绒毛膜双胎差。这主要与单绒毛膜双胎特殊的胎盘结构有关，由于两个胎儿共用一个胎盘，胎盘血管吻合、胎盘份额不均、脐带插入点位置异常等均可导致一胎或双胎出现宫内缺血缺氧、血流异常、生长受限甚至宫内死胎。单绒毛膜双胎的生长不一致多出现在中孕晚期，出现孕周越早，胎儿预后越差。由于两胎之间的胎盘血管交通，一胎死亡后会导致另一胎严重的神经系统损伤甚至死胎。双绒毛膜双胎生长不一致可发生在妊娠的任何时期，两个胎儿之间相互影响较小。其病因与单胎宫内生长受限类似，主要与胎儿遗传潜能差异、胎儿染色体或基因异常、胎盘功能不全等有关，宫腔内有限的容量也可导致胎儿生长受限。

2．双胎结构畸形　双胎结构异常的发生率比单胎高，可发生于其中一胎（85%）或者同时发生于两胎（15%）。双合子双胎每个胎儿畸形的发生率与单胎妊娠相似，而单合子双胎的畸形发生率比双合子双胎高2～3倍。双胎胎儿常见的畸形为心血管畸形、神经系统畸形、骨骼肢体畸形、面部畸形、泌尿系统畸形、腹壁裂、膈疝等。心血管畸形主要包括室间隔缺损、单心房室、法洛四联征、心包积液、心脏扩大等；神经系统畸形包括无脑儿、脊柱裂、脑积水、脑膜膨出等；骨骼肢体畸形包括足内翻、并/多指（趾）、长骨发育不良等；面部畸形以唇腭裂最常见；泌尿系统畸形包括尿道下裂、隐睾、鞘膜积液、隐匿性阴茎等。由于缺乏大样本的统计研究，很难确定某一特定畸形的精确发生率。表5-7为中山大学附属第一医院统计的11年间715例双胎结构畸形的分布。

表5-7　双胎结构畸形的分布

	所有双胎 *n*（%）	MCMA *n*（%）	MCDA *n*（%）	DCDA *n*（%）
心血管系统	166（30.2）	10（37.0）	43（37.4）	113（27.8）
中枢神经系统	154（28.1）	6（22.2）	32（27.8）	116（28.5）
骨骼肌肉系统	145（26.4）	4（14.8）	27（23.5）	114（28.0）
泌尿生殖系统	48（8.7）	1（3.7）	10（8.7）	37（9.1）
面颈部畸形	67（12.2）	5（18.5）	11（9.6）	51（12.5）
消化系统	21（3.8）	0（0.0）	7（6.1）	14（3.4）
呼吸系统	11（2.0）	0（0.0）	3（2.6）	8（2.0）

（续表）

	所有双胎 *n*（%）	MCMA *n*（%）	MCDA *n*（%）	DCDA *n*（%）
综合征性				
胎儿水肿综合征	88（16.0）	3（11.1）	17（14.8）	68（16.7）
内脏异位综合征	10（1.8）	2（7.4）	0（0.0）	8（2.0）
内脏反位	2（0.4）	1（3.7）	1（0.9）	0（0.0）
泄殖腔外翻	3（0.5）	3（11.1）	0（0.0）	0（0.0）
总畸形数	715	35	151	529

注　MCMA：单绒毛膜单羊膜囊；MCDA：单绒毛膜双羊膜囊；DCDA：双绒毛膜双羊膜囊。
资料来源：中山大学附属第一医院（未发表）。

单合子双胎尤其是单绒毛膜双胎的畸形率明显高于单胎妊娠及双绒毛膜双胎妊娠，其原因可能与单合子双胎形成过程中的卵裂球不对称分裂、细胞团极性改变、体细胞嵌合等有关。此外，宫腔内黏连带、局部挤压、羊膜破裂等机械因素对胎儿造成束缚、压迫、缠绕，也可导致胎儿头部、躯干和四肢等多部位的复杂畸形，如羊膜带综合征（amniotic bands sequence）、四肢姿势异常、截肢畸形等。

国际妇产超声协会（ISUOG）推荐在妊娠早期通过超声评估胎儿是否存在重大畸形，并在妊娠中期18～22周对双胎进行系统的结构筛查排除畸形。但因胎儿体位的影响，双胎妊娠的筛查较为困难，可根据孕周分次进行包括胎儿心脏在内的结构筛查。确诊后，应综合考虑胎儿异常的严重程度、是否合并染色体异常、对母体和正常胎儿的影响、减胎手术的风险，综合孕妇及其家属意愿、伦理及社会因素，制订个体化的治疗方案。

3．双胎染色体或基因异常　双合子双胎出现染色体异常、基因变异等原因与单胎类似，主要与遗传、母亲年龄、环境因素等相关。单合子双胎由同一个受精卵分裂而来，理论上具有相同的遗传物质和宫内环境，但研究表明单合子双胎出现一胎结构畸形或染色体（基因）异常的概率约为10%，远高于双合子双胎和单胎妊娠（1%～2%）。其发生机制可能与合子分裂后基因变异、X染色体失活偏离、合子在分裂前即处于染色体嵌合状态，或与基因甲基化和组蛋白乙酰化等基因印记改变有关。在双胎之一胎染色体异常中，双合子双胎以21三体常见，单合子双胎以X单体（Turner综合征）最为常见[25]。

4．双胎之一胎宫内死亡　胎儿畸形、染色体或基因异常、胎盘功能不全、脐带异常、母体并发症等多个因素均可导致一胎宫内死亡。一胎死亡在单绒毛膜双胎中的发生率为双绒毛膜双胎的2～5倍[26]，若发生单绒毛膜双胎特有的并发症可导致更高的死亡率。孕早期双胎之一胎停止发育后，一般对母体及另一胎均无影响；而在中孕晚期发生一胎死亡后，绒毛膜性是决定另一胎预后的重要因素。双绒毛膜双胎由于胎盘无吻合血管，一胎死亡后一般不会对另一胎造成影响，不需特殊处理，加强监测即可。单绒毛膜双胎一胎死亡或濒死前出现血压下降，血液可通过胎盘上的血管吻合从存活胎流向死亡胎，导致存活胎低血压及重要脏器缺血损伤，尤其是严重的神经系统损伤甚至死亡。大样本的分析显示双胎之一胎死亡后，在双绒毛膜双胎中，另一胎神经系统损伤的发生率和死亡率分别为2%和3%，而在单绒毛膜双胎中分别为26%和15%[27]。

我国的指南推荐，单绒毛膜双胎发生一胎宫内死亡后，短期内应利用胎心监护以及大脑中动脉收缩期峰值流速（MCA–PSV）评估存活胎是否存在严重贫血。若未足月，立即分娩并不能改善存活胎的预后，反而会增加早产儿并发症的风险，保守治疗（继续妊娠）通常是最合适的处理方案；若已足月，应立即终止妊娠。若选择保守治疗，应每2～4周进行1次胎儿生物学指标测量和脐动脉、大脑中动脉彩色多普勒评估，于孕34～36周考虑终止妊娠，终止妊娠前行促胎肺成熟治疗。若双胎之一胎宫内死亡后4～6周的影像学检查提示存活胎神经系统严重受损，可考虑终止妊娠。推荐在存活胎生后2年对其进行神经系统发育的评估。

（方　群）

三、双胎非整倍体异常

双胎妊娠发生非整倍体的风险高于单胎妊娠，其风险与合子性质有关。目前，临床上尚未能广泛应用非侵入性方法在孕期判断双胎的合子性质，一般通过绒毛膜性质对合子性质进行初步估计。此外，辅助生育技术应用、高龄妊娠等高危因素在双胎妊娠中所占比例日益增加，使双胎发生染色体非整倍体的风险上升。表5–8为中山大学附属第一医院总结的74例双胎非整倍体的类型。

表5–8　不同绒毛膜性双胎染色体非整倍体的类型[26]

非整倍体类型	所有双胎 n（%）	双绒毛膜 n（%）	单绒毛膜 n（%）
21三体	35（47.3）	30（53.6）	5（27.7）
18三体	13（17.6）	12（21.4）	1（5.6）
13三体	5（6.7）	5（8.9）	0
45, X	10（13.5）	4（7.1）	6（33.3）
47, XXY	2（2.7）	1（1.8）	1（5.6）
47, XXX	4（5.4）	3（5.4）	1（5.6）
47, XYY	3（4.0）	1（1.8）	2（11.0）
45, X/46, XY	1（1.4）	0	1（5.6）
47, XXX/46, XX	1（1.4）	0	1（5.6）
合计	74	56	18

（一）双绒毛膜双胎非整倍体异常

双绒毛膜双胎染色体非整倍体的风险除了与孕妇年龄、辅助生育技术应用等因素有关，还与合子性质关系密切，约10%的双绒毛膜双胎为单合子双胎，而单合子双胎中约30%的胎盘属于双绒毛膜性。单合子双胎的非整倍体发生率约与单胎相似，而双合子双胎的非整倍体发生率则理论上是单胎的双倍，但临床研究提示双合子双胎非整倍体的发生风险实际上要低于理论风险[28]，与单胎妊娠相似。推测这一现象可能与以下原因有一定关系：双胎在妊娠期尤其在孕早期自然死亡的一胎可能为非整倍体异常，而另一正常核型的胎儿得以存活。一般来说，合并胎儿结构异常、血清学/非侵入性筛查高风险及高龄妊娠者，双胎染色体非整倍体的风险较高，而这也是双胎进行侵入性产前检测的主要指征。作者单位的研究提示，在有产前诊断指征的双绒毛膜双胎中，非整倍体的发生率约为4.7%，几乎均为一胎染色体异常，多发生在结构异常胎，罕见双胎均出现染色体异常。双绒毛膜双胎的非整倍体类型以21三体最常见，占比超过50%，其次为18三体及13三体，分别约占20%及9%，与单胎妊娠的分布较相似。

（二）单绒毛膜双胎非整倍体异常

单绒毛膜双胎基本上为单合子双胎，理论上如果出现非整倍体，两胎会出现相同的核型。作者单位的研究提示，在具备侵入性产前检测指征的单绒毛膜双胎中，非整倍体发生率约为3.4%，而且以合并双胎表型不一致居多。单绒毛膜双胎染色体不一致的情况占76.9%（10/13对双胎）。在染色体非整倍体的构成中，单绒毛膜双胎与双绒毛膜双胎不同，主要以性染色体异常为主，特纳综合征（45, X）占异常核型的33.3%（6/18），而47, XYY占11.0%（2/18），21三体占27.7%（5/18）[26]（表5-8）。

（三）单绒毛膜双胎核型不一致的可能原因

理论上单绒毛膜双胎两胎核型应该相同，但偶有文献报道单绒毛膜双胎（单合子）核型不一致，而中山大学附属第一医院所发现的双胎非整倍体病例中，两胎核型不一致占有一定的比重。该现象的发生可能与以下因素有关：

1. 性染色体不一致

（1）在合子后胚胎发育早期，部分囊胚细胞在有丝分裂过程中，一条性染色体X或Y滞留在细胞质中而丢失，形成45, X细胞，使同一卵裂球存在45, X和正常核型两种细胞系，它们通过细胞识别机制互相辨认，相同的细胞聚集，不同的细胞相排斥，重新形成不同的细胞团，最终分化成45, X和46, XY或46, XX的两个胚胎。

（2）46, XY的受精卵在有丝分裂过程中部分囊胚细胞发生染色体不分离，形成45, X和47, XYY两种细胞系，最终发育为两个胚胎。

（3）核型为47, XXY的受精卵在形成双胎后，分别发生三体自救各自丢失X、Y染色体成为46, XY/46, XX的双胎。

2. 常染色体不一致　往往是合子后有丝分裂后期发生延滞，导致一条常染色体丢失和早期胚胎细胞之间的识别与排斥共同作用的结果。常染色体单体是致死性的，胚胎一般在孕早期即死亡，甚少可延续至孕中后期。单合子双胎一胎三体更常见，形成机制可能是：①减数分裂中染色体不分离，形成一个24条染色体的配子，与一个正常的配子结合产生三体的合子，形成双胎后一胎发生三体自救，随机丢失多余的一条染色体，变成核型正常的胎儿，但有1/3可能是单亲二倍体；另一胎没有发生三体自救，继续发育成三体儿。②受精卵是正常的二倍体，形成双胎后一胎在有丝分裂过程中发生染色体不分离，形成单体和三体两种细胞系，单体细胞系由于其致死性而消亡，三体细胞系发育成三体儿。

3. 染色体嵌合体　嵌合体核型也是单绒毛膜双胎染色体异常的一种形式。作者发现两例单绒毛膜双胎出现不一致的嵌合体核型，胎儿羊水核型分别为45, X [7]/46, XY [43]及47, XXX [25]/46, XX [25]。单合子双胎出现嵌合体核型不一致的形成机制可能是：①胚胎发育的内细胞团和滋养层细胞分离的时期，发生双胎形成事件，而后其中一个内细胞团细胞在有丝分裂过程中发生染色体不分离或者后期延滞，导致其中一胎产生嵌合型三体或者嵌合型单体，另一胎正常[29]。②如果有丝分裂错误发生在双胎形成之前，内细胞团会出现嵌合体，内细胞团细胞不均等地分配到双胎中，形成不同嵌合水平双胎[30]。③双胎形成后每一胎在各自发育的过程中独立发生有丝分裂错误，各自产生不同的嵌合体，但发生这种情况的概率较低。④单绒毛膜双胎由于共用一个胎盘，血液可通过血管吻合在两胎体内循环，不同核型的双胎可能通过血液交换产生嵌合体。

四、单合子双胎不一致的遗传学背景

除了染色体核型不一致以外，近年的研究发现单合子双胎出现发育不一致可能与表观遗传学改变有关，包括X染色体偏倚、DNA修饰等，以及合子分裂后基因变异等机制。

（一）表观遗传学改变

表观遗传是超出碱基序列之外的更为复杂的基因调控机制，一般通过DNA甲基化、组蛋白共价修饰、染色质构象变化、非编码RNA等作用，使基因表达发生改变，并在细胞增殖过程中稳定传递。表观遗传因素的存在，使DNA序列相同的单合子双胎可以出现不同表型。此外，表观遗传受环境因素影响较大，其修饰过程存在可逆性，这使其对表型的调控更为复杂。

近年的研究发现，DNA甲基化、乙酰化修饰及非编码RNA水平在单合子双胎之间存在差异，例如*H19*及*IGF2*等印记基因的影响，这些表观遗传在众多疾病的发病机制中起到重要作用，可能与双胎发育不一致有关，但其具体机制仍有待进一步探讨。X染色体失活偏离可能是单合子双胎发育不一致的另一遗传因素。X染色体失活可发生在双胎形成之前，导致不同细胞群相互排斥而参与双胎形成；也可发生在双胎形成以后。X染色体失活偏离可能是女性单合子双胎在X-连锁疾病表现不一致的重要原因。

（二）合子分裂后基因变异

Ashton-Prolla等[31]报道一例单合子双胎其中一胎发生Say综合征，其特征为腭裂、身材矮小、小头畸形，分析结果提示合子分裂后的基因变异是这一常染色体遗传病的病因。合子分裂后的基因变异的发生机制是与环境刺激有关还是随机变异，尚待进一步研究。其变异可能出现在单个碱基水平，也可能与拷贝数变异有关。

五、双胎的非整倍体筛查

染色体非整倍体筛查经历了发展的过程，从单纯根据孕妇年龄作为产前诊断指征，逐步发展为血清学筛查、孕早期超声筛查、超声联合血清联合筛查，到近年来以高通量测序技术为基础的非侵入性产前筛查（non-invasive prenatal screening，NIPS；或cell-free DNA screening）。目前，双胎妊娠的产前筛查的策略及方法主要借鉴于单胎妊娠。由于合子性质的影响，而且缺乏大样本的研究，各种筛查方案在双胎妊娠应用的准确性及可靠性尚不如单胎妊娠。具体应该根据临床病例的特点，选取合适的筛查策略。

（一）双胎血清学筛查

1. 单独血清学筛查　双胎妊娠的血清学标志物在孕期的变化趋势类似于单胎妊娠。例如，含有21三体的双胎妊娠在孕早期的血清学表现为PAPP-A MoM值降低，游离β-hCG MoM值升高。然而，由于目前多数双胎研究非大样本研究，其阳性病例及对照病例较少，在计算血清学指标的参考范围及确立风险切割值时不如单胎准确。有学者总结了孕中期二联、三联及四联筛查的结果，发现假阳性率为5%的情况下，检出率分别为41%、44%及47%，远低于单胎妊娠[32]。其次，血清学筛查反映的是整个双胎妊娠的情况，当双胎之一染色体异常时，正常胎引起的血清学改变可能会掩盖异常胎带来的变化。这些影响使双胎血清学筛查的效率低于单胎。目前，多数指南不推荐单独使用血清学指标进行双胎的非整倍体筛查。此外，因为孕中期双胎血清学筛查假阳性率较高，由此造成较多的双胎产前诊断，故不推荐对双胎做孕中期血清学筛查。

2. 超声联合血清学筛查　孕早期超声指标，包括NT值、鼻骨长度、静脉导管及三尖瓣血流等，对唐氏综合征有较高的筛查效率，而双胎妊娠的NT测量值的分布与单胎相近。孕早期超声联合血清学指标筛查染色体非整倍体，是一种早期、敏感度及特异度均较高的方法，广泛应用于单胎妊娠。在双胎妊娠中，由于NT值受绒毛膜性质的影响，而血清学指标的参考范围并非来自大样本研究，并受合子性质及辅助生殖因素的影响，因此双胎使用超声联合血清学筛查的效率略差于单胎。英国皇家妇产科医师学会（RCOG）推荐采用年龄+NT值+血清学指标的双胎筛查方案，在胎儿CRL为45～84mm（孕11～13^{+6}周）使用母亲年龄+NT值+PAPP-A+游离β-hCG筛查双胎非整倍体，检出率约为90%，但在单绒毛膜双胎中假阳性率达10%，明显高于双绒毛膜双胎的5%及单胎妊娠的2.5%。加拿大妇产科学会（SOGC）也认为，与单纯使用NT值比较，NT值结合孕早期血清学标志物可提高双胎妊娠特别是单绒毛膜双胎非整倍体的检出率。近年中国发布的双胎指南则认为，孕早期超声联合血清学筛查与母亲年龄+超声指标的筛查策略对比，优势并不明显。目前一般认为，母亲年龄结合NT值，或母亲年龄联合NT值及孕早期血清学筛查均是可行的双胎筛查方案。

需要注意的是，运用NT值计算非整倍体风险应结合绒毛膜性。单绒毛膜双胎儿乎均为单合子双胎，应取两胎NT值的平均值结合较大胎儿的顶臀长评估妊娠的非整倍体风险。当两胎出现NT明显不一致时，需警惕为双胎输血综合征早期表现。双绒毛膜双胎在筛查中一般作为双合子双胎看待，两胎NT值相互独立，可计算每个胎儿的非整倍体风险，妊娠非整倍体总风险为两个胎儿风险之和，但有学者认为这样将增加双绒毛膜单合子双胎的假阳性。

（二）双胎非侵入性产前筛查

基于母体外周血胎儿游离DNA捕获、高通量测序技术及生物信息学分析，非侵入性产前检测（non-invasive prenatal testing，NIPT）在单胎妊娠中对常见染色体非整倍体的检出率达90%以上，并已在双胎妊娠中开展，结果提示其筛查效率类似于单胎妊娠。然而，由于双胎妊娠的特殊性，目前NIPT的应用仍有一定的不确定性。文献报道双胎妊娠母血中每个胎儿游离DNA的浓度低于单胎妊娠，导致检测成功率下降。其次，合子性质对NIPT可能存在一定影响，有研究提示双合子双胎的每个胎儿向母血释放的游离DNA的数量是不一样的，当一胎为非整倍体时，如果正常胎向母体循环释放更多DNA，可能会导致错误结果。有报道使用NIPT结合单核苷酸多态性技术协助判断合子性质，并估算每个胎儿游离DNA所占比例，可能有助于提高筛查效率。此外，当一胎死亡的情况下，死亡胎儿的游离DNA可能会影响检测结果。

对于NIPT在双胎妊娠的应用，美国妇产科医师协会（ACOG）及国际产前诊断协会（ISPD）最近的指南有不同建议。尽管ACOG肯定了现有证据对双胎妊娠非整倍体筛查有较好的敏感性及特异性，但仍不推荐使用于包括双胎妊娠在内的多胎妊娠，而ISPD则认为NIPT适用于双胎妊娠，不推荐用于三胎或以上的多胎妊娠。2017年国内发布的双胎妊娠产前筛查与诊断技术规范指出，NIPT对双胎妊娠非整倍体的筛查效率高于传统的方法，可在有经验的产前诊断机构用于21三体综合征的筛查。

NIPT应用于双胎仍需进行更多的研究积累。当出现阳性或不确定结果时，应进行侵入性产前检测确诊。

六、双胎之一胎异常的咨询

双胎妊娠胎儿异常的发生率高于单胎妊娠，临床经常遇到双胎之一胎异常的案例，其病程及预后多变，孕妇及家属面临多种选择：期待观察、产前诊断、宫内治疗以及引产终止妊娠。此外，绒毛膜性质对双胎疾病的进展、自然预后及处理方案均有重要影响。与正常双胎妊娠或两胎均异常相比，双胎之一胎异常的咨询更为复杂。

（一）咨询原则

1．遵循一般遗传咨询的原则　包括孕妇自愿、非指令性、信息对患者公开、保密性等原则。

2．明确双胎的绒毛膜性质。

3．与孕妇及其家属充分沟通　向孕妇及其家属解释异常胎疾病的发展规律、宫内死亡的可能、胎儿及新生儿预后，以及对正常胎和孕妇的影响。解释可能采取的各种处理方案及其利弊。必要时应联合产科、新生儿科、小儿外科等相关学科进行多学科会诊。

4．提供不同的处理方案供孕妇及其家属选择　选择过程遵循非指令性原则。充分咨询并签署知情同意后，方可执行处理方案。

对于医学背景知识较少的孕妇及其家属，在咨询时使用通俗语言或图形对疾病的发生、发展、转归及治疗方式进行解释，以便孕妇及其家属理解。

（二）双绒毛膜双胎

1．合子性质　约2/3的双绒毛膜双胎为双合子双胎，1/3为单合子双胎。除非两胎性别不一致，否则很难从绒毛膜性质判断两胎的合子性质，在双绒毛膜双胎之一胎异常的咨询过程中，有必要向孕妇及其家属解释合子性质的不确定性。单合子的双绒毛膜双胎的病例中，表型正常的一胎也可能携带异常的遗传学改变，故有必要对两胎均进行产前诊断。

2．胎盘循环　除罕见的病例外，绝大部分的双绒毛膜双胎具有独立的胎盘循环，当异常胎濒死时，除存在羊水过多或胎膜早破等风险外，一般不影响正常胎。

（三）单绒毛膜双胎

1．合子性质　单绒毛膜双胎几乎均为单合子双胎。在双胎之一胎出现异常时，如出现遗传学改变，大多数情况下两胎的改变几乎一致，但少数病例会出现不一致的情况，故产前诊断时建议对双胎分别进行取样。如异常胎存在羊水过少等无法取样的情况时，可考虑仅对正常胎取样。因为正常胎的健康状况对处理方案的选择更有价值。

2. 胎盘循环　儿乎所有单绒毛膜双胎均存在胎盘血管吻合，异常胎死亡或者濒死前的血压下降可导致正常胎急性失血，因此异常胎的安危直接影响正常胎的健康。

（方　群　何志明）

七、多胎妊娠一胎异常的处理

多胎妊娠一胎异常处理方案的选择与绒毛膜性质、产前诊断结果、胎儿异常的严重程度及预后、异常胎病情发展对母体及正常胎的影响、治疗方案对母体及正常胎的影响等因素有关，同时需要尊重孕妇及其家属的意愿。综合以上因素做出个体化处理。临床处理方案包括期待治疗、选择性减胎及终止妊娠。

（一）双绒毛膜双胎一胎异常

1. 期待治疗　适应证：适用于产前诊断结果正常、胎儿异常程度较轻、出生后治疗效果较好的情况，例如单纯性室间隔缺损，以及程度较轻的体表畸形，如多指（趾）、足内翻等。对于少数极严重的异常，如判断异常胎极可能在宫内自然死亡或出生后短时间内死亡，而且疾病的发展过程不引起母体及正常胎的并发症，如严重的胎儿生长受限等，也可期待观察。

期待观察期间应定期产检及超声评估，如出现病情变化，及时更改处理方案。

期待治疗可避免减胎术等宫内操作引起的手术相关风险，缺点在于异常胎的持续存在增加了病情变化的不确定性，可能在分娩正常胎的同时伴随畸胎的出生。

2. 选择性减胎　适应证：①双绒毛膜双胎，产前诊断结果异常胎有严重问题，如双胎之一非整倍体；②异常胎的疾病在出生后治疗困难或生存质量差，如复杂性先天性心脏病或多发畸形；③异常胎的疾病发展可能引起正常胎流产或早产，例如先天性消化道畸形伴羊水过多；④孕妇不适合双胎妊娠，如身材矮小、瘢痕子宫或其他合并症等，减胎可作为相对适应证。对于非致死性畸形，当孕妇及其家属强烈要求减胎时，可经医学伦理委员会讨论后决定。

双绒毛膜双胎的选择性减胎术一般采用超声引导下异常胎心内注射高浓度氯化钾溶液，术前应根据胎儿畸形特征、性别及位置、胎儿大小、胎盘位置、羊水量的多少等标志对异常胎进行定位。对于21三体这类结构异常可能不明显的疾病，必要时术前再次进行羊水取样快速复查核型以确定异常胎。

术前需要认真考虑减胎术相关的并发症，有误减正常胎、氯化钾用药量过大引起母体与保留胎并发症、流产、早产等风险。当减灭胎靠近宫颈时流产率更高。术前应向孕妇及其家属解释手术风险。减灭胎术后将成为纸样儿（图5-6A），分娩时排出。

由于孕中晚期超声提示的绒毛膜性可能会有误，孕早期超声对绒毛膜性的诊断非常重要。如有条件，产前诊断可同时检测双胎合子性质以供参考。罕见的情况下，一个胎盘的双绒毛膜双胎其胎盘可以存在血管吻合，由此可能引发减胎后另一胎死亡，术前须向孕妇及其家属说明。

3. 终止妊娠　适应证：①孕周较小，孕妇不愿意接受异常胎出生且拒绝进行减胎。②孕妇要求终止妊娠。争议较大时可交医学伦理委员会讨论。③具有医学终止妊娠指征，孕妇不适宜继续妊娠，如重度子痫前期或合并严重的内、外科疾病等。

终止妊娠的方式应尽量减少母体损伤，为下一孕创造条件并兼顾母体安全。终止妊娠时建议留取异常胎样本进行遗传学分析。

终止妊娠虽然避免了异常胎的出生，同时牺牲了正常胎。在没有母体合并症的情况下，不应作为首选方案。

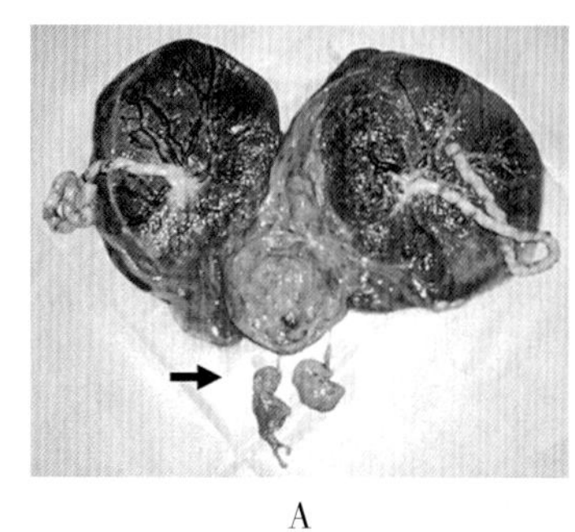
A

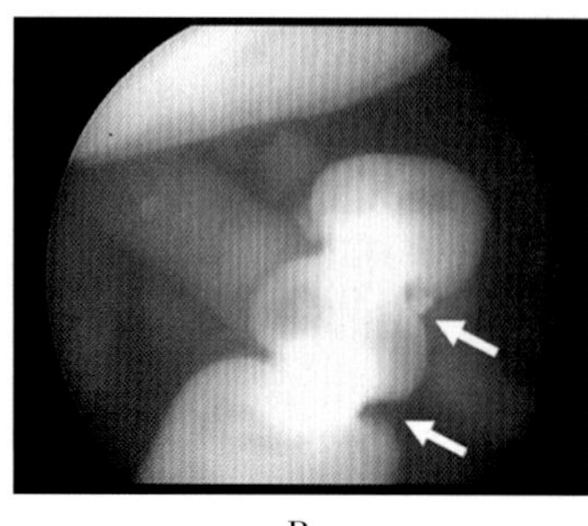
B

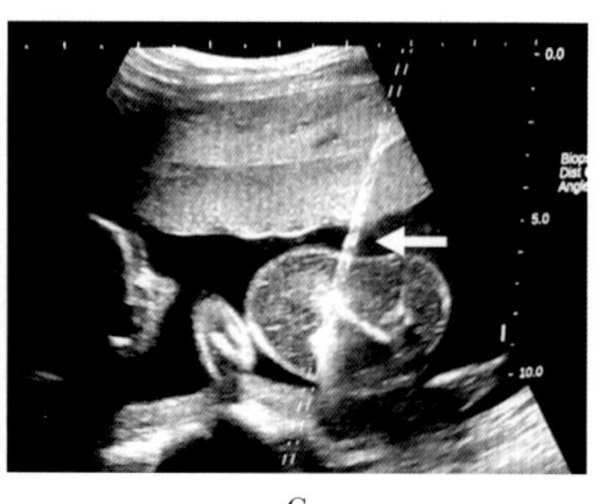
C

图5-6 多胎妊娠减胎术

A. 孕早期四绒毛膜四羊膜囊四胎氯化钾减胎后的纸样胎儿。B. 脐带电凝减胎后胎儿镜所见：脐带上有两个电凝产生的缩窄环（箭头），可见脐带下方为胎儿肢体。C. 无心胎射频消融减胎术：超声下可见强回声射频针道。

（二）单绒毛膜双胎一胎异常

1. 期待治疗 适应证：产前诊断结果未发现异常，病情较为平稳，预计可等待至分娩后再进行治疗，例如轻度的结构异常、估计预后良好的无心双胎（acardiac twin），以及部分选择性宫内生长受限病例。期待过程密切注意异常胎的病情变化，如病情恶化应更改处理方案。

期待治疗虽然减少了宫内干预带来的手术相关并发症，但由于单绒毛膜双胎胎盘的特点，期待过程存在不确定性，当异常胎突然死亡时，正常胎可能会预后不良。

2. 选择性减胎 适应证：除了双绒毛膜双胎所具备的减胎指征外，选择性宫内生长受限及无心双胎病情进展，或异常胎宫内死亡风险较大时，均可作为减胎指征。

单绒毛膜双胎减胎时，在减灭异常胎的同时必须阻断两胎血流交通，一般采用脐带电凝或射频消融减胎术（图5-6B、图5-6C），激光凝固脐带血管及脐带结扎术已较少应用。

单绒毛膜双胎减胎手术难度较双绒毛膜双胎高，并发症发生率为15%～20%。

3. 终止妊娠 单绒毛膜双胎终止妊娠的指征与方式与双绒毛膜双胎基本相同。

（三）双绒毛膜三羊膜囊三胎之一胎异常

近10多年来，双绒毛膜三羊膜囊三胎的发生率显著增加，这与人类辅助生育技术尤其是体外受精-胚胎移植的使用关系密切。有研究指出，超过90%的双绒毛膜三羊膜囊三胎是在辅助生育技术后发生的[33]。确认绒毛膜性质是孕期处理的基本前提。

三胎妊娠比双胎妊娠风险更高，而妊娠中所含有单绒毛膜成分，以及妊娠的辅助生育因素，都增加了发生不良妊娠结局的风险。有研究显示，在没有胎儿并发症的双绒毛膜三羊膜囊三胎病例中，期待观察的病例发生早期早产（妊娠32周前）者接近40%。而在减胎后成为双胎妊娠的病例，早期早产的发生率降至11.8%～17.6%，减为单胎者早期早产的发生率更下降至5.5%[34]。虽然减胎有助于降低早期早产和严重低出生体重儿的发生率，但操作所导致的流产率要高于期待观察。是为了减少减胎操作带来的妊娠丢失，还是通过减少胎儿数来延长孕周、降低严重低出生体重儿的发生率，目前尚无推荐意见。产科医生应根据母体健康状态、胎儿宫内发育情况以及家属意愿进行个体化处理。

无论是胎儿染色体异常的发生率还是胎儿结构异常的风险，双绒毛膜三羊膜囊三胎均较单胎或双胎妊娠增加，如出现双胎输血综合征、无心双胎、双胎之一选择性生长受限等单绒毛膜双胎特有的并发症，将使病情更加复杂。当双绒毛膜三羊膜囊三胎出现胎儿发育异常或其他胎儿并发症时，应根据异常胎的绒毛膜性质、胎儿异常的程度、产前诊断结果、异常胎对其他胎儿及母体的影响、新生儿预后以及孕妇及其家属的意愿综合考虑后选择处理方案，包括保守观察、减灭异常胎及终止妊娠。

1. 异常胎具有独立胎盘循环

（1）选择性减胎　如胎儿严重异常、新生儿预后差或异常胎的发展可能影响母体健康或妊娠结局时，可尽快行胎儿心脏内注射氯化钾减灭异常胎，保留单绒毛膜双羊膜囊双胎，同时警惕单绒毛膜双胎可能在妊娠中晚期出现并发症而流产，风险约20%。减胎后需严密监测。

（2）期待治疗　异常胎在出生后可进行治疗且预后良好，不影响母体健康或妊娠结局，可期待观察。应明确告知孕妇及其家属三胎妊娠32～34周前早产的机会较高，做好抢救三个低出生体重儿的准备，妊娠28周起可促胎肺成熟。

2. 异常胎为单绒毛膜双胎之一胎　可根据孕妇及其家属要求保留的胎儿数目采取不同的处理方案。

（1）减灭单绒毛膜双胎而保留单胎　对单绒毛膜双胎之异常胎行氯化钾减胎术。由于两胎间存在血管交通，多数情况下另一单绒毛膜胎儿会在24h内因失血而死亡，故大部分病例只需行一次穿刺即可达到减灭单绒毛膜双胎。该方案的流产率约为15%，高于保守观察，但妊娠32周前早产的风险将明显下降（约4.5%），有利于减少极低出生体重儿的发生[35, 36]。

（2）减灭异常胎而保留双胎　这种情况适用于孕妇及其家属强烈要求保留双胎。减胎方法同单绒毛膜双胎减胎术，包括射频消融、脐带电凝等。一般在妊娠16～24周进行。有学者报道，对双绒毛膜三羊膜囊三胎的病例在孕早期减胎获得成功，他们在超声引导下使用激光凝固胎儿的盆腔血管成功减灭单绒毛膜双胎中的一胎，减胎后保留的双胎为双绒毛膜双胎。但术后近一半的胎儿宫内死亡。该方案的流产率为3.0%～23.0%，术后32周前早产的风险较保守处理下降，约为11.8%[34]。

（3）期待治疗保留三胎　胎儿的异常可出生后治疗且预后良好、不影响母体健康或妊娠结局。孕期需密切监测病情变化以及单绒毛膜双胎特有并发症的发生。

（4）终止妊娠　三胎妊娠母体发生并发症的风险增高，如母体存在妊娠合并症不适合继续妊娠，应及时终止妊娠。当双绒毛膜三羊膜囊三胎出现无心双胎、双胎输血综合征等单绒毛膜双胎特有的并发症，若病情进展较快，期待观察效果较差且可能引发子痫前期、镜像综合征等严重母体并发症，如无法在短时间内宫内干预，可选择终止妊娠。

（四）单绒毛膜单羊膜囊双胎一胎异常

单绒毛膜单羊膜囊双胎约占单绒毛膜双胎的1%～2%，其妊娠丢失率、围产儿死亡率及并发症率均高于单绒毛膜双羊膜囊双胎。脐带缠绕、连体双胎是单绒毛膜单羊膜囊双胎不良结局的主要原因。一旦诊断为单绒毛膜单羊膜囊双胎，孕期应定期监护。

当单羊膜囊双胎之一胎出现异常时，建议首先行羊膜腔穿刺明确有无遗传学异常。基于产前诊断结果决定处理方案。有学者提出使用射频消融或胎儿镜减灭异常胎，同时切断减灭胎脐带以减少脐带缠绕的风险。值得注意的是，由于只有一个羊膜腔，羊水检查反映的是两个胎儿的结果。此外，由于两胎在同一羊膜囊内，经常合并脐带缠绕，宫内治疗可能误伤正常胎。因此，期待观察仍是常用的处理方案，缺点在于同时分娩异常胎。

（何志明　方　群）

八、复杂性单绒毛膜双胎

单绒毛膜双胎通常是单合子双胎，由同一受精卵分裂形成两个胎儿。由于受精卵分裂的时间不同，单绒毛膜双胎分为单绒毛膜双羊膜囊双胎、单绒毛膜单羊膜囊双胎。除了可能出现与单胎及双绒毛膜双胎均有的胎儿疾病，单绒毛膜双胎还会发生一些特有的并发症。因此，与单胎和双绒毛膜双胎比较，单绒毛膜双胎的产前筛查和产前诊断难度更大，结果分析更为复杂，咨询的要求更高。

复杂性单绒毛膜双胎（complicated monochorionic twins）是指胎儿发生各种异常的单绒毛膜双胎妊娠，约占所有单绒毛膜双胎的30%。临床通常所指的复杂性单绒毛膜双胎主要包括双胎输血综合征、选择性宫内生长受限、双胎贫血-多血序列征、双胎之一胎死亡。这类复杂性单绒毛膜双胎具有共同的病理基础——胎盘存在血管交通支。广义的复杂性单绒毛膜双胎还包括一胎或双胎结构畸形或其他异常、双胎反向动脉灌注序列征（无心双胎）等，以及单绒毛膜单羊膜囊双胎所特有的并发症，如连体双胎、双胎脐带缠绕/打结等。

单绒毛膜双胎胎盘血管的吻合支使两胎的健康和生命互相依存。当出现复杂性单绒毛膜双胎时，母胎风险增加，可导致胎儿宫内缺氧、水肿、流产、早产、围产儿死亡、神经系统后遗症、继发性多器官功能受损；孕妇出现妊娠期高血压疾病、镜像综合征等并发症的机会增高。

（一）双胎输血综合征

双胎输血综合征（twin-to-twin transfusion syndrome，TTTS）是单绒毛膜双胎最常见的严重并发症，发生率占单绒毛膜双胎的9%～15%。

【发病机制】

单绒毛膜双胎两个胎儿共用同一个胎盘，胎盘几乎都存在着交通血管，包括动脉-动脉吻合、静脉-静脉吻合、动脉-静脉吻合（图5-4E），前两种吻合的血流是双向的。动脉-动脉吻合可以保护性降低两胎间的流体静压，从而防止TTTS的发生；而动脉-静脉吻合血流是单向地从动脉流向静脉，单向血流是形成TTTS的主要原因。由于胎盘血管存在动脉-静脉血管吻合并缺乏动脉-动脉血管吻合，造成两个胎儿出现血流不均衡：一胎为供血胎，另一胎为受血胎。供血胎血容量不足，表现为贫血、发育迟缓。为了恢复血容量，供血胎释放血管活性介质如加压素、肾素-血管紧张素，引起少尿、羊水过少；受血胎接受了额外血液输入，表现为血容量过多、血液浓缩，心脏负担加重，出现心力衰竭、水肿等。此外，血容量过多导致供血胎心房拉伸并释放心房脑钠肽、心钠素，促进尿钠排泄及血管舒张，导致多尿、羊水过多（图5-7）。血容量过多和血管活性介质分泌过多又可使受血胎心肌肥厚、心脏扩大、心功能不全。约10%的受血胎合并获得性或功能性右室流出道畸形，包括肺动脉瓣狭窄和右室流出道闭锁，一侧或双侧心室肥厚。超声多普勒可见受血胎静脉导管a波反流，心肌收缩力下降，重度三尖瓣反流。供血胎脑灌注减少，导致缺氧缺血性脑病。

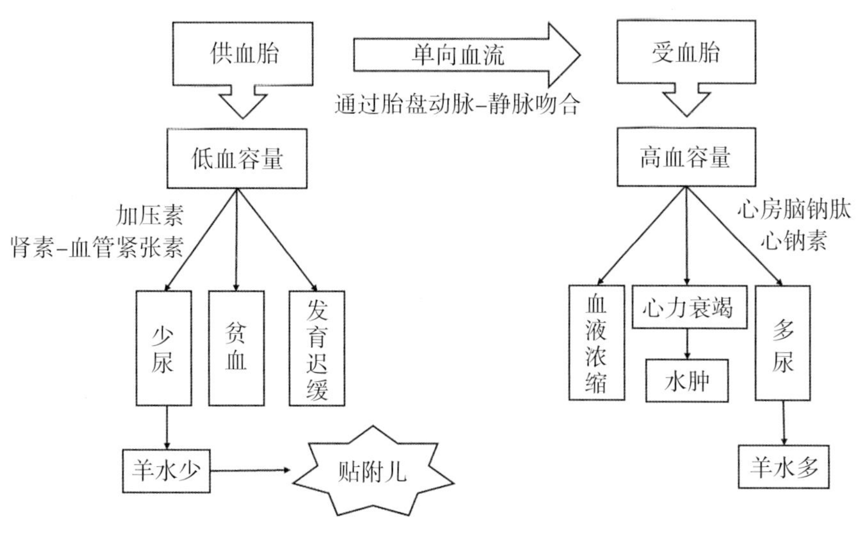

图5-7　双胎输血综合征发生机制

【临床表现】

疾病的早期孕妇通常无明显症状，或表现为因羊水过多子宫过度膨胀引起的压迫症状。随着病情进展，压迫症状加重，可以出现子宫收缩、胎膜早破、流产或早产、一胎或双胎死亡。后期胎儿出现水肿时，一些孕妇可出现镜像综合征。

【超声特征】

双胎输血综合征主要依靠超声波诊断。

1. 单绒毛膜双羊膜囊双胎　早期超声对绒毛膜性质的诊断尤为重要。

2. 超声检查

（1）两胎羊水量明显差异　一胎羊水过多（孕20周前羊水暗区最大垂直深度≥8cm，孕20周后≥10cm），另一胎羊水过少（羊水暗区最大垂直深度≤2cm）。病情继续发展，供血胎羊水量极少甚至无羊水，被羊膜包裹紧贴于子宫壁，称为“贴附儿”。

（2）供血胎　膀胱不充盈甚至不可见、脐动脉舒张末期血流消失或反向、胎儿发育迟缓（图5-8A）。

（3）受血胎　羊水逐渐增多，心脏扩大尤其以右心明显，心包积液、腹腔积液、皮肤水肿、脐静脉搏动、静脉导管a波反向（图5-8B，图5-8C）。

在少数病例，脐动脉血流异常可以发生在受血胎，而脐静脉及静脉导管血流异常可以发生在供血胎。

（4）胎儿死亡　病情晚期可出现一胎或双胎死亡。

TTTS要与选择性生长受限、双胎贫血-多血序列征、其他原因所致的一胎水肿胎相鉴别。

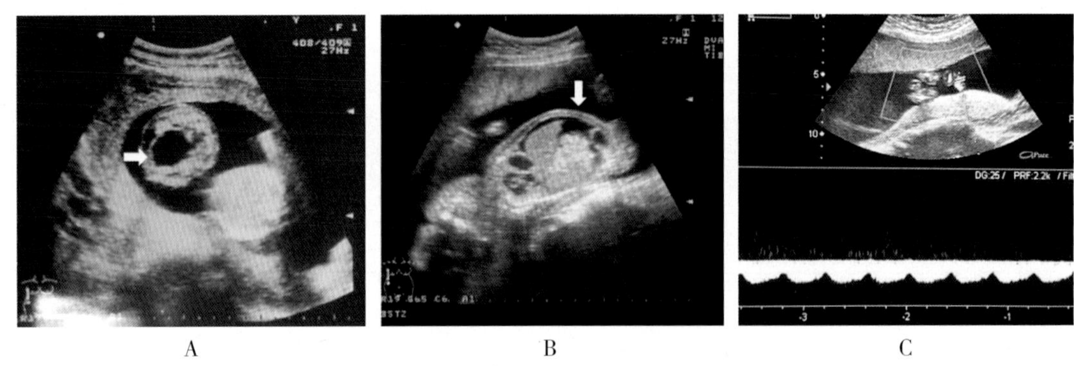

A　　　B　　　C

图5-8　双胎输血综合征超声特征

A. 受血胎膀胱充盈（箭头所示），供血胎膀胱不可见。B. 受血胎腹腔积液。C. 彩色多普勒显示受血胎脐静脉搏动。

【临床分期】

临床广泛采用Quintero分期法，根据B超和多普勒血流分为5期：

Ⅰ期：一胎羊水过多，另一胎羊水过少，供血胎儿膀胱可见，双胎的多普勒血流均正常。

Ⅱ期：羊水过多和羊水过少，供血胎儿膀胱不可见，双胎的多普勒血流均正常。

Ⅲ期：羊水过多和羊水过少，供血胎儿膀胱不可见，胎儿的多普勒血流异常，表现为任何一胎出现脐动脉舒张末期血流消失或反向，静脉导管a波反向，脐静脉血流搏动。

Ⅳ期：一胎或双胎出现水肿征象。

Ⅴ期：一胎或双胎死亡。

临床可见一些病例的病情不按分期的顺序逐渐发展，而呈跳跃式迅速进展。许多学者认为Quintero分期标准重在评估供血胎的异常，忽视了受血胎的心脏改变，而受血胎心功能与其围产期存活率相关。因此几个新的根据胎儿心血管改变制定的分级评价标准被提出，分别是辛辛那提分级系统、心血管评分系统（CVPS）、费城儿童医院评分系统（CHOP），但它们在临床应用的价值尚待进一步评估。美国费城儿童医院评分系统在Quintero分期的基础上，将胎儿心功能纳入病情和预后的评估。根据胎儿超声心动图的三个指标，包括有无房室瓣关闭不全及其严重程度、心室壁增厚情况、Tei指数评估心室功能（表5-9）。

表5-9　双胎输血综合征分期

Quintero分期					
分期	羊水过多/过少	供血胎膀胱不充盈	血流异常	胎儿水肿	胎儿死亡
Ⅰ	+	–	–	–	–
Ⅱ	+	+	–	–	–
Ⅲ	+	+	+	–	–
Ⅳ	+	+	+	+	–
Ⅴ	+	+	+	+	+

（续表）

CHOP分期			
分期	受血胎房室反流	受血胎室壁增厚	受血胎Tei指数异常
A	+	–	–
B	+	+	–
C	+	+	+

【治疗与预后】

TTTS可以逐渐起病或突然发病，如果未作干预，胎儿预后极差，围产儿死亡率达60%～100%。建议自孕16周开始，单绒毛膜双胎每2周检查一次超声，测量羊水量、评估胎儿膀胱是否可见，同时测量脐动脉、静脉导管、脐静脉血流，需要时测量大脑中动脉收缩期峰值血流速度。治疗方案取决于诊断孕周和病情严重程度、孕妇的身体状况，以及充分知情后孕妇和家属的选择。对有适应证的病例，宫内干预治疗可以改善胎儿预后。

1．胎儿镜下激光凝固胎盘吻合血管术　在胎儿镜介导下，用激光凝固胎盘吻合血管，为针对病因的治疗。手术一般在妊娠16～26周进行，方法包括选择性阻断动脉–静脉血管交通支、非选择性阻断两胎盘间所有吻合血管、solomon技术。如果期待病程自然发展，Quintero Ⅱ～Ⅳ期的围产儿存活率仅为30%[37]，经积极干预存活率为60%[38]。Ⅰ～Ⅳ期的患者经过激光治疗总围产儿存活率约为65%以上。其中1/3的病例至少一胎存活，1/2两胎均存活。对压迫症状明显或者孕16～26周宫颈缩短（＜25mm）的病例，建议选择激光治疗。

激光手术有助于受血胎的心脏重塑，然而肺动脉瓣膜的病理改变可持续存在，肺动脉狭窄需要出生后干预。与系列羊水减量比较，激光治疗后新生儿脑瘫发生率下降，分娩孕周延迟。术后神经系统并发症发生率在出生时为6.1%，供血胎与受血胎无差异。出生后6～48个月随访时神经系统并发症为11.1%，其中脑瘫占39.7%[39]。

术后并发症包括胎膜早破、胎膜剥离、隔膜破裂、持续性或复发性TTTS、TTTS反转、双胎多贫血–多血序列征、羊水渗漏、胎盘早剥、宫内感染、流产、早产、死胎。

术后超声评估并发症和治疗效果，了解TTTS有无复发，检测大脑中动脉收缩期峰值流速以监测有无继发双胎贫血–多血序列征。此外，每3～4周超声估测胎儿体重，尽早发现胎儿发育迟缓。2%～6%TTTS出现胎儿缺血缺氧性脑病，尤其是激光术后一胎死亡的病例，建议胎儿死亡后4周对存活胎行头颅磁共振检查。

2．羊水减量术　孕26周后发病者首选系列羊水减量，可以减轻羊水过多对母体造成的压迫症状，改善胎盘循环。约20%的病例经一次羊水减量可以缓解病情。由于病因未除，多数患者术后很快又出现羊水过多，故需反复进行羊水减量。术后并发症包括胎膜早破、流产、胎儿窘迫、胎盘早剥、绒毛膜羊膜炎。约55%双胎均成活，31%一胎存活，14%两胎死亡。仍有30%的新生儿出生后4周内死亡，颅内超声检查发现24%的受血胎和25%的供血胎发生颅内病变[40]。

3．选择性减胎术　当一胎濒临死亡或伴有先天缺陷，或无激光治疗的条件时，可考虑进行选择性减胎术。方法有射频消融、脐带双极电凝、激光凝固脐带血管等。与其他方法相比，射频消融术简单易行，并发症少。术后一胎的存活率为78%～92%[41-43]，减灭供血胎或受血胎对胎儿存活率影响不大。

4．期待治疗　Ⅰ期的病例如果母亲压迫症状不明显且宫颈长度正常（≥25mm），可以每周超声监测。如果出现生长受限，每周监测脐动脉和静脉导管血流。孕20周开始每周测量大脑中动脉收缩期峰值流速。孕30周后每周进行生物物理评分。如果病情平稳，建议孕36～37周计划分娩。

5．一胎死亡后的处理　TTTS一胎死亡后，10%另一胎继发死亡，存活胎10%～30%出现神经系统损伤。治疗目的是改善存活胎的预后，避免医源性早产的并发症。发现一胎死亡后立即超声检查，检测存活胎大脑中动脉收缩期峰值流速，若>1.5 MoM提示胎儿可能严重贫血。若估计一胎死亡发生在24h以内，宫内输血可改善存活胎的预后。每3～4周超声复查，了解存活胎生长发育和有无神经系统损伤；3～4周后做磁共振检查有助于发现神经系统损伤。

【遗传咨询与产前诊断】

TTTS并非遗传性疾病，复发风险不高。若一胎或双胎合并结构畸形或疑有遗传病时，建议对两胎进行侵入性产前检测，检查羊水染色体和染色体微阵列分析。

（二）单绒毛膜双胎选择性宫内生长受限

选择性宫内生长受限（selective intrauterine growth restriction，sIUGR）是指双胎一个胎儿的体重小于相应孕周双胎平均体重的第10百分位数，而另一个胎儿体重正常。两胎的体重相差20%～25%。其发生率占单绒毛膜双胎的10%～15%。根据我国发布的《双胎妊娠临床处理指南》，sIUGR特指在单绒毛膜双胎出现上述情况，若发生在双绒毛膜双胎则称为双胎生长不一致。两者的病因不同。由于胎盘存在血管吻合，单绒毛膜双胎发生sIUGR后胎儿及新生儿并发症和围产儿死亡风险明显增高。

【发病机制】

sIUGR的发病机制尚未完全清楚，研究认为sIUGR的发生、自然进程及转归主要与以下因素有关：

（1）胎盘份额不均等及发育异常　单绒毛膜双胎共用一个胎盘，胎盘份额不均等是sIUGR最主要的病因。定义为大胎与小胎胎盘份额比≥1.5，体重大的胎儿占据较大的胎盘面积，随着胎盘份额不均等程度的增加，胎儿出生体重不一致程度增大。

（2）脐带附着位置异常　生长受限胎通常为脐带边缘附着或帆状附着。

（3）胎盘血管吻合　sIUGR胎盘常存在动脉-动脉吻合，血液可通过动脉-动脉吻合由大胎流入小胎，使小胎的血供、养分和体重增加，对小胎有一定的代偿和保护作用；当小胎发生持续性心率减慢或宫内死亡时，该吻合支造成双胎间血流动力学不稳定，大胎的血液通过吻合支流向小胎，导致大胎脑损伤甚至宫内死亡。

（4）胎盘表观遗传学改变　近年的研究发现胎盘发育过程中表观遗传调控（印记基因表达、microRNA、lncRNA等）和氧化应激等的异常可引起胎盘发育异常和功能障碍，进而导致双胎生长发育的差异。

【临床表现】

除了有双胎妊娠共同的临床表现，孕妇一般无特殊表现。可能出现一胎或双胎死亡。

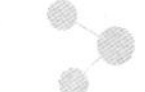

【超声特征】

1. 单绒毛膜双胎　绒毛膜性质对sIUGR的预后和治疗有明显的影响。

2. 评估胎儿体重　自妊娠中期后，单绒毛膜双胎每次超声检查应评估胎儿体重。如一胎体重小于相应孕周双胎体重的第10百分位数，另一胎体重正常，两胎超声估重差别≥20%～25%即可诊断。

3. sIUGR分型　根据小胎脐动脉血流频谱进行分型（图5-9）。

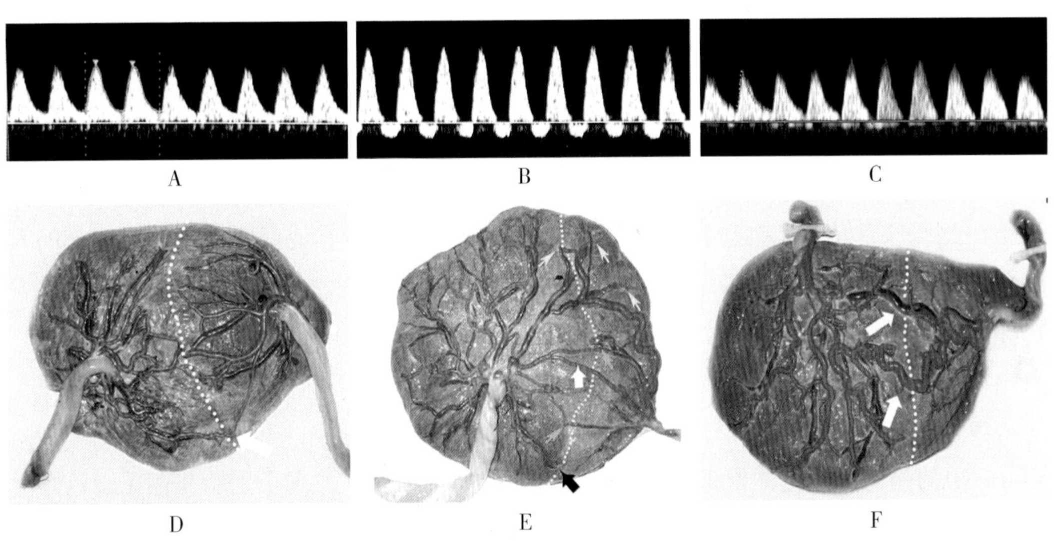

图5-9　三种类型的选择性宫内生长受限的脐动脉血流频谱及胎盘特征

A. Ⅰ型：小胎脐动脉血流正常。B. Ⅱ型：小胎脐动脉舒张末期血流持续反向。C. Ⅲ型：小胎脐动脉舒张末期血流间歇性消失或反向。D. Ⅰ型：两胎胎盘份额接近1∶1。E. Ⅱ型：小胎胎盘份额明显小于大胎，胎盘表面可见1条动脉-动脉吻合（白箭头所示），1条静脉-静脉吻合（黑箭头所示），3条静脉-动脉吻合（黄箭头所示），2条动脉-静脉吻合（绿箭头所示）。F. Ⅲ型：小胎胎盘份额明显小于大胎，胎盘表面可见粗大的动脉-动脉吻合和静脉-静脉吻合。

Ⅰ型：小胎脐动脉血流正常。两个胎儿各自的胎盘份额差别不大，胎盘血管交通支管径细小，血流较稳定。

Ⅱ型：小胎脐动脉舒张末期血流持续消失或者反向（absent or reversed end-diastolic flow，AREDF）。小胎胎盘份额明显小，无足够的血管吻合补偿，胎盘血流灌注不足，发育严重滞后。

Ⅲ型：小胎脐动脉舒张末期血流间歇性消失或反向（intermittent absent or reversed end-diastolic flow，iAREDF）。两胎胎盘间存在较粗大的动脉-动脉吻合，可弥补小胎因胎盘份额小而造成的血容量不足，对小胎的发育有补偿作用；但是大胎可能由于突发、大量的、急剧的血液流失而造成宫内死亡或脑瘫。

【鉴别诊断】

sIUGR需要与TTTS、双胎贫血-多血序列征相鉴别。三者的表现有部分重叠，如一胎羊水过少和发育迟缓。如果同时满足一胎羊水过多而另一胎羊水过少的标准，则诊断TTTS；达不到这一标准，符合以上的条件方可诊断为sIUGR。此外，由于三者具有共同的病理基础——胎盘血管吻合，以及均可存在胎盘份额差异、脐带附着异常现象，因此TTTS或贫血-多血序列征与sIUGR可以并存，三者亦可以相互转化：少数sIUGR在期待过程可以发展为TTTS；经激光治疗后的TTTS可以出现贫血-多血序列征或sIUGR。

【治疗与预后】

sIUGR的预后与分型关系密切，不同分型预后差别很大，处理原则亦有不同。

Ⅰ型：预后最好，胎儿存活率可达90%以上。每2周超声监测胎儿生长发育和脐血流、羊水量等指标。若病情稳定，可以期待至34～35周终止妊娠。

Ⅱ型：预后最差，小胎围产儿死亡率高达49%，一般不超过32周终止妊娠。每周超声监测。诊断时若孕周＜24周，可考虑选择性减胎术。对于激光凝固胎盘吻合血管的临床效果存在争议，由于切断了两胎之间的血管交通，小胎丧失了大胎的补偿，术后可能死亡。孕周＞24周的病例密切监测脐血流和静脉导管血流，一旦出现静脉导管a波反流，建议尽早终止妊娠。

Ⅲ型：此型预后好于Ⅱ型差于Ⅰ型。不可预测的宫内死胎较其他型高，小胎死后1/3的大胎继发死亡，大胎脑损伤发病率较高，且多发生在两胎均存活的病例。必须告知孕妇及其家属大胎突然死亡和神经系统后遗症的风险。每周超声监测，期待至孕32～34周终止妊娠。

若出现一胎死亡，其处理原则同TTTS。

【遗传咨询与产前诊断】

对sIUGR的病例行染色体检查和染色体微阵列分析的结果，发现个别胎儿存在染色体异常或遗传综合征。建议对两胎均进行羊膜腔穿刺检查染色体和染色体微阵列分析。由于胎盘存在血管吻合，不建议脐血检查。

（三）双胎贫血-多血序列征

双胎贫血-多血序列征（twin anemia-polycythemia sequence，TAPS）主要表现为一胎贫血、苍白，另一胎血液浓缩、红润。两胎血红蛋白差异超过80g/L，但没有同时出现羊水过多/羊水过少。自然发生率在单绒毛膜双胎中为3%～6%。TTTS行激光治疗后，TAPS的发生率为2%～13%。

【发病机制】

TAPS的发病原因与TTTS类似：两个胎儿在胎盘上存在动脉-静脉血流交通，一胎为供血胎，另一胎为受血胎。不同的是，TAPS以细小的（＜1mm）动脉-静脉血管吻合为主，很少伴有动脉-动脉吻合。TTTS经激光治疗后发生的TAPS，经产后胎盘灌注发现残留的细小的动脉-静脉交通血管。这些细小的血管吻合使两胎的血流失衡以相对缓慢的速度发生，胎儿有足够的时间代偿和调节各器官功能，因此可以不出现羊水量改变，仅表现为两胎血液稀释和浓缩的不同，与TTTS相比病情进展较为缓慢。

【临床表现】

除了有双胎妊娠共同的临床表现，孕妇一般无特殊表现。胎儿发生水肿时，一些孕妇可能出现镜像综合征。

【诊断】

1．产前诊断　主要依靠超声检查。

（1）双胎大脑中动脉收缩期峰值流速（MCA-PSV）改变　供血胎＞1.5MoM，而受血胎＜0.8MoM。

有些病例这一征象不典型，受血胎的改变可能不明显，或供血胎虽然增高但未达到1.5MoM。

（2）胎盘改变　一些病例超声可见一个胎盘中供血胎所属胎盘份额明显增厚，而受血胎所属胎盘份额厚度正常（图5-10A）。

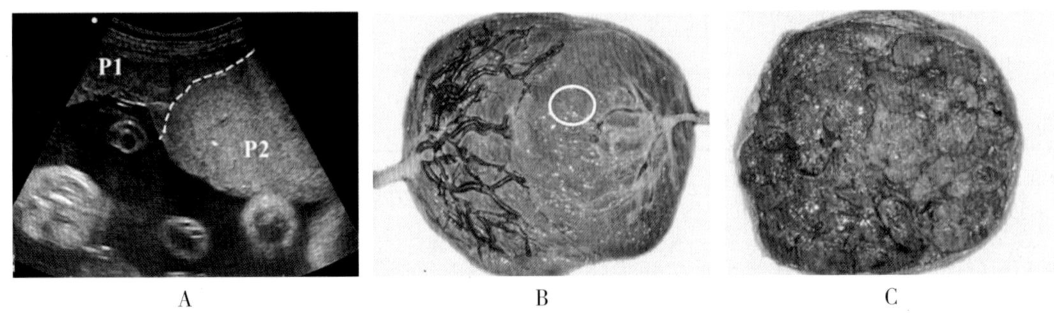

图5-10　双胎贫血-多血序列征胎盘超声声像及分娩后的胎盘

A. 胎盘超声特征：P1受血胎胎盘份额厚度及回声正常，P2供血胎胎盘份额明显增厚，回声增强，可见两胎胎盘份额分界。B. 分娩后胎盘子面：受血胎胎盘份额（左）充血呈深红色，血管极充盈，供血胎胎盘份额（右）水肿，色较浅，血管干瘪，有极小的血管吻合（圆圈内）。C. 分娩后胎盘母体面：清晰可见两胎胎盘份额界限，受血胎胎盘份额（左）充血呈深红色，供血胎胎盘份额（右）水肿，色浅。

（3）其他表现　一些病例可能合并两胎体重差异甚至sIUGR、胎儿水肿。

（4）脐血检查　两个胎儿脐静脉穿刺检查血常规可确诊，一胎贫血而另一胎血红蛋白明显增高。结果可参考出生后的诊断标准：双胎间血红蛋白差异＞80g/L。

2. 出生后诊断

（1）新生儿外观　供血胎一般较小，肤色苍白呈贫血貌；受血胎肤色紫红，严重者可见深色的瘀斑或血栓形成引起的肢体坏死。

（2）血常规检查　双胎间血红蛋白差异＞80g/L，供血胎/受血胎网织红细胞计数比值≥1.7。

（3）胎盘检查　胎盘子面可见细小的动静脉吻合，很少伴有动脉-动脉吻合。供血胎胎盘份额水肿增厚，母面色较浅，子面血管干瘪；受血胎胎盘份额充血呈深红色，血管极充盈（图5-10B、图5-10C）。值得注意的是，由于供血胎（一般为小胎）所属胎盘份额明显水肿，在一些病例看似“大于”受血胎（一般是大胎）的胎盘份额。

TAPS的分期见表5-10。

表5-10　TAPS诊断分期

	超声分期（产前）	两胎间血红蛋白（Hb）差值分期（产后）
Ⅰ期	供血胎MCA-PSV＞1.5MoM 受血胎MCA-PSV＜1.0MoM	＞80g/L
Ⅱ期	供血胎MCA-PSV＞1.7MoM 受血胎MCA-PSV＜0.8MoM	＞110g/L

（续表）

	超声分期（产前）	两胎间血红蛋白（Hb）差值分期（产后）
Ⅲ期	多普勒危象（脐动脉舒张末期血流缺失或反流，脐静脉搏动，静脉导管a波倒置）	>140g/L
Ⅳ期	水肿胎	>170g/L
Ⅴ期	一胎或两胎死亡	>200g/L

【治疗与预后】

TAPS总体预后较好，围产儿死亡率为18%。如果在产前得以诊断，孕周<24周前可考虑行激光凝固胎盘吻合血管术。术中可能遗漏细小的吻合血管。对于发病较早的严重病例，可行选择性减胎术。有学者对严重贫血的胎儿进行宫内输血，但不排除会加重受血胎血栓形成的风险。孕期主要进行超声监测，期待胎儿成熟。若监测过程病情加重，如胎儿出现心脏明显增大或水肿、合并严重的sIUGR、脐血流或静脉导管血流异常等，可酌情考虑终止妊娠。出生后对供血儿小剂量反复输注浓缩红细胞，受血儿可行放血及抗凝治疗。

【遗传咨询与产前诊断】

TAPS并非遗传性疾病，无复发风险。对于必须进行产前确诊以决定处理方案的病例，可以进行双胎脐带穿刺抽血检查胎儿血常规。若合并有畸形或sIUGR，可行双胎羊膜腔穿刺检查染色体及染色体微阵列分析。

（四）双胎反向动脉灌注序列征

双胎反向动脉灌注序列征（twin reversed arterial perfusion sequence，TRAPS），也称为无心双胎（acardiac twinning），是罕见的单绒毛膜双胎特有的畸形。其发生率占单绒毛膜双胎的1%。约74%的TRAPS为单绒毛膜双羊膜囊双胎，24%为单绒毛膜单羊膜囊双胎。围产儿死亡率为50%~75%。

【发病机制】

胚胎发育早期双胎脐动脉位置接近，形成直接的脐动脉–脐动脉吻合，一胎（泵血胎，pump twin）的脐动脉血流直接流入另一胎（无心胎，acardiac twin）的脐动脉，泵血胎的脐动脉血流压力大于无心胎，脐动脉中含氧量极低的血液通过无心胎脐动脉，反向流至无心胎髂动脉或腹主动脉。由于供应无心胎下肢及腹部的血液含氧量较上肢高，因此下肢发育较上肢好，上肢和头面部逐渐萎缩退化。无心胎心脏缺如或者心脏发育不良（始基心脏或无功能心脏）（图5–11），甚至上半身无发育，伴其他多个系统畸形。泵血胎外观基本正常，由于泵血胎同时负责自身血液循环和无心胎的血供，心脏负荷增加，严重时发生心力衰竭。

按外观可将无心胎分为5类：

1．无头无心畸胎（acardius acephalus） 最常见，占60%~75%。胎头缺如，可见躯干和肢体。

2．无躯干无心畸胎（acardius acormus） 极为罕见，仅胎头发育。胎头通常经由颈部发出的脐带附着于胎盘上。

3．无定形无心畸胎（acardius amorphous） 占20%，为皮肤覆盖的骨骼、肌肉、脂肪、结缔组织组成的不规则团块，无胎儿外形。脐带可附着于无心胎表面任何部位。

4．无脑无心畸胎或头发育不全畸胎（acardius anceps） 胎头发育差，但躯干和肢体发育良好。

5．无头无躯干无心畸胎（acardius myelacephalus） 由无定形团块以及部分发育的一个或几个肢体组成。

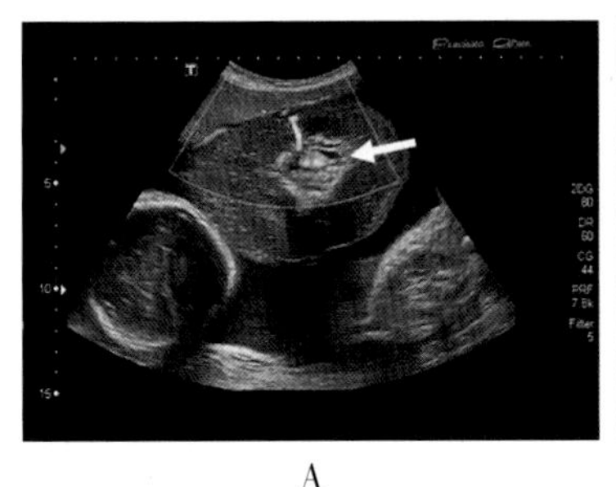

A

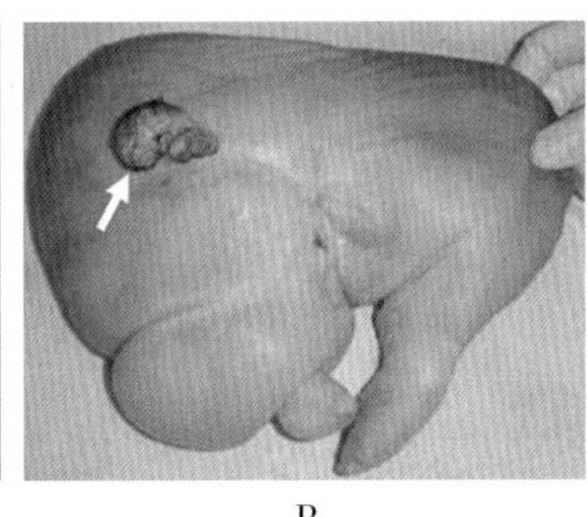

B

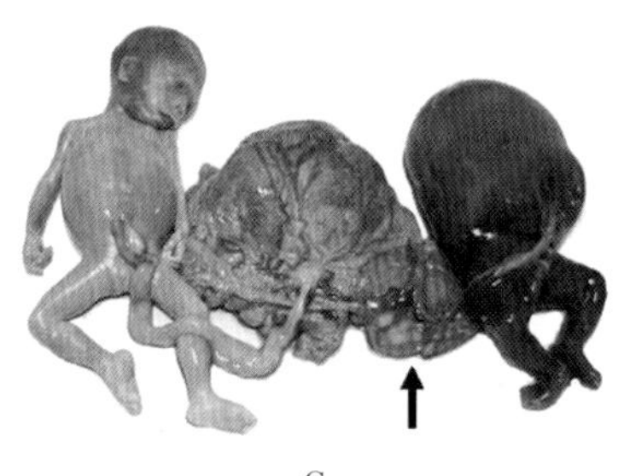

C

图5-11 TRAPS超声声像及胎儿外观

A．单绒毛膜三胎一胎为无心胎：超声可见巨大的无心胎有发育不良的心脏搏动（箭头所示），仅见水肿的躯干，无头、无四肢。泵血胎及另一胎发育正常。B．分娩后的无心胎：无心、无头、无上肢，下肢畸形，见头皮及头发但无脑组织（箭头所示）。C．引产后无心胎外观：无心胎（右）的胎头、上肢及心脏缺如，仅有水肿的躯干及发育异常的下肢。可见泵血胎从胎盘发出一条脐动脉和一条脐静脉（箭头所示）连接到无心胎，泵血胎发育正常。

【临床表现】

除了有双胎妊娠共同的临床表现，孕妇一般无特殊表现。

【超声特征】

1．单绒毛膜双胎 见前述。

2．一胎无正常心脏结构 一胎无心畸形，或可见发育不良的心脏。无心胎伴有其他结构异常（图5-11B、图5-11C），如无脑、脐膨出、上肢缺如、下肢发育不良、软组织水肿、淋巴水囊瘤。彩超检查脐动脉有逆流向无心胎的血流信号。

3．泵血胎结构基本正常 可出现心脏扩大、心肌肥厚、三尖瓣关闭不全、心包积液等心力衰竭表现，可伴有羊水过多。

TRAPS需与先天性无脑畸形、双胎一胎宫内死亡相鉴别。

【治疗与预后】

TRAPS的主要问题是泵血胎心脏负荷增加导致的充血性心力衰竭、继发死亡，或者无心胎体积迅速增加、继发早产。处理原则为最大限度地改善结构正常的泵血胎预后，使泵血胎获得良好的妊娠结局。

以下指标提示妊娠结局不良[44, 45]：

（1）无心胎与泵血胎的体重比大于70%，无心胎生长较快。

（2）羊水过多。

（3）泵血胎出现血流异常，如脐动脉舒张末期血流消失或反向、脐静脉血流搏动、静脉导管血流反向。

（4）泵血胎心胸比增大、心力衰竭，水肿。

（5）单羊膜囊内两胎发生脐带缠绕。

此外，有人认为无心胎与泵血胎脐动脉阻力指数差异>0.20提示供血胎妊娠结局较好，<0.05则提示预后不良。

没有以上高危因素的病例可期待治疗。若存在以上高危因素，建议选择性减灭无心胎。较安全有效的方法为射频消融减胎术（图5-6C）。

【遗传咨询与产前诊断】

无心胎的染色体异常发生率约为33%，包括单倍体、三倍体、染色体缺失、嵌合体、多倍体。通常认为染色体异常不是导致无心胎复杂畸形的原因，但会促进异常脐动脉-脐动脉吻合的形成，使动脉血反流，继而导致双胎发育不平衡。无心胎的染色体异常由染色体变异形成而并非直接从亲代遗传。泵血胎染色体非整倍体的风险为9%。建议对双胎行产前诊断，排除染色体异常以及微重复或微缺失。由于无心胎常常合并羊水过少或无羊水，导致无法对其取材行产前诊断。若无心胎有淋巴囊肿，可抽取囊液进行染色体微阵列分析。

（五）单绒毛膜单羊膜囊双胎特有的并发症

1．连体双胎　一种非常罕见的单绒毛膜单羊膜囊双胎，发生率为0.001%～0.004%。发生的主要原因为双胎分裂时间较晚（>13d），晚于胎儿部分肢体器官分化，因此存在两个胎儿共用部分肢体器官（图5-12A）。此外，两个胎儿连体部还存在着大量血管和神经。连体双胎的命名根据连体最明显的部位划分，包括胸部连体、脐部连体、臀部连体、坐骨连体、颅部连体。

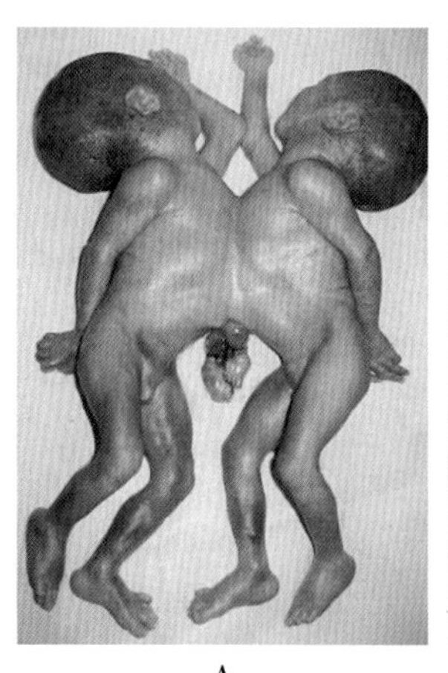

A

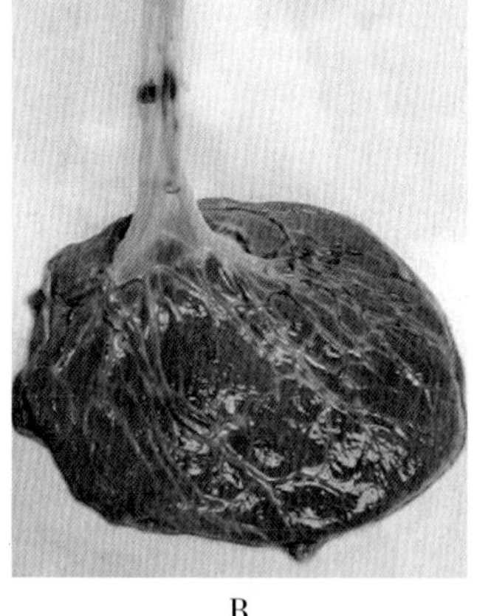

B

图5-12　连体双胎胎儿和胎盘

A．胸腹连体胎：两胎有各自的心脏，共有一个心包腔，小部分肝脏相连。B．胎盘：两胎的脐带并排从共有的胎盘发出，脐带之间有羊膜相连。

【临床表现】

与其他双胎妊娠比较，孕妇没有明显的异常表现，多数病例至妊娠中晚期由于羊水过多，出现子宫异常增大、胸闷、心悸等压迫症状。

【超声特征】

妊娠早期，两个胎儿之间未见分隔膜需警惕连体双胎。由于孕早期超声结果可能出现假阳性，妊娠10周前诊断连体双胎非常慎重。建议动态评估胎儿位置和外观。

Van den Brand提出9项超声异常可以帮助诊断连体双胎：

（1）孕早期胎儿长轴呈分叉状。

（2）双胎之间缺乏分隔膜。

（3）无法分辨胎儿肢体。

（4）合并畸形。

（5）脐血管超过3条。

（6）两个胎儿的胎头与腹部平面位于同一水平。

（7）脊柱异常伸展。

（8）肢体位置异常。

（9）时间、运动和手法外力无法改变两个胎儿的相对位置。

75%的病例合并羊水过多。胎儿畸形发生率增加，如脐疝和消化道梗阻、先天性心脏病。

二维超声诊断不明时，可做三维超声和MRI。MRI对软组织和神经系统的分辨率高，对产前评估连体双胎有特殊价值，尤其是判断颅脑和胸腹部结构；不建议在胎儿期应用CT和X线平片检查，但对选择放弃胎儿的病例，CT和X线平片可协助判断连体部位，尤其是骨质联合部位和形态，从而指导分娩方式。超声心动图检查以评估心脏和大血管结构以及心功能。

【治疗与预后】

连体双胎预后不良，宫内死亡率达20%～40%。如不经过手术分离，胎儿出生后均无法正常生活。连体部位和器官分配的诊断至关重要。一旦确诊连体双胎，需要借助超声、超声心动图、MRI精确定位连接部位、局部血流神经分布、内脏器官归属、有无合并其他畸形，评估心功能、重要器官资源。联合外科医生、麻醉科医生、产科医生综合判断胎儿预后、手术方式和风险。与孕妇及其家属充分沟通后慎重抉择胎儿去留。如果妊娠小于28周，胎儿体积较小者可考虑阴道分娩。胎体较大，脊柱连体或者连体部位无法通过产道时，可选择剖宫取胎。

对胎儿连体部位较大者，剖宫产术前要充分评估手术切口部位和胎儿娩出体位，个别病例由于胎体过大，需要子宫纵切口或者倒T形切口。由于产后涉及新生儿监护和外科手术，建议在三级医院分娩。

出生后治疗：连体双胎外科手术分离风险极大，尤其是胸腹部和脑部连体胎。面临的基本问题：①如何分离共用器官，尽可能保证每个孩子都能获得维持生命的器官组织。无法两全的情况下，要放弃一个孩子，保留相对优势的个体。②分离连接部位后，受损的表皮、骨骼、肌肉如何修补，有些可以用自体组织移植，但缺损较大时需要借助合成产品或者假体。

【遗传咨询与产前诊断】

连体双胎并非遗传性疾病，复发风险不高。建议羊膜腔穿刺产前诊断，进行染色体检查及染色体微阵列分析。由于只有一个羊膜腔，羊水检查反映的是两个胎儿的结果。

2. 双胎脐带缠绕和脐带打结

脐带缠绕和脐带打结是单绒毛膜单羊膜囊双胎特有的并发症，在单羊膜囊双胎的发生率为70%～100%，死亡率高达30%。单羊膜囊双胎两个胎儿间缺乏隔膜，由于胎位、胎动、重力等因素，极易形成两个胎儿的脐带相互缠绕甚至打结（图5-13A）。当缠绕的脐带拉紧，脐血流中断时，可以造成一胎或者两胎死亡。少见的情况下，单绒毛膜双羊膜囊双胎宫内治疗过程中造成隔膜穿孔破裂，形成医源性单羊膜囊双胎，同样可以出现脐带缠绕或打结（图5-13B）。

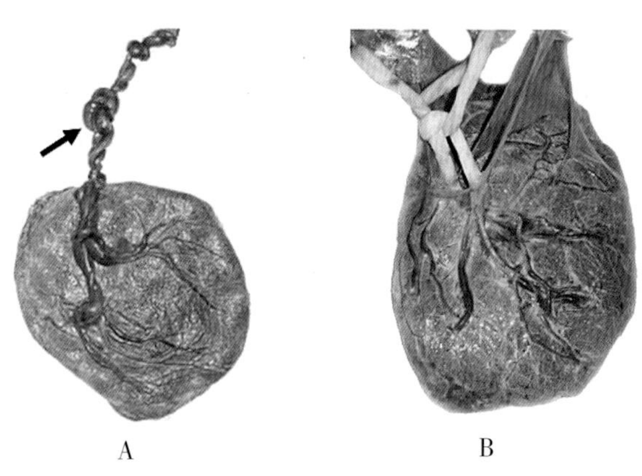

图5-13 双胎脐带缠绕和脐带打结

A．双胎脐带缠绕以及形成真结（箭头所示）。B．羊水减量后医源性羊膜破裂，双胎脐带形成真结。

【超声特征】

单绒毛膜单羊膜囊双胎，两胎之间无分隔膜，脐带呈高度螺旋缠绕。最早可在孕10周见到。孕早期缠绕的脐带可以不断变化，时而自行松解。妊娠中晚期，由于胎儿的体积增加及活动度减少，缠绕状态相对固定。彩超可见脐动脉血流短暂性受压形成的切迹和反流。

【治疗与预后】

脐带缠绕造成的脐带意外是单羊膜囊双胎的主要死亡原因。正确的产前诊断、严密的产前监测、适时终止妊娠是改善预后的关键。脐带意外无任何先兆，随时可能发生。超声尽早诊断并严密监测脐带缠绕程度和脐血流。

（1）孕周尚小　每周彩超复查，一旦出现一胎血流受阻，可考虑胎儿镜下结扎一胎脐带并剪断，或行射频消融减胎术。减胎同时需要离断减灭胎的脐带，否则胎儿死亡萎缩后，由于重力作用和脐带收缩可压迫存活胎脐带，导致继发死亡。

（2）孕周已达26周　建议促胎肺成熟，并行胎心监护，一旦发现脐带受压、胎心率减速，立即剖宫产终止妊娠。

（3）终止妊娠时机　妊娠后期胎儿活动空间局限，但胎儿活动力度增大，出现脐带受压可能性加大，建议孕32～34周剖宫产终止妊娠。尽量减少分娩过程中脐带牵拉受压的可能。

【遗传咨询与产前诊断】

脐带缠绕并非遗传性疾病，不增加复发风险。但单绒毛膜单羊膜囊双胎有遗传倾向，每次妊娠需尽早超声评估绒毛膜及羊膜性质。一旦诊断双胎脐带缠绕，胎儿可能随时宫内死亡或者早产，需与孕妇及其家属交待病情和预后。

（高　羽　方　群）

参考文献

[1] Turnpenny P, Ellard S. Emery's element's of medical genetics [M]. 14th ed. Elsevier, 2012: 83–84.

[2] Nelson K, Holmes LB. Malformations due to presumed spontaneous mutations in newborn infants [J]. N Engl J Med, 1989, 320: 19–23.

[3] 张恒, 段建华, 赵倩, 等. 广州市1 708例病残儿鉴定回顾性分析 [J]. 中国社会医学杂志, 2011, 28: 361–363.

[4] 邹仲之, 李继承. 组织学与胚胎学 [M]. 北京: 人民卫生出版社, 2013.

[5] Yu J, Vodyanik MA, Smuga–Otto K, et al. Induced pluripotent stem cell lines derived from human somatic cells [J]. Science, 2007, 318: 1917–1920.

[6] Alexander DB, Goldberg GS. Transfer of biologically important molecules between cells through gap junction channels [J]. Curr Med Chem, 2003, 10: 2045–2058.

[7] Whitfield GK, Jurutka PW, Haussler CA, et al. Steroid hormone receptors: evolution, ligands, and molecular basis of biologic function [J]. J Cell Biochem, 1999, Suppl 32–33: 110–122.

[8] Simpson P. Developmental genetics. The Notch connection [J]. Nature, 1995, 375: 736–737.

[9] Tessier–Lavigne M, Goodman CS. The molecular biology of axon guidance [J]. Science, 1996, 274: 1123–1133.

[10] Goyal D, Limesand SW, Goyal R. Epigenetic responses and the developmental origins of health and disease [J]. J Endocrinol, 2019, 242: T105–T119.

[11] Vaquerizas JM, Kummerfeld SK, Teichmann SA, et al. A census of human transcription factors: function, expression and evolution [J]. Nat Rev Genet, 2009, 10: 252–263.

[12] Burke D, Wilkes D, Blundell TL, et al. Fibroblast growth factor receptors: lessons from the genes [J]. Trends Biochem Sci, 1998, 23: 59–62.

[13] 李正, 王慧珍, 吉士俊. 先天畸形学 [M]. 北京: 人民卫生出版社, 2000: 13.

[14] 陆国辉. 产前遗传病诊断 [M]. 广州: 广东科技出版社, 2002: 10.

[15] 付立杰, 阎云, 张红恩. 畸胎学 [M]. 上海: 上海科技教育出版社, 1996: 18–157.

[16] 顾学箕. 中国医学百科全书毒理学分册 [M]. 上海: 上海科学技术出版社, 1982: 39.

[17] 郭孝涵, 贺晶. 环境因素与出生缺陷 [J]. 国际妇产科学杂志, 2013, 40: 537–540.

[18] Caserta D, Graziano A, Lo MG, et al. Heavy metals and placental fetal–maternal barrier: a mini–review on the major concerns [J]. Eur Rev Pharmacol Sci, 2013, 17: 2198–2206.

[19] Hansen CA, Barnett AG, Jalaludin BB, et a1. Ambient air pollution and birth defects in Brisbane Australia [J]. PLoS ONE, 2009, 4: 5408.

[20] 欧阳振波, 尹倩, 全松, 等. 美国妇产科医师学会关于妊娠期及哺乳期影像学检查安全性指南的解读 [J]. 现代妇产科进展, 2016, 25: 712–714.

[21] 庄艳艳, 崔红, 刘思诗, 等. 20年间双胎妊娠并发症变化及妊娠结局的比较分析 [J]. 现代妇产科进展, 2014, 01: 37–40.

[22] Ginsberg NA, Ginsberg S, Rechitsky S, et al. Fusion as the etiology of chimerism in monochorionic dizygotic twins [J]. Fetal Diagn Ther, 2005, 20: 20–22.

[23] Aoki R, Honma Y, Yada Y, et al. Blood chimerism in monochorionic twins conceived by induced ovulation: case report [J]. Hum Reprod, 2006, 21: 735–737.

[24] Zhang B, Cao Z, Zhang Y, et al. Birthweight percentiles for twin birth neonates by gestational age in China [J]. Sci Rep, 2016, 6: 31290.

[25] Shi X, Li L, Huang X, et al. Fetal aneuploidy: a comparison of dichorionic twins and monochorionic twins [J]. Fetal Diagn Ther, 2018, 44: 124–128.

[26] 宋晶, 陈奕. 37例双胎一胎胎死宫内后存活儿预后分析 [J]. 实用妇产科杂志, 2018, 34: 46–49.

[27] Hillman SC, Morris RK, Kilby MD. Co–twin prognosis after single fetal death: a systematic review and meta–analysis [J]. Obstet Gynecol, 2011, 118: 928–940.

[28] Cuckle H. Down's syndrome screening in twins [J]. J Med Screen, 1998, 5: 3–4.

[29] He M, Pepperell JR, Gundogan F, et al. Monochorionic twins discordant for mosaic trisomy 14 [J]. Am J Med Genet A, 2014, 164A: 1227–1233.

[30] Pauli S, Schmidt T, Funke R, et al. Discordant phenotype in monozygotic twins with mosaic trisomy 12p in lymphocytes [J]. Eur J Med Genet, 2012, 55: 480–484.

[31] Ashton–Prolla P, Felix TM. Say syndrome: a new case with cystic renal dysplasia in discordant monozygotic twins [J]. Am J Med Genet, 1997, 70: 353–356.

[32] 安平, 熊钰. 双胎妊娠的产前筛查与产前诊断 [J]. 国际生殖健康/计划生育杂志, 2017, 1: 74–77.

[33] Peress DA, Peaceman AM, Yee LM. Evaluation of trichorionic versus dichorionic triplet gestations from 2005 to 2016 in a large, referral maternity center [J]. Am J Perinatol, 2017, 34: 599–605.

[34] Morlando M, Ferrara L, D'Antonio F, et al. Dichorionic triplet pregnancies: risk of miscarriage and severe preterm delivery with fetal reduction versus expectant management. Outcomes of a cohort study and systematic review [J]. BJOG, 2015, 122: 1053–1060.

[35] van de Mheen L, Everwijn SM, Haak MC, et al. Outcome of multifetal pregnancy reduction in women with a dichorionic triamniotic triplet pregnancy to a singleton pregnancy: a retrospective nationwide cohort study [J]. Fetal Diagn Ther, 2016, 40: 94–99.

[36] Chaveeva P, Kosinski P, Puglia D, et al. Trichorionic and dichorionic triplet pregnancies at 10–14 weeks: outcome after embryo reduction compared to expectant management [J]. Fetal Diagn Ther, 2013, 34: 199–205.

[37] Duryea EL, Happe SK, McIntire DD, et al. The natural history of twin–twin transfusion syndrome stratified by Quintero stage [J]. J Matern Fetal Neonatal Med, 2016, 29: 3411–3415.

[38] Crombleholme TM, Shera D, Lee H, et al. A prospective, randomized, multicenter trial of amnioreduction vs selective fetoscopic laser photocoagulation for the treatment of severe twin–twin transfusion syndrome [J]. Am J Obstet Gynecol, 2007, 197: 391–396.

[39] Rossi AC, Vanderbilt D, Chmait RH. Neurodevelopmental outcomes after laser therapy for twin–twin transfusion syndrome: a systematic review and meta–analysis [J]. Obstet Gynecol, 2011, 118: 1145–1150.

[40] Mari G, Roberts A, Detti L, et al. Perinatal morbidity and mortality rates in severe twin–twin transfusion syndrome: results of the International Amnioreduction Registry [J]. Am J Obstet Gynecol, 2001, 185: 708–715.

[41] Lewi L, Gratacos E, Ortibus E, et al. Pregnancy and infant outcome of 80 consecutive cord coagulations in complicated monochorionic multiple pregnancies [J]. Am J Obstet Gynecol, 2006, 194: 782–789.

[42] Taylor MJ, Shalev E, Tanawattanacharoen S, et al. Ultrasound–guided umbilical cord occlusion using bipolar diathermy for Stage III/IV twin–twin transfusion syndrome [J]. Prenat Diagn, 2002, 22: 70–76.

[43] Robyr R, Yamamoto M, Ville Y. Selective feticide in complicated monochorionic twin pregnancies using ultrasound–guided bipolar cord coagulation [J]. BJOG, 2005, 112: 1344–1348.

[44] Quintero RA, Chmait RH, Murakoshi T, et al. Surgical management of twin reversed arterial perfusion sequence [J]. Am J Obstet Gynecol, 2006, 194: 982–991.

[45] Tasha I, Lazebnik N. Clinical management of twin reversed arterial perfusion cases: insights into a complex and challenging twinning [J]. Clin Exp Obstet Gynecol, 2017, 44: 319–325.

责任编委：潘小英　陆国辉

第六章 CHAPTER 6 临床遗传咨询概论

临床遗传咨询（clinical genetic counseling）是临床遗传学服务中重要的一环。随着人类对遗传性疾病认识的深入，以及产前遗传病筛查的普遍开展、辅助生殖技术的推广和产前超声筛查技术的广泛使用，使得遗传咨询从过去的仅是少数研究机构开展的工作，变成现在临床工作中的常规项目；并且伴随基因组诊断技术的飞速发展，使得遗传咨询已成为知识更新快速、应用范围广泛的一个专业。由于遗传咨询涉及个人、家庭、社团、工作环境和社会的各个方面，为了让遗传咨询更好地服务于个人和家庭，除了医学遗传专业知识外，遗传咨询师必须对伦理、道德、文化、社会、心理、现行法律和法规有深入的认识。

第一节　遗传咨询的定义和指征

最早具有严格科学意义的遗传咨询始于20世纪初。发展至今，遗传咨询经历了四种模式，即优生模式（eugenic model）、医学和预防模式（medical/preventive model）、作出决定模式（decision-making model）和心理治疗模式（psychotherapeutic model），现在的遗传咨询普遍采用心理治疗模式。1975年美国人类遗传协会（American Society of Human Genetics, ASHG）首次作出遗传咨询的定义，在随后基因组医学迅速发展的背景下，对遗传咨询师本身职业提出新的要求，美国国家遗传咨询协会（National Society of Genetic Counseling, NSGC）于2006年5月对遗传咨询进行了重新定义[1]，即：遗传咨询是一个帮助人们理解和适应遗传因素对疾病的作用及其对医学、心理和家庭的影响的过程。这一过程包括：①通过对家族史的解释来评估疾病的发生或再发风险率；②进行有关疾病的遗传、实验室检测、治疗处理及预防的教育，并提供与疾病有关的各种可以求助的渠道及研究方向；③辅导促进知情选择和对所患疾病及其再发风险的逐步认知和接受。

和1975年的定义相比，新定义具有以下特征：①遗传咨询范围扩大，从单纯的生育遗传咨询延伸到包括肿瘤等常见病的遗传咨询。②没有强调非指导性（non-direct）咨询这一原则。其原因是：第一，非指导性咨询是遗传咨询的基本伦理概念，这一概念已是众所周知，无须重复；第二，与对实验室检测和生育的咨询不同，对肿瘤，尤其是对肿瘤综合征预防的咨询，非指导性咨询已显得不实用，往往变成了有意识的指导性咨询；③涵盖了教育和研究内容，即把与遗传咨询相关的教育（包括培训班）和研究都归属于遗传咨询的范围。

遗传咨询师或临床遗传医师通过交谈，帮助咨询者充分了解遗传病的诊断、治疗、预后、再发风险以及可以采取的干预措施，在充分知情的前提下，帮助咨询者做出最有利于本人和家庭的选择，同时还重点关注咨询者的心理问题[2-5]。

所谓帮助咨询者作出对其本人和家庭最有利的选择，是指在咨询者充分知情前提下，咨询师帮助咨询者分析各种选择对咨询者的意义、局限性、存在的风险、困难（包括经济上的、家庭关系上的）等，让咨询者自己做出选择，而不是咨询师来做选择。

理解遗传咨询的内涵，需要注意以下关注点：

（1）遗传咨询的关注点是咨询者个人及其家庭。相同的疾病，不同的个人和家庭背景以及社会、经济、文化、宗教、信仰、地方习俗等可以有不同的选择，不同的应对方式，只要咨询者认为对自己和家庭最合适即可。

（2）遗传咨询是一个沟通过程。在此过程中，咨询师除了要帮助咨询者了解相关的遗传病情况，同时也要了解咨询者本身的社会、文化、经济等背景，了解他们对生育的要求和愿望。根据这些，帮助他们做出选择。

（3）强调遗传咨询是一个沟通过程，这过程可以是在一段时间内。对于大多数咨询者而言，自身携带遗传病基因或者生出有缺陷的孩子，对其心理是一种打击。在这种心理状态下，很难做出正确的选择。这需要咨询师对其进行心理安慰，并给予时间让其接受这个不好的现实。只有心理平静了，才能做出理智的选择。

（4）在咨询中，特别是在咨询是否保留中度异常胎儿时，咨询者往往很难很快做出选择。应给其时间，让其思考、和亲友讨论、上网查阅相关知识、咨询相关专科医师，做好这些以后再进行咨询。

遗传咨询指征通常为：①遗传病筛查阳性者；②高龄孕妇，即当孕妇分娩时年龄达到或者>35岁时；③曾妊娠/生育过有遗传病或者先天性异常的胎儿或孩子；④夫妇之一是遗传病患者；⑤有反复发生自发性流产或不孕不育病史的夫妇；⑥夫妇之一或双方是遗传病携带者；⑦夫妇之一有遗传病家族史；⑧近亲婚配；⑨外环境致畸物接触史；⑩肿瘤和遗传因素明显的常见病。

产前筛查技术和辅助生殖技术在临床已经逐渐普遍应用。产前筛查包括产前夫妇双方常见遗传病携带者筛查、胎儿染色体非整倍体筛查、产前超声筛查等。在产前遗传咨询中有相当一部分是产前筛查阳性的孕妇，而所有拟进行辅助生殖的夫妇都要求进行遗传咨询。对于需要进行植入前遗传病诊断或植入前遗传病筛查的夫妇更是需要进行遗传咨询。

虽然从伦理学上讲，不建议进行产前亲子鉴定，除非是非自愿强暴所致。但要求进行产前亲子鉴定的，依然是咨询门诊工作的一部分。

（陆国辉　潘小英）

第二节 遗传咨询必须遵循的伦理、道德原则和法律、法规

一、在遗传咨询中必须遵循的伦理和道德原则[3, 5, 6]

（一）自愿的原则

是否选择遗传咨询、是否选择遗传学检查及选择何种检查应完全尊重咨询者自己的意愿。对于有完全行为能力的成年人，是否进行遗传咨询和遗传学检查由本人决定；对于未成年人，应该在有利于未成年人成长和家庭利益的前提下，由家长做出决定；对于胎儿，由胎儿父母双方决定是否咨询和检查。如果胎儿父母意见不一致，尊重胎儿母亲即孕妇的意见。

咨询者在自愿的前提下做出选择前，遗传咨询师应充分告知。

未经本人同意或在不知情下进行的遗传学检查都是不合伦理的，在有些国家是非法的。如医疗保险公司和一些社会组织为了自身利益，要求当事者进行遗传学检查，或有些当事者是在参加一个他（她）们所不了解的筛查时被要求进行遗传学检查等。这些数据的应用是不合伦理的。保险公司应用这些数据拒绝或者提高保险费用也是不合伦理，甚至是非法的。

（二）平等的原则

理想的状况是遗传咨询、遗传病诊断和治疗应该平等地提供给所有有需要并且选择遗传学服务的人。目前的情况是遗传学服务是收费的。有些人会因为费用的原因不选择遗传学服务。有些地区遗传学服务欠缺，使得有需要的人得不到服务。遗传咨询师应该尽量地推动平等原则的实施。

（三）教育咨询者原则

遗传咨询的重要特征是对咨询者的教育。教育的目的是使咨询者真正理解他（她）需要理解的相关遗传病的内容。包括：①疾病的临床表现、疾病表现的个体差异、疾病的诊断方法、疾病是否可以治愈、治疗的手段和费用、疾病对个体和家庭的影响；②疾病的遗传规律、疾病再次在家庭成员中出现的风险；③如何预防该疾病的发生，包括产前诊断方法；④其他应对疾病发生的方法。

（四）公开信息的原则

在遗传咨询时，许多遗传学家和遗传咨询师赞同公开所有有关遗传病检查的信息，但在有些情形下需要注意保护未成年人的心理。如患有Klinefelter综合征的男孩和患有Turner综合征的女孩，应叮嘱其父母在其未成年前尽量不要告知其实情，尤其在最新的检测技术的开展下，一些临床意义不明的检查结果经常困扰着遗传咨询师和咨询者。涉及产前诊断后的遗传咨询时，遗传咨询师应尽量甄别检查结果的临床意义，如果有意义，就告知咨询者，如果意义不明确，就告知意义不明确，尽量不要因为存在意义不明的检查结果而导致终止妊娠的情况发生。在咨询中还会遇到“非生物学父亲”的问题。如果这一问题会影响检查结果的准确性，应避开孕妇的丈夫，单独和孕妇谈，告知明确生物学父亲的重要性及希望配合检查。如果不影响检查结果的准确性，可以不告知。

过去，遗传咨询花费的时间很长，遗传咨询师几乎可以做到告知所有咨询者咨询的问题；而

现在，遗传咨询需求量增加了，遗传咨询师每天要面对很多的咨询者，但无论如何，咨询师应向咨询者公开所有和咨询者做出决定有关的重要信息。

（五）非指导性的咨询原则

非指导性咨询原则（non-direct counseling）是国际普遍认可的从事遗传咨询工作者必须遵循的原则，是指在咨询过程中，遗传咨询师只是向咨询者陈述各种选择的目的、临床意义、风险、费用等，由咨询者根据自己的情况进行选择。由于遗传咨询结果关系咨询者个人或家庭的未来，所有的受益和风险都是咨询者个人和家庭承担，而且，对于遗传咨询的各种选择，都有一定的不确定性，因此，非指导性咨询原则是必须的。

在咨询中，遗传咨询师或咨询师个人对遗传咨询的各种选择会有偏好，比如，会认为根据咨询者的个人情况，某种选择会更合理；或者认为咨询者做出的选择不合适。遇到这种情况，应再仔细对咨询者进行解释，让他（她）理解他（她）们的选择可能会有什么样的结果，确认他（她）真的理解了自己选择的结果，如果他（她）继续坚持，在不违背伦理原则的情况下，尊重他（她）的选择。

咨询时会遇到咨询者做出明显不合理的选择，也可以让他（她）再进一步考虑，通过查阅资料或咨询亲友的意见后再作决定。有些时候也可以告诉他（她），遗传咨询师的意见是偏向于什么选择，让其慎重考虑。

（六）在咨询中关注咨询者的心理、社会背景和情感的原则

遗传咨询的目的是帮助咨询者了解他们的遗传病情况和帮助他们做出对自己和家庭最有利的选择。通常，产前诊断遗传咨询的目的是如果产前诊断发现严重的疾病就选择终止妊娠。然而，不同的家庭可以有不同的选择。在生育选择上，地方习俗会影响个体的选择，宗教也会影响个体的选择。随着国际国内交往的增加和人口流动的增加，咨询者可能会有不同的宗教背景，某些宗教禁止堕胎，在遗传咨询时就应该了解清楚。对于任何情况下都不选择终止妊娠的咨询者，一般就没必要进行侵入性产前检测，除非是为了出生后需要立即进行治疗的情况。咨询者的文化背景、受教育程度、经济能力、情感和经历也会影响其选择。一个有经验的遗传咨询师应该对这些因素敏感。遗传咨询师应该了解不同的选择对特定个体和家庭的可能影响，并在咨询时帮助咨询者进行分析和告知。遗传咨询师在咨询中要尊重和理解咨询者的各种背景，说话和姿态要表现出尊重，不可有任何冒犯的表现。

（七）保护隐私的原则

和所有医疗实践一样，遗传咨询也涉及咨询者的隐私保护（confidentiality protection）的问题。一方面，咨询者不希望周围的人知道他（她）是遗传病患者或携带者，或他（她）家中有遗传病患者。因为他（她）周围的人知道后，可能会对他（她）和他（她）的家人产生歧视，也可能会影响他（她）和家人今后的升学、就业、交友和择偶。另一方面，遗传病可能会在一个家族中传递，如果隐私暴露了，可能会对整个家族都有影响。基于以上原因，遗传咨询师要保护咨询者隐私。

由于遗传病会在家族中传递，为避免遗传病的发生，在咨询时应告知咨询者，他（她）家族中的哪些成员存在遗传病风险，应进行遗传咨询或相关检查。家族中遗传病风险是否告知咨询者家人，应由咨询者自己决定。如果咨询者同意告知家人，告知的事情也是由咨询者自己完成。

在国外，个体会担心遗传病信息会让雇主或保险公司获取，从而产生歧视。而美国等国家是禁止遗传歧视的。

随着基因检测技术的广泛应用和基因检测技术应用的便利，个体遗传信息的隐私保护越显重要，保护个体遗传信息的难度也有所增加，但作为遗传咨询师，应坚守职业道德，保护好咨询者的隐私。

二、产前诊断的伦理、道德问题

产前诊断因为涉及一个生命能否出生，同时多数情况产前诊断使用的技术是有创性的，存在胎儿丢失的问题。因此，产前诊断存在伦理问题。能够被公众广泛接受的产前诊断的目的是：产前诊断是针对严重影响个体生存质量、缺乏有效的治疗方法、给个体及家庭带来巨大痛苦和负担的疾病。有时候产前诊断的目的也可以是产前明确诊断以便出生后及时得到治疗。因此，合乎伦理的产前诊断的目标疾病是必须符合以上条件的疾病[3, 5, 7]。

产前诊断因为涉及选择性终止妊娠的问题，因此，合乎伦理的产前诊断时间应该是尽早。从伦理的原则出发，同时也是为了保护妇女的权益，在美国，大多数州的法律规定：不可限制12孕周以前的孕妇终止妊娠。对于中期妊娠（13～24孕周）的终止妊娠，须有充足的理由。对于晚期妊娠（24孕周以后的）的终止妊娠是禁止的，除非继续妊娠会危及母亲的健康。在中国虽然没有类似的法律规定，但孕28周进入围产期，终止妊娠需持谨慎态度。

对于明确的暂无有效治疗方法的严重致残、致愚、致死性疾病，产前诊断后的选择往往是明确的。对于中度严重疾病的情况，应做到充分知情选择。对于轻微的疾病情况，应该告知咨询者胎儿的生命是珍贵的，从伦理角度出发，应该保留胎儿。但最终选择由咨询者夫妇决定。

有些疾病，如性分化异常或性染色体异常疾病，其智力和生存能力通常在正常范围，但其社会适应能力和心理会受到影响。多指、单纯唇裂，可能会影响美观，但并不影响其生存。这些情况是否继续妊娠，应根据孕周大小和咨询者夫妇的意愿决定。如果孕周较大，应告知咨询者夫妇，从伦理角度出发，应尽可能保留胎儿。

因为新技术的应用[8–12]，会遇到产前诊断结果意义不明的情况，这时应尽可能地求证结果的意义。如果最终还是意义不明，应尽量不选择终止妊娠。

总之，产前诊断前和产前诊断后的遗传咨询都很重要，要做到充分知情，最终是否继续妊娠由咨询夫妇自行决定。

三、与遗传咨询相关的法律法规

我国与遗传咨询相关的法律法规包括《中华人民共和国母婴保健法》和《产前诊断技术管理办法》（详见相关章节）。

四、医学伦理委员会

遗传咨询和产前诊断工作中经常会面临伦理问题。依据原卫生部颁布的《产前诊断技术管理办法》规定，从事产前诊断和遗传咨询的医疗机构应该设立医学伦理委员会（ethic committee）。

医学伦理委员会成员应由高级专业技术人员、高年资医师，法律工作者和社区人员组成，包括遗传咨询师、专科医师、儿科医师、心理医师等疾病相关医务人员。医学伦理委员会针对产前诊断和遗传咨询的职责制定所属机构的产前诊断技术实施的伦理原则，对特殊和疑难病例进行伦理讨论，产前诊断新技术应用的伦理准入和应用的伦理原则。

（潘小英　陆国辉）

第三节　遗传咨询重要内容

遗传咨询的过程包括：明确疾病临床诊断和遗传学诊断；确定遗传类型；根据遗传类型推算再发风险；告知再发风险（有些是告知发病的风险）；告知咨询者各种可能的选择；在充分知情的前提下，帮助咨询者做出选择；在咨询过程中关注咨询者的心理问题。

一、明确疾病临床诊断和遗传学诊断，确定遗传类型

明确疾病的临床诊断和遗传学诊断是遗传咨询的重要内容之一。

遗传病的病种多，疾病涉及临床各个专科，随着医学遗传学检测技术应用的逐渐规范和推广，可以诊断的病种越来越多。对于常见典型的遗传病，例如地中海贫血，遗传咨询师可以根据疾病的家族史、临床表现、辅助检查和实验室检查做出临床诊断。对于大多数遗传病，准确的临床诊断则需要依赖有医学遗传学背景和经验的专科医师、临床遗传实验室专家、遗传咨询师三方组成的医学遗传学专业团队相互配合完成。与遗传咨询关系密切的临床专科有产科、新生儿重症监护科、眼科、神经（肌肉）内科、心脏中心、小儿内科、小儿外科、肿瘤科等。由于遗传病及其基因变异异质性的特点，相同（或相似）的临床诊断，可以有不同的遗传学诊断结果，也可以有不同的遗传方式[12-14]。因此，遗传病的临床诊断和遗传学诊断非常复杂。由于对遗传病和先进的基因组诊断技术认识的局限性，临床遗传专科医生对疾病的临床诊断和疾病特征性症状、体征、实验室检查的把握和描述至关重要。只有准确、全面地掌握了病例的临床资料，才能准确、可靠地做出疾病的遗传学诊断。

遗传学诊断的第一步是询问家族史，绘制系谱图。通过家族史和系谱图判断是否为遗传性疾病及其遗传方式。家族史的询问和采集是遗传咨询过程中重要的一部分。用系谱的方式来描述和记录先证者（proband）与家人的相互关系及可能和诊断有关的表型特征。其他具有潜在意义的家族史（种族、宗族、不育、出生缺陷、迟发疾病、智力障碍）也应采集。用统一的符号表示性别、家族中个体间关系、生育情况和基因型情况（如果已知），以保证系谱被方便和准确地理解。

在病史采集过程中，了解医疗史同样重要，如以往和现在生育的情况、并发症和可能的致畸因素。通常临床特征和诊断应被证实，证实方法包括查看先证者病历资料和查看家族中有关人员的资料。

让咨询者及其家人了解咨询师对病史采集的目的非常重要。在整个咨询过程中应该了解咨询者及其家人对疾病原因的认识，他（她）们的情感、经历、社会地位、经济状态、教育和文化背景等。

完成病例的临床诊断、病史采集和系谱分析后，可以大致推断是否为遗传性疾病及其遗传方式。如考虑为遗传性疾病，则需进一步通过生化、细胞、分子实验的分析，明确疾病的遗传学诊断，即得出疾病的实验室诊断。

由于现代家庭趋于小型化，典型的家族史比较难以收集；加之很多遗传病是新发变异所致，没有明确的家族史，所以现今的大多数遗传病的遗传学诊断依赖于实验室诊断。遗传咨询师应根据疾病的特征和临床需要，选择合适的检查项目。

对于实验室未能做出遗传学诊断的疾病，如有明确的、典型的疾病家族史，则推测疾病可能为遗传性，只是当前检测技术未能检测出来。对于没有明确疾病家族史的，也不能否认疾病是遗传性的。

明确了疾病的遗传学诊断后，通常就可以知道疾病的遗传方式。

遗传学实验室检测结果与疾病的关系，有些是经过严格论证的，也有许多是基于个案报道，尚未经过严格临床论证而得出的疑似结果[14]。实验室检测结果与疾病是否有因果关系，有时也很难确定。对于临床意义不明的结果，遗传咨询师应尽量搜集数据和进行基因变异的致病性分析，尽可能给出明确的咨询意见。由于遗传咨询师通常没有充足的时间查阅资料，这就需要实验室发报告人员在发出报告时尽量详细写明实验结果的临床意义[12, 14]。

自从2010年以来，美国医学遗传学会（ACMG）、美国分子病理学会（AMP）和美国妇产科学会（ACOB）等发表多达10个重要文件，不断完善如何正确判断各种技术检测出来的全基因组范围的拷贝数变异（CNV）的临床意义，特别是对出生缺陷（智力障碍、发育迟缓、自闭症谱系障碍、多种胎儿结构异常和单基因疾病等）的解读。基于近10年的经验，2019年11月6日ACMG联合发布了与拷贝数变异解读相关的历史性重要新标准[15]。新标准还鼓励临床实验室遗传学家在临床记录里说明所使用的特定检测方法及其使用理由，并建议说明所采用的解读标准及其日期。

二、风险评估

在大多数咨询的案例中，咨询者关心的问题是未来再生育的风险，也就是疾病再次发生的风险。夫妇俩可能为遗传病携带者，或已生育过或妊娠过遗传病患儿或胎儿而咨询再次妊娠时的风险。遗传病再发风险的计算详见第十三章。

以往由于检测手段有限，再发风险是根据病史、家族史及与先证者的关系推算出的。其过程复杂，不确定性大。现今由于检测手段的进步，大多是通过实验检测，明确了咨询者是否为遗传病携带者或患者再进行咨询。

除了咨询再生育的风险，遗传咨询还包括经过婚前、产前或高风险群体遗传病携带者筛查阳性的个体，咨询妊娠后生育遗传病患儿的风险。产前筛查或产前诊断后咨询本次妊娠胎儿异常的风险。对于迟发性遗传病，可以是推算个体未来发病的风险。对于围生育期不良因素接触者，可以是推算本次妊娠胎儿异常的风险。对于产前超声检查胎儿异常的，是咨询本次妊娠胎儿患病的风险。

三、告知遗传病的风险及告知咨询者各种可能的选择

诊断和风险一旦被确定，便是告知风险及各种可能的选择。咨询者及其家人需要了解实验室

检测的结果及意义。告知内容包括解释疾病的诊断，描述疾病的临床表现，解释遗传方式、个体发病的风险及再发风险，可以采取的对策，这些对策的优劣及对于个体和家庭的意义，遗传病治疗和有关社会支持团体的情况。

进行告知时需要使用通俗易懂的语言，以确保咨询者真正理解其中内容。

对于如何应对遗传病发生的风险，可以有多种选择。如果婚前检查发现男女双方为同一种常染色体隐性遗传病携带者，告知双方如果选择继续结合，后代患遗传病的风险为1/4。在这种情况下，可以选择经过辅助生殖技术，开展胚胎植入前遗传学检测和产前诊断，同时要告知意义和风险。还可以选择采用第三方健康的精子或卵子（供精、供卵术），通过辅助生殖技术受孕，避免遗传病患儿出生。节育或者领养孩子也是可选的办法。如果选择分手各自再与其他正常人婚配，则可以避免该遗传病后代的出现。遗传咨询师与咨询者交谈时需要注意技巧，如何选择由当事人自行决定。

对于产前诊断确认的胎儿异常情况，在符合伦理的前提下，可以选择终止妊娠，也可以选择继续妊娠，待胎儿出生后再进行治疗。

在产前诊断后的咨询中，遗传咨询师的告知非常重要。要让咨询者充分了解相关疾病的表现，是否有治愈的方法、治愈可能性的大小、费用、胎儿未来的生存状态和对家庭的影响。同时咨询者也要充分考虑家庭的经济能力和照顾患病孩子的能力。当然遗传咨询师也要告知终止妊娠对女方再次生育能力的影响。让夫妇双方有充分的时间进行了解、讨论和思考，最终不论夫妇双方做出何种选择，都应得到理解。

如果夫妇双方决定终止妊娠，在符合伦理的前提下，遗传咨询师应协助其进行。如夫妇双方选择继续妊娠，遗传咨询师应告知孕期注意事项及胎儿出生后该选择哪个专科就诊，并尽可能帮助联系相应专科。国内已经有部分针对某些遗传病的社团组织，对遗传病的患儿和家庭提供支持，咨询师也应尽量帮其建立联系。

对于迟发性遗传病症状出生前的咨询，应遵循伦理的原则。对于已成年的可能患者，应由其自行决定是否做相关检查，并告知意义及对心理可能产生的负面影响。

由于新的检测技术的应用会导致有些产前诊断结果意义不明，也就是不明确阳性结果是否是致病性的，有些是数据库中相关的病例太少，有些是未经过充分的致病性论证。对于这些情况，咨询师一定要从尊重生命的角度出发，谨慎解释。

四、帮助咨询者实施各项选择

对于大多数咨询者而言，突然面对出生缺陷或遗传病这个问题会茫然失措。遗传咨询师除了告诉咨询者需要做什么，还要告诉他（她）怎么去处理这些事情。如推荐前往某个专科医师处确立临床诊断及了解和联系实验室开展相关检查。由于医学遗传病病种繁多，每个实验室有其特别擅长的实验室检测项目或特定疾病诊断经验。遗传咨询师应对这些进行了解，尽可能推荐咨询者前往可靠（有资质）并且就近的实验室进行相关检测。对于需要进行产前诊断的，也要帮助做好安排。遗传咨询师应了解产前诊断前咨询者需完成哪些检查并帮助他们完成这些检查，对于需要转诊外地医院做产前诊断的，应尽量帮助他们做好安排，减少咨询者多次往返。

对于一些复杂的遗传病或出生缺陷问题，特别是胎儿出生后需要及时治疗干预的情况，遗传咨询师应帮助组织多学科会诊。会诊医师可以是医学影像科医师、临床遗传实验室专家、专科医师、产科医师、新生儿科医师、儿科医师、小儿外科医师等，通过多学科会诊，尽量明确临床诊断、预后，确立围产期治疗方案，做好各部门衔接。

对于选择终止妊娠的咨询者，在符合伦理的前提下，应帮助其进行。对于选择生出遗传病胎儿或出生缺陷胎儿的咨询者，应告知胎儿出生后可以在哪些地方进行治疗和跟进。

针对多种遗传病和出生缺陷，国内已成立了一些支持机构和团体。这些团体成员由慈善爱心人士、医师、患儿家长等组成。对于拟出生或已出生遗传病或出生缺陷儿的家庭，尽量介绍他们去这些团体，这样可以得到多方面的支持。

五、心理咨询

面对可能生育遗传病或出生缺陷儿的风险，或者已生育过遗传病或出生缺陷患儿，或者咨询者本人就是遗传病或出生缺陷患者，咨询者通常都有一定程度的心理问题，这些心理问题会影响其随后的决策，尤其在产前诊断和遗传性肿瘤的心理咨询时应特别关注。另外，遗传性肿瘤的心理咨询有其特点和难点，详见第三十七章有关肿瘤遗传咨询部分。

（一）悲观情绪

许多咨询者都带有悲观情绪，特别是经历过多次不良生育史的夫妇，或者家中有遗传病或出生缺陷患儿的夫妇。他们对现在和未来感到悲观，觉得自己命运悲惨，非常痛苦。遗传咨询师应理解他们这种情绪，从心理上应同情他们，并适时给予宽慰和开导，尽可能帮助他们从心理上正确认识困难，同时建立对未来生活的信心。

（二）罪恶感

遗传病携带者夫妇，大多带有罪恶感，觉得是他们害了孩子。遗传咨询师要开导他们，告诉他们遗传病携带和发生是不以人们的意志为转移的客观事件，并不是他们自己想生出患病的孩子。对于一些少见的，没有被列入常规遗传病筛查项目的遗传病，大多数时候也只能是出现了先证者后，再去采取措施预防的，让他们不要自责。对于X-连锁遗传病携带者家庭，女方的心理压力会更大。遗传咨询师应该体谅这些，尽量帮助减少咨询者的家庭矛盾。

（三）焦虑

所有前来进行遗传咨询的夫妇都会感到焦虑。可以说焦虑情绪会伴随遗传咨询的整个过程，直到他们有了一个健康的孩子。遗传咨询师应尽量安抚他们，告诉他们要面对的真正问题是什么，所采取干预措施的有效性，帮助他们减轻焦虑，以积极的态度解决问题。

产前诊断前咨询者夫妇担心胎儿是否患病，很多孕妇会寝食难安，这时应给予劝慰。告诉他们不必担心未知的事情，因为担心也不会改变事情的发展，反而不利于孕妇和胎儿的健康。产前诊断后咨询者夫妇已知遗传检测结果：如果是好的结果，咨询者夫妇自然会很高兴。这时要叮嘱他们要加强后续的监测，同时告诉他们下次妊娠可能仍需行产前诊断或植入前遗传学检测。如果产前诊断得出的是不好的结果，咨询者夫妇通常会很难过，会悲观失望。这时要劝慰他们，告知他们目前已经知晓了产前诊断的结果，而如果未经产前诊断即进行生产，可能后果会更不好。同时也要鼓励他们，未来还有希望生出正常的孩子。对于已生出遗传病患儿的夫妇，除了介绍他们去相应的专科治疗和社会团体以获得支持和帮助外，重点在于告诉他们如何预防疾病再次发生。

遗传咨询师对咨询者的心理关怀意义重大。一个富有同情心并且善于进行心理疏导的遗传咨询师，会让咨询者建立积极的人生态度，正确面对困难，同时也会让他们感受到这个世界的温情。

（潘小英　陆国辉）

第四节　特殊情形的遗传咨询

一、成年后起病和症状出现前遗传病的遗传咨询[2, 3]

近年来随着遗传病实验诊断技术的提高，很多成年起病和症状出现前的遗传病的实验诊断成为可能，如亨廷顿病（Huntington's disease，HD）、肌萎缩性脊髓侧索硬化症（amyotrophic lateral sclerosis，ALS）等疾病。咨询者通常是家族中有此疾病的患者或者有明显的遗传病家族史。对于这类遗传咨询，遗传咨询师首先要根据家族史推算咨询者的发生风险。

对于成年起病和症状出现前的遗传病是否进行遗传病的实验室检测需依具体情况而定。对于未成年人，如果疾病目前尚无有效的治疗方法，一般不建议做症状出现前的诊断，因为可能会带来对未成年人的歧视，这对未成年人是不公平的[3, 16]。

对于具有行为能力的成年人，是否进行相关检查由其自己决定。经过基因检测而发现为基因变异携带者时，可以在其生育前进行干预，避免遗传病患儿的出生；同时也可以在某些方面如生活、经济方面尽早安排。不利的是会让咨询者提前知晓自己不幸的发生，让咨询者过早陷入悲观情绪。比如说某种疾病要40岁才会有症状，咨询者原本在40岁前还可以怀有侥幸心理，然而因为基因检测的缘故而可能会提前痛苦好多年。当然也有相反的例子，即通过基因诊断后明确不会患病，消除精神压力。

二、肿瘤遗传咨询

所有恶性肿瘤的发生都与基因变异相关，所以肿瘤遗传咨询（cancer genetic counseling）一直是遗传咨询的重要部分。有关肿瘤遗传咨询的内容详见第三十七章遗传性肿瘤第一节。

三、胎儿畸形的遗传咨询

随着产前超声诊断技术的广泛应用，越来越多的胎儿畸形被检查发现。畸形的严重程度（致残、致愚、致死等）及胎儿可否保留是咨询者关心的问题。产前超声检查显示胎儿异常的情况仅包括提示胎儿存在某种或某几种畸形、胎儿存在异常超声指标或胎儿存在某些径线异常，其严重程度及对个体的影响常常难以精确判断[5]。

胎儿畸形可以涉及各个系统。严重的、多发的畸形预后大多不佳。某些单个畸形是有可能在出生后得到矫正，预后良好；有些畸形虽然严重，但通过现代小儿外科技术可以得到很好矫正；有些畸形，出生后手术矫正效果不好，预后不佳；有些畸形如致死性软骨发育不良，预后不好，可能会胎死宫内。产前检查到胎儿畸形，应请小儿外科或相关科室会诊，进行预后评估，由咨询者决定是否继续妊娠。如决定继续妊娠，需行产前诊断，根据家族分析排除胎儿染色体异常或者严重的遗传病，同时产前定期超声观察，动态了解胎儿情况。胎儿出生前提前联系好相关专科，以做好治疗准备；如果咨询者决定终止妊娠，在不违反伦理原则的前提下，也应予以协助。

对于产前超声检查到胎儿存在异常超声指标，如胎儿颈项透明层（NT）增厚、胎儿心脏出现强光斑、胎儿肠管回声增强等，应建议动态观察，必要时建议做侵入性产前检测或知情选择做非侵入性DNA检查（NIPT）。值得注意的是，除了45,X外，患有性染色体异常的胎儿，通常超声不显示为异常而可能导致漏诊。漏诊的性染色体异常新生儿将错过可能受益的生长激素治疗，以及早期的干预和/或针对性的新生儿监测护理。因此，产前遗传咨询中，对除外45,X的其他性染色体异常的NIPT阳性结果，必须具备随访措施跟进，其重要的是常规的胎儿父母外周血染色体核型分析或CMA检查，以确定NIPT阳性结果的临床意义[17]。

对于产前超声提示胎儿存在某些径线异常，如胎儿侧脑室增宽、肾盂分离等，应视增宽程度进行咨询。对于轻度增宽，告知多数预后良好，建议动态观察；对于严重增宽，告知预后不良可能，是否继续妊娠由咨询者夫妇自行决定。若保留胎儿，建议产前诊断排除染色体或者基因组异常，同时要动态监测胎儿情况。

产前超声检查胎儿异常的原因可以是环境因素，也可以是遗传因素。环境因素包括母亲孕期的不良因素接触，母亲的不良营养状况或母亲患病等。遗传因素可以是胎儿染色体异常、单基因遗传病（如成骨不全或软骨发育不良等），也可能是多基因遗传病。当怀疑胎儿为某种单基因病时，建议开展相关的基因检测。产前诊断的基因检测，因为时间的缘故，有时获益的不是当次妊娠，而是为了下次妊娠可以尽早做出诊断。

在与咨询者讨论是否应该保留胎儿时，应该充分考虑孕周大小。

如孕妇选择终止妊娠，流产后胚胎或死胎应在知情同意的原则下，尽可能做病理解剖，以明确临床诊断。如果孕妇及其家人拒绝做病理解剖，应尽可能拍照，必要时做影像学检查。必要时留取样本，做进一步的实验室检查。有些孕妇和家属要求看看流产后的胚胎或死胎，也应该给予配合[2-4]。

（陆国辉　潘小英）

第五节　遗传咨询队伍

2002年国家卫生部颁发了产前诊断技术管理办法，提出了从事产前遗传咨询工作人员的资质要求。从那之后，国内从事遗传咨询工作的主体人员为符合资质要求的遗传咨询师。这些遗传咨询师的专业来源主要为妇产科医师，也见于儿科等其他专业的医师，在经过遗传咨询专业训练后，取得遗传咨询师资质。在美国，遗传咨询工作主要由以下人员相互配合完成：

1. 遗传咨询师（genetic counselor）　是从事遗传咨询的主体，负责包括产前遗传咨询、生殖遗传咨询、儿科遗传咨询和肿瘤遗传咨询在内的所有遗传咨询工作。经过严格培训和通过临床实践的遗传咨询师具有处理常见遗传咨询问题的能力。对于复杂的遗传咨询问题，通常也是由他们安排或组织多学科联合的遗传咨询。

2. 临床遗传专家（clinical geneticist） 由具有某个临床专业（如儿科、内科、妇产科或其他专科）资格的临床医师，在接受临床遗传专业训练，包括遗传病的临床和实验室诊断、治疗和遗传咨询的训练后取得资格。他们具有诊断和治疗遗传病和出生缺陷的知识和经验，也了解遗传学原理。临床遗传专家通常在某个领域比较精通，如肌肉、神经遗传、代谢异常、产前诊断方面，负责遗传病的临床诊断和治疗，也是遗传咨询队伍的重要成员，参与复杂遗传病的遗传咨询。

3. 遗传诊断实验室专家（diagnostic laboratory geneticist） 在美国，临床遗传发展相对成熟完善，遗传诊断实验室专家队伍是遗传咨询的重要力量，其人员包括三个亚专科专家：临床细胞遗传学专家（clinical cytogeneticist）、临床分子遗传学专家（clinical molecular geneticist）和临床生化遗传学专家（clinical biochemical geneticist）。为了适应高通量基因检测技术和细胞基因组学技术在临床的广泛应用，美国医学遗传学会于2016年把细胞遗传诊断专业和分子遗传诊断专业并为一体，执业培训和培训后的执照考试也合二为一。从事临床遗传学实验的专业人员，因为他们熟悉相关领域的前沿知识和技术细节，因此他们是遗传咨询师的好团队，也是遗传咨询的重要力量。

临床遗传学领域技术发展迅速，知识更新快，这些都要求遗传咨询师要不断学习，掌握最新动态，通过相关专业会议、培训、期刊或相关网站获取最新信息。

（潘小英　陆国辉）

第六节　单基因遗传病遗传咨询门诊流程

遗传咨询专业始于近50年前的美国，并在过去30年中在国际上发展壮大。全球估计在2018年已经有近7 000个遗传咨询师，并已经在不少于28个国家建立或发展了该专业[18]。

单基因遗传病按照孟德尔遗传传递方式往下一代传递致病基因，而导致相应遗传病在家族成员中发生，给个人和家庭甚至社会带来沉重的心理和经济负担。遗传咨询在单基因遗传病的防治中起到重要的作用，其要求也越来越严格[18-20]。规范的单基因遗传病的遗传咨询门诊流程包括咨询前对咨询者的相应疾病资料收集和咨询后的大量跟进工作。规范的遗传咨询流程，是遗传咨询质量的重要保障。然而，遗传咨询门诊过程的隐私保护环境是遗传咨询的基本要求。

根据单基因遗传病的特点，推荐单基因遗传病遗传咨询流程如下：

1. 接诊、病史或者家族史收集与家系谱图绘制 通过问诊，了解清楚咨询者就诊目的。通过询问病史、生育史、家族史、查看以往检验检查资料，在此基础上大致判断疾病的分类，是否为遗传病，遗传规律，包括常染色体显性遗传、常染色体隐性遗传、X-连锁显性遗传、X-连锁隐性遗传、Y-连锁遗传、线粒体遗传等。按标准格式绘制系谱图。

2. 完善的相关的遗传病检验、检查咨询 包括必要的血尿常规检查、生化检查、遗传代谢病检查、酶学检查、病理检查等，根据检查结果初步得出临床诊断。由于遗传病的复杂性，必要时请相关专科协助诊断。

3. 遗传病的基因诊断咨询 根据临床诊断初步决定基因诊断使用的方法，包括聚合酶链反应

（PCR）、等位基因特异性寡核苷酸（allele-specific oligonucleotide，ASO）探针杂交法、多重连接依赖式探针扩增（MLPA）、DNA测序技术（Sanger测序技术）和高通量测序技术等。有关基因检测技术方法的选择，详见第七章。

对遗传病的诊断，先证者的基因诊断事关重要。尽可能给先证者做基因诊断。在产前诊断中，除了先证者做基因诊断外，胎儿（或未来胎儿）父母同时也需做基因诊断，以明确是否为遗传病的携带者。

遗传病基因诊断的对象可以是先证者、患者，或者可疑携带者；根据已确诊或者可疑疾病的遗传方式，选择无疾病症状的家族成员做基因诊断，以便更好地判断基因变异的性质。

4. 基因检测结果解释　根据基因检测结果进行解读，明确基因变异的致病性分类（详见第七章）。需要注意生殖细胞嵌合的可能性。对于不能做出明确基因诊断，而遗传病诊断明确，又有明确遗传病家族史的病例，可以利用基因连锁分析，帮助进行基因诊断和遗传咨询。

5. 遗传病风险评估与疾病防治保健措施咨询

（1）根据确诊的遗传病及其相关的基因检测结果，给出疾病在后代再发生风险概率及其发生的规避方法。如果需要，可以建议夫妇双方妊娠后行产前诊断或知情选择基于辅助生殖技术的植入前遗传学检测（PGT）。产前诊断或PGT后需要再次行遗传咨询，告知检查的意义和局限性及后续需做的相关检查及治疗。

（2）对于确诊的患者，应协助其到相应的专科就诊及介绍相应的社团组织，以求诊治和减轻疾病严重程度或者延缓临床症状出现的保健指导方案。

（3）对基因携带者给予疾病的预防和早诊断相关知识。

6. 心理咨询　心理咨询贯穿整个遗传咨询过程，注意给咨询者以同情、安慰和开导，必要时请心理咨询专业人员会诊。必须关注遗传咨询的伦理问题。

7. 遗传咨询报告　咨询结束时，需出具详细的遗传咨询报告给咨询者。

遗传咨询报告内容包括：咨询者基本情况、病史、生育史、家族史、系谱图、已完成的包括重要的基因变异的相关检查、疾病的诊断、疾病的遗传规律、再发风险、需要进一步完善的相关检查、针对疾病和再生育的指导意见、相关检查或治疗的意义和局限性说明。

产前诊断后的遗传咨询报告，要求告知疾病状况，是患者、携带者还是检测范围内未见异常。PGD后的遗传咨询报告要告知被检者，在PGD后需做产前诊断进一步确认检测结果。

遗传咨询门诊报告及其相关的检测知情同意书，需要咨询者签字、遗传咨询师签字。咨询报告需要注明发放日期。

（陆国辉　潘小英）

参考文献

[1] Resta R, Biesecker BB, Bennett RL, et al. A new definition of genetic counseling: National Society of Genetic Counselors' Task Force report [J]. J Genet Couns, 2006, 15: 77–83.

[2] 陆国辉. 产前遗传病诊断 [M]. 广州: 广东科技出版社, 2002: 250–259.

[3] Gillon R. Medical ethics: four principles plus attention to scope [J]. BMJ, 1994, 309: 184–188.

[4] 陆国辉, 徐湘民. 临床遗传咨询 [M]. 北京: 北京大学出版社, 2007: 3–14.

[5] Milunsky A, Milunsky J. Genetic Disorders and the Fetus: diagnosis, prevention, and treatment [M]. 7th ed. New Jersey: John Wiley & Sons, 2016.

[6] 严晓玲, 段涛. 产前诊断中的伦理学问题 [J]. 医学与哲学, 2007, 26: 16–17.

[7] Pergament D, Ilijic K. The legal past, present and future of prenatal genetic testing: professional liability and other legal challenges affecting patient access to services [J]. J Clin Med, 2014, 3: 1437–1465.

[8] Van den Veyver IB, Beaudet AL. Comparative genomic hybridization and prenatal diagnosis [J]. Curr Opin Obstet Gynecol, 2006, 18: 185–191.

[9] 染色体微阵列分析技术在产前诊断中的应用协作组. 染色体微阵列分析技术在产前诊断中的应用专家共识 [J]. 中华妇产科杂志, 2014, 49: 570–572.

[10] 中国医师协会医学遗传学分会, 中国医师协会青春期医学专业委员会临床遗传学组, 中华医学会儿科学分会内分泌遗传代谢学组. 染色体基因组芯片在儿科遗传病的临床应用专家共识 [J]. 中华儿科杂志, 2016, 54: 410–413.

[11] McGillivray G, Rosenfeld JA, McKinlay GRJ, et a1. Genetic counselling and ethical issues with chromosome microarray analysis in prenatal testing [J]. Prenat Diagn, 2012, 32: 389–395.

[12] Bell CJ, Dinwiddie DL, Miller NA, et al. Carrier testing for severe childhood recessive diseases by next-generation sequencing [J]. Sci Transl Med, 2011, 3: 65ra4.

[13] Alford RL, Arnos KS, Fox M, et al. American College of Medical Genetics and Genomics guideline for the clinical evaluation and etiologic diagnosis of hearing loss [J]. Genet Med, 2014, 16: 347–355.

[14] 张成. 关于临床判断致病性突变和无害突变的思考 [J]. 中国现代神经疾病杂志, 2017, 17: 557–560.

[15] Riggs ER, Andersen EF, Cherry AM, et al. Technical standards for the interpretation and reporting of constitutional copy-number variants: a joint consensus recommendation of the American College of Medical Genetics and Genomics (ACMG) and the Clinical Genome Resource (ClinGen) [J]. Genet Med. 2019 Nov 6. doi:10.1038/s41436-019-0686-8.

[16] Ross LF, Saal HM, David KL, et al. Technical report: ethical and policy issues in genetic testing and screening of children [J]. Genet Med, 2013, 15: 234–245.

[17] Fleddermann L, Hashmi SS, Stevens B, et al. Current genetic counseling practice in the United States following positive non-invasive prenatal testing for sex chromosome abnormalities [J]. J Genet Couns, 2019, 28: 802–811.

[18] Abacan M, Alsubaie L, Barlow-Stewart K, et al. The global state of the genetic counseling profession [J]. Eur J Hum Genet, 2019, 27: 183–197.

[19] Doyle DL, Awwad RI, Austin JC, et al. 2013 review and update of the genetic counseling practice based competencies by a task force of the accreditation council for genetic counseling [J]. J Genet Couns, 2016, 25: 868–879.

[20] Zierhut HA, Shannon KM, Cragun DL, et al. Elucidating genetic counseling outcomes from the perspective of genetic counselors [J]. J Genet Couns, 2016, 25: 993–1001.

责任编委：陆国辉

第七章 CHAPTER 7 遗传风险评估

对遗传病或先天畸形的发生或再发的风险评估或风险计算（risk calculation）是临床遗传诊断一个非常重要的内容，是从事临床遗传咨询人员必须掌握的工具，为患者及其家属提供有关疾病发生或再发的概率，从而使他们明白如何采取方法预防疾病的发生或者再发生。

第一节　概率与概率基本运算法则

概率（probability，简写为P）及其基本运算法则是风险评估的基本概念和实际运用内容。在遗传风险评估的范围内，概率是指某特定遗传病发生可能性的大小，其数值为0～1。当概率为0时，表示这种遗传病不可能发生；而当概率为1时，表示这种遗传病的发生是不可避免的[1,2]。

1．概率运算有两个基本法则，即乘法法则和加法法则

（1）乘法法则（multiplication rule）　用来说明两个不同事件（A或B）发生的概率，亦称联合概率（joint probability），可用下列公式表达：

$$P(AB)=P(A)\times P(B) \tag{7-1}$$

（2）加法法则（addition rule）　用于说明任意两个不同事件A与B之和的概率，等于事件A与事件B的概率之和，即：

$$P(A+B)=P(A)+P(B) \tag{7-2}$$

2．Bayes定理　Bayes定理是关于随机事件A和B的条件概率的一则定理。

不考虑事件B的任何影响，事件A发生的概率为先验概率（prior probability），用P（A）表示；事件A不发生的先验概率，可用P（a）表示。

事件A发生条件下，事件B的条件概率（conditional probability），用P（B|A）表示；事件A不发生条件下，事件B的条件概率，可用P（B|a）表示。

事件A发生的先验概率P（A）与事件A发生条件下事件B的条件概率P（B|A）的乘积，为二者的联合概率（joint probability）P（AB），可用式（7-3）表达；事件A不发生的先验概率P（a）与事件A不发生条件下事件B的条件概率P（B|a）的乘积，为二者的联合概率P（aB），可用式

（7–4）表达。

$$P(AB)=P(A)\times P(B|A) \quad (7\text{–}3)$$

$$P(aB)=P(a)\times P(B|a) \quad (7\text{–}4)$$

那么最终，经过事件B校正后，事件A发生的后验概率（posterior probability）可用式（7–5）表达；事件A不发生的后验概率可用式（7–6）表达。

$$P(A|B)=\frac{P(A)\times P(B|A)}{P(A)\times P(B|A)+P(a)\times P(B|a)} \quad (7\text{–}5)$$

$$P(a|B)=\frac{P(a)\times P(B|a)}{P(A)\times P(B|A)+P(a)\times P(B|a)} \quad (7\text{–}6)$$

（陆国辉）

第二节　单基因疾病的遗传风险评估

一、应用孟德尔遗传比率评估单基因遗传病风险

在没有其他因素影响下，对单基因疾病遗传的风险评估比较简单，可以按照孟德尔遗传比率（Mendelian ratio），结合概率运算法则进行计算[1–5]。

细胞减数分裂和受精过程等位基因的随机分配是单基因疾病遗传风险评估的基础。除Y染色体连锁基因外，其他基因都含两个等位基因而且位于两条不同的同源染色体上。在减数分裂过程中，亲代将其中的一个等位基因分配到配子里。子女基因组内的每对等位基因分别来源于其父方和母方。变异杂合子亲代将变异等位基因传递给后代的概率是1/2，而变异纯合子亲代将变异等位基因传递给后代的概率是1。

（一）常染色体隐性疾病的风险评估

常染色体隐性疾病风险评估的应用比较常见，包括：

（1）父母只有一方是杂合子，子女是携带者的概率为1/2（图7–1A）。

（2）父母双方都是杂合子，子女是携带者的概率为2/3（除患者外的概率为2/3）（图7–1B），是患者的概率为1/4（图7–1C）。

（3）父母只有一方是纯合子，子女是携带者的概率为1（图7–1D）。

（4）父母一方是纯合子，而另一方是杂合子，子女是携带者的概率为1/2（图7–1E），是患者的概率也是1/2（图7–1F）。

（5）父母双方都是纯合子，子女是患者的概率是1（图7–1G）。

（6）按照以上的计算原则，同样可以对第三代、第四代等的风险进行评估，但需要注意家系成员中携带者的数目。如图7–1H所示，胎儿的祖母是基因携带者。已知胎儿的祖父和母亲都正常，那么胎儿为基因携带者的风险是多少？根据上述第一个原则（图7–1A），胎儿的父亲是基因

携带者的可能性是1/2。那么，胎儿是基因携带者风险的计算为：1/2×1/2+0×1/2=1/4。0是胎儿母亲携带基因的概率。简单的运算为：1/2×1/2=1/4。

上述的情况（3）、（4）、（5）少见，除非纯合子具有生育能力。

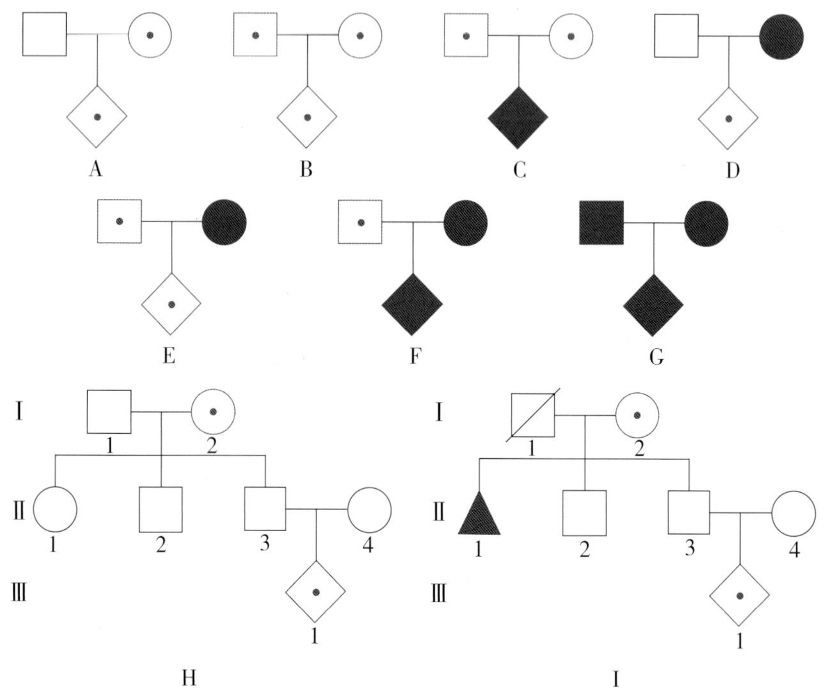

图7-1　常染色体隐性疾病风险评估

临床上会遇到家族成员的有关基因状况不明的病例。在这种情况下，必须通过咨询掌握充足的资料后，结合风险评估原则进行计算。需要特别注意的是，随着高通量测序技术的发展及其应用，新发的基因变异经常被发现，在遗传咨询的过程中必须加以考虑。

【例1】　如图7-1I所示，陈太太（Ⅱ-4）现在怀孕来遗传咨询门诊，她先生的母亲（Ⅰ-2）是地中海贫血携带者。陈先生因最近到国外出差而未能及时做基因诊断，但陈太太急于知道胎儿的地中海贫血基因风险。

通过细心咨询得知，陈先生的父亲早已去世，并曾有一姐姐于出生后2个月死于地中海贫血。基因诊断证明陈太太及其先生的哥哥都不是基因携带者。根据这些资料，可以断定陈先生的父亲也是基因携带者，而陈先生是基因携带者的可能性是2/3。胎儿是基因携带者的风险是：（2/3×1/2）+（0×1/2）=1/3。

（二）常染色体显性疾病的风险评估

在遗传咨询门诊遇到的常染色体显性遗传疾病情况包括：

（1）父母一方是杂合子，另一方正常，子女是患者的概率为1/2（图7-2A）。

（2）父母双方都是杂合子，子女是患者的概率为3/4（图7-2B），其中的1/3为纯合子患者，病情严重。

（三）X-连锁隐性疾病的风险评估

在进行X-连锁隐性遗传疾病风险评估时，必须明确：①男性杂合子为变异半合子患者；②女性杂合子为携带者，通常不发病；③由于受随机性X染色体失活的影响，女性纯合子患者的表现型轻重不一，不典型者有可能保留生育能力；④男性患者通常丧失生育力。因此，风险评估通常只有如下两种情况：

（1）母方是杂合子而父方正常时，男孩患病的概率为1/2，而女孩是携带者的概率为1/2（图7-3A）。

（2）母方是纯合子而父方正常时，男孩患病的概率为1，而女孩是携带者的概率也为1（图7-3B）。

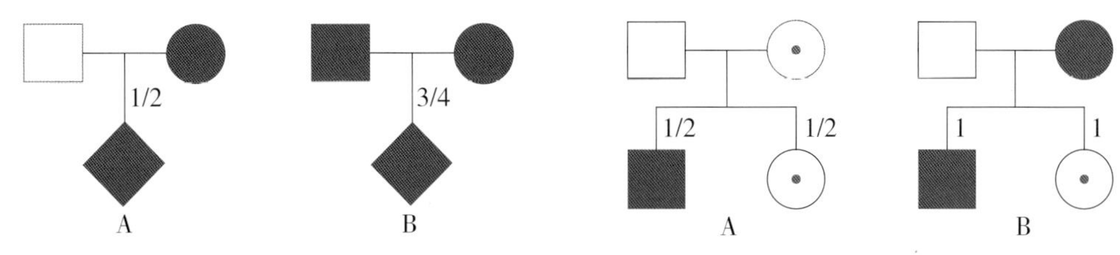

图7-2 常染色体显性疾病风险评估　　图7-3 X-连锁隐性疾病风险评估

（四）X-连锁显性遗传疾病的风险评估

除特别疾病外，X-连锁显性遗传疾病的男性变异半合子和女性纯合子通常无生育力。由于受随机性X染色体失活的影响，女性杂合子患者有可能保留生育力。常见的风险评估主要有如下两种情况：

（1）父方是变异半合子患者而母方正常时，女孩患病的概率为1，而100%的男孩正常（图7-4A）。

（2）父方正常而母方是杂合子患者时，女孩患病的概率为1/2，男孩患病的概率也是1/2（图7-4B）。

（五）Y-连锁遗传疾病的风险评估

清一色男性患者是Y-连锁遗传疾病的特点。其风险评估有独特的地方（图7-5），表现为：

（1）父亲患病，男孩患病的概率为1。

（2）女孩患病的概率永远是0。

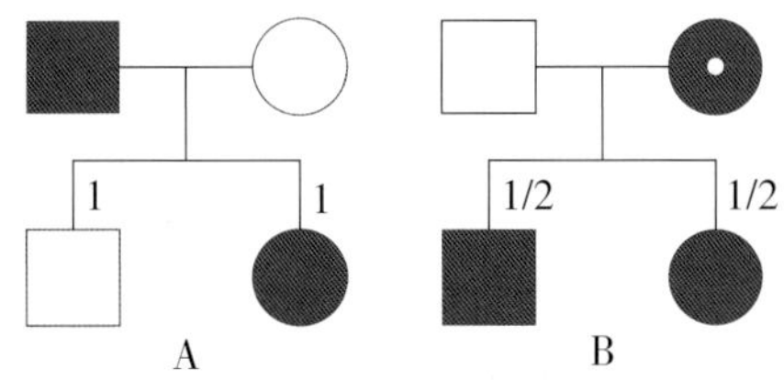

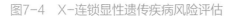

图7-4 X-连锁显性遗传疾病风险评估

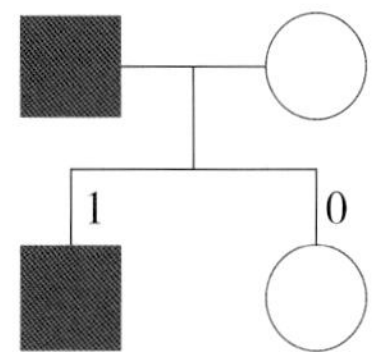

图7-5 Y-连锁遗传疾病风险评估

二、应用Bayes分析方法对单基因遗传病的风险评估

在应用Bayes分析方法进行遗传病风险评估的过程中，将已掌握到的包括疾病孟德尔遗传比率、家系中有关成员之间的关系、有关的实验室检测结果在内的所有资料综合起来，计算特定条件下某个体携带致病基因的后验概率，即遗传病发生的风险率。

如表7-1所示，其主要步骤如下：

第一，根据有关疾病的遗传方式以及家系中有关成员之间的关系等早先（anterior）信息，分别列出先证者两种携带的概率，即先验概率。假设先证者是携带者的先验概率为P（A），那么，先证者是非携带者的先验概率为P（a）。

第二，根据家系中成员之间的亲缘关系及其发病情况等后验概率信息，分别算出先证者是携带者（A）或非携带者（a）两种不同情况下，事件B的条件概率。假设在先证者是携带者情况下，事件B的条件概率为P（B|A）；在先证者是非携带者情况下，事件B的条件概率为P（B|a）。

表7-1　Bayes分析例表

	如果是基因携带者	如果不是基因携带者
先验概率	P（A）	P（a）
条件概率	P（B|A）	P（B|a）
联合概率	P（A）×P（B|A）	P（a）×P（B|a）
后验概率	$\frac{P(A)\times P(B\|A)}{P(A)\times P(B\|A)+P(a)\times P(B\|a)}$	$\frac{P(a)\times P(B\|a)}{P(A)\times P(B\|A)+P(a)\times P(B\|a)}$

第三，分别算出两种不同情况下的联合概率，P（AB）或P（aB）。即先验概率与条件概率的乘积，P（A）×P（B|A）或P（a）×P（B|a）。

第四，算出经过事件B校正后，先证者是携带者（A）或非携带者（a）的后验概率P（A|B）或P（a|B）。其计算方法是分别以两种不同基因型携带状况下的联合概率为分子，两种联合概率之和为分母，算出相应的后验概率。

由于后验概率综合了各种已知条件，故准确性高。

可以通过孟德尔比率得到先验概率。先验概率之和以及两个后验概率之和总是等于1；但两个条件概率之和通常不等于1。

（一）应用Bayes分析对X-连锁隐性遗传病的风险评估

Bayes分析在遗传咨询中最常见的应用是计算X-连锁隐性遗传病家族成员的基因携带风险。在分析过程中，最有用的已知条件是X-连锁隐性基因女性携带者和未患病的男性个体。

【例2】 如图7-6所示，先证者Ⅱ-2的舅舅Ⅰ-3和她的一位弟弟Ⅱ-3都患有DMD，但她的儿子Ⅲ-1和女儿Ⅲ-2都不是DMD患者。试问Ⅱ-2是*DMD*基因携带者的概率。

这里的已知条件包括：①DMD是X-连锁隐性遗传病；②DMD家族史阳性；③Ⅱ-2生育了一位

健康男孩（Ⅲ-1）；④Ⅰ-3和Ⅱ-3都是男性DMD患者。通过家系分析知道Ⅰ-2肯定是*DMD*基因携带者。由于先证者Ⅱ-2是女性，可能是*DMD*基因携带者，也可能不是携带者。根据孟德尔比率，两种情况下的先验概率都应该为1/2。当Ⅱ-2是*DMD*基因携带者时，她会生育一位正常男孩的概率，即条件概率（B|A）应该为1/2。当Ⅱ-2不是*DMD*基因携带者时，她会生育一位正常男孩的概率，即条件概率（B|a）应该为1。然后分别算出两种情况下的联合概率和两个后验概率（表7-2）。

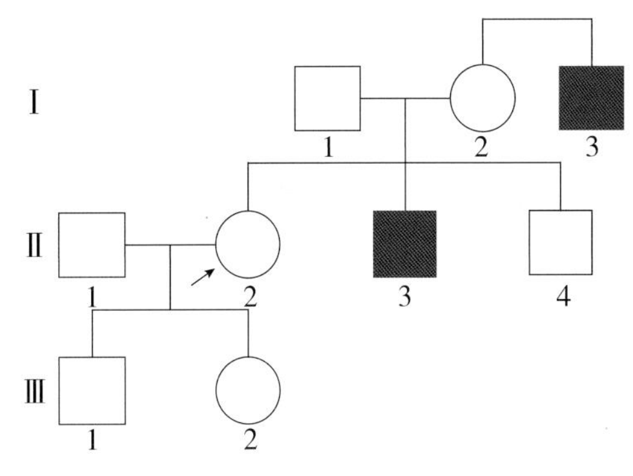

图7-6 DMD家系（例2）

表7-2 Bayes分析例表（例2）

	如果Ⅱ-2是*DMD*基因携带者	如果Ⅱ-2不是*DMD*基因携带者
先验概率	1/2	1/2
条件概率	1/2	1
联合概率	1/2×1/2=1/4	1/2×1=1/2
后验概率	（1/4）/（1/4+1/2）=1/3	（1/2）/（1/4+1/2）=2/3

由例2可知，通过Bayes分析，先证者Ⅱ-2携带*DMD*基因的风险由单纯依靠孟德尔比率计算得到的1/2降为1/3。值得注意的是，不管Ⅱ-2基因型如何，其女儿Ⅲ-2都不会是DMD患者，但有可能携带*DMD*基因。那么，Ⅲ-2携带*DMD*基因的风险是多少呢？现在已知Ⅱ-2携带*DMD*基因的概率为1/3，所以Ⅲ-2携带*DMD*基因的风险为1/3×1/2=1/6，这与单纯通过孟德尔比率推算得出的1/2×1/2=1/4相比，降低了1/12。

通过Bayes分析，先证者Ⅱ-2生育正常男孩的数目会影响她本人是基因携带者的概率。

【例3】 如果例2中的Ⅱ-2也多生育了一个健康男孩（图7-7），则她是*DMD*基因携带者的风险是多少？

与例2相比，现在的已知条件已发生了变化，即Ⅱ-2生育了两位健康男孩。所以，当Ⅱ-2是*DMD*基因携带者时，她能生育两个正常男孩的概率，即条件概率为1/2×1/2=1/4。当Ⅱ-2不是*DMD*基因携带者时，她会生育两个正常男孩的概率，即条件概率应该为1。按与例2相同的步骤推算，最后得出Ⅱ-2是*DMD*基因携带者的概率为1/5（表7-3）。

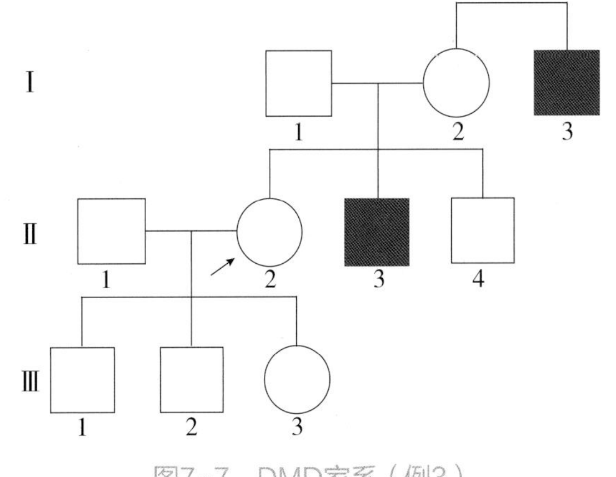

图7-7 DMD家系（例3）

表7-3 Bayes分析例表（例3）

	如果Ⅱ-2是*DMD*基因携带者	如果Ⅱ-2不是*DMD*基因携带者
先验概率	1/2	1/2
条件概率	1/2×1/2=1/4	1
联合概率	1/2×1/4=1/8	1/2×1=1/2
后验概率	（1/8）/（1/8+1/2）=1/5	（1/2）/（1/8+1/2）=4/5

由例2和例3可知，在X染色体连锁隐性遗传病阳性家族里，当非患病妇女再生育一位正常男孩时，其基因携带风险都会随之降低，从而改变了其女儿的基因携带风险。例3中Ⅲ-3的基因携带风险由原来的1/3降为1/5×1/2=1/10。

然而，Ⅱ-2一旦生育了一位DMD男患者，这就证明她是基因携带者。在这种情况下，根据孟德尔比率，其女儿Ⅲ-3携带*DMD*基因的风险为1/2。

（二）应用Bayes分析对常染色体隐性遗传病的风险评估

与X染色体连锁隐性遗传相比，通过Bayes分析对常染色体隐性遗传风险加以修正后所得出的结果变化较小。

【例4】 图7-8是一个地中海贫血的家系。郑先生Ⅰ-2与前妻Ⅰ-1生育过一个患地中海贫血的男孩Ⅱ-1。郑先生再婚后与现任妻子Ⅰ-3生育了一位正常女孩Ⅱ-2。已知现任妻子无地中海贫血家族史，当地人群地中海贫血基因携带者的频率是1/10。现在要知道郑先生现任妻子是地中海贫血基因携带者的风险。

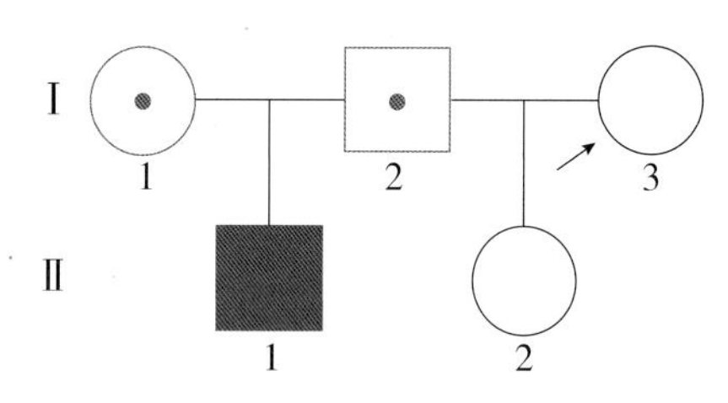

图7-8 地中海贫血家系（例4）

已知当地人群地中海贫血基因携带者的频率是1/10，所以，Ⅰ-3携带地中海贫血基因时的先验概率是1/10，而不携带地中海贫血基因的先验概率是9/10。已知Ⅱ-1是地中海贫血患者，所以郑先生必然是地中海贫血基因携带者。在已知Ⅱ-2是非地中海贫血患者的情况下，可以根据孟德尔遗传比率计算两种不同的条件概率。第一，当Ⅰ-3携带地中海贫血基因时的条件概率，即“如果Ⅰ-3携带地中海贫血基因，她生育一个正常女孩的概率”是3/4。第二，当Ⅰ-3不携带地中海贫血基因时的条件概率，即“如果Ⅰ-3不携带地中海贫血基因，那么她生育一个正常女孩的概率”是1。将数据列表进行Bayes分析，最后计算结果为0.077（表7-4），比群体频率0.1降低了0.023。

表7-4 Bayes分析例表（例4）

	如果Ⅰ-3是地中海贫血基因携带者	如果Ⅰ-3不是地中海贫血基因携带者
先验概率	1/10	9/10
条件概率	3/4	1
联合概率	1/10×3/4=3/40	9/10×1=9/10
后验概率	（3/40）/（3/40+9/10）=0.077	（9/10）/（3/40+9/10）=0.923

如果郑先生和现任妻子又生育了两个健康小孩，条件概率就已发生了变化。Ⅰ-3携带地中海贫血基因时的条件概率为3/4×3/4×3/4=27/64，但其他概率不变，最后算出的Ⅰ-3地中海贫血基因携带风险为0.045。

【例5】 夫妇两人Ⅰ-2和Ⅰ-3各有一位地中海贫血患者的同胞（图7-9），这一对夫妇已生育两个健康小孩，求现怀孕胎儿患地中海贫血的风险。

首先要计算Ⅰ-2和Ⅰ-3都是地中海贫血基因携带者的概率。已知Ⅰ-1和Ⅰ-4是地中海贫血患者，他们的父母应该都是地中海贫血基因携带者。根据孟德尔遗传比率，Ⅰ-2和Ⅰ-3是地中海贫血基因携带者的概率都是2/3。根据概率乘法法则，两者同时是携带者的概率（即先验概率）应该是2/3×2/3=4/9，而当两者都是基因携带者时，他们有两个非地中海贫血患者小孩的概率（即条件概率）是3/4×3/4=9/16。将资料列表进行Bayes分析，算出Ⅰ-2和Ⅰ-3均为地中海贫血基因携带者的风险为9/29=0.31（表7-5）。最后根据孟德尔遗传比率计算Ⅱ-3是地中海贫血患者的风险：9/29×1/4=9/116，约为0.08。

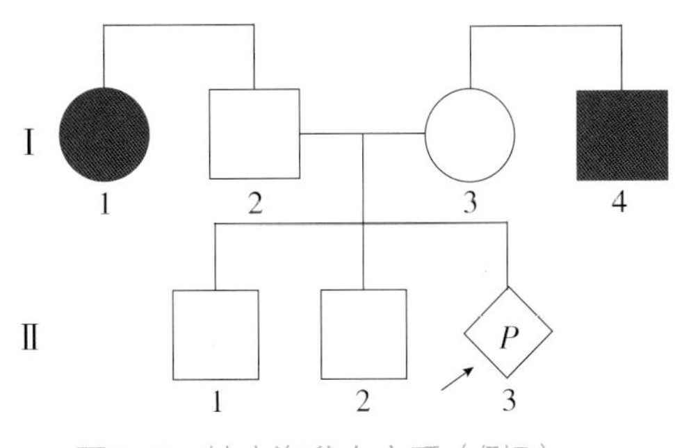

图7-9 地中海贫血家系（例5）

表7-5 Bayes分析例表（例5）

	如果Ⅰ-2和Ⅰ-3都是地中海贫血基因携带者	如果Ⅰ-2和Ⅰ-3不都是地中海贫血基因携带者
先验概率	2/3×2/3=4/9	1-4/9=5/9
条件概率	3/4×3/4=9/16	1
联合概率	4/9×9/16=1/4	5/9×1=5/9
后验概率	（1/4）/（1/4+5/9）=0.31	（5/9）/（1/4+5/9）=0.69

（三）应用Bayes分析对常染色体显性遗传病的风险评估

主要应用于外显不全和延迟显性这两种特殊情况下的风险评估。

【例6】 图7-10是一个多指症家系。杂合子男性Ⅰ-1是患者。已知多指症的外显率仅为80%，其女儿Ⅱ-1目前健康。试求Ⅱ-1携带多指症基因的风险。

由于Ⅰ-1是常染色体显性杂合子患者，根据孟德尔遗传比率，其女儿Ⅱ-1携带多指症基因的概率（即先验概率）为1/2。Ⅱ-1是携带者而不表现疾病症状的概率（即条件概率）为100%-80%=20%=1/5；当然，如果Ⅱ-1不是携带者，她不表现疾病症状的条件概率肯定是1。通过Bayes分析（表7-6），得出Ⅱ-1携带多指症基因的概率为1/6，不是基因携带者的概率为5/6。

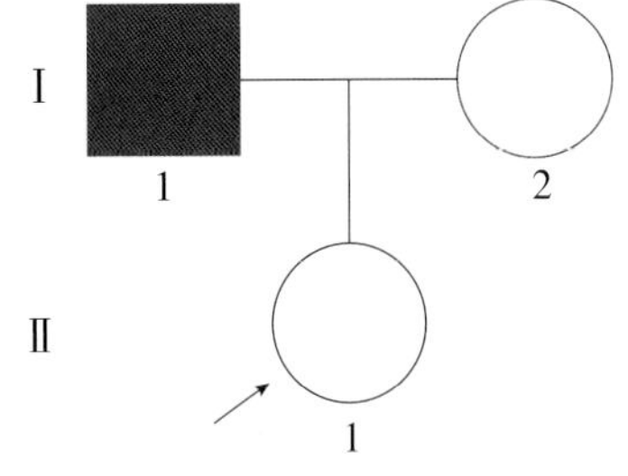

图7-10 多指症家系（例6）

表7-6　Bayes分析例表（例6）

	如果Ⅱ-1是多指症基因携带者	如果Ⅱ-1不是多指症基因携带者
先验概率	1/2	1/2
条件概率	1/5	1
联合概率	1/2×1/5=1/10	1/2×1=1/2
后验概率	（1/10）/（1/10+1/2）=1/6	（1/2）/（1/10+1/2）=5/6

【例7】　如图7-11所示，已知李先生Ⅱ-1的父亲Ⅰ-1是已故的亨廷顿病杂合子患者。亨廷顿病是常染色体显性遗传病并具有延迟显性的特性，杂合子患者在35岁时发病的概率仅有55%。Ⅱ-1今年35岁，但仍健康无病。试求李先生携带亨廷顿病基因的风险。

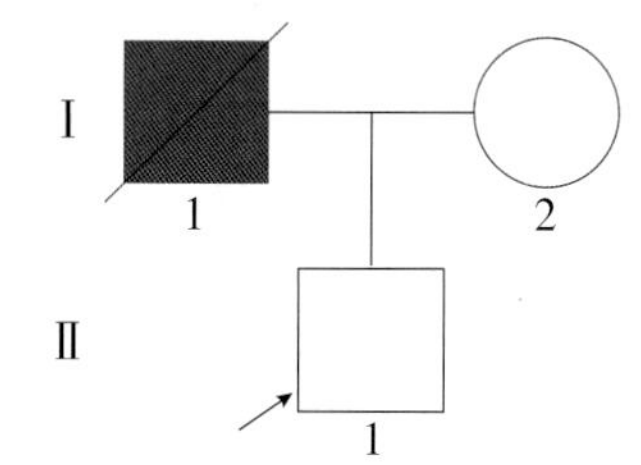

图7-11　亨廷顿病家系（例7）

已知Ⅰ-1是亨廷顿病杂合子，Ⅱ-1是亨廷顿病基因携带者的概率（即先验概率）应该是1/2（0.5）。在携带亨廷顿病基因的情况下，Ⅱ-1在35岁时仍然表现健康的概率（即条件概率）为100%-55%=45%。在不携带亨廷顿病基因的情况下，Ⅱ-1在35岁时健康的概率当然是1。通过计算，李先生携带亨廷顿病基因的风险为0.31（表7-7）。

表7-7　Bayes分析例表（例7）

	如果Ⅱ-1是亨廷顿病基因携带者	如果Ⅱ-1不是亨廷顿病基因携带者
先验概率	0.5	0.5
条件概率	0.45	1
联合概率	0.5×0.45=0.225	0.5×1=0.5
后验概率	0.225/（0.225+0.5）=0.31	0.5/（0.225+0.5）=0.69

显性迟发的风险计算与基因携带者的年龄关系密切。如果例7中的李先生10年后仍然健康并前来遗传咨询，已知45岁时亨廷顿病的外显率为65%，此时的条件概率应变成35%。通过计算，李先生45岁时是亨廷顿病基因携带者的风险为0.26。

【例8】　如果例7中的李先生35岁时未发病，并生育有一位10岁的健康男孩（图7-12），求这一男孩携带亨廷顿病基因的风险。

如果简单地按孟德尔遗传比率推算，Ⅲ-1的基因携带风险是0.5×0.31=0.16。但是，由于亨廷顿病基因携带者在10岁时发病罕见，所以很难确定该小孩目前的实际基因携带风险。在这种情况下，应该对小孩进行追踪，如果到亨廷顿病发病年龄时还没有发病，再按延迟显性的情况进行Bayes分析。

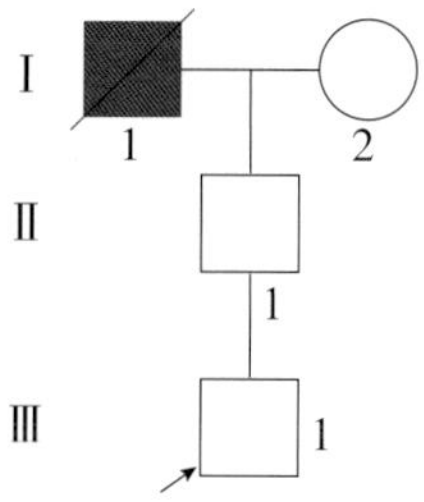

图7-12　亨廷顿病家系（例8）

（四）应用Bayes分析对基因新发变异的风险评估

没有家族史的致死性X染色体连锁隐性遗传中的1/3病例都是由基因新发变异引起，这可以通过Bayes分析加以验证。由于这一验证过程复杂，这里不作介绍，请读者参考有关专著。表7-8列出了应用Bayes分析对基因新发变异风险评估过程中各概率的表示法，表中的μ表示特定基因的新发变异概率，可以通过查阅文献获得。

表7-8 Bayes分析对基因新发变异风险评估过程各项数据表示

	如果是基因携带者	如果不是基因携带者
先验概率	4μ	$1-4\mu\approx 1$
条件概率	1/2	μ
联合概率	$4\mu\times 1/2=2\mu$	$1\times\mu=\mu$
后验概率	$2\mu/(2\mu+\mu)=2/3$	$\mu/(2\mu+\mu)=1/3$

【例9】 图7-13是DMD家系，Ⅱ-1是DMD患者，已查明该家族无DMD既往史。现在求患者母亲Ⅰ-2的*DMD*基因新发变异风险。

已知*DMD*基因在群体中的基因新发变异率为10^{-4}。如表7-8所示，群体中女性携带*DMD*基因的频率（即先验概率）是4μ，由于μ非常小，所以Ⅰ-2不是*DMD*基因携带者的先验概率（$1-4\mu$）几乎等于1。当Ⅰ-2是*DMD*基因携带者时，Ⅱ-1患DMD病的概率（即条件概率）为1/2；当Ⅰ-2不是*DMD*基因携带者时，Ⅱ-1患病的概率应该等于群体中*DMD*基因新发变异率μ。如表7-9所示，Ⅰ-2属于家族性的基因变异概率为2/3，属基因新发变异的概率为1/3。这一例子也可以推导出群体女性中致死性X染色体连锁隐性疾病基因新发变异的发生率，即1/3。

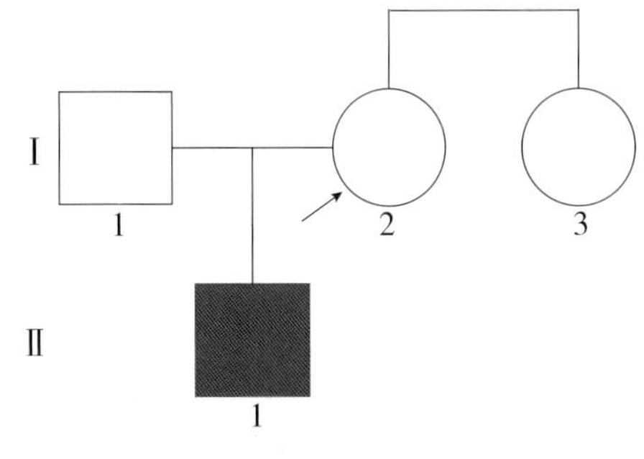

图7-13 DMD家系（例9）

表7-9 Bayes分析对DMD病例基因新发变异计算

	如果Ⅰ-2是*DMD*基因携带者	如果Ⅰ-2不是*DMD*基因携带者
先验概率	4×10^{-4}	$1-(4\times 10^{-4})\approx 1$
条件概率	1/2	10^{-4}
联合概率	$4\times 10^{-4}\times 1/2=2\times 10^{-4}$	$1\times 10^{-4}=10^{-4}$
后验概率	$2\times 10^{-4}/(2\times 10^{-4}+10^{-4})=2/3$	$10^{-4}/(2\times 10^{-4}+10^{-4})=1/3$

（五）应用Bayes分析结合临床遗传检测结果进行风险评估

可以将实验室的检测结果与Bayes分析结合起来进行风险率的计算。这样的实验室检测通常包括基因变异的直接检测、具有诊断意义的生化检测和对与基因连锁的DNA标志分析的连锁诊断。

【例10】 如图7-14所示，Ⅰ-1和Ⅰ-2曾经生育过一个死于DMD的男孩，但双方都没有其他DMD家族史。经过基因检测，证实Ⅰ-2是*DMD*基因缺失阴性。已知通过对*DMD*基因缺失的检测，可以将60%的DMD病例诊断出来。Ⅰ-2为*DMD*基因携带者的风险是多少？

本例的条件概率较为复杂，包括两个已知的条件信息：①曾生育过一个DMD男孩；②Ⅰ-2 *DMD*基因缺失检测阴性。在进行风险评估时，这两种已知条件必须同时加以考虑。经过列表进行Bayes分析（表7-10），得知Ⅰ-2是*DMD*基因携带者的风险为0.44。

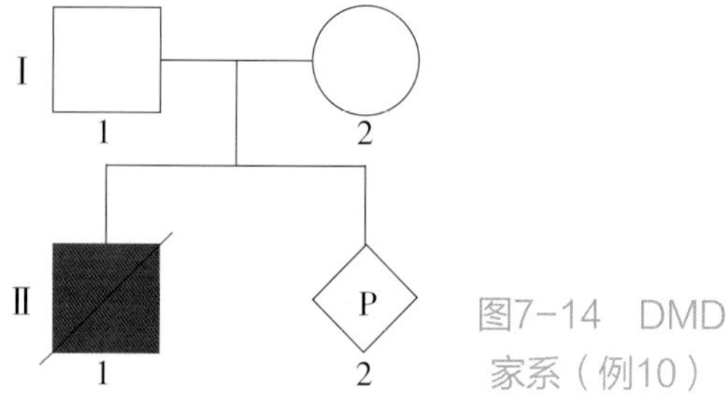

图7-14 DMD家系（例10）

表7-10 Bayes分析例表（例10）

	如果Ⅰ-2是*DMD*基因携带者	如果Ⅰ-2不是*DMD*基因携带者
先验概率	4μ	$1-4\mu\approx 1$
条件概率		
①曾有一位患儿	1/2	μ
②基因缺失阴性	0.4	1
联合概率	$4\mu\times 1/2\times 0.4=0.8\mu$	$1\times\mu\times 1=\mu$
后验概率	$0.8\mu/(0.8\mu+\mu)=0.44$	$\mu/(0.8\mu+\mu)=0.56$

在不能做分子遗传诊断的情况下，测定患者的血清肌酸激酶（creatine kinase，CK）是诊断DMD的一个重要指标。DMD患者的血清肌酸激酶活力显著上升，这对男性患者来说更为突出，但对于女性基因携带者则不一样。1/3的女性*DMD*基因携带者的血清肌酸激酶通常在正常范围，而95%的非*DMD*基因携带者的血清肌酸激酶通常为正常。

【例11】 图7-15是一个DMD家系。Ⅰ-2是*DMD*基因携带者并生育一个男孩患者Ⅱ-1，女儿Ⅱ-3的血清肌酸激酶检测结果正常。求Ⅱ-3是*DMD*基因携带者的风险。

如表7-11所示，通过Bayes分析，求得Ⅱ-3是*DMD*基因携带者的风险是0.26。

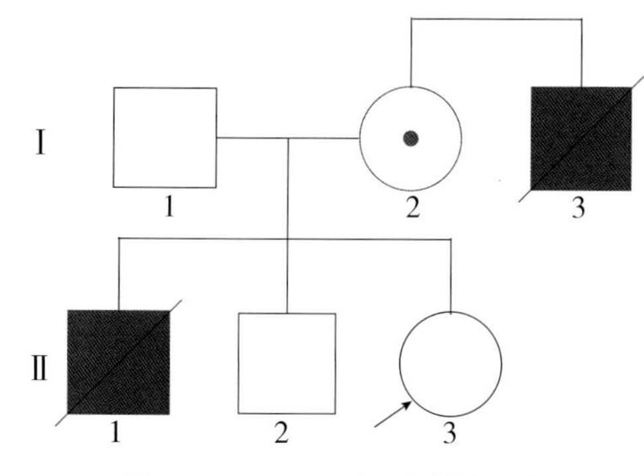

图7-15 DMD家系（例11）

表7-11 结合血清肌酸激酶检测结果和Bayes分析对DMD的风险评估

	Ⅱ-3是*DMD*基因携带者	Ⅱ-3不是*DMD*基因携带者
先验概率	1/2	1/2
条件概率		
正常血清肌酸激酶	1/3	0.95
联合概率	1/2×1/3=1/6（0.167）	0.5×0.95=0.475
后验概率	0.167/（0.167+0.475）=0.26	0.475/（0.167+0.475）=0.74

（六）应用Bayes分析对连锁状态等位基因进行风险评估

可以利用对DNA连锁标志的测定对基因尚未克隆的疾病进行遗传风险评估。这里必须首先弄清楚“状态（phase）”的定义。状态是用来表示两个连锁位点上的不同等位基因之间重排的关系，可以通过对家谱的分析来确定。

假设有两个连锁位点A和D，A和D分别有两个等位基因A1、A2和d、N。假如陈先生是一个双重杂合子（A1、A2/d、N），通过对其父母等位基因的分析，证实A1和d来自父方，而A2和N来自母方。由此可知，A1和d位于父方同一条染色体上，而A1和N位于两条不同的同源染色体上。把A1与d之间的关系称为联结（coupling），而A1与N的关系称为排斥（repulsion）。将陈先生的等位基因组合A1-d/A2-N称为已知状态（phase-known）。但是，如果没有通过对陈先生父母等位基因的分析，就没有证据确定A1、A2/d、N中各等位基因之间的关系，把这样的关系称为未知状态（phase-unknown）。当状态被确定后，在联结状态下的两个等位基因（A1-d）要变成排斥状态，就必须在细胞有丝分裂（或减数分裂）过程中通过重组（recombination）使A1与d分离，然后分别位于两个不同的同源染色体上。如果重组的概率是Ø，那么，陈先生后代的A1与d变成排斥状态的概率则是Ø，而保持联结状态的概率是1-Ø。

对等位基因已知状态下的风险评估比较简单，但对未知状态下的风险评估就比较复杂。

【例12】 图7-16是血友病B家系。陈先生Ⅰ-1是患者，有两个小孩，女儿Ⅱ-2是携带者。已知DNA标志A1与尚未克隆的血友病B致病等位基因连锁，A2是A1相对应的等位基因，而N是d相对应的等位基因。已知A1与d分离重组的概率是2%（即Ø=0.02）。求Ⅲ-1是致病基因携带者的风险。

已知血友病B是X染色体连锁隐性遗传病。通过分析，可以确定A1与d连锁并且位于父亲的同一条X染色体上，因为Ⅱ-2接受了从患病父亲传递下来的含A1-d组合的X染色体变成携带者。这就是说，Ⅱ-2等位基因之间的关系属已知状态，即A1-d/A2-N。Ⅲ-1从父亲处接受了含A2-N组合的X染色体，那么，由于Ø=0.02，Ⅱ-2把含A1-d组合的X染色体传递给Ⅲ-1而成为携带者的风险就是98%（表7-12）。

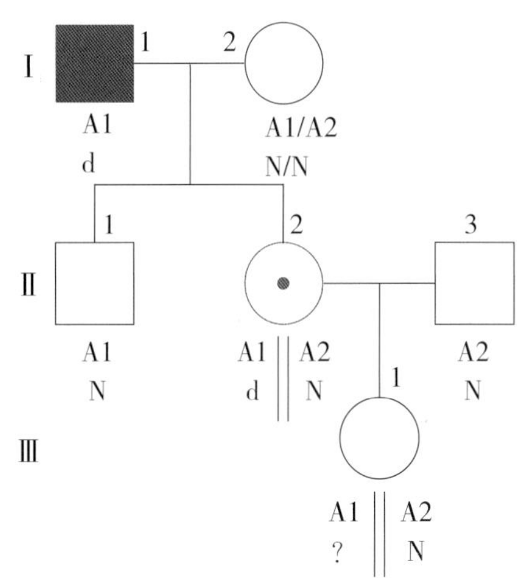

图7-16 血友病B家系（例12）

表7-12 计算图7-16中的Ⅲ-1为携带者的风险

	Ⅱ-2基因状态	
	A1-d/A2-N	
等位基因状态概率	1.00	
当Ⅲ-1是	携带者	非携带者
先验概率	0.5	0.5
条件概率		
如果从Ⅱ-2得到A1-d等位基因	0.98	0.02
联合概率	0.49	0.01
后验概率	0.98	0.02

【例13】 图7-17同样是一个血友病B家系，因为不能对携带者Ⅰ-2的父母进行基因分析，故她的各等位基因之间的关系不能确定而属未知状态。通过家系分析，Ⅰ-2的基因状态很可能是A1-d/A2-N，因为她将等位基因A1传递给Ⅱ-1而发病。已知重组概率$\varnothing=0.10$，求当Ⅰ-2在不同的等位基因组合情况下Ⅱ-2是携带者的风险（表7-13）。

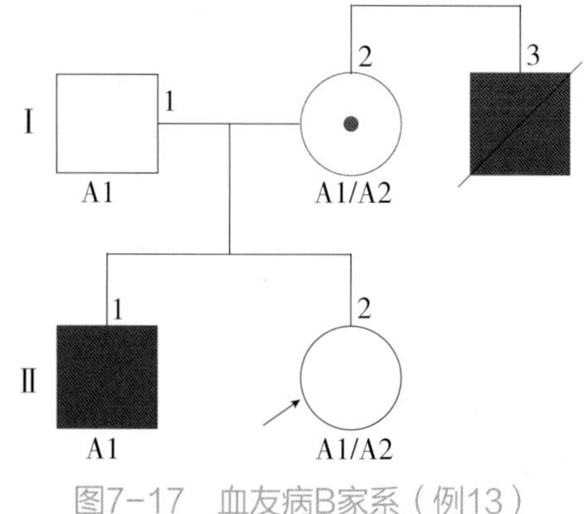

图7-17 血友病B家系（例13）

表7-13 计算图7-17中的Ⅱ-2为携带者的风险

	Ⅰ-2的基因状态			
	A1-d/A2-N		A1-N/A2-d	
先验概率	0.5		0.5	
条件概率				
当Ⅱ-1的基因状态是A1-d	0.9		0.1	
联合概率	0.45		0.05	
后验概率	0.9		0.1	
当Ⅱ-2是	携带者	非携带者	携带者	非携带者
条件概率				
如果从I-2得到A1-d等位基因	0.9	0.1	0.1	0.9
联合概率	0.9×0.9=0.81	0.9×0.1=0.09	0.1×0.1=0.01	0.1×0.9=0.09
Ⅱ-2是基因携带者的总风险=0.81+0.01=0.82				
Ⅱ-2不是基因携带者的可能性=0.09+0.09=0.18				

三、常染色体隐性遗传的群体风险评估

对常染色体隐性遗传群体进行风险评估时应用Hardy-Weinberg公式，即$p^2+2pq+q^2=1$，计算不同常染色体隐性遗传病基因型在群体里的频率[1]。这里的p和q分别代表某常染色体隐性基因的野生型等位基因和变异型等位基因，p^2表示野生型等位基因纯合子（即正常健康者）频率，$2pq$表示杂合子（即携带者）频率，而q^2为变异型等位基因纯合子（即患者）频率，也就是疾病在群体中的发病率。

通过查阅文献可以得到某种常染色体隐性遗传疾病在人群中的发病率q^2，随之可以通过q^2求得q值，由公式$p+q=1$算出p，最后得出$2pq$。

Hardy-Weinberg公式的应用有四个假设条件：①群体中的婚配是随机的；②对每个等位基因的选择（selection）和反选择（anti-selection）固定不变，并且两者间保持平衡；③基因变异率固定不变；④基因的流通、移居或遗传漂变对群体基因频率的影响忽略不计。

【例14】 PKU是常染色体隐性遗传疾病。已知河北某一群体中PKU的发病率是1/10 000。

求该群体中PKU杂合子的频率。

PKU的发病率是1/10 000，即q^2是1/10 000，所以q=1/100，由公式$p+q$=1求得p=1-q=99/100，$2pq$=2×1/100×99/100=0.0198，即PKU杂合子在该群体里的频率。

人类单基因遗传病的发病率通常都很低，故q值非常小，而p值几乎等于1。因此，在运用Hardy-Weinberg公式进行计算时，可以简单地用$2q$代表遗传病的基因携带者频率。例14中的$2q$=0.02，与原来算出的$2pq$=0.0198十分接近。

因为显性杂合子都是患病者且占患病者的大多数，而纯合子患者非常罕见，甚至可以忽略不计。临床上所见到的非患病者都是正常纯合子，而几乎所有的患病者都是杂合子。因此，Hardy-Weinberg公式不适于常染色体显性遗传病的风险计算。

四、近亲结婚的风险评估

近亲结婚的风险评估是计算近亲结婚的夫妇生育患有常染色体隐性遗传病子女的风险。据统计，正常人群中每一个体都携带一个从共同祖先传递下来的罕见的常染色体隐性遗传致病基因。近亲结婚的夫妇双方都携带这一基因变异同时往下向他们子女传递，故发病的风险比非近亲结婚明显高。这样的患病风险通常以近交系数（coefficient of inbreeding，代号为F）表示。近交系数随致病基因的等位基因数目不同而变化，与亲缘系数（coefficient of relationship，代号为R）有直接的关系。亲缘系数是指近亲结婚夫妻间的亲缘程度，以两者共有的相同基因与基因组的比例（proportion of genes in common）表示。由于一个基因通常包括两个不同的等位基因，故近亲结婚夫妇的子女患罕见的常染色体隐性遗传病的风险就等于与之相关的近交系数（表7-14）。计算风险时的假设条件：①基因变异忽略不算；②没有由该基因致病的家族史。

表7-14　近亲结婚近交系数及其子女患病风险

近亲结婚类型	亲缘级别	亲缘系数 R	近交系数 F	子女患病风险率	
				1个等位基因	2个等位基因
双卵双胞胎	一级	1/2	1/4	1/8	1/4
同胞兄妹	一级	1/2	1/4	1/8	1/4
同父异母（或同母异父）同胞兄妹	二级	1/4	1/8	1/16	1/8
叔叔与侄女	二级	1/4	1/8	1/16	1/8
舅舅与外甥女	二级	1/4	1/8	1/16	1/8
双重表兄妹（或堂兄妹）	二级	1/4	1/8	1/16	1/8
前代同父母的一级表兄妹	三级	1/8	1/16	1/32	1/16
前代同父异母（或同母异父）叔与侄女或舅与外甥女	三级	1/8	1/16	1/32	1/16
前代同父异母（或同母异父）表兄妹	四级	1/16	1/32	1/64	1/32
二级表兄妹	五级	1/32	1/64	1/128	1/64

近亲结婚子女患罕见常染色体隐性疾病的风险也可以通过孟德尔遗传比率和孟德尔遗传规律计算。

【例15】 图7-18表示一对前代同父母的表兄妹婚配。试计算他们子女患有某一从祖先传递下来的罕见的常染色体隐性遗传病的风险。

首先计算Ⅰ-1将有害基因传给表兄Ⅲ-1的风险，即1×1/2×1/2=1/4。那么，Ⅲ-1将有害基因传给子女的风险是1/4×1/2=1/8。同样，Ⅰ-1通过表妹Ⅲ-2将有害基因传给这一对表兄妹的子女的风险也是1/8。这样，该表兄妹的子女接受通过Ⅰ-1传递下来的有害基因的风险是1/8×1/8=1/64。用同样的方法，Ⅰ-2将同样的基因传给该表兄妹的子女的风险也是1/64。最后得出该表兄妹婚配子女的患病风险是1/64+1/64=1/32。

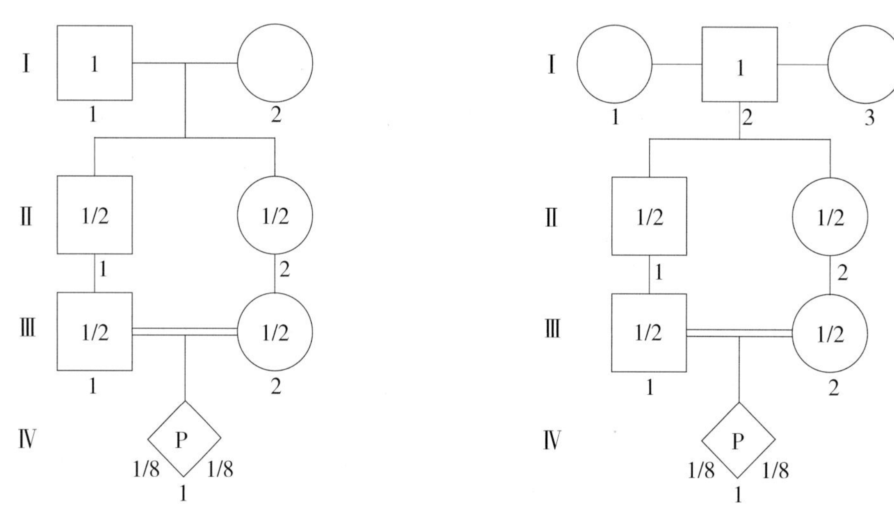

图7-18 前代同父母的表兄妹婚配风险计算　　图7-19 前代同父异母的表兄妹婚配风险计算

图7-19则是前代同父异母的表兄妹婚配（即四级关系）家系。由于祖先传递下来的罕见基因只能通过唯一的父系传递，其风险就是1/8×1/8=1/64。

（陆国辉）

第三节 染色体病风险评估

一、家族性染色体平衡易位的风险评估

如果一对夫妇有一方是染色体平衡易位携带者，他们的子女有可能患结构性染色体病。不是所有的结构性染色体异常都能导致含不平衡性染色体患儿的出生。通常，染色体部分性单体带来的危害比部分性三体的要大。在评估生育患不平衡性染色体病子女的风险时，一般要考虑：①不平衡染色体单体片段越大，胎儿宫内存活机会越小；单体片段越小，胎儿宫内存活至分娩或活出生的机会就越大。②在单体片段和三体片段同时存在时，单体片段的效应通常占优势[1, 6, 7]。

染色体上基因的分布随不同的染色体及其部位的不同而异。当染色体片段处于不平衡状态时，基因组也随之失去平衡而导致胚胎或胎儿生长发育出现障碍。G带染色体上浅染片段含基因

丰富，故其单体或三体异常都容易造成机体畸形的发生。

对家族性染色体平衡易位进行风险评估要通过单倍体常染色体长度（haploid autosomal length，HAL）和相关染色体HAL值运算。HAL是指各常染色体的单体长度的总和，而相关染色体HAL值是指与家族性染色体异常相关的某特定染色体单体长度与常染色体长度之比，用百分比表示（表7–15）。

表7–15　人类常染色体的染色体HAL值（%）

染色体	短臂	长臂	总长度	染色体	短臂	长臂	总长度
1	4.61	4.63	9.24	12	1.30	3.57	4.86
2	3.27	5.47	8.75	13	—	3.26	3.26
3	3.27	3.74	7.01	14	—	3.24	3.24
4	1.71	4.99	6.70	15	—	3.06	3.06
5	1.61	4.68	6.29	16	1.23	1.92	3.15
6	2.33	3.97	6.30	17	0.96	2.50	3.46
7	2.06	3.50	5.55	18	0.70	1.90	2.60
8	1.59	3.33	4.92	19	1.11	1.36	2.47
9	1.60	3.22	4.81	20	0.93	1.35	2.28
10	1.48	3.24	4.72	21	—	1.22	1.22
11	1.62	2.99	4.60	22	—	1.47	1.47

具体计算步骤：①辨认非平衡片段的来源染色体；②在人类染色体图谱上找出相应的染色体，用直尺测量非平衡片段的长度和与之相关的染色体的总长度；③求出非平衡片段的长度与相关染色体总长度的比值，并用百分比表示；④从表7–15查阅相关染色体的染色体HAL值；⑤按照式（7–7）计算非平衡片段的HAL百分比。

$$\text{非平衡片段的HAL百分比}=\frac{\text{非整倍体片段长度}}{\text{相关染色体总长度}}\times\text{相关染色体HAL值} \tag{7–7}$$

在对染色体非平衡片段进行风险评估时，必须掌握如下要点：①当非平衡片段的HAL百分比<0.5%时，胎儿存活机会很高，而当单体的HAL百分比>2%或三体的HAL百分比>4%时，则胎儿存活机会罕见；②在非平衡性单体和三体片段同时出现时，单体的生存遗传效应比三体严重；③当父母某一方是平衡染色体异常的携带者时，不同的生殖细胞可能有不同的衍生染色体畸形。

在减数分裂过程中，姐妹染色体之间的分离方式与不同的染色体类型和平衡易位片段大小有关，分离方式的不同，决定了合子不同的核型（详见本书第四章）。应该对不同合子的核型进行家族性染色体平衡易位不同的风险计算。

二、染色体三体妊娠史阳性者再发风险评估

在发现孕妇有21三体等三体综合征妊娠史阳性时，其三体再发风险会升高，对于年龄为30岁

以上者尤其如此，具体的再发风险评估，请参考第四章表4-10。再发风险升高的理由可能是：①随机因素，即与孕妇高龄相关；②夫妇一方可能是低水平生殖细胞性嵌合体携带者；③与生殖细胞减数分裂过程中染色体不分离易感性升高相关。

（陆国辉）

第四节　对多基因遗传病的风险评估

多基因遗传病的再发风险与多种因素有关，而这些因素之间的关系复杂。通常以经验风险率（empiric risk）表示多基因遗传病的再发风险，并可以通过网络查到。如果查不到，有关疾病一级亲属里的再发风险率可以用该病群体发病率的平方根来表示[1-4]。表7-16列出的是常见的多基因遗传病再发风险率。

多基因遗传病的再发风险受疾病的严重程度、患者亲属关系的密切程度和一级亲属的发病人数、患病者性别以及疾病在群体中的发病率等因素影响。

1. 疾病的严重程度　通常，疾病越严重，再发风险越高。唇/腭裂是一个很好的例子，家族内单例散发性单侧唇裂的再发风险率只有4%，而单例散发性双侧唇裂的经验再发风险率为8%。

表7-16　部分常见多基因遗传病的再发风险

疾病	发病率	患者一级亲属患病率（%）	患者二级亲属患病率（%）	患者三级亲属患病率（%）
唇裂±腭裂	1/1 000	4.0	0.7	0.3
脊柱裂/无脑儿	1/1 000	3.0	0.5	0.3
先天性髋关节脱位	1/500	5.0	0.6	0.4
先天性幽门狭窄*	1/200（男性）	—		
	1/1 000（女性）	—		
先天性畸形足	11/1 000	2.5	0.5	0.2
精神分裂症	1/1 200	10.1	3.7	2.3
自闭症	1/2 500	4.5	0.1	0.05

注　*：请参考图7-21。（引自：陆国辉.产前遗传病诊断[M].广州：广东科技出版社，2002.[2]）

2. 患者的亲属关系和患病人数　亲属关系越密切，再发风险越高；家族里发病人数越多，再发风险越高。如表7-16所示，当父母一方患病时，生育患病子女的风险通常是3%～5%。但是，如果有两位一级关系亲属都患病，其经验风险率就增加1倍，有三位一级关系亲属患病时，其经验风险率就上升3倍。以先天性脊椎裂为例，如图7-20所示，当父母双方都患病时，其再发风险为44%；如果两位患者都是同胞时，风险降低到8%；如果父方加上一位同胞患病，其再发风险则变为11%。

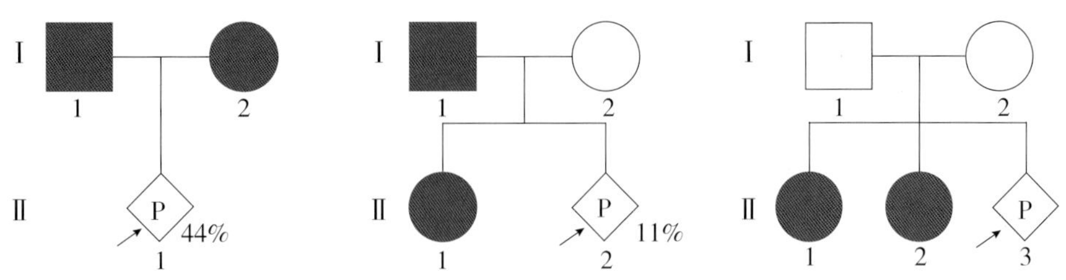

图7-20 先天性脊椎裂再发风险比较

3．患者性别 当多基因遗传病的发病率表现出性别上的差异时，说明相关疾病在不同性别里的阈值有异。发病率越高，疾病阈值越低；发病率越低，疾病阈值越高。如果疾病出现在属于低发病率性别的患者上，说明患者携带更多与该疾病相关的基因，其后代的再发风险增高。如图7-21所示，幽门狭窄的男性发病率比女性高5倍，其子女发病的风险为5.5%；当疾病出现在一个家族里的一位女性时，其风险就上升到19%。

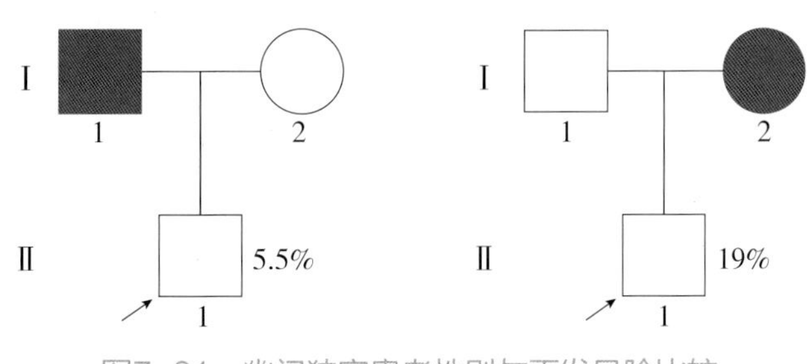

图7-21 幽门狭窄患者性别与再发风险比较

（陆国辉）

第五节 非孟德尔遗传风险评估

非孟德尔遗传病的遗传方式受多种因素影响，不像孟德尔遗传病典型，在进行遗传风险评估时应充分注意各自特点。这一节将介绍生殖细胞嵌合变异以及新发变异、外显不全、延迟显性、动态变异等遗传方式的风险评估，非孟德尔遗传病中的线粒体病的遗传风险评估将在其他章节介绍。

一、生殖细胞嵌合变异以及新发变异的风险评估

理论上个体因新发变异导致某种常染色体显性遗传、X染色体连锁遗传单基因病的概率为10^{-6}～10^{-4}[8, 9]，同胞再次因同一位点变异导致疾病发生的概率为10^{-12}～10^{-8}，个体发生2次或2次以上同一新发变异导致的常染色体显性遗传、X染色体连锁遗传单基因病的概率如此之低，通常忽略不计，然而现实中这种忽略不计的事件在某些遗传病中却时而发生，最好的解释是该类疾病存在一定概率的生殖细胞嵌合变异。目前约15%有散发DMD男性患者生育史的母亲体细胞未能检测到基因变异，部分被证实存在生殖细胞嵌合变异，而常染色体显性遗传致死性成骨

发育不良生殖细胞嵌合变异发生率为5%[8]；此外，软骨发育不全、甲型血友病、乙型血友病、Ⅰ型神经纤维瘤病、结节性硬化症等亦存在相对较高比例的生殖细胞嵌合变异，更多遗传病发生生殖细胞嵌合变异概率可以通过互联网查询[8-10]。原始生殖细胞经历30次有丝分裂发育成卵原细胞，经历数百次有丝分裂发育成精原细胞，这为生殖细胞发生新发变异提供了客观条件，新发变异在原始生殖细胞有丝分裂过程中发生越早，该变异的生殖细胞嵌合变异比例越高，在不考虑外显不全因素时，再次生育患儿的风险亦越高。精准评估再发风险通常很困难，因为往往难以获得变异生殖细胞嵌合比例，尤其是卵子。因此在未能获得变异生殖细胞比例的情况下，对证实存在生殖细胞嵌合变异的遗传病，可将文献报道的生殖细胞嵌合变异概率作为风险评估的重要依据，而对未被证实存在生殖细胞嵌合变异的常染色体显性遗传、X染色体连锁遗传单基因遗传病新发变异，通常认为再发风险为3%～4%，高于侵入性产前检测3‰～1%手术并发症风险[5, 8]。如图7-22所示，无疾病表型夫妻既往妊娠一胎致死性成骨发育不良患儿，经高通量测序检测，胎儿存在*COL1A1*基因致病变异，夫妻双方外周血细胞均未能检测到该变异，男方精子检测到致病变异，比例约为40%，评估再发风险。通过检测已获知胎儿发生致死性成骨发育不良原因为男方生殖细胞嵌合变异，且携带致病变异精子比例已知，因此夫妻再生育的再发风险约为40%，而不再以文献报道的致死性成骨发育不良生殖细胞嵌合变异发生率5%作为风险评估依据。

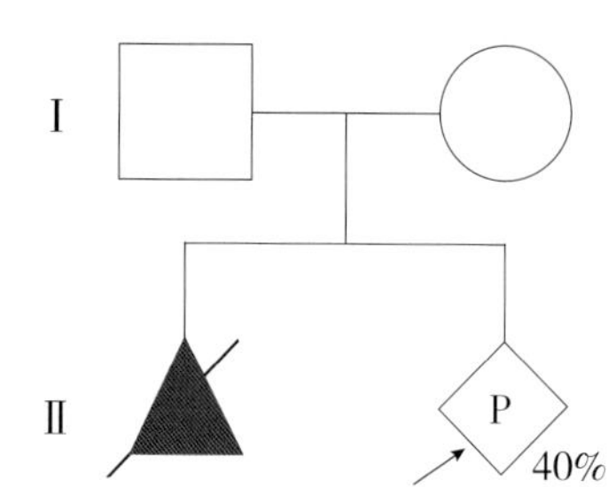

图7-22　致死性成骨发育不良再发风险评估

二、外显不全遗传病风险评估

进行外显不全遗传病的风险评估，必须考虑到变异基因携带者无异常表型的概率。如图7-23所示是一个手足裂畸形家系，母亲为手足裂畸形患者，女儿无异常表型，评估女儿携带致病基因型的风险。已知手足裂畸形为常染色体显性遗传，外显率约为70%。计算见表7-17，女儿为手足裂致病基因型携带者的风险为23%。

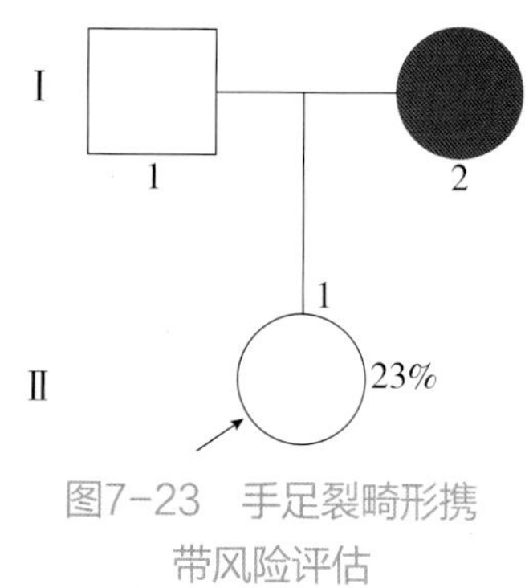

图7-23　手足裂畸形携带风险评估

表7-17　手足裂畸形Bayes分析列表

	如果Ⅱ-1是手足裂畸形基因携带者	如果Ⅱ-1不是手足裂畸形基因携带者
先验概率	1/2	1/2
条件概率	3/10	1
联合概率	1/2×3/10=3/20	1/2×1=1/2
后验概率	3/13	10/13

三、延迟显性遗传病风险评估

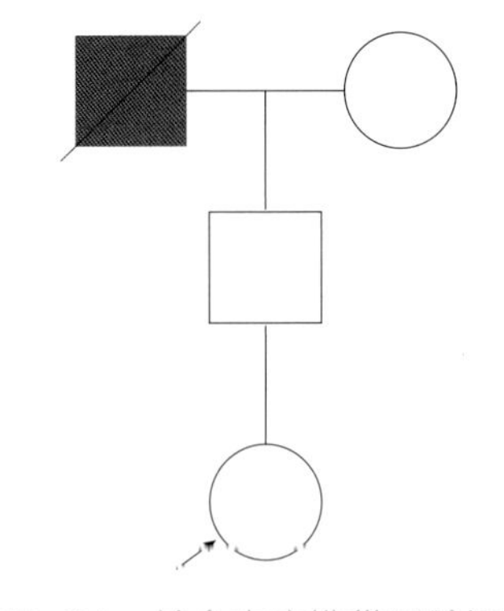
图7-24　帕金森病携带风险评估

许多常染色体显性遗传疾病表现出延迟显性，必须考虑不同年龄外显概率。如图13-24所示是一个帕金森病家系，祖父患帕金森病，已死亡，父亲60岁，无帕金森病表型，女儿35岁，无帕金森病表型，评估女儿患帕金森病的风险。已知帕金森病为常染色体显性遗传，60岁出现表型的概率为2/3，35岁出现表型的概率为5%[4]。计算见表7-18，女儿为帕金森病的风险为12%。

表7-18　帕金森病Bayes分析列表

	父亲非基因携带者，女儿无风险	父亲是基因携带者，女儿非基因携带者	父亲是基因携带者，女儿也是基因携带者
先验概率	1/2×1	1/2×1/2	1/2×1/2
条件概率	1	1/3×1	1/3×95%
联合概率	1/2×1×1=1/2	1/2×1/2×1/3=1/12	1/2×1/2×1/3×95%=2/25
后验概率	3/4	13/100	3/25

四、动态变异遗传病风险评估

动态变异遗传病需要考虑前变异携带者子代变异扩增至全变异的生育风险，如X染色体连锁的脆性X综合征，女性前变异携带者其*FMR1*基因（CGG）n重复数增加，卵子（CGG）n重复数扩增至全变异概率随之增大，如图7-25所示，当重复数>100时，卵子（CGG）n重复数发生全变异的概率为100%[3, 8]。例如，一个脆性X综合征家系女性成员，经检测，其*FMR1*基因(CGG) n重复数为85，评估其生育全变异男性患儿的风险。根据图7-25的数据，其卵子*FMR1*基因（CGG）n重复数增加至全变异的概率为72%，男性胎儿有50%的概率遗传至全变异卵子，因此该女性生育全变异男性患儿的风险为36%。

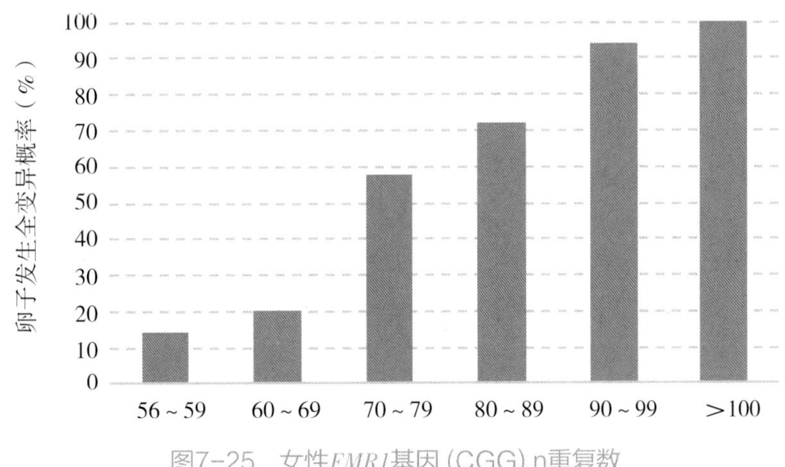

图7-25　女性*FMR1*基因（CGG）n重复数

（王　华　李浩贤）

第六节 肿瘤风险评估的特殊性

虽然肿瘤的发生与基因变异有关，但大部分的肿瘤基因变异都属于获得性，真正属于生殖细胞性基因变异的只占很少的一部分。例如，遗传性乳腺癌只占全部乳腺癌的5%～10%。因此，对肿瘤发生风险的评估既有与多基因遗传病和单基因遗传病风险计算的相同点，又有其特殊之处。

一、肿瘤风险的评估方法

肿瘤风险的表示方法通常是把流行病学计算方法与遗传风险计算方法相结合[1,11]。此外，还可以把肿瘤风险分为低风险、中等风险和高风险三类。

（一）流行病学评估法

用流行病学计算方法表示肿瘤风险与肿瘤在有关人群中流行病调查资料的关系密切，只有准确的流行病调查资料才能得到准确的肿瘤发生风险。但是，这样的表示方法通常只适用于正常人群或肿瘤低风险家族的肿瘤咨询。

1．累积发生率（cumulative incidence） 指某特定个体在某一特定时期患病的可能性。比如说，某位女性在40～50岁时的乳腺癌累积发生率是30%。

2．相对风险（relative risk） 流行病学专家通常把阳性家族史视为风险因素，并用“2×2”表格表示风险因素与患病之间的关系（表7-19）。

表7-19 风险因素与患病之间的关系

	肿瘤	
	患者	非患者
家族史阳性	a	b
家族史阴性	c	d

$$人群中阳性肿瘤家族史的肿瘤发病率=\frac{a}{(a+b)}$$

$$人群中阴性肿瘤家族史的肿瘤发病率=\frac{c}{(c+d)} \qquad (7\text{-}8)$$

从式（7-8）得知，相对风险是通过与正常对照组相比得出的升高值。某特定肿瘤的相对风险随不同的人群而异，高发病区的相对风险比低发病区的要高。

3．绝对风险（absolute risk） 用于表示某个体在某一阶段肿瘤发生的比较肯定的概率，与人群中的无肿瘤年龄分布情况和肿瘤相对风险有关。

累积发生率、相对风险和绝对风险三者有密切的关系，在此举例简单说明。

如表7-20所示，某正常人群乳腺癌的发生率在40岁、41岁、42岁和43岁时分别是1%、2%、

3%和4%。李女士为乳腺癌家族史阳性，属高风险族，又已知该人群的乳腺癌相对风险是5，那么，李女士在40岁、41岁、42岁和43岁时患乳腺癌的风险就分别是5%、10%、15%和20%。

表7-20　乳腺癌风险计算

	年龄（岁）			
	40	41	42	43
正常人群乳腺癌发生率（%）	1	2	3	4
李女士患乳腺癌风险（%）	5	10	15	20
李女士患乳腺癌的绝对风险（%）	5	9	13.5	17

在这一基础上可以计算绝对风险。假设在这一正常人群里40岁时100%的妇女无乳腺癌，而每长1岁无乳腺癌率就降低5%，那么，40岁、41岁、42岁和43岁时的无乳腺癌率分别是100%、95%、90%和85%。李女士在40岁、41岁、42岁和43岁时患乳腺癌的绝对风险就分别是5%、9%、13.5%和17%。这就是说，绝对风险是患病风险和无肿瘤率的乘积。李女士在40～43岁患乳腺癌的累积发生率则是5%+9%+13.5%+17%=44.5%。

（二）孟德尔遗传评估法

孟德尔遗传评估法适用于肿瘤基因或抑癌基因明确的肿瘤，例如与乳腺癌有关的*BRCA1*基因和*BRCA2*基因，与视网膜母细胞瘤有关的*RB1*基因等。由于这些肿瘤的发生都属于常染色体显性遗传，故其风险可按本章第二节有关方法进行计算。

二、乳腺癌发生风险评估模式和分类

乳腺癌是最常见的女性肿瘤，其在妇女一生中的发生率高达19%。除了确定的遗传性乳腺癌相关肿瘤基因（如*BRCA*基因，详见第三十七章）外，与散发性遗传性乳腺癌高风险发生有关的因素有多个，包括未产妇、出生后非母乳喂养、月经初潮过早、肥胖、嗜酒、激素替代疗法等。此外，肿瘤家族史阳性也是考虑遗传性乳腺癌发生的重要因素[12]。

（一）散发性乳腺癌风险评估

目前对散发性乳腺癌发生的风险评估模式有三种，包括Gail模型、Claus模型和Tyrer-Cuzick模型[11]，其中Claus模型使用方便，所以比较常用（见第三十七章）。

（二）普通人群个体乳腺癌风险分类

基于普通人群一生中乳腺癌的发生率，通常把患乳腺癌的风险分为四类，其评估标准如下[12-14]。

1. 高风险

（1）乳腺癌和/或卵巢癌的年轻患者，并且有一位一级亲属患病，体现明显的显性遗传方式。

（2）多个一级亲属患病，并且诊断为Li-Fraumeni综合征。

2. 高/中风险

（1）父系不同二级亲属患有乳腺癌和/或卵巢癌，体现明显的显性遗传方式。

（2）一级亲属患有乳腺癌和卵巢癌，第一位患者发病年龄在50岁前。

（3）三位亲属患有乳腺癌和/或卵巢癌，乳腺癌患者平均发病年龄为50～60岁。

（4）两位亲属（其中一位是一级亲属）患有乳腺癌，40岁前发病。

3．中风险

（1）在任何年龄发病的两位亲属患有乳腺癌。

（2）一位40岁以前发病的一级亲属患有乳腺癌。

（3）一位在任何年龄发病的男性亲属患有乳腺癌。

（4）一位在任何年龄发病的同时患有乳腺癌和卵巢癌的亲属。

4．稍升高风险

（1）一位一级亲属，或者几位远亲亲属患有肿瘤，都在50岁以后发病，没有体现出明显的显性遗传方式。

（2）一位一级亲属患有乳腺癌，40岁后发病，没有肿瘤家族史。

（三）遗传性肿瘤风险的分类

1．遗传性肿瘤的特点　家谱的分析对遗传性肿瘤的诊断很重要，因为遗传性肿瘤患者在家族里的分布有其特点（表7-21）。有关遗传性肿瘤的特点详见第三十七章第一节。

表7-21　遗传性肿瘤家谱特点

遗传性肿瘤家谱特点
3个或3个以上的亲属患相似的肿瘤
至少有1位亲属被诊断为肿瘤时的年龄比常见患同样肿瘤患者的年龄要小
至少有1位亲属患有多个原发性肿瘤
至少有1位亲属患有多发性或双侧性肿瘤
至少有1位亲属在不常见的年龄被发现患有常见性的肿瘤
至少有1位亲属患有罕见性的肿瘤
缺乏有害外环境接触史

2．遗传性肿瘤风险的分类　在实验室诊断结果和家族史不明确的情况下对肿瘤患者进行咨询时，可以根据掌握的临床资料按一定的标准对其家族的遗传性肿瘤易患风险评估为四类，即低风险、中等风险、高风险和风险不确定。

（1）低风险　这样的家族虽然有肿瘤患者，但其特点包括：①家族里一级或二级亲属患肿瘤少见；②所见的肿瘤与遗传性综合征无关；③所见的肿瘤通常是正常人群常见的肿瘤；④肿瘤只发生在同一代的个体；⑤无特殊性的肿瘤特点或体征。

（2）中等风险　特点：家族史和肿瘤患者部分地表现出肿瘤综合征的特点，但未能达到肿瘤综合征诊断标准。在这种情况下，除了对家族史和肿瘤患者的临床特点与相对的肿瘤综合征诊断标准做进一步的比较外，还须做肿瘤基因检查。

（3）高风险　肿瘤家族史呈现典型的肿瘤易感性。肿瘤患者在家族中的分布特点和肿瘤的临床特征都符合或暗示某一特定遗传性肿瘤综合征的存在。在这种情况下，不管肿瘤基因检查结果如何，患者及其家属都视为患有遗传性肿瘤综合征或处于高风险。

（4）风险不确定　对所能掌握的临床资料，不管从哪个方面分析，哪怕是具有丰富经验的专家都不能做出任何风险的评估。在这种情况下，最好的处理方法是不做任何的风险评估，继续收集家族史和临床资料。

（陆国辉）

参考文献

[1] Young ID. Introduction to Risk Calculation in Genetic Counseling [M]. 3rd ed. Oxford: Oxford Univ Press, 2006.

[2] 陆国辉. 产前遗传病诊断 [M]. 广州: 广东科技出版社, 2002.

[3] Nussbaum RL, McInnes RR, Willard HF, et al. Genetics in Medicine [M]. 8th ed. Philadelphia: Elsevier, 2015.

[4] Harper PS. Practical Genetic Counseling [M]. 7th ed. London: Hodder Arnold, 2010.

[5] Uhlmann WR, Schuette JL, Yashar B. A Guide to Genetic Counseling [M]. New York: Wiley–Blackwell, 2009.

[6] Gardner RJM, Amor DJ. Chromosome Abnormalities and Genetic Counseling [M]. 5th ed. New York: Oxford University Press, 2018.

[7] Benn P, Borrell A, Chiu RW, et al. Position statement from the Chromosome Abnormality Screening Committee on behalf of the Board of the International Society for Prenatal Diagnosis [J]. Prenat Diagn, 2015, 35: 725–734.

[8] Gene Reviews. Available at: https: //www.ncbi.nlm.nih.gov/books/NBK1295/. Accessed August 8, 2019.

[9] Ornitz DM, Legeai–Mallet L. Achondroplasia: development, pathogenesis, and therapy [J]. Dev Dyn, 2017, 246: 291–309.

[10] Swystun LL, James PD. Genetic diagnosis in hemophilia and von Willebrand disease [J]. Blood Rev, 2017, 31: 47–56.

[11] Jacobi CE, de Bock GH, Siegerink B, et al. Differences and similarities in breast cancer risk assessment models in clinical practice: which model to choose? [J]. Breast Cancer Res Treat, 2009, 115: 381–390.

[12] Eccles DM, Evans DGR, Mackay J. Guidelines for a genetic risk based approach to advising women with a family history of breast cancer [J]. J Med Genet, 2000, 37: 204–209.

[13] Offit F. Clinical Cancer Genetics: risk counseling and management [M]. New York: Wiley–Liss, 1998.

[14] Bunz F. Principles of Cancer Genetics [M]. 2nd ed. Maryland: Johns Hopkins University, 2016.

责任编委：黄尚志

第八章
CHAPTER 8
产前诊断、遗传咨询中的伦理学

医学遗传服务的伦理准则作为人文科学中应用伦理学的一种医学规范，其在伦理学范畴内的发展必然受控于不同社会的历史文化背景、教育经济水平，以及宗教信仰、思想意识和风俗习惯等条件。由于东、西方的伦理学概念存在差异，难以将全球的伦理学完全统一。而WHO所建议的医学遗传服务中的伦理准则将有助于我国医学伦理学在理论和实践上的发展，通过相互学习、取长补短、求同存异，发展符合我国国情的中华医学伦理学[1]。

第一节　医学伦理学的基本原则

近半个世纪，遗传学（尤其是医学遗传学）的科学成果已经被逐步应用到医学临床实践中，包括疾病诊断、治疗、风险评估，以及个人对药物的反应、实验结果解释等，并派生出临床遗传学独立二级学科。同步发展起来的是这些技术应用中的伦理学。生物医学伦理学研究的是这些应用中的道德冲突（moral controversies），是医学伦理学的延伸，涉及遗传检测、基因组研究、知情同意、遗传信息的公布等。

1979年Belmont Report提出了生物医学伦理学的基本原则，该原则成为所有个人和专业组织在道德判断（moral interpretation）中做出决定的指南，也成为医学遗传学实践的原则。这些原则包括自主（autonomy）原则、有利（beneficence）原则、无害（non-maleficence）原则和公正（justice）原则。

（一）自主原则

即个体对于关系自身健康和医疗事件的决定权，维护隐私（confidentiality），根据专业人员提供的相关信息，患者以自身的价值观做出知情同意（informed consent），决定“行动”或是“不行动”。自主权是基于人人享有平等的人权，包括健康权。在法律允许的范围内，尊重人们的思想、愿望和行动自主，是所有道德力量的一项基本属性。在医学实践中，患者是具有独立行为能力的个体，应该受到人格的尊重，患者的基本权利不能受到干涉。医务工作者应平等对待所有患者，尊重其自主权，对独立行为能力受限的个体给予特别的保护。同样，医生也享有人格尊严，其人权不得受到侵犯。

1．知情同意　医务工作者在诊治患者时，要让患者了解自身病情和需要进行的检查及治疗，如检测、手术、用药等。在对患者进行检查和治疗之前，要向患者说明并得到患者的同意，即知情同意（informed consent），或有时候称之为知情选择（informed choice）[1]。

知情同意是体现尊重自主的重要环节，是尊重患者或研究对象自主权益的重要步骤，而且贯通整个过程，体现医务工作者与患者进行充分、良好的交流。医方应支持具有独立自主行为能力的人做出知情选择，而对于缺乏独立行为能力的患者（高龄、幼年及心智存在障碍的个体等）必须给予更多保护，他们的“知情同意”需要经其法定监护人协助完成或代其作出“知情赞同”（informed assent）。

2．尊重和保护隐私　患者的遗传信息为其个人隐私，并受到家族的关切，医务工作者不仅要对患者提供的病情信息保密，还要对后来的检查所发现的问题和诊断结果，包括获取的影像资料加以保密，未经患者的许可，不得向第三方透露。

患者的医疗记录需要独立存放，未经程序性的许可，他人不得查阅。医务工作者应如实告诉患者关于病情的诊断，除非患者明确表态要回避的内容，此称为“不知权”。

（二）有利原则

在遗传学服务中，所有的措施都是为了患者及其家族的福祉，包括遗传学家建议先证者将检测结果透露给家族中具有风险的成员。医学遗传医师对患者、前来求助者的行为要有利于他们，不伤害他们，不歧视他们。违反他们的利益和愿望强制他们绝育或流产，便会构成伤害，侵犯了他们的权利。对残疾者也是如此，不得违反有关保障残疾人权益的法律。产前诊断服务应以患者的利益为重，遵循最优化原则，使患者得到最大的好处，在应用科技手段进行诊断和治疗时，减少他们的不良反应，减少其在精神上和肉体上承受的压力和病痛，减少医疗资源消耗和相应医疗费用，最大程度地让患者受益。

（三）无害原则

首先是不伤害，专业人员要避免因自己的服务行为而导致对患者包括身体的、经济的、精神的或其他方面造成伤害；无害原则有时也称为无伤害原则。对患者来说，任何医疗措施都存在着一定的风险。这里所说的“伤害”是指医疗行为实施过程中发生的额外伤害部分，因为对人体的任何医学操作都会有痛楚和损伤，这是不可避免的伤害。例如，采血这个简单的操作也有疼痛甚至有些患者会“晕针”（晕厥），更有甚者，心脏复苏时的体外按摩也可能导致患者肋骨的骨折。

在产前诊断过程中，医务工作者也需警惕以医疗行为作为获利手段的不端行为，例如给予过度的不必要的检查和医疗措施，使患者蒙受肉体、精神痛苦和经济损失。

无伤害原则，是让患者利益最大化和伤害风险最小化。

（四）公正原则

对全社会的所有个体提供均等（equal）的机会，使其获得产前诊断和遗传学检测，但因地区发展和卫生资源分布总是存在不平衡，使得这一点实现起来有许多困难。对于多为罕见病的遗传性疾病，需在资源分配上给予照顾，在不增加供给总量的情况下，给予适当倾斜，尽力做到公平（fair）处理。“公正”常被视为“公平”的同义词，但不等同于均等。产前诊断服务中的公正涉及患者的就医权利和卫生资源的分配。公正原则要求人人享有基本医疗服务，应以同样的医疗水平、同样的服务态度对待所有患者。

第二节　伦理学的重要性

根据Victor A McKusick的定义，医学遗传学是研究遗传性疾病以及所有疾病中遗传因素的一门学科。临床遗传学是医学遗传学的重要组成部分，直接与遗传病患者的诊治预防及对其家族的咨询相关。可见，医学遗传学起源于有远见的临床医生对一些在群体中较罕见，但在个别家族中却不少见的、可代代或隔代出现的疾病（即遗传病）的研究；而临床遗传医生则将研究的成果应用于遗传病患者及其亲属的服务中去[2]。

在医学遗传服务中更加注重伦理学，这是由医学遗传服务的对象、模式和涉及的信息的特殊性所决定的。

（一）遗传性疾病的特殊性

根据孟德尔遗传定律，子代中位于常染色体上的遗传信息一半来自母亲，一半来自父亲（Y染色体和线粒体除外，前者只来自父亲，后者基本上只由母亲传递），子子孙孙传递不息。一个人的基因组与其上代有关，也与其后代有关，遗传信息所产生的影响不仅涉及个体自身，同时也波及家族整体，亲缘关系确定了他们彼此之间密切相关。因此，遗传信息不仅是个人的隐私，也是家族的隐私，需要共同守护。在遗传检测中，血缘关系被揭露无遗，敏感的父权问题常常会在家庭中引起轩然大波。另外，医学遗传学还要帮助患者和家庭处理生育的问题，有许多的不确定性，需要服务对象作出知情选择等。上述这些，就决定了为什么需要在遗传学服务中强调医学伦理学。

（二）“优生优育”面临的伦理学挑战

20世纪80年代，鉴于中国出生缺陷的严重局面，卫生行政部门和医学专家为了降低中国的出生缺陷，酝酿制定《优生优育法》，通过文件调研、出国考察和反复研讨，历经数年无数人的努力终于成文。1994年10月27日，中华人民共和国第八届全国人民代表大会常务委员会第十次会议通过了《中华人民共和国母婴保健法》，并于1995年6月1日起开始施行。

在中国，“优生优育”一词中的“优生”（我国的优生不等同于人种优化），其意是“通过提供保健、咨询、教育来帮助父母生出一个身心健康的孩子”。依据遗传学规律，即使是显性遗传病，患者仍有1/2的机会生育正常子女；而隐性遗传病，生育受累后代的风险只有1/4（详见第十三章）。只要在临床上获得明确的基因诊断，就可能通过产前诊断技术帮助这样的家庭获得良好的生育结局，无须什么“限制”和“禁止”。

第三节　产前诊断中的伦理学

人人享受平等的健康权，无论民众的支付能力如何，都应该尽量使他们获得遗传病的诊断、治疗和预防服务。与其他卫生服务相比，医学遗传服务即使不能置于优先考虑的位置，也应获得足够的重视。在疾病谱发生巨大改变的今天，遗传性疾病已经成为我们的工作重点。

医学遗传学服务的宗旨，是为具有遗传缺陷的个体和他们的家庭提供医学服务（包括诊断、治疗、康复和预防）及社会体系的支持，使他们适应本身的特殊处境，过上尽可能好的生活；在生育和健康方面进行知情选择和获得帮助，有一个满意的生育结局。

产前诊断是指在妊娠的早期、中期对胎儿进行检测，确定是否存在早发性致残、致死、目前尚无有效治疗手段或治疗费用昂贵的出生缺陷或遗传性疾病，为夫妇采取适合他们境遇的选择提供依据，从而降低再发风险的过程。这一过程中的伦理学非常重要[3]，应该进行产前诊断的疾病，可以通过慎重的讨论，以专家共识的形式提出一个动态化的清单。

（一）产前诊断的方法

（1）胎儿B超　确定胎儿是否存在结构性异常，可以无先证者的依据。

（2）细胞遗传学及分子细胞遗传学　通过染色体核型分析，确定胎儿是否存在染色体数目和/或大的结构异常；采用染色体微阵列分析检测染色体微小结构异常。若无先证者，可行产前筛查（例如孕妇外周血血清学筛查或孕妇循环血的胎儿游离DNA非侵入性产前筛查，或者影像学软指标提示胎儿异常）显示高风险的妊娠。

（3）生化遗传学和分子遗传学　诊断单基因遗传病，一般针对有明确诊断先证者家庭的再次生育，将来有可能是通过产前携带者筛查显示高风险夫妇的首次妊娠的情形。值得注意的是，单基因遗传病的产前诊断具有针对性，不是通常意义上的确定胎儿是否异常，而是只能确定胎儿是否获得与先证者一样的基因型或表型，不能确保胎儿没有其他异常。

随着分子检测技术的进步，对于单基因病的产前诊断，会逐步从现在的依据先证者的“亡羊补牢”，逐步过渡到通过携带者筛查而实施的“防患于未然”，甚至是通过非侵入性产前筛查达到传递性的和新发变异所致疾病的“一网打尽”。当然，目标疾病应该是在清单上的。

（二）受累胎儿的处置

对产前诊断结果显示胎儿有遗传性疾病或畸形，应将相关的信息提供给孕妇夫妇，帮助他们根据自身的情况和胎儿的问题作出决定。诸如，是否延续妊娠到足月分娩或终止妊娠、是否对胎儿进行宫内治疗、是否对新生儿准备特殊护理或新生儿手术治疗等。产前诊断不意味着流产受累胎儿，对受累胎儿去留的决定权在于父母，尤其是孕妇，医生无权决定受累胎儿的去留。

在检测结果提示胎儿受累之后，应作出充分告知和知情的选择。在提供孕妇血清的生化筛查时，必须提供遗传咨询，说明有关筛查的目的、益处和不足的信息，强调筛查不等于诊断、低风险不等于无风险而可能存在“逃逸”现象、筛查高风险不等于胎儿一定会患病，筛查高风险妊娠都需要接受侵入性产前检测加以证实，并且说明侵入性产前检测有可能引起的对胎儿和母亲的医学风险，例如流产的风险。

（三）严格掌握产前诊断的时间窗口

产前诊断应该在妊娠20周前进行，至28周前完成。这主要是考虑受累胎儿的处置，如果超过时间窗口，胎儿已经可存活，是不能进行流产处置的。

孕妇有时会对问题的认知产生不确定性，拖延医生所建议的有关产前诊断常规程序的执行，可能错过服务窗口，产生不良后果。因此，医生要明确告知，并且记录在就诊记录上。如果由于这种拖延而导致的不良结局，医生不承担责任。

（四）禁止非医学目的的胎儿性别和父权鉴定

除了明确的X-连锁疾病，无论是采用影像学还是遗传学手段，都禁止对胎儿进行非医学目的的宫内性别鉴定。但是，不进行非医学目的的胎儿性别检测，并不是禁止一切胎儿性别鉴定或者在产前诊断报告上一律不标注胎儿性别。X-连锁的单基因病的产前诊断必须先进行性别鉴定，然后再决定后续的检测。对于染色体核型分析来说，一旦性染色体异常，无论是X染色体还是Y染色体，都要详细写出其核型的完整格式。

当然，也要警惕变相的胎儿性别诊断，可能伪称先证者已故，以X-连锁隐性遗传病的名义寻求产前诊断，实际却是为了确定胎儿性别。为此，产前诊断中心应该要求夫妇提供先证者的临床诊断证明，并对母亲进行相关基因的变异检测，明确致病性变异之后，才能提供产前诊断。如果不能确定基因致病性变异，不能提供产前诊断。

（五）其他相关的伦理学问题

无论产前筛查还是产前诊断，每个公民都应该获得公平分配，但不管由于支付能力或任何其他因素，都应首先给予最需要医疗服务的人群（公正）；产前诊断在性质上应为自愿，应由父母自行决定是否进行产前诊断或是终止受累胎儿的妊娠（自主）；在没有医学指征的情况下，不应仅为宽慰母亲的焦虑而实施产前诊断，对资源分配的优先权应次于有医学指征的产前诊断（公正）；遗传咨询应在产前诊断之前就提供（无害）；不对孕妇隐瞒胎儿与医学有关的信息（自主）；严禁对胎儿进行父权鉴定，除非是被强奸受孕的情况，但这是刑事取证的要求，需有法律的程序。

在遗传学服务中，我们应提倡“利益共享，风险共担”，服务提供方和受益方应该公平对待义务和权利。

患者有权在不受伤害的前提下，获得适宜的遗传学服务。遗传病的产前诊断是一个变数很大的事情，因为疾病的遗传异质性、个体和家庭的特殊性，普遍适用的方案不见得在每个个案上都有效。

产前诊断是降低不良生育的风险而不是保险。胎儿状况在服务之前已经形成，对于单基因病来说，原有风险包括：常染色体显性遗传病50%；常染色体隐性遗传病25%。产前诊断的准确性为95%～99.9%，不等同于没差错，风险为0.1%～5%，二者之间需要一个权衡，然后作出选择，这是寻求服务人的权利。在选择委托产前诊断服务时，就应该准备接受不准确性带来的后果，承受0.1%～5%不良结局的风险，这是寻求服务人的义务，也是医方的权利。为了避免不准确性，可以选择不进行产前诊断。这样的选择有两种结局：因害怕而选择流产，50%或75%的无目标疾病的胎儿将被舍弃；抑或心存侥幸，选择继续妊娠，生出患病孩子的可能性为50%或25%。

第四节　产前筛查中的伦理学

为防患于未然，将预防出生缺陷的窗口前移，可采用遗传学手段进行严重遗传性疾病的杂合子筛查或症状前个体的检测，为后续的产前诊断确定风险人群。

（一）产前筛查

产前筛查的手段有孕妇血清学筛查（俗称“唐筛”）和孕妇外周血的胎儿游离DNA检测，即NIPT，是通过间接的指标，凭切割值预示胎儿受累风险的高低，不是直接观察胎儿。因此，要告知产前筛查的过程、技术的有限性和操作风险及筛查结果的不确定性，并强调筛查不是诊断，只是确定风险的高低。受方法学的限制，只是根据切割值作出风险高低的判断，受孕妇和胎儿个体因素的影响，会发生“逃逸”现象，即“低风险”≠“无风险”（“胎儿正常”）。筛查结果无所谓真假，真实的风险要经后续的诊断确定。在实验方法评价中所用的“假阴性”和“假阳性”是专业性学术术语，不是常识中的“真”与“假”。为了避免因认识的歧义而导致纠纷，描述时最好不要用“假”字。

产前筛查是一项预防出生缺陷的重要措施，针对的是整体、大多数人，其结果是大多数人获利，发生“逃逸”现象的病例会被遗漏，部分人会“不得利”，这是现行技术的不足所留下的遗憾。因此，在进行这一项目时，无论检测的费用是否为个人支付，一定要对这点进行知情告知。筛查时无法要求也不可能做到“一个也不能漏”，“漏了就是事故”这种错误认识有可能损害筛查这样的惠民项目。对于所谓的“假阳性”，倒是不必担心，因为产前筛查的专家共识明确规定，即使是准确率很高的NIPT也只是一个筛查手段，筛查“阳性”（高风险）的妊娠，是需要产前诊断的。而“假阴性”则是一个美中不足的事，在成本降低到一定程度的时候，NIPT取代血清学筛查，可以大大降低这种“逃逸”，但它也可能会漏掉血清学筛查能够报警的缺陷，例如神经管缺陷和其他染色体异常。

（二）症状前诊断

对于许多的遗传性疾病，已经能够通过基因分析进行临床诊断、产前诊断，因此从技术层面而言，进行症状前诊断也不是一个问题。

症状前检测的对象是可能具有某种晚发疾病基因型的健康个体，在一定年龄范围内将发病，如亨廷顿病。提供的检测项目要充分考虑获得阳性检测结果时，采取预防措施的可能性有多大。如果没有任何的干预或治疗措施，不建议进行症状前诊断。除非当事人在成年之后为了生育，个人自主选择检测，确定是否为症状前个体，为进行产前诊断避免生育受累的后代做准备。此项检测需在成年之后进行，需要对当事人进行反复的遗传咨询和心理援助。WHO 建议，症状前检测要遵循以下伦理准则：在正确咨询和知情同意之后，对处于风险中的成年人应予提供所需的症状前检测，即使缺乏治疗措施（自主）；对儿童和未成年人的检测，只应在对儿童和未成年人可能有医学上的好处时才予进行（自主、有利、无害）；不应让雇主、保险商、学校、政府部门或是其他第三方接触检测结果（无害）。要提醒个体其遗传信息可能会被人滥用的风险。

（三）杂合子筛查

前文已经提到症状前检测，是对将来发病的个体进行检测，通常是常染色体显性遗传病，一般以家系为导向，因为患者的亲属有获得致病等位基因的风险，这种风险与亲代距离成反比，越远亲，风险越低。症状前个体也可以是常染色体隐性遗传病的个体，需要实施筛查的疾病一般是可治性疾病，是群体中（或局部地区）高发的疾病。例如中国南方省份的地中海贫血、G-6-PD缺乏症，全国范围筛查的高苯丙氨酸血症、先天性甲状腺功能低下和听力筛查，这些可以在新生儿期进行筛查。

这里所述杂合子筛查，是指隐性遗传病的杂合子筛查，他们是没有疾病状态的。施行杂合子筛查的目的是对单基因遗传病的预防，其目标疾病应该是需要实施产前诊断的疾病，包括：①所在地高发；②早发；③严重致死、致畸、致智力障碍的；④目前尚无治疗干预手段的；⑤治疗费用昂贵的单基因遗传病。筛查的策略有两种：群体（或区域性）发病率高，对象是正常人群；或以先证者为线索，疾病家族中的正常血亲。当采用高通量测序技术时，则可同时检测数十种、上百种这类疾病，就不一定是“所在地高发”，而应该是“相对常见”的，但疾病的入选标准应该严格掌握，实行“清单制”。

某些疾病的基因变异常见“新发变异”或者以缺失/重复变异常见，筛查时会发生“逃逸”现象。在筛查宣教时，要特别给予说明，以免引起筛查对象误解。

WHO建议的遗传筛查伦理准则：遗传筛查和遗传检验应为自愿而非强制性（自主）；在遗传筛查之前，要知情告知，应对筛查或检验的目的及可能的结果，以及有几种合适的选择提供适当的信息（自主、无害）；未经个人同意，不应将结果透露给雇主、保险商、学校或其他人，以避免可能发生的歧视（自主、无害）；得出检验结果后应随即提供遗传咨询，尤其是在检验结果不利的时候（自主、有利）[1]。

为生育而进行的症状前和杂合子筛查，应强调知情选择，并建议是在结婚后、生育前进行，以免“基因歧视”，因为明确的遗传学身份而影响其婚姻。

第五节 遗传咨询中的伦理学

遗传咨询是医学遗传服务的重要内容。1975年美国人类遗传学会遗传咨询特别委员会为遗传咨询确定了如下的定义：遗传咨询是一个交流的过程，它涉及在一个家庭中发生遗传病或与发生遗传病的风险相关联的那些问题。由一名或一名以上经过适当培训的遗传咨询人员从以下方面帮助患者或家属：①了解医学事实，包括诊断、疾病的可能病程和现有的治疗方法；②懂得遗传导致此疾病的方式，以及特定亲属的复发风险；③理解处理复发风险的各种可供选择的方法；④从其风险、家庭目标及其伦理与宗教标准的角度，协助其挑选可能合适的行动步骤；⑤对受累家庭成员的疾病和/或该疾病的复发风险作出最佳的调整。

（一）WHO关于遗传咨询的伦理学建议[1]

（1）尊重个人和家属，包括透露全部信息、尊重人们的决定，以及提供准确而无偏倚的信息（自主）。

（2）保护家庭完整性（自主、无害）。

（3）将与健康有关的所有信息全部透露给患者和家属（无害、自主）。

（4）保护个人和家属的隐私不受雇主、保险商和学校不公正的侵扰（无害）。

（5）告知个人和家属关于遗传信息可能被第三者误用（无害）。

（6）告知个人，让血亲知道亲属可能有遗传风险是个人的伦理责任（无害）。

（7）告知个人把他们携带者身份透露给配偶、伙伴的方法，如果他们想要孩子，并提醒这个透露对婚姻可能会产生有害影响（无害）。

（8）告知人们，他们有道德上的义务透露可能影响公共安全的遗传状态（无害）。

（9）尽可能提供不偏不倚的信息（自主）。

（10）采取无倾向性方式，除非已有治疗方案（自主、有利）。

（11）在可能的时候，让儿童和未成年人介入，让他们自行决定（自主）。

（12）如属恰当和需要，有再次联系的义务（无害、有利、自主）。

（二）隐私保护[1]

遗传咨询的环境应该有独立的私密空间，以保证患者的信息不被无关人员了解。咨询人员应尊重患者的人格（自主），不使用歧视的语言（包括肢体语言），不能建议无医学指征的检测或检查（无害）。与患者及家庭保持联系，需征得同意以便了解疾病的进展，通告今后的研究进展（无害、有利、自主权原则）。遗传信息属于个人，但也是家族的，与家族其他成员的健康有关，应该鼓励咨询人，他们有义务提醒其血亲可能有遗传风险（无害原则）。未征得患者同意，不得将患者的信息告诉第三方，可以将病友组织的信息提供给患者家庭，以便从病友组织获得帮助，但不得主动将患者的信息提供给病友组织。提醒患者，他们的遗传信息有被他人滥用的风险。

（三）无倾向性遗传咨询[1]

遗传咨询应为非倾向性的（non-directive counseling）。遗传咨询师的任务是提供准确、全面和无偏倚的有关知识和服务信息，由咨询者（患者和他们的家庭）根据自身的价值观作出自主决定。不应故意歪曲事实，误导咨询者作出专业人员自认为最佳的选择。WHO认为，在无倾向性咨询中，遗传咨询师应避免提供有偏向性的信息，致使咨询者作出“咨询师认为最好”的决定。但无倾向性咨询并不意味着遗传咨询师在提供信息之后就把咨询者搁置在一旁，使其在没有帮助的情况下去作出他们的决定。WHO还认为，无倾向性咨询是提供各种可能的选项（option），但并不告诉咨询者应该选择什么，决定（determination）应由咨询者作出。遗传咨询师应尽可能地支持咨询者的任何决定。辅助生殖虽不与医学遗传服务直接相关，但各种辅助生殖类型的讨论常与遗传咨询相伴行，有些情况下试管婴儿和植入前诊断也是良好生育结局的选项。

在以往医学的传统实践中，医生给予患者的咨询都是指向性的（directive），虽然现今逐渐地减弱，但仍有部分医生给予患者直接的建议，或者涉及生育时提出反对的意见。医学遗传学的咨询实践显示出非倾向性，这种非倾向性咨询有其社会学的原因。在40年前，遗传学应用到临床的初期，给患者提供咨询的不是临床医生，而是遗传学家，他们缺乏提供指向性建议的医学专业传统做法。这种非倾向性遗传咨询反映了增加患者自主性的趋势。遗传病是一个家庭一个故事，对于疾病的认识和风险的估计各不相同。因此，无倾向性的遗传咨询有助于患者在深思熟虑后做出决策（知情选择）。当然绝对中性的建议很困难，也不会受到欢迎。在实践中，遗传咨询师会不知不觉地强调具体疾病的好或不好的方面，就会直接或间接地影响咨询的过程，并且常常是通过非语言途径透露这些信息。寻求咨询的夫妇双方不是都有基本的教育背景知识或者有足够的心理和情感准备来做出知情选择，他们总是认为所咨询的医学遗传学家是他们所患疾病方面的专家，因此总是将遗传咨询师视为准确信息的来源，总是希望能够协助他们获得适合的处置方案。寻求咨询的夫妇双方要求医学遗传学家能够设身处地地为他们考虑问题，但由于他们的教育背景、信仰和经济状况不一样，医学遗传学家的与他们也不一样，基本上很难为咨询者量体裁衣，为他们提出一个选择，这是不现实的，也是无法实现的。在不同的夫妇间，即使遗传状态和疾病的负担一样，他们的再次生育选择也可能是截然不同的。

随着对晚发疾病的预测性检测手段日渐成熟，当这种疾病有了有效的措施进行预防或治疗的时候，也许会不再采用无倾向性遗传咨询，遗传咨询师会像其他专科医生一样提出对于相关疾病的预防和治疗的医学建议，包括所有的选项。

第六节　辅助生殖技术在遗传病预防中的伦理学

在遗传咨询过程中常常会涉及辅助生殖问题。WHO明确指出，在遗传学中，不存在“优等”或“劣等”基因组，人类的生存依赖于复杂的遗传多样性，以适应与环境之间的相互作用。

生育后代和生育一个健康的后代，是每一对夫妇及其家人的愿望。医学的发展使这种愿望得以实现，采用辅助生殖技术帮助有生育障碍的夫妇孕育一个自己的孩子；采用产前筛查、产前诊断，让有不良生育史的夫妇生育一个健康的孩子。

在遗传病预防中，涉及生育的伦理学问题有以下几方面：

（一）生育方式的选择

在十多年前，遗传病的二级预防，只能是自然怀孕后行产前诊断，在致病基因和致病变异明确的家庭可以通过产前诊断降低（不是避免）再发风险。虽然中国没有堕胎的宗教障碍，但如果怀胎数月，产前诊断确定胎儿受累时，夫妇在选择终止妊娠时还是非常纠结的。当高通量测序技术获得广泛应用，并且其准确性和稳定性获得证明之后，植入前遗传学检测便应运而生。在植入前遗传学筛查的基础上，通过PGD可以进一步对胚胎进行特定遗传病的致病变异检测，筛选不受累的胚胎种植，确保胚胎没有罹患先证者所患疾病的风险。

（二）告知与知情选择

PGD是否成为单基因遗传病预防的首选，一直受到伦理学的挑战。合理应用PGD应该注意伦理学问题。是自然妊娠后再行产前诊断，还是IVF+PGD，这是夫妇的知情选择，在目前或今后相当长的一段时间，PGD服务尚不能满足需求。应用PGD前需做好知情告知和知情选择，而不应是在商业驱动下对技术的滥用。

这里有几点需要向寻求服务的夫妇告知清楚：①PGD只是选项之一；②PGD的操作过程；③PGD的费用；④IVF操作对女性的损害；⑤PGD只是降低了再发风险，PGD后种植的胚胎成功着床之后，还必须接受产前诊断；⑥不能保证孕育的胎儿没有任何瑕疵等。

（三）供精、供卵和捐献胚胎

在中国，目前只允许供精，并且规定每份供精只能提供给5个女性，以避免可能发生不知情的近亲婚配。而对于供卵和捐献胚胎目前还是禁止的。

（黄尚志）

参考文献

[1] 陈仁彪. 医学伦理学——医学遗传服务中的伦理学准则 [J]. 诊断学理论与实践, 2006, 4: i0003.

[2] 罗会元. 从历史的观点谈我国医学遗传学的出路 [J]. 基础医学与临床, 2008, 28: 417–418.

[3] Chervenak FA, McCullough LB. Ethical issues in the diagnosis and management of genetic disorders in the fetus [M]//Milunsky A, Milunsky JM. Genetic Disorders and the Fetus: diagnosis, prevention, and treatment. 7th ed. New Jersey: John Wiley & Sons, Inc.2016.

责任编委：刘德培

第九章
CHAPTER 9
基因治疗

基因治疗是应用病毒载体或非病毒载体，将目的基因（治疗基因）转移到受体细胞，以通过在体内有效表达目的蛋白的方式纠正基因缺陷或使受体细胞发挥新的作用，从而治疗疾病的一种新型技术。严格意义上的基因治疗一般须满足四个条件：①其作用对象为人，而非动植物或微生物；②用于治疗的物质是核酸，而非蛋白质或者其他小分子药物；③治疗机制是通过对基因层面的修正来进行；④对疾病相关基因的选择应具有高度的特异性。

致病基因的分离和克隆增进了我们对疾病的了解，同时也使得基因治疗成为可能。而在单基因遗传病的治疗中所积累的经验和技术，也使这一技术逐渐被用于治疗更为复杂的疾病。目前，基因治疗已成功治疗了多种单基因遗传病，并且在复杂疾病如肿瘤等的治疗上也取得了很大的进展。本章将对基因治疗技术及其临床应用作简要介绍。

第一节 基因治疗的要素

基因治疗概念的提出可以追溯至1966年[1]，然而直到1990年，基因治疗技术才出现第一次临床应用成功的案例——修复腺苷脱氨酶（adenosine deaminase）缺陷。长达24年的时间跨度充分说明了基因治疗的难度和复杂性，所以要了解基因治疗，必须从了解其要素——目的基因、载体、受体细胞和基因转移方式开始。基因治疗技术的这些要素应用于临床必须要考虑的内容包括：应用目的明确的治疗基因，高效安全的基因载体，能够长期在体内存在并起治疗作用的受体细胞以及结合以上因素综合考虑的基因转移方式。本节将对这些要素作简要介绍。

一、目的基因

基因治疗最开始针对的疾病是单基因遗传病，如腺苷脱氨酶缺陷、X-连锁重症联合免疫缺陷病（X-linked severe combined immunodeficiency disease，X-SCID）等。这个阶段的目的基因主要是正常基因，应用的策略为基因替代治疗。随着基因治疗技术的不断成熟以及慢病毒载体和腺相关病毒载体的发展，人们开始不仅仅满足于进行基因替代，而是将新的功能赋予受体细胞，使其达到治疗复杂疾病的功能，例如将异源嵌合抗原受体（chimeric antigen receptors，CAR）导入细胞毒性T细胞以治疗癌症等。目的基因的选择是基因治疗的基础，根据治疗策略选择合适的目的基因才能达到治疗疾病的目的。

根据是否整合进基因组，目的基因在受体细胞内可以长期存在的方式包括整合类和非整合类。整合类的目的基因常用的载体包括逆转录病毒、慢病毒等；非整合类的常用载体则为腺病毒、腺相关病毒等，其中腺相关病毒以附加体形式存在于受体细胞中，从而在体内长期表达。

基因替代治疗（gene replacement therapy）是基因治疗中最常用的策略，它是通过将正常基因导入体细胞来弥补患者细胞中变异基因的功能缺陷。基因替代治疗最适合用于基因产物缺乏或基因功能缺陷所致的单基因遗传病。如在血友病患者中，导入的正常基因可以提供患者所缺乏的基因产物，并且通常只需达到人体内相应蛋白正常量的10%，患者的健康状况就会有明显的改善。基因替代治疗不是简单地应用正常基因，而需要根据受体细胞选择合适的启动子。

二、载体

载体（vector）是指能与目的基因整合，进而将目的基因导入靶细胞的工具。

将目的基因导入靶细胞的方法很多，一般可分为病毒载体法和非病毒载体法两大类。前者来源于对自然存在的病毒的改造，包括逆转录病毒、腺病毒、腺相关病毒、慢病毒、单纯疱疹病毒、痘病毒等。后者包括物理学方法、化学方法及特殊结构的分子等，例如：①显微注射法；②电穿孔法；③DNA磷酸钙共沉淀法；④脂质体融合；⑤“裸露”DNA直接注射法；⑥聚合物载体等。因为病毒载体法具有更高的基因转移效率，在合适条件下可达100%，所以更受人们的重视。据统计，迄今为止约70%的基因治疗临床试验使用的是病毒载体。但这两类基因转移方法各有其特点，有时可以交替使用。这里重点介绍主要的病毒载体和非病毒载体。

（一）病毒载体

基因治疗需要高效的基因转移载体以达到有效的临床治疗目的，而病毒载体是目前最高效的基因传递方式。病毒载体的来源都是自然界存在的病毒，通过去除自身复制基因片段的方式保证了其不会在人体内自我复制，也发明了多质粒包装系统维持了病毒载体的易获得和安全性。基因治疗常用的病毒载体包括逆转录病毒载体（retroviral vectors）、腺病毒载体（adenoviral vectors）、腺相关病毒载体（adeno-associated viral vectors，AAVV）、慢病毒载体（lentiviral vectors）等。

1．逆转录病毒载体　逆转录病毒载体是最早被开发的一类载体，在早期的回体基因治疗（ex vivo gene therapy）领域占据着主导地位。逆转录病毒是有包膜的RNA病毒，其基因组是两条单链RNA。在感染细胞时，逆转录病毒的包膜蛋白（envelope protein）会与宿主细胞表面特异的受体结合，随后病毒的遗传物质进入细胞，病毒的RNA在逆转录酶作用下逆转录为DNA，进而整合到宿主细胞的基因组中。逆转录病毒的基因组主要包含三个结构基因（*gap*、*pol*和*env*）和两个长末端重复（long terminal repeat，LTR）区域，其中*gap*主要编码病毒的结构蛋白，*pol*合成多种病毒的酶（如逆转录酶和整合酶），*env*编码包膜蛋白[2]。因为野生型的逆转录病毒具有细胞毒性，所以出于安全性考虑，用作基因载体的逆转录病毒必须先进行改造以使其不能在宿主细胞内自我复制和产生新的有感染能力的病毒颗粒。改造后的逆转录病毒载体删除了*gap*、*pol*和*env*基因，只保留了病毒的一些顺式作用元件（含LTR和包装信号）。我们可利用基因重组技术将由人类正常基因的拷贝、基因调控序列以及多聚腺苷酸组成的治疗基因（therapeutic gene）插入载体中。逆转录病毒能接受8kb大小的外源治疗基因。被移除的*gap*、*pol*和*env*基因会被插入到不同的表达质粒上，用来构建稳定的病毒包装细胞系。此外，为了使逆转录病毒能够感染更多的细胞类型，逆转录病毒载体的包膜蛋白被替换成水疱性口炎病毒的包膜糖蛋白，此方法称为假型包装[3]。目前，应用于基因治疗的逆转录病毒载体主要包括两类：γ逆转录病毒载体和慢病毒载体。我们通常所说的逆转录病毒载体多指前者。

逆转录病毒载体可由稳定的包装细胞系来生产。这些细胞的基因组整合了病毒的*gap*、*pol*和*env*基因，可以合成病毒复制和包装所需的所有蛋白。当携带治疗基因的逆转录病毒载体被导入包装细胞，载体上的包装信号会启动病毒的包装，使含包装信号的逆转录病毒RNA装进包装细胞合成的外壳，形成成熟的病毒颗粒而被释放出细胞[2]。如果将逆转录病毒颗粒与基因治疗的受体细胞（如骨髓造血干细胞或淋巴细胞）一起进行孵化，那么经过修饰的逆转录病毒就会将携带的治疗基因插入受体细胞的基因组，使其表达治疗基因的产物（图9-1）。在早期的基因治疗临床实践中，此法已被用来治疗包括腺苷脱氨酶缺乏症在内的多种单基因遗传病。

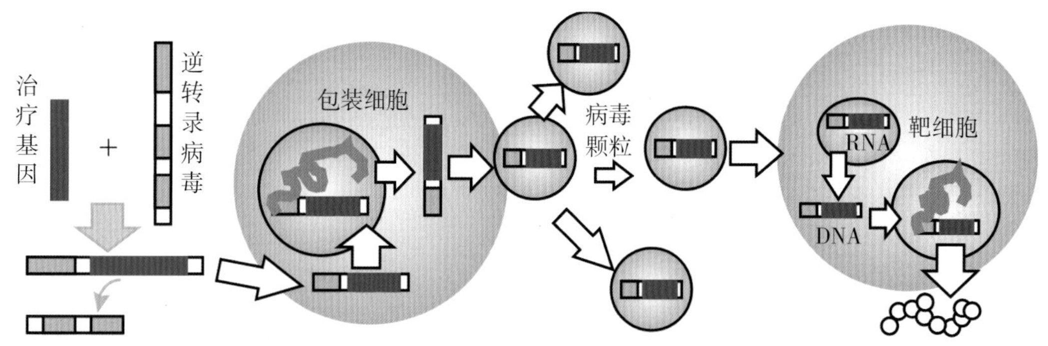

图9-1 以逆转录病毒为载体的基因治疗程序

治疗基因与经过修饰的病毒整合后转移到包装细胞里。带有治疗基因的重组病毒颗粒从包装细胞排出，具有感染靶细胞的能力。在逆转录酶的作用下，重组病毒的RNA逆转录为DNA。后者一旦整合到靶细胞的DNA上，就可以合成治疗基因的产物。（引自：陆国辉. 产前遗传病诊断 [M]. 广州：广东科技出版社，2002.[4]）

γ逆转录病毒载体对分裂细胞有很高的基因转移效率，但也有缺陷。因为γ逆转录病毒的基因组倾向于整合在控制细胞生长和分化的基因的调节序列区，所以如果病毒插入原癌基因调控区，很可能会激活癌基因（即插入变异）并形成肿瘤[5]。在早期的临床基因治疗中，有多个因逆转录病毒载体的导入引发癌症的病例报道。之后，为了降低插入变异的可能性，逆转录病毒3'LTR上的增强子被删除，形成了自我失活（self-inactivating）的逆转录病毒载体，这在很大程度上降低了下游基因被激活的可能性[5]。另外，由于γ逆转录病毒载体只能感染分裂期细胞，这也在一定程度上限制了这类载体的应用。

2. 腺病毒载体　因为逆转录病毒载体不能进入非分裂细胞，所以为了能够纠正这类细胞的异常，人们构建了腺病毒载体。腺病毒是一种无包膜的双链DNA病毒，病毒结构仅由基因组DNA和蛋白质衣壳构成，其基因组大小为34～43kb。腺病毒的宿主细胞范围广泛，能有效感染多种分裂细胞和非分裂细胞，DNA不会整合至靶细胞的染色体上，因此不会破坏靶细胞的基因结构而引发致癌变异。但是，腺病毒的基因组在增殖活跃的细胞中会很快地消失，限制了其在分裂细胞中的应用。与逆转录病毒一样，腺病毒在用于基因治疗之前也经过了改造。为了最大限度地提高安全性，目前所使用的腺病毒载体已删除了所有的病毒结构基因，仅保留了两端的末端反向重复（inverted terminal repeat）序列，此序列包含了病毒生存所必需的顺式作用元件，如复制起点、包装和整合信号[2]。被删去的基因所编码的蛋白会在病毒生产过程中由辅助病毒提供。腺病毒载体的容量较大，能接受约30kb大小的外源治疗基因的插入。

虽然腺病毒载体在一定程度上弥补了逆转录病毒在应用范围上的不足，但其自身也有严重的缺陷：①对靶细胞的感染缺乏特异性，且在一些缺乏其相应受体的细胞中感染效率低；②目的基因的表达时间短，可能需要重复治疗；③有较强的免疫原性，在人体内易引起较强的体液免疫和细胞免疫。例如18岁少年Jesse Gelsinger在接受Jim Wilson主导的腺病毒载体的临床治疗中，因强烈的免疫反应而去世[6]。

此后，随着人们对于腺病毒所引发的免疫反应的了解不断加深，腺病毒载体的改造方向逐渐转向利用这些免疫反应治疗某些疾病，如肿瘤和感染性疾病。其中，溶瘤腺病毒是肿瘤领域应用最多的一类载体，这些载体缺失了在正常细胞内复制所需的基因，但可以在肿瘤细胞内复制，因此它们会选择性地在肿瘤细胞内增殖并裂解细胞，从而达到治疗癌症的目的。例如，最早的溶瘤腺病毒ONYX-015正是删除了*E1b-55kD*基因的一部分，使其只能在p53缺陷的肿瘤细胞内增殖[3]。疫苗也是腺病毒载体主要的应用方向，通过将抗原基因插入载体，腺病毒疫苗可以诱导针对抗原的特异性免疫，从而消灭表达相应抗原的细胞或病毒[7]。

3. 腺相关病毒载体　腺病毒载体所引发的不良事件使得人们开始寻找能够替代腺病毒载体的更低免疫原性的新型病毒载体。腺相关病毒载体就是其中最成功的一类。腺相关病毒是一类无致病性的细小病毒，由单链DNA和衣壳组成。腺相关病毒有两个主要的开放阅读框*rep*和*cap*，分别编码四个调节蛋白和三个结构蛋白，参与病毒的复制、包装和基因组的整合，其两端是两个呈发卡结构的末端反向重复序列。在腺相关病毒载体中，*rep*和*cap*的位置被目的基因所取代，它们的功能由含*rep*和*cap*的质粒通过表达相应蛋白来提供[5]。因此，腺相关病毒载体的包装也需要在包装细胞内完成，同时需要腺病毒辅助病毒提供一些辅助功能。腺相关病毒有很多血清型，它们都拥有相似的结构和基因组大小。这为腺相关病毒载体系统提供了一个优势——血清型转换。所有的重组腺相关病毒载体都建立在AAV2的末端反向重复序列上，只需在合成病毒时使用不同血清型的*cap*序列就可以使包装出的载体具有不同血清型的衣壳，从而具有不同的组织亲嗜性。因为腺相关病毒载体具有很高的安全性，且其可以有效地感染多种靶组织，包括肝脏、视网膜、心肌和中枢神经系统，具有特定的组织感染倾向[8]。腺相关病毒载体已经成为体内基因治疗领域最常用的基因转移工具。

尽管这类载体比较安全，但仍有一些缺陷限制了它的应用范围。首先，因为腺相关病毒载体极少会整合到宿主细胞的基因组中，所以其主要用于非分裂细胞的基因转移。但是，基因编辑工具的出现，如CRISPR（clustered regularly interspaced short palindromic repeats）-Cas9系统，使其有机会通过DNA双链断裂的修复整合进入细胞基因组，只是目前这一方法的整合效率还不够高。其次，腺相关病毒载体只能容纳4.7kb以下的治疗基因。尽管双载体设计（两个基因组有重叠序列的腺相关病毒载体会在细胞内组装成一个载体）突破了这一限制，但也在一定程度上降低了能被完整病毒颗粒感染的细胞的比例[9]。此外，由于多数人都具有多种腺相关病毒血清型的先存抗体，会使进入人体内的腺相关病毒载体被快速清除，这严重降低了这类载体在部分人群中的治疗效果和时长。目前人们正在积极寻找人类不具有先存抗体的新腺相关病毒血清型或者通过诱导现有病毒血清型变异来获得理想的腺相关病毒载体。

4. 慢病毒载体　慢病毒载体是比γ逆转录病毒载体更加复杂的一类逆转录病毒载体，其中1型HIV（human immunodeficiency virus）来源的慢病毒载体是最常用的。慢病毒载体之所以更复杂，是因为除了γ逆转录病毒所具有的*gap*、*pol*和*env*基因以外，它还包含两个调节基因*tat*和*rev*，分别参与病毒mRNA的转录和翻译过程，以及四个附属基因（*vpr*、*vpu*、*nef*和*vif*）编码病毒关键的致病因子[5]。当然，由于这两类载体非常相似，当初针对γ逆转录病毒载体设计的改造策略基本都被应用于慢病毒载体的构建。例如，为了最大程度地保证载体的安全性，1型HIV病毒的基因组也被拆分成几个碎片。不同的是，慢病毒载体的包装系统在γ逆转录病毒载体的“三质粒系统”上又增加了一个表达*rev*基因的质粒；并且*tat*基因和所有附属基因均被删除。另外，目前使用最广泛的第三代慢病毒载体也是删去了3’LTR上增强子的自我失活的载体，并且包膜蛋白也多是VSV-g。

虽然γ逆转录病毒载体和慢病毒载体遵循了近乎相同的改造过程，两者仍具有很多重要的差异。其中，最重要的就是二者整合倾向性的不同。大量的研究证实，慢病毒载体会整合在转录活跃的基因内部（多为管家基因），且处于下游位置，而非基因的5’调控区域[2]。因此，慢病毒载体的整合会引发插入变异的可能性要比逆转录病毒载体小得多，其安全性要显著高于后者。此外，慢病毒可以感染分裂和非分裂的细胞，且可以携带更大的目的基因，所以它有着更广阔的适用性。

目前，慢病毒载体已经成为大部分回体细胞基因治疗的首选工具，而且，至今并未出现慢病毒载体引发致癌变异的报道。但是，不可否认它仍然具有引发插入变异的风险。因此，为了在一定程度上规避这种风险，人们改变了慢病毒载体的整合酶，使其不能整合到宿主细胞基因组上，但这仅适用于非分裂的靶细胞[10]。另外，虽然VSV-g的包膜蛋白使得慢病毒载体可以感染多种类型的细胞，但仍有一些类型的细胞难以被其感染，如静息期的淋巴细胞。针对这类问题，通过将VSV-g包膜蛋白换成辛德比斯病毒（Sindbis virus）或麻疹病毒（measles virus）的包膜蛋白并且添加一个可以特异性识别靶细胞的配体（如单链抗体），慢病毒载体已经能够感染一些原先不能被感染的细胞类型[8]。

（二）非病毒载体

尽管病毒载体能有效地将外源基因导入靶细胞，但在临床基因治疗中，病毒载体存在上述安全风险，且病毒载体容量有限，这些缺点促进了非病毒载体系统的发展。在非病毒载体方面，有多种方法可供选择。

1. “裸露”DNA　最简单的非病毒载体是“裸露”DNA，即外源基因在没有任何基因载体的帮助下自己直接进入靶细胞。尽管这些DNA大多数会被靶细胞的细胞膜所阻挡，但还是有少数能进入靶细胞并编码出蛋白质。“裸露”DNA可直接被注入特定的组织，特别是肌肉，能产生较高水平的基因产物，在临床基因治疗中有着较为广泛的应用。

2. 脂质体　脂质体是一种由两性脂质分子形成的具有双分子层结构的封闭囊泡。用于基因治疗的脂质体多数为阳离子脂质体，即脂质体表面带正电荷。当脂质体在体外与外源性RNA或DNA混合时可形成复合体而将核酸包裹在内部，然后通过与靶细胞融合，将其所含的外源性治疗基因释放到靶细胞中。脂质体能接受较大的外源基因的插入。用脂质体进行基因治疗的缺陷主要是：①基因转导效率低。因为脂质体在体内的稳定性较差且易被快速地清除，每次只有极少数脂质体携带的治疗基因能导入靶细胞。②会引发炎症或抗炎反应[11]。尽管这类载体还存在有待解决的问题，但是已有很多脂质体制剂成功进入了临床试验阶段。

3. 聚合物载体　与脂质体类似，一些由两个或两个以上单体分子组成的高分子聚合物也可以产生同时具有亲水性和亲脂性的囊泡，包裹核酸分子，成为DNA转移的载体。这类载体的优势在于巨大的化学多样性和功能化潜力。早期使用的两类聚合物DNA载体（多聚赖氨酸和聚乙烯亚胺）的转染效率低或者具有细胞毒性，为了解决这些问题，其他类型的聚合物正在被开发并进行临床前的评估[11]。

4. 纳米材料　除了上述几类经典的非病毒载体之外，纳米材料科学的发展也为这一领域提供了大量新的工具。纳米载体是指载体大小在10～100nm，通常是由生物相容性材料制成的胶囊或颗粒，它通过包裹或吸附核酸分子（如外源性DNA）而形成纳米载体–基因复合体[12]。纳米载体的材料来源多种多样，既可以是纳米级的阳离子脂质体或聚合物，也可以是一些纳米尺寸的无机物，如二氧化硅、金纳米粒子等。由于巨大的比表面积所产生的化学活性，纳米载体具有优异的吸附、浓缩和保护DNA的能力。此外，通过在载体表面偶联特定的靶向分子，纳米载体可以实现有效的靶向基因转移，产生更高的转染效率。目前，这类载体已在一些肿瘤的动物模型中产生一定疗效[12]。

综上所述，相比于病毒载体，非病毒载体具有制备简单、安全性高、可以携带较大的外源基因等优点。但是，它们也存在明显的缺点：①转染效率较低；②外源基因转染到靶细胞后表达时间短；③非特异性靶向的发生率较高等。因此，非病毒载体进入临床治疗还需要更多、更深入的研究与改进。

三、受体细胞

受体细胞（target cells）是指基因转移工具能够进入并表达目的基因的细胞。用作基因转移的受体细胞可以是病变发生的细胞，也可以是非病变发生的细胞。适于进行基因治疗的受体细胞应具有以下特点：容易被基因载体转移基因；可以表达外源基因（最好有组织特异性）；细胞在体内的存活时间较长；必须有足够的数量来反转疾病的症状，逃避免疫系统的识别并且长期生存或者有能力传递修饰后的基因到子代细胞以维持治疗效果。

（一）体细胞介导的基因治疗

体细胞介导的基因治疗是一种通过纠正特定组织细胞的基因缺陷来治疗疾病的基因治疗方

法，是目前人类基因治疗研究的重点。体细胞介导的基因治疗只会纠正特定的某一类型组织细胞的遗传缺陷，其基本过程与自身组织移植类似（如骨髓移植），主要考虑的是基因转移系统的安全性和有效性，以及转移基因在受体细胞表达的适宜性。例如，某些基因载体比较容易进入增殖期细胞，它们可以将其所携带的外源基因整合到细胞中正在进行复制的DNA上。由于骨髓造血干细胞符合上述所有要求，因而一开始就成为体细胞介导的基因治疗重点研究的对象。骨髓造血干细胞能分化成各种血细胞，因此，在将外源基因导入干细胞后，再将之输回患者体内，使之不断分裂，则其子代细胞都会带有外源基因。这种方法已用于治疗某些血液和免疫系统的遗传病。目前临床的靶向体细胞来源广泛，包括骨髓、肝、心、造血干细胞、免疫细胞等。

（二）生殖细胞介导的基因治疗

生殖细胞介导的基因治疗相对而言复杂得多，是将正常基因转移到有遗传缺陷的生殖细胞，使其发育成正常个体的技术。这样不仅可使遗传疾病在当代得到治疗，而且还能将新基因传给后代。仅对一代治疗，就能惠及患者的所有后代。从理论上来说，这是根治遗传病的理想方法。

生殖细胞介导的基因治疗在1983年首先在小鼠中进行尝试，当时通过显微注射法直接将人类生长激素基因注入小鼠胚胎。外源基因成功整合的胚胎发育成的小鼠体积明显大于同龄小鼠，并且由于配子也得到修饰，下一代的小鼠的大小也均超过正常范围。近年来一些应用CRISPR技术编辑人类胚胎的实验结果显示，CRISPR技术编辑胚胎会产生脱靶效应，可能在错配位点编辑基因，安全性需要评估；同时不能改变所有胚胎细胞的目的基因，仍有相当部分胚胎细胞未被编辑，意味着应用CRISPR技术编辑人类胚胎的效率无法做到100%，无法达到有效的基因治疗的目的。目前，尚需要更有效的技术手段来实现生殖细胞介导的基因治疗。

四、基因转移

基因治疗根据基因转移方式的不同可分为回体治疗和体内治疗两种，前者是从患者身上取出某种组织细胞作为靶细胞，然后在体外导入外源目的基因，最后将这种能表达外源基因的组织细胞回输患者体内而完成全部操作过程。该方法又称为二步法，临床上造血干细胞移植和CAR-T细胞移植都应用二步法。而体内治疗则是直接将外源基因导入体内有关的组织器官，使其进入相应的细胞而表达，故又称为一步法。

第二节　基因治疗临床应用

近十年来，基因治疗的有效性和安全性随着基因治疗技术的不断进步而得到广泛认可，在相当一部分疾病中，基因治疗被认为有较强的应用价值[13]。其中，血液系统、免疫系统以及神经系统的遗传性疾病（包括免疫缺陷[14]、脑白质营养不良[15]、地中海贫血[16]、血友病[17]等）、心血管疾病、B细胞来源的恶性肿瘤以及与年龄相关的退行性疾病（如视网膜营养性萎缩[18]等）有显著成功的Ⅰ期/Ⅱ期临床试验案例[19]。

基因治疗是从基因水平进行治疗的方法。根据不同类型疾病，基因治疗的策略和方法都会有所不同。本节以单基因遗传病、多基因遗传病、退行性疾病以及获得性遗传病为例，对已经产生明确疗效的基因治疗临床案例进行介绍。

一、单基因遗传病

单基因遗传病是指受一对等位基因控制的遗传病，种类繁多，并且每年以10～50种的速度递增。单基因遗传病已经对人类健康构成了较大的威胁，较常见的有血友病、地中海贫血等。单基因遗传病通常是由单独一个基因致病，只要应用基因替代的策略就可以达到治疗的目的。

由于相当多的单基因遗传病发病的分子机制与相应基因的分子结构已清楚，基因已克隆的同时表达调控机制已较清楚，该类疾病是基因治疗最早针对的疾病，也是目前基因治疗临床效果较好的一类疾病。基因治疗技术在研究这类疾病的过程中不断进步，也不断刷新我们对这些疾病的认识。目前，基因治疗在免疫缺陷[14]、脑白质营养不良[15]、地中海贫血[16]、血友病[17]等不同系统的单基因遗传病都有较好的临床应用。

（一）造血系统的遗传疾病

造血干细胞可以分化为单核细胞、巨核细胞、红细胞、自然杀伤细胞以及T淋巴细胞和B淋巴细胞等，同时具有在体内长期自我更新的能力。因此，造血干细胞被认为是造血系统来源遗传病的理想的受体细胞。造血干细胞的基因治疗主要应用于造血干细胞来源的细胞无法发育成熟或缺失功能的疾病。自身持续存在的多潜能造血干细胞可以在体内稳定供应它们基因修正的子代细胞。鉴于造血干细胞的自我更新以及需要传递基因修正到子代细胞的特性，无论是载体介导的基因插入还是基因原位修复，应用造血干细胞进行基因治疗都需要稳定地转移遗传物质进入细胞染色质。

尽管过去造血干细胞的基因治疗有显著的疗效，但由于转移治疗基因的方式为应用γ逆转录病毒载体，基因修正成功的子代细胞数量有限而且持续时间较短暂，同时部分患者在长期随访中发现了因为逆转录病毒载体随机整合到致癌基因附近而出现的淋巴癌，因此，造血干细胞目前常用的转移基因的载体为慢病毒载体。

目前，造血干细胞的基因治疗已经应用在免疫系统、血液和神经退行性遗传病变中，包括Wiskott-Aldrich综合征（WAS）、X-连锁重症联合免疫缺陷病（X-SCID）、β地中海贫血以及脑白质营养不良。虽然这些遗传性疾病都可以用造血干细胞的异体移植来治愈，但是如果供体和受体之间的人白细胞抗原（human leukocyte antigen，HLA）错配，就可能导致患者产生免疫排斥反应而致死。事实上，只有一部分患者能找到HLA合适的供体，自体造血干细胞的基因治疗为那些没有找到HLA合适供体的患者提供了治愈的希望。

造血干细胞首先需要筛选CD34受体阳性细胞，然后在体外培养2～4天以便进行基因修正，这样才能准备应用于基因治疗。患者需要先用化疗药物进行清髓处理，使存在于骨髓或者淋巴结中的致病细胞全部消除，再注射基因修正后的造血干细胞。在这个阶段，进行清髓处理可能产生严重的感染。即使经过化疗，仍有可能出现造血干细胞移植失败。

不同临床表现的造血系统单基因遗传疾病都可以应用造血干细胞治疗。Wiskott- Aldrich综合征是一种由于*WAS*基因变异，导致血小板和免疫细胞功能异常的隐性遗传病。患者的临床表现包括：不易凝血，免疫功能异常，湿疹以及自体免疫反应。使用慢病毒转移治疗基因的造血干细胞移植，患者在3～5年的观察中持续保持了良好的治疗效果。X-SCID的患者是指T细胞和B细胞功能联合缺陷引起的原发性免疫缺陷病，以T细胞缺如尤为严重和突出，可伴有B细胞分化异常，如不进行造血干细胞移植则常于幼年夭折。而造血干细胞的基因治疗使患者可以长期存活，遗憾的是接受治疗的患者可能由于严重感染死亡。地中海贫血是一组遗传性溶血性贫血疾病，由于遗传的基因缺陷致使血红蛋白中一种或一种以上珠蛋白链合成缺如或不足所导致的贫血或病理状态，重度患者需要长期输注红细胞，而接受造血干细胞基因治疗的半数重度患者可以长期脱离输血。大量的随访研究表明，尽管慢病毒载体也是随机整合，但无慢病毒载体相关副作用的报道，慢病毒载体应用于临床是基本安全的。2019年，蓝鸟生物公司研发的基因治疗药物Zynteglo获得欧盟批准上市以治疗β-地中海贫血。该治疗药物是通过慢病毒载体，传递经过优化的珠蛋白基因T87Q进入造血干细胞以减少患者的输血需求[20]。

然而，在造血干细胞的基因治疗面临的挑战中，如何避免随机整合的病毒载体导致的致癌性仍是一个问题。最近，CRISPR-Cas9介导的靶向整合的基因编辑技术已经在体外的造血干细胞中成功定点修复了β地中海贫血的基因[21]，该方法能否在临床应用中得到预期的疗效值得进一步探讨。此外，如何降低清髓处理带来的感染风险仍是需要注意的问题。尽管有各种各样的缺陷，但是造血干细胞的基因治疗仍然是针对血液系统遗传疾病的一种相当有临床应用价值的治疗方法。

（二）肝代谢遗传疾病

肝脏作为体内最大的器官和代谢中心，是回体治疗长期以来的靶向组织。肝脏拥有大量具有高渗透能力的血窦，有利于病毒从中通过到达肝细胞。肝细胞能在体内长期存活，并且作为强力的蛋白工厂有效地释放蛋白进入血液循环。肝脏稳定地释放转基因蛋白，可以此作为一个策略去治疗遗传性代谢疾病和血浆蛋白缺陷，特别是凝血因子功能障碍。肝靶向基因治疗的最大阻碍就是释放病毒物质入血时产生急性免疫反应的潜在毒性、已经存在的病毒特异性抗体使病毒载体失活以及穿过肝和脾血窦壁的吞噬细胞清除病毒载体。如果细胞免疫或者体液免疫被激发来对抗转基因物质，基因治疗修正的细胞就会被细胞毒性T细胞特异性清除或者基因治疗的效应会局限于血液循环中。

肝靶向基因治疗的临床应用效果最好的是用AAV来治疗严重血友病B。血友病为一组遗传性凝血功能障碍的出血性疾病，其共同的特征是活性凝血活酶生成障碍，凝血时间延长，终身具有轻微创伤后出血倾向，重症患者没有明显外伤也可发生“自发性”出血。AAV8通过静脉注射有效地感染靶向肝细胞，同时以细胞核内非整合附加体形式，稳定地存在于修饰后的肝细胞中。在动物实验中，该策略并未导致免疫反应反而诱导产生了免疫耐受。利用该AAV包括*F9*基因以补充血液中缺失的FⅨ因子蛋白。在使用对FⅨ基因进行优化后的FⅨ-R338L作为基因治疗的靶向基因后，严重血友病B患者的血液中FⅨ蛋白水平超过了正常水平的30%的时间超过一年，使患者的临床症状完全消失[17]，有患者出现了肝毒性，使用激素后数周内消失。该策略需要患者血清中不存在相对AAV亚型的抗体，这部分血友病B患者应用基因治疗具有较好的临床价值。2017年，应用AAV治疗血友病A的临床实验也取得了一定程度的成功，FⅧ（coagulation factor Ⅷ）因子蛋白持续表达了一年以上。但是由于AAV在携带大片段基因时病毒传递基因效率低下，该临床实验使用了大量的病毒载体，使所有患者均出现了显著的肝毒性，使用了一年的激素才逐渐停药[22]。

尽管目前慢病毒载体大量应用于研究中，未发现致癌的报道，但是由于其随机整合目的基因进入基因组的特点，很少作为回体治疗的基因载体应用于临床。而近十年来，AAV因为其不整合到宿主细胞基因组而无致癌性，副作用较低且可控，同时可以在宿主体内表达大量目的蛋白的特点，被广泛应用于临床治疗中。AAV靶向肝脏治疗FⅣ蛋白缺陷的临床实验已经较为成功，然而直接应用该策略进行其他肝代谢遗传疾病治疗仍然有一定的问题，例如，AAV5携带胆色素原脱氢酶编码基因靶向肝脏以治疗急性间歇性卟啉病的临床案例被评价为安全但无效的[23]。目前AAV治疗肝代谢疾病的作用机制尚有一些地方需要阐述清楚，同时也需要增加AAV的感染效率以减少病毒载体注射量和减少AAV的肝毒性。2016年，动物实验研究发现鸟氨酸氨甲酰转移酶缺陷的幼鼠可以被AAV携带的CRISPR系统修复并持续存活，该策略可能有应用于临床的潜力[24]。总之，肝代谢遗传性疾病的基因治疗尚有很多障碍需要克服。

（三）其他单基因遗传病

近年来，随着AAV的不断发展，针对不同组织AAV亚型的发现给其他组织的单基因遗传病带来了治疗的希望。但由于AAV为非整合型病毒载体，在细胞分裂的过程中会丢失治疗基因的信息，所以在临床应用中AAV的受体细胞一般选择为不再分裂的体细胞。而由于AAV的使用方式主要是局部注射或者静脉注射，其可以作为商业化基因治疗药物应用于临床。

家族性高乳糜微粒血症，又称脂蛋白脂肪酶缺乏症，是一种罕见的常染色体隐性遗传病，亦称原发性高脂蛋白血症Ⅰ型，需长期限制饮食中脂肪的含量。患者发病早，多于10岁以前出现症状，包括急性发作性腹痛，肝、脾中度肿大，视网膜血管苍白，胰腺炎反复发作，有时由于消化酶激活并消化胰腺和周围组织，从而危及生命。患者还有着异常高的血脂水平，使得他们易患早发性糖尿病和动脉粥样硬化。2012年11月之前，并无特效药物可以针对该病进行治疗。2012年，欧盟批准了应用于脂蛋白脂酶缺乏的基因治疗药物Glybera。Glybera将功能性*LPLD*基因包裹进AAV，注射入患者的骨骼肌，通过一次性的治疗，达到长期显著降低急性胰腺炎发病率的效果[25]。

脊髓性肌萎缩症是常染色体隐性遗传病，其病理改变为脊髓前角细胞变性。临床表现为进行性、对称性、肢体近端为主的弛缓性麻痹和肌萎缩，智力发育正常，不伴感觉障碍。该病根据临床表现及发病时间可分为四型，其中最严重的为SMAⅠ型（严重婴儿型），生存率为8%。通过静脉注射包装有*SMN1*基因的AAV9的方法使15名患者全部活到了20个月，同时在使用高剂量AAV的12名患者中，11名出现了症状改善。2019年，包装有*SMN1*基因的AAV9载体药物Zolgensma获得美国FDA批准上市，该基因治疗药物用于治疗最严重的SMAⅠ型患者。根据诺华公司公布的三期临床数据STR1VE，该基因治疗药物可以延长SMAⅠ型患者无意外事件的生存时间，22例患者总生存率为95%，中位年龄达到9.5月龄，85%患者年龄已达到10.5月龄。同时，Zolgensma显著改善了患儿的运动能力[26]。

2型先天性黑蒙为染色体隐性遗传病，其症状为5～6岁时患者视力严重下降，至30岁左右完全失明。眼底表现极不一致，多数病例眼底周边部有椒盐样改变；也有少数病例，即使已完全失明而眼底仍保持正常。在两项独立研究中，给2型先天性黑蒙患者视网膜下注射携带*RPE65* cDNA的AAV，应用AAV2进行视网膜下腔注射改善了许多患者的视力状况[18, 27]。一组学者研究了3例因*RPE65*变异导致早发性严重视网膜营养不良的患者，年龄17～23岁，接受治疗眼的视觉敏感度均低于20/120[27]。研究者观察治疗后第2、第4、第6个月的效果，结果发现，没有患者发生严重不良事件。所有患者的视觉敏感度和外周视野均没有显著的临床改善。通过视网膜电图没有检测到视网膜反应。只有1例接受注射后12个月的患者，在微视野仪和暗适应视野仪下显示出视功能显著改善。在主观视觉动感测试上，该患者也显示出了改善[27]。但是，另一组学者为3例年龄在19～26岁的2型先天性黑蒙患者注射了携带*RPE65* cDNA的AAV，观察注射后5个月的疗效。结果显示，每例患者都在主观视觉敏感度检测中显示出了视网膜功能改善。瞳孔光反射测试显示，治疗后患者对光刺激的反应加强。有1例患者发生了无症状的黄斑裂孔，被认定属于不良事件，但该患者视网膜功能仍得到部分恢复[18]。2017年，Luxturna基因疗法在美国获得批准，它利用AAV作为载体，携带*RPE65*基因，治疗一种人类遗传性视网膜病变造成的视力丧失[28]。

二、多基因疾病

多基因疾病是遗传信息通过两对以上致病基因的累积效应所致的遗传病，其遗传效应较多地受环境因素的影响。与单基因遗传病相比，多基因遗传病不是只由遗传因素决定，而是遗传因素与环境因素相互作用的结果。这类疾病有家族聚集现象，但不符合常染色体显性和隐性遗传规律。多基因遗传病的易患性是属于数量性状，它们之间的变异是连续的。孟德尔遗传即单基因遗传性状是属于质量性状，它们之间的变异是不连续的。常见的多基因遗传病包括冠心病、肿瘤等。不同于单基因遗传病，治疗多基因遗传病时，基因治疗选择的目的基因一般不是致病基因，主要是有治疗作用的相关基因。

（一）肿瘤

与单基因遗传病不同，肿瘤都是由多个基因和环境因素的共同作用导致的。因此，肿瘤的基因治疗需要建立在对疾病的致病机制有着深入了解的基础上，综合运用多种治疗策略。目前，世界上约65%的基因治疗的临床应用是针对癌症。早在这一技术发展到可以治疗复杂疾病之前，基因治疗就已经被用于各种癌症的治疗。这类疾病普遍具有较高的发病率和死亡率，且其中大多数至今未能有效地治愈。癌症具有较高的异质性，即使是同种癌症不同个体之间，其致病过程也可能涉及不同的基因、信号通路和细胞类型，这给寻找一个普适的癌症基因治疗的靶点带来了很大的困难。癌症基因治疗的策略主要基于两点：直接攻击肿瘤和提高患者抵抗癌症或药物副作用的能力[29]。早期的治疗策略主要是利用复制缺陷性的病毒载体将一个或多个抗癌基因（如抗血管生成基因、肿瘤抑制基因、前药激活基因和免疫刺激基因）递送入肿瘤组织来抑制肿瘤细胞生长或杀死肿瘤细胞，但是这些方法都难以达到令人满意的治疗效果。

近年来，经过科学家们的不断努力，两种新的治疗策略展现出了更强大的抗癌效果：一种是溶瘤病毒治疗。这类病毒来源于腺病毒、单纯疱疹病毒、逆转录病毒或麻疹病毒，能够选择性地在肿瘤细胞内复制并裂解细胞。为了进一步增强治疗作用，溶瘤病毒还携带了额外的治疗基因，可同时引发溶瘤作用和相应基因的抗肿瘤反应。例如，携带免疫刺激基因来诱导抗肿瘤免疫反应。目前，已有多个临床试验证明溶瘤病毒治疗具有较高的安全性和明显的抗肿瘤作用[30, 31]。而且，包括中国和美国在内的多个国家也已批准了一批治疗头颈癌和黑色素瘤的溶瘤病毒毒株的使用。另一种则是T细胞治疗，即转移某些编码嵌合抗原受体（chimeric antigen receptors，CAR）的基因到患者自体的T细胞中，再将其回输到患者体内，使之能够特异性地识别某些肿瘤相关抗原。至今，已有多个临床研究证实，CAR-T细胞治疗具有安全且突出的抗肿瘤效应。例如，靶向CD19（一种B细胞表面标志物）的CAR-T细胞在B细胞恶性肿瘤的患者体内具有持久、完全的肿瘤消退能力和可控的毒性[32]。通过合理地改造抗原识别受体，CAR-T细胞有望成为强有力的治疗转移癌的工具[33]。

T细胞也是回体治疗中值得期待的载体细胞。应用T细胞进行基因治疗的目的在于提高适应性免疫反应以对抗肿瘤和慢性感染疾病，如HIV。自体T细胞的优势是可以在体外轻易地从外周血中提取并且扩增。这些T细胞可以用γ逆转录病毒载体或慢病毒载体转移外源的抗肿瘤相关抗原或抗病毒分子的T细胞受体（T cell receptor，TCR）基因，之后再回输给患者。这种策略能在临床上达到一定的疗效，一些临床报道该策略可以使患者的肿瘤得到完全缓解[19]。

通过转移外源TCR进入T细胞，就不再需要在肿瘤患者体内的T细胞亚群中寻找拥有特异性抗肿瘤TCR的T细胞，而且使用这种技术可以合成在体内很难存在的抗自身抗原的高亲和力TCR。事实上，由于胸腺筛选后几乎没有抗自身抗原的T细胞，因此，像癌胚抗原或者睾丸肿瘤抗原这种正常组织在同一时空位点不可能表达的抗原就是外源TCR的靶向目标。另外，外源TCR可以识别特定肿瘤的某种癌症变异而不会被免疫逃避。最近的研究表明，无论是自发的还是诱导的肿瘤免疫反应，都不是直接对抗肿瘤抗原，而是来源于个人肿瘤的随机变异。这类免疫治疗就需要高度个体化治疗，鉴定个人的肿瘤抗原，然后再编辑T细胞。

早期临床研究中T细胞携带的抗肿瘤抗原TCR都是直接对抗肿瘤相关抗原，这种策略通常只是肿瘤的不完全缓解，在某些例子里，由于TCR的肿瘤脱靶反应，导致了正常组织损伤和严重的副作用。因此，最近临床上T细胞免疫疗法使用了嵌合抗原受体作为基因治疗的目的基因。嵌合抗原受体是CAR-T的核心部件，赋予T细胞HLA非依赖的方式识别肿瘤抗原的能力，这使得经过CAR改造的T细胞相较于天然T细胞表面受体TCR能够识别更广泛的目标。CAR的设计中包括一个肿瘤相关抗原结合区，这通常来源于单克隆抗体抗原结合区域的单链可变片段，一个胞外铰链区，一个跨膜区和一个胞内信号区。目标抗原的选择对于CAR的特异性、有效性以及基因改造T细胞自身的安全性来讲都是关键的决定因素。

理想的目标抗原是仅在肿瘤细胞表面表达的肿瘤特异性抗原。不幸的是肿瘤表达的大多数抗原不具备肿瘤特异性，因此大多数的CAR都以肿瘤相关性抗原作为靶点，但这往往会导致“脱靶”的可能性。同时对于相关的抗原选择也需要注意避免选择分泌型抗原，以避免CAR-T细胞脱靶的可能。虽然CAR-T细胞在实体瘤的治疗上效果不够显著，需要进一步优化，但是CAR-T细胞在急性白血病和非霍奇金淋巴瘤的治疗上有着显著的疗效，不同来源的临床报告其有67%～100%的缓解率，被认为是最有前景的肿瘤治疗方式[34]。2017年10月19日，美国政府批准第二种基于改造患者自身免疫细胞的疗法（yescarta疗法）治疗特定淋巴瘤患者[35]。

（二）心血管疾病

心血管疾病的基因治疗也是基因治疗技术重要的应用方向，在所有的基因治疗临床试验中约占6.9%。心力衰竭的患者常常伴随着心肌细胞内钙离子运输的改变。这与心肌细胞内钙调节蛋白——肌浆内质网Ca^{2+}-ATP酶（sarco-endoplasmic reticulum Ca^{2+}-ATPase，SERCA）的表达水平和活性下降有关，且这种异常的发生在相应的基因上不一定有结构缺陷。虽然人们对于其具体的致病机制并不清楚，但临床实践证明，在心肌细胞内过表达SERCA的确可以改善心力衰竭患者的心脏功能。例如，在一项涉及39个晚期心力衰竭患者的临床研究中，仅注射了一次高剂量表达人*SERCA2A*基因的腺相关病毒载体的患者在治疗后的12个月内，心脏功能得到明显改善，住院时间也缩短。此后，通过三年的随访发现，高剂量组出现复发性心血管事件（如心肌梗死、心功能恶化、心力衰竭相关的住院、死亡等）的风险比安慰剂组降低了82%[36-38]。心脏的基因治疗也可使用经心内膜注射病毒载体，例如，注射携带肝细胞生长因子基因的腺病毒，可以小幅减少梗死后心力衰竭患者的左室舒张末期内径和增加左室射血分数。此外，基因治疗也被用于治疗各种心脏缺血和外周缺血。例如，向心肌细胞内递送血管内皮生长因子基因，通过促进血管生成来治疗冠状动脉病[39]。

三、退行性疾病

退行性疾病（degenerative diseases）是随着年龄增大身体发生的一系列疾病，如黄斑变性、退行性关节炎等。基因治疗针对退行性疾病的目的不是治愈疾病，而是缓解症状，延缓疾病发展。虽然这些疾病的病因尚未完全阐述清楚，但是通过基因治疗的方式延缓疾病的发展也有一定的临床价值。

黄斑变性通常是高龄退化的自然结果，随着年龄增加，视网膜组织退化、变薄，引起黄斑功能下降。在10%的黄斑变性患者中，负责供应营养给视网膜的微血管会出现渗漏，甚至形成瘢痕，新生的不正常血管亦很常见，血管渗漏的液体会破坏黄斑，引起视物变形，视力下降，过密的瘢痕导致中心视力显著下降，影响生活质量，甚至变盲。随着中国人口老龄化的加快，该病有明显的上升趋势。使用携带血管内皮生长因子拮抗剂sFLT-1编码基因*FLT1*的AAV2进行视网膜下腔注射，可以抑制新生血管的生成，并增加患者的最佳矫正视力[40]。

退行性骨关节病又称老年性关节炎，是一种退行性病变，是关节软骨退化损伤、关节边缘和软骨下骨反应性增生。该病多见于中老年人群，好发于负重关节及活动量较多的关节（如颈椎、腰椎、膝关节、髋关节等）。过度负重或使用这些关节，均可促进退行性变化的发生。临床表现为缓慢发展的关节疼痛、压痛、僵硬、关节肿胀、活动受限和关节畸形等。将表达转化生长因子TGF-β1的软骨细胞回输至患者的膝关节，在6个月之内，用MRI评价患者的膝关节炎发展，发现疾病未进一步恶化[41]。

四、感染性疾病

除了上述各种与遗传相关的疾病以外，感染性疾病也是一类严重危害人类健康甚至生命安全的疾病。据统计，有7%的临床基因治疗是针对这类疾病的治疗和预防。其中，艾滋病是最主要的研究方向。

针对人类免疫缺陷病毒（HIV）的感染，基因治疗的策略主要包括三类：①通过RNA干扰技术或变异的HIV蛋白来干扰HIV在体内的复制；②提高T细胞抵抗HIV感染的能力；③能诱导产生广泛的中和性抗体的抗HIV疫苗[42]。目前，第三种策略应用广泛且具有发展前景。这些抗HIV疫苗所产生的HIV特异性单克隆抗体可以中和广谱的HIV-1亚型，同时具有很强的效力。此外，因为它们可以靶向HIV包膜上多个不同的抗原表位，所以也允许多种抗体的联合使用。已有1期临床数据表明，HIV-1感染者和未感染者对携带3BNC117（一种人CD40结合位点特异性的广泛中和抗体）抗体基因的腺相关病毒载体耐受良好，且单次注射就使40%患者体内的病毒滴度显著降低，并且效果维持了28天[43]。

第三节　基因治疗的安全性和伦理学

在1990年第一例成功的基因治疗案例出现后的十年中，基因治疗针对单基因遗传病、多基因遗传病、肿瘤、慢性感染和退行性疾病有很多新的治疗策略，但其中只有很少一部分患者有明显的临床疗效，同时，注射病毒载体回体基因治疗的某些患者也曾发生了严重的副作用。因此，基因治疗在临床的应用曾经面临质疑。这段过程证明了基因治疗应用于临床需要谨慎评估，因为这类治疗对人类遗传物质的改变是不可逆的，如果产生错误也会难以弥补，所以基因治疗对安全性和有效性的要求要远高于一般的治疗。而基因治疗的伦理学问题主要包括疾病选择，权衡基因治疗的疗效和副作用，充分的知情同意以及科研者的社会责任等。本节简述基因治疗应用的安全性和伦理学。

一、基因治疗的安全性

安全应用基因治疗技术需要注意以下可能出现的挑战：一是应用整合型病毒载体转移目的基因进入细胞基因组时，随机位点整合可能激活上下游原癌基因而带来的致癌性；二是应用基因编辑技术定点修复基因时，脱靶至其他基因而产生的一系列副作用；三是大量注射外源性遗传物质或者外源性遗传物质转染的自体细胞时，机体可能产生的免疫反应会影响治疗效果，出现炎症反应，严重者甚至导致患者死亡。这几方面的挑战都影响基因治疗的安全性，但是通过前瞻性的实验设计可望避免：使用非整合型病毒载体避免随机整合带来的致癌性；选择安全的基因编辑位点或者优化相关技术减少脱靶效应；进行基因治疗时持续注意机体的免疫状态，在出现组织损伤如肝损伤时，及时应用激素抑制炎症反应。基因治疗是新兴的、复杂的治疗技术，需要更谨慎并且全面地考虑安全性才可以进行临床应用。

因为病毒并不是在我们的医学应用中进化出来的，这些病毒的许多自然属性，包括广泛的组织取向、随机整合到宿主细胞的基因组及裂解细胞的能力在基因治疗的背景下是不可取的[2]。此外，人类为防止病毒感染而设置的许多屏障也给利用病毒载体进行基因治疗带来了阻碍。虽然，目前常用的这几类病毒载体在有效性和安全性方面已具有极大的进步，并在实际的临床应用中成功治愈了一些疾病，如免疫缺陷综合征、血红蛋白病、遗传性失明等，但是在病毒基因治疗成为人们可以广泛接受的治疗方法之前，它还面临诸多挑战：

（1）插入变异的风险　虽然已有多个研究证明慢病毒载体的基因组整合方式具有很高的安全性，但仍无法彻底消除这种安全风险。尽管现有的基因组编辑工具已经可以进行较高效率的外源基因的定点整合，但还不足以取代整合型载体的应用。

（2）无法靶向特定的细胞类型　无论是在临床上还是在研究上，基因转移的目标都是安全、高效地将遗传信息专一地传递给特定的靶细胞。这种靶向性不仅是针对培养皿中的细胞，还包括在局部或全身给药后体内的细胞。如果病毒载体缺乏靶向特异性，则病毒颗粒容易在体内扩散。这不仅会导致靶细胞部位的载体剂量不够，靶细胞无法被充分有效地感染并表达治疗水平的基因产物，扩散到其他不相关的组织和细胞的载体还可能引发局部或全身的免疫反应。目前我们所用的自然来源的病毒载体没有一种能够满足这一要求。尽管人们为了提高病毒载体的靶向特异性付出了大量的努力，但是通过改造病毒载体衣壳或包膜蛋白使其重新定向到特定的细胞受体在技术上仍极具挑战性。这些重新定向的病毒载体要么太大，太不稳定，要么无法进入细胞核[44]。因此，到目前为止，这些提升靶向性的设计在临床应用中也并没有取得多大的成功。

（3）激活了宿主的免疫反应　与大多数野生型病毒感染一样，病毒载体也会引起免疫应答，这给需要多次注射病毒载体的治疗带来了困难。因为一旦特异性识别这些载体的抗体产生，它们在体内的有效性就会被严重限制，甚至完全无用。此外，人源性病毒转化为载体也会限制它们的有用性，因为有些患者可能已经在感染相应的野生型病毒后产生了抗体。例如，大多数成人都具有常见的人类腺病毒血清型的中和抗体，这使得一些采用这类腺病毒载体治疗癌症的临床试验不得不在治疗期间逐渐增大载体的注射剂量[44]。其他病毒载体也是如此。大多数成年人的体液中也能检测到2型腺相关病毒的特异性抗体。

（4）难以精确调控基因的活性　对于某些疾病来说，并不需要精确地调控其基因的活性。比如腺苷脱氨酶，即使其表达超过了正常值的50倍，临床上也不会有什么明显的效果。但是对于某些疾病来说，精确调控基因的活性则显得非常重要。例如地中海贫血中α珠蛋白链和β珠蛋白链的数量必须很精确地达到平衡，否则容易引发疾病，然而采用病毒载体的基因治疗目前还不能达到如此的精确度；不过，还有人认为当前地中海贫血基因治疗的主要问题是需要表达的珠蛋白链表达不足，并不存在表达过多的问题，因而目前对基因活性进行精确调控的要求尚不十分迫切。

总而言之，为了将病毒基因治疗扩展到新的、更重要的应用领域，科学家们还需努力开发更加高效和安全的病毒载体。

二、基因治疗的伦理学

基因治疗是对机体遗传物质改变而产生的治疗技术，由于其可能对人类基因库产生影响，所以产生了一系列伦理学问题。首先，选择治疗的疾病时，通常要求该疾病是其他医疗方法无法根治或者缓解的，才考虑选择基因治疗作为治疗手段。其次，由于基因治疗是较复杂的技术，不同文化背景的患者理解能力不同，所以基因治疗需要对患者进行详细深入的告知以及在此基础上获得的知情同意。最后，基因治疗技术的科研工作者需要严谨认真、实事求是，在动物实验获得良好效果的基础上再进行临床实验，实事求是地提供研究中发现的副作用，尽可能采取相应的措施。

目前基因治疗只考虑体细胞介导的基因治疗。尽管在理论上生殖细胞介导的基因治疗也可用于人体，但在具体实践方面，这一技术仍面临诸多困难。首先，对生殖细胞进行基因编辑的技术还不完善，目前在动物实验中改造后的胚胎常常死亡，有些还会出现肿瘤或畸形。而且，这一技术会引发众多的伦理问题，包括：如何评判基因的“好”与“坏”的问题； 会改变人类基因的多样性，影响基因库的问题；人权问题（如知情同意，遗传继承权）；社会风险问题（如通过“设计婴儿”来改造人群）；经济价值问题等。另外，产前诊断和遗传筛查的普及和发展也能在一定程度上替代这一技术。因为即使是常染色体显性遗传病，其子代胚胎也可能有半数属于正常。假如我们能够区分并分离出这些正常的胚胎（如对体外受精的胚胎细胞进行植入前遗传学检测），那么将正常的胚胎植入体内应该比改变那些异常胚胎更容易。这些就是我们经常提出需要注意的生殖细胞介导的基因治疗的伦理学[45, 46]。

第四节　基因治疗展望

迄今为止，基因治疗有效的临床策略包括AAV介导的基因转移，慢病毒载体介导的造血干细胞移植以及CAR受体编辑的细胞毒性T细胞治疗。目前基因治疗在基因纠正、细胞功能代偿和抑制肿瘤中都有着较好的效果，同时在抑制病毒感染、诱导组织修复和细胞再生中也有一定的潜能。

基因治疗的安全性和效率仍然会是基因治疗中最大的挑战。可以预见，应用CRISPR靶向基因编辑技术可能显著增加基因治疗的安全性和准确度，但是这类技术的脱靶效应要降低，其用于基因治疗的效率仍需要提高。AAV仍然会是未来临床应用最广泛、最安全的病毒载体，随着AAV被应用于更多类型的疾病，AAV的感染效率和范围需提高，与此同时，由于AAV会引起肝损伤反应，所以AAV的安全用量和抑制副作用的方法都需要更为规范。自身造血干细胞移植需要优化，减少清髓带来的副作用，增加治疗优势。CAR-T细胞将是未来治疗肿瘤最有力的工具[47]。目前CAR分子的设计尚需要进一步优化，同时也需要增加CAR-T在实体瘤中的疗效。未来将有更多的基因治疗新疗法应用于临床，基因治疗也会应用于更多的疾病。

基因治疗未来的发展方向包括治疗个体化和新型非病毒载体。虽然CRISPR系统的出现，使得靶向精准修复生殖细胞中的致病基因变得更有可行性，但是CRISPR技术仍需要进一步改善。目前临床进行生殖细胞基因编辑的条件仍未成熟，但是进行相关的理论研究已有一定的可行性。随着医疗水平的飞速发展，个体化治疗在各种疾病中的需求逐渐增加。由于基因编辑精准改变基因的特征，未来其进行个体化治疗的可能性将大大增加。非病毒载体的安全性远强于病毒载体，最近的发展十分快速，细胞穿透肽（cell-penetrating peptides）[48]等新一批载体正在涌现，如果非病毒载体的效率大大提高，其代替病毒载体对体细胞进行基因治疗的前景值得期待。

相当多的人仍饱受疾病折磨，其中很大比例都是传统药物很难治愈的。基因治疗技术正是为了解决这些“不治之症”而诞生，通过认识疾病的客观规律，进而最终战胜疾病，解决人类的病痛。

（刘德培　张祝琴）

参考文献

[1] Campbell TL. Reflections on research and the future of medicine [J]. Science, 1966, 153: 442-449.

[2] Kotterman MA, Chalberg TW, Schaffer DV. Viral vectors for gene therapy: translational and clinical outlook [J]. Annu Rev Biomed Eng, 2015, 17: 63-89.

[3] Thomas CE, Ehrhardt A, Kay MA. Progress and problems with the use of viral vectors for gene therapy [J]. Nat Rev Genet, 2003, 4: 346–358.

[4] 陆国辉. 产前遗传病诊断 [M]. 广州: 广东科技出版社, 2002.

[5] Merten OW, Gaillet B. Viral vectors for gene therapy and gene modification approaches [J]. Biochem Eng J, 2016, 108: 98–115.

[6] Teichler Zallen D. US gene therapy in crisis [J]. Trends in Genet, 2000, 16: 272–275.

[7] Bayer W, Tenbusch M, Lietz R, et al. Vaccination with an adenoviral vector that encodes and displays a retroviral antigen induces improved neutralizing antibody and $CD4^{+}$ T–cell responses and confers enhanced protection [J]. J Virol, 2010, 84: 1967–1976.

[8] Buchholz CJ, Friedel T, Buning H. Surface–engineered viral vectors for selective and cell type–specific gene delivery [J]. Trends Biotechnol, 2015, 33: 777–790.

[9] Hirsch ML, Wolf SJ, Samulski RJ. Delivering Transgenic DNA exceeding the carrying capacity of AAV vectors [J]. Methods Mol Biol, 2016, 1382: 21–39.

[10] Yanez–Munoz RJ, Balaggan KS, MacNeil A, et al. Effective gene therapy with nonintegrating lentiviral vectors [J]. Nat Med, 2006, 12: 348–353.

[11] Yin H, Kanasty RL, Eltoukhy AA, et al. Non–viral vectors for gene–based therapy [J]. Nat Rev Genet, 2014, 15: 541–555.

[12] Sun NF, Liu ZA, Huang WB, et al. The research of nanoparticles as gene vector for tumor gene therapy [J]. Crit Rev Oncol Hematol, 2014, 89: 352–357.

[13] Naldini L. Gene therapy returns to centrestage [J]. Nature, 2016, 526: 351–360.

[14] Hacein–Bey–Abina S, Hauer J, Lim A, et al. Efficacy of gene therapy for X–linked severe combined immunodeficiency [J]. N Engl J Med, 2010, 363: 355–364.

[15] Biffi A, Naldini L. Lentiviral hematopoietic stem cell gene therapy benefits metachromatic leukodystrophy [J]. Science, 2013, 341: 123–158.

[16] Cavazzana–Calvo M, Payen E, Negre O, et al. Transfusion independence and HMGA2 activation after gene therapy of human beta–thalassaemia [J]. Nature, 2010, 467: 318–322.

[17] Nathwani AC, Reiss UM, Tuddenham EG, et al. Long–term safety and efficacy of factor IX gene therapy in hemophilia B [J]. N Engl J Med, 2014, 371: 1994–2004.

[18] Bainbridge JW, Mehat MS, Sundaram V, et al. Long–term effect of gene therapy on Leber's congenital amaurosis [J]. N Engl J Med, 2015, 372: 1887–1897.

[19] Rosenberg SA, Restifo NP. Adoptive cell transfer as personalized immunotherapy for human cancer [J]. Science, 2015, 348: 62–68.

[20] European Medicines Agency. Human medicine European public assessment report (EPAR): Zynteglo [S/OL]. European Medicines Agency, 2019. https://www.ema.europa. eu/en/documents/product–information/zynteglo–epar–product–information_en.

[21] Dever DP, Bak RO, Reinisch A, et al. CRISPR/Cas9 beta–globin gene targeting in human haematopoietic

stem cells [J]. Nature, 2016, 539: 384–389.

[22] Rangarajan S, Walsh L, Lester W, et al. AAV5–factor VIII gene transfer in severe hemophilia A [J]. N Engl J Med, 2017, 377: 2519–2530.

[23] Brunetti–Pierri N, Newsome PN. AAV–mediated liver–directed gene therapy for acute intermittent porphyria: it is safe but is it effective? [J]. J Hepatol, 2016, 65: 666–667.

[24] Yang Y, Wang L, Bell P, et al. A dual AAV system enables the Cas9–mediated correction of a metabolic liver disease in newborn mice [J]. Nat Biotechnol, 2016, 34: 334–338.

[25] Halioua–Haubold C–L, Peyer JG, Smith JA, et al. Regulatory considerations for gene therapy products in the US, EU, and Japan [J]. Yale J Biol Med, 2017, 90: 683–693.

[26] Malone DC, Dean R, Arjunji R, et al. Cost–effectiveness analysis of using onasemnogene abeparvocec (AVXS–101) in spinal muscular atrophy type 1 patients [J]. Journal of market access & health policy, 2019, 7: 1601484.

[27] Jacobson SG, Cideciyan AV, Roman AJ, et al. Improvement and decline in vision with gene therapy in childhood blindness [J]. N Engl J Med, 2015, 372: 1920–1926.

[28] Doostparast Torshizi A, Wang K. Next–generation sequencing in drug development: target identification and genetically stratified clinical trials [J]. Drug Discov Today, 2018, 23: 1776–1783.

[29] Brenner MK, Gottschalk S, Leen AM, et al. Is cancer gene therapy an empty suit? [J]. Lancet Oncol, 2013, 14: e447–e456.

[30] Khuri FR, Nemunaitis J, Ganly I, et al. A controlled trial of intratumoral ONYX–015, a selectively–replicating adenovirus, in combination with cisplatin and 5–fluorouracil in patients with recurrent head and neck cancer [J]. Nat Med, 2000, 6: 879–885.

[31] Choi KJ, Kim JHLee YS, Kim J, et al. Concurrent delivery of GM–CSF and B7–1 using an oncolytic adenovirus elicits potent antitumor effect [J]. Gene Ther, 2006, 13: 1010–1020.

[32] Kochenderfer JN, Dudley ME, Kassim SH, et al. Chemotherapy–refractory diffuse large B–cell lymphoma and indolent B–cell malignancies can be effectively treated with autologous T cells expressing an anti–CD19 chimeric antigen receptor [J]. J Clin Oncol, 2015, 33: 540–549.

[33] Rosenberg SA. Cell transfer immunotherapy for metastatic solid cancer––what clinicians need to know. Nature reviews [J]. Nat Rev Clin Oncol, 2011, 8: 577–585.

[34] June CH, Riddell SR, Schumacher TN. Adoptive cellular therapy: a race to the finish line [J]. Sci Transl Med, 2015, 7: 280ps7.

[35] Nair R, Neelapu SS. The promise of CAR T–cell therapy in aggressive B–cell lymphoma [J]. Best Pract Res Clin Haematol, 2018, 31: 293–298.

[36] Jaski BE, Jessup ML, Mancini DM, et al. Calcium upregulation by percutaneous administration of gene therapy in cardiac disease（CUPID Trial）, a first–in–human phase 1/2 clinical trial [J]. J Card Fail, 2009, 15: 171–181.

[37] Jessup M, Greenberg B, Mancini DM, et al. Calcium upregulation by percutaneous administration of gene

therapy in cardiac disease (CUPID) : a phase 2 trial of intracoronary gene therapy of sarcoplasmic reticulum Ca^{2+}–ATPase in patients with advanced heart failure [J]. Circulation, 2011, 124: 304–313.

[38] Zsebo K, Yaroshinsky A, Rudy JJ, et al. Long–term effects of AAV1/SERCA2a gene transfer in patients with severe heart failure: analysis of recurrent cardiovascular events and mortality [J]. Circ Res, 2014, 114: 101–108.

[39] Hedman M, Muona K, Hedman A, et al. Eight–year safety follow–up of coronary artery disease patients after local intracoronary VEGF gene transfer [J]. Gene Ther, 2009, 16: 629–634.

[40] Rakoczy EP, Lai CM, Magno AL, et al. Gene therapy with recombinant adeno–associated vectors for neovascular age–related macular degeneration: 1 year follow–up of a phase 1 randomised clinical trial [J]. Lancet, 2015, 386: 2395–2403.

[41] Cho JJ, Totterman S, Elmallah RK, et al. An MRI evaluation of patients who underwent treatment with a cell–mediated gene therapy for degenerative knee arthritis: a phase IIa clinical trial [J]. J Knee Surg, 2017, 30: 694–703.

[42] Rossi JJ, June CH, Kohn DB. Genetic therapies against HIV [J]. Nat Biotechnol, 2007, 25: 1444–1454.

[43] Caskey M, Klein F, Lorenzi JC, et al. Viraemia suppressed in HIV–1–infected humans by broadly neutralizing antibody 3BNC117 [J]. Nature, 2015, 522: 487–491.

[44] Kay MA. State–of–the–art gene–based therapies: the road ahead [J]. Nat Rev Genet, 2011, 12: 316–328.

[45] Rossant J. Gene editing in human development: ethical concerns and practical applications [J]. Development, 2018, 145: dev150888.

[46] Guttinger S. Trust in science: CRISPR–Cas9 and the ban on human Germline Editing [J]. Sci Eng Ethics, 2018, 24: 1077–1096.

[47] Rohaan MW, Wilgenhof S, Haanen JBAG. Adoptive cellular therapies: the current landscape [J]. Virchows Arch. 2019, 474: 449–461.

[48] Wang HX, Song Z, Lao YH, et al. Nonviral gene editing via CRISPR/Cas9 delivery by membrane–disruptive and endosomolytic helical polypeptide [J]. Proc Natl Acad Sci U S A, 2018, 115: 4903–4908.

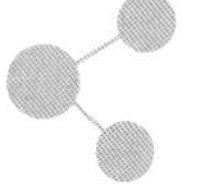

第二篇

遗传实验室与辅助检查

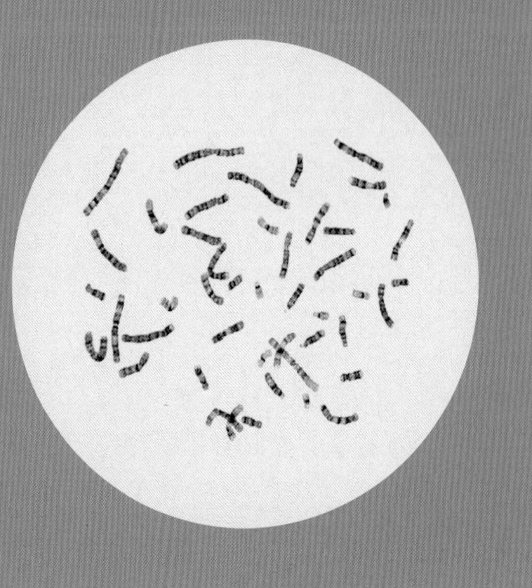

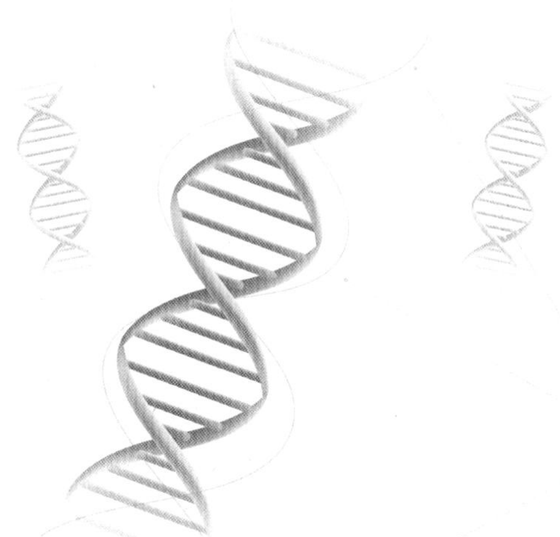
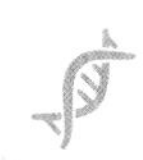

责任编委：罗艳敏　刘俊涛

第十章
CHAPTER 10
产前诊断技术及实施方案

第一节　产前诊断概述

产前诊断（prenatal diagnosis）是指对高风险的胎儿进行特异性诊断，从而判断其预后，使孕妇及其家庭在妊娠期做出适当的选择。产前诊断是避免严重残疾胎儿出生的重要手段。

从广义上来说，产前诊断包括侵入性和非侵入性两种途径。侵入性产前检测是指采用绒毛活检、羊膜腔穿刺、脐静脉穿刺或者胎儿组织活检等侵入性方法直接获取胎儿胎盘细胞或组织，根据产前诊断目的进行细胞学、生化酶学或基因组学等检测。非侵入性产前检测是指采用对胎儿非侵入性的技术进行诊断，如超声、核磁共振等影像学技术，从母体外周血中分离出胎儿细胞或者胎儿游离DNA，从宫颈脱落细胞中分离出滋养细胞进行相关检测等。流产物的检测和胎儿尸解可以验证影像学的结果，为揭示胚胎或胎儿的病因提供有力的证据。从狭义上来讲，产前诊断主要指侵入性产前检测。

胎儿染色体异常高风险、胎儿遗传性疾病或代谢性疾病高风险或怀疑胎儿某些宫内感染时，建议行侵入性产前检测。产前诊断的指征[1]包括：

（1）产前筛查后的高危人群　产前血清学筛查、超声或者母亲外周血胎儿游离DNA检查提示胎儿染色体非整倍体高风险。

（2）超声提示胎儿畸形或异常、胎儿生长受限、羊水过多或过少。

（3）夫妻至少一方为染色体平衡易位、倒位或其他染色体异常的携带者。

（4）有不明原因的反复流产或有死胎、死产等情况者。

（5）生育过不明原因智力低下或多发畸形儿的孕妇。

（6）有明确遗传病家族史者；孕妇可能为某种X-连锁遗传病基因携带者；夫妇双方为明确常染色体隐性遗传病的携带者或一方为明确常染色体显性遗传病患者。

（7）胎儿可疑巨细胞病毒、弓形虫或风疹病毒等宫内感染。

产前诊断关系胎儿健康和家庭的精神、经济压力问题，必须采取严肃认真的科学态度，故必须按照一定的标准进行，包括：①疾病应该有明确的定义以及诊断标准；②疾病缺陷严重，需要终止妊娠；③对疾病无法治疗，或疗效很差；④疾病向下一代传播的风险高；⑤终止妊娠可被孕妇接受；⑥产前诊断方法准确，特异性高，敏感性高；⑦具备足够的专业人才队伍。同时也要求多种专业学科的配合，其中包括产科、儿科、临床遗传、细胞遗传、生物化学遗传、分子遗传以及遗传咨询等。

产前诊断的发展主要表现在以下几方面：

（1）影像学技术的发展使更多、更细微的胎儿异常在更早期被发现，这对侵入性产前检测提出了挑战：哪些胎儿异常或胎儿超声软指标需要做侵入性产前检测？需要检查哪些项目？在孕早期发现的胎儿异常如心脏异常、脐膨出等是否可以确诊？是否需要尽早做侵入性产前检测？

（2）非侵入性产前检查如孕妇外周血中胎儿游离DNA检查较血清学筛查准确性高，大大减少了因血清学筛查阳性需进行侵入性产前检测的人数。而且，非侵入性产前检查的适应证不断在探索和拓宽，从常见的染色体非整倍体扩展到微缺失综合征、微重复综合征，甚至是单基因病。未来，随着非侵入性产前检查的发展，将来需要做侵入性产前检测的孕妇将进一步减少。

（3）分子检测技术迅猛发展，更多的遗传病被确诊，也使产前诊断方案发生了变化。如致病基因明确的白化病已不需要通过胎儿镜下活检胎儿皮肤和毛发进行诊断，可取绒毛或羊水进行基因检测。对超声检查发现的胎儿畸形，在一些国家，染色体微阵列分析已取代染色体核型作为一线检测项目，高通量测序也越来越多地应用于产前诊断[2, 3]。

产前诊断的发展向产前咨询提出了新的挑战和更高的要求：一方面，咨询者需全面了解相关的知识和进展，提供相对准确的信息；另一方面，根据每个家庭的具体情况提出个体化的建议。终止妊娠不是患胎的唯一选择，宫内干预和出生后治疗越来越多地被患者家庭考虑或接受。

本章将围绕侵入性产前检测，重点介绍产前咨询、侵入性产前检测技术、产前诊断的质量控制和后续处理工作。至于与诊断方法有关的细胞学、生化酶学、基因组学实验室检测操作，请参阅有关章节内容。

（罗艳敏）

第二节 产前咨询

对于需要做产前诊断的病例，产前咨询非常重要，一方面可以帮助孕妇夫妇了解产前诊断的必要性和局限性，另一方面为胎儿在妊娠期或出生后的监测和治疗提供建议。

产前咨询同样要遵循遗传咨询的原则和方法（详见第六章），但又有其特殊性，以下从三方面分别叙述，分别对应产前诊断之前、当时和之后三个阶段[4]。

（一）病情分析及实验室检测前谈话

在做侵入性产前检测前，应尽可能收集孕妇的临床症状、体征、病史和影像学、实验室检查等资料，分析可能性最大的疾病和需要鉴别诊断的疾病，向孕妇夫妇解释这些疾病的转归和诊断这些疾病所需要做的实验室检查。同时，要交代每种实验室检查的检测内容、方法、优点和局限性。通常，孕妇夫妇比较焦虑，渴望排除所有病因；或者担心侵入性产前检测的风险，拒绝做任何检查。这时，需要针对每一对夫妇的具体情况进行咨询，解除其疑问和顾虑。

（二）知情同意及检测方案确定

详细介绍各种侵入性产前检测技术的优缺点、并发症，根据患者的病情建议合适的产前诊断技术，签署知情同意书。同一检测目的，可能有不同的检测方法，如诊断唐氏综合征，血清学筛查高风险，可以选择染色体核型分析、FISH、MLPA和QF-PCR及染色体微阵列分析等进行进一步诊断，可以从各种方法的检测范围、局限性、时间、费用等方面向孕妇夫妇详细说明，在知情同意前提下商定合适的检测方案。

（三）检测报告解读及再发风险评估

检测报告的结果不同，临床解读的侧重点和注意事项有所不同。

1. 报告结果为明确的疾病　疾病的临床表现、转归均已比较清楚。此时应向孕妇夫妇解释胎儿在妊娠期和出生后的临床表现、预后和对母体可能产生的影响（如羊水过多可能引起早产、胎膜早破、胎盘早剥等），由孕妇夫妇决定是否继续妊娠。如果继续妊娠，制订孕期和出生后的诊治方案，尽量降低疾病对患儿的损害。如果终止妊娠，需根据疾病的遗传方式和父母双方的检测结果，评估再发风险，指导下次妊娠方式的选择：自然受孕后行产前诊断、植入前遗传学检测、供精或供卵妊娠、领养或者不生育。

2. 报告结果为临床意义未明　疾病的外显率、临床表现、转归等存在不确定的因素；或者目前未有足够证据表明检出的变异是致病性或良性。这种情况下，报告的解读具有挑战性。需要尽可能收集家系信息、胎儿影像学检查等资料，广泛查阅各种数据库、文献，客观对待收集到的资料，注意数据库和文献是否是在特定人群中得出的结果。这种情况下，孕妇夫妇往往非常焦虑，除了详细解释各种可能性外，心理疏导亦非常重要。

3. 报告结果为未见异常　报告解读时切忌过度外延结果，需向孕妇夫妇解释结果仅为针对该项检查是阴性的，检查范围之外的情况是未知的。

4. 报告结果与常见的临床现象不符　这时需要反复核查检测结果。如果检测结果未发现异常，则要考虑特殊的临床现象，并通过不同的检测手段进行证实。

5. 检测出目标疾病以外的异常　在进行检测前，应向孕妇夫妇告知检测出目标疾病以外的异常的可能性，了解其是否愿意知道意外检测结果。根据孕妇夫妇的意愿，结合意外检测结果的严重性，决定是否报告意外检测结果。

6. 检测失败，没有结果　反复核查检测失败的原因，如果因为原标本污染、细胞量少或DNA浓度低等原因不能用原标本重复检测，则需要重新取材，用多种检测手段，提高检出率。

（罗艳敏）

第三节　侵入性产前检测技术

近年来非侵入性筛查技术较低的假阳性率使得产前诊断手术的数量较以往有所减少，但直接获取胎儿样本进行遗传学检查仍是目前确诊胎儿遗传性疾病的“金标准”。

侵入性产前检测技术主要是指在影像学手段（主要为超声）的辅助下，对胎儿及其附属物组织进行取样，方法包括羊膜腔穿刺、绒毛活检、脐静脉穿刺、胎儿镜下活检以及胎儿组织活检手术，临床上以羊膜腔穿刺和绒毛活检最为常用。辅助生殖中使用的植入前遗传学检测技术属于广义的产前诊断范畴，在妊娠期之前进行，临床上一般不将其包含在侵入性产前检测技术中。

一、羊膜腔穿刺

羊膜腔穿刺（amniocentesis）是目前应用历史最长的侵入性产前检测技术。Fuchs于1956年首次进行羊膜腔穿刺检查，证实在严格消毒情况下穿刺并抽出少量羊水对胎儿生长发育无明显影响。10年后，Mark Steele和Roy Breg首次成功从羊水中分离、培养羊水细胞，而羊水细胞核型分析技术的建立为羊膜腔穿刺成为目前常用的侵入性产前检测奠定了基础。

20世纪70年代初期以前的羊膜腔穿刺并无影像学辅助，1972年丹麦医生Jens Bang及Allen Northeved首次在超声引导下进行羊膜腔穿刺，减少了对胎儿损伤的风险，手术安全性明显提高。此后，羊膜腔穿刺术经不断改进，成为目前最常用且安全可靠的产前诊断方法。

（一）取材时间

羊膜腔穿刺时间因检验项目而有所不同（表10-1）。染色体核型分析需要有活性的羊水细胞，对孕周的要求较为严格，而DNA检测所需细胞量较少，且对细胞活性无特殊要求，检测孕周范围相对较广。羊水甲胎蛋白（alpha fetoprotein，AFP）、胎儿成熟度及胎儿溶血等检查随着诊疗观念改变及替代方案的出现，临床应用已较少。

表10-1 各种羊水检测项目的取材时间

检测项目	羊膜腔穿刺孕周
羊水细胞核型	16~22
DNA检测	≥15
甲胎蛋白	16~20
胎儿成熟度	≥34
胎儿溶血	≥24

根据羊膜腔穿刺取材时间是否在妊娠15周后，分为妊娠中期和妊娠早期羊膜腔穿刺。

目前临床上主要在妊娠中期进行羊膜腔穿刺，多在16~22周，此时羊水量为150~400mL。羊膜腔空间相对较大，方便避开胎儿，且羊水中活细胞比例较高，占20%以上，体外培养时生长活力强，分裂相较多，有利于染色体制备。随孕龄增长，羊水内胎儿细胞虽然增多，但活细胞的比例逐渐减少，故妊娠24周后羊水细胞培养较困难，培养失败风险增加。

以往曾在妊娠15周前行早期羊膜腔穿刺术，作为绒毛活检外的孕早期产前诊断的补充，但其实用性及安全性备受争议。首先，孕周越早，羊水细胞含量越少，染色体核型分析所需培养时间延长，并增加培养过程的污染风险。其次，穿刺失败率增加。妊娠12周前羊膜与绒毛膜尚未融合，胚外体腔仍然存在，进针时可形成“帐幕”（tent）现象，穿刺针未能进入羊膜腔，导致穿刺失败。再次，胎儿并发症较多。有多项研究提示，妊娠早期羊膜腔穿刺的胎儿丢失风险远高于妊娠中期羊膜腔穿刺[5]。此外，妊娠早期羊膜腔穿刺术后可能继发胎儿肢体受压及呼吸系统问题，可能与孕早期羊水较少、抽取羊水比例较多有关，但未获大样本研究支持。另外，妊娠早期羊膜腔穿刺与绒毛活检比较未体现出明显优势，且孕早期羊膜腔穿刺的胎儿丢失率明显增高。鉴于以上原因，妊娠早期羊膜腔穿刺的临床应用十分有限。目前主要在多胎妊娠选择性减胎术中留取减灭胎的羊水作遗传学分析时使用，或限于在孕早期发现结构异常但无法行绒毛活检时使用。

（二）术前评估

1．严格掌握手术指征　由于存在母胎风险，任何侵入性产前检测均须有明确的医学指征。

2．排除手术禁忌证　①避免在急性感染期手术。术前测腋下体温，超过37.3℃者暂缓手术，并行血常规、Rh血型、感染等相关检查。②拟穿刺部位的皮肤感染。③孕妇有先兆流产表现，如频密宫缩、活动性阴道流血等，侵入性操作可能加剧对子宫的刺激。

（三）操作方法

由于胎动可使胎儿位置发生改变，为避免穿刺针刺中胎儿或脐带，羊膜腔穿刺建议全程在超声引导下进行，有多种方法可供选择：①可使用凸阵型探头进行徒手穿刺（图10–1），或在安装附加穿刺装置后在引导下穿刺。②用线阵型穿刺探头时，可直接在穿刺引导线下操作。

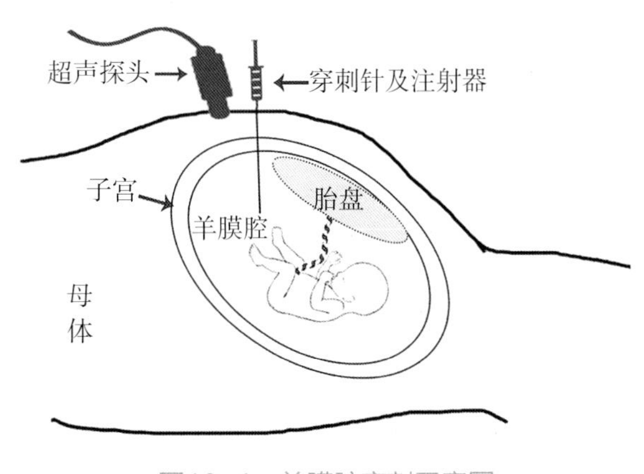

图10–1　羊膜腔穿刺示意图

妊娠中期羊膜腔穿刺为经腹穿刺，主要流程如下：

1．术前检查及穿刺路径选择　术前嘱孕妇排空膀胱，取仰卧位，超声检查确定胎儿存活，记录胎心搏动、胎盘位置及羊水情况。入针点应避开腹壁皮损部位，穿刺区域建议选择羊水池较深的部位，穿刺路径应避开胎儿及脐带，尽量不经胎盘，若无法避开胎盘，穿刺点尽量避开胎盘血窦。确认穿刺点及路径后进行消毒铺巾。

2．进针　穿刺针一般选用直径为22G、长度为10～15cm的套管穿刺针。可通过穿刺引导线测量拟进针深度，快速进针可减少宫壁或胎盘出血。当前壁胎盘无法避开时，可选择胎盘相对较薄部位进针，避开胎盘大血窦，且最好一次进针到达目标区域，减少穿刺针反复移动所致的胎盘出血。

3．抽取羊水　取出套管针针芯，接无菌注射器抽取羊水，弃去起始2mL后，根据检查需要留取羊水。染色体核型分析一般需20～30mL，染色体微阵列及DNA检查约需20mL。记录抽取的羊水量及性状，正常羊水为清亮浅黄色液体。

4．出针及术后检查　术毕快速抽出穿刺针，超声检查胎儿心率，穿刺点覆盖敷贴，嘱孕妇按压穿刺点数分钟预防出血。

5．术中注意事项　①术前应请孕妇排空膀胱，充盈的膀胱可能会与羊膜腔混淆，增加手术风险。②部分孕妇平卧会出现仰卧位低血压症状，可嘱其改为左侧卧位。③弃去起始2mL羊水，可减少母亲细胞污染的可能。④操作过程应严格无菌，减少宫内感染可能。⑤羊水性状异常者，如血性、褐色或绿色等，后续检验失败率增加，应及时记录。⑥羊水抽吸不畅。原因多为穿刺针贴近胎儿或针孔被羊水中的有形成分堵塞，此时可调整穿刺针方向与深度，或重新放入针芯疏通针管。

（四）手术相关并发症

妊娠中期羊膜腔穿刺虽被认为是最安全的侵入性产前检测操作，仍然存在母胎并发症。

1. 流产　与穿刺对子宫刺激、胎膜早破及宫内感染关系密切。据多年来国外多个中心大样本统计，在排除了2%的胎儿背景丢失风险后，一般认为羊膜腔穿刺术的胎儿丢失率约为0.5%，而在经验丰富的产前诊断中心风险可进一步降至0.2%～0.3%[6]。

2. 感染　术后宫内感染与术前孕妇存在潜在全身或局部感染，或未严格无菌操作有关。避免在急性感染期手术及遵循无菌原则是减少宫内感染的关键。

3. 胎儿损伤　侵入性穿刺引起胎儿损伤的情况罕见。穿刺针可能会引起胎儿皮肤、眼睛受损，但这些损伤在出生时才发现，均无法证实与羊膜腔穿刺的因果关系。为安全起见，穿刺针应尽量远离胎儿。

4. 胎盘血肿及胎盘剥离　穿刺针经过前壁胎盘可形成胎盘血肿甚至胎盘剥离，但十分罕见。

5. 羊水栓塞　罕见，进、出针时安放针芯，以免将羊水带到胎盘及母体，出针后压迫腹壁片刻，可有助于预防羊水栓塞的发生。

6. 母胎垂直传播　对于乙肝病毒，以往研究认为羊膜腔穿刺术并不增加宫内传播的风险，但美国母胎医学会“妊娠期乙型肝炎的筛查、治疗及垂直传播的预防指南”中提到，病毒载量较高者（＞7 log10 copies/mL），羊膜腔穿刺术后新生儿感染率显著增加（50% vs 4%）[7]。对于HIV病毒，暂无证据提示羊膜腔穿刺会增加新生儿垂直传播的风险。

二、绒毛活检

绒毛是胎盘的主要成分，与胎儿组织同属受精卵分裂的产物，可较大程度反映胎儿的遗传特征，是孕早期产前诊断的主要取材对象。绒毛活检（chorionic villus sampling，CVS）始于1968年，Mohr等采用内镜经宫颈采集绒毛，因创伤大、流产率高，当时未普及。1975年韩安国成功使用经宫颈盲吸法取样。20世纪80年代开始，孕早期超声引导下CVS技术逐渐普及，成为临床一线的侵入性产前检测手段。相对于孕中期羊水检查，CVS的优势在于能更早地发现问题，可早期干预或终止妊娠[1, 8]。

（一）取材时间

CVS可在妊娠9～13周末之间进行，有学者推荐最佳孕周为10～12周，此时异常发育的胚胎已基本流产，背景流产风险明显降低。取样孕周越小，胎盘绒毛越薄，超声下与蜕膜组织难以区分，可因误取蜕膜组织导致取样失败。此外，为降低胎儿肢体缺失的潜在风险，不推荐妊娠10周前行CVS。部分中心在妊娠13周后进行CVS，称为“胎盘活检”（placental biopsy）或晚期CVS，目前绒毛活检一般选择在孕11～13周进行。

（二）取材途径

根据取材途径可分为经腹CVS（transabdominal CVS，TA-CVS）和经宫颈CVS（transcervical CVS，TC-CVS），两者均在超声引导下进行。途径选择与胎盘位置有一定关系。前壁胎盘者经腹途径较易取材，而后壁胎盘或后屈子宫者，经宫颈途径取材成功率较高。此外，宫颈外口及宫颈管微生物较多，TC-CVS引起宫内感染的风险较高，且阴道出血机会较高，易增加孕妇心理负担。TA-CVS较少引起感染，出血风险低，较为安全。目前国内外许多中心多采用经腹途径，但目前认为TA-CVS与TC-CVS的流产率并无统计学差别。选择何种取材途径，应根据设备条件及操作者技术熟练程度而定。

（三）术前评估

1．严格掌握手术指征，基本同羊膜腔穿刺　对于非侵入性产前筛查提示非整倍体的病例，阳性结果可能与“限制性胎盘嵌合型”（confined placental mosaicism，CPM）有关，进行CVS可能得到与羊膜腔穿刺不一样的结果，术前需与孕妇及其家属交代。

2．排除手术禁忌证　与“羊膜腔穿刺”一节相同。

3．评估手术路径　胎盘位置对CVS路径有重要影响。后壁胎盘和子宫后倾的病例用TC-CVS取样较容易，而对于前壁胎盘和生殖道有活动性疱疹的病例则用经腹途径为宜。理想入针路径为穿刺针可避开彩色多普勒超声下血流丰富的部位及母体重要脏器，如肠管、膀胱等，在不干扰羊膜腔的情况下，直接进入胎盘叶状绒毛膜部位。孕早期的胎盘位置变化较大，入针路径受胎盘大小、子宫位置、膀胱充盈程度及孕妇体位的影响，在无法获取理想入针路径的情况下，可嘱孕妇饮水、排尿、改变体位以尝试获取入针路径，或者如孕周允许，可间隔5～7d后再次超声检查，子宫及胎盘位置的改变可能会使理想入针路径出现。当始终无法获取理想穿刺入路时，不应冒险手术，应考虑改用其他侵入性产前检测手段，或推迟至妊娠中期行羊膜腔穿刺。

（四）操作方法

1．经腹CVS（TA-CVS）（图10-2）

（1）手术器械及药品准备　穿刺针使用单针（20G腰穿针）或双套管针（外套17～18G/取样细针19～20 G）、消毒的超声探头薄膜、注射器、局部麻醉药、肝素及生理盐水。

（2）术前检查及铺巾消毒　孕妇取仰卧位，术前超声检查了解胎心率、胎盘位置、叶状绒毛膜位置、子宫壁血流及膀胱位置，再次确认穿刺路径后消毒及铺巾。

（3）局部麻醉　由于CVS穿刺针较粗，进针前以1%普鲁卡因或1%利多卡因在入针点附近进行局部麻醉，深度达子宫肌层。

（4）穿刺　穿刺针在超声引导下按穿刺路径依次经母体腹壁、子宫肌层及胎盘蜕膜板刺入叶状绒毛膜部位（图10-3）。采用双套管针时，将取出针芯，将取样细针插入叶状绒毛膜（细针一般较套管针长2cm）。

（5）抽取绒毛　取样针接20mL注射器，抽负压后上下移动细针数次，而后连同注射器一起拔出取样针，将注射器内容物注入含微量肝素生理盐水的离心管或培养皿中，检查是否抽出绒毛组织。若取样成功，肉眼可见白色分枝状绒毛漂浮于液体中。若用套管针，获取绒毛完毕后，套回内芯后拔出套管针。采用套管针的好处是若第一次取样失败，可直接将细针再次插入套管针内

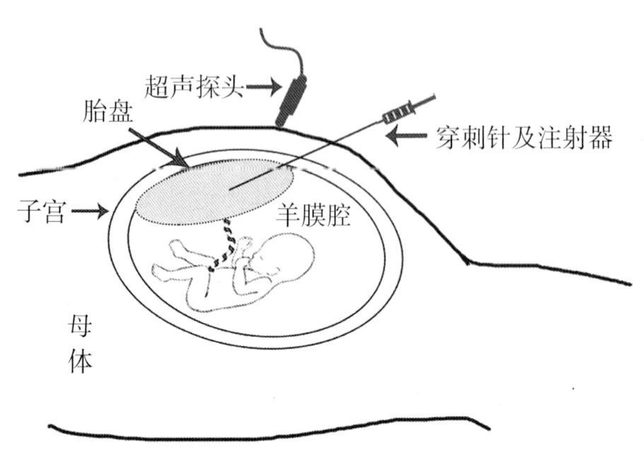

图10-2 经腹绒毛活检示意图

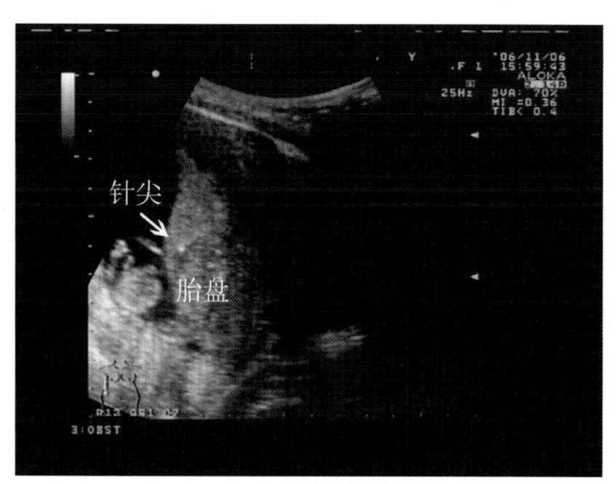

图10-3 超声下经腹绒毛活检图像

第二次取样，而腰穿针则需重新进针取样。

（6）术后注意事项 穿刺点以无菌敷贴覆盖并嘱孕妇按压止血，术毕复查超声了解胎儿情况及胎盘有无血肿，嘱孕妇注意腹痛及阴道流血、流液情况。

2. 经宫颈CVS（TC-CVS）（图10-4）

（1）手术器械准备 抽吸法时备聚乙烯管（约25cm长，顶端或接近顶端有孔，管内有一条可变形的金属丝，具一定弯曲度）及注射器，如行钳取术则备绒毛活检钳。

（2）术前检查及铺巾消毒 术前行超声检查了解胎儿情况、叶状绒毛膜位置及其到宫颈外口的距离。确认手术路径后，嘱孕妇排空膀胱，取膀胱截石位，消毒外阴、阴道及铺巾。

（3）插管 以窥器暴露宫颈，视情况放置宫颈钳牵拉子宫或帮助子宫复位，超声引导下将导管或活检钳通过宫颈插入至叶状绒毛膜边缘。

（4）取绒毛 使用抽吸法时抽出导管内金属丝，连接注射器（内含有微量肝素的生理盐水1～2 mL），保持负压下缓慢抽出导管，超声下见随导管退出，绒毛受到轻微牵扯。使用钳取术时，则在超声引导下钳取绒毛。在含微量肝素生理盐水的离心管或培养皿中，检查是否取出绒毛组织。

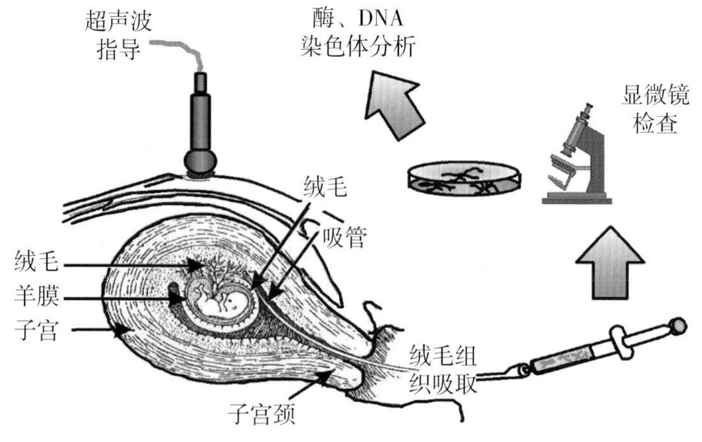

图10-4 经宫颈绒毛活检示意图

（引自：陆国辉. 产前遗传病诊断[M]. 广州：广东科技出版社，2002.[8]）

（5）术后注意事项基本同TA-CVS。

3．手术操作技巧及术中注意事项

（1）穿刺针穿过子宫肌层时宜迅速，否则可能引起子宫移位导致偏离穿刺路径。必要时，助手可在腹部适当固定子宫位置。

（2）膀胱充盈度对子宫及胎盘位置有一定影响，特别在孕妇精神紧张时可能使尿液短时间生成增加导致膀胱充盈，可能会出现与术前评估不同的情况。除在术前做好解释工作缓解孕妇紧张情绪外，消毒前应再次评估手术路径，评估可行后尽快穿刺，以免手术路径再次发生变化。万一穿刺路径无法避开重要脏器或羊膜腔，应停止操作，嘱孕妇排尿后再评估，切不可冒险穿刺。

（五）绒毛样本检测中的特殊问题

1．母体细胞污染　由于绒毛与母体底蜕膜结合较为紧密，如抽吸位置位于叶状绒毛膜板边缘，过于靠近底蜕膜时，可能会抽吸到部分底蜕膜。此外，绒毛抽吸过程中几乎无可避免地会混有母体血液。所以，在绒毛培养中可能受到母体蜕膜细胞或母血细胞的污染。绒毛取出后、培养前应由有经验的人员仔细分离去除蜕膜和血凝块。

2．嵌合型现象　绒毛组织的细胞来源复杂，包括滋养层成分及由内细胞群分化而成的胚外中胚层（绒毛间质主要来源），胎儿则由内细胞群分化。组织来源上的区别使胎盘遗传学结果存在与羊水、脐血不一致的可能，称为“限制性嵌合型”（confined mosaicism）。

嵌合型现象发生率为1%～3%，分为四种类型。①普遍性嵌合型（general mosaicism）：胎盘胎儿均为嵌合型；②限制性胎盘嵌合型：胎盘为正常与异常染色体核型的嵌合型，胎儿核型正常；③胎盘核型异常，胎儿核型正常；④限制性胎儿嵌合型：胎盘的核型正常，胎儿为正常及异常染色体核型的嵌合型。

由于存在多种嵌合型可能，对胎儿而言，绒毛染色体检查可能出现假阳性或假阴性的结果。当绒毛检查结果为异常时，应结合胎儿表型判断是否需要复查羊水，而当绒毛结果为嵌合型时，必须通过复查羊水或脐血来核实胎儿染色体核型。部分CPM病例的胎儿为单亲二体，在条件允许的情况下建议加做SNP分析。CPM虽然一般不引起胎儿畸形，但胎盘核型异常可能会导致胎盘功能下降，引起胎儿生长受限、流产、死胎或死产。

（六）手术相关并发症

1．流产　CVS术后流产率为2.5%～3%，高于妊娠中期羊膜腔穿刺术，但由于CVS手术孕周早，其背景流产率也较高。尤其在颈项透明层（NT）增厚的病例中，胎儿丢失率明显增高。美国妇产科学会等机构的研究指出，在排除背景风险后，CVS的手术相关流产风险与羊膜腔穿刺相近[6]。此外，操作者的经验对流产率也有影响，据美国和加拿大多中心的协作报告，在经验丰富的单位，手术相关胎儿丢失的风险与孕中期羊膜腔穿刺几乎相同。关于手术路径对流产率的影响，以往曾认为，TC-CVS的风险较TA-CVS及中期羊膜腔穿刺升高，但目前认为两种途径的安全性和效果无差异。

2．胎儿肢体缺失　CVS是否增加肢体缺失的发生率一直存在争议。曾有研究发现CVS术后胎儿肢体缺失发生率增加，而多数发生在孕10周前CVS。然而，发表在*Lancet*上的多中心研究以及WHO公布的大样本数据统计均未能证实CVS增加肢体缺失的发生率[9]。鉴于CVS与胎儿畸形的关系尚不明确，目前一般建议妊娠10周后行CVS较为安全，并不增加胎儿畸形的风险。

3. 感染　CVS后绒毛膜羊膜炎的发生率低于0.5%[6]。由于存在生殖道菌群的影响，经TC-CVS可能较TA-CVS容易发生感染。

4. 阴道出血　阴道流血与手术途径有关，主要发生在TC-CVS术后，发生率约12%。一般呈自限性，无须特殊处理，与流产无明显关系。

三、脐静脉穿刺术

脐静脉穿刺术（cordocentesis）是获取胎儿血样的重要手段。文献中曾使用“脐带穿刺”“经皮脐血取样（percutaneous umbilical blood sampling，PUBS）”及“胎血取样（fetal blood sampling）”等名称，但所指的基本均为超声引导下经母体腹壁穿刺脐静脉采血的技术。因脐静脉内压力较低，穿刺后出血量明显较脐动脉少，故采血血管一般选择脐静脉。

20世纪60年代，学者开始在胎儿镜下进行脐血管穿刺，创伤较大。80年代后，Daffos首先应用超声引导下脐带穿刺，该技术迅速替代前者，并经逐步改善后在临床应用至今。虽然脐静脉穿刺手术难度高于羊膜腔穿刺，且相关并发症亦较多见，但其出现对产前诊断及宫内治疗领域有重要意义。在诊断方面，脐血样本可提高妊娠晚期染色体核型检查的效率，有效地弥补羊水检查的时间窗口，同时又可直接诊断胎儿血液系统疾病。在宫内治疗方面，脐静脉穿刺术的出现直接推动了胎儿贫血的治疗。

（一）脐静脉穿刺术的适用范围

1. 取材时间　妊娠18周后脐静脉直径多>5mm，超声下可清楚分辨，为脐静脉穿刺创造了基本条件，手术一般在妊娠18周后进行。

2. 适应证

（1）胎儿血液系统疾病　血液系统疾病的诊断往往依赖于血样检测，是脐静脉穿刺的主要手术指征。常见胎儿血液系统疾病包括：①同种免疫性溶血：可直接检测血红蛋白浓度、血型分型及抗人球蛋白试验（Coombs试验），有助于判断疾病类型及贫血程度。②其他原因的胎儿贫血：脐血血常规有助于判断贫血的程度，而可疑α-地中海贫血胎儿可通过血红蛋白电泳分析协助诊断，血红蛋白电泳中Bart’s带所占比重超过50%，绝大多数为纯合子。③先天性血小板减少症：血小板数目明显减少，多伴有贫血。

（2）宫内感染　可通过检测特异性的IgM抗体，协助诊断胎儿宫内感染。然而，由于胎儿免疫系统可能尚未发育成熟，IgM抗体阴性不能排除胎儿感染。

（3）遗传学诊断　与羊膜腔穿刺、绒毛活检相似，脐血可进行染色体核型、微阵列及基因组测序等遗传学检查。在染色体培养方面，脐血培养仅需48～72h，而羊水培养需7～10d以上。在孕晚期及怀疑胎儿畸形而需要短期获得核型结果时，脐静脉穿刺有其独特优势。

（4）染色体嵌合型的诊断　鉴别诊断限制性胎盘嵌合体以羊水细胞培养为主。近年来，荧光原位杂交、染色体微阵列等分子遗传学技术的出现摆脱了细胞培养的制约，也使染色体嵌合型的诊断对脐静脉穿刺的依赖性大大减少。

（二）术前评估

1．严格掌握手术指征　脐静脉穿刺手术并发症较羊膜腔穿刺多见，应严格掌握手术指征，在可采用羊水取样替代且并不要求短时间内出具核型结果的情况下，不应将脐静脉穿刺作为首选侵入性产前检测手段。

2．排除手术禁忌证　基本与“羊膜腔穿刺”一节相同。由于脐静脉穿刺过程中可能刺激脐血管发生痉挛导致胎儿一过性胎心减慢，对于严重胎儿生长受限这一类耐受能力较差的病例，有引起死胎的风险，术前应充分与孕妇及其家属强调潜在风险。

（三）操作方法

1．超声引导方案　分为两种技术：徒手穿刺技术和穿刺探头（或穿刺架）引导的穿刺技术。前者在凸阵探头指引下进行穿刺，而后者在穿刺探头或凸阵探头外加穿刺架引导下进行。两种技术在成功率方面并无明显差异，采用何种方法主要取决于操作者的习惯。

2．脐静脉穿刺手术过程（图10-5，图10-6）

（1）手术器械准备　一般选用22G带刻度套管穿刺针，其针尖经特殊处理，超声下清晰可见；消毒的超声探头薄膜或穿刺架、消毒的耦合剂及注射器。

（2）术前检查及铺巾消毒　孕妇排空膀胱后，取仰卧位或侧卧位，术前超声检查了解胎儿心率、脐带位置。常规腹部消毒及铺巾。

（3）穿刺部位的选择　超声下可见脐血管声影呈双等号较强回声，脐静脉直径大于脐动脉。穿刺部位分为近胎盘插入点、游离段及近脐轮部，各有其优缺点，可根据具体情况及个人操作习惯选择：①近胎盘插入点。此处脐带固定，血管较粗，受胎动干扰较少，当胎盘在子宫前壁时操作相对容易。但是，由于接近胎盘血窦，容易抽到母胎混合血甚至抽到母血而造成误诊。与游离段脐血管比较，该段血管穿刺点往往出血较多，出血时间较长。②游离段。该段脐带漂浮于羊水中，受胎动及母亲呼吸运动的影响，穿刺难度相对较大，但一般不受母血污染。游离段脐带胶质较多，出血较快自然停止。③近脐轮部。该段脐血管较粗大、平直，但根据笔者经验，穿刺这段血管较容易出现脐带血肿和胎儿心动过缓。推测可能因为胶质层较厚，出血聚集于其间造成血肿压迫血管；此外，该段血管壁含较丰富的神经，容易出现反射性胎儿心动过缓。

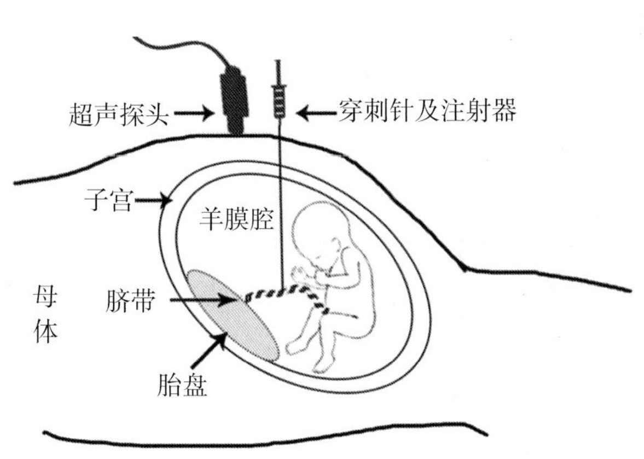

图10-5　脐静脉穿刺示意图

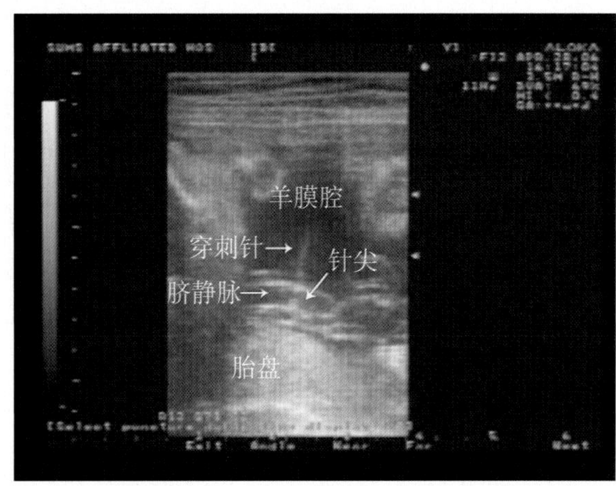

图10-6　超声下脐静脉穿刺图像

（4）穿刺及采血　脐带胶质及血管壁均有弹性，进针速度快且有力才能刺入血管内。若穿刺时已穿透血管则缓慢捻转提针至血管中。刺中血管后抽出针芯可见血液自行升入针的接口处，连接注射器采血完毕后快速拔针。若未刺中血管，可采用短促有力的手法继续穿刺血管，如首次进针后血管已偏离穿刺区域，可第二次进针。

（5）术后观察　超声检查胎儿心率，穿刺点出血情况，注意有无脐带血肿形成。

（四）脐静脉穿刺的注意事项

1. 影响穿刺成功率的原因

（1）胎动频繁　这是导致穿刺失败的主要原因，应选择胎儿静息状态时进针。孕妇精神紧张、饥饿是胎动过频的主要原因，术前应做好解释工作，安抚孕妇情绪及嘱其进食有助于减少胎动频繁的情况。

（2）母亲肥胖　腹壁较厚使超声回声衰减，且进针阻力大，增加操作难度。

（3）羊水过多　使胎儿活动空间增大，脐带位置易飘忽不定。

（4）孕周　孕周＜21周时脐带细、韧性大，不易刺入血管。

2. 抽吸脐血困难　如果超声下见针尖位于血管内，但回抽不见血液也未见羊水时，针尖可能在血管旁的华通胶内，可一边缓慢捻转穿刺针轻微改变针尖位置一边尝试回抽，当调整针尖至血管内后可抽出脐血，如仍未能抽出脐血，可能提示针尖与血管并非在同一平面，应将穿刺针退出脐带再次穿刺。

3. 术中注意胎动及胎心率变化　由于穿刺脐带可能会反射性引起胎心减慢，如胎动较频繁的胎儿在术中突然停止活动，要及时观察胎心率变化。

4. 避免穿刺脐动脉　脐动脉受刺激后易收缩痉挛，使抽吸脐血困难，并易诱发胎心过缓，此外，脐动脉血压较脐静脉高，脐带出血时间也会较长。

5. 胎血样本的取样污染　当穿刺部位靠近胎盘脐带插入点或胎盘表面血管时，可能发生误抽母血或脐血样本中混有母血的情况。抽血时须见到针尖回声位于脐血管内。当怀疑污染时，应该对血样进行鉴定。常用的鉴定方法如下：

（1）短串联重复序列聚合酶链反应（short tandem repeat and polymerase chain reaction，STR-PCR）技术　与亲子鉴定相似，将血样与父母双方DNA进行STR位点比对，明确所抽取血样是否为母血。

（2）血红蛋白电泳　脐血血红蛋白成分以胎儿血红蛋白（Hb F）为主，而母血以Hb A为主。

（3）脐血的MCV和MCH　胎儿血的MCV和MCH高于成人血（MCV：成人血的正常范围为82～95fL，而胎儿血一般≥105fL；MCH：成人血的正常范围为26～32pg，而胎儿血一般≥35pg）。因此，对比样本及母血的MCV和MCH，可快速方便地分辨有无误抽母血。血常规检查需血量较少，在样本量充足时可在脐静脉穿刺时常规送血常规检查，关于脐带血鉴定的简易方法可以参照产前诊断方法部分的碱试验。

（五）手术并发症

1. 胎儿丢失　脐静脉穿刺的胎儿丢失风险较妊娠中期羊膜腔穿刺高，为1%～3%不等，大部分的胎儿丢失发生在术后2周以内。胎儿丢失可能与以下方面的因素有关：①脐静脉穿刺手术难度较高，需要二次穿刺的可能性高于羊膜腔穿刺术，手术时间可能更长，胎膜早破及宫内感染的风险增加。②手术成功率和胎儿丢失率与操作者的经验有关，经验丰富的手术者的胎儿丢失率更低。③胎儿的背景丢失风险：手术指征影响术后胎儿丢失的风险。接受脐静脉穿刺的多为孕晚期发现异常的病例，这一类胎儿本身潜在的背景丢失风险明显增加。笔者经验认为，当胎儿存在染色体异常、严重结构畸形、宫内生长受限、非免疫性水肿等情况时，多数已经处于慢性缺氧状态，对于穿刺刺激的耐受性差，如术后出现延长性胎儿心动过缓，更容易发生胎儿丢失。

2．胎儿心动过缓　胎儿心动过缓是脐静脉穿刺最常见的并发症，发生率为3.1%～12%。按持续时间分为一过性心动过缓及延长性心动过缓。根据笔者单位资料，一过性心动过缓发生率为7.0%，占所有心动过缓的73.0%；延长性心动过缓发生率为2.6%，占所有心动过缓的27.0%。前者在术后立即发生，通过孕妇侧卧、吸氧等处理后多在1～2min内自行恢复，预后良好，与胎儿丢失无明显关系；而后者持续时间长，与胎儿丢失关系密切，需要积极处理。

（1）发生原因　脐静脉穿刺后胎儿心动过缓的原因至今尚无定论。笔者认为可分为胎儿、母体及手术相关因素。①胎儿因素：合并染色体异常、严重结构畸形、宫内生长受限、非免疫性水肿的胎儿，其耐受穿刺能力较差，当受到不良刺激时容易导致心动过缓，且代偿能力差，易出现延长性心动过缓甚至死胎。②母体因素：当孕妇饥饿、极度紧张恐惧及仰卧位低血压时，容易发生胎儿心动过缓，但以一过性为主，可能与胎盘血液供应骤减有关。③手术因素：可能与穿刺引起迷走神经兴奋、脐带血管壁痉挛及穿刺部位血肿压迫引起的反射有关。误穿脐动脉时发生胎儿心动过缓的风险较高。

（2）预防　可从胎儿、母体及手术三方面尽可能减少胎儿心动过缓的诱因。①胎儿方面：术前识别胎儿高危因素，正确把握手术指征。对结构畸形、生长发育受限等胎儿，如不是必须获得血液学指标，可通过羊水染色体微阵列检查替代核型分析，虽有漏诊部分嵌合型及复杂染色体结构异常的可能，但可降低发生延长性胎心过缓及死胎风险。②母体方面：建议孕妇术前进食，避免低血糖。术前详细讲解手术过程，可减轻孕妇紧张情绪。手术中可予孕妇持续吸氧。尽量缩短手术时间，减少发生仰卧位低血压的机会，或在能获得理想穿刺途径的情况下取左侧卧位手术。③手术方面：术前正确识别脐静脉及脐动脉，避免穿刺脐动脉。

（3）处理　术中出现胎儿心动过缓时很难判断其类型。虽然绝大多数为一过性，但如不及时处理可能将延误延长性心动过缓胎儿的抢救时机，故脐静脉穿刺后出现胎儿心动过缓时，笔者建议积极处理。①首先，立即停止操作并拔针，减少不良刺激。②同时，采取宫内复苏措施改善胎盘氧气供应及能量供应，孕妇取左侧卧位、持续吸氧，大部分心动过缓经处理可缓解。③处理1min后无改善则静脉注射葡萄糖，最好为高渗糖加维生素C。④如果经以上处理后3～5min内仍存在心动过缓，可静脉加用5%碳酸氢钠溶液，尝试改善可能存在的胎儿酸中毒。绝大部分心动过缓经以上处理后可恢复。⑤对于胎心率仍不能恢复的病例，如胎儿无畸形、接近足月，估计无染色体异常，可征求孕妇意见后行紧急剖宫产，而在无剖宫产客观条件或孕妇拒绝剖宫产时，可尝试使用阿托品0.25mg加入葡萄糖静脉注射，但注射阿托品恢复正常胎心率后，可能出现胎心过速并且持续一段时间，而母亲可出现口干、心跳快等症状。

3．脐带穿刺点出血　发生率可高达40%，绝大多数在血管收缩及凝血机制参与下，数秒钟至1min内自行停止。仅5.2%的穿刺点出血病例出血时间超过1min。目前认为短时间的穿刺点出血与胎儿丢失无关。当发现长时间穿刺点出血时，需警惕母胎的凝血功能障碍，尤其是胎儿血小板减少。当胎儿血小板＜50×10^9/L时，穿刺点出血时间明显延长。如渗血进入华通胶可引起脐带血肿，超声下脐带局部呈强回声。通常无不良后果，血肿于术后1周内吸收，少数与胎心过缓有关。

4. 其他并发症

（1）胎母输血　脐静脉穿刺经过前壁胎盘时可引起胎母输血，除Rh血型不合时导致同种免疫性溶血外，其他因输血量极少，后果可忽略不计。

（2）宫内感染　风险与羊膜腔穿刺相似。

四、常用侵入性产前检测技术特点总结

目前临床上常用的侵入性产前检测技术包括羊膜腔穿刺、绒毛活检及脐静脉穿刺，各种技术有其独特优势及操作注意事项，其特点总结见表10-2。

表10-2　常用侵入性产前检测取材技术特点比较

取材技术	时间	优势	取材注意事项
羊膜腔穿刺	①核型：孕16～22周；②DNA检测：孕15周后	①取材技术难度低，易于开展；②手术并发症少	①羊水细胞培养周期较长，核型分析所需时间较长；②羊水性状异常可能影响培养结果
绒毛活检	孕11～13周	取材时间最早，便于早期干预	①取材技术有一定要求；②穿刺针较粗，手术需局部麻醉；③尽量在孕10周后行CVS，不增加胎儿肢体缺失的风险；④注意母体蜕膜细胞污染及嵌合型现象
脐静脉穿刺	孕18周后	①对胎儿血液学指标进行分析；②细胞培养周期短，核型分析所需时间少	①取材技术有一定要求；②有胎心减慢甚至死胎风险，尽量避免穿刺脐动脉；③注意母血污染的鉴别

五、胎儿镜下检查及活检术

胎儿镜的临床应用按其功能分为诊断性胎儿镜（diagnostic fetoscopy）和手术性胎儿镜（operative fetoscopy），前者用于诊断胎儿体表畸形，后者用于宫内治疗。随着超声诊断的发展，诊断性胎儿镜的检查及活检功能已被取代。本节主要介绍诊断性胎儿镜的发展历史。

（一）胎儿镜检查术

胎儿镜的出现是为了检查胎儿体表畸形。20世纪70年代初，Scrimgeour等在全身麻醉下开腹暴露子宫，以5mm的内镜诊断开放性脊柱裂。在70—80年代初以相似的技术又进行了一系列体表畸形的诊断，包括多指、下颌面骨发育不良、外生殖器畸形及短肋多指综合征等。在80年代高分辨超声仪器出现前，胎儿镜曾用于诊断早孕及孕中期超声难以诊断的表型异常以及获取胎儿组织进行产前诊断。在90年代以后，超声对胎儿畸形的诊断水平明显提高，胎儿镜在诊断方面的作用基

本被超声所替代。

胎儿镜按检查孕周及其直径分为胚胎镜及胎儿镜。妊娠13周前使用的直径约1mm的内镜为胚胎镜，孕中期以后使用的内镜直径较胚胎镜粗，为1.3～2mm。

1. 胚胎镜检查　胚胎镜检查应用于妊娠13周前，分为经宫颈途径和经腹途径。主要适应证为超声高度怀疑体表畸形而需要尽早确诊的病例，尤其是孕妇要求终止妊娠前需明确诊断时。由于负压吸引和刮宫将毁坏胎儿，难以进行解剖学检查，终止妊娠前的胚胎镜检查可作为诊断选择。

（1）经腹途径　有两种检查方式。①胚外体腔或羊膜腔外胚胎镜检查：内镜进入胚外体腔，透过羊膜检查胚胎或胎儿；②羊膜腔内胚胎或胎儿镜检查：镜子直接进入羊膜腔，用于孕周较大者。羊膜腔内出血是其主要并发症，发生率高达15%，发生后流产机会较高，当内镜经过胎盘时更容易发生。

（2）经宫颈途径　经宫颈胚胎镜是胚胎镜最初应用时的检查方法，多采用硬纤维镜检查，经宫颈进入胚外体腔，透过羊膜观察胎儿。最佳检查时间为妊娠7.5～11周，妊娠12周后羊膜与绒毛膜融合，操作困难。经宫颈胚胎镜仅限于诊断高复发率的遗传综合征，而妊娠11周前发现特有的体表畸形可确诊。其应用受胎盘位置限制，当胎盘附着部位较低时，经宫颈途径手术出血风险较高。

2. 胎儿镜检查　胎儿镜检查在妊娠13周后经腹进行，术前准备及器械与腹腔镜相似。一般为单孔操作，切开皮肤后，使用直径为2～3mm的穿刺套管（图10-7A）经腹壁、子宫壁刺入羊膜腔，然后置入直径为1.3～2mm的内镜（图10-7B）观察胎儿体表结构，一般配合腹部超声扫查以了解胎儿镜在宫内的位置。

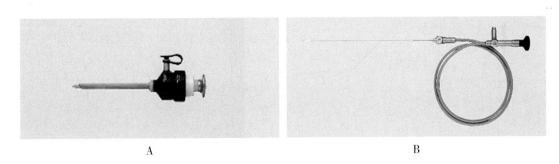

A　　B

图10-7　胎儿镜检查常用器械

A. 胎儿镜穿刺套管；B. 胎儿镜检查内镜。

随着高分辨超声的出现，胎儿镜的应用已由诊断转向治疗领域。在笔者单位，目前胎儿镜检查一般仅用于宫内治疗后的手术效果确认，如在脐带电凝减胎术后检查电凝脐带节段有无渗血、断开，或在双胎输血综合征激光手术后检查胎盘吻合血管是否均被凝固，而不会单独作为诊断工具。

胎儿镜检查术过程如下：

（1）麻醉及术前准备　如果预计操作时间较短，可采用局部麻醉，如果预计操作时间较长，可采用椎管内麻醉或气管内吸入性全身麻醉，但全身麻醉会对孕妇呼吸、循环系统有较大影响，术中血压波动较大，需谨慎使用。

手术器械准备包括内镜成像系统、胎儿内镜、专用穿刺套管、负压吸引和灌注系统、超声仪以及超声探头无菌薄膜等，其余按腹腔镜手术准备。备药包括抗生素以及宫缩抑制剂。

麻醉实施后，患者取平卧位，如出现仰卧位低血压，手术床可向左侧倾斜10°～15°。术前超声预判手术路径，须避开胎盘。按腹部外科手术进行消毒铺巾。

（2）穿刺进入宫腔　胎儿镜手术一般为单通道腔镜手术，穿刺点的选择并不固定，除了避开胎盘，还需要根据胎儿位置来决定。此外，须使用彩超了解穿刺路径上有无母体大血管以及子宫壁大血窦，以避免穿刺引起大出血。

明确穿刺路径后，切开皮肤及皮下组织，在超声引导下插入穿刺套管，依次经皮肤、皮下组织、腹壁、子宫壁进入羊膜腔。超声下观察穿刺部位宫壁有无活动性出血。有研究指出，插入穿刺套管时使用心血管介入的Seldinger技术，可能有助于减少绒毛膜羊膜分离。

（3）胎儿镜下检查　拔出穿刺针芯，沿穿刺套管置入胎儿镜，超声引导下将胎儿镜置于检查部位附近（图10-8，图10-9）。调整胎儿镜至较佳的成像距离，一般为2～8cm，并通过调整内镜的焦距及放大倍数以获得较好的视野和清晰的成像。在目标部位检查时采集图像以备术后分析。检查过程中宫壁穿刺点的出血可能会引起羊水血染，胎脂也可能会造成视野模糊，可能需要使用羊膜腔灌注系统置换羊水维持视野清晰，灌注液可使用温生理盐水。术中需准确记录羊水灌注量和引流量，尽量维持入量平衡。

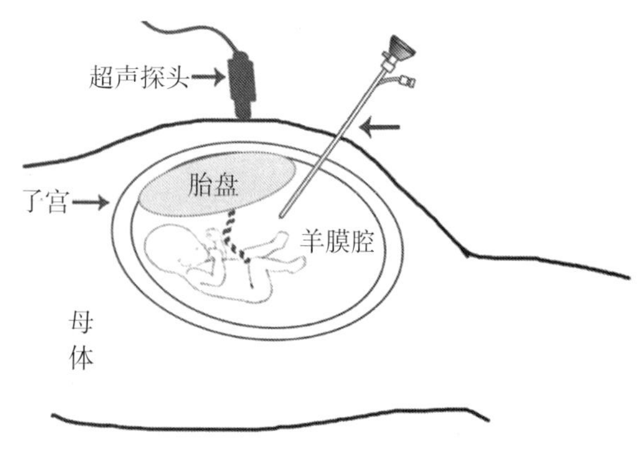

图10-8　胎儿镜检查示意图

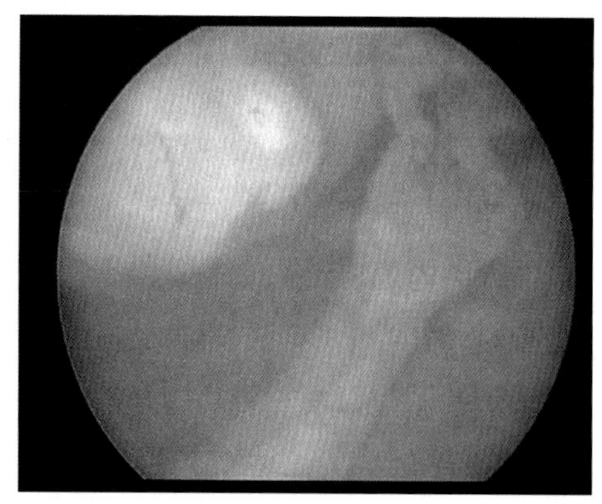

图10-9　胎儿镜下检查观察胎儿体表结构

（4）术毕处理　检查完成后，拔出胎儿镜及穿刺套管针。超声检查宫腔内有无活动性出血。如有出血，超声下可见羊膜腔内呈局部流动性征象，多数出血量较少，可在数分钟内自然停止。拔出套管针后按压腹部伤口3～5min止血，以防局部血肿形成。腹壁伤口较小，无须缝合，加压覆盖即可。如出现宫缩则使用宫缩抑制剂。术后监测孕妇生命体征，警惕肺水肿的发生，并注意阴道流血、流液情况。术后1h及术后第一天均复查超声，了解胎儿宫内情况。

（二）胎儿镜下活检术

过去，胎儿活检须在胎儿镜下进行。随着超声仪器及技术的进步，胎儿活检基本转为超声引导下手术。此外，随着分子生物学技术的发展，一些原来须通过病理检查诊断的遗传病已可通过提取羊水中的DNA检测致病基因而确诊，胎儿镜下活检术已基本很少在临床应用。

胎儿皮肤活检是为数不多的需在胎儿镜下取材的项目。超声检查对于诊断严重的先天性皮肤病变几乎无能为力。当先天性皮肤病无法行基因检测时，胎儿镜下观察及采集病变皮肤组织行病理检查，可作为协助诊断的依据。胎儿镜下皮肤活检术可诊断包括大疱性表皮松解症、严重的红斑样鱼鳞病、丑角样鱼鳞病、白化病、表皮松解性角化过度等先天性皮肤病。

胎儿镜下活检术的术前准备、手术器械以及手术过程与胎儿镜检查术基本相似。所不同的是，活检术需使用内镜鞘，内镜鞘一方面是胎儿镜的工作管道，另一方面内镜鞘的侧面有工作通道，供活检钳、剪刀等进入。由于胎儿镜下活检术依赖直视下操作，羊水浑浊或者血染会干扰术者操作。

（三）胎儿镜手术并发症

虽然胎儿镜手术器械的直径越来越小，但仍在1mm以上，且操作时间较长，相对于羊膜腔穿刺，仍会对妊娠子宫产生明显刺激而引起一系列并发症。

1．胎膜早破　医源性胎膜早破是胎儿镜术后常见并发症，常于术后2周内出现，发生率与手术通道数目及器械口径有关。双孔手术发生率明显高于单孔手术。胎膜早破可继发流产、早产、宫内感染甚至胎儿死亡。有学者在羊膜腔内注入血小板和冷沉淀混合物尝试修补破裂胎膜，有成功案例，但未进一步得到推广。

2．流产或早产　手术器械对子宫的刺激、感染及胎膜破裂是引起流产或早产的主要原因，术后可使用抗生素预防感染及宫缩抑制药物。

3．绒毛膜羊膜分离　绒毛膜羊膜分离在多数情况下分离面积不大，无不良后果；分离面积较大者，可发生胎膜早破或羊膜带综合征。有学者认为采用Seldinger技术放置穿刺套管能减少对胎膜及宫壁的损伤，可能有助于降低绒毛膜羊膜分离的发生率。

4．穿刺点出血　多为轻微出血，压迫止血即可，无须特殊处理。如出血不止须输血抢救并及时终止妊娠。

5．胎盘早剥　发生率较低，穿刺路径尽量避开胎盘，以减少胎盘出血继发胎盘早剥的发生。此外，术后应注意抑制子宫收缩，子宫收缩过频、过强也是胎盘早剥的高危因素。

6．孕妇肺水肿　胎儿镜手术中需行羊膜腔灌注以维持术野清晰，部分液体可漏至母体腹腔被吸收至静脉系统，诱发肺水肿。术中应注意控制补液量预防肺水肿，必要时使用利尿药物。

7．羊水栓塞　术中羊水可能通过子宫创口进入母体循环导致羊水栓塞，但发生机会较足月分娩时小，可能与胎儿镜手术的孕周较早，羊水有形物质较少，不容易引起母体过敏反应有关。

六、胎儿组织活检

目前，多数遗传病可通过绒毛、羊水及脐血样本进行诊断，而不依赖于胎儿组织活检。在遗传学上未明确致病基因而需要依靠病理学检查确诊的先天性疾病是目前胎儿组织活检的主要指征。活检部位包括皮肤、肌肉、肝脏及肾脏，偶用于胎儿肿瘤活检。多数活检可在超声引导下进行，活检针较羊膜腔穿刺针粗，进针位置需局部麻醉。

（一）皮肤活检

胎儿皮肤活检多在胎儿镜下进行，超声对病变皮肤组织缺乏分辨能力，适用疾病包括大疱性表皮松解症、严重的红斑样鱼鳞病、丑角样鱼鳞病、白化病、表皮松解性角化过度等。

（二）肌肉活检

以往在杜兴型肌营养不良症（DMD）和贝克型肌营养不良症（BMD）未明确致病基因时，曾采用胎儿肌肉活检作为产前诊断依据。目前由于线粒体病的羊水诊断仍有一定误差，近年采用超声引导下胎儿肌肉活检协助线粒体肌病的产前诊断，获得了不错的效果。肌肉活检一般使用专用的肌肉活检针。

（三）肝脏活检

胎儿肝脏活检是在超声引导下将活检针刺入胎儿肝脏，然后以注射器抽吸，或通过切割式活检针采集肝脏组织。以往曾通过检测肝脏组织中一些酶的活性，对遗传代谢病实施产前诊断，例如鸟氨酸氨甲酰基转移酶缺乏、氨基甲酰磷酸合成酶缺乏、Ⅰ型原发性高草酸盐尿症等，目前这些疾病均可用羊水进行产前基因诊断。

（四）肾脏活检

胎儿肾脏活检是在超声引导下，将专用于肾脏穿刺的切割式活检针刺入胎儿肾脏，采样送病理检查。以往用于诊断胎儿肾发育不良的程度和类型及致病基因不明的遗传性肾病。

（五）肺部肿物活检

有学者曾联合使用胎儿咽喉镜及超声引导对双侧先天性肺腺瘤样病变的胎儿进行肺部肿物活检，但此后在临床上鲜有报道。

（六）手术并发症

除侵入性诊断操作带来的母胎并发症外，应该注意活检术对胎儿组织的损伤风险。胎儿组织增生活跃，自我修复能力强，在孕中期行胎儿组织活检后多可在足月分娩时修复，但需注意在对胎儿内脏活检过程中可能出现难以控制的内出血。

七、双胎的侵入性产前检测技术

双胎妊娠产前诊断的指征与单胎相似，但手术风险较单胎高，可能会引起羊膜隔穿孔继发医源性羊膜带综合征等特殊并发症。绒毛膜性质对取样策略有重要影响，术前需明确绒毛膜性质。此外，由于可能涉及后续宫内治疗，术者应在手术时对各胎儿位置进行明确标记。

（一）双胎产前诊断的特点

1. 手术指征　除单胎妊娠的产前诊断指征外，双胎发育不一致，包括结构畸形、生长发育差异，是双胎独特的产前诊断指征。当单绒毛膜双胎出现双胎输血综合征、选择性宫内生长受限、双胎贫血-多血序列征时，胎儿的器官结构、生长发育可能因这些并发症而出现不一致，但一般不额外增加遗传异常的风险，可根据具体情况提供个体化的产前诊断服务。此外，有研究认为31岁的双胎与35岁的单胎妊娠胎儿患非整倍体的风险相近，建议双胎产前诊断的年龄指征应提前至31岁，但目前各国的指南尚未就年龄界限有较为统一的意见。

2. 绒毛膜性质对取样对象、取样方法的影响　由于产前尚缺乏准确判断双胎合子性质的非侵入性方法，目前一般通过绒毛膜性质对合子性质进行估算，约2/3双绒毛膜双胎为双合子双胎，故建议对两个胎儿分别取样；而单绒毛膜双胎几乎均为单合子，如双胎发育无明显不一致，可只对其中任一胎儿取样；但如存在一胎结构异常或双胎大小发育严重不一致，各国指南均建议对两个胎儿分别取样。

双绒毛膜双胎的胎盘循环各自独立，可进行绒毛活检、羊膜腔穿刺、脐静脉穿刺等侵入性操作，而单绒毛膜双胎胎盘上有交通血管，两胎血液存在相互交换，一般不宜采集脐血，以免出现嵌合结果时难以解释。

3. 胎儿位置对手术操作的影响　由于双胎妊娠宫内环境较拥挤，常存在胎儿间互相遮挡的现象，可能导致取样困难。如需分别对两胎进行取样，建议分别采用不同穿刺针取材，避免相互污染。此外，取样时应避免穿刺两胎之间的羊膜分隔，因其受损后多会形成穿孔，引起两胎羊水交通，并可能造成羊膜带缠绕。

4. 对胎儿进行标记的问题　在侵入性产前检测后可能存在减胎指征，建议手术时通过作图记录两胎位置，畸形特征、胎盘位置、胎儿性别、宫腔内胎儿位置以及脐带插入点位置均可作为其特点标记，以便为后续治疗提供线索。

（二）双胎侵入性产前检测技术

1. 双胎绒毛活检　双胎绒毛活检的操作步骤与单胎操作基本相似。术前依据双胎的结构特点、位置、胎盘附着部位区分两胎。如为单绒毛膜双胎且不存在双胎发育不一致时，可仅对其中一胎的胎盘份额取样。单绒毛膜双胎出现一胎结构畸形或双胎发育差距明显，应像双绒毛膜双胎一样对两胎分别取样。对两胎胎盘份额应采用两根穿刺针分别取样。当两胎胎盘融合时，取样部位应尽量远离胎盘融合部位，最好选择脐带插入点附近，以免取样污染。此外，当两胎胎盘分别位于子宫前、后壁时，可能需要分别经阴道及经腹部取样。术后应作图记录双胎的结构特点、位置、胎盘附着部位以及手术路径。

2. 双胎羊膜腔穿刺　双胎羊膜腔穿刺手术的术前准备与操作步骤与单胎基本相同。术前依据双胎的结构特点、位置、胎盘附着部位区分两胎。对两胎分别取样时应使用两根穿刺针分别进行穿刺。术前清晰分辨羊膜中隔是手术成功的关键。在羊膜中隔两侧穿刺可减少误穿同一羊膜腔的风险。如存在一胎羊水过少，例如双胎输血综合征中的供血胎，羊膜中隔往往紧贴于胎儿身体表面，此时不应强行穿刺，以免破坏中隔膜，可只取另一胎的羊水样本，在手术记录中记录清楚具体原因。术后应作图记录双胎的结构特点、位置、胎盘附着部位以及手术路径。为区分是取得不同胎儿的羊水，应在第一次穿刺完成后注入少量美兰（以碘胭脂为好，但国内没有生产），再次穿刺抽出羊水没有染色剂的颜色证明是穿刺的不同羊膜腔。

3. 双胎脐静脉穿刺　除非在疑诊双胎贫血–多血序列征时需明确两胎血常规情况，否则单绒毛膜双胎胎盘之间存在循环交通，一般不进行双胎脐静脉穿刺。双胎脐静脉穿刺的基本步骤同单胎。术前依据双胎的结构特点、位置、胎盘附着部位区分两胎。对两胎分别取样时应分别使用两根穿刺针穿刺。在羊膜中隔的两侧穿刺，或选择脐轮部、胎盘插入点附近进行取样，可降低误穿同一胎脐带的风险。术后应作图记录双胎的结构特点、位置、胎盘附着部位以及手术路径。

4. 双胎妊娠侵入性产前检测的母体并发症　双胎妊娠侵入性产前检测的母体并发症基本同单

胎妊娠，但双胎妊娠的子宫容积更大，手术过程中更容易出现仰卧位低血压，术中应注意孕妇头晕、恶心的主诉，穿刺路径允许时可改为侧卧位，一定程度上能减少仰卧位低血压的发生。

（三）双胎妊娠侵入性产前检测的流产率

多数指南认为双胎妊娠进行有创性产前诊断的流产率高于单胎妊娠，其流产风险增加可能与两方面原因有关。

1．双胎妊娠发生自然流产的背景风险高于单胎　双胎妊娠的宫腔压力较高，发生流产及早产机会增加，此外，双胎妊娠出现胎儿异常、生长受限及一胎死亡的风险均高于单胎妊娠，出现这些情况时妊娠丢失风险更高。

2．与侵入性操作有关的手术风险　双胎妊娠多数情况下需对两胎分别取样，穿刺次数及操作时间的增加都可能会引起流产率的上升。

目前文献报道的双胎妊娠侵入性产前检测流产率多数基于单中心、小样本研究，尚缺乏大样本的随机对照研究，各研究在手术孕周及指征上可能存在一定选择偏倚。双胎绒毛活检的流产率为3.2%～4.5%，羊膜腔穿刺风险约为3.5%[10]。由于双胎侵入性产前检测的风险涉及疾病本身的背景风险及手术操作因素，与孕妇及家属咨询时应结合病情进行个体化解释。

（四）双胎妊娠产前诊断特有的并发症

发生中隔穿孔的双胎妊娠，其胎膜早破、早产、死胎及羊膜带综合征等不良结局的风险远高于中隔未穿孔者。羊膜中隔所继发的羊膜带综合征及脐带缠绕是双胎产前诊断后特有的并发症，可能导致不良结局。

1．医源性羊膜带综合征　绝大多数双胎胎儿位于独立的羊膜囊内，被羊膜中隔所分隔。在侵入性产前检测中如果羊膜中隔被穿破，受损的羊膜中隔往往无法自行修复，而胎儿运动可能使破孔进一步扩大。羊膜中隔破损后如形成羊膜带，可能对胎儿躯干、肢体、颅面部以及脐带造成缠绕和束缚，导致多器官畸形甚至胎儿死亡。有研究发现，双胎输血综合征病例中，羊膜中隔穿孔后受血胎较供血胎更容易被羊膜带缠绕，原因可能为受血胎羊水过多，宫内活动较频繁，使其更容易被羊膜带缠绕，而供血胎活动受限，不容易被羊膜带包绕。羊膜带综合征的诊断依靠超声检查，穿孔后可见羊膜中隔呈漂浮状态，此时应密切超声监测有无羊膜带综合征表现。目前羊膜带综合征的宫内治疗主要依靠胎儿镜下羊膜带松解术。

2．双胎脐带缠绕　胎儿宫内活动可使羊膜中隔穿孔扩大，一胎可经穿孔进入另一胎羊膜囊内，形成假性单羊膜囊双胎，使脐带缠绕机会增加，有可能引起死胎。关于侵入性产前检测后两胎脐带缠绕的报道甚少。在单羊膜囊双胎中，脐带缠绕的胎儿死亡率约为11.4%。脐带缠绕的诊断依靠超声检查，产前诊断术后定期超声随访有助于及时发现脐带缠绕。目前对于脐带缠绕并无有效的宫内处理手段。

（五）双胎妊娠产前诊断的特殊问题

1．在侵入性操作中需正确识别两胎羊膜腔，避免误取同一胎儿样本　双胎妊娠两胎之间仅有羊膜中隔分隔，且单绒毛膜双胎的羊膜中隔菲薄，可能在超声下并不清晰，存在误入同一羊膜腔的风险。正确分辨羊膜中隔是关键。超声下羊膜中隔的清晰度与胎盘位置及绒毛膜性质有关，胎盘位于子宫前壁，双绒毛膜双胎的羊膜中隔清晰度更好。在羊膜腔穿刺时，两个穿刺点尽量远离羊膜中隔。在双胎之一结构异常的病例中，可在异常胎畸形部位的切面下进针，而正常胎亦在相似切面下穿刺。对于脐静脉穿刺，可选择靠近两个胎儿各自的脐轮段或脐带的胎盘附着处进行取样，而选择脐带游离段穿刺时，应使用超声沿脐带走行追踪至脐轮部或胎盘附着处，确保取材准确。

2. 两个胎儿样本交叉污染问题　两胎样本的交叉污染可发生在各类型的侵入性穿刺。绒毛活检中，如果为单绒毛膜双胎，或双绒毛膜双胎胎盘处于融合状态时，由于胎儿所属胎盘份额缺乏明确界限，将增加取样交叉污染的风险。在羊膜腔穿刺中，采用单针法取样或穿刺使羊膜中隔受损，取样次序在后的胎儿样本可能受到污染，故目前一般建议双针法穿刺，并避免损伤羊膜中隔。脐静脉穿刺一般不适用于单绒毛膜双胎的遗传学检查，而双绒毛膜双胎，除非误穿刺同一胎儿脐带，一般不会造成样本污染，并可作为羊水样本发生交叉污染时的备选方案。

3. 合子性质鉴定　绒毛膜性质较合子性质对双胎妊娠的预后影响更为重要，且可通过早孕超声检查进行判断，所以临床上目前一般只判断绒毛膜性质，不常规行合子性质鉴定。

临床上可通过绒毛膜性质、胎儿性别判断部分双胎妊娠的合子性质。单绒毛膜双胎几乎均为单合子双胎。双绒毛膜双胎如果两胎性别不同，可判断为双合子双胎，当两胎性别一致时，合子性质则无法推断。合子性质鉴定的实验室方法与亲子鉴定相似，主要使用短串联重复序列聚合酶链反应（STR-PCR）技术，将两胎羊水及父母双方DNA进行STR位点比对。此外，使用SNP芯片对两胎的单核苷酸多态性进行比较分析也可作为合子性质判断的依据。在NIPT中结合使用SNP分析双胎合子性质有一定准确性，有望在未来使用，但目前尚无成熟的非侵入性方法应用于临床。

（何志明　罗艳敏）

第四节　产前诊断的质量控制

一、手术操作的质量控制

侵入性产前检测属于有创性操作，对母胎均存在一定手术风险，术者除需具备熟练的操作技术外，还应该在术前、术中及术后对手术操作进行质量控制，术前应掌握好产前诊断的适应证与禁忌证，手术操作过程中严格查对母胎及手术样本信息，防止取材或送检项目的错漏，术后对手术操作的并发症进行监控，分析潜在原因，以利于今后改进。

（一）手术适应证和禁忌证

关于手术适应证与禁忌证的把握，术者应在术前解决四个问题。

1. 是否必须行产前诊断　手术前应回顾孕妇病史，了解其接受产前诊断的原因，判断其手术适应证。对于一些预后较好的疾病，如缺失型血红蛋白H病，应解释疾病的可能转归，如孕妇及其家属愿意接受患有该疾病的患儿出生，可出生后再行遗传学检查。对于致死性的结构畸形，如孕妇及其家属要求引产，则可在羊膜腔注射利凡诺引产时采集脐血或羊水样本，或在引产后留取胎儿组织行遗传学检查。

2. 应选择哪种侵入性操作　每一种侵入性操作各有优缺点，应根据病例特点选择适当的方法：绒毛活检的优势在于出结果时间早，但创伤性较大、流产率较高，并存在嵌合型可能；羊膜腔穿刺术相对较安全，但其染色体核型所需的培养时间较长；脐静脉穿刺术是诊断胎儿贫血及血液系统疾病的首选方法，此外，细胞培养周期短，可对孕周较大的胎儿作出快速核型分析，但对于处于慢性缺氧的胎儿，可能增加胎儿心动过缓及死胎的风险。例如，在孕早期超声提示NT增厚的病例，其染色体异常风险极高，应尽快行绒毛活检确诊；当夫妻一方为染色体平衡易位，但早孕NT检查时超声并未发现结构畸形，这种情况下胎儿存在染色体不平衡易位的风险较低，为减少操作导致的流产风险，可推后至妊娠中期行羊膜腔穿刺术；在胎儿水肿伴有大脑中动脉血流速度升高的病例，胎儿贫血的可能性极大，即使需要冒穿刺时胎儿心动过缓的风险，也应建议行脐静脉穿刺尽快明确诊断。

3. 操作前是否复核了术前检查结果　操作前应复核术前检查结果，以免漏检项目或增加手术风险。

（1）术前检查中的夫妻双方血常规或血红蛋白电泳可筛查出大部分的地中海贫血高危人群。

（2）术前明确孕妇血型可及时发现Rh阴性孕妇，以免在无免疫保护的情况下进行侵入性操作。

（3）出、凝血检查可减少难以预料的大出血。

（4）术前孕妇乙肝病毒感染状态的检查，可预测其宫内垂直传播的风险。

（5）为保护术者自身，建议术者亲自行超声检查了解胎儿是否存活，以及胎儿发育是否与之前的超声结果存在明显出入。

4. 孕妇是否存在手术禁忌证　除了复核孕妇的术前检查结果以发现禁忌证外，术前应测量孕妇体温，检查术野皮肤是否存在损伤或感染，并询问近期有无先兆流产表现及急性内、外科疾病病史，及早在术前发现潜在危险因素。存在暂时性的手术禁忌者，建议推迟手术并给予相应处理。

（二）术前、术中及术后的信息核对及确认

产前诊断操作对母胎均具有创伤性，手术中务求以最少的操作创伤采集检查所需量的样本。术前、术中及术后做好有关孕妇、胎儿、样本及检验项目的信息核对，是避免漏检或重复检查的关键。

1. 术前信息核对　进入手术室后应再次核对孕妇姓名、产前诊断指征、手术方式、拟检查项目等信息，并检查知情同意书是否完善。由于不同检查项目所采集样本的种类和数量不同，而且由于不同检验项目的抗凝需要可能不同，血液样本采集后须尽快注入相应的试管，术前应该与护士进行核对，以免采样后出现错误。

2. 术中信息核对　在取样过程中，为免漏检项目，手术者出针前应与台下医师或护士再次核对产前诊断项目及这些项目所需的样本量。在双胎妊娠的侵入性产前检测中，应核对所取样本属于哪一个胎儿，在试管上标注其特征，例如，F1胎（异常胎，位于宫腔左下方，胎盘位于左前壁，性别考虑为Y），以供实验室发报告时使用。

3. 术后信息核对　手术后，手术医师、手术室护士及台下记录者三方，应再次复核手术样

本、送检项目等信息，并在手术记录上签字。

（三）手术操作并发症的监控

产前诊断的术后并发症，一部分于手术结束后立即发生，其他则在术后数天至数周内发生，多数与手术相关的并发症发生于术后2周内。医护人员应对手术并发症做好监控，通过术后监测及电话随访做好详细记录，以备分析潜在原因及日后改进。

1．术后监测

（1）术后应在超声下测量胎儿心率，记录胎儿心动过缓时的处理以及胎心恢复正常所需时间。

（2）术后应记录子宫壁及胎盘有无渗血，如有出血应记录出血时间。

（3）术后应嘱孕妇休息约0.5h，超声监测胎心率正常后再离院，以便发现部分迟发性的胎儿宫内窘迫。

（4）告知孕妇常见并发症的临床表现，嘱其术后注意阴道流血、流液情况，注意体温变化及胎动，并提供医院联系方式，方便孕妇术后自我监测及与医院联系。

2．术后定期随访　除了为孕妇提供产前诊断中心的随访电话以外，产前诊断中心应安排人员定期随访，一般建议分娩前后各电话随访一次，了解术后母胎并发症及新生儿的预后。

3．定期总结并发症的发生率及分析潜在原因　对于一个产前诊断中心，应定期对术后并发症的数据进行汇总分析，统计各种并发症的发生率及变化趋势，对于某一时段突然明显增加的并发症应尽快分析其原因，做好应对措施。例如，在一段时间内术后宫内感染的发生率如果明显增加，应立即检视手术室的控感措施，必要时对手术室进行全面消毒。

（何志明）

二、实验室检测的质量控制

实验室的质量控制要从样品抓起。无论检测方法如何先进，一旦样品出问题，将全盘皆输。样品问题中最严重的莫过于样品错乱和污染，尤其是在产前诊断中，如果样品不是来自胎儿而当成胎儿的进行分析，无论是何种方法检测基因变异，都将导致误判。

在检测过程的任何阶段都可能发生样品差错。所分析的样品可能不是来自目标个体，它可能是取材时标记错误、提取样品时试管错位、实验设置时取错样品或加错试管、点样时记错位置、照片标错方向等；样品的混杂，可能发生在样品采集时，例如羊水和绒毛混有母亲的材料甚至完全来自母亲，可能是在样品纯化时吸管交叉混用或中途加错试管。

如何避免这种情况或者发生之后能及时发现。作者的经验是除了实验操作中认真细致、对所检测的样品保存原管以便核对外，还需注意以下几点：①采用DNA自动提取设备，减少操作环节。②对于产前诊断样品，绒毛要仔细挑选，并保留尾货备用；羊水要静置样品1h，观察红细胞含量，如果有明显的肉眼血性羊水，一定要培养之后再分析。③使用多态性分析与基因变异分析双途径检测，如果无法进行连锁分析，也需增加一个质控环节，使用其他DNA多态性标记进行个体标识，应该与主要监测结果同时记录在案，以备以后分析时作个体识别。在结果分析时，用传递分析确定样品是否出现差错。

常规检测21号染色体上的两个多态性标记，如果检测试验本身就使用多态性连锁分析，可以考虑不额外进行。所用的21号染色体上的两个标记是D21S1440和D21S2049。如果这两个标记不能提供信息，需要增加18号染色体上的标记。这可以达到以下四个目的：

1. 监测样品来源的真实性　家系样品中出现的“亲子不符”提示样品有错，可能是本家系中样品错位，若样品后来重复检测的结果与以往记录的多态性标记不吻合，即使是“亲子吻合”也提示保存样品取错。产前诊断时尤其要确认胎儿材料确实是来源于胎儿，首先要看胎儿是否获得了父源标记；若胎儿样品的标记位点的基因型与母亲样品一致，则提示“胎儿材料”可能来自孕妇，应加做其他位点给予排除。

2. 识别样品是否有污染及污染的程度　产前诊断时，若出现类似三体征的条带特征，即出现两条带或三条带。但它与21三体的带型不同：当只有两条带时出现一深一浅，深的条带与父源、母源条带对应，而浅的条带只与母源对应，或者出现三条带，除了深的父源条带之外，还有两条与母源条带对应，并且一深一浅，其中母源条带可能要较父源条带稍深，这就提示样品存在母源污染。在某些情况下，可能其中一个位点不能提供信息（例如父母标记位点的基因型相同，无论是杂合还是纯合），但两个位点不提供信息的情况很少见。根据额外带的强度，还可以判断污染的程度。如果依据多态性连锁分析来进行产前诊断，最弱的条带都是母源污染等位基因，能够明确区别。如果用其他技术进行产前诊断，分析时要考虑污染的干扰，污染过重会出现假阳性，无论是测序或MLPA或ASO探针检测时都要警惕污染。

3. 胎儿是否为21三体　产前诊断时孕妇年龄一般较高，需要考虑这个可能。胎儿有父源标记，出现等强度的三条带或一强一弱两条带。

4. 亲子关系是否符合　胎儿没有父源标记，可能有数种情况：首先排除样品错位实验操作的差错（此时可能还会出现母源不符）；人工授精，可以通过询问孕妇（不能是丈夫）关于怀孕措施间接了解；最后，在母源符合的情况下才考虑父权问题，不要轻易怀疑这一点。即使是存在父权问题的可能，也只需在基因分析时对胎儿增加该基因常见变异的检测，以免生物学父亲恰巧携带该基因的变异而胎儿有受累风险。

在非分子遗传学分析方法的产前诊断中，注意胎儿样品的真实身份，警惕样品污染，推荐采用以上策略。在临床病例的遗传检测中，也建议通过这个途径，识别样品错位、污染等质量问题。

（黄尚志）

第五节　产前诊断报告

产前诊断报告是对于宫内胎儿是否罹患某种疾病进行明确诊断并给予咨询的最重要的依据。因此，报告的规范性及准确性非常重要。诊断结果必须清晰、简洁、准确。必要时实验室需要与临床医师密切沟通。

检测结果的书面报告应该包含以下内容[1]：

（一）病例的标识

（1）患者姓名、出生日期（或身份证号码）、实验室识别码（或二维码）、病案号等信息，以明确标本的唯一性。

（2）标本的类型（羊水、绒毛、脐血、胎儿组织）及状态。

（3）标本采集日期、报告日期。

（4）申请检测的指征及申请医师。

（二）检测的具体内容

以核型分析为例：

（1）染色体计数、分析和核型分析的数量。

（2）细胞培养的方法及时间。

（3）显带方法及分辨率水平。

（4）正常核型以46, XN表示（不显示胎儿性别）。

（5）如为核型变异用ISCN标准表示并应附核型图。

（6）检测者签名，复核者签名。

（7）对于检测结果的必要描述及提示建议做产前咨询，必要时建议孕妇及其配偶做适当的检测。

（8）告知本检测方法的误差和局限性。

在产前诊断结果的书面报告准备工作到最后与受检孕妇沟通的整个过程，特别是在作流产决策时，需要按照尊重自主权原则，根据受检孕妇对残疾风险不同程度的容忍度而进行[11, 12]。

（刘俊涛）

第六节　产前诊断后续工作：受累胎儿的咨询和处理

一、产前诊断工作中胎儿受累的咨询

对胎儿受累患者的咨询应选择一个安静、舒适、私密的地点进行，以免咨询者被打扰。Ptacek和Eberhardt等[13]建议进行这种遗传咨询时应与患者面对面而坐，医患之间没有任何障碍物。如果孕妇的丈夫不能或不愿意来参加咨询，则找一个支持人物是非常重要的。

咨询的基本原则是要遵守的（见第六章）。

产前诊断工作中胎儿受累的情况大致分为两种：一是曾生育过罹患疾病的患儿，此次妊娠是目标疾病明确的产前诊断；二是产前筛查（包括血清学筛查、NIPT或超声筛查）高风险后经侵入性产前检测明确的胎儿受累。

对于有明确先证者的孕妇及其配偶，在接受产前诊断之前已经明确了解了疾病对于患儿的危害、家庭所受的精神痛苦，也知晓此次妊娠有再发风险，但得知胎儿受累时仍然会出现失望、疑虑、负罪感等情绪，或质疑和不愿意接受诊断结果的情况。临床医生应该认识到这种诊断结果对孕妇夫妇的影响。在告知诊断结果时应以同情的态度、缓和的语言，准确告知诊断结果并以同情

心耐心地等待孕妇夫妇情绪平静下来。之后再讨论对受累患儿的处理决策及再次妊娠的再发风险和产前诊断的选择问题。对于患者提出的每一个问题都应非常谨慎地、缓慢地、直接地回答。X-连锁隐性遗传病母亲的负罪感常常是不可避免的，有时会很沉重。应告知母亲我们每个人都带有有害基因，一些是遗传自父母的，但不一定都能导致疾病的发生。有一点我们可以做到的就是应向母亲确认发生这种情况不是因为她们做错了什么。我们需要更加努力地去处理她们的负罪感[13]。从临床工作经验来看，虽然往往临床上是孕妇或配偶一方前来咨询诊断结果，但理想的情况应该是夫妇双方一起来咨询，以免咨询者将咨询医师的解释不正确地传达给对方，从而做出不适当的决定。

对于通过产前筛查继而诊断的胎儿受累的咨询就更加困难，孕妇及其家属往往没有心理准备，更加不愿意接受诊断结果。上述的咨询程序同样适用于此类情形。与患者沟通和交流的中心问题应集中在胎儿缺陷的性质方面；对于常见染色体异常的诊断结果，医生应明确告知疾病对于胎儿可能造成的危害，讨论包括家庭的经济负担，患儿可能需要终生护理、常合并其他疾病（如先天性心脏病）甚至社会歧视以及目前有无有效的治疗方法等。但是否继续妊娠需要孕妇及其配偶做出决定。对于产前诊断发现的其他染色体异常的情况，如嵌合体、环状染色体、平衡易位、性染色体异常等，参见第四章“临床细胞遗传学基础”和第十八章“染色体病”。

孕期超声发现胎儿异常时咨询则更加复杂，其要点包括[14]：

1. 讨论畸形诊断的可靠性　是否有必要重复检查或进行胎儿核磁检查（目前核磁检查以胎儿颅脑畸形与脊髓疾病为主）。

2. 如超声提示可能与遗传综合征有关的畸形是否需要采取进一步侵入性诊断措施及侵入性诊断的风险和受益。

3. 适合的侵入性手术方式及取材后可选择的诊断技术。

4. 各种诊断技术的优缺点及其局限性。

5. 分子诊断技术可能发现一些成年期发病的疾病是否想知悉？（目前国内并不将此类疾病作为产前诊断的目标疾病）

6. 缺乏适用于中国人群的数据库可能导致的诊断不确定性。

7. 可能发现无法解释的拷贝数变异。

8. 有异常发现时需对夫妇双方进行检测以明确来源（增加费用）。

9. 不同的技术平台检测的结果可能不同。

10. 关于诊断、预后、基因多效性和异质性的不确定性。

11. 即使进行了全基因组检测也不能诊断所有疾病。

12. 对受累胎儿作人工流产的伦理问题（详见第八章）。

在产前诊断的咨询工作中，应根据被咨询者的受教育程度、理解和沟通能力使用适当的能被其容易理解和接受的语言，尽量不用或少用专业术语。实际工作中同理心、诚恳的态度、缓和的语气、适当的身体语言和眼神的交流对于获得好的咨询效果很重要。

二、受累胎儿的处理

孕早期或孕中期进行遗传学筛查或诊断并发现胎儿有异常的孕妇可以选择继续妊娠，也可以选择终止妊娠。在国内，绝大多数发现胎儿染色体非整倍体或严重胎儿结构异常的孕妇会选择终止妊娠。近年来由于性染色体非整倍体异常而选择终止妊娠的病例逐渐减少，尤其在高龄孕妇群中。有过单基因病或遗传代谢病分娩史的夫妇，一旦再次诊断往往选择终止妊娠。他们不愿再次承受既往的痛苦经历。

对于选择终止妊娠的夫妇，应根据孕周来讨论终止妊娠的方式及与手术相关的并发症和合并症的问题。对于有条件的医疗单位建议流产或引产后留取组织标本或建议尸检以验证产前诊断的结果，尽管实际工作中很难做到（患者异地手术或不愿配合）；对于超声发现的不能解释的异常，应讨论引产后进行分子遗传学检测的问题，以期发现可能的病因，为再次妊娠的产前诊断提供依据。

而双胎或多胎妊娠一胎诊断异常的决策较为困难。尽管很多研究显示总的妊娠丢失率较低，约为5%，但仍需对患者根据不同的孕周来讨论减胎的方法，对于正常胎儿的影响等进行咨询告知[15-17]，由患者夫妇双方共同讨论决定是否对异常胎儿进行减胎。鉴于双胎或多胎妊娠存在一胎异常需要减胎的可能性，建议对于双胎或多胎妊娠的产前诊断在具备减胎能力的同一医疗中心进行。在超声检查时准确描述和记录绒毛膜性、各胎盘位置、胎儿性别和胎儿之间的相互位置，以备减胎时准确操作。

（刘俊涛）

第七节　流产组织检测

一、流产组织检测的意义

流产组织的胚胎染色体异常是最常见的自然流产原因，采用传统的绒毛细胞培养后染色体核型分析方法证实，约有50%以上的自然流产胚胎组织存在染色体的数目异常，其中三体占55.5%，多倍体占17.4%，单体占11.1%，嵌合体占9.1%[18]。染色体异常类型中最多见的为16三体，其次为22三体。由于除了21三体和极少的18三体有出生报道之外，这些种类的染色体数目异常没有出生报道，因此可以认为这些胚胎染色体异常是导致胚胎流产的原因。所以，查明流产胚胎的染色体数目异常状况对于了解患者流产的原因至关重要。

二、流产组织检测分析的方法

绒毛细胞培养后进行核型分析是检测胚胎组织染色体的传统方法。理论上，染色体核型分析方法可以发现所有的染色体数目异常和嵌合异常，并且可以发现＞10Mb的染色体片段缺失。但自然流产的绒毛组织多数不新鲜，易污染，培养失败率高（10%～40%）。其次，该方法还存在母源细胞污染后优势生长和体外培养后细胞变异生长的情况，因此，该方法曾经改进为取新鲜绒毛组织快速制片后核型分析，即直接法。直接法理论上能避免母体细胞污染，而且无须培养，但此法得到的细胞分裂指数低，染色体形态不佳，核型分析的准确性不高，临床上很少单独根据此法来获得诊断。

不需要进行细胞培养的分子生物学技术近年来开始运用于流产组织物的检测。有不少的文献报道了采用MLPA、QF-PCR、aCGH与传统的细胞培养后染色体核型分析的结果，发现在不考虑细胞培养和核型分析失败的前提下，MLPA、QF-PCR、aCGH方法对于染色体数目异常的检出率与传统核型分析方法没有明显差别。近年随着芯片技术的发展和广泛运用，有些机构采用SNP-array、aCGH或者两者结合的技术对流产的胚胎组织进行检测。2017年Sahoo等[19]报道了采用SNP-array、aCGH技术分析7 396例20周以内的流产组织的结果，再一次证实了流产组织物中染色体异常约占53.7%，其中约94%为能够解释流产原因的染色体数目异常。芯片技术用于流产组织检测的优势在于它们能够发现更多的染色体异常，如大片段的染色体缺失和重复、单亲二体等。芯片技术的缺点在于不能发现某些多倍体和低比例的嵌合，因此多种分子生物学方法联合使用可能是将来进行流产组织染色体检测的最佳解决方案。

三、流产组织检测分析中存在的问题

患者的流产组织由胚胎或胎儿组织、胚胎绒毛或胎盘等胎儿附属物、蜕膜和混合的母体血细胞组成，这些组分中前两者是属于胎儿本身的结构，而后者是母亲的结构。首先，采用流产组织物检测了解胎儿染色体状况前必须对被检测物进行清洗和挑选，但是要彻底分离绒毛和蜕膜以及混合的母血细胞并不容易，因此不管采用哪种检测方法，母亲细胞的污染都是潜在的风险。其次，目前没有单一的分子生物学技术能够检测所有的染色体异常，联合多种方法进行检测的性价比如何还未见大样本的报道。最后，目前有零星的关于胚胎致死基因的报道，由于对致死基因的认知和研究还很有限，因此流产组织是否需要进行基因检测也是一个悬而未决的问题。

（王　琼）

第八节　引产胎儿尸体解剖

一、胎儿尸体解剖的意义

尸体解剖是病理学的基本研究方法之一，对医学科学的发展意义重大。对产前诊断发现的异常胎儿，在选择性流产后进行胎儿尸体解剖，尤其是先天性胎儿畸形，研究其病理形态学并给予临床信息反馈，对于产前超声医学进一步的发展十分重要，对于产前诊断结果的确定和遗传咨询亦十分必要，它是最终确定诊断的方法。除此之外，胎儿尸体解剖有助于发现过去罕见甚至未见过的病种；可以对先天畸形发生的相关因素分析和病因学提供病理学依据，为先天畸形的预防提供参考。

二、胎儿尸体解剖的送检流程

胎儿尸体解剖由临床医生提出申请，经死者家属同意，并签署知情同意书。由临床医生填写尸体解剖检查申请单，需详细提供病史、各种检查结果、临床诊断及尸体解剖的要求[20]。

三、胎儿尸体解剖的操作步骤与要点

在进行胎儿尸体解剖前，应详细了解胎儿及孕妇的完整临床病史及遗传学信息，包括孕妇一般情况、本次妊娠的一般情况、产前筛查结果、胎儿超声波检查结果、分子遗传学、细胞遗传学等，怀疑骨发育不良等骨骼疾病的胎儿还应了解其X线与MRI检查结果，然后对胎儿尸体进行摄像（摄正、侧位像）。若发现胎儿畸形，其部位无论在体表或内脏器官，均应单独摄像。整个尸体解剖过程应详细笔录[20]。

1．体表检查　测量体重、身长、坐高、头围、胸围、腹围、上下肢长、脚长等，检查头面五官、肢体手足、躯干、外生殖器、肛门等有无畸形，皮肤有无水肿，检查胎盘和脐带有无异常，如异常扭曲、单脐动脉等，需特别重视胎盘的病理检查。注意，一些特殊的体表畸形可为进一步检查内脏提供线索。

2．内脏检查

（1）检查口腔　有无腭裂、舌异常等。

（2）沿正中线从胸部至腹部耻骨前方切开皮肤，在颈部也可采用倒“Y”字形切口，便于暴露腹腔、盆腔；因胎儿皮肤及皮下脂肪层较薄，注意勿用力过猛切破腹膜及肝脏。

（3）分离胸部皮肤至腋前线，用剪刀沿腋前线剪断两侧肋骨以暴露胸腔，打开胸腔时注意有无积液，心包有无异常；观察胸腺大小及位置有无异常，取出胸腺。

（4）在心脏原位观察心脏的大小及位置，冠状动脉的前后降支是左、右心室的自然分界线，故观察冠状动脉在心脏表面的分布有助于判断左、右心室的大小及位置有无异常，如左心室或右心室发育不良；观察大动脉和心室的连接有无异常，如大血管转位等；剪开大动脉观察各瓣膜有无异常。

（5）将心脏、大血管、肺及气管从大血管及气管远端离断后完整取出。沿血流方向解剖心脏，具体顺序如下：打开心包，观察心脏外形。从上、下腔静脉剪开小口，剪开右心房侧壁，沿右心缘剪至右心房室连接部，检查右心房结构及房间隔；再沿血流方向剪开右心室至心尖，观察右心室结构、室间隔及三尖瓣；从心尖沿前室间隔向上剪至肺动脉开口处，完全暴露右心室；从左心房剪开一口，沿左心缘剪至左心房室连接部，观察左心房结构；再沿血流方向剪至心尖，观察左心室结构及二尖瓣；从心尖沿室间隔向上剪至主动脉开口处，将左心室完全暴露；仔细检查左、右心室及其与大动脉出口的关系，如有无房间隔和室间隔缺损、心室双出口、永存动脉干等；记录肺动脉及主动脉直径。

（6）观察双侧肺脏的位置及大小，有无肺叶异常等。

（7）用探针从口探入，检查有无消化道梗阻。

（8）剪开腹膜打开腹腔，观察有无积液，如有应记录其颜色及量；检查腹腔脏器是否在原位，有无脏器缺如；检查脐血管的走向有无异常，肝静脉及腔静脉有无异常；取出肝脏；检查脾有无异常，如副脾、多脾、无脾，在胃系膜左、右侧均有脾称多脾，仅左侧出现多余的脾称为副脾；观察胃有无充盈，取出胃；观察胰腺位置，取出胰腺；检查肠系膜旋转度，检查尿道及直肠是否通畅，取出肠。

（9）检查左、右肾的位置及大小有无异常，有无肾积水、多囊肾等；检查输尿管及膀胱有无异常；检查生殖系统（卵巢、子宫、输卵管、输精管、睾丸及附睾），并判断其与外生殖器是否一致。

（10）从头顶经两耳连线切开头皮，向前、后分开；记录前、后囟大小；剪开颅骨打开颅腔，观察有无积液，有助于脑积水的诊断；观察大脑镰、小脑幕是否完整；观察脑沟、脑回有无异常，将大、小脑取出，分别称重量；充分固定后再行多个切面检查。

（11）主要脏器均测量大小及重量，记录数据。

（12）缝合尸体体表皮肤，缝合头顶皮肤。

3．镜下检查　主要脏器经10%福尔马林固定一天后取材，有畸形的脏器应着重分别取材，并取与正常交界部，正常脏器常规取材，脱水、包埋、切片、脱蜡、HE染色，制片备光镜下检查。

（石慧娟）

参考文献

[1] Wilson RD, Gagnon A, Audibert F, et al. Prenatal diagnosis procedures and techniques to obtain a diagnostic fetal specimen or tissue: maternal and fetal risks and benefits [J]. J Obstet Gynaecol Can, 2015, 37: 656–668.

[2] Nedelea F, Veduta A, Duta S, et al. Prenatal genetic testing for Dopa–responsive dystonia – clinical judgment in the context of next generation sequencing [J]. J Med Life, 2018, 11: 343–345.

[3] Mellis R, Chandler N, Chitty LS. Next–generation sequencing and the impact on prenatal diagnosis [J]. Expert Rev Mol Diagn, 2018, 18: 689–699.

[4] Committee on Genetics and the Society for Maternal–Fetal Medicine. Committee opinion No. 682: microarrays and next–generation sequencing technology: the use of advanced genetic diagnostic tools in obstetrics and gynecology [J]. Obstet Gynecol, 2016, 128: e262–e268.

[5] The Canadian Early and Mid–trimester Amniocentesis Trial (CEMAT) Group. Randomised trial to assess safety and fetal outcome of early and midtrimester amniocentesis [J]. Lancet, 1998, 351: 242–247.

[6] American College of Obstetricians and Gynecologists. ACOG Practice Bulletin No. 88, December 2007. Invasive prenatal testing for aneuploidy [J]. Obstet Gynecol, 2007, 110: 1459–1467.

[7] Society for Maternal–Fetal Medicine (SMFM), Dionne–Odom J, Tita AT, Silverman NS. #38: Hepatitis B in pregnancy screening, treatment, and prevention of vertical transmission [J]. Am J Obstet Gynecol, 2016, 214: 6–14.

[8] 陆国辉. 产前遗传病诊断 [M]. 广州: 广东科技出版社, 2002.

[9] Froster UG, Jackson L. Limb defects and chorionic villus sampling: results from an international registry, 1992–94 [J]. Lancet, 1996, 347: 489–494.

[10] Vink J, Wapner R, D'Alton ME. Prenatal diagnosis in twin gestations [J]. Semin Perinatol, 2012, 36: 169–174.

[11] Blakeley C, Smith DM, Johnstone ED, et al. Parental decision–making following a prenatal diagnosis that is lethal, life–limiting, or has long term implications for the future child and family: a meta–synthesis of qualitative literature [J]. BMC Med Ethics, 2019, 20: 56.

[12] Ville I. Prenatal Diagnosis in France: Between Regulation of Practices and Professional Autonomy [J]. Med Hist, 2019, 63: 209–229.

[13] Ptacek JT, Eberhardt TL. Breaking bad news [J]. JAMA, 1996, 276: 496.

[14] Howe D. Ethics of prenatal ultrasound. Best Pract Res Clin Obstet Gynaecol [J]. 2014, 28: 443–51. Review.

[15] Katz J. The Silent World of Doctor and Patient [M]. New York: Free Press, 1984.

[16] Sorenson JR, Culbert AF. Counselors and counseling orientations: unexamined topics in evaluation [M]// Lubs HA, de la Cruz F. Genetic counseling. New York: Raven Press, 1997: 131.

[17] Michie S, Bron F, Bobrow M, et al. Nondirectiveness in genetic counseling: an empirical study [J]. Am J Hum Genet, 1997, 60: 40.

[18] Yusuf RZ, Naeem R. Cytogenetic abnormalities in products of conception: a relationship revisited [J]. Am J Reprod Immunol, 2004, 52: 88–96.

[19] Sahoo T, Dzidic N, Strecker MN, et al. Comprehensive genetic analysis of pregnancy loss by chromosomal microarrays: outcomes, benefits, and challenges [J]. Genet Med, 2017, 19: 83–89.

[20] Finkbeiner WE, Ursell PC, Davis RL. Autopsy Pathology: a manual and atlas [M]. Philadelphia: Churchill Livingstone, 2004: 65–77.

责任编委：吴柏林

第十一章
CHAPTER 11
基因和基因组检测应用策略

第一节 基因和基因组疾病的检测

一、检测技术的创新和发展

基因和基因组疾病检测技术的创新和发展离不开医学遗传的兴起和基因组医学的发展，以及全方位的延伸至精准医学。从分子遗传学和基因组学的角度来看，过去的三十多年中，随着基因克隆的速度加快，推动了RFLP、PCR、Sanger测序等技术的临床应用，其转化医学研究导致了医学遗传的兴起，促进了基因检测（gene testing）的蓬勃发展。人类基因组计划项目的开展与顺利完成，不但促进了基因测序技术的快速更新，而且创新发展了以染色体微阵列分析和高通量平行测序分析为代表的基因组检测和分析技术[1, 2]，其在临床上的快速转化应用产生了一门新的学科——基因组医学，使得原来单一基因层面的检测，革命性地发展为基因组层面的全方位检测的基因组解析（genomic profiling）。从基因组医学诞生的十多年来，其开路先锋——基因检测（包括基因诊断和遗传筛查，分子诊断和分子病理），已成为降低出生缺陷和早诊、早治婴幼儿遗传病的一项重要手段，并且涵盖出生缺陷三级防控的各个阶段。它的快速发展和广泛应用正逐步从根据疾病症状作诊断和治疗迈向可以在疾病症状出现前开展预测、诊断、治疗、干预和防控（包括罕见的遗传性疾病和常见的复杂性疾病）。基因组医学和精准医学将成为现代医学体系的重要组成部分[3]。

从DNA水平开展基因检测及其分子诊断（以下简称分子诊断）是从20世纪80年代开始发展起来的。随着疾病相关基因的不断发现和基因克隆的不断加速，至21世纪初已经能够对数百种遗传病进行基因检测和分子诊断。随着2003年人类基因组计划项目的完成，人体两万多个基因的DNA序列得以解码，尤其是对其中与数千种单基因病相关的基因变异和数百种与基因组失衡相关疾病的发现和及时的转化医学研究，使得基因和基因组检测以及相关的遗传咨询迅速进入规模化临床应用。这些优势又为精准医学提供了一个坚实的基础——精准分子诊断[4]。

分子诊断的兴起和快速发展，在很大程度上受到了新技术发明和方法学进步的驱动，包括相关的仪器设备和检测试剂的创新发展，以及实验室检测的自动化进程。广义的分子诊断包括分子遗传学（从基因、基因组和转录组等层面检测DNA、RNA等大分子）和分子生物学（从蛋白、蛋白质组和代谢组等层面检测氨基酸、有机酸、脂类和碳水化合物等分子及其相关的复合物），以及微生物组学和宏基因组学的检测，是精准医学时代最重要的临床检验技术平台之一。全面的基因检测和分子诊断中心实验室所用的自动化检测系统还包括生物化学和临床检验方法（图11-1）。

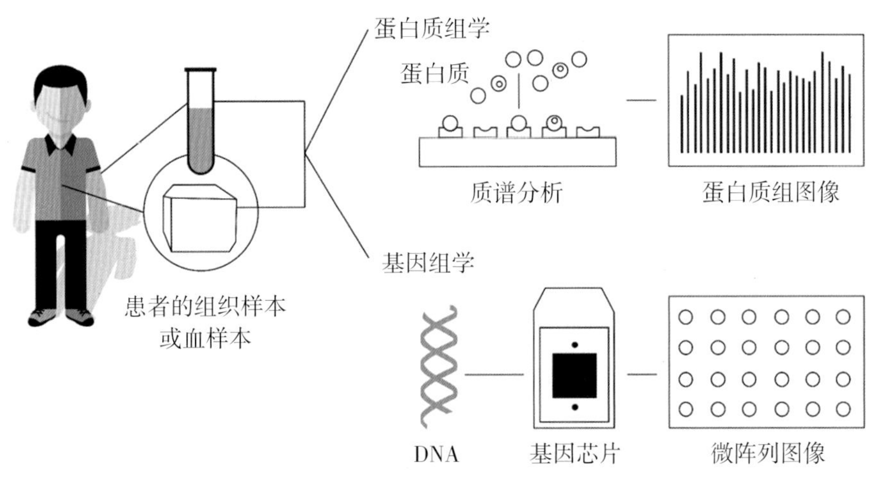

图11-1　广义分子诊断学

基因组医学和精准医学时代的基因检测和分子诊断学，不仅包含基因、基因组、转录组等层面的检测，也包含蛋白、蛋白质组、代谢组等层面的检测，还包含微生物组和宏基因组等水平的检测[1,5]。

近年来，基因检测和分子诊断技术已经在遗传性出生缺陷和严重遗传病的三级预防及控制的各个阶段提供了检测手段。例如，对已确诊的隐性遗传病患者的父母或寻求辅助生殖的夫妇，在孕前提供基因变异携带者筛查；在辅助生殖受精卵植入前对早期囊胚筛查家族中的已知遗传病和地域性高发遗传病，对高危孕妇的21三体综合征等染色体异常，以及其他严重致愚致残的遗传病；在孕早期对高危群体开展非侵入性产前筛查21三体综合征（详见第十二章），对已明确先证者及父母基因型或非侵入性产前筛查21三体综合征阳性或超声筛查异常的胎儿进行必要的产前诊断，需要时筛查家族中的已知遗传病和地域性高发遗传病，以及其他严重致愚致残的遗传病；对新生儿筛查发现的遗传病患儿及时治疗，同时确诊致病基因并提供遗传咨询和指导家庭再生育；对疑似患遗传病的婴幼儿和儿童进行基因诊断，帮助临床确诊或鉴别诊断或排除诊断；对有晚发性遗传病的高危家庭用分子诊断帮助评估及预测；对患者群体开展药物基因组筛查并指导个性化用药；对肿瘤/癌症患者进行基因变异检测并帮助临床确认个性化癌症治疗方案或避免不必要的化疗，以及监测和评估个性化癌症治疗的效果和预后。

基因组医学和精准医学时代给基因和基因组检测（以下简称基因检测）带来了很好的发展机遇。基因检测是基因组医学成果开发和应用的开路先锋；基因检测又是个体化医疗的重要基石；基因检测更是精准医疗的有力武器。其主要目标是严重危害人类健康的三大“杀手”：出生缺陷和遗传病、肿瘤和癌症、心脏和心脑血管疾病。近年来，基因组解析新技术的临床认证和应用推广（例如染色体微阵列分析、高通量平行测序分析、非侵入性产前筛查等）已经给基因检测产业以及伴随的遗传咨询产业提供了新的成长机遇。不久的将来，会有更多的新技术开发成功并应用推广（例如纳米级的单分子或单细胞长片段高通量基因测序等），可以不断地给这个新兴产业注入活力，并且，基因检测在医疗和健康领域可以提供的服务是巨大的和全方位的，将有着可持续发展的光辉前景。

二、转化医学加速基因检测的临床应用

（一）基因组医学和精准医学时代的基因检测

基因组医学和精准医学的转化医学研究正在快速发展，不少疾病已从根据症状作出诊断和治疗，逐步迈向症状前进行预测和预防/早期干预，或能够在疾病发展初期进行早期诊断和治疗。可以预见，从现在起到将来的数十年内，基因组医学和精准医学时代的基因检测将发展成为集早期诊断及治疗指导和早期预测及评估指导等一体化的系统化精准检测平台，不但能够对疑似遗传病患者及相关的亲属进行诊断，而且可以帮助许多常见的多基因/多因子疾病或慢性病患者找到与发病相关的遗传风险基因/基因型，以及对肿瘤和癌症患者的个性化治疗方案制订及其预后监测（如在精准化疗和免疫治疗前后）提供帮助；甚至可以预见将有越来越多的亚健康人群甚至健康人群通过预测性和预防性的基因筛查（包括个体基因档案）发现与遗传病相关的致病基因变异携带者，及时提供遗传咨询和生育指导；尽早发现个体与慢性病或晚发性疾病相关的遗传风险基因型并及时提供遗传咨询和健康管理方案，以及可能的早期干预治疗或预防方案。

（二）转化医学推动多元化的基因检测

精准医学计划的长远目标是发现更多与疾病相关的遗传变异，尤为关注与常见病、多发病/多因子复杂性疾病相关的易感基因/风险基因型（如100万人群的基因组测序，其目标是比较全面和完整地揭示基因与疾病的相关性）。这对于刚刚起步的预测性和预防性的基因检测，将有着巨大的推动力。目前已开展的基因检测，主体是针对符合孟德尔遗传方式的单基因病（简称单基因病）。截至2018年12月28日，OMIM数据库收录了16 014个基因，它们的DNA序列都已确认（*）；48个基因，它们的DNA序列和相关的疾病表型都已阐明（+）；5 426种已知单基因病的表型及其分子机制（#），1 575种已知单基因病的表型但其分子机制不祥（%）；1 759种疾病的表型可能与孟德尔遗传方式的单基因病有关。

而Genereviews网站则列出了涉及721个疾病或综合征的相关基因检测方法。应用近年来常见的高通量测序技术，更是可以一次性检测数千种基因或者疾病，例如临床外显子测序基因检测包就涵盖了4 255种遗传病，表明从研究发现到临床应用已是相当同步，是转化医学的典范。

（三）转化医学的研究和临床应用的验证

转化医学是将基础医学研究和临床应用连接起来的一种新的思维方式，包括以下几个主要方面：

1. 基因的发现以及该基因变异（或基因组失衡）与疾病的相关性。

2. 这些发现已经通过其他的独立研究确认，包括科学的认证和在临床医学中应用的实用性评估。

3. 可用于发现更多的基因变异和基因组失衡的新技术，以及与此相关的检测方法的不断创新和发展。

4. 对于可能适合临床应用的各种检测方法，都需要经过敏感性、特异性以及质量控制等方面的验证。

5. 对于已通过上述技术和临床验证的检测方法，还要进行双盲临床试用验证和有效性评估。这些验证对于无论是需要经过国家药品监督管理局（National Medical Products Administration，NMPA）批准的体外检测试剂盒，还是有临床检测资质的实验室自行研发的实验方法（laboratory developed test，LDT），或是已经过临床试验批准的商业化检测仪器和试剂，都必须按照临床实验室的管理规范进行。

近十多年来，转化医学的研究推动发展了基因组解析（genomic profiling）新技术，其中应用最广泛的是染色体微阵列（CMA）分析和二代测序（next-generation sequencing，NGS）（也称高通量测序）。CMA主要用于检测基因组失衡导致的微缺失和微重复综合征（CNV）、染色体结构重排（SV）和数目异常，如应用包含CNV-SNP混合探针的CMA也可以发现UPD和LOH等基因组倍性或杂合性的异常。NGS主要用于检测与疾病表型相关的目标基因或目标区域内的基因异常（几个或几十个基因）、高遗传异质性疾病表型相关的许多基因及其外显子区域（数百个基因）、已知的单基因遗传病相关的所有基因［即临床外显子组（clinical exome，数千个基因）］、已知人类全基因组中所有编码蛋白质的基因［即全外显子组（whole exome，近2万个基因）］、已知的整个人类基因组（whole genome，近3 000Mb DNA序列）。如测序深度足够，NGS也可以检出较大的SV和CNV。

对于目前已知的数千种单基因遗传病和数百种基因组失衡疾病，按照三级预防和控制的原则，应用CMA或NGS可以进行以下检测。①诊断性检测：例如一级防控（隐性遗传病孕前携带者筛查结合植入前遗传学检测，防止严重遗传缺陷患儿的出生），二级防控（产前筛查或产前诊断防止严重遗传缺陷患儿的出生），三级防控（新生儿筛查可治疗的遗传代谢病；早诊、早治儿童遗传病）。②预测性和预防性检测：用于检测与常见病、多发病相关的易感基因/风险基因型（早防、早诊、早治多因子复杂性疾病）。

作为基因组医学和精准医学的转化研究先锋，基因检测在生殖医学和产前诊断中的应用大有可为，是降低出生缺陷的重要武器。出生缺陷直接影响人口质量和综合国力，给家庭和社会带来严重的经济负担。中国每年有近100万出生缺陷患儿出生，平均每30s就会有一名先天残疾儿童出生，约占出生人口总数的5.6%，其中大约40%应该是可以预防或阻止的。因此，降低出生缺陷和早诊、早治胎儿和新生儿的严重疾病和遗传病，已成为当今提高人口素质的一项重要手段。

（吴柏林）

第二节　常用基因和基因组检测技术

一、分子诊断样品的收集和处理

遗传检测和分子诊断（以下简称分子诊断）是通过对患者血液和其他体液或细胞的DNA和

RNA进行检测，可用于遗传病的诊断、携带者筛查、产前诊断和受精卵植入前诊断等。在样本采集、处理以及保存过程中需要避免受到其他核酸污染，污染源包括既往核酸扩增产物、样本核酸和实验室气溶胶等。根据不同样本类型制定相应的标准操作程序，对制备的样品必须进行含量、浓度和完整性分析，以鉴定质量。样本采集前应获得待检者的书面知情同意，并详细记录样本信息。

样本来源主要涉及血液、体液、组织等人体标本，不同样本的处理要求因实验方法不同而不同。常用标本：①抗凝外周血：是最常用的样本，广泛用于遗传检测和分子诊断以及各种细胞生物学和分子生物学检测，常用的抗凝剂有肝素、EDTA和枸橼酸盐等。EDTA抗凝血提取的DNA和RNA适用于各种PCR技术相关的检测方法，肝素抗凝血适用于细胞培养及染色体核型分析和FISH。②血斑：主要用于新生儿筛查，一般从新生儿足跟针刺采集，采集后避免阳光及紫外线照射、烘烤以及挥发性化学物质的污染，滤纸干血片需置于密封袋内。③尿液：主要用于遗传代谢病的筛查以及线粒体变异检测。④唾液、口腔拭子：取材方便、非侵入性、稳定，低温可长期存放，适用于人群筛查和遗传病诊断。⑤流产物等组织：适用于不明原因的胚胎停育、反复流产或胎儿发育异常等情况，检测流产物时必须同时采集母亲外周血作为对照，以便排除母体污染。

产前诊断通常为侵入性有创操作，具有一定的风险性，采集的样本需排除母体污染。各种产前样本采集和处理参见第十章、第十三章，主要包括如下内容。①羊水：应用最广泛，通过孕中期（孕16～22周）羊膜腔穿刺进行，可用于胎儿的染色体核型分析、基因和基因组疾病检测等。②绒毛：孕11～13周，根据胎盘位置经宫颈或腹腔穿刺取样，主要用于孕早期的细胞和分子生物学检测，可能出现滋养细胞层细胞与胎儿细胞核型不符的现象。③脐血：一般在妊娠18周后进行采集，用于快速核型分析和胎儿血液系统疾病诊断，技术难度大且手术并发症相对较高。④非侵入性产前检查技术：孕12周后，检测孕妇外周血中的胎儿游离DNA，主要用于胎儿染色体非整倍体筛查，如21三体、13三体、18三体等，应注意避免溶血。

二、分子诊断实验的质控

（一）样品质控

高质量的样本是获得准确分子诊断结果的前提。规范化的样本采集、运送和保存，是进行后续样本处理及核酸提取的重要保证[1, 5]。在进行样品采集前，首先应了解各种不同类型的生物标本（如全血、血浆/血清、组织/活检标本、石蜡包埋组织、绒毛膜/羊水标本等），分别适合于何种类型核酸（如人基因组DNA、病毒DNA、细菌DNA、线粒体DNA、细胞RNA、病毒RNA等）的检测。在进行样品采集时，应充分考虑影响检测的潜在干扰因素和污染源，避免样品的污染；同时，应采取一定的生物安全防护措施，保证操作者不被标本中潜在的病原体感染。样品采集后，样品中核酸的稳定性与采集的容器、标本的类型、环境温度、运输条件、储存方法等密切相关，应根据实际情况，采取恰当处理，以保证样品中核酸的完整性。实验室应针对不同的检测方法和程序，制定相应的样品接收和拒收标准，在接收样品后，应采取必要的预处理，并立即录入样品相关信息，以便对样品进行查询、追踪和分析。

（二）仪器质控

分子诊断实验可涉及多种不同的仪器设备，包括加样器、核酸提取仪、扩增仪、测序仪、杂交仪、芯片扫描仪、离心机、天平、生物安全柜、冰箱等，对实验仪器进行质量管理与质量控制是保证分子诊断实验结果准确有效的关键[5, 6]。在新仪器投入使用前，应对仪器进行校准，并对仪器的性能进行评估和验证。实验人员应掌握不同仪器的性能和规格，熟悉其用于分子诊断实验的优缺点和特殊要求。实验室应建立相关的标准操作规程，对实验仪器进行定期和不定期的维护保养和校准，并做好维护保养和校准记录，保证实验仪器处于正常功能状态。如果在仪器使用和维护过程中发现问题，要及时汇报，并详细记录所出现的问题。

（三）试剂质控

分子诊断试剂的质量直接影响临床检验结果，因而保证试剂质量十分重要。对分子诊断试剂应进行检测性能的验证，包括准确度（如变异型的检测能力）、特异性（如区分野生型和变异型的能力）、灵敏度（如分析出待测样本低比例变异的能力）、检出限度（如能检出的最小变异拷贝数）、精密度/可重复性、检测值参考区间等评估验证。只有验证合格的试剂才能应用于临床分子诊断[1, 5]。

（四）对照样本

为了减少实验的随机误差和系统误差，应在分子诊断实验过程中设立对照样本，包括阳性和阴性对照样本[1, 5]。阳性对照样本可以是以前检测过的含特定基因变异的样本或体外构建的特定质粒；阴性对照样本可以是无相关变异的同类样本或不含任何核酸的水样本。理想的对照样本应与实验样本具有相同或尽可能一致的基质，以排除由基质效应导致的差异；对照样本在适当的储存条件下能保持较好的稳定性；对照样本的实验结果应该是确定的；对照样本应具有安全性，确保不含有传染性病原体；由于应用量较大，理想的对照样本还应便于单批大量制备。对于基因变异、多态性等定性检测，应在每次检测的同时设定试剂对照、阴性对照、阳性对照、弱阳性对照等；对于定量检测，应设立阴性对照以及连续浓度梯度的阳性对照。当检测中出现假阳性、假阴性结果或超标准误差时，须停止结果报告，及时查找原因。

三、分子诊断实验方法

（一）DNA提取

1. 原理简介　常用的DNA提取方法包括酚-氯仿法和DNA固相提取法等。酚-氯仿法是DNA提取的经典方法，细胞裂解液中的蛋白质在酚-氯仿的共同作用下变性形成不溶物，由于蛋白质的密度小于酚而大于水，故离心后位于酚相和含核酸的水相之间，从而有效地分离蛋白质和核酸，通过收集上层水相，并以醋酸钠和无水乙醇沉淀其中的核酸，乙醇漂洗去除盐分，在RNA酶作用下降解RNA，从而得到纯度较高的DNA样品。DNA固相提取法主要包括硅胶膜纯化柱吸附法及磁珠吸附法等。硅胶膜纯化柱吸附法使用了一种特殊的玻璃纤维滤膜，在高盐条件下，该膜可特异性地与核酸发生吸附反应，而在低盐条件下，核酸又可从滤膜中释放出来，从而达到纯化核酸的目的。磁珠吸附法通常采用纳米级磁珠微球，利用磁性硅胶对DNA的特异性吸附，或在磁珠表面标记一种能与核酸发生吸附反应的官能团，在磁场作用下分离并获取DNA。

2．操作及质控要点　酚-氯仿法操作过程中各步骤要轻柔，尽量减少DNA的人为降解或污染；取上清时应避免吸取中间层，以防止非核酸类成分干扰；无水乙醇及醋酸钠等要预冷，以减少DNA的降解，并促进DNA与蛋白等分离及DNA沉淀。硅胶膜纯化柱吸附法主要包括细胞裂解、核酸吸附、漂洗和洗脱四个关键步骤，不同试剂盒细胞裂解液的裂解能力和纤维膜的滤过能力不同，应当把握合适的裂解程度，保证充分裂解又不至于DNA降解。磁珠吸附法中的磁珠可在磁场条件下发生聚集或分散，从而彻底摆脱了离心等手工操作流程，上清液转移过程中需要注意避免吸取磁珠。

3．临床应用与评价　酚-氯仿法提取的DNA纯度高，但操作烦琐；DNA固相提取法与传统的酚-氯仿法相比快速和高效，并解决了分离不完全等液-液提取中存在的问题，其中磁珠吸附法适用于自动化操作，其缺点是DNA的纯度可受磁珠残留时间、裂解时间及血量较少等的影响。

（二）RNA提取及反转录

1．原理简介　目前常用的RNA提取方法包括TRIzol试剂提取法和硅胶膜纯化柱吸附法等。TRIzol试剂提取法，即异硫氰酸胍-酚-氯仿提取法，异硫氰酸胍具有迅速裂解细胞以及抑制核酸酶的作用，该法利用异硫氰酸胍在低pH的苯酚单相溶液中裂解细胞，随后加入氯仿，离心后形成三相溶液，DNA和蛋白质在有机相和中间相，RNA在水相，通过异丙醇沉淀水相中的RNA达到分离纯化的目的。硅胶膜纯化柱吸附法采用了可与核酸特异性结合的滤膜，无须酚-氯仿提取以及异丙醇沉淀，通过DNA酶去除DNA，洗脱即可得到纯化的RNA。反转录是以RNA为模板，通过逆转录酶将RNA反转录为cDNA。

2．操作及质控要点　应尽量选择新鲜样本进行RNA提取，无条件时可以在采样后置于RNA保存液中备用；RNA酶是导致RNA降解的最主要物质，操作过程中应防止RNA酶污染，所用耗材和试剂都要作去除RNA处理，并且专用；在TRIzol试剂提取法中，如样品浓度低，可增加异丙醇沉淀时间；为防止降解影响后续检测，RNA样本应以高浓度低温保存；如后续检测需要排除基因组DNA干扰，则需在提取过程中加DNA酶。

3．临床应用与评价　TRIzol在破碎和溶解细胞时能保持RNA的完整性，可以提取人、动物、植物、细菌不同组织的总RNA，能够有效避免DNA和蛋白的污染，对少量的组织和细胞以及大量的组织和细胞均有较好的分离效果。硅胶膜纯化柱吸附法与TRIzol试剂提取法相比，操作更简便、高效，也避免了TRIzol、氯仿等对人体有害试剂的使用，同时也能得到纯度较高的RNA样品。RNA提取及反转录主要用于分析基因的转录产物、获取目的基因、合成cDNA探针等。

（三）PCR

1．原理简介　PCR，即聚合酶链式反应，是一种选择性体外扩增DNA片段的技术，其本质是在模板DNA、引物和4种脱氧核糖核苷酸存在的条件下进行的依赖DNA聚合酶的酶促合成反应。其主要包括变性、退火、延伸三个基本步骤，这三个步骤组成一次循环，每一次循环的产物可作为下一次循环的模板，使特异性DNA片段得以大量复制[6]。

目前临床检测涉及的PCR技术往往结合下游的分析技术，如毛细管电泳或Sanger测序。依照实际应用情况，可将PCR技术分为获批的商业试剂盒检测以及自配试剂LDT检测。前者很少需要进行技术调整或优化，后者则需要注意以下技术细节：

（1）引物/探针设计　目前引物/探针的设计已经有越来越多的智能工具，如UCSC和Primer3.0等，可以满足大多数需求。需要注意的是技术人员仍然需要掌握引物/探针设计的基本原则，因为在实际应用过程中，会遇到软件设计无结果或者扩增效果很差的情况。如*FGFR3*基因1～2号外显子。引物/探针的设计除了要避开重复序列、同源区域，3'端尽量不含SNP位点等原则外，有时为了达到更好的扩增效果，可能需要额外人为引入错配碱基。

（2）反应体系/反应温度　在常规的PCR反应体系中有时需要根据待扩增区域的序列结构额外加入添加剂，如甜菜碱、甲酰胺、二甲基亚砜等，主要作用是减少模板二级结构对扩增的影响。

在PCR基础上，衍生开发了一系列相关技术[1, 6, 7, 8,]。①反转录-PCR：以RNA为模板，利用逆转录酶进行反转录，随后进行PCR，主要用于mRNA研究。②巢氏PCR：同时设计外侧及内侧两对引物，首先应用外侧引物进行预扩增，随后对PCR产物利用内侧引物进行第二轮扩增。该方法可获得较好的扩增产率以及特异性，适合微量靶序列的扩增。③多重PCR：在一管PCR反应液中，利用多对引物同时对不同的靶序列区域进行扩增，在医学诊断学上广泛应用，具有节约实验样本和试剂、操作简便、省时省力等优点。④实时荧光PCR：实时检测PCR反应中每一次循环后扩增产物的荧光信号，从而对起始模板进行定量分析。⑤原位PCR：在被固定的细胞或组织中进行PCR，并进一步结合原位杂交技术进行检测，可用于形态学研究。⑥不对称PCR：在扩增反应中引入不同浓度的正反向引物，选择性地扩增其中的一条链以获得所需单链DNA，主要用于探针的制备。⑦数字PCR（digital polymerase chain reaction，dPCR）[6]：通过微流控的方法，将大量稀释后的DNA溶液分散至芯片的微反应器中，每个反应器的DNA模板数≤1个，从而实现单分子PCR，通过PCR产物信号的采集，可对DNA模板进行定量。

2. 操作及质控要点　由于PCR技术具有极高的检测灵敏度，在实际操作中设立阴性对照可及时发现PCR污染。对PCR实验室的硬件和操作规程进行合理的规划和制定，可有效避免PCR污染的发生。

3. 临床应用与评价　PCR技术具有高特异性、高灵敏度、简便快速、适用性强、相关仪器及试剂价格低廉等优点，在遗传性疾病基因诊断、病原体检测、癌基因检测等领域都得到了广泛应用。

（四）凝胶电泳

1. 原理简介　以琼脂糖凝胶、聚丙烯酰胺凝胶等作为支持介质的区带电泳法称为凝胶电泳。核酸分子中的戊糖-磷酸骨架带有大量负电荷，使得核酸分子在一定强度的电场中，由负极向正极迁移；由于戊糖-磷酸骨架在结构上的一致性，碱基对（base pair，bp）的差异对核酸分子的电荷影响较小，在一定电场强度下，核酸分子的迁移速度取决于核酸分子本身的大小和空间构象，从而使不同分子量大小或相同分子量但空间构象有差异的核酸分子得以分离。琼脂糖凝胶的分离范围很大，几百碱基对小片段和百万碱基对长的DNA都可以在不同浓度的琼脂糖凝胶中得以分离；而聚丙烯酰胺凝胶电泳适合对小片段DNA（5～500bp）进行分离。

2. 操作及质控要点　不同浓度的凝胶在不同核酸片段大小范围内有各自最佳的分辨率，因此应根据实际需求，制备相应浓度的凝胶进行电泳实验。

3. 临床应用与评价　凝胶电泳是分子生物学研究中最常用的技术之一。在临床分子诊断工作中，经常需要将样品中的核酸进行分离，通过凝胶电泳可以进行DNA或RNA片段的分离、鉴定和纯化。

（五）多重连接依赖式探针扩增

1. 原理简介　多重连接依赖式探针扩增（multiplex ligation-dependent probe amplification，MLPA）是一种针对待检DNA序列进行定性和半定量分析的新技术[9]。该技术针对特定基因组靶区域设计多个长度不等的寡核苷酸探针对，利用探针对外侧的通用引物同时扩增多个基因组靶区域，扩增信号的强度反映靶区域的量（即为拷贝数）。MLPA主要用于检测外显子水平以上的大片段拷贝数变异，目前已有数百种相关试剂盒可以检测因基因组失衡导致的遗传病（如DMD、SMA等）、肿瘤等。此外，MLPA还可进行甲基化检测（MS-MLPA）[10]。在MS-MLPA中，针对甲基化位点设计特异性探针，用甲基化敏感性限制内切酶处理基因组DNA，破坏甲基化DNA以防止探针连接，从而降低扩增信号。与未用酶处理的基因组DNA产生的扩增信号相比，酶处理的DNA甲基化位点的扩增信号强度反映甲基化水平。也可以自行设计特定的MLPA探针，常用于确认CMA分析中所发现的可疑CNV是否真实[11]。

2. 操作及质控要点　MLPA可分为五个主要步骤：DNA变性和MLPA探针杂交；连接反应；PCR反应；电泳分离扩增产物；数据分析。要获得准确可靠的MLPA结果，首先要保证DNA样本的质量，应采用纯度和浓度均较好的DNA样品进行检测。实验过程应防止PCR污染，DNA的提取、试剂配制等需要分区域操作。由于MLPA结果的判断主要依赖于正常样品和检测样品之间峰高和峰面积之间相对差异的比较，因此要设立正常对照，通常检测20个或20个以下的样本，应设立3个正常对照样本，超过20个样本时，每增加7个样本，应再增加1个正常对照样本。

由于技术平台的特性，MLPA需要数十条探针同时单管反应，因此稳定性是影响检测结果的最关键因素。同批次实验中要求对照样本和待检样本全程同步，尽量保持操作过程的一致性。此外，由于实验后期结合了毛细管电泳技术，结果判读需要进行峰高和峰面积比较，不推荐手工计算结果，需要有专用软件作数据分析。目前除了官方推荐的软件，也有部分第三方免费软件可用。

3. 临床应用与评价　MLPA结合了DNA探针杂交和PCR技术，具有高效、特异性强等明显优势，但也有其局限性，如需要精确测量模板DNA的浓度、操作过程多次开管容易被污染、不适合检测未知的变异类型、不能检测染色体的平衡易位。MLPA的主要用途是对目标区域的拷贝数进行检测，对于常见的由基因缺失或重复引起的疾病，MLPA通常是首选。MLPA还可以对表观遗传异常导致的疾病，如Prader-Willi综合征或Angelman综合征进行甲基化检测。

（六）Sanger测序

1. 原理简介　Sanger测序法，即双脱氧链末端终止法，是1977年由Frederick Sanger等发明并迅速被商业化和广泛应用的核酸序列分析方法。经过四十年的发展，目前已成为较高程度自动化和标准化的核酸序列检测分析的金标准。

与所有电泳的基本原理相同，带电粒子在一定强度的电场中可以定向运动。在此基础上结合荧光标记技术和自动化技术等开发了全自动荧光毛细管电泳技术，可以用于核酸片段的自动化精确分离。由于电泳介质采用聚丙烯酰胺，核酸毛细管电泳分辨率可达到单个碱基。按照临床检测目的，核酸毛细管电泳的用途大致可以分为测序和片段分析两类。前者用于检测和分析特定核酸片段中的每个序列，其原理是以单链DNA为模板，以常规的脱氧核糖核苷酸和混有四色荧光标记的双脱氧核糖核苷酸为原料，合成长短不一的核酸，利用片段末端的特异性荧光颜色鉴定核酸序列中每个位置的碱基种类，从而完成序列检测分析，发现其中可能存在的变异；后者用于特定核酸片段的存在性鉴定，对多重或单重荧光PCR的产物进行电泳，分离后检测特定分子量大小的扩增片段或其相对峰面积，从而判读特定基因型的存在与否及其拷贝数多少。

2. 操作及质控要点　核酸毛细管电泳的操作根据不同的电泳仪有所差别，以ABI系列仪器为例，一般包含上机前单链核酸制备和测序仪准备。操作过程应当遵循标准化流程，单链制备需要注意低温操作和变性剂（如甲酰胺）的有效性；测序仪准备除了常规的实验前预热和毛细管电泳胶的室温平衡等操作外，需要根据仪器使用频率进行缓冲液更换、分子量标记的电泳位置校准，根据片段大小必要时可调整进样、预电泳和电泳时间或电压等的参数设置。

作为临床遗传病检测手段，Sanger测序法可以实现大部分的基因序列分析。但是由于其结合了PCR技术和毛细管电泳技术，因此该两项技术的缺陷也同样限制着Sanger测序技术的应用范围。例如，高GC含量或较多重复序列的基因片段可能测序质量差或者测不出信号；另外，不同技术平台测序片段的长度略有差异，一般大于800bp的基因片段可能需要分段测序；还有对嵌合体的检测和动态变异检测，以及有假基因干扰的核酸序列，用Sanger测序分析时需要特别谨慎。

3. 临床应用与评价　Sanger测序在临床基因诊断中主要用于点变异和小的缺失插入变异（SNV）检测。作为核酸序列分析的金标准，Sanger测序可以用于大多数遗传病的基因诊断以及产前诊断，但是由于PCR技术限制或取样限制，无法检测低比例嵌合和生殖细胞嵌合导致的遗传病。

应用核酸毛细管电泳仪进行DNA片段分析，在遗传病诊断和产前诊断中主要用于以下几个方面：①胎儿样本的母体污染鉴定，利用短串联重复序列（STR）和多重PCR技术检测胎儿样本中是否含有母亲基因型。②Y染色体微缺失，利用STR位点检测Y染色体AZF区域的片段缺失。③常见染色体数目异常的检测，利用21、18、13以及X、Y等染色体上的STR位点，多重PCR检测相应染色体的数目异常。④结合MLPA技术用于染色体结构或基因/基因组片段的缺失或重复检测。

（七）染色体微阵列芯片分析（CMA）

1. 原理简介　染色体微阵列芯片分析是最早应用于临床的全基因组范围的DNA分子检测手段[12-15]。详细的原理和操作流程参见第九章，本节仅简要讨论。

针对每条染色体设计成千上万条寡核苷酸探针，把探针固定在芯片上，从而集合成全基因组水平的高密度微阵列芯片。以aCGH为例，标记样品中的DNA，杂交后就能检测出基因组中对应于各个探针的DNA片段的含量，从而可判读基因拷贝数（copy number variants，CNV）的变化。通过增加一些常见单核苷酸多态性（single nucleotide polymorphism，SNP）的探针，即CNV-SNP混合探针，不但可以检测拷贝数变异或染色体倍型变化，还能检测等位基因杂合程度是否正常。

2. 操作及质控要点　目前临床可选用的CMA技术平台至少有三种：aCGH，SNP-array，CNV-SNP混合探针微阵列。因其技术原理不尽相同，对基因组失衡类型的判读能力亦有所差异，例如无SNP探针的aCGH不能检测单亲二体（uniparental disomy，UPD）和多倍体；对基因组特定区域

（如端粒区或三碱基重复区域）由于缺乏探针，也无法判断结构异常，在临床检测中应当引起注意。另外，CNV致病性的评判取决于涉及的基因多少和各自功能，很多时候对于意义不明的CNV，检测父母是否携带相同变异是非常有必要的，尤其是在需要考虑产前诊断的时候。因为检测父母能帮助评判变异是否在家系里与表型共分离，或是新发变异。父母验证的结果不仅有助于解读变异致病性，而且为准确估算父母再生育患病孩子的风险提供重要依据。

3．临床应用与评价　近十年来随着CMA技术的发展应用，发现了许多不明原因的智力障碍、发育迟缓、自闭症谱系、多重先天畸形等儿童常见发育障碍疾病和染色体的微缺失/微重复等拷贝数变异相关。有些致病的拷贝数变异是由父母遗传给后代的。这种情况下，携带相同变异的亲代往往也有类似表型，但也有可能有表现度的差异性，亲代和子代的严重程度有所不同。更多的情况下，致病性的拷贝数变异是新发的，父母均没有相同变异。研究表明相比传统的染色体核型检测，CMA能更有效地检测出染色体数目和结构变异，包括非整倍体、大片段拷贝数变异，以及微缺失/微重复。带有SNP的CMA，还能找到杂合性缺乏的区域。

CMA除了用来帮助明确诊断先证者的病因，也能直接应用到产前诊断上。非侵入性产前筛查和胎儿B超提示异常均可由CMA来验证或寻找病因。如果多处长片段缺乏杂合区域，提示父母双亲的近亲关系和患隐性疾病的高风险。如果个别染色体区域长片段缺乏杂合，则提示该区域内可能存在片段缺失或UPD。自2007年首次临床应用可行性得到验证以来，CMA用于检测拷贝数变异和/或倍型分析已经在国内外广泛应用，甚至作为儿科遗传病及产前诊断的一线检测手段[12, 13]。目前国内外均有针对CMA临床应用的行业规范和专家共识[14, 15]。

当然，CMA也有其局限性。主要归结为以下几点：①无法检测DNA总量不变的染色体结构异常，比如平衡易位和倒位。②无法检测碱基序列的变异和小于探针密度的缺失或重复。③无法确定增多拷贝数DNA片段插入基因组的位置与方向。④无法准确判断染色体结构重排的断点。⑤无法准确判断低比例的嵌合。⑥有些结果临床意义不明。

（八）高通量测序

1．原理简介　基于NGS的高通量测序是相对于Sanger测序而言，目前已有相对成熟的高通量测序可用于特定的临床检测，第三代测序技术也已初具规模。

按照技术原理，目前应用的NGS大致可归结为三个方向：①边合成边测序技术。②半导体测序技术。③焦磷酸测序技术。除此之外还有一些其他高通量测序技术处于研发阶段或科研应用阶段，比如纳米球测序（DNA nanoball sequencing）、单分子实时测序（single molecule real time sequencing）、纳米孔测序（Nanopore DNA sequencing）、微流控Sanger测序等。

各种NGS在技术细节上差别较大，但共同之处在于通过缩小反应空间实现大规模平行检测，从而得到大量序列数据。把这些原则应用到基因组，就产生了基因包（gene panel）测序、全外显子组测序（whole exome sequencing，WES）以及全基因组测序（whole genome sequencing，WGS）等检测方案。

（1）全外显子组测序　WES是基于外显子捕获技术结合NGS进行基因检测的方法。相比基因包，WES捕获的是所有编码蛋白基因的外显子和邻近剪切位点的非编码序列。WES的主要目的是找到少数碱基的替换或增减引起的遗传疾病，也可能发现涉及外显子区域的基因组大片段拷贝数变异（通常是大于几兆或十几兆）。

（2）全基因组测序　WGS是不需要捕获的NGS，测序范围覆盖了所有非重复区的基因组。WGS目前没有在临床上推广，主要还是用在科研领域。因为WGS平均覆盖度比WES好，WGS不仅能检测非编码区，而且能更准确地检测出各种碱基变异和基因组片段拷贝数。目前，因为一次性支付负担较重，海量数据处理方法繁复，耗时较长，故WGS不适用于产前诊断。随着时间的推移，WGS的价格会不断下降，检测机构和医生的解读能力和速度会逐渐提升，最终最全面精致的WGS方法将逐渐取代WES和CMA。近年来发展迅速的低深度全基因组测序技术凭借其成本低、周期短、精度高等优势已逐渐成为临床产前诊断的一线技术[16]。

2. 操作及质控要点　高通量测序的临床应用需要重点注意的事项包括：选择或制定特定的针对性检测方案（如基因包或者全外显子组等）、合适的数据分析流程以及报告的合理解释。

基因包测序或者WES，先证者加父母一起检测的检出率比单测先证者一人要高。这是因为同时检测父母能判断是否为生物学父母、是否为真正新发变异、判断与显性遗传病相关的变异是否和表型共分离。

总体来说，WES比CMA的检测精度高，但仍有其局限性：①有些区域受G-C含量影响，捕获效率低。②有些高度重复序列和假基因影响正确序列比对。③无法检测大部分非编码区变异。④虽可能检测出大片段CNV，但批间差异大，结果不是都很可靠。⑤无法检测大部分染色体结构变异。⑥有很多结果临床意义不明。

3. 临床应用与评价　高通量测序经过近十年的迅速发展，在临床罕见遗传病的基因诊断尤其是在遗传异质性较强的疾病鉴别诊断方面具有重要的价值。

ACMGG和AMP于2015年共同制定了DNA序列变异致病性判读分类标准和基因变异解读指南[17]，建议使用特定标准术语来描述高度外显的、符合孟德尔遗传方式的、与单基因遗传病相关的基因变异，即将变异的临床意义分为五级：致病，可能致病，临床意义不明，可能良性和良性（详细的基因变异致病性判读分类标准参见本章第四节）。

如果根据家族史或临床表型怀疑是遗传性疾病但又不能明确聚焦到个别特别相关的基因，或者相关的基因很多，或者已经做过基因包检测仍不能确诊者，可以考虑用WES来检测。先证者的检测是产前诊断的依据，只有和表型完全相符的明确诊断结果，才能指导后续检测。

对于产前诊断，国内外已有关于高通量测序用于胎儿发育异常的基因诊断的尝试。根据超声发现的胎儿异常提示，对胎儿或者核心家系进行测序。鉴于存在伦理和认知等多方面问题，国际产前诊断协会（international society for prenatal diagnosis，ISPD）牵头组织编写了专家联合声明[18]，就全基因组或全外显子组测序用于胎儿产前诊断的注意事项进行了如下建议。

（1）直接对胎儿进行高通量测序的适宜性　有限的经验表明以下情况使用胎儿测序是有益的：①胎儿有高度疑似单基因遗传病的发育异常。②有不良孕产史，本次妊娠再发类似异常，但无法获取先证者信息。

（2）产前高通量测序需要注意的事项　①最好是对核心家系一起分析，即对胎儿和父母双方的样本同时进行测序和分析。②检测前教育和知情同意、检测数据分析和检测后报告解释最好能在固定的同一团队内部分工进行，便于密切沟通合作，必要时需有权随时调取患儿一切相关资料。③每个参与检测的受试者都应当对检测的风险和可能的结果有充分的知情同意，如报告意义不明的基因变异、检测目标以外的其他发现、检测结果更新的可能性以及数据共享的可能性等。

（3）有关执行标准和报告　①应当遵循现有的临床基因检测实验室的执行标准和质量控制措施。②应当积极建立标准化的表型描述体系。③变异注释、报告的生成和解读应当由多专业人员共同参与完成。④以前的检测数据必要时应当在胎儿高通量测序前进行再分析。⑤应当以尽量通俗易懂的方式将检测结果报告给患儿家属。

（王　剑　谭跃球）

第三节　常用基因和基因组检测技术的临床应用策略

一、常用检测方法的适用性和局限性

基因和基因组检测技术方法多种多样。检测范围可以小到单个碱基，也可以大到涵盖全部染色体。检测分辨率也能从甄别整条染色体数目的增减或染色体结构的缺失和重复精确到发现单个碱基对的变异。由于不同方法的特性不同，它们对各种基因异常的检出率及结果的特异性和临床相关性亦有相当大的差别。图11-2对比显示了各种不同的常用基因检测方法。总体而言，细胞遗传方法如核型分析法和荧光原位杂交法着眼于染色体水平改变，而分子遗传方法如碱基变异识别和基因测序则重点检测基因水平变异。这两者的界限随着新技术如CMA、WES和WGS的出现已日益模糊，逐渐形成了细胞基因组学的新格局。因为这些方法能用DNA分子杂交或测序的技术来检测大片段染色体缺失或重复，显微镜下不能辨认的染色体微小结构变异，甚至是染色体平衡易位或倒位。

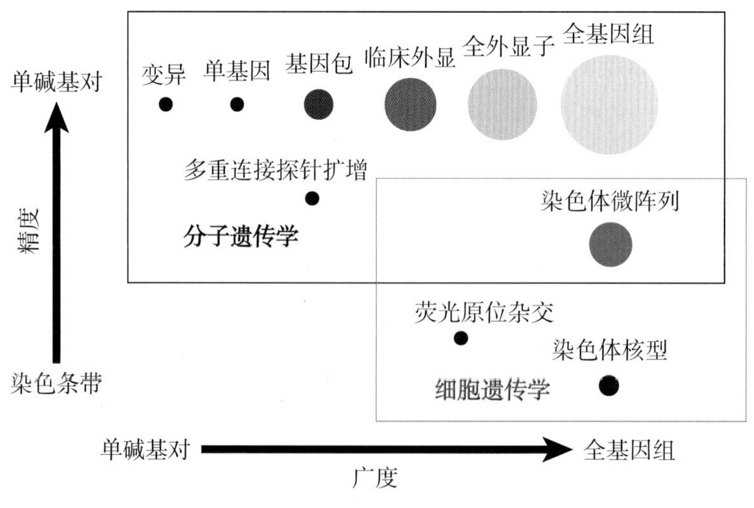

图11-2　各种不同的基因检测方法

图中各基因检测方法由圆点表示。圆点越大代表检出率越高，颜色越深代表特异性越强以及得到意义未明结果的可能越小。

基因检测方法的多样性决定了各种方法不同的适用性和局限性。在临床应用中应该根据具体情况合理选择最佳检测方法。另外，各种方法的成本和耗时也是考虑选择的因素。忽略了这些而一味追求全和精是不可取的。与产前诊断相关的基因检测有两类：一类是特定已知变异的检测；另一类是寻找未知变异的检测。

第一类针对已知变异的靶向检测一般简单明了、结果意义明确、成本低廉、耗时短，适用于验证其他方法得到的结果，检测家族成员是否携带已知变异、一些特殊遗传病的常见热点变异，以及一些靶向药物适用者的筛选。这类检测的具体方法依然需要根据变异的类型来选择。如果是小的DNA碱基序列变化，可以用等位基因特异鉴别的方法，如Realtime PCR。如果是已知染色体微缺失/微重复，根据有没有合适的探针，可选择MLPA、FISH或定量PCR的方法。如果是染色体平衡重排，根据有没有合适的探针，可选择FISH或染色体断点测序方法。如果是染色体数目的变化，则选择核型分析或FISH。这类靶向检测是产前诊断应用最多的。因为产前诊断经常是基于临床意义明确的先证者的基因型、父母携带者筛查结果或胎儿游离DNA非侵入性筛查结果来检测胎儿的基因型，因此一般都有已知阳性样品可作为参照，最好用先证者的样品。实在没有阳性参照的情况下，至少要保证在相同实验室用相同方法在其他样品中检出过相同的变异，否则不能排除试剂原因不能检出已知变异而得出假阴性的结果。无论已知变异是什么类型，这类靶向检测仅针对特定变异，而不检测相同基因的其他变异或与表型相关的其他基因。由于许多疾病有遗传异质性，阴性结果只表明样品不含所测的变异，但不排除其他可能。如果测的是家族性或常见热点致病变异，阴性结果只是降低但并不排除患病风险。

第二类寻找未知变异的检测方法，一般不直接用于产前诊断，较多用来确诊先证者从而为产前诊断取得依据。有些典型的遗传性疾病已经很明确和单个基因相关但变异遍布整个基因，并不集中在某个热点，这种情况单基因测序就比较合适。根据基因的大小和外显子数目的多少，可采用Sanger测序或高通量测序。一些异质性较高的遗传性疾病，通常涉及几十个甚至几百个基因，应该设计捕获特定基因的高通量测序基因包。如果是疑难病例没有适用的基因包，可以采用临床外显子组或全外显子组测序。如果是先天性多重出生缺陷或智力低下，可采用染色体微阵列芯片分析。虽然从大的基因包到全外显子组测序都有可能测出拷贝数变异和长片段的纯合变异区域，但结果不是非常可靠而且会有很多临床意义未明的发现。相比而言，用包含CNV-SNP混合探针的染色体微阵列杂合芯片技术来检测拷贝数变异已经比较成熟，而且速度也较快。但是这种芯片无法测出小的DNA序列变异，无法测出平衡的染色体结构变异，也不能明确染色体结构变异的准确断点。全基因组测序能综合全外显子组测序和芯片的优点，既能精确到每个碱基位点，也能检出各种染色体数目异常、拷贝数异常和平衡重排。从理论上说，全基因组测序是最全面、最精确的方法，但目前因为成本高、解读难、耗时长而尚未能推广到临床。

这些常用的检测方法都有其局限性。靠捕获来富集检测区域的方法只限于对捕获区域的检测，不能检测捕获区域之外的部分，而且捕获并不一定完全。每个批次可能有或多或少覆盖不全的区段，影响可重复性。靠PCR扩增检测区域的方法会受到引物区内的序列变异的影响，有可能导致等位基因无法被扩增。另外，一些碱基重复的动态变异、假基因的干扰、特别高或特别低的G-C含量区域、甲基化的检测等都不是普通的高通量测序可以检测到的。新的方法，例如三代单分子测序、乳液滴单分子DNA条码标记、长片段插入跳跃序列库、纳米管单分子影像术等能克服一些不足，正逐渐向临床应用迈进。

总之，基因检测方法种类繁多。如何选择最合适的检测方案首先取决于待测的目标是否明确。如果已经明确，则根据目标变异的类型选择合适的方法；如果尚未确诊，则需根据临床相关性选择适当的方法。检测的精度、广度和深度都要根据临床需要。需要考虑检测方法的灵敏度、特异度、局限性、成本、检测周期等因素来做出抉择。

二、常用检测技术方法的临床应用策略

临床医生、遗传咨询师以及遗传检测实验室技术人员，在其工作场景中，主要职责之一即是根据临床表型的特征、基因检测的目的以及基因的变异类型等，帮助患者或家属制订合理的检测策略，以节约成本、缩短检测周期、增加检出阳性率。

（一）根据临床表型的典型程度选择检测范围不同的技术

1. 典型的综合征患者　可选择针对性强的检测技术，如针对单个基因的Sanger测序，针对甲基化异常导致的Prader-Willi/Angelman综合征（PWS/AS）的MS-MLPA，以及针对基因缺失或UPD的CNV-SNP混合探针微阵列；针对典型的线粒体病选择针对mtDNA热点变异的Sanger测序分析或PCR-酶切电泳分析等。

2. 对遗传异质性强的疾病　可选择临床外显子组，或针对主要临床指征的基因包测序，为增加检出率和缩短Sanger测序验证的时间，可考虑同时检测患者及其父母的样本（Trio分析）。

（二）根据检测目的不同选择不同技术

1. 健康人群筛查　主要以成本效率优先的原则选择相应的技术策略。目前，针对新生儿筛查严重遗传病，或针对健康人群筛查隐性致病基因变异携带者，已经在个别疾病或少数经济较好的人群或地区开展。例如针对新生儿耳聋基因筛查，可选择基因芯片、实时定量PCR、质谱等高通量低成本的技术方法；针对单种高发隐性遗传病携带者筛查，如脊髓性肌肉萎缩症（spinal muscular atrophy，SMA），可采用MLPA或实时定量PCR技术；针对多种隐性遗传病携带者筛查，可采用基因包测序方法，但需要注意检测范围，较多的基因变异其临床意义有些并不明确。

2. 特定患者群体内的遗传筛查　因检测结果可能会影响临床诊断和治疗方案的制定，因此应选择可兼顾成本、效率和准确性的检测技术。例如针对遗传性乳腺癌患者筛查*BRCA1*和*BRCA2*基因变异，可选择Sanger测序或深度较高的基因包测序。

3. 患者针对性诊断　参照上述根据临床表型的典型程度选择检测范围不同的技术。

4. 患者家系成员分析　在已经明确患者的致病变异，需要进行家系成员验证，或者寻找到疑似致病变异，需要家系分析帮助致病性判断时，常选择Sanger测序等变异位点针对性检测技术。

（三）根据基因变异的类型特点选择合适的技术

1. 针对脊髓小脑共济失调（spinocerebellar ataxia，SCA）、强直性肌营养不良（myotomic dystrophy，DM）、脊髓延髓性肌萎缩（spinal and bulbar muscular atrophy，SBMA）、亨廷顿病（Huntington's disease，HD）、脆性X染色体综合征（fragile X syndrome）等动态变异，应选择STR或TP-PCR（三碱基重复引物PCR）等技术。最近发展的一步法TP-PCR，能够检测强直性肌营养

不良较大的动态变异[19]。

2. 针对以大片段缺失或重复、重排等为主要类型的基因组失衡，可首先选择特异性PCR电泳、Realtime PCR、MLPA、CNV-SNP混合探针微阵列等技术。

3. 针对存在假基因干扰的基因变异分析，如可引起显性遗传多囊肾的*PKD1*和*PKD2*基因等，常常需要使用特异性引物PCR富集真基因片段，再用内部测序引物进行Sanger测序或高通量测序。

遗憾的是，没有任何一套策略是完美的，当我们将患者作为一个群体来权衡利弊而制定的策略对多数患者而言是成本效率最佳的，但是仍难免会有个别患者在该策略下成本效率是欠佳的。例如，针对进行性肌营养不良患者检测*DMD*基因，因70%患者是大片段缺失变异，30%患者是点变异，常用检测策略是首先选择MLPA技术，阴性样本再通过Sanger测序或高通量测序检测点变异。70%的患者因此策略而受益，而对携带点变异的30%患者而言，他们多付出了MLPA检测的经济和时间成本。因此，在与患者和家属沟通时，应对所有可选检测策略的利弊进行详细的说明，以便他们根据自己的需要选择合适的策略。例如，对于非常着急需要明确变异的DMD患者（家属中有已怀孕的成员），同时对*DMD*基因进行外显子拷贝数分析（MLPA检测）和点变异分析（Sanger测序或高通量测序）也许才是最佳的策略。当然，随着技术的进步，检测策略可能会需要做出调整，如已有不少研究证明高通量测序可以用于较大片段的拷贝数变异检测。

（四）遗传印记性疾病的基因检测

基因组印记（genomic imprinting）又称遗传印记，是通过生化途径，在一个基因或基因组区域上标记其双亲来源信息的生物学过程。基因组印记是一种表观遗传现象，导致部分基因以基于亲本来源的特异性方式进行表达，该过程不改变基因序列，涉及DNA甲基化和组蛋白甲基化。这些表观遗传标记是在双亲的生殖细胞（精子或卵细胞）中建立的（即“印记”），并通过体细胞的有丝分裂来维持。印记过程是将对DNA某些位置上的胞嘧啶进行甲基化修饰的化学反应，这些分子可识别基因拷贝是遗传自母亲或者是父亲，甲基基团的添加和去除过程可控制基因的活性。基因的表达与否取决于其来源于父源染色体还是母源染色体，一些基因只有由父亲遗传时才有活性，另一些则只有从母亲遗传时才有活性。这些基因的正确印记对于正常发育尤为重要，常见的涉及人类基因组印记疾病有PWS、AS、Beckwith-Wiedemann综合征（Beckwith-Wiedemann syndrome，BWS）、Silver-Russell综合征（Silver-Russell syndrome，RSS）等。下面就以PWS和AS为例介绍这类疾病的遗传学检测方法。

PWS和AS是第一组被发现的基因组印记异常所引起的疾病，该基因组异常均定位于15q11.2-13。PWS及AS的发病机制较复杂，包括染色体15q11.2-13区域微缺失、单亲二体（UPD）、印记缺陷以及关键致病基因变异，其中以缺失型最为多见。两种疾病的遗传机制基本类似，但在临床上是明显不同的两种遗传性疾病。PWS又称肌张力低下-智力障碍-性腺发育滞后综合征，最早由Prader Cabbant和Willi于1956年命名，由15q11.2-13区域父源性印记基因缺陷引起，发病率为1/30 000～1/10 000，主要表现为婴儿期肌张力减退、肥胖、身材矮小、过度饮食、发育迟缓、性腺功能减退等。AS又称快乐木偶综合征，发病率为1/24 000～1/12 000，由15q11.2-13区域母源印记基因缺陷引起，主要表现为严重的发育迟缓或智力障碍、步态共济失调和/或四肢抖动，以及独特的行为、异常的快乐等（详见第十八章）。

PWS/AS的诊断主要依据临床表现以及分子遗传学检测15号染色体相关区域的亲本印记异常。PWS的印记基因表达缺陷包括父源缺失、母源UPD以及少见的印记缺陷或点变异。AS的印记基因表达缺陷包括母源缺失、父源UPD、印记缺陷或点变异以及母源*UBE3A*基因发生变异。对于临床怀疑PWS/AS的患者，可行以下相关的分子遗传学检测。

1. DNA甲基化分析　通过Southern Blot或甲基化特异性PCR进行分析，能明确诊断各种已知分子机制（包括父/母源区域缺失、母/父源UPD、印记缺陷）所致的PWS或AS，但不能分辨是哪一种机制。

2. MS-MLPA　能检测缺失、UPD以及印记缺陷，分辨缺失和UPD，检测特异性甲基化位点，为临床常用手段。

3. FISH　通常结合核型分析，仅能检测缺失，但检测范围并不包含整个PWS/AS区，会漏检部分小缺失等。低于1%的患者存在可见的染色体重排。

4. CMA　检测效率略高于FISH，且能提供缺失大小位置的相关详细信息。此外，也能提供基因组其余部分的缺失和重复的信息。能检测微缺失，较核型和FISH更精确。SNP-array可检测缺失和部分UPD。

5. STR　同时检测患儿及父母的15q11.2-13区域STR位点，可以发现缺失、UPD。检测成本较低。

6. Sanger测序　约11%的AS患者由*UBE3A*基因致病性变异引起，可通过测序分析发现。

产前遗传咨询：遗传学检测可明确患儿的病因，不同机制的再发遗传风险不同。若患儿是由于关键区域缺失或UPD所致，则再发风险通常小于1%。若患儿是由于印记缺陷所致，则再发风险高达50%；同时需要警惕患儿父母是平衡易位携带者或存在生殖细胞嵌合变异的可能性。患儿父母再次孕育时需进行相关遗传咨询及产前诊断。

（五）临床不能明确诊断疾病的基因检测

有些疾病临床表型特征性不强，比如智力发育或者行动发育迟缓、肌无力、缺乏生机。许多小儿生长发育障碍病症临床上常表现为“五迟”（立迟、行迟、语迟、发迟、齿迟）和“五软”（头项软、口软、手软、足软、肌肉软）。另一些疾病有很强的遗传异质性，指的是有很多基因如果有缺陷都可能导致类似表型，比如癫痫、耳聋、眼疾、先天性心脏病等，已知有很多相关基因，但即使利用基因包测序仍然可能没有定论。另外还有一些多重先天畸形，有可能是染色体微缺失/微重复引起，一般的基因或基因包无法检测到，只能应用CMA或高通量测序等基因组检测技术来检测。

三、解读第三方机构微阵列或高通量测序检测结果的注意事项

随着基因检测的应用越来越广泛，临床遗传咨询门诊经常能遇到携带基因检测报告前来就诊的患者和家属。这些已经做过遗传检测的病例仍然需要格外谨慎处理，在进行再发风险评估前务必仔细评价基因检测报告，主要需要考虑遗传检测所有的技术手段是否恰当、检测范围是否足够、变异的致病性判断依据是否充分。

案例接诊及处理流程可按照如下方案进行：

1. 接诊及资料收集　尽可能约见家族先证者，详细问诊，进行必要的体格检查，整理家族先

证者病历资料（尽可能详细），罗列所有表型（含阳性和阴性）；如果先证者病逝，其病历资料就更加重要，甚至包括照片以及影像资料都可能提供诊断线索。

2. 确认家族致病变异　对病患家属带来的其他单位的基因检测报告需要进行详细评估。具体内容包括以下方面：

（1）评估先证者表型可能涉及的疾病与所做遗传检测的方法是否匹配，即检测报告所有技术手段对于检测疾病是否合适。比如Sanger测序技术检测DMD就存在较大局限性。

（2）评估遗传检测报告的检测范围，至少有三层意思。

1）是否检测了所有的致病基因，比如白化病可能为最常见的*TYR*基因变异导致，也可能是PWS的一个伴随症状。

2）是否检测了致病基因所有可能的变异类型，比如先天性肾上腺皮质增生的致病基因*CYP21A2*，既有可能发生大片段缺失，也有可能发生点变异，还可能与假基因发生结构重组。

3）是否检测了致病基因的足够大区域，虽然大部分已知致病变异都分布于编码区及其侧翼区，但是内含子深处仍然可能存在致病变异，比如*HBB*基因c.316-197C>T（IVS-II-654）即属于致病变异。

（3）评估检测结果　主要包含两方面的需要：①评估变异致病性判断的依据（详见本章第四节），查阅各个相关数据库，寻找致病性或多态性的依据；②家系成员的验证，即确认变异在家系中的表型-基因型是否存在共分离。

（4）确定致病变异来源　评估再发风险是产前诊断的重要任务之一，为了科学、准确地评估再发风险，需要明确先证者致病变异的来源。新发变异的再发风险基本上等同于人群变异率或者疾病发病率；来源于父母的变异根据遗传方式则有25%～50%的再发风险；而来源于父母的生殖细胞嵌合变异的再发风险则需要考虑嵌合比例。

3. 胎儿和其他家庭成员的诊断　在完成详细的临床及实验室评估后，可以按照标准的产前诊断操作流程对胎儿进行必要的基因检测，并出具产前诊断报告，进行合理的报告解释。

为了避免家族中患儿的再次出现，有时需要对家族中直系或其他旁系亲属进行检测。可以同时进行，也可以在完成就诊者产前诊断后再进行。

综上所述，遗传病的基因诊断是一个非常多环节的过程，因此，开展有序的预约就诊机制、提供方便的病患资料提交途径对于提升工作效率至关重要。

（沈　珺　张　彦）

第四节　生物信息学分析技术和数据库在产前诊断中的应用

一、生物信息学分析技术在产前诊断中的应用

产前诊断是有专属含义和严格指征的范畴。相对于欧美严格的行业规范和完善的保障体系而言，国内的情况要复杂很多。临床除了《产前诊断管理办法》中规定的情况以外，还会遇到大量

不符合产前诊断指征的案例。按照临床实际大约可以分为以下几种情况：

1. 明确先证者及父母基因型　可按照产前诊断操作规范对胎儿基因型进行检测。

2. 无先证者，超声发现胎儿异常　在伦理许可范围内、充分知情同意前提下，可以考虑对胎儿（或引产物）进行必要的基因检测。

3. 有阳性家族史但病因不清楚的妊娠状态　优先考虑按照产前诊断规范明确家族致病基因型后再进行胎儿基因型检测。如客观条件不允许，需要首先进行充分的遗传咨询，在伦理许可范围内、充分知情同意前提下同时检测患者及胎儿基因。

鉴于产前诊断实属出生缺陷防控中的一个环节，不是一个独立的节点，而是与家族中患者或携带者的基因检测环环相扣的联系过程，因此，生物信息学分析在产前诊断中的意义虽然类同于遗传检测，但由于产前诊断针对的是胎儿，因此，基因变异的致病性判断就显得格外重要。

按照产前诊断操作规范执行的遗传检测，基因变异的致病性判断在胎儿基因检测前已经有了结论或者有明显倾向性。但如果是在前文所述的特殊情况下进行胎儿基因检测，就有可能需要对胎儿直接进行致病性判断，风险较大。

二、致病性判断的参考数据库

生物信息学发展非常迅速，目前临床可参考的致病性判读的生物信息学工具及主要用途简述如下。

（一）基因信息资料库及分析工具和分享平台

1. OMIM（https://omim.org/）　在线人类孟德尔遗传病数据库，是记载人类基因和孟德尔遗传病的网上目录。早在20世纪60年代，McKusick博士开始建立纸质的目录。1985年开始建立电子版本，1995年开始通过互联网向全球发布。OMIM的内容是人工阅读文献后整理编辑而成，并且不断更新和添加新条目。截至2018年8月，共收录约2.5万条，包括近1.6万个基因和8 000多种疾病表型。通过OMIM网站能搜索到疾病和基因的关联性、遗传方式、临床表型特征，并且可以链接到其他数据库网站。

2. GeneReviews（https://www.ncbi.nlm.nih.gov/books/NBK1116/）　是各种专病领域专家对疾病和基因相关性、症状、遗传特征、诊断、治疗、遗传咨询等方面的综述。每一篇均经过同行评审。截至2018年7月，已收录721篇。数据库的汉化过程已经启动，详见第十七章。

3. ClinGen（https://clinicalgenome.org/）　是美国国家卫生研究院资助的公共临床基因组资源。其目的是建立一个权威性的资源，帮助确定基因与疾病的相关性。ClinGen提供临床基因分析的工具和分享平台，并制定一系列诠释基因和解读变异的标准规范。

4. UCSC基因组浏览器（http://genome.ucsc.edu）　是加州大学Santa Cruz分校托管的网上基因组浏览器。2000年7月，UCSC基因组浏览器在网上展示组装好的第一版人类基因组参考序列，并开始添加可视化浏览功能。之后，逐步添加许多标准的和可由用户自己添加的栏目，比对到基因序列位置加以注释，其中也包括许多数据转化工具和其他数据库的链接。

（二）基因组结构变异（SV和CNV）致病性判读数据库

1. DGV（http://dgv.tcag.ca/dgv/app/home）　收录了在大量“正常人”基因组中检测到的大片

段结构变异（structual variants，SV）和小片段结构变异（拷贝数变异，CNV），以及它们在人群中发生的最小等位基因频率。据此可以将在病患中检测到的SV或CNV与这些数据对比，可以作为是否良性或可能良性或意义不明的判读参考。该数据库已经在UCSC浏览器中做了链接，可从“变异”类下的DGV结构变异栏查询到。

2．Decipher（https://decipher.sanger.ac.uk/） 收录了世界各地临床遗传实验室发现的各种来源于病患的拷贝数变异检测结果，可以作为是否致病性或可能致病性的判读参考。该数据库已经在UCSC浏览器中做了链接，可从“表型和文献”类下的DECIPHER CNV和SNV栏查询到。

（三）DNA序列变异致病性判读数据库

1．dbSNP（https://www.ncbi.nlm.nih.gov/snp） 即单核苷酸多态性（single nucleotide polymorphism，SNP）数据库，是由NCBI与National Human Genome Research Institute合作建立的，作为GenBank的补充和辅助工具，是关于单碱基替换以及短序列插入或删除等微小核酸序列变异及其多态性的资源库。dbSNP收录了各种来源检测发现的SNP并经过审核和系统编号，每个基因组位置上的变异都有一个唯一的rs号码。每个SNP页面列举的它们在人群中发生的频率（minor allele frequency，MAF）和临床意义（clinic significance）可以作为致病性判读的参考依据，但需要注意以下几点：数据库版本不同，临床意义可能有差异；MAF有人种差异，不同人种差异可能很大；同一个 rs号下可能有几种SNP。

dbSNP现已并入NCBI的Entrez系统，能使用与其他Entrez数据库（如Pub Med和Gen Bank）相同的查询方式来查询数据。dbSNP批量查询方式：使用一组变异ID［包括Ref SNP（rs）ID，Submitted SNP（ss）ID和Local SNP ID］来生成各种SNP报表。

2．Clin Var（https://www.ncbi.nlm.nih.gov/clinvar/） 是NCBI于2013年启动的公共和免费数据库，以基因为单位收录世界各地提交的单碱基替换或短序列插入/删除等微小核酸序列变异（single nucleotide variants，SNV）数据。部分基因变异的提供者会同时提供受检者的表型信息。

Clin Var数据库整合了十多个分散的不同类型数据库，将变异、临床表型、实证数据，以及功能注解与分析四个方面的信息，通过专家评审，逐步形成一个标准的、可信的、稳定的遗传变异-临床表型相关的数据库。Clin Var要求每个递交的变异都应该按照ACMGG和AMP 2015联合发布的指南[17]，分为与临床遗传检测报告通用的五种类别（良性、可能良性、可能致病、致病、临床意义不明）。该数据库也可查询遗传变异和疾病的相关信息。同时，该数据库支持科研人员下载数据，以便开展更为个性化的研究。

Clin Var里的变异评定分星级。如果仅提交变异但没有致病性分类、或有致病性分类但没有分类依据、或分类是基于单倍型而不是对变异的直接分类，均评为零星级；单个提交者给出分类和依据、或多个提交者的分类互相矛盾，均评为一星级；两个以上有依据的分类且结果一致评为两星级。有专家组评审得出的结论评为三星级；有临床指南依据的分类评为四星级。

3．HGMD（http://www.hgmd.cf.ac.uk/ac/index.php） 即人类基因变异数据库，由英国Cardiff的医学遗传研究所从1996年开始建立和维护。目前是商业化数据库，有专业版和公共版区分。收录了公开发表在文献上的基因变异，包括部分SNV已经有专家评估后给出的致病性判断，可以作为致病性判读的参考。

公众版（免费）截至2014年收录了15.7万个已发表的基因变异；专业版（收费）截至2018年6月，收录了23.2万个基因变异，每个季度增长五六千条。虽然该数据库提供了一个重要的资源，但其收录的变异注释仍有相当部分是不正确的，不能直接作为变异致病性判断依据，但对大体了解某个基因已报道过的变异类型和快速搜索相关文献仍然有帮助。此外，使用HGMD的全部内容只能通过注册；免费版本自2014年以来已经不再更新，不提供染色体坐标，搜索功能很少。

4．LOVD（http://www.lovd.nl/） 以基因为单位收录世界各地发现的部分SNV变异数据。数据库负责维护的人员一般是对某基因颇有研究的志愿者。数据库的质量不一。

5．ExAC（http://exac.broadinstitute.org） 即外显子集成联盟（Exome Aggregation Consortium），收录了数万例外显子组测序发现的SNV，可作为特定人种的人群基因型频率的重要参考。

ExAC整合汇总各种大规模测序项目外显子组测序数据，使其可用于更广泛的科学研究。其包括各种特异性疾病和群体遗传学研究的60 706个无关个体的测序数据，已经排除了具有极端儿童疾病的样本，因此该数据集可作为严重疾病研究的频率参考集。通过该数据库，用户可获取变异位点在较大人群中的变异频率。尤其适用于孟德尔遗传病研究，可根据人群中变异频率信息，排除人群中变异频率较高的位点，发现罕见变异，缩小疾病的候选变异范围，寻找疾病的致病变异。

ExAC中基因的pLI指数对判断基因是否可能由于单倍剂量不足引起显性遗传病有统计意义。该指数越接近1，单倍剂量不足致病可能性越大，但数值小并不排除隐性遗传致病的可能。ExAC中错义变异的Z指数对判断基因是否容忍错义变异有帮助。Z>3提示错义变异致病可能性升高。ExAC对每个变异列出一个过滤频率阈值，这是通过统计学计算后得出的。如果这个阈值比人群中可能的携带率还高，则变异不致病，在生物信息处理中可被过滤掉。ExAC中变异的人群等位基因发生频率按种族分类。种族频率是统计方法推算出来的，并非完全准确。

6．gnomAD（http://gnomAD.broadinstitute.org） 收录了超过12万例全外显子组测序以及超过1.5万例WGS发现的SNV，可作为人群基因型频率的重要参考。gnomAD综合了ExAC、外显子测序计划（exome sequencing project，ESP）、千人基因组计划的数据，是迄今为止全球普通人群数据量最大的数据库。gnomAD和ExAC用的是类似的界面，但上面提到的那些统计学指数未列出来，且gnomAD并不显示大部分WGS得到的非编码区的变异。

7．中华人群基因变异数据库 近年来在中国创建的中华基因库（CNGMD），收集公开发表的来源于中国内地、中国香港、中国台湾、新加坡、韩国和美洲华人的WES数据、WGS数据和一些目标区域测序的数据，其中汉族人占多数。要求收集的每份数据都有对应表型描述。这些数据主要来源于肿瘤患者的外显子组、全基因组、RNA测序的数据。如果肿瘤样本有血液对照样本，则肿瘤样本的体细胞变异被去掉，保留个体的生殖细胞变异入库；若未能提供血液对照样本，体细胞变异则入库。每个肿瘤样本的全外显子组平均有20～60个体细胞变异，相对于生殖细胞变异数量很少。

通过分析原始fastq数据并整理统计中华人群的基因变异频率，帮助临床检测者或研究者更准确地评价基因变异与疾病的相关性。数据库http://CNGMD.VirgilBio.com于2017年公开发布，免费使用。目前已更新到v5.0，仍在继续扩充和更新中，将来有可能成为中国人群疾病研究和诊断的重要参考。

CNGMD v5.0中包括中华人群的各个基因位点频率和等位基因数，以及每个位点在各种疾病和种族人群的基因频率等信息。数据库收录共计超过1亿个变异位点，其中mRNA外延200bp区域有超过1 200万个位点，外延100bp区域有超过1 016万个位点，编码区有超过260万个位点，每个位点的等位基因数大部分在1万～2万。

三、部分预测工具

根据美国医学遗传学与基因组学学会（American College of Medical Genetics and Genomics，ACMGG）和美国分子病理协会（Association of Molecular Pathologists，AMP）2015年联合发布的DNA序列变异致病性判断标准规范指南[17]，各种软件或算法的预测并不能作为致病性判断的标准。即使作为参考依据，也不可以叠加不同软件或算法的结论。但是如果在没有可用的数据库情况下，这些预测软件又是必不可少的参考信息来源。

1．Mutation Taster（http://mutationtaster.org/） 针对SNV及indel，可用于检索已报道的变异，也可以预测未报道的变异。整合了polyphen2等软件的计算结果，并与Ensemble、UCSC、Uniprot等数据库有动态链接。

2．HOPE（www.cmbi.ru.nl/hope） 一款在线的兼有检索及预测功能的软件，可以对编码区变异所造成的氨基酸改变引起的蛋白质空间结构改变进行预测。

3．ScSNV 基于Annovar的一个机器学习预测工具，可以对侧翼区-12bp～+8bp的可变剪切变异进行预测。

4．Var Cards网站（http://varcards.biols.ac.cn/） 提供了一个非常方便的平台，能同时列出二十几种预测软件的结果。

如前所述，数据库中关于SNV及CNV的致病性判断可能随时调整，预测软件更是不断推陈出新。生物信息学方法对于处理大量数据是必不可少的工具，但是对于某个具体的基因变异而言，遗传学的家系分析和共分离验证以及生物学的功能验证有着决定性的意义，不可本末倒置。因此，在产前诊断以及患者的遗传检测过程中，完整的家系信息一直都非常重要。对于临床意义不明的变异，细胞生物学实验和动物实验等功能研究也具有不可替代的价值，但是很费时费力，因此，在临床遗传检测实验室中很难作为必须的功能验证步骤。

四、DNA序列变异致病性判断分类标准（ACMGG和AMP 2015年联合发布）

ACMGG和AMP共同制定了基因变异解读指南[17]，建议使用特定标准术语来描述高度外显的、符合孟德尔遗传方式的、与单基因遗传病相关的基因变异，即将变异的临床意义分为五级：致病（pathogenic）、可能致病（likely pathogenic）、临床意义不明（variant of uncertain significance，VUS）、可能良性（likely benign）和良性（benign）。国内同行也组织发表了对该指南的专家共识解读（中文版）[20]。

该指南提供了两套标准：一套是用于对致病或可能致病的证据进行分类（表11-1），另一套是用于对良性或可能良性的证据进行分类（表11-2）。这些变异的证据包括人群数据库中查到的变异频率、基因变异的类型、基因的功能学研究、以往病例报道、家系成员分离度，以及计算机功能预测等。致病变异证据可分为非常强（very strong，PVS1）、强（strong，PS1～PS4）、中等（moderate，PM1～PM6）或辅助证据（supporting，PP1～PP5）。良性变异证据可分为独立（stand-alone，BA1）、强（strong，BS1～BS4）或辅助证据（BP1～BP6）。其中，数字只是作为有助于参考的分类标注，不具有任何意义。每个类别中的数字不表示分类的任何差异，仅用来标记以帮助指明不同的规则。对于一个给定的变异，分析人员应当基于观察到的证据来选择标准。每个类别根据证据强弱，可升级或降级，比如从PS升级到PS_VS或降级到PS_M。实际操作中可根据表11-3的评分规则把标准组合起来进而从五级系统中选择一个分类。

2019年8月8日，Harrison等[21]基于2015年美国ABMG和AMP学会指南[17]，总结了人口频率数据、变异类型及其位点，以及案例级数据，包括可用资源和可以为规范过程提供信息的量化框架。

表11-1　致病证据分级标准[17, 20]

致病性证据	分类	标准内容
非常强	PVS1	当一个疾病的致病机制为功能丧失（LOF）时，无功能变异（无义变异、移码变异、经典±1或2的剪切变异、起始密码子变异、单个或多个外显子缺失） ［注：①该基因的LOF是否为导致该疾病的明确致病机制（如*GFAP*、*MYH7*）；②3’端末端的功能缺失变异需谨慎解读；③需注意外显子选择性缺失是否影响蛋白质的完整性；④考虑一个基因存在多种转录本的情况］
强	PS1	与先前已确定为致病性的变异有相同的氨基酸改变。例如，同一密码子，G>C或G>T改变均可导致缬氨酸→亮氨酸的改变；注意剪切影响的改变
	PS2	患者的新发变异，且无家族史（经双亲验证）。［注：仅仅确认父母还不够，还需注意捐卵、代孕、胚胎移植的差错等情况］
	PS3	体内、体外功能实验已明确会导致基因功能受损的变异。［注：功能实验需要验证是有效的，且具有重复性与稳定性］
	PS4	变异出现在患病群体中的频率显著高于对照群体。［注：①可选择使用相对风险值或者OR值来评估，建议位点OR>5.0且置信区间不包括1.0的可列入此项；②极罕见的变异在病例对照研究中可能无统计学意义，原先在多个具有相同表型的患者中观察到该变异且在对照中未观察到可作为中等水平证据］
中等	PM1	位于热点变异区域，和/或位于已知无良性变异的关键功能域（如酶的活性位点）
	PM2	ESP数据库、千人数据库、ExAC、gnomAD数据库中正常对照人群中未发现的变异（或隐性遗传病和不完全外显的显性疾病中极低频位点）。［注：高通量测序得到的插入/缺失人群数据质量较差］
	PM3	在隐性遗传病中，在和变异所在不同的染色体检测到致病变异。［注：这种情况必须通过患者父母或后代验证，或有实验数据证明］
	PM4	非重复区框内插入/缺失或终止密码子丧失导致的蛋白质长度变化
	PM5	新的错义变异导致氨基酸变化，此变异之前未曾报道，但是在同一密码子的其他变异导致编码另外一种氨基酸的变异已经确认是致病性的，如：现在观察到的是Arg156Cys，而Arg156His是已知致病的，注意此条不适用影响剪切的改变

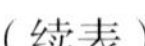

（续表）

致病性证据	分类	标准内容
	PM6	未经父母样本验证亲缘关系的新发变异
支持证据	PP1	变异与疾病在家系中共分离（在家系多个患者中检测到此变异）。［注：如有更多的证据，可作为更强的证据］
	PP2	对某个基因来说，如果这个基因的错义变异是造成某种疾病的原因，并且这个基因中良性变异占的比例很小，在这样的基因中所发现的新的错义变异
	PP3	多种软件预测出该变异会对基因或基因产物造成有害的影响，包括保守性预测、进化预测、剪切位点影响等。［注：由于做预测时许多生物信息学算法使用相同或非常相似的输入，每个算法不应该算作一个独立的标准。PP3在一个任何变异的评估中只能使用一次］
	PP4	变异携带者的表型或家族史高度符合某种单基因遗传疾病
	PP5	有可靠信誉来源的报告认为该变异为致病的，但证据尚不足以支持进行实验室独立评估

表11-2　良性证据分类标准[17, 20]

良性影响的证据	分类	标准内容
独立证据	BA1	ESP数据库、千人数据库、ExAC、gnomAD数据库中等位基因频率＞5%且没有疾病相关性报道的变异
强	BS1	等位基因频率大于疾病发病率
	BS2	对于早期完全外显的疾病，在健康成年人中发现该变异（隐性遗传病发现纯合、显性遗传病发现杂合，或者X-连锁半合子）
	BS3	在体内外实验中确认对蛋白质功能和剪切没有影响的变异
	BS4	在一个家系成员中缺乏共分离。［注：这部分需要考虑复杂疾病和外显率因素］
支持证据	BP1	一个疾病的已知致病变异只是某基因的截短变异，在此基因中所发现的错义变异
	BP2	在显性遗传病中又发现了另一条染色体上同一基因的一个已知致病变异，或者是任意遗传方式遗传病中又发现了同一条染色体上同一基因的一个已知致病变异
	BP3	功能未知重复区域内的缺失/插入，同时没有导致基因编码框改变
	BP4	多种统计方法预测出该变异会对基因或基因产物无影响，包括保守性预测、进化预测、剪切位点影响等。［注：由于做预测时许多生物信息算法使用相同或非常相似的输入，每个算法不应该算作一个独立的标准。BP4在任何一个变异的评估中只能使用一次］
	BP5	在已经有另一分子致病原因的病例中发现的变异
	BP6	有可靠信誉来源的报告认为该变异为良性的，但证据尚不足以支持进行实验室独立评估
	BP7	同义变异且预测不影响剪切

表11-3 遗传变异分类联合标准规则[17, 20]

变异分类	证据条件
致病	（1）1个非常强（PVS1）和 a. ≥1个强（PS1～PS4）或 b. ≥1个中等（PM1～PM6）或 c. 1个中等（PM1～PM6）和1个支持（PP1～PP5）或 d. ≥2支持（PP1～PP5） （2）≥2个强（PS1～PS4）或 （3）1个强（PS1）和 a. ≥3个中等（PM1～PM6）或 b. 2个中等（PM1～PM6）和≥2个支持（PP1～PP5）或 c. 1个中等（PM1～PM6）和≥4个支持（PP1～PP5）
可能致病	（1）1个非常强（PVS1）和1个中等（PM1～PM6）或 （2）1个强（PS1～PS4）和1～2个中等（PM1～PM6）或 （3）1个强（PS1～PS4）和≥2个支持（PP1～PP5）或 （4）≥3个中等（PM1～PM6）或 （5）2个中等（PM1～PM6）和≥2个支持（PP1～PP5）或 （6）1个中等（PM1～PM6）和≥4个支持（PP1～PP5）
良性	（1）1个独立（BA1）或 （2）≥2个强（BS1～BS4）
可能良性	（1）1个强（BS1～BS4）和1个支持（BP1～BP7）或 （2）≥2个支持（BP1～BP7）
临床意义不明	（1）不满足上述标准或 （2）良性和致病标准相互矛盾

（张　彦　王　凯　郭一然　吴柏林）

参考文献

[1] 李金明. 高通量测序技术 [M]. 北京: 科学出版社, 2018.

[2] Shen Y, Wu BL. Microarray-based genomic DNA profiling technologies in clinical molecular diagnostics(Review) [J]. Clinical Chemistry, 2009, 55: 659-669.

[3] 吴柏林. 走进基因组医学时代(2004年世界科学走势扫描之三) [N]. 文汇报, 2004-01-25.

[4] 吴柏林. 基因检测产业在中国的发展将进入快车道: 我们准备好了吗? [EB/OL]. (2015-05-13) [2015-06-16]. http://www.360zhyx.com/home-research-index-rid-54199.shtml

[5] 李艳, 李金明. 临床分子诊断分析前与分析后 [M]. 北京: 科学出版社, 2017.

[6] Staněk L. Polymerase chain reaction: basic principles and applications in molecular pathology [J]. Cesk Patol, 2013, 49: 119-121.

[7] Aschenbrenner J, Marx A. DNA polymerases and biotechnological applications [J]. Curr Opin Biotechnol, 2017, 48: 187-195.

[8] Cao L, Cui X, Hu J, et al. Advances in digital polymerase chain reaction (dPCR) and its emerging

biomedical applications [J]. Biosens Bioelectron, 2017, 90: 459–474.

[9] de Boer S, White SJ. Genotyping multiallelic copy number variation with multiplex ligation–dependent probe amplification (MLPA) [J]. Methods Mol Biol, 2017, 1492: 147–153.

[10] Moelans CB, Atanesyan L, Savola SP, et al. Methylation–specific multiplex ligation dependent probe amplification (MS–MLPA) [J]. Methods Mol Biol, 2018, 1708: 537–549.

[11] Shen Y, Wu BL. Designing a simple multiplex ligation–dependent probe amplification(MLPA) assay for rapid detection of copy number variants in the genome [J]. J Genet Genom, 2009, 36: 257–265.

[12] Shen Y, Irons M, Miller DT, et al. Development of a focused oligonucleotide–array comparative genomic hybridization chip for clinical diagnosis of genomic imbalance [J]. Clin Chem, 2007, 53: 2051–2059.

[13] South ST, Lee C, Lamb AN, et al. ACMG Standards and guidelines for constitutional cytogenomic microarray analysis, including postnatal and prenatal applications: revision 2013 [J]. Genet Med, 2013, 11: 901–909.

[14] Society for Maternal–Fetal Medicine(SMFM), Lorraine D, Mary E N, et al. The use of chromosomal microarray for prenatal diagnosis [J]. Am J Obstet Gynecol, 2016, 215: B2–B9.

[15] 染色体微阵列分析技术在产前诊断中的应用协作组. 染色体微阵列分析技术在产前诊断中的应用专家共识 [J]. 中华妇产科杂志, 2014, 8: 570–572.

[16] 中华医学会医学遗传学分会临床遗传学组, 等. 低深度全基因组测序技术在产前诊断中的应用专家共识 [J]. 中华医学遗传学杂志, 2019, 36: 293–296.

[17] Richards S, Aziz N, Bale S, et al. Standards and guidelines for the interpretation of sequence variants: a joint consensus recommendation of the American College of Medical Genetics and Genomics and the Association for Molecular Pathology [J]. Genet Med, 2015, 17: 405–424.

[18] The International Society for Prenatal Diagnosis, the Society for Maternal and Fetal Medicine, the Perinatal Quality Foundation. Fetal Medicine (SMFM), and the Perinatal Quality Foundation(PQF) on the use of genome - wide sequencing for fetal diagnosis [J]. Prent Diagn, 2018, 38: 6–9.

[19] Lan X, Li N, Wan H, et al. Developing a one–step triplet–repeat primed PCR assay for diagnosing myotonic dystrophy [J]. J Genet Genomics, 2018, 45: 549–552.

[20] 王秋菊, 沈亦平, 邬玲仟, 等. 遗传变异分类标准与指南 [J]. 中国科学(生命科学), 2017, 47: 668–688.

[21] Harrison SM, Biesecker LG, Rehm HL. Overview of specifications to the ACMG/AMP variant interpretation guidelines [J]. Current Protocols in Human Genetics, 2019, 103: e93.

责任编委：尹爱华　杨　芳

第十二章
CHAPTER 12
产前遗传筛查

遗传筛查（genetic screening）是将人群中含风险基因型的个体检测出来。风险基因型是指与疾病的发生有关或疾病易感性高且能向后代传递的基因型。随着对遗传病及其致病基因的深入研究，不少国家和地区已对某些发病率高且严重致死、致残的遗传病进行孕前或产前筛查。通过孕前或产前遗传筛查，将有利于遗传咨询以及遗传病产前诊断工作的开展，进而达到降低出生缺陷的目的。

根据筛查方法和临床目的的不同，孕前或产前遗传筛查可以分为血清学筛查、超声筛查、高通量基因测序等多种手段。本章将重点介绍常见染色体病的产前血清学筛查和基于高通量测序技术的非侵入性产前筛查。

第一节　遗传筛查概述

一、遗传筛查的标准

任何一个筛查项目开展的目的都是为了能向被筛查对象提供有关疾病的信息。这种信息应当有利于疾病的防治，同时也有助于决定筛查阳性者是否进行进一步的检查。因此，遗传筛查项目的开展必须遵循一定的标准。

最近，Wilson等[1]总结了以往对疾病筛查的经验，结合近年来筛查技术的发展和应用，再次明确对疾病筛查的要求，主要包括：①疾病定义明确，临床诊断可靠。疾病会严重危害人体健康，甚至可能致命。②疾病的患病率相对较高且清楚，而且患病者与非患病者在人群中的分布明确。③疾病的治疗有效。④具有明显的卫生经济学效益。筛查项目本身所需要的费用低，其带来的经济和社会效益超过了其给患者及其家属带来的心理副作用。⑤筛查方法简单安全。⑥有高灵敏度和特异度的确诊方法配合，并且容易被患者接受。同时，要具备随访措施，其中包括向患者及其家属提供有关疾病风险、防治等的遗传咨询。

二、遗传筛查项目的统计指标与评估

根据筛查结果与金标准方法检测结果建立四格表（表12-1），通过这个表格，可简单地计算出筛查项目的灵敏度、特异度和预测值等。一般情况下，对筛查结果的统计至少应包括四项：①真阳性（true positive，TP）：患者，筛查结果阳性。②假阳性（false positive，FP）：非患者，筛查结果阳性。③假阴性（false negative，FN）：患者，筛查结果阴性。④真阴性（true negative，TN）：非患者，筛查结果阴性。一个理想的筛查项目必须最大限度地检测出真阳性和真阴性个体，而将假阳性和假阴性控制在最低限度范围内。

表12-1　遗传筛查评估资料整理

筛查结果	金标准		合计
	患病	非患病	
阳性	真阳性数	假阳性数	总阳性数
阴性	假阴性数	真阴性数	总阴性数
合计	患病者总数	非患病者总数	

灵敏度、特异度、假阳性率、假阴性率、总符合率、约登指数、阳性预测值和阴性预测值是评价筛查项目的常用统计指标[2]。

（1）灵敏度（sensitivity）　又称敏感度、真阳性率，指筛查方法对患病者的检测能力。通常用筛查真阳性数与筛查群体中实际患病者总数之间的比值表示。灵敏度表示筛查方法对疾病患者检测的准确度，该值越大越好。

$$\text{灵敏度}=\frac{TP}{TP+FN}\times 100\% \tag{12-1}$$

（2）特异度（specificity）　又称真阴性率，指筛查方法排除非患病者的能力。通常用筛查真阴性数与筛查群体中实际健康人总数之间的比值表示，该值越大越好。

$$\text{特异度}=\frac{TN}{FP+TN}\times 100\% \tag{12-2}$$

（3）假阳性率（false positive rate，FPR）　又称误诊率（mistake diagnostic rate），指筛查结果阳性而实际不是患病者占筛查阳性总数的比例。与特异度为互补关系，也是反映筛查方法排除非患病者的能力，该值越小越好。假阳性率随发病率的降低而升高。

$$\text{假阳性率}=\frac{FP}{FP+TN}\times 100\%=100\%-\text{特异度} \tag{12-3}$$

（4）假阴性率（false negative rate，FNR）　又称漏诊率（omission diagnostic rate），指筛查结果阴性而实际上是患病者占筛查阴性总数的比例。与灵敏度为互补关系，也是反映筛查方法发现患病者的能力，该值越小越好。

$$\text{假阴性率}=\frac{FN}{TP+FN}\times 100\%=100\%-\text{灵敏度} \tag{12-4}$$

（5）总符合率（agreement rate） 又称一致性或准确度（accuracy），表示筛查结果中真阳性例数和真阴性例数之和占全部筛查总人数的比例。反映正确检测出患者与非患者的能力。

$$总符合率=\frac{TP+TN}{TP+FN+FP+TN}\times 100\% \tag{12-5}$$

（6）约登指数（Youden index，YI） 又称正确指数，是一项综合性指标。约登指数为0～1，反映筛查方法能正确判断有病和无病的能力。该指数常用来比较不同的筛查方法。

$$约登指数=（灵敏度+特异度）-1 \tag{12-6}$$

（7）阳性预测值（positive predictive value，PPV） 指筛查结果阳性患病的可能性，也就是真阳性数与阳性结果总数之间的比值。PPV越大，表示筛查结果阳性后被检者患病的可能性越高。

$$阳性预测值=\frac{TP}{TP+FP}\times 100\% \tag{12-7}$$

PPV与疾病在筛查群体中的发病频率有关。发病率降低，假阳性率会升高，PPV则降低；反之，发病率升高，假阳性率会降低，PPV则升高。因此，在高龄孕妇人群中进行21三体综合征筛查所得出的PPV会比普通年龄孕妇人群中的高。PPV是衡量筛查方法对疾病检测率的最好指标，故目前的筛查项目都以此为指标来设计筛查方法。

（8）阴性预测值（negative predictive value，NPV） 指筛查结果阴性者不会患病的可能性，即真阴性数与阴性结果总数之间的比值。NPV越大，表示筛查阴性后被检者为非患病者的可能性越高。与阳性预测值一样，阴性预测值也受疾病在筛查群体中的发生频率影响。

$$阴性预测值=\frac{TN}{TN+FN}\times 100\% \tag{12-8}$$

某一方法能否将患病者与非患病者区分开来的能力，取决于：①将阳性者与阴性者区别开来的能力。②群体中患病者与非患病者数目大小。理想的筛查方法应当具有高灵敏度，又有高特异度，并达到理想的阳性预测值。由于目前已开展筛查的疾病的发病率都比较低，因此假阳性率相当高，从而影响阳性预测值。

21三体综合征是产前诊断中最常见的染色体异常。通过最新的非侵入性产前筛查（non-invasive prenatal screening，NIPS）可以检测出患21三体综合征的胎儿。利用该方法对112 669名孕妇进行21三体综合征筛查[3]，结果见表12-2。下面是该筛查项目的各个筛查指标数的计算。

表12-2 NIPT筛查21三体综合征结果对比

NIPT检测结果分类	标准诊断结果		合计（例）
	患儿（例）	正常儿（例）	
高风险	TP=720	FP=61	TP+FP=781
低风险	FN=6	TN=111 882	FN+TN=111 888
合计	TP+FN=726	FP+TN=111 943	112 669

注 NIPT：非侵入性产前筛查；TP：真阳性；FP：假阳性；FN：假阴性；TN：真阴性。（数据来源：Zhang H, Gao Y, Jiang F, et al. Non-invasive prenatal testing for trisomies 21, 18 and 13: clinical experience from 146 958 pregnancies [J]. Ultrasound Obstet Gynecol, 2015, 45: 530-538.[3]）

$$灵敏度=\frac{TP}{TP+FN}\times 100\%=720/726\times 100\%=99.17\%$$

$$假阴性率=\frac{FN}{TP+FN}\times 100\%=6/726\times 100\%=1-灵敏度=0.83\%$$

$$特异度=\frac{TN}{FP+TN}\times 100\%=111\ 882/111\ 943\times 100\%=99.95\%$$

$$假阳性率=\frac{FP}{FP+TN}\times 100\%=61/111\ 943\times 100\%=1-特异度=0.05\%$$

$$阳性预测值=\frac{TP}{TP+FP}\times 100\%=720/781\times 100\%=92.19\%$$

$$阴性预测值=\frac{TN}{TN+FN}\times 100\%=111\ 882/111\ 188\times 100\%=99.99\%$$

$$总符合率=\frac{TP+TN}{TP+FN+FP+TN}\times 100\%=(720+111\ 182)/112\ 669\times 100\%=99.32\%$$

约登指数=（灵敏度+特异度）−1=0.9912

以上结果表明，该项筛查方法可以将99.17%的21三体综合征检测出来，即灵敏度为99.17%；将不是21三体综合征的患儿正确地判断为非患儿的比例为99.95%，即特异度为99.95%；阳性预测值为92.19%，阳性报告的可信度较高；阴性预测值为99.99%，阴性报告的可信度非常高。综合以上指标，非侵入性产前筛查用于检测胎儿21三体综合征是比较可靠的，但是仍然有假阳性和假阴性存在，因此它仍然是筛查试验，不能完全替代传统的有创产前诊断。

（尹爱华）

第二节　染色体非整倍体及开放性神经管缺陷血清学筛查

染色体疾病是一大类出生缺陷。21三体综合征、18三体综合征、13三体综合征和性染色体非整倍体异常是最常见的染色体疾病。其中，21三体综合征、18三体综合征约占围产期出生缺陷的0.15%，占围产期常染色体非整倍体的95%左右[4]，这两种疾病一直是我国控制和预防出生缺陷的重点。

在过去三十年里，胎儿染色体非整倍体产前筛查从单纯的孕妇年龄筛查发展为不同模式的母体血清学筛查，其检出率和准确度不断提高。随着基因测序技术和生物信息学的不断发展，出现了胎儿染色体非整倍体的非侵入性产前检测（NIPT）（参见本章第三节）。血清学筛查是指抽取少量孕妇外周血，通过检测母体血清中的生化标志物，结合孕妇的年龄、孕周、体重等因素，使用专门的风险计算软件来分别计算胎儿罹患21三体综合征、18三体综合征和开放性神经管缺陷的风险。

一、甲胎蛋白与神经管缺陷筛查

神经管缺陷（neural tube defects，NTD）包括无脑畸形、脊柱裂、脑膨出、脑积水等，是一种常见的严重的出生缺陷，往往由于孕3～4周的胎儿神经管闭合异常所导致[5]。NTD发病率大约为1.0‰[6]，我国约为2.74‰。世界范围内每年约20万名患儿出生[7-9]。

20世纪70年代后，出现用甲胎蛋白（alpha fetoprotein，AFP）作为神经管缺陷的血清学筛查指标。Lorber等[10]于1973年首次提出通过测定母体血清和羊水中的甲胎蛋白对开放性神经管缺陷进行筛查和诊断。随后国内外学者对此进行研究，报道了测定母体血清甲胎蛋白（maternal serum AFP，MSAFP）和羊水甲胎蛋白（amniotic fluid AFP，AFAFP）筛查诊断神经管缺陷的研究总结。2005年我国卫生部将母体血清甲胎蛋白检测作为筛查开放性神经管缺陷的推荐方法[11]。

不同人群中神经管缺陷的发病率差异相当大，90%～95%的神经管缺陷病例出现在家族史阴性的家庭中。因此，开展筛查是防治神经管缺陷的重要措施。

（一）母体血清AFP

1．母体血清AFP的来源　AFP是一种大分子蛋白质，其分子量约为70 kD，主要在卵黄囊、肝脏和胃肠道合成。在孕早期（4～8孕周），AFP由卵黄囊和肝脏产生；卵黄囊退化后，AFP则主要在胎儿肝脏合成，分泌到胎儿血液中。

胎儿血清AFP从孕6周开始升高，至14周达高峰，为2 000 000～3 000 000ng/mL，以后随妊娠周数增加而下降，出生时可降至13～86ng/mL。羊水中的AFP主要来源于胎儿尿液，妊娠早期（12～14孕周）羊水AFP达高峰，为20 000～40 000ng/mL，以后随妊娠周数增加而下降，至40周时下降到20～30ng/mL[12]。

正常成人血清AFP＜25ng/mL，女性怀孕后AFP高于未孕时水平。母体血清中的AFP主要通过胎盘跨膜运输来源于羊水和胎儿血清，除此之外有6%母体血清AFP是通过羊膜腔跨膜运输而来[13]。母体血清AFP在孕早期开始升高。随着孕周增加，母体血清中AFP会进一步升高，直至28～32孕周达到高峰，为380～500ng/mL；此后其浓度随孕周增加而降低（图12-1）。

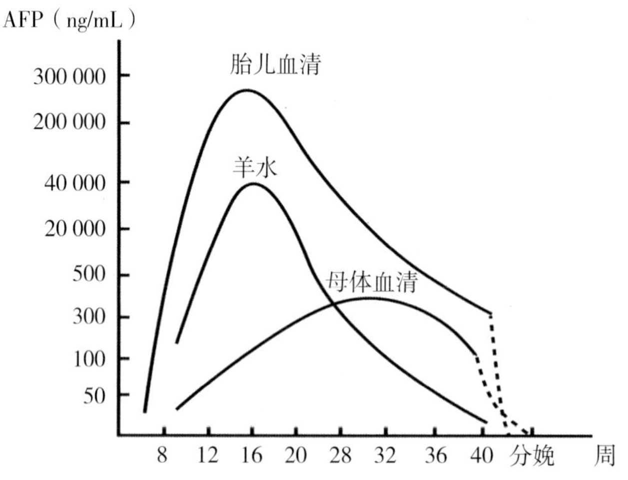

图12-1　各项甲胎蛋白在妊娠期的变化[11, 12]

胎儿血清AFP从孕6周开始升高，至14周达高峰，随妊娠周数增加而下降；羊水AFP在12～14孕周达高峰，随妊娠周数增加而下降；母体血清AFP在孕早期开始升高，至28～32孕周达到高峰，随妊娠周数增加而下降。

在开放性神经管缺陷的情况下，AFP从胎儿体内大量漏出，羊水AFP含量显著增高，从而使得母体血清中的AFP浓度显著升高。母体血清AFP筛查敏感度高，可以检测80%～90%的开放性脊柱裂以及90%以上的无脑儿。此外，该筛查方法也可以检测75%～90%的开放性腹壁裂。对于闭合性神经管缺陷，由于母体血清AFP水平通常不升高，故检测意义不大。

2．母体血清标记物中位值倍数及其意义　在血清学筛查中，通常将检测到的标记物浓度转化为相应孕周的中位值倍数（multiples of the median，MoM）用以计算风险值。MoM是指孕妇个体的血清标志物的检测结果是正常孕妇群体在该孕周时血清标记物浓度中位数的多少倍。例如，一位29岁的孕妇在17孕周测得的血清AFP浓度为198ng/mL，而同一地区29岁正常孕妇在17孕周时的血清AFP浓度中位值是65ng/mL，那么，此孕妇血清AFP浓度是198/65＝3.05MoM，其结果是血清AFP升高。

目前将母体血清AFP＞2.5MoM定为开放性神经管缺陷的阳性切割值（cut off value），用以区分高风险与低风险人群。筛查结果母体血清AFP＞2.5MoM者为高风险妊娠[14]。

3．影响母体血清AFP变化的因素　AFP浓度变化受多种因素的影响，主要包括孕周、孕妇体重、孕妇健康状况、胰岛素依赖性糖尿病及种族等[15]。

尽管AFP在孕早期就能被检测出来，但AFP中位值的准确测定只限于在14～21孕周进行。通过测定孕妇血清AFP对神经管缺陷进行筛查的最佳时间是16～18孕周。低估胎龄是母体血清AFP筛查结果升高的最常见原因，约占病例的40%，故应注意胎龄的准确性。以超声波测定得到的胎龄最准确，并通常通过测量头臀长度（crown-rump length，CRL）来确定。

孕妇体重对母体血清AFP浓度影响较大。孕妇体重大，相对血容量就大，可以将AFP稀释。因此，在计算时如果不考虑孕妇体重对AFP的影响，可能会低估神经管缺陷的风险。

患有胰岛素依赖性糖尿病孕妇的血清AFP值仅相当于正常对照组的60%，而这些孕妇生育先天性神经管缺陷胎儿的风险比正常对照组高出10倍以上[15, 16]。在没有经过生物统计纠正这一因素的情况下，很可能漏掉部分真阳性病例。应该注意，妊娠糖尿病不会影响母体血清AFP的变化，因此，不需要将之作为纠正因素。

种族也是AFP变化的影响因素之一，不同群体中不同年龄组孕妇的血清AFP浓度中位数会不一样。同一实验室筛查的病例数越多，得到的中位值倍数就越准确，有助于神经管缺陷诊断准确率的提高。

其他能使母体血清AFP升高的原因，还包括多胎妊娠、死胎、胎儿异常（如泌尿道阻塞、食管闭锁、十二指肠梗阻、水囊状淋巴管瘤、胎儿皮肤病）、畸胎瘤、羊水过少、胎盘异常、孕妇肿瘤以及多种胎儿染色体异常等，在分析结果时应注意。

（二）对母体血清AFP升高病例的处理

当母体血清AFP升高（＞2.5MoM）时，结合产前超声对神经管缺陷进行诊断。

二、母体血清学筛查与染色体非整倍体异常

目前国内的产前筛查及诊断规范中，将孕妇高龄定义为预产期年龄≥35岁，并作为进行产前诊断的指征之一。近年来随着我国人口政策及社会结构的变化，高龄孕妇的比例逐步升高。一项

对9 638例不同年龄阶段孕妇产前诊断结果分析发现，21三体综合征胎儿主要出生于35岁以下及40岁以上年龄组的孕妇，35岁以下孕妇妊娠21三体综合征胎儿概率为3.3%，40岁以上孕妇妊娠21三体综合征胎儿概率为4.5%（图12-2）[17]。所以单纯年龄筛查并不能有效筛查出21三体综合征高风险孕妇，因此随后出现了对不同血清学筛选指标的研究。

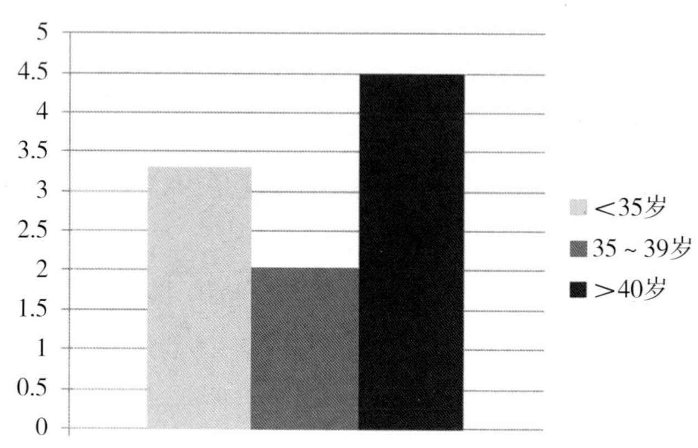

图12-2 不同年龄段发生胎儿21三体综合征的百分比[17]

一项对9 638例不同年龄阶段孕妇产前诊断结果分析发现，40岁以上孕妇妊娠21三体综合征胎儿概率明显增高。

目前胎儿染色体非整倍体筛查出现了多项血清标志物联合筛查，有研究者先后提出了孕中期筛查、孕早期筛查、孕早中期联合筛查的模式。

（一）孕中期母体血清筛查

Merkatz等[18]在1984年证实母体血清AFP水平的降低与21三体综合征、18三体综合征有密切的关系，随后Knight等[19]于1988年证实可以利用测定母体血清AFP对21三体综合征进行筛查。Palomaki等[20]在2003年也进行了母体血清AFP对18三体综合征的筛查研究。

Bogart等[21]报道孕育21三体综合征胎儿的孕妇中，孕期血清人绒毛膜促性腺激素游离β亚基（free human chorionic gonadotrophin β，Free β-hCG）水平升高，游离雌三醇（unconjugated estriol，uE3）水平降低。1988年Wald等[22]首先提出联合孕中期血清指标游离β-hCG、AFP、uE3和孕妇年龄的筛查模式，也就是传统“三联筛查”，显著提高了21三体综合征的产前检出率，将21三体综合征检出率提高到61%。20世纪90年代，国外有学者将抑制素A作为一种新的血清标志物用于21三体综合征的筛查。

1. 孕中期血清学筛查标志物

（1）游离β-hCG　人绒毛膜促性腺激素（human chorionic gonadotrophin，hCG）是由胎盘滋养层细胞合成与分泌的一种糖蛋白，由α、β亚基组成二聚体。胎儿hCG在妊娠早期大幅度升高，妊娠8～10周时达高峰值，为1 500～2 500mU/mL，然后在18～20周时逐渐下降到稳定水平。母体血清中的hCG浓度在妊娠10周时达高峰值，为100 000mU/mL，然后在18～20周时下降到稳定水平20 000mU/mL。母体血清中有0.5%左右的hCG是以游离的β亚基存在。1987年Bogart等[21]等研究报道hCG、游离β-hCG在21三体综合征妊娠中比正常妊娠水平增高，分别为正常孕妇的1.8～2.3MoM与

2.2～2.5MoM。相反，18三体综合征胎儿母体血清hCG、游离β-hCG表现为异常降低，通常分别为hCG≤0.60MoM，游离β-hCG≤0.25MoM。

（2）AFP　AFP是一种大分子蛋白质，主要在卵黄囊、肝脏和胃肠道合成。1984年研究发现21三体综合征、18三体综合征胎儿母体血清AFP水平降低，AFP可用于检测21三体综合征及18三体综合征。由于胎儿染色体疾病导致胎儿肝脏发育不良，AFP合成减少，所以母血中的含量相应减少。21三体综合征胎儿母体血清AFP水平通常为正常孕妇的0.7～0.8MoM；18三体综合征胎儿母体血清AFP≤ 0.75MoM。

（3）uE3　uE3是经胎儿肾上腺与肝脏，最后由胎盘合成的一种甾体类激素。它以游离形式直接由胎盘分泌进入母体循环，在母体肝脏内很快地以硫酸盐和葡萄糖醛酸雌三醇的形式代谢。其在母体血清中的水平随孕周增长而增加。uE3主要用于21三体综合征的孕中期筛查，21三体综合征胎儿的母体血清uE3较正常孕妇低，一般＜0.7MoM；18三体综合征胎儿母体血清中uE3也表现为降低。

（4）抑制素A（inhibin A）　抑制素A是孕期卵巢和胎盘分泌的一种糖蛋白类激素。抑制素A在胎盘及胎膜中表达，母体血液中的含量随孕周的不同而有所波动，孕10～12周时达到高峰然后逐渐下降，在孕15～25周处于相对稳定状态，期间无孕期差别。研究表明，21三体综合征妊娠母体血清中抑制素A的水平明显升高，相当于正常妊娠者的2倍左右[23]。在21三体综合征患儿中，母体血清中抑制素A通常为正常对照的1.62MoM，孕中期抑制素A对21三体综合征的检出率可达36%，假阳性率5%，与现存的其他血清标志物相结合可提高妊娠中期21三体综合征检出率的6%～20%[24]。抑制素能够稳定可靠地估计21三体综合征风险，因此能够且有必要作为孕中期孕妇血清学检查项目。

2. 孕中期血清学筛查方案　根据我国2010年《胎儿常见染色体异常与开放性神经管缺陷的产前筛查与诊断技术标准》[14]，孕中期血清学筛查时限主要指孕14～20^{+6}周，筛查方案主要包括二联法、三联法及四联法。

（1）二联法　指以血清AFP＋游离β-hCG/hCG为标志物，结合孕妇年龄、孕周、体重等参数计算胎儿罹患21三体综合征、18三体综合征风险的联合筛查方案。

（2）三联法　指孕中期以AFP＋游离β-hCG/hCG＋uE3或AFP＋游离β-hCG＋抑制素A为筛查指标。1994年美国妇产科医师学会曾向全美孕妇正式推荐三联筛查，目前应用最为广泛。三联筛查21三体综合征的阳性检出率为69%～77%。

（3）四联法　指孕中期14～20^{+6}周，以AFP＋游离β-hCG/hCG＋uE3＋抑制素A为指标应用于21三体综合征筛查，临床检出率高达92.9%[25, 26]。

（二）孕早期母体血清筛查

孕早期对染色体非整倍体的筛查有其优越性，对筛查阳性的患者可以通过绒毛穿刺进行产前诊断，早期终止异常妊娠。早期终止妊娠比中期人工流产容易而且安全，还可以减少孕妇及其家属的焦虑。

1. 孕早期血清学筛查标志物　目前研究认为，适用于孕早期筛查的生化标志物是游离β-hCG和妊娠相关血浆蛋白A（pregnancy associated plasma protein A，PAPP-A）。

PAPP-A是由胎盘滋养层细胞合成的蛋白，并释放到母血中。在孕早期（孕9～13周）母血中PAPP-A水平快速升高，随孕周增长而增加。孕早期，PAPP-A在21三体综合征和18三体综合征胎儿的母血中明显降低。孕14周后，PAPP-A浓度在正常妊娠母血和21三体综合征胎儿的母血中差别不大，因此不适用于孕中期筛查。

妊娠21三体综合征胎儿的孕早期母体血清PAPP-A水平降低，游离β-hCG水平升高，而在18三体综合征胎儿的母体血清PAPP-A和游离β-hCG均降低。

2．孕早期血清学筛查方案　目前主要采用PAPP-A＋游离β-hCG/hCG＋NT＋年龄的孕早期联合筛查模式，孕早期筛查时限一般为孕9～13^{+6}周。

胎儿颈项透明层（nuchal translucency，NT）厚度可与母体血清指标相结合进行孕早期染色体非整倍体筛查。NT指妊娠11～13^{+6}周，胎儿颈后部皮下组织内液体的积聚厚度。超声测量NT>3.0mm即为NT增厚。在孕早期所有的染色体异常与NT增厚有关，颈项透明层增厚越明显，发生胎儿结构异常与染色体异常的概率越大。

1994年，Brambati等[27]首先提出联合游离β-hCG、PAPP-A和孕妇年龄进行孕早期血清学筛查，孕8～12周筛查21三体综合征的检出率为78.9%。Noble等[28]将NT引入孕早期血清学筛查，NT联合游离β-hCG的孕早期筛查模式对21三体综合征的检出率为85%，假阳性率为5%。随之出现联合PAPP-A、游离β-hCG、NT和孕妇年龄的孕早期联合筛查模式。

2003年，Wapner等人[29]对8 514例10^{+4}～13^{+6}周孕妇进行孕早期联合筛查，结果显示21三体综合征检出率为78.7%，假阳性率为5%；18三体综合征检出率为90.9%，假阳性率为2%。2008年，Kagan等[30]对56 893例11～13^{+6}周孕妇进行孕早期联合筛查，其中21三体综合征检出率为91%，假阳性率为5%；18三体综合征检出率为97%，假阳性率为0.5%。因此孕早期联合筛查能有效筛查出染色体非整倍体疾病，达到早期干预的目的。

除了21三体综合征和18三体综合征，孕早期联合筛查也提高了其他染色体异常的检测率。Avgidou等[31]报道孕11～13^{+6}周的孕早期联合筛查，当假阳性率为7.5%时，18三体综合征检出率为92.3%，13三体综合征检出率为88.9%，45, X检出率为84.2%，其他染色体异常为86.1%。但是，要达到超声波对NT的准确检测要求，必须要求严格的操作人员培训和高质量的超声检查仪器。

（三）血清学筛查结果及意义

1．实验室检测结果的计算与转换　与利用母体血清AFP对神经管缺陷进行筛查一样，在利用母体血清标记物进行染色体非整倍体筛查时，需要将检测到的标志物浓度转换为MoM值来表示，结合孕妇的年龄、孕周、体重等资料，使用专门风险计算软件分别计算胎儿罹患21三体综合征、18三体综合征及神经管缺陷的风险。21三体综合征、18三体综合征的风险率以1/*n*的方式来表示，意味着出生相应疾病患儿存在1/*n*的可能性。开放性神经管缺陷筛查结果可以风险率1/*n*的方式来表示，也可以高风险或低风险表示。必须指出，这只是一种筛查方法而绝对不是一种诊断性的方法。通过筛查得出的“高风险”或“筛查阳性”结果，只能说明“有可能”是胎儿异常；筛查结果“低风险”“阴性”也不能绝对性地排除异常。

2．实验室检测结果的判别与意义　21三体综合征胎儿的母血AFP和uE3值均降低，而游离β-hCG明显升高（即所谓“两低一高”）；与正常对照组相比，18三体综合征胎儿母血的AFP、游离β-hCG和uE3三者都降低（即所谓“三低”）。各项血清学检测指标与胎儿缺陷的关系如表12-3所示。

表12-3　母体血清学筛查指标在胎儿各类缺陷中的浓度变化[7,16-29]

	AFP	游离β-hCG	PAPP-A	uE3	Inhibin-A
21三体综合征	低	高	低	低	高
18三体综合征	低	低	低	低	高
神经管缺陷	高	—	—	—	—

根据软件所计算的风险率，将筛查结果分为高风险和低风险。与神经管缺陷筛查一样，21三体综合征和18三体综合征都有其阳性切割值。21三体综合征筛查结果通常采用1/270为阳性切割值，18三体综合征筛查结果一般采用1/350为阳性切割值，筛查结果风险率≥阳性切割值者为高风险妊娠。

切割值的选择直接影响筛查的检出率和假阳性率，一旦确定，不宜轻易更改。如降低切割值，虽然检出率得到提高，但筛查的假阳性率也会相应增高，需接受有创产前诊断的孕妇数量增加，导致经济成本及流产率增加；如提高切割值，虽然减少了假阳性，但检出率也相应下降。

母体血清筛查所用的生化指标的种类直接影响21三体综合征的检出率。在一项纳入47 053例孕14～20周妊娠妇女，其中包括101例21三体综合征胎儿的筛查研究中，以1/300为切割值进行筛查，研究结果显示假阳性率为5%时，二联法、三联法、四联法筛查21三体综合征检出率分别为71%、77%、83%[32]（表12-4）。

表12-4　孕中期筛查项目对21三体综合征检测敏感性[32]

筛查项目	假阳性率为1%、3%、5%时的检出率（%）		
	1%	3%	5%
AFP	19	33	42
uE3	29	44	52
AFP	36	52	61
uE3	38	52	59
游离β-hCG	46	63	71
Inhibin-A	56	70	77
AFP+游离β-hCG	64	77	83

（四）孕早中期联合筛查

Cole等[33]还提出将孕早期和孕中期筛查结合起来，以利于提高21三体综合征的检出率。目前有研究将孕早中期联合筛查模式分为序贯筛查（sequential screening，SS）、整合筛查（integrated screening，IS）和酌情筛查（contingency screening，CS）[34,35]（表12-5）。

表12-5 孕早中期联合筛查模式[34, 35]

筛查模式	定义
序贯筛查	
独立序贯筛查	分别报告孕早期联合筛查和孕中期筛查*风险值
阶段序贯筛查	告知孕妇孕早期联合筛查结果，阳性者建议绒毛活检，阴性者继续进行孕中期筛查*，并计算孕早中期筛查综合风险值
整合筛查	
整合血清学筛查	根据孕早期血清学筛查和孕中期筛查*结果计算综合风险值后告知孕妇
完全整合筛查	根据孕早期筛查**和孕中期筛查*结果计算综合风险值后告知孕妇
酌情筛查	根据孕早期联合筛查风险分组： 高风险建议行绒毛活检； 临界风险建议行非侵入性产前筛查或绒毛活检； 低风险终止筛查

注 *：孕中期三联法筛查或四联法筛查；**：PAPP-A、游离β-hCG、NT联合筛查[34, 35]。

表12-6 不同孕早中期联合筛查模式对21三体综合征筛查效率的比较[36]

模式	检出率（%）	假阳性率（%）
酌情筛查	91	4.5
阶段序贯筛查	92	5.1
完全整合筛查	88	4.9

在Cuckle等人[36]的研究中（表12-6），阶段序贯筛查检出率和假阳性率均较高，但准确性较低，不推荐使用。完全整合筛查假阳性率为4.9%，较阶段序贯筛查更低，但孕妇均需等到孕中期得知筛查结果。大多数孕早期低危患者不能从孕中期筛查获益，而孕早期高危孕妇不能进行早期诊断、早期干预，因此认为酌情筛查是最佳的孕早中期联合筛查模式。

（五）母体血清学筛查高风险结果的处理和发展方向

1. 母体血清学筛查高风险结果的处理

（1）超声核定胎龄 如图12-2所示，与利用母体血清对开放性神经管缺陷进行筛查一样，对21三体综合征筛查结果阳性的分析也首先要考虑到胎龄正确与否（图12-3）[37]。对于筛查结果阳性（即超过阳性切割值）而通过月经周期推算胎龄的病例，都必须使用超声波再次测定胎龄。同时需要在不同的情况下作不同的处理：①经再次确定胎龄后，发现超声波胎龄与原来由月经推算所得胎龄相差10天以上者，如果血清筛查抽血时的胎龄<15周，则必须待胎龄为16周或16周以上时再次抽血复查。②如果胎龄≥15孕周，就必须使用超声波测定所得到的胎龄重新计算得出准确的21三体综合征风险率。③对筛查结果阳性且超声波胎龄与原来由月经推算所得胎龄相差少于10天者，则不需要重新计算。然而，由于21三体综合征的胎儿股骨长可能偏短，应该以超声检查胎儿双顶径来判断孕周为标准。

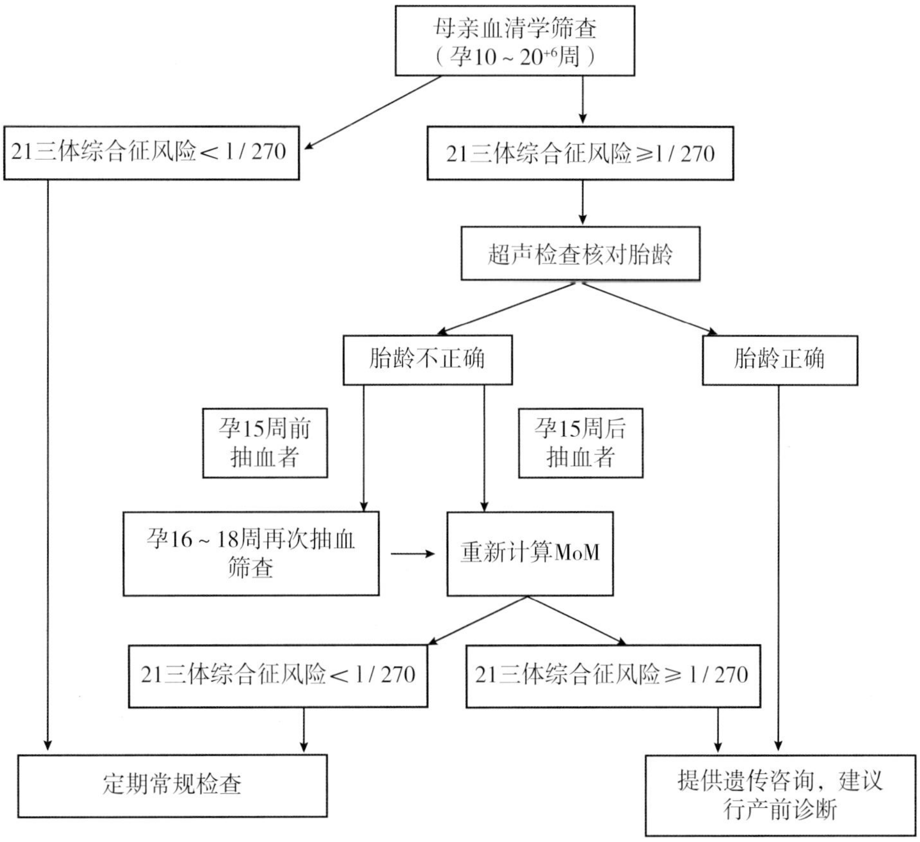

母亲血清学筛查（孕10～20^{+6}周）

21三体综合征风险＜1/270

21三体综合征风险≥1/270

超声检查核对胎龄

胎龄不正确

胎龄正确

孕15周前抽血者

孕15周后抽血者

孕16～18周再次抽血筛查

重新计算MoM

21三体综合征风险＜1/270

21三体综合征风险≥1/270

定期常规检查

提供遗传咨询，建议行产前诊断

图12-3　利用母体血清学指标进行21三体综合征筛查的程序[37]

（2）产前诊断与遗传咨询

建议行产前诊断及提供遗传咨询，是对血清学筛查高风险病例进一步处理的措施。对于筛查结果为高风险的孕妇，应由产前咨询和/或遗传咨询人员解释筛查结果，并向其介绍进一步检查或诊断的方法，由孕妇知情选择。对筛查结果为高风险的孕妇，应建议其行产前诊断。对染色体高风险孕妇，建议行羊膜腔穿刺术；对神经管缺陷高风险孕妇，建议行B超产前诊断。对于筛查高风险孕妇，在未做出明确诊断前不得随意建议孕妇终止妊娠。在给患者进行遗传咨询时必须做有关的解释。

孕中期孕妇血清学产前筛查及产前诊断工作流程如图12-4所示。

2. 母体血清学筛查应用及发展　除可评估染色体异常之外，母体血清筛查还能评估其他的妊娠异常。血清AFP升高可能是流产、早产、低体重或妊娠子痫等高危妊娠的预兆，而hCG水平升高也可能与死胎或新生儿死亡、早产、低体重以及妊娠子痫有关。此外，当胎儿患有某些单基因遗传病，如X-连锁干皮病（X-linked ichthyosis）时，母体血清uE3会明显降低甚至测不出来[38]。

目前有多种不同的母体血清21三体综合征筛查试剂盒，检测方法以放射免疫和酶联免疫为主，而且逐渐倾向自动化操作。各有关具体实验室操作程序大同小异，可以参照有关厂家产品说明书，在此不作详细阐述。母体血清筛查所选用的生化标志，在各诊断中心有不同的选择，设计的策略也会不一样。实验室应该根据各地不同的人群特点设计不同的筛查方案，以期获得更好的

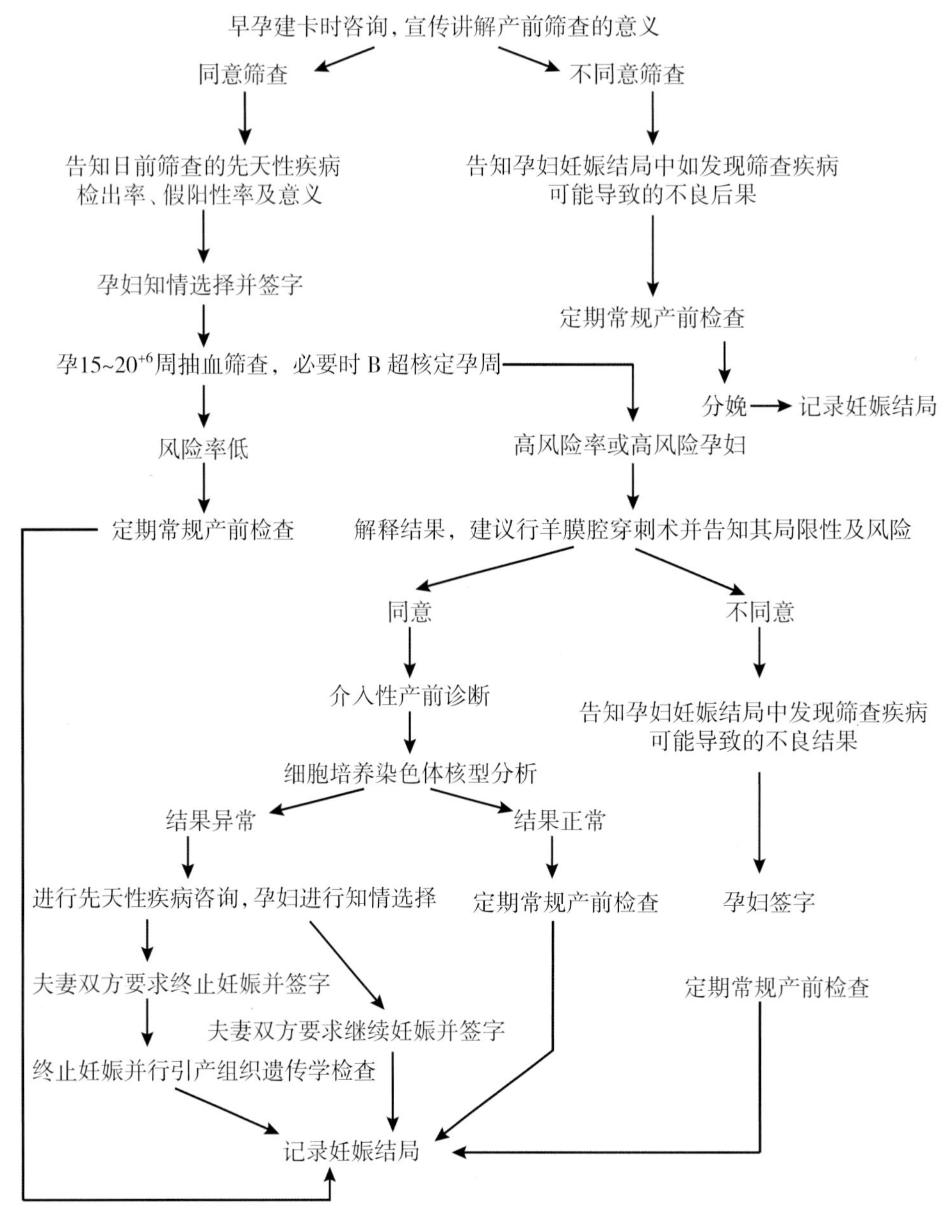

图12-4 孕中期孕妇血清学产前筛查及产前诊断工作流程图[14]

效益[39]。

目前国内外对染色体非整倍体的筛查方案有很多，比较常见的是孕早期和孕中期联合筛查模式，但这些方法都存在检出率低、假阳性率高的问题。因此建立高检出率、低成本、非侵入性的检测方法是染色体非整倍体产前筛查和产前诊断领域发展的方向之一。积极寻找特异度、灵敏度均较高的染色体非整倍体产前筛查方法和新标志物，建立简便、廉价、非侵入性的产前筛查和诊断新技术已成为产前遗传筛查领域的研究热点。

（杨 芳）

第三节　基于孕妇外周血浆游离胎儿DNA非侵入性产前检测

基于孕妇外周血浆胎儿细胞游离DNA（cell-free fetal DNA，cffDNA）的非侵入性产前检测（NIPT）是以孕妇外周血为样本，采用大规模平行测序（massively parallel sequencing，MPS）技术检测，并通过生物信息学分析来判断胎儿患有某种遗传性疾病的可能性大小，因采集孕妇外周血对胎儿无任何创伤性，故得此名。NIPT最初仅针对胎儿21三体综合征进行检测，之后延伸到18三体综合征和13三体综合征等常见非整倍体，随着技术的发展，又逐渐扩展到胎儿所有非整倍体、染色体结构异常和单基因遗传病等领域。

一、胎儿游离DNA及特点

NIPT的思路源于母体血中胎儿有核细胞的研究，但是，由于胎儿有核细胞在母体血中含量极少，分离难度大，虽然取得了一些研究成果（参阅本章第四节），但尚未能在临床应用。人类DNA绝大多数位于细胞核中，但总会有极少量DNA位于细胞外，称为细胞游离DNA（cell-free DNA，cfDNA）。Dennis等[40]于1997年在孕妇血浆中发现了胎儿Y染色体*SRY*基因片段，首次证实在孕妇的外周血中存在着胎儿细胞游离DNA，随后采用荧光定量PCR技术进行定量实验，发现cffDNA在妊娠早期便存在于孕妇血浆或血清中，并且胎儿DNA浓度随孕周的增加而增加[41]。从此揭开了利用孕妇血浆中的cffDNA进行分子遗传学诊断研究的序幕，推动了NIPT研究的发展，在产前检测和诊断领域产生了深远影响。

目前认为cffDNA有三个来源，包括胎盘合体滋养层细胞的凋亡、进入母体血循环的胎儿造血细胞发生凋亡和胎儿DNA分子直接通过胎盘转移进入母体血浆[42]。第一种为主要来源，胎盘滋养层是母体与胎儿进行物质交换的胎源组织，早期胎盘滋养层发育很快，孕4周时滋养层间隙已被母血充盈，滋养层细胞可侵入子宫肌层甚至充当子宫螺旋小动脉的管壁，所以，合体滋养层细胞可直接进入母血中。因此，来自于胎盘的cffDNA会随着妊娠的进展和胎盘凋亡的程度而增加。第二种是来源于胎儿的滋养层细胞、淋巴细胞、粒细胞和有核红细胞等可穿越绒毛毛细血管内皮和滋养层基膜进入母体血液循环，并被母体免疫系统识别并发生凋亡而释放出游离DNA，但含量约为胎盘来源游离DNA的1/21，且和妊娠时间没有明显相关性。第三种是胎儿本身凋亡细胞释放出的DNA分子直接通过胎盘转移进入母体血浆，数量极少。

无论何种来源cffDNA，均为凋亡细胞所释放，因此也具有凋亡细胞特性，即基因组DNA的片段化。采用荧光定量PCR检测*SRY*基因序列，可以发现母血中胎儿DNA的片段长度要短于母源性DNA，99%以上的胎儿DNA片段长度在313bp以下[43]。孕4～5周即可在孕妇外周血中检测出，在孕早期占孕妇游离DNA总量的9%，随孕期进展逐渐升高，最高可达20%，更重要的是，cffDNA在胎儿娩出后迅速降解，分娩后48h即检测不到，因此对cffDNA检测不受上一胎影响。此外，利用cffDNA可重建胎儿全基因组，理论上NIPT可应用于所有遗传性疾病的产前检测。

二、胎儿游离DNA评估方法

在cffDNA被确认存在后，要用于产前遗传病检测，亟待解决的问题是如何将其准确分离出来。cffDNA仅占孕妇血浆总游离DNA的5%～20%，而母体本身cfDNA比例占绝对优势，且成分复杂，从这个复杂混合物中准确分离出cffDNA较为困难，但是，cffDNA浓度不仅是NIPT整个过程的重要质量指标，直接影响结果和临床评价，而且其浓度和妊娠结局也存在相关性，如cffDNA浓度低可能与胎盘小或者胎盘异常相关。因此，快速、简单、准确、经济的cffDNA浓度估算方法对NIPT非常重要，尤其在发展非侵入性单基因病检测方面更为重要。关于cffDNA评估方法总结比较见表12-7。

表12-7 cffDNA评估方法总结比较[44]

序号	方法	原理	优缺点
1	Y染色体估算法	根据母体血浆总DNA中Y染色体片段所占比例计算cffDNA浓度	方法简单，结果准确，但不适用于女胎
2	基于胎儿特异SNP位点法	选取母亲为纯合、胎儿为杂合的位点，估算cffDNA浓度。如父源为CC，母源为AA，则胎儿为CA，则C的比例可以估算cffDNA浓度	方法直接，结果准确，但同时需要丈夫样本
3	基于SNP深度靶向测序	将母体血总DNA看成复合基因型（AAAA、AAAB、ABAA、ABAB，每组前两个字母示母源基因型，后两个示胎儿基因型），应用最大似然比估算cffDNA浓度	只对母体血浆DNA测序即可鉴别母亲纯合而胎儿杂合SNP位点，结果准确，但需要深度测序
4	基于SNP低深度测序	先用微阵列芯片对母亲DNA进行基因分型，获得母亲纯合SNP位点，血浆DNA中不同于母亲的SNP位点即为胎儿特异SNP位点，可以估算cffDNA浓度	只需对母体血浆DNA低深度测序，结果准确，但母亲基因分型需额外成本，且不同基因分型和测序平台需重新校准曲线
5	基于cffDNA片段数目	对血浆单端测序后，划分成50kb的bins，建立高维回归模型分析获得结果	只需对母体血浆DNA单端测序，易于整合到现有的NIPT流程中，但需大样本来建立网络模型，且当cffDNA浓度＜5%时准确性差
6	基于甲基化标记	胎儿DNA甲基化与母亲DNA甲基化程度不同，甲基化测序区分胎儿来源和母亲来源的DNA	结果准确，但测序前用亚硫酸盐或者对甲基化敏感的酶切处理可能降低准确性，且甲基化测序成本较高
7	基于cffDNA长度差异	根据cffDNA片段较母体游离DNA片段短，建立回归模型分析	只需对母体血浆进行低深度测序，易于整合到现有的NIPT流程中，但准确性一般，且双端测序增加成本
8	基于核小体印迹法	研究发现核小体核心序列部分占所有核小体序列比例与cffDNA浓度有一定的相关性	只需低度测序，但准确性差，在构建模型时需要进行深度测序

三、非侵入性产前筛查技术及原理

目前，NIPT采用的方法主要有三种，简述如下。

1．鸟枪法大规模平行测序　鸟枪法大规模平行测序（shotgun massively parallel sequencing，s-MPS）技术（图12-5）适用于同时排列数百万的全基因组胎儿和母体片段，并将形成的序列映射到所有染色体上的离散位点，若胎儿是三体，特定染色体的读数将会增多，同理单体的胎儿读数将会减少。为防止cffDNA浓度较低和特定DNA片段缺失或重复时产生假阳性结果，需要大量的读数。将观察到的染色体计数分布与整倍体病例的预期分布进行比较，某一条具体的染色体的测序结果转化为Z值来表示，当Z值在某一特定区间时，该染色体数目正常。理论上讲，该技术可用于所有非整倍体的检测，根据近期的一项meta分析，基于MPS的NIPT对21三体综合征、18三体综合征和13三体综合征的检出率分别为99.7%、97.9%、99.0%[45]。

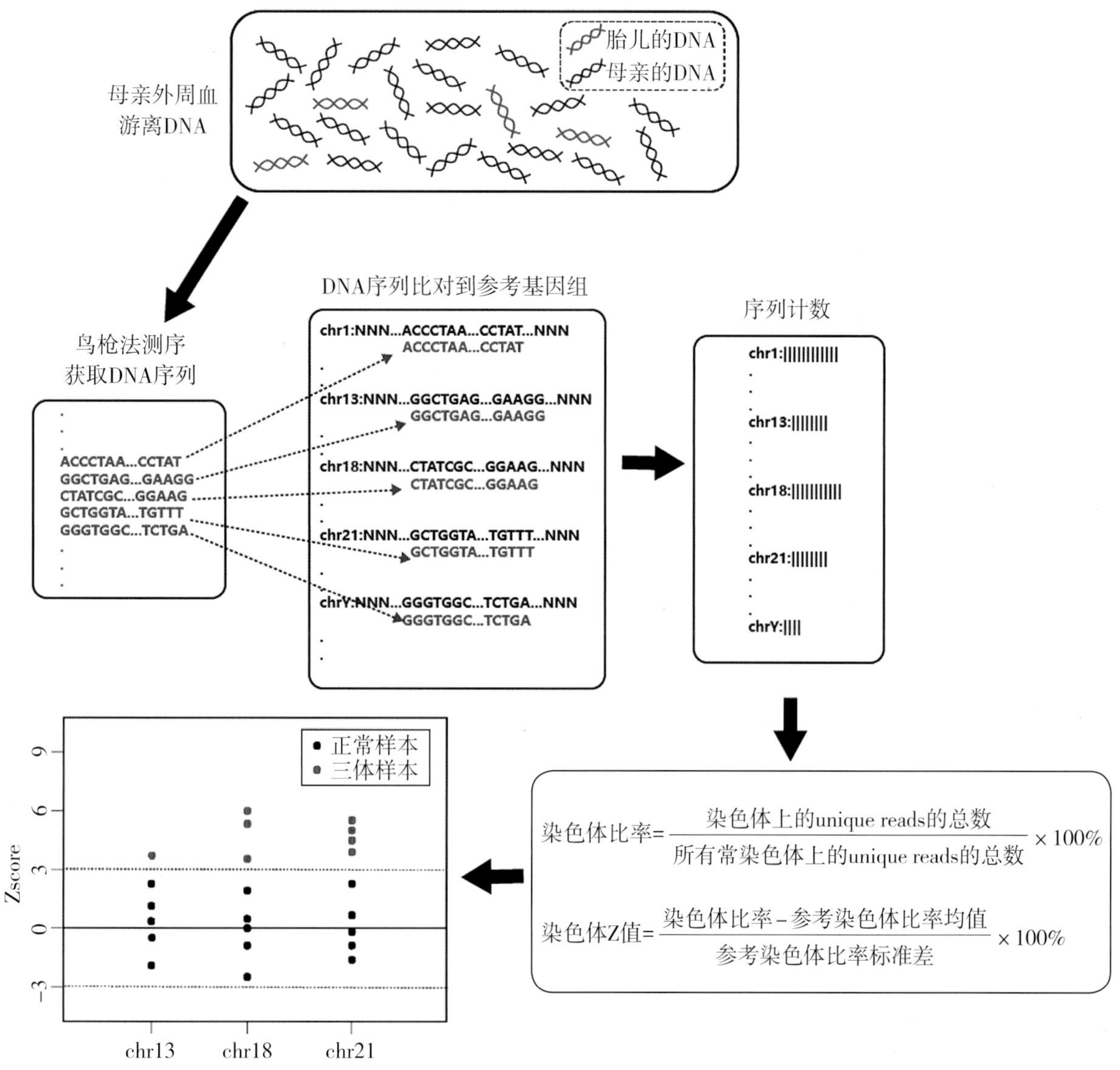

图12-5　s-MPS分析过程

染色体N所占比例计算公式为：%chrN =（染色体N上的unique reads的总数/全部常染色体上的unique reads的总数）× 100%。

2. 靶向大规模平行测序　靶向大规模平行测序（targeted massively parallel sequencing，t-MPS）技术对目标染色体（如21号）进行选择性扩增，然后计算目标染色体是否相对过量（图12-6）。t-MPS不必对所有区域进行测序，检测成本相对低廉，对21三体综合征的敏感性及特异性为100%，对18三体综合征的敏感性和特异性分别为87.5%和100%[46]。从原理上看，该技术用于检测其他的染色体异常也是可行的。

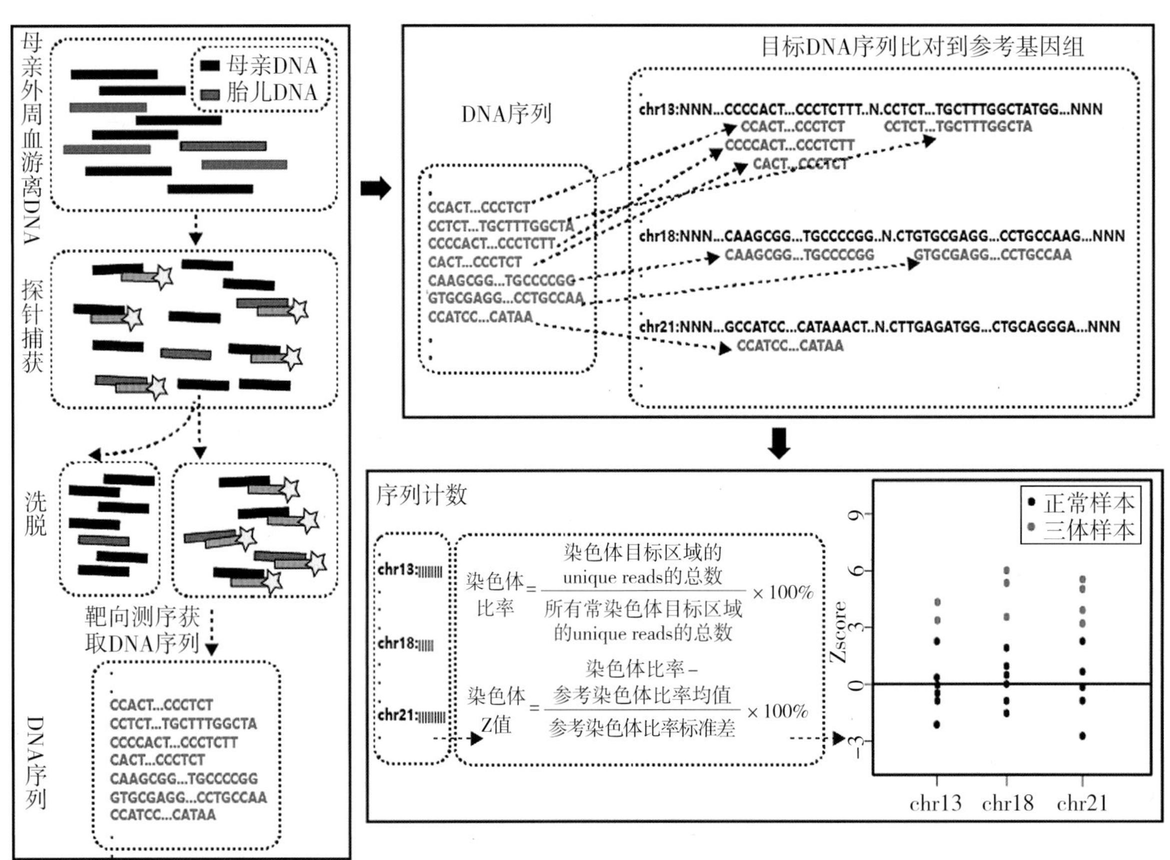

图12-6　t-MPS分析过程

3. 基于单核苷酸多态性的基因测序　基于单核苷酸多态性的基因测序（single nucleotide polymorphism massively parallel sequencing，SNP-MPS）采用多重PCR技术扩增血浆中DNA，1个PCR反应扩增约20 000个SNP，通过测序分析扩增产物，根据SNP在染色体的位置以及存在重组的可能性，计算出胎儿是正常、非整倍体或三倍体的最大似然比[47]。该技术可以验证胎儿染色体同源的区域，因此可以检出同源或者单亲二体。通过对目标区域的足量SNP进行验证，该技术可以拓展到对其他染色体不平衡的检测。SNP-MPS原理见图12-7。

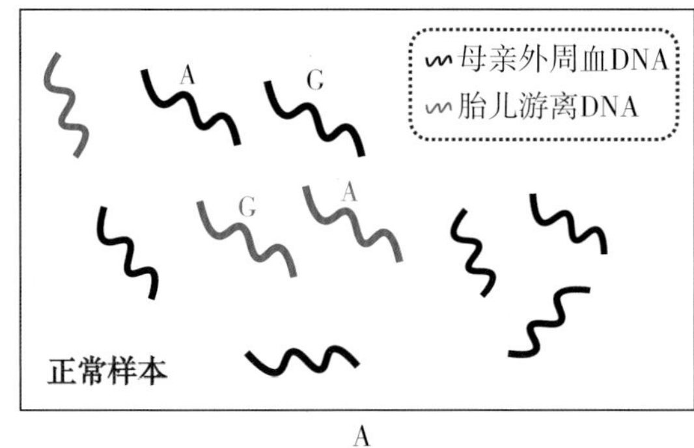

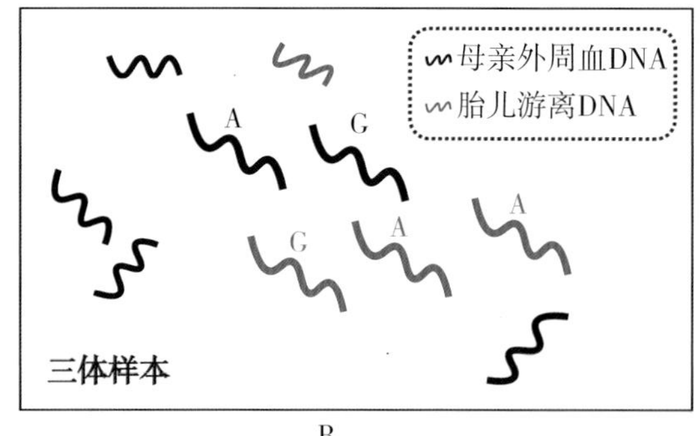

A　　　　B

图12-7　SNP-MPS原理示意图

A. 此样本为正常妊娠，已知父亲基因型为GG，母亲为GA，胎儿从父亲那里遗传了一个G等位基因，从母亲那里遗传了一个A等位基因。对于一个正常的妊娠，不管母血中游离胎儿DNA浓度为多少，DNA的G/A片段比例为1。B. 由于母体不分离导致胎儿基因型为AGG，从而导致胎儿21三体综合征。胎儿浓度将会影响G/A的片段比例。如果此时胎儿浓度为20%，G/A比近似为［（20%×2）+（80%×1）］/［（20%×1）+（80%×1）］=1.2，该值偏离了正常值1.0，提示21三体综合征。

图中红色所示为cffDNA，黑色所示为母亲cfDNA。

四、胎儿染色体非整倍体疾病NIPT检测

染色体非整倍体疾病是指任何一条特定的染色体多了一条（三体）或者少了一条（单体）。21三体综合征是最常见的常染色体非整倍体疾病，主要表现为智力低下和生长发育迟缓等病症，胎儿发生率约为1/500，新生儿发病率约为1/800。该病尚无有效治疗手段，通过产前筛查和诊断对患儿进行确认，可以帮助孕妇做出最适合自己和家庭的生育选择。临床既往采用的孕妇血清学联合孕早期胎儿NT超声影像学等技术进行筛查，检出率为90%，特异度较低，侵入性产前检测（采集羊水、脐血或绒毛）在胎儿非整倍体产前诊断中较为准确、可靠，但这些技术本身存在着胎儿丢失、感染等缺点，增加了孕妇的焦虑感。NIPT最早于2008年用于胎儿21三体综合征检测，随后扩展到13三体综合征、18三体综合征的筛查，检出率均接近100%。

1. 临床应用共识　NIPT技术的应用促进了产前筛查和诊断的发展。应用初期，在临床定位方面存在不同观点，但绝大多数机构将NIPT定位为高灵敏度的胎儿21三体综合征、18三体综合征和13三体综合征筛查技术，主要向高危孕妇提供服务。随着技术的发展，目前认为该技术在胎儿21三体综合征、18三体综合征和13三体综合征筛查中是敏感性最高的技术，可以向绝大多数孕妇推荐，但由于存在假阳性现象，NIPT检测阳性的病例，应建议行侵入性产前检测加以确诊。

也有观点认为，NIPT技术是现行产前筛查和诊断体系的有效补充，该技术目前宜定位于21三体综合征、18三体综合征和13三体综合征产前筛查领域。结合国际上相关指南意见，对开展NIPT的机构、人员、设备和试剂耗材等做了具体要求，重点规定了适用人群、慎用人群和不适用人群，并要求严格规范服务流程、遗传咨询和质量控制等工作[48]。然而，不管只用于上述三个常见的染色体三体综合征，或者包括其他的染色体异常甚至CNV异常，NIPT技术的产前诊断必须规范化，按照指南严格控制质量标准，这包括每一种染色体异常的检出率、特异性、阳性和阴性预测值，以及胎儿评分，并且保存资料记录可查[49]。

NIPT的临床应用一般包括三个步骤：检测前对孕妇的宣传教育、遗传咨询和知情同意；筛查过程和实验结果分析、报告；遗传咨询师对报告的解读，为孕妇提供最新、适当和最有价值的咨询信息以及后续处理等。

（1）检测前的工作　检测前遗传咨询不仅仅是对孕妇的简单宣传教育，而是建立以患者为中心的医学交流和选择模式，即通过交谈，患者获得了足够多的相关真实情况后（包括疾病的详细特征、可选择技术的优缺点以及检测后可能出现的情况等），完全由患者本人做出最适合自己的选择。这种选择不仅与费用有关，也和NIPT阳性预测值及阴性预测值等指标有关，阳性病例仍然需要后续侵入性产前检测，阴性仍然不是100%排除，而不同患者对NIPT结果的不确定性的接受程度存在较大差异。另外，也有孕妇（比如大龄孕妇）是为了检测范围更广的异常，包括所有染色体非整倍体和基因拷贝数异常等，这时选择侵入性诊断也许更适合，在西方国家还和宗教信仰有关。当然，要求每个临床妇产科医生或产前保健医师做到这些不太现实，但是在检测前至少应该清楚NIPT能做什么和不能做什么，包括如下内容。

1）目标疾病　目前我国仅限于胎儿21三体综合征、18三体综合征和13三体综合征的报告，其他非整倍体异常和所有染色体结构异常均不在常规报告范围内，主要原因：①常染色体非整倍体中21三体综合征、18三体综合征和13三体综合征在新生儿中的发生率最高，约占所有染色体病的80%以上，其他常染色体非整倍体一般在孕早期（妊娠45天左右）已停止发育，而NIPT一般在妊娠12周之后检测，因此检出其他非整倍体异常的概率极低。②性染色体非整倍体，由于其特殊性使阳性预测值有限。③在染色体结构异常方面，除了几种已经明确的微缺失或微重复综合征可能会被检出外，其他异常由于病例数较少，阳性预测值有限，有待进一步积累数据。

2）目的　对胎儿21三体综合征、18三体综合征和13三体综合征发生的可能性进行评估。要强调是评估，而不是诊断，因为NIPT的定位是高精度的产前检测技术，存在假阳性和假阴性。

3）检出率（detect rate，DR）　不同的染色体疾病的NIPT检出率不一样，按照目前国家的规范，21三体综合征的检出率要求在95%以上。这是指患儿被检出的比率，比如在1 000个胎儿中有10个21三体综合征，NIPT阳性12例，这12例中仅涵盖9例21三体综合征和3例假阳性，有1例21三体综合征未检出，则检出率为90%（9/10）。

4）阳性预测值（PPV）　21三体综合征、18三体综合征和13三体综合征的PPV分别约为84%、76%和45%，PPV可理解为准确率，即NIPT阳性病例中真正是患儿的比率，是孕妇及其家属最关心的问题，要严格和检出率相区别。比如上述例子中，NIPT阳性12例，最后确诊9例，则PPV为75%（9/12），相对于PPV，阴性预测值（NPV）也可理解为漏诊率。

5）局限性　仅能对胎儿21三体综合征、18三体综合征和13三体综合征进行较为准确的评估，且受多种因素影响，包括孕妇年龄和体重、妊娠时间、双胎或多胎、供卵或供精、近亲婚配、胎盘嵌合、胎儿或母体嵌合、恶性肿瘤和单亲二体等，均可导致假阳性（约为0.5%），因此，阳性者仍然需要羊膜腔穿刺进行确诊，而NIPT阴性仍不能100%排除胎儿21三体综合征、18三体综合征和13三体综合征的可能，假阴性率约为0.05%；偶有需要重新抽血的现象；不能评估胎儿神经管缺陷风险。

6）除上述信息之外，还应提供其他筛查方法及各自优缺点供孕妇选择，如血清学筛查和孕早期超声NT筛查等。

在充分告知以上信息的前提下仍自愿要求进行检测的孕妇，医师即可签署知情同意书并认真仔细填写申请单中各项信息，因为这些信息均是NIPT检测质量控制指标，均可影响分析结果。

（2）筛查过程

1）样本采集　孕妇外周血的采集应严格按照标准操作流程和产品说明书，采用常规EDTA抗凝采血管采集的标本应当自离体后8h内完成血浆分离，在干冰冷链状态下暂时保存及运转，并与知情同意书、检测申请单等资料同时运转。

2）样本经实验室人员签收，先后通过血浆DNA提取、文库构建、DNA序列数据分析与结果判断，并在15个工作日之内发出报告。报告中应具有检测结果和建议两部分，且需检验者和医师共同签发。

3）数据审核至少包括cffDNA浓度≥X ng/mL，GC比例为38%～45%，平均读长为100～170bp，测序深度（0.1～0.25）×，并保证孕妇主要信息准确无误，并提供实验室的PPV、NPV和DR等信息。

（3）检测后咨询及处置　对检测结果为高风险的孕妇，应当尽快通知其进行后续咨询及相应产前诊断，咨询率应达到100%。临床妇产科医师应当向孕妇说明NIPT存在约0.5%假阳性，让孕妇及其家属抱有希望，在此基础上强调后续接受侵入性产前检测的必要性，并及时转诊至产前诊断机构。产前诊断医师应当再次强调NIPT存在假阳性以及侵入性诊断的必要性，同时向孕妇宣传教育侵入性产前检测方法、程序、报告周期、手术本身也可导致胎儿丢失的概率（约为0.2%）以及可能出现的结果等，以消除或减少其忧虑。对于经过侵入性诊断确诊的病例，应推荐给经过专业培训的遗传咨询师进行专业咨询，应为孕妇提供准确的、恰当的和最新的相关信息，包括患胎出生后的主要症状、预后和有关干预方式等，以帮助孕妇做出最适合自己的选择。对NIPT结果为低风险的孕妇，应当建议其定期进行常规产前检查，任何时候以任何方式发现胎儿异常均需及时复诊，特别是胎儿影像学检查存在可疑异常时，应当根据情况对其做相应侵入性诊断。

2. 不同孕妇年龄段的检测效率　对于胎儿21三体综合征、18三体综合征和13三体综合征，NIPT能够在不同年龄人群中替代传统血清学筛查技术。但值得注意的是，不同年龄阶段的PPV差异较大，以胎儿21三体综合征检测为例，若以孕妇年龄35周岁为界，低龄孕妇的PPV为50%～81%，而大龄孕妇或常规血清学筛查高风险、临界风险孕妇，PPV达94%，NPV接近100%。胎儿13三体综合征和18三体综合征筛查效率不如21三体综合征，PPV分别为33%～90%和50%～70%，但和常规血清学筛查相比（14%和3.4%）优势显著，而且NPV也接近100%。

3. 假阳性和假阴性　NIPT的假阳性和假阴性问题，原因较为复杂，主要包括以下几个方面。

（1）限制性胎盘嵌合（confined placental mosaicism，CPM）　即胎盘中同时含有两种或两种以上不同遗传物质的细胞，是导致NIPT结果不准确的主要因素[50]。胎盘嵌合发生机制与NIPT的关系见图12-8。胎儿和胎盘来自同一受精卵，受精卵形成后通过二分裂方式开始发育，至10天左右时，大约分裂成10^4个细胞，这些细胞随机地逐渐分化成胎盘和胎儿，之后，胎盘成为母体和胎儿之间的屏障并向不同结局发展，胎盘形成后的发育和胎儿不完全同步，且在行使胎盘屏障和免疫等功能过程中也可发生遗传物质突变等。cffDNA主要来自胎盘绒毛滋养层，并不总是能完全代表胎儿情况，即胎盘染色体与胎儿并不总是一致，因此，NIPT只能是一种筛查。

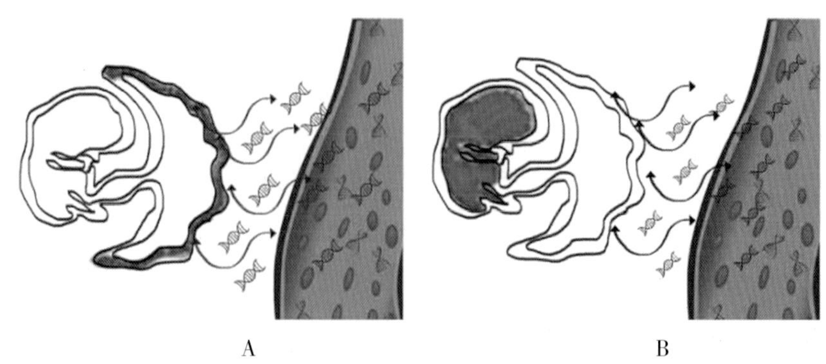

图12-8 胎盘嵌合发生机制与NIPT的关系

A. 胎儿为正常，胎盘为异常，进入母体血液循环中游离DNA也为异常，那么NIPT检测结果则为假阳性。B. 胎儿为异常，胎盘为正常，进入母体血液循环的游离DNA也为正常，这时NIPT的阴性结果实际上为假阴性。

（2）母体基因组拷贝数变异（copy number variants，CNV） CNV是导致NIPT假阳性的潜在而重要的遗传方面的原因[50]。CNV在人类普遍存在，是指长度为1kb以上的基因组重排，主要表现为亚显微水平的缺失和重复，部分CNV并不导致任何疾病，但这些CNV可以影响NIPT结果。对于NIPT阳性结果应综合分析胎儿和孕妇CNV片段大小重新计算Z值，并检索Decipher、DGV和OMIM数据库排除染色体病，这样可以识别由于母体本身CNV导致的NIPT假阳性，避免不必要的侵入性诊断。

（3）其他原因 如在双胎妊娠中，可出现假阳性，也可出现假阴性。当孕妇患有某种恶性肿瘤时，肿瘤细胞会不断释放游离DNA进入母体外周血液循环中，且这些来源于肿瘤的游离DNA较为复杂，基因测序无法与胎儿来源的cffDNA相鉴别，从而导致NIPT结果不准确[50]。

另外，当胎儿本身为异常细胞低比例嵌合时，胎儿表型无明显异常，但NIPT亦可将这些低比例异常游离DNA检出而呈现阳性结果，后续的羊水核型分析却很难发现低比例的异常细胞，这也是导致假阳性的原因之一。此外，当孕妇为染色体平衡易位携带者时，母体的游离DNA会包含来自平衡易位断裂点的DNA片段，这些片段大小有可能与胎儿cffDNA一致，从而影响NIPT检测与判读。

4. 检测失败的意义 当前，在NIPT质量控制中，主要关注DR和PPV，而检测失败率往往被忽略。检测失败是指检查结果无法报告、不确定或无法解释等异常情况，主要原因包括技术性问题、cffDNA浓度和同源序列等[51]。首先，在保证样本质量的前提下，不同技术平台均存在一定的检测失败率，其中s-MPS的NIPT检测失败率约为1.58%，t-MPS约为3.50%，而SNP-MPS约为6.39%。当然，检测失败率与测序深度及计算方法等也有关，检测失败率是评价技术性问题的重要指标。其次，cffDNA浓度<4%将无法获得检测结果，主要与妊娠周数和孕妇体重有关，一般将妊娠12周后作为检测时间，而8～11孕周或更低孕周的检测要根据每个实验室具体情况而定，但是，孕周越低，cffDNA浓度越低，检测失败的概率会增大。一般不向过于肥胖的孕妇推荐NIPT，其原因是肥胖也可导致cffDNA比例降低。另外，NIPT检测原理是基于胎儿和母体基因组之间存在足够的杂合性以便区分游离DNA来源，因此，以下两种情况将可能无法获得NIPT结果。其一是单亲二

体（uniparental disomy，UPD），正常情况下，子代的每一对染色体均遗传自父母双方各一条，那么子代就具有不同于父母双方的单核苷酸杂合性，而UPD是指子代的某一对染色体或部分区段均来自父母中的一方，子代基因序列完全一致，不具有杂合性，因此，基因测序结果将呈现胎儿无信号现象；其二是近亲婚配，由于近亲之间本身具有相当多的同源基因序列，其子代必然会出现大片段纯合区域而无法检测，因此，不建议向近亲婚配推荐NIPT检测。

值得注意的是，当由于上述原因或未知原因检测失败后，重新抽血再检测的成功率并不高，且将大幅度增加孕妇等待时间。而且研究发现，检测失败或在适当孕周cffNDA浓度过低的病例中，胎儿染色体非整倍体发生率会显著增高。为此，在适当孕周，对于检测失败的病例，不推荐重新抽血进行二次NIPT，选择侵入性诊断尽快明确诊断是最佳选择。不推荐肥胖孕妇进行NIPT。当具有单亲二体家族史或近亲婚配要求做产前检测时，应推荐CMA技术。另外，实验室应对cffDNA浓度进行监控，当检测失败时解释可能的原因。

5．双胎中的应用　在美国双胎妊娠的比率大约为1/30，随着人类辅助生殖技术的应用，双胎妊娠比例呈上升趋势，因此，双胎妊娠的非整倍体疾病筛查势在必行。临床数据显示，NIPT用于双胎妊娠染色体常见非整倍体筛查的检出率接近单胎妊娠，其中对双胎中21三体综合征的检测率达93.7%以上，假阳性率低至0.23%。母血中cffDNA含量是NIPT应用于双胎的关键，研究发现，当两胎分别为XX和XY时，cffDNA平均浓度约为7.8%，当两胎均为XY时，cffDNA平均浓度高达16.1%[52]，因此，均可达到NIPT检测的质量要求。

NIPT在双胎妊娠应用当中的主要问题是后续遗传咨询和处理问题。首先，当NIPT为阳性结果时，无法确认双胎或单胎异常，而后续有创产前诊断同样存在此类问题，无论是绒毛活检、羊水穿刺或脐静脉穿刺，其标记问题都是一件比较困难的事情，这给侵入性诊断带来挑战。另外，双胎中若异常一胎停止发育，在其逐渐萎缩过程中仍然会释放异常cffDNA至母体外周血中，目前没有足够证据证明这种影响会持续多久，从而可能导致NIPT假阳性，势必增加侵入性诊断的比率和风险。其次，双胎也可能导致假阴性结果，假如双胎中一胎正常另一胎异常，前者释放出的cffDNA可稀释后者释放的cffDNA，从而导致假阴性。因此，当向双胎妊娠孕妇推荐NIPT时，应注意以下问题：

（1）检测前，临床医师应告知孕妇双胎NIPT检测的有效性和可能出现的问题，及后续诊断的有关事宜，了解孕妇能否接受各种可能出现的情况。

（2）具有高危因素的孕妇推荐产前诊断而非NIPT，孕早期的高危因素包括超声检测有双胎消失的迹象或其他异常、高龄、非整倍体孕产史、血清筛查阳性和临界风险等。

（3）实验室应积累双胎检测资料，并提供PPV、NPV和DR等，以帮助临床进行遗传咨询。

6．试管婴儿中的应用　随着辅助生殖技术（assisted reproductive technology，ART）的发展，借助ART出生的婴儿在增加，截至目前，尚无足够文献证实试管婴儿非整倍体发生率和自然妊娠相比具有显著性差异，因此，在NIPT应用上可以按常规程序进行，但在此基础上，还应重点向孕妇了解和告知如下内容：

（1）遗传病及家族史，重点了解有无和生育相关的遗传性因素。

（2）采用何种ART技术，包括IVF-ET、ICSI、PGD和PGS等。

（3）植入胚胎数和植入时间，有无双胎消失以及消失时间。

（4）有无高危因素，包括年龄、异常妊娠史、超声软指标等。

7. 其他常染色体非整倍体的非侵入性基因检测　非整倍体并非仅为21三体综合征、13三体综合征和18三体综合征，人类所有23条染色体的数目异常均有可能发生，但实际情况下，可发育至出生的常染色体非整倍体胚胎非常少，仅约60%的21三体综合征和极少数13三体综合征、18三体综合征，偶见胎儿16三体综合征嵌合体情况，其表型从无任何临床症状到胎儿发育受限。由于大多数常染色体非整倍体胎儿会在孕早期被自然淘汰，而NIPT一般在妊娠12周之后进行，故检测到这些非整倍体的概率极低，即使偶尔有检出案例，其胚胎也几乎在同一个阶段终止发育而流产。因此，ACMG认为，采用NIPT筛查这些本可以在孕早期自然淘汰的致死性染色体病没有必要，另外，NIPT检测这些非整倍体的假阳性病例将导致不必要的后续创伤性诊断，又增加了手术本身导致的胎儿丢失率，而且，不适当的遗传咨询和宣传可增加孕妇的心理压力。为此，临床医师应该清楚地告诉孕妇，NIPT主要针对21三体综合征、13三体综合征和18三体综合征，而不包括其他常染色体非整倍体。

8. 胎儿性染色体非整倍体检测　性染色体非整倍体（sex chromosome aneuploidy，SCA）是指X染色体或Y染色体数目异常，最常见的SCA包括47, XXX；47, XXY；47, XYY和45, X。人类胚胎SCA发生率高于21三体综合征的发生率，并和孕妇年龄相关，在年轻孕妇中（≤35岁）约为1/400，＞35岁者高达1/210，其中45, X发生率最高，为1%～1.5%。仅有不足23%的SCA于孕早期自然终止发育，除此之外，在不明原因流产的流产组织检测中，很少发现其他性染色体非整倍体，提示这些SCA胎儿绝大多数可以正常发育至出生[53]。

（1）SCA的NIPT筛查效能及分析　NIPT对SCA的检出率为78%～100%，假阳性率为0.3%，检测失败率约为5%，PPV约为48.7%[53]。很明显，通过cffDNA对胎儿进行SCA检测不像21三体综合征和18三体综合征那样有效，主要原因：①和常染色体相比，胎儿性染色体非整倍体嵌合体更为常见，性染色体存在结构异常时更为常见。②除胎儿性染色体嵌合体外，胎盘嵌合体同样可导致NIPT假性结果。③性染色体中的关键基因断裂不能通过cffDNA识别，比如，*SRY*基因易位的男性其核型为46, XX，超声也显示男性外生殖器，但经NIPT检测必然显示女胎。④女性为47, XXX或45, X/46, XX嵌合体等均可正常生育，但会导致NIPT假阳性结果。⑤现已证实随着孕妇年龄增加，其淋巴细胞的X染色体非整倍体的频率也会增加，特别是X染色体丢失情况，这种情况也可导致NIPT假阳性。另外，一些少见情况，如双胎中若一胎为45, X且胎儿死亡后被吸收清除，以及母亲恶性肿瘤等，也可能会干扰NIPT检测结果。

因此，临床医师可告知所有孕妇NIPT在SCA筛查中的有效性及假阳性率和可能的因素，强调阳性结果需进行后续创伤性检查，并告知孕妇一旦通过侵入性诊断确诊SCA，其预后个体差异大，但要禁止通过该技术进行单纯的性别鉴定。

（2）SCA筛查阳性结果的处理　阳性结果需转诊至遗传咨询医师，遗传咨询医师应解释进行后续侵入性产前检测的必要性，以及产前诊断对出生后干预的重要意义。另外，还要提供不同侵入性产前检测方法（绒毛、羊水和脐带血穿刺）的优缺点，但是，NIPT阳性结果可能为胎盘嵌合体，而绒毛为胎盘主要结构，应慎重，最好选择羊水取样做产前诊断。侵入性产前检测之前应该先进行下列检查：首先确认是否有多胎妊娠和双胎消失等情况，然后排查胎儿解剖学结构是否存在异常。同性染色体相关的胎儿结构异常包括妊娠早期颈部NT增厚、水囊瘤和/或胎儿水肿，孕中期包括马蹄肾或盆骨肾、主动脉缩窄、生长发育迟滞、外生殖器畸形，从轻度尿道下裂到外生殖器模糊。若存在上述结构畸形，应该考虑侵入性诊断是否还有必要。但绝大多数SCA胎儿B超不会有明显的结构发育异常和外生殖器表型，这样确诊就需要侵入性检查。

在实验检测方面，报告中应该提供高度可信和易辨认的PPV、NPV、DR及敏感性等信息，以帮助遗传咨询师解读报告和孕妇做最后选择，无法提供这些信息的实验室不建议发出SCA筛查报告。另外，值得注意的是，对于NIPT提示SCA而产前诊断为正常核型时，建议对孕妇本人进行核型分析，以查明假阳性原因。因为大多数有47, XXX女性或低比例嵌合45, X/46, XX孕妇先前并未经过诊断，均可导致NIPT假阳性。但是，产前诊断前对孕妇进行X染色体非整倍体检测并不能排除胎儿X染色体非整倍体情况，因为在技术上很难排除有很低比例嵌合，即便FISH技术也具有局限性，因为正常女性也有2.6%～5.8%细胞不显示两条性染色体信号。因此，通过孕妇检测来规避胎儿进行产前诊断通常是没有任何价值的。

（3）SCA确诊病例的遗传咨询　SCA一旦经产前诊断被确诊，应当为孕妇提供准确的、无倾向性的、最新的、并与孕妇及其家属认知相一致的相关信息。遗传咨询信息应该同时反映医学和心理学两方面的作用，前者主要涵盖SCA的预后、早期干预或任何预期治疗研究进展等，后者主要包括促进孕妇对SCA的认知程度以及出生后可能获得的救助渠道等，从而使孕妇及其家属获得足够的信息使他们做出最有利他们情况和信仰的决定。因此，要求遗传咨询医师具备产前诊断、生殖遗传、儿科、母胎医学、内分泌和心理学等专业基础知识。要点如下：

首先，和常染色体非整倍体相比，SCA很少有比较严重的畸形，对智力一般影响较小，少部分影响体格发育，主要表现为第二性征发育异常，但表型差异较大。面临产前诊断为SCA时，除胎儿整体外表和智力，孕妇还关心胎儿将来的性发育和生育力等。遗传咨询医师应该充分告知SCA有关信息，包括表型差异性（轻度、中度、重度症状及所占比例）、各种症状治疗进展、不孕症的辅助治疗等。准确和适当的遗传咨询直接关系胎儿的去留问题，研究发现，当孕妇与不同遗传咨询医师交谈后，选择继续妊娠的孕妇比例为59%～75%，这首先与临床医师对该类疾病的认知程度以及倾向性遗传咨询有关（甚至是同情），其次与孕妇获得有效信息及家庭、社会背景等有关。遗传咨询应当建立在以患者为中心的医学交谈和选择模式上，当患者获得足够的相关信息后，完全由其本人做出选择。遗传咨询属于指令性的，但做到这一点并不容易，因为不同临床医师总会存在一定的倾向性，从而影响孕妇的选择。

有一个值得深思的问题，在非指令性遗传咨询的基础上，孕妇无论选择继续或终止妊娠均需得到尊重。在选择终止妊娠的SCA胎儿中，其中绝大多数为表型正常的胎儿，因此，是否常规进行SCA产前筛查和诊断存在争议；但在SCA产前诊断方面，有研究表明，出生前诊断能使婴儿得到更早的干预和关怀，不会错过最佳医疗干预和早期教育时机，从而明显改善神经系统发育，在认知功能、运动、语言、学习和心理等方面均比出生后诊断有明显改善，而且自闭症等发生率也显著降低。对于特纳综合征，9岁时给予生长激素干预，成年后其身高比青春期后再干预平均增高约5.0cm，若同时给予雌激素注射，其认知和行为能力明显提高；对于47, XXY患者，早期给予睾酮替代治疗，可有效促进男性表型正常发展、增加睾丸容积、减轻乳房发育和腹部脂肪堆积，同时可以改善个体认知和社会融合能力。

五、染色体微缺失/微重复综合征的非侵入性产前筛查

染色体微缺失/微重复综合征，是一类主要由于染色体微小结构异常所致的具有复杂临床表现的遗传性疾病，由于缺失或重复的片段大多低于核型分析分辨率的下限（5Mb），难以通过常规染色体检查发现，“微缺失”“微重复”亦由此得名。微缺失/微重复常会涉及几个基因，由于片段大小和位点不同而导致综合征的临床表现各异，多表现为不同程度的智力低下、生长发育迟缓、异常面容、多发器官畸形和精神、行为异常等。相比之下，微缺失较为多见，且由于基因剂量效应而导致临床表现较为明显。

染色体微缺失/微重复综合征在所有胎儿结构正常的妊娠中发生率约为1.7%，新生儿发病率约为0.16%，常为显性发病，以新发变异为主（85%～95%），家族性遗传占5%～10%。与染色体非整倍体不同，这些综合征的发生率与母亲年龄无关。该类疾病目前已发现近300种，随着检测手段的不断改进和发展，其种类还在不断增加，我国每年有近6 000名微缺失/微重复综合征患儿出生，对社会和家庭造成巨大影响。

1. NIPT在胎儿微缺失/微重复中的检测效能　微缺失/微重复综合征的检测最早采用FISH技术，其主要优势在于可检测出＜5Mb片段，且不需细胞培养；CMA技术的出现大大提高了微缺失/微重复的检出率，为此，SOGC等多个学术组织已将CMA作为微缺失/微重复综合征检测的一线推荐技术[54]。其他技术还包括实时荧光PCR和MLPA等，这些技术均在成人或儿科中广泛应用，而通过cffDNA检测的致病性类型有限。

基于大规模平行测序技术的NIPT，可以一次并行对几十万到几百万条DNA分子进行序列测定，分辨率可达到1bp，而cffDNA中包含胎儿全基因组遗传信息，因此，NIPT用于微缺失/微重复综合征检测，理论上是可行的。但多项研究显示，该技术对于胎儿微缺失/微重复的阳性检出率约为0.13%，而PPV为3.8%～17%，在个别高危孕妇人群研究中检出率最高为48%，有效性非常有限，可能与母体DNA背景、测序深度、分析方法以及cffDNA性质有关。CNV在人类普遍存在，部分与表型无关，但均可影响NIPT分析，而测序深度与检出率密切呈正相关。另外，cffDNA并非完整DNA，均为小片段，通过拼接，难免出现误差。因此，NIPT目前仅适用于一些研究清楚且具有严重临床表型的染色体微缺失/微重复综合征（表12-8）。

表12-8　NIPT可以准确检出的微缺失/微重复综合征

综合征名称	发生率	染色体位置	片段大小	检出率（%）	假阳性率（%）
DiGeorge	1/4 000～1/2 000	22q11.2	3～15Mb	97.8	0.76
1p36缺失	1/10 000～1/5 000	1p36end	1.5～10Mb	100	0
Angelman	1/20 000～1/12 000	15q11-q12	4Mb（Mat del）	100	0
Prader-Willi	1/30 000～1/10 000	15q11-q12	4Mb（Pat del）	100	0
Cri-du-chat	1/50 000～1/25 000	5p15.3-p15.29	15Mb	100	0

2．遗传咨询要点　由于上述微缺失/微重复的复杂性，通过NIPT进行全基因组检测尚需积累数据，为此，在采用NIPT检测之前应该进行如下遗传咨询：

（1）了解孕妇有无除常见非整倍体以外其他检测需求，有需求者则推荐侵入性诊断和CMA。

（2）告知NIPT主要检测胎儿常见非整倍体而非全基因组的微缺失/微重复。

（3）采用NIPT检测胎儿微缺失/微重复的PPV有限，阳性结果需要侵入性诊断进行鉴别，而且，即使通过侵入性诊断确认微缺失/微重复的存在，临床意义可能存在不确定性。

六、单基因遗传病的非侵入性产前筛查

单基因遗传病在新生儿中的发病率约为3‰。对于单基因遗传病的产前诊断原则是：致病基因明确，遗传方式清楚，且父母双方均已诊断，产前诊断结果必须以家系为单位进行对比分析。目前，可以开展产前诊断的单基因病种类较多，推荐方法仍然为侵入性产前检测，而基于cffDNA的NIPT技术处于发展阶段，主要有以下几种方案：

1．基于父源致病基因的PCR扩增技术[55]　由于母血中游离DNA约80%以上来自母体本身，若母亲携带致病基因则由于检测背景过大而影响分析，因此，单基因病NIPT方案之一是检测父源致病基因。该技术最早是利用cffDNA进行胎儿性别的鉴定来排除X-连锁隐性遗传病，主要步骤是在妊娠7周之后采集孕妇血液，检测是否存在Y染色体的特异*SRY*基因，若为男胎则50%发病，再行侵入性产前检测明确胎儿是否携带该致病基因，若为女胎则50%为携带者但不发病，无须侵入性诊断，这样至少可使一半孕妇免受创伤性检测。该技术还可以用于RhD阴性母血中检测来自于胎儿的RhD阳性基因型，以此进行胎儿Rh血型鉴定，对预防胎儿溶血有重要意义。其他类似遗传病包括β-地中海贫血、肌强直性营养不良、先天性肾上腺增生和囊性纤维化病等均有成功检测案例。

2．基于母源致病基因的检测技术[56]　通过检测母源性致病基因进行NIPT得益于数字PCR和MPS技术的出现，其技术原理是检测等位基因变异型和野生型在外周血中的比例，若胎儿携带致病基因，则相对变异基因型剂量会增加，以此来确定胎儿是否患病。利用该技术已成功检测出血友病等隐性遗传病。

3．全基因组检测技术[57]　对cffDNA进行全基因组测序，整合出完整的孕妇和胎儿的基因组序列，并构建基因组遗传图谱。此方法为非侵入性产前基因诊断提供了一个新的方案，具有重大意义。

随着对cffDNA检测的不断探索，越来越多的技术可以被应用于单基因病的非侵入性产前筛查，目前该领域常见的技术及其应用见表12-9。

表12-9　基于cffDNA的单基因遗传病检测技术列表

技术名称	首次应用于NIPT的时间	技术原理及检测方法
PCR技术	2002年	致病基因源自父亲，或母亲与胎儿序列相差较大
质谱技术	2005年	首先利用通用引物扩增出可能含有变异的区域，再利用变异匹配的ddNTP与延伸引物进行线性扩增反应，最后反应产物通过质谱分析分子量，特定分子量大小的质谱峰形将指示变异胎儿DNA的存在

（续表）

技术名称	首次应用于NIPT的时间	技术原理及检测方法
dPCR技术	2006年	将DNA模板平均浓度稀释至≤1拷贝/反应体系，这样即可将野生型与变异型模板分开扩增与检测，再结合统计学算法获得目的片段的绝对或相对数量信息
焦磷酸解激活的聚合反应	2007年	特异性扩增目的基因，被认为是目前等位基因识别特异性最高的技术，适用于稀有变异的检测
MPS技术	2008年	随机片段同时进行测序，使得数以万计的DNA分子在单核苷酸分辨率下得以快速测序

注：cffDNA，游离胎儿DNA；PCR，聚合酶链式反应；dPCR，数字PCR；MPS，大规模平行测序。

（刘彦慧）

第四节　基于孕妇外周血中胎儿细胞的非侵入性检测

目前，产前诊断主要是利用胎儿的组织来检测一些遗传性疾病，这对于预防及控制新生儿发病率及死亡率具有十分重要的临床意义。然而，有创性的诊断如羊水和绒毛穿刺等方法都有可能对孕妇和胎儿造成一定的危害。因此，这些方法仅适用于那些怀疑怀有遗传性疾病胎儿的高风险孕妇。鉴于有创性产前诊断的局限性，产前诊断技术正从有创性向非侵入性或微创性方向发展，包括从宫腔收集脱落的滋养层细胞和从母体外周血富集胎儿细胞进行产前诊断。

孕妇外周血中存在四种胎儿细胞：滋养层细胞、有核红细胞、淋巴细胞和粒细胞。1971年Shettle[58]首次报道收集早孕妇女宫颈黏液涂片后荧光染色，发现宫颈黏液中存在脱落的绒毛细胞。绒毛是胎儿的附属器官，其分化来源于胎儿组织。绒毛具有的遗传物质与胎儿相同，所以对绒毛遗传物质的分析可以推测胎儿的遗传物质。绒毛的表皮是滋养层上皮细胞，滋养层细胞形态较大因而易于鉴别，这是用宫腔脱落的滋养层细胞进行产前诊断的依据。该方法的优点是早期诊断，相对安全，取材方便，所需设备简单，准确性较高，但它存在于宫颈黏液中，在母体肺循环中能被迅速清除，使其在外周血中含量很少，且具有多核特征及嵌合核型干扰遗传学分析，因此不是产前诊断的理想细胞。淋巴细胞一直被视为获得胎儿遗传物质的良好来源，但其在孕妇外周血中生存时间较长，多次妊娠的孕妇外周血分离得到的胎儿淋巴细胞可能不代表当前妊娠的情况，因此限制了其在产前诊断中的应用[59]。

胎儿有核红细胞被认为是用于产前诊断最理想的细胞[60]，因其具有以下特点：①胎儿有核红细胞的半衰期短，在母体循环中的半衰期仅为25～35天，用于产前诊断不受既往妊娠的影响。②胎儿有核红细胞具有区别于其他细胞的形态学特征，将其与其他有核细胞区分开来将更为容易。③胎儿有核红细胞表达多种特异性抗原，如转铁蛋白受体CD71、血栓敏感素受体CD36、血型糖蛋白A等，可用其标记抗体对细胞进行分类、鉴别和富集。④胎儿有核红细胞是胎儿血液中的主要成分，其数量较多，从孕6周至分娩均存在，含有胎儿完整的基因组，能用于胎儿遗传疾病的分析。

孕妇外周血胎儿细胞的数目极少，要利用这些罕见的胎儿细胞进行胎儿疾病的产前诊断，必需建立一个好的方法从孕妇外周血中富集、分离、纯化这些细胞。目前，富集胎儿细胞的主要方法有荧光激活的细胞分选法［fluorescence activated cell sorting，FACS，又称流式细胞计数法（flow cytometry）］、免疫磁珠分选法（immunomagnetic beads）、磁场激活的细胞分选法（magnetic activated cell sorting，MACS）、显微操作分离法、选择性细胞培养技术等。分离胎儿有核红细胞最常用的方法是FACS，利用胎儿有核红细胞的特异性表面抗原进行标记。通过流式细胞仪测定细胞悬液中单个细胞所发出的散射光和荧光等多种参数，然后通过细胞分选器将胎儿有核红细胞从整个细胞群中分离出来。FACS也是现在最常用的单细胞分离技术，其优势是高准确度、高灵敏度和高通量，虽然过程复杂，但此实验技术成熟，有统一的标准；缺点是FACS需要大量的悬浮细胞作为原始材料，可能影响低丰度细胞亚群的产出，此外仪器中快速流动的液流可能会对细胞的活性和状态产生一定的影响。

利用孕妇外周血中胎儿有核红细胞进行非侵入性产前检测，最早开始于1968年，刚开始主要用于科学研究。近年来，随着国内外许多学者对利用母血中胎儿有核红细胞进行非侵入性产前检测投入大量的研究，从富集、分离到临床应用都取得较大成效，现已从基因和染色体水平运用孕妇外周血胎儿细胞进行产前诊断。在基因水平主要用定量PCR鉴别胎儿性别，检测地中海贫血、Rh血型。在染色体水平主要用FISH诊断染色体非整倍体，如21三体综合征、18三体综合征、Klinefelter综合征等染色体病。此外，对妊娠并发症的检测也有研究，如胎儿生长受限（fetal growth restriction，FGR）、子痫前期、胎儿窘迫等[61]。

随着高通量测序（NGS）技术的出现，引起基因组学研究领域的巨大变革。为了弥补传统高通量测序的局限性，单细胞测序技术应运而生。单细胞测序技术是一项能够在单个细胞的水平上，对基因组进行高通量测序分析的技术。该技术的应用对辅助生殖技术意义重大。研究发现，通过对人卵母细胞成熟过程中2个极体细胞进行高通量测序，能够推算出卵细胞自身的单倍体是否异常，从而监控早期胚胎是否健康。之前从样品中获得足够多的用于遗传检测的DNA的技术主要是多重置换扩增（multiple displacement amplification，MDA），该方法存在非特异性扩增等缺点，为此谢晓亮等发明了多重退火环状循环扩增技术（multiple annealingand looping-based amplification cycles，MALBAC）改进上述问题。MALBAC也成为目前在单细胞测序及相关领域的最先进的技术。国内学者利用这一技术完成了对单个卵细胞的高精度全基因组测序，实现了两个目标：检测染色体异常和检测与遗传疾病有关的DNA序列变异。这意味着有可能通过单细胞全基因组测序即可在孕早期通过胎儿滋养层细胞进行微缺失/微重复的检测，使其在产前诊断领域具有广阔的应用前景[62-64]。

虽然以高通量测序技术为核心的非侵入性产前技术真正应用到临床、纳入常规检查遇到了层层阻力，但是遗传学家Church对未来测序技术的临床应用前景充满信心，他认为：首先，测序技术成本在大幅度下降；其次，基因组学的准确性不断提高，比如单体型定相（haplotype phasing）的质量已从2007年的350kb提高到目前的2 463kb，且单点错误降低至1/107。此外，研究者对测序结果的解释日趋合理，针对复杂性的疾病也包含了可鉴定并应用到临床上的元素。相信将来非侵入性产前检测技术伴随着测序技术一定会在科研和临床应用中取得进一步的成功。

（姚 宏）

参考文献

[1] Wilson RD, De Biel, Armour CM, et al. Joint SOGC–CCMG opinion for reproductive genetic carrier screening: an update for all Canadian providers of maternity and reproductive healthcare in the era of direct-to-consumer testing [J]. J Obstet Gynaecol Can, 2016, 38: 742–762.

[2] 李立明. 临床流行病学 [M]. 北京: 人民卫生出版社, 2011.

[3] Zhang H, Gao Y, Jiang F, et al. Non-invasive prenatal testing for trisomies 21, 18 and 13: clinical experience from 146, 958 pregnancies [J]. Ultrasound Obstet Gynecol, 2015, 45: 530–538.

[4] 边旭明. 胎儿染色体非整倍体的无创DNA产前检测 [J]. 实用妇产科杂志, 2013, 29: 330–333.

[5] Frey L, Hauser WA. Epidemiology of neural tube defects [J]. Epilepsia, 2003, 44 Suppl 3: 4–13.

[6] Mitchell LE. Epidemiology of neural tube defects [J]. Am J Med Genet C Semin Med Genet, 2005, 135C: 88–94.

[7] Zhu L, Ling H. National Neural Tube Defects Prevention Program in China [J]. Food Nutr Bull, 2008, 29: S196–S204.

[8] Centers for Disease Control and Prevention (CDC). Trends in wheat-flour fortification with folic acid and iron--worldwide, 2004 and 2007 [J]. MMWR Morb Mortal Wkly Rep, 2008, 57: 8–10.

[9] Centers for Disease Control and Prevention (CDC). Use of supplements containing folic acid among women of childbearing age--United States, 2007 [J]. MMWR Morb Mortal Wkly Rep, 2008, 57: 5–8.

[10] Lorber J, Stewart CR, Ward AM. Alpha-fetoprotein in antenatal diagnosis of anencephaly and spina bifida [J]. Lancet, 1973, 1: 1187.

[11] 袁红, 王志斌, 杨明清, 等. 对推广应用中华人民共和国卫生行业标准WS/T 247–2005的建议《甲型胎儿球蛋白检测产前监测和开放性神经管缺陷诊断准则》 [J]. 中国优生与遗传杂志, 2007, 15: 5–6.

[12] Candenas M, Villa R, Fernandez CR, et al. Maternal serum alpha-fetoprotein screening for neural tube defects. Report of a program with more than 30000 screened pregnancies [J]. Acta Obstet Gynecol Scand, 1995, 74: 266–269.

[13] Alpha-fetoprotein. ACOG technical bulletin number 154--April 1991 [J]. Int J Gynaecol Obstet, 1992, 38: 241–247.

[14] 边旭明, 朱宝生, 刘俊涛, 等. 胎儿常见染色体异常与开放性神经管缺陷的产前筛查与诊断技术标准 第1部分: 孕中期母血清学产前筛查 [J]. 中国产前诊断杂志(电子版), 2011, 3: 42–47.

[15] Adams MJ, Windham GC, James LM, et al. Clinical interpretation of maternal serum alpha-fetoprotein concentrations [J]. Am J Obstet Gynecol, 1984, 148: 241–254.

[16] Milunsky A, Alpert E, Kitzmiller JL, et al. Prenatal diagnosis of neural tube defects. VIII. The importance of

serum alpha-fetoprotein screening in diabetic pregnant women [J]. Am J Obstet Gynecol, 1982, 142: 1030-1032.

[17] 宋伟, 刘晓巍, 张涛, 等. 9 638例不同年龄阶段孕妇产前诊断结果分析 [J]. 中国妇幼保健, 2017, 32: 4064-4067.

[18] Merkatz IR, Nitowsky HM, Macri JN, et al. An association between low maternal serum alpha-fetoprotein and fetal chromosomal abnormalities [J]. Am J Obstet Gynecol, 1984, 148: 886-894.

[19] Knight GJ, Palomaki GE, Haddow JE. Use of maternal serum alpha-fetoprotein measurements to screen for Down's syndrome [J]. Clin Obstet Gynecol, 1988, 31: 306-327.

[20] Palomaki GE, Neveux LM, Knight GJ, et al. Maternal serum-integrated screening for trisomy 18 using both first- and second-trimester markers [J]. Prenat Diagn, 2003, 23: 243-247.

[21] Bogart MH, Pandian MR, Jones OW. Abnormal maternal serum chorionic gonadotropin levels in pregnancies with fetal chromosome abnormalities [J]. Prenat Diagn, 1987, 7: 623-630.

[22] Wald NJ, Cuckle HS, Densem JW, et al. Maternal serum screening for Down's syndrome in early pregnancy [J]. BMJ, 1988, 297: 883-887.

[23] Haddow JE, Palomaki GE, Knight GJ, et al. Second trimester screening for Down's syndrome using maternal serum dimeric inhibin A [J]. J Med Screen, 1998, 5: 115-119.

[24] Spencer K, Liao AW, Ong CY, et al. Maternal serum levels of dimeric inhibin A in pregnancies affected by trisomy 21 in the first trimester [J]. Prenat Diagn, 2001, 21: 441-444.

[25] Wilson G, Liitti P, Polonen T, et al. A technical and clinical evaluation of a new assay for inhibin A and its use in second trimester Down syndrome screening [J]. Clin Chem Lab Med, 2016, 54: 1473-1479.

[26] Lambert-Messerlian GM, Canick JA. Clinical application of inhibin a measurement: prenatal serum screening for Down syndrome [J]. Semin Reprod Med, 2004, 22: 235-242.

[27] Brambati B, Tului L, Bonacchi I, et al. Serum PAPP-A and free beta-hCG are first-trimester screening markers for Down syndrome [J]. Prenat Diagn, 1994, 14: 1043-1047.

[28] Noble PL, Abraha HD, Snijders RJ, et al. Screening for fetal trisomy 21 in the first trimester of pregnancy: maternal serum free beta-hCG and fetal nuchal translucency thickness [J]. Ultrasound Obstet Gynecol, 1995, 6: 390-395.

[29] Wapner R, Thom E, Simpson JL, et al. First-trimester screening for trisomies 21 and 18 [J]. N Engl J Med, 2003, 349: 1405-1413.

[30] Kagan KO, Wright D, Maiz N, et al. Screening for trisomy 18 by maternal age, fetal nuchal translucency, free beta-human chorionic gonadotropin and pregnancy-associated plasma protein-A [J]. Ultrasound Obstet Gynecol, 2008, 32: 488-492.

[31] Avgidou K, Papageorghiou A, Bindra R, et al. Prospective first-trimester screening for trisomy 21 in 30, 564 pregnancies [J]. Am J Obstet Gynecol, 2005, 192: 1761-1767.

[32] Wald NJ, Rodeck C, Hackshaw AK, et al. First and second trimester antenatal screening for Down's syndrome: the results of the serum, urine and ultrasound screening study (SURUSS) [J]. Health Technol

Assess, 2003, 7: 1–77.

[33] Cole LA, Rinne KM, Mahajan SM, et al. Urinary screening tests for fetal Down syndrome: fresh beta-core fragment [J]. Prenat Diagn, 1999, 19: 340–350.

[34] Malone FD, Canick JA, Ball RH, et al. First-trimester or second-trimester screening, or both, for Down's syndrome [J]. N Engl J Med, 2005, 353: 2001–2011.

[35] 黄赛琼, 宋亦军, 刘俊涛. 胎儿染色体非整倍体产前筛查进展 [J]. 生殖医学杂志, 2014, 23: 769–775.

[36] Cuckle HS, Malone FD, Wright D, et al. Contingent screening for Down syndrome--results from the FaSTER trial [J]. Prenat Diagn, 2008, 28: 89–94.

[37] Haddow JE, Palomaki GE, Knight GJ, et al. Prenatal screening for Down's syndrome with use of maternal serum markers [J]. New Engl J Med, 1992, 327: 588.

[38] Bartels I, Caesar J, Sancken U. Prenatal detection of X-linked ichthyosis by maternal serum screening for Down syndrome [J]. Prenat Diagn, 1994, 14: 227–229.

[39] Walker M, Pandya P. Cost-benefit analysis of prenatal diagnosis for Down syndrome using the British or the American approach [J]. Obstet Gynecol, 2000, 96: 481.

[40] Lo YM, Corbetta N, Chamberlain PF, et al. Presence of fetal DNA in maternal plasma and serum [J]. Lancet, 1997, 350: 485–487.

[41] Lo YM, Tein MS, Lau TK, et al. Quantitative analysis of fetal DNA in maternal plasma and serum: implications for noninvasive prenatal diagnosis [J]. Am J Hum Genet, 1998, 62: 768–775.

[42] 王文博, 张毅, 孙树汉. 孕妇外周血中胎儿游离DNA在产前诊断中的应用 [J]. 第二军医大学学报, 2009, 4: 442–447.

[43] Chan KC, Zhang J, Hui AB, et al. Size distributions of maternal and fetal DNA in maternal plasma [J]. Clin Chem, 2004, 50: 88–92.

[44] Peng XL, Jiang P. Bioinformatics approaches for fetal DNA fraction estimation in noninvasive prenatal testing [J]. Int J Mol Sci, 2017, 18, pii: E453.

[45] Chiu RW, Chan KC, Gao Y, et al. Noninvasive prenatal diagnosis of fetalchromosomal aneuploidy by massively parallel genomic sequencing of DNA in maternal plasma [J]. Proc Natl AcadSci U S A, 2008, 105: 20458–20463.

[46] Ellison CK, Sun Y, Hogg G, et al. Using targeted sequencing of paralogous sequences for noninvasive detection of selected fetal aneuploidies [J]. Clin Chem, 2016, 62: 1621–1629.

[47] Larson NB, Wang C, Na J, et al. Improving single-nucleotide polymorphism-based fetalfraction estimation of maternal plasma circulating cell-free DNA using Bayesian Hierarchical Models [J]. J Comput Biol, 2018, 25: 1040–1049.

[48] 中华人民共和国卫生计生委员会，孕妇外周血胎儿游离DNA产前筛查与诊断技术规范, [EB/OL] . (2016-10-27). http://www.cnki.com.cn/Article/CJFDTotal-WSGB20161091.htm

[49] Skotko BG, Allyse MA, Bajaj K, et al. Adherence of cell-free DNA noninvasive prenatal screens to ACMG recommendations [J]. Genet Med, 2019, 21: 2285–2292.

[50] Hartwig TS, Ambye L, Sørensen S, et al. Discordant non-invasive prenatal testing (NIPT)–a systematic review [J]. Prenat Diagn, 2017, 37: 527–539.

[51] Yaron Y. The implications of non-invasive prenatal testing failures: a review of anunder-discussed phenomenon [J]. Prenat Diagn, 2016, 36: 391–396.

[52] Fosler L, Winters P, Jones KW, et al. Aneuploidy screening by non-invasive prenatal testing in twin pregnancy [J]. Ultrasound Obstet Gynecol, 2017, 49: 470–477.

[53] Mennuti MT, Chandrasekaran S, Khalek N, et al. Cell-free DNA screening and sex chromosome aneuploidies [J]. Prenat Diagn, 2015, 35: 980–985.

[54] Armour CM, Dougan SD, Brock JA, et al. Practice guideline: joint CCMG–SOGC recommendations for the use of chromosomal microarray analysis for prenatal diagnosis and assessment of fetal loss in Canada [J]. J Med Genet, 2018, 55: 215–221.

[55] Lun FM, Chiu RW, Chan KC, et al. Microfluidics digital PCR reveals a higher than expected fraction of fetal DNA in maternal plasma [J]. Clin Chem, 2008, 54: 1664–1672.

[56] Yu SC, Lee SW, Jiang P, et al. High-resolution profiling of fetal DNA clearance from maternal plasma by massively parallel sequencing [J]. Clin Chem, 2013, 59: 1228–1237.

[57] Lo YM, Chan KC, Sun H, et al. Maternal plasma DNA sequencing reveals the genome-wide genetic and mutational profile of the fetus [J]. Sci Transl Med, 2010, 2: 61ra91.

[58] Shettles LB. Use of the Y chromosome in prenatal sex determination [J]. Nature, 1971, 230: 52–53.

[59] Steele CD, Wapner RJ, Smith JB, et al. Prenatal diagnosis using fetal cells isolated from maternal peripheral blood: a review [J]. Clin Obstet Gynecol, 1996, 39: 801–813.

[60] 费明钰, 张毅, 贾音, 等. 母血中胎儿遗传物质与无创性产前诊断 [J]. 分子诊断与治疗杂志, 2010, 6: 428–431.

[61] Martin P, Antonia W, Aylin A, et al. Reference values for nucleated red blood cells and serum lactate in very and extremely low birth weight infants in the first week of life [J]. Early Human Development, 2017, 105: 49–55.

[62] Binder V, Bartenhagen C, Okpanyi V, et al. A new workflow for whole-genome sequencing of single human cells [J]. Hum Mutat, 2014, 35: 1260–1270.

[63] Huang L, Ma F, Chapman A, et al. Single-cell whole-genome amplification and sequencing: methodology and applications [J]. Annu Rev Genomics Hum Genet, 2015, 16: 79–102.

[64] Kumar A, Ryan A, Kitzman JO, et al. Whole genome prediction for preimplantation genetic diagnosis [J]. Genome Med, 2015, 7: 35.

责任编委：刘俊涛　杨　芳

第十三章 CHAPTER 13 细胞基因组学实验室诊断方法

细胞基因组学（cytogenomics）实验室诊断是通过组织细胞培养进行细胞基因组分析的过程，是对细胞基因组变异导致的细胞基因组疾病诊断的主要方法，其技术主要包括染色体分析（chromosome analysis）、荧光原位杂交（fluorescence in situ hybridization，FISH）和染色体微阵列（chromosomal microarray，CMA）分析[1]。通常，把传统的染色体分析也称为核型分析（karyotype analysis），其实验室诊断称为细胞遗传学诊断。染色体芯片分析技术包括微阵列分析（microarray analysis），其具体方法包括比较基因组杂交微阵列（array comparative genomic hybridization，aCGH）和单核苷酸多态性微阵列（single nucleotide polymorphism microarray，SNP-array）[2]。

由于只能从具有分裂能力的细胞中得到染色体，而且不是所有的组织标本都含有足量的具有分裂能力的细胞，所以，细胞培养是细胞遗传学诊断的关键步骤。含具有分裂能力细胞而常用于实验室诊断的组织包括羊水、绒毛、外周血及其他实质性活检组织细胞（如皮肤），其中，外周血淋巴细胞需要通过分裂原（mitogen）的刺激才能获得分裂能力[3]。

细胞遗传学实验室中各种类型细胞培养的步骤及其操作要求基本一致，主要包括培养前准备、细胞培养以及细胞收获（图13-1）。细胞培养最基本的要求是细胞的活性。当然，其他的操

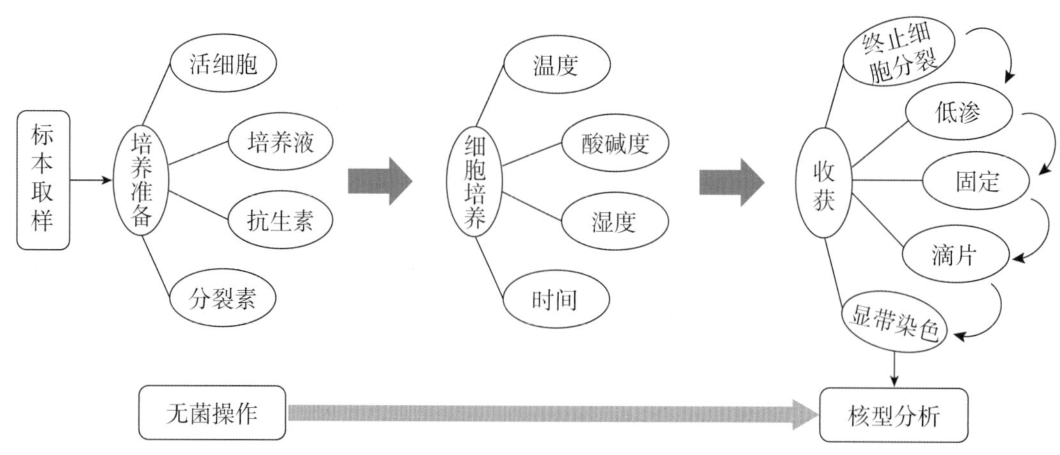

图13-1　细胞遗传学诊断实验室流水图

（引自：陆国辉. 产前遗传病诊断[M]. 广州：广东科技出版社，2002.[3]）

作要求，如标本的采集、无菌操作以及避免标本间的混淆等，也会直接影响诊断的成败。诊断实验室应该拒绝接收没有患者姓名或标志不清的标本[3]。

第一节　标本的收集和处理

一、羊水的收集和处理

为了避免对胎儿的危害，目前孕早期羊膜腔穿刺已经被废弃，代之以绒毛取材；孕中期穿刺则通常在16～22孕周进行，特殊情况下也可在孕中期、孕后期的任何时间进行。应该把抽出的羊水放置在经无菌处理过的离心管里。孕中期通常可以抽取的羊水量为20～30mL。最初抽出的1～2mL羊水可能会有母体细胞的污染，故通常弃去不用。羊水必须在室温（15～30℃）下保存和运送，并要求于24h之内送到诊断实验室进行处理，以得到满意的细胞培养效果。在抽取羊水样本的同时，应同时抽取母亲外周血样本一同送至诊断实验室，以便于诊断实验室能够针对血性羊水或者有陈旧性出血的羊水样本进行母源污染的排除检验。如果为血性羊水，通常需要加入肝素钠（sodium heparin）40μL，混匀，离心2 000r/min，10min。超净台中吸去上清液，每管约留0.5mL，用吸管打散沉淀细胞再加入4mL羊水完全培养基并充分混匀再进行培养。

由于每次羊膜腔穿刺都可能会给胎儿带来风险，所以除非是非常特殊的情况，否则一般都不主张重复羊膜腔穿刺。因此对质量不满意的标本应采取有效措施加以挽救，力求得出诊断结果；超声引导下的羊水穿刺一般很少失败，况且现在认为羊膜腔穿刺的流产率并不高。

二、绒毛的收集和处理

绒毛组织收集和处理的要求基本与羊水相同，但要根据绒毛组织的特点，进行如下特殊处理。

（一）现场即时处理

绒毛细胞培养包括两种方法，即具有自我分裂能力的滋养层细胞的直接收获（direct harvest）和常规的长期培养（long term culture）。直接收获不需要细胞培养，而是经过酶处理使单个细胞各自分离后就可以在当天收获。长期培养则需要7～10天的培养，得到足量的中期细胞才收获。在条件允许的情况下，应该要求诊断实验室技术员参与绒毛取样时的标本收集，现场肉眼或显微镜下对绒毛进行检测，以确保绒毛标本的质量[3]。如不能在绒毛抽取的同时对绒毛样本进行鉴定，应该将抽取到的绒毛样本放置于密封无菌试管中，迅速送至诊断实验室。相应诊断实验室的技术员需要在接收到绒毛样本后在无菌实验室中于显微镜下对绒毛进行挑选。通常，每例所要求的纯净绒毛量应该不少于10mg。只有在确定已有足够量的绒毛组织后才结束绒毛取样手术。取样后绒毛样本必须放置于无菌密封的试管中并迅速送到诊断实验室进行细胞培养前的处理。在抽取绒毛样本过程有母体细胞污染怀疑的情况下，应抽取母亲外周血样本一同送至诊断实验室，以便于诊断实验室进行母源污染的排除检验。通常临床上并不抽取母亲外周血。

（二）胎儿绒毛净化

母体细胞污染是绒毛取样过程中常见的现象，约占全部绒毛细胞培养病例的1.9%。为减少或避免母体细胞的污染，必须进行胎儿绒毛净化，把来源于母体的、表面光滑的蜕膜（decidua）从绒毛组织中分离出来并将之弃去。此外，在绒毛净化过程中还必须将血凝块和其他杂质清除掉[3]。经净化处理后的绒毛形态呈树枝状（图13-2）。

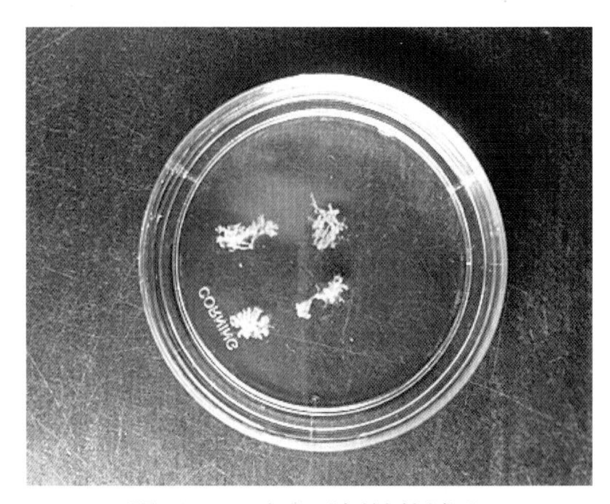

图13-2 净化后树枝状绒毛

三、外周血的收集和处理

应采用经消毒处理并加入肝素钠抗凝剂的试管来收集外周血，抽血量常为5～10mL，将标本摇匀后在室温下保存和运送，也可以将血标本放入4℃冰箱里保存。尽管血中淋巴细胞可以在抽血后数天内保存活力，但为了保证细胞培养的结果，通常要求标本在抽血后24h内种植处理。凝固后的血液培养成功的机会甚微，故应拒绝接收凝固的血标本。对于用冰块冷却后运送的外周血标本，一般要求再次抽血[3]。

四、脐带血的收集和处理

脐带血的收集和处理与外周血基本相同。脐带血穿刺必须由临床医生在B超的引导下针对孕24～35周有脐带血穿刺指征的孕妇进行抽取。一般抽取2～4mL，抽取后直接注入5mL无菌肝素抗凝管中，将标本摇匀后在室温下保存和运送，也可以将血标本放入4℃冰箱里保存。因为产前诊断样本来之不易，在抽取后应及时送至诊断实验室进行细胞培养处理。

在抽取脐带血样本时，通常同时抽取母亲外周血样本，以便于诊断实验室进行母源污染的排除检验。通常在抽取脐带血后需要做脐血验证实验，最简单的方法是碱试验，胎儿红细胞在碱性环境下相对稳定。用1mL蒸馏水加50μL脐血，充分混匀后加0.2mL氢氧化钾或氢氧化钠，混匀后粉色为胎儿血，褐色为母体血（图13-3）。或做血片，脐血为有核红细胞。

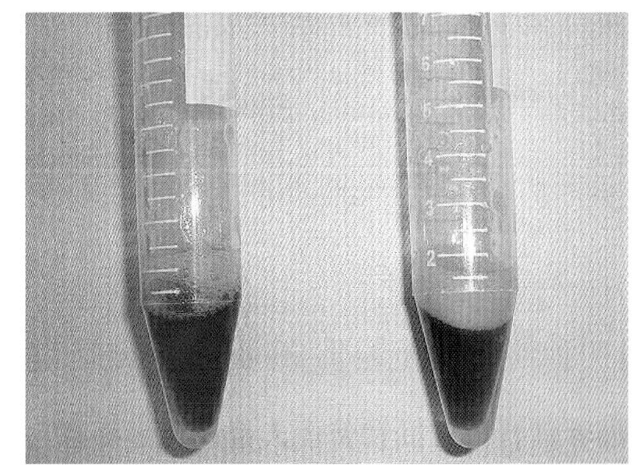
图13-3 碱试验结果（左：脐带血样本；右：母亲外周血样本）

五、其他实质性活检组织的收集和处理

用于细胞遗传学诊断的其他实质性活检组织，主要包括皮肤、产后胎盘或胚胎组织以及流产或死胎组织。由于标本活检过程中通常无菌处理不彻底或根本没有进行无菌处理，所以这样的标本往往有微生物的污染。因此，在种植处理之前必须用含抗生素的营养液进行三次清洗处理。在清洗过程中，必须去掉组织中的脂肪、血块和坏死部分。流产或死胎活检组织中活力细胞较少或缺如，故这种细胞的培养成功率较低（通常为70%～85%），即使培养成功，所需要的时间也较长[3, 4]。

应该将实质性活检组织收集在含抗生素的培养液中，以避免标本干燥，这对于体积小的标本尤其重要。标本应在4℃冰箱里保存，并用冰块冷却运送，以降低组织内的酶活性和阻止微生物的生长[3]。

通常将精液洗涤1～2次，常用的洗涤液为BWW培养液，也可使用F10液。在计算精子数时，将0.02mL的精液加到0.38mL的精液稀释液中，混匀后使用血细胞计算器进行精子计算[3]。

（刘俊涛　杨　芳）

第二节　细胞培养

一、培养环境

细胞培养成败的关键是无菌，因此培养的操作过程均应在无菌培养室和超净工作台内进行。

无菌培养室的基本要求是相对密封、防尘、防菌、避免潮湿、远离污染，应有可滤菌、除尘的单流向空气装置或空调设备[3, 4]。无菌培养室一般由1～2个缓冲间和1个操作间组成，操作间与缓冲间之间应有可灭菌的样品传递箱，操作间内设超净工作台，以及开展细胞培养工作所必需的CO_2培养箱、倒置显微镜、离心机、冰箱、水浴箱等设备（图13–4）。

无菌培养室应建立经常性清洁和消毒制度及通风滤菌装置检查制度，保持无菌状态。此外在操作过程中也要注意防止污染，如进入无菌间必须洗手，严格着装，换鞋入内，执行无菌操作；进出培养室严格遵守两门不同开原则，避免外界空气对流进入操作间；污染、清洁、灭菌的物品要严格分开；及时清除和更换污染材料等[3, 4]。

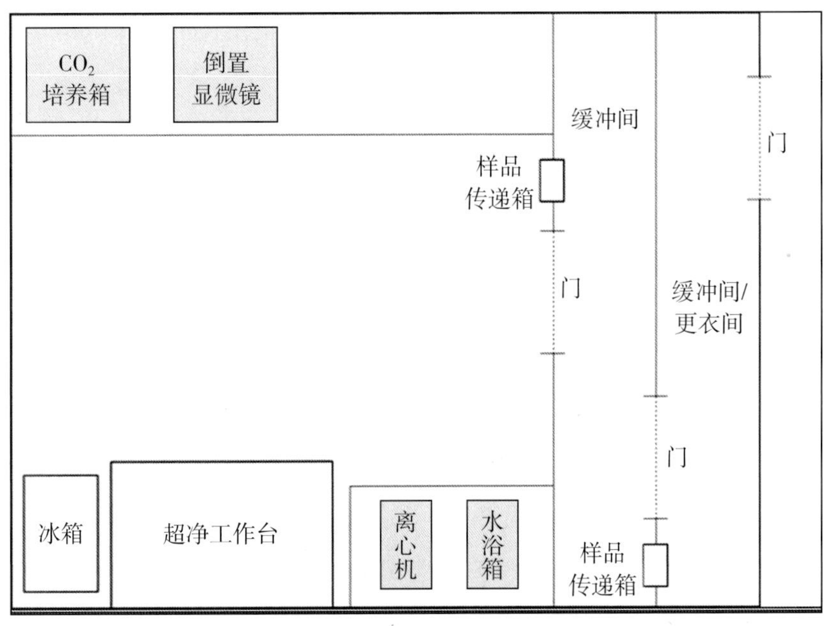

图13–4　无菌培养室的基本结构示意图

二、培养设备

超净工作台是细胞培养工作中普遍使用的无菌操作装置，其基本原理是空气被驱动通过过滤器使之净化达到无菌无尘的要求，净化后的空气匀速吹过工作区域带走其中的尘埃、细菌等，从而保持工作区的无菌环境。根据气流的方向，超净工作台可分为垂直流超净工作台（vertical flow clean bench）和水平流超净工作台（horizontal flow clean bench）[3, 4]。

CO_2培养箱可以在培养箱内恒定地供给CO_2，使其达到稳定的温度（37℃）、稳定的CO_2水平（5%）、恒定的酸碱度（pH：7.2 ~ 7.4）和较高的相对饱和湿度（95%），模拟形成一个类似细胞/组织在生物体内的生长环境[4]。

倒置显微镜用以观察培养细胞的生长状况，以确定细胞的传代时间和收获时间等。

培养室的离心机转速通常在500 ~ 5 000r/min，可离心0.5 ~ 50mL样品，用于培养细胞的分离、传代和收获等。

冰箱用以保存培养液、血清和其他试剂。

水浴箱可用于预热从冰箱取出的培养液、血清等试剂，使其达到使用温度。

三、培养器皿

培养器皿多用玻璃器皿和（或）塑料器皿，包括配制和储存各种培养用液的试剂瓶，用于细胞培养的培养瓶、培养板和培养皿、离心管、移液管和吸管等[4]。玻璃器皿经济耐用，可反复多次使用，使用前需经过严格的洗刷、浸泡、冲洗和灭菌等过程，人工操作相对烦琐。一次性塑料器皿减少了清洗的麻烦，运输使用方便，即开即用，有些表面还经过适于细胞生长的特殊处理，在很多实验室逐渐取代了玻璃器皿而被广泛使用。

除了一次性使用的器皿外，其他反复使用的物品如玻璃器皿、金属器械、塑料制品等，使用前都需经过严格的清洗和消毒，因此学习和掌握各种器皿的清洗、消毒知识和方法仍然是细胞培养工作中的必备技能。

四、培养液

细胞培养除了适当的温度、空气和无菌等条件外，最重要的是为细胞提供尽可能接近体内的生理环境，使细胞能在离体环境中正常生长与繁殖，因此对培养液的成分、pH值和渗透压等都有特定的要求。所有的培养液都是一种平衡液，含有不同细胞生长所必需的物质，其主要成分包括盐类、葡萄糖及酸碱缓冲系统等。大部分的培养液都加有酚红pH指示剂以显示其酸碱度。当培养液酸性太强时，颜色变黄；而在碱性太强时则变成粉红色。

培养液应首先满足细胞生长所需的营养条件，细胞对营养的需求包括氨基酸、单糖、维生素、无机离子和微量元素等。需要注意的是，L-谷氨酰胺（L-glutamine）是细胞生长的必需氨基酸，它所含的氮是核酸中嘧啶和嘌呤合成的重要来源，但其结构不稳定，容易转变为D-谷氨酰胺，后者不能被细胞所利用[4]。因此实验室一般将L-谷氨酰胺保存在-20℃的环境中，使用前才将之加进培养液里。一些市售的培养液已含L-谷氨酰胺，但如果在保存期不注意其温度的要求就可能发生旋光性改变，使用时应考虑适当加以补充。

适量的血清可以促使细胞生长，血清由血浆去除纤维蛋白而形成，其中含有各种血浆蛋白、多肽、脂肪、碳水化合物、生长因子、激素和微量元素等，是细胞生长的必需营养物质。血清浓度不足的培养液不能使细胞分化完全，而浓度太高也不利于细胞的生长。产前诊断所用的细胞培养液所含的血清浓度通常为10%～20%，所用血清多为小牛血清（fetal bovine serum，FBS）[3]。

在细胞培养液中预防性地加入适量抗生素可以防止微生物的生长，但避免微生物污染的最根本措施是无菌操作。常用的抗生素包括青霉素/链霉素混合剂、庆大霉素以及卡那霉素。抗霉菌药物包括制霉菌素（nystatin）和两性霉素B（amphotericin B）[3]。部分抗生素会抑制细胞的生长，所以不宜过多地使用。抗霉菌药物可直接抑制细胞的生长，所以只有在采取其他方法仍不能控制霉菌生长的情况下才能使用[3, 4]。

有丝分裂刺激剂（mitotic stimulant）用于刺激培养细胞分裂。常用的有丝分裂刺激剂是从红腰豆中提取的植物凝血素（phytohemagglutinin，PHA），它只作用于T淋巴细胞。PHA加入48h后细胞开始明显分裂，并在68～72h达最高峰。因此，常规的外周血培养是在PHA加入72h后开始收获。新生儿外周血的淋巴细胞分裂较快，培养时间可稍缩短。在应急情况下，可采用24h培养收获进行核型分析，得出初步结果，但最后的诊断结果还需经过72h的培养收获。除有丝分裂刺激素外，能刺激细胞生长的还有生长因子（growth factor），例如B淋巴细胞生长因子、髓细胞生长因子及成纤维细胞生长因子等，可以根据不同的诊断目的选用。

不同组织细胞的培养必须选用不同的培养液，可以根据实验室的条件自行配置或购买。市售的细胞培养液是根据细胞生长所需的不同条件而采用不同的配方生产，例如Amnio Max和Chang培养液是根据细胞生长营养的需要而特别为羊水细胞培养研制，而RPMI1640或MEM培养液含普遍性的营养物质，可用于不同类型的细胞生长[3, 4]。

市售培养液可以为液状，也可以为粉状。粉状者必须先用蒸馏水配成液体才能使用。一些培养液是完全培养液（complete medium），另一些培养液是非完全培养液（incomplete medium）。非完全培养液使用前必须加配血清、抗生素、L-谷氨酰胺或其他细胞生长因子等，才能成为完全培养液而使用[3, 4]。

五、接种前标本处理

（一）外周血

由于外周血细胞都以单个细胞形式分散于液态环境之中，因此可以将这类标本直接加入到培养液中进行培养[3, 4]。

对外周血的培养，通常按全血：培养液 = 1：9的比例进行种植。也有人使用标本中的白细胞层进行种植，其过程是将血标本静置2～3h，或者离心10min（转速为1 000r/min）后，外周血分为三层，上层是血浆，下层是比重最大的红细胞，中间一层则是白细胞层，又称浅黄层（buffy coat）。由于浅黄层细胞密度大，一般只往10mL培养液里加入0.15mL[3, 4]。

（二）羊水细胞

羊水中的细胞来源于胎儿的多种组织，其中主要包括皮肤、泌尿道、胃肠道以及羊膜，这些细胞统称为羊水细胞（amniotic cell）。羊水中的多数细胞都已死亡，所以不能直接得到用于核型分析的中期细胞。必须先将羊水低速离心，使具有生长能力的羊水细胞分离出来，然后将细胞加到培养液里进行培养。离心后的上层羊水液可用于甲胎蛋白或乙酰胆碱酯酶的测定，对开放性神经管缺陷进行诊断[3, 4]。

（三）绒毛组织和其他实质性组织

用于产前遗传病诊断的实质性组织标本主要为绒毛和流产胎儿活检组织。目前对实质性组织的细胞培养都是先将其经过酶消化处理，使单个细胞从组织中分离出来，然后按羊水细胞培养法进行处理。能对组织进行消化处理的酶主要有胶原酶和胰蛋白酶。后者消化作用强，会损害细胞膜的结构，使用时必须掌握好其浓度和时间。在对绒毛进行酶处理之前，要把混在绒毛组织中的母源性组织和血块清除掉。同样，也应该清除掉其他实质性组织标本里的脂肪、失去活力的坏死组织和血块[3]。

六、细胞培养

（一）培养系统

体外培养的细胞需要在恒定温度（37℃ ± 0.5℃）下生存，培养温度、湿度以及培养液的pH值等都会直接影响细胞培养的效果。

细胞培养系统分为密闭系统和开放系统。具体采用哪一种系统进行细胞培养，可根据培养细胞类型特点以及实验室的具体条件来决定。

密闭系统的培养液一般含有特别的缓冲系统以保持pH值的恒定，但其维持的时间较短，故通常用于短时间的细胞培养（如血液和骨髓）。如果将密闭系统用于长时间的细胞培养，需要定期往培养皿内灌注适量的二氧化碳以调节pH值。由于密闭系统不需要湿度调节，故培养箱能保持干燥，微生物污染机会少[3, 4]。

开放系统的培养液与外界保持通气状态，需要通过放置盛有无菌蒸馏水的水槽，保持箱内湿度，防止培养液蒸发；以及持续供应CO_2（通常是5%）使培养液的pH值保持在7.2 ~ 7.4。由于培养箱内温度高、湿度大，容易发生微生物（特别是霉菌）污染，因此培养箱内空气必须定期消毒，保持清洁。产前诊断实验室通常采用开放系统进行细胞培养，使用时将培养瓶盖略微旋松，使培养瓶内外空气能够流通。氮气有利于细胞的生长，很多产前诊断实验室都使用配备氮气供应的培养箱。

（二）培养时间

不同种类细胞的培养时间和处理方法差异很大。外周血细胞培养时间通常为72h，培养过程中一般不需要进行特别处理。羊水细胞、绒毛细胞以及其他实质性组织细胞的培养所需时间较长，通常为5 ~ 10天或更长。用原位培养法进行培养的羊水细胞一般在8 ~ 9天内收获，而用培养瓶法则需要10 ~ 12天。流产或死胎活检组织的细胞培养所需的培养时间视细胞成活情况而定，如果组织新鲜有活性，接种后10天左右便可收获；但如果组织中活性细胞少，培养时间可长达3 ~ 4周。在超过1个月细胞仍然不生长时，便可以算为培养失败[3, 4]。

由于新陈代谢的结果，长时间的细胞培养会消耗培养液中的营养物质，并产生大量的有害物质，因而会使培养液变为酸性而呈黄色，不利于细胞的生长，甚至可以使之死亡。因此，必须在适当时间更换培养液[3, 4]。

（三）培养方法

根据培养方式的不同，可将细胞培养分为悬浮培养（suspension culture）和贴壁培养（attached culture）或称单细胞层（monolayer）培养。

悬浮培养细胞生长于培养液中，适于不需要附着于底物在悬浮状态下即可生长的细胞，具有易于繁殖、收获方便等优点，多用于血液等液状组织的细胞培养。一般采用培养瓶或离心管进行培养，后者培养之后直接离心收获，可以减少易污染环节，提高工作效率。

大多数细胞在体外培养必须贴附于底物才能生长，因此采用贴壁培养，通常用于实质性组织的细胞培养，如羊水细胞、绒毛细胞等。其所用的培养器皿则根据培养方法的不同而异。与悬浮培养不同的是，贴壁培养细胞收获前必须进行酶处理（如胰蛋白酶），使生长中的细胞从瓶壁表面脱落并形成游离的单个细胞，然后将其收集到试管里，进行收获或传代处理。

原位培养法（in situ culture）已被广泛应用于产前诊断中。该方法是将羊水细胞悬液接种在无菌载玻片上，使其在玻片上贴壁生长，收获时不需经过酶处理，处于分裂中的细胞仍然保留在原来生长的位置上。一些市售原位培养玻片还会经过特殊的处理，在表面涂上一层利于细胞生长的物质。虽然原位培养法在技术操作上较培养瓶法难度大，但具有培养瓶法所没有的优点：①收获后的细胞集落保留在培养玻片原来位置。由于每个细胞集落都由单个细胞分裂后形成的细胞组成，所在细胞集落里出现的染色体改变，通常代表了培养前单个细胞的核型而体现了标本组织基因组成的真实性，有利于鉴别产前诊断过程中常出现的最令人感到棘手的嵌合体。②原位培养法的收获过程减少了酶处理这一步骤，缩短收获时间，减少人为误差，能有效地保证细胞培养质量[3, 4]。

（四）无菌操作

体外培养的细胞缺乏抗感染能力，因此防止污染是细胞培养成功的关键。除了建立经常性清洁和消毒制度外，实验人员的每一步操作也都应有严格的规范，尽最大可能保证无菌。

人员进入培养室必须彻底洗手并更换着装，无菌服、帽子、口罩和鞋子等使用后要及时清洗消毒。仅作观察可以穿着经紫外线照射消毒的清洁工作服。应提前做好准备工作，避免反复多次出入培养室而增加污染机会。

操作前要用75%酒精或0.2%新洁尔灭消毒手和前臂，操作过程中必须避免手与已消毒器皿的直接接触，或者说细胞接触到的地方都不能与手接触，如不慎触及，则应立刻更换备用品或经火焰灼烧。

严格区分洁净区域与污染区域。工作台面保持整洁有序，物品器具放置合理，要便于操作，尽可能减少手臂在工作区的移动。禁止面向操作野大声说话或咳嗽，防止喷出的唾沫把细菌带入工作台面。

当出现细菌污染时，细胞培养液通常变得混浊，也可能呈黄色；而发生霉菌污染时，就会出现棉花样改变。在倒置显微镜下可以容易地观察到细菌及霉菌的生长。支原体和病毒污染通常不易被发现，一旦发生，也不容易处理。值得注意的是，支原体污染可以使染色体发生断裂或引起染色体重排。

七、细胞收获与染色体标本制备

经过适当时间的细胞培养，待细胞生长旺盛，分裂出一定数目的中期细胞时，即可进行细胞收获。收获的目的是尽量收集处于分裂过程的中期细胞，制成染色体标本。准确掌握细胞收获时机，是影响分析结果的重要环节，收获时间判断的准确性与操作者的经验有关。细胞生长不足和生长过度，都不能收集到足够数量的中期细胞或者其染色体形态不理想。必须在倒置显微镜下注意观察细胞生长及其分裂的变化。中期细胞在倒置显微镜下表现为有折射的小圆形细胞，且通常分布在细胞集落的边缘[3, 4]。在细胞遗传学研究中，为了使细胞质透明，染色体铺展开，还需要对培养中和已收获的细胞做一系列预处理。

（一）有丝分裂抑制素（mitotic inhibitor）的使用

使用有丝分裂抑制素的目的是为了收获到更多的中期细胞。目前产前诊断实验室广泛使用的有丝分裂抑制素是秋水仙素（colchicine）或秋水仙酰胺（colcemid）。通过与管蛋白（tubulin）的结合，秋水仙酰胺可以抑制纺锤体的合成或破坏已形成的纺锤体，阻止后期姐妹染色单体之间的分离，从而使细胞的有丝分裂停留在分裂中期。秋水仙酰胺浓度及其对细胞作用的时间与收获到的中期细胞的染色体形态关系密切。在一定浓度下，秋水仙酰胺作用时间越长，中期细胞越多，但染色体越短[3]。

（二）低渗处理

低渗处理是制片时使细胞破裂、染色体均匀分布的关键步骤。细胞低渗处理是使收获后的细胞处于低渗溶液环境下，通过渗透作用使细胞膨胀变大的过程。低渗液的盐浓度比细胞质内的低，这使得水分在渗透压的作用下透过细胞膜进入细胞内。低渗处理的时间很重要，时间太短不能使细胞充分膨胀，制片后可能出现过多的染色体交叉或呈团状。如果低渗时间太长，细胞会过度膨胀而破裂，制片时染色体会分散过度，造成人为的染色体丢失。目前细胞遗传诊断实验室使用的低渗液多种多样，主要包括0.04mol或0.075mol的氯化钾溶液、0.8%的枸橼酸钠溶液、氯化钾/枸橼酸钠混合液等[3]。

（三）细胞固定

细胞固定是通过固定液使细胞膜蛋白变性，终止细胞膜的水分渗透，使细胞固定在膨胀状态。固定液能吸收空气中的水分从而影响固定作用，因此应注意保持密封，宜每次新鲜配制使用。甲醇/冰醋酸混合液（3∶1）是最常用的固定液。固定时间直接影响染色体的形态和分散度，制片前必须进行至少两次固定处理，每次不应少于15min。细胞收获是一个连贯性的过程，既要求准确掌握收获时机，也要求有理想分散和形态的染色体。收获的效果直接影响染色体分析[3]。

（四）滴片

滴片是将经过固定的细胞悬液滴在预先准备好的洁净玻片上使染色体分散。细胞悬液的浓度要适中，如果浓度太高则呈混浊或乳白色。通常先制作一张玻片，然后在显微镜下观察滴片效果，如果发现细胞密度太大则需要适当稀释。采用原位培养法的细胞培养，无须进行细胞悬液的制备和滴片的操作[3, 4]。

理想的滴片应该是：①有足够多的分裂相中期细胞；②细胞密度适宜；③染色体分布均匀，交叉少，且紧贴玻片；④染色体形态清晰且直；⑤镜下看不到细胞质[3]。

有多种因素可以影响滴片的效果，包括温度、湿度、玻片洁净程度、滴片距离以及滴片时玻片的角度等。使用的玻片必须经过多次洗涤，将玻片上的杂质特别是油渍清洗干净，然后泡在冰冻的蒸馏水中保存。从水中取出时，质量好的玻片表面应保持一层均匀的薄水膜。滴片后待细胞悬液停止流动可用口吹气使悬液铺展，轻轻摇动玻片或用电吹风吹、火焰烤等方法加速其干燥；此外适当的温度、湿度和滴片距离等都可以改善染色体的分散度。

（五）显带

人类染色体经Giemsa染色后呈均质状，但如果经酶消化等特殊处理后再染色，则可显出一系列深浅交替的带纹，称为染色体带型（banding pattern）。不同的染色体各有其特定的带型，带型的变化提示染色体结构的改变。染色体标本显带前应将玻片放在加热炉或干燥板上进行干燥处理，一般在60℃下隔夜干燥或在90℃下干燥1h。

染色体显带技术可分为沿整条染色体分布的显带，如G带、Q带、R带；显示特殊染色体结构并且只局限于该特定带的显带，如C带、T带、N带。临床细胞遗传学最常用的是G显带技术（详见本章第四节）。染色体带纹与DNA的性质有关。

八、核型分析

核型分析的目的是将异常染色体辨认出来，做出准确的诊断。有很多因素会影响核型分析的准确性，其中主要包括制片、显带和染色的质量以及分析者的经验或辨认能力。

读片与核型分析时须遵循以下原则[3]：①按一定的方向进行读片。②先用低倍镜读片，当找到合适的中期细胞时再转换到高倍镜下进行分析。③必须把在低倍镜下选定的细胞记录下来并作核型分析，以保证细胞分析的代表性。④应选择形态好的细胞进行核型分析，而且必须对每对染色体逐带对照。计数染色体和核型分析的细胞数目应根据标本类型及诊断目的而定，按照2010年制定的中华人民共和国卫生行业标准（WS 322.2—2010）[5]，外周血染色体分析应至少计数20个细胞，分析5个细胞；羊水和绒毛细胞染色体分析应至少计数2个以上独立培养的培养瓶中平均分布的20个细胞（原位法计数15个细胞集落中的15个细胞），分析2个以上独立培养的培养瓶中的5个细胞（原位法分析5个细胞）（表13-1）。⑤染色体分析所需的条带水平应根据诊断目的而选择。一般的产前诊断病例只要求320～400条带，而微小的结构性染色体畸形分析则必须用550以上条带。对染色体条带的确定方法可参照表13-2。⑥染色体核型分析报告必须由诊断实验室主任或具有副高以上专业技术职称的专业技术人员审核签发。

表13-1 细胞遗传诊断病例细胞数要求

组织细胞类型	计数染色体	核型分析	核型照片
羊水			
培养瓶法	20	5	2
原位法	15	5	2
绒毛			
直接收获	5	1	1
培养收获	20	5	5
外周血	20	5	2
脐带血	20	5	2
其他实质性组织	20	5	2

注：①羊水、绒毛和脐带血应建立2个以上独立的培养系统，计数和分析2个以上独立培养的培养瓶中平均分布的细胞。②对于绒毛细胞一般不建议单独使用未经培养的直接法进行分析，应同时采用培养法（培养时间在48h以上）的染色体制备方法。③原位法如果发现1个以上的细胞克隆，应每个克隆核型分析1个细胞；出现嵌合体时，则按有关标准的要求进行分析。

表13-2 染色体带水平判断标准

染色体	320～400带水平核型	550～600带水平核型
7q	2条深染带	每条深染带分成2条小深染带和1条浅染带
10q	3条深染带，其中最上面1条染色最深	最上面1条深染带分成2条小深染带和1条浅染带
11p	2条深染带相互靠近	2条深染带清晰地分开，近臂末端处出现1条小深染带
Xp	1条深染带	分成2条深染带，两带之间出现1条浅染带，最上面1条深染带染色最深

（引自: 陆国辉. 产前遗传病诊断 [M]. 广州: 广东科技出版社, 2002.[3]）

九、染色体制备和分析的自动化

染色体标本制作和核型分析是一项高度重复的工作，需要投入大量人力和时间，而且对实验操作人员的技术要求高。由于实验过程复杂且手工操作有诸多不可控的因素存在，实验室常常会因为人员的变化或季节更迭而致的环境温度、湿度的变化，导致收获结果变化，制备出的染色体标本的重复性和一致性不好，甚至因质量不佳不能达到诊断要求的情况时有发生。随着临床细胞遗传学的发展尤其是染色体分析在产前诊断中广泛的应用，细胞遗传实验的标准化和自动化是必然的趋势。

目前市场上已经有染色体自动收获、滴片和显带系统推出，系统仪器采用固定的程序，可以完成低渗、固定、离心、吸液、滴片和显带操作，自动化程度高，易于上手，不仅可以解放人力，还可以很方便地控制温度和湿度等环境条件，通过标准化、自动化的操作能够稳定制备出高质量的染色体。

在染色体分析方面，染色体核型自动分析系统的应用也大大减少了实验人员的工作量。染色体自动识别的基本原理是选用染色体可供鉴别的指标如长度、面积、密度、灰度以及着丝粒位置等，根据这些指标的测量值对染色体进行鉴别。染色体的自动分析包括以下几个步骤：①自动寻找分裂相；②选择适于分析的分裂相；③扫描分裂相并采集图像；④图像处理，辨别染色体；⑤生成核型图；⑥输出报告。随着分子细胞遗传技术的发展，多数染色体核型自动分析系统都预留了荧光原位杂交和比较基因组杂交分析等软件的接口，可以根据实验室要求进行选配升级。以染色体核型自动分析系统为基础，还可以建立遗传工作站，通过数据传输，不仅可以方便数据管理和共享，还能进行远程会诊和网上交流。

在实际工作中，系统对分散较好且带型清晰的染色体的分析具有较高的准确率，但由于染色体制备质量不尽相同，当显微图像中有染色体卷曲、重叠、交叉、模糊等情况时，自动分析结果还是难以完全让人满意，因此手动的调整仍然必不可少。

随着计算机学科尤其是人工智能的不断发展进步，实验室的日常工作包括细胞培养、染色体制备和分析等都将可能被计算机所取代，从而把技术人员从复杂繁冗的重复操作中解放出来，去做更多更有意义的工作。

（王　瑞　杨　芳）

第三节　常用诊断实验室操作程序

这里介绍的是细胞遗传诊断实验室常用的细胞培养、细胞收获、滴片以及染色体显带染色的操作程序。由于不同实验室的条件相差很大，技术人员的爱好和习惯不相同，所以这里所介绍的程序只能作为参考。

一、羊水细胞实验室操作程序

羊水细胞是胎儿皮肤、消化道、呼吸道等脱落的细胞，95%为死亡细胞，必须通过细胞培养使活细胞得到充分增殖，才能收获细胞进行染色体核型分析。羊水细胞能贴壁并长成单个克隆，且可连续传代生长。在羊水中存在着不同类型的胎儿细胞，根据其形态和生长特征主要分为三类：上皮细胞（epithelial cell）、成纤维细胞（fibroblast）和羊水细胞（amniotic fluid cell）。上皮细胞经胰酶消化的连续培养后不再生长，故在培养过程中的生长期最短。上皮细胞的集落一般在培养后3～4天（可能更早些）出现，它们不适合作染色体分析。成纤维细胞在培养中潜在的生长期最长，在较老的羊水培养物中占优势。羊水细胞在培养初期就长得很好，这类细胞大约在培养后第7天出现，适用于染色体制备。若在培养后第14天仍未见长出新的细胞，就应考虑行第二次羊膜穿刺重新取材[3-5]。

（一）T型培养瓶培养法

1. 实验用品　目前有多种用于羊水细胞的商业化培养基，包括Chang Amnio、Amniopan和AmnioMAXTM-Ⅱ等，后两种培养液属完全培养基，必须保存在-20℃环境下，解冻后2周内应使用完毕。

20μg/mL秋水仙素、0.25% EDTA-胰酶溶液、0.075mol/L KCl溶液（低渗液）、卡诺固定液（甲醇：冰醋酸=3：1）、0.9%NaCl溶液。

光学显微镜、CO_2培养箱、干燥箱、普通离心机、漩涡混匀器、培养瓶、烧杯、天平、量筒、载玻片、玻片盒、酒精灯、灭菌注射器、无菌吸管等。

2. 操作程序

（1）接种和培养

1）在无菌条件下抽取妊娠16～22周羊水后，注入15mL离心管中，总量30mL，立即送检。

2）编号　由负责接种的两名操作技术员共同完成，一编一核。培养瓶瓶壁标注患者姓名、实验室编号、培养皿编号、接种日期及操作技术员姓名。

3）接种　一人一线，独立操作，并使用不同批号或厂家的培养基。离心10min（转速为1 800r/min，下同），观察羊水外观及沉淀量并记录。进无菌室，在无菌操作台上吸去上清液，每管约留4mL，用吸管轻柔打散细胞，制成细胞悬液。在培养瓶中加入3.0mL羊水培养基，再加入细胞悬液3mL（余下1mL留作原液保存于4℃冰箱），盖好盖子，轻轻混匀，移至CO_2培养箱（CO_2浓度6.5%，温度37℃±0.5℃）培养。

4）培养　一般在培养第7～8天行第一次镜下观察，当细胞生长旺盛，在贴壁细胞层上出现羊水细胞时，视情况换液，弃上清液，加入新鲜的羊水培养基3mL，继续培养24～48h后再行镜下观察，如羊水细胞克隆生长良好，即可加入秋水仙素（浓度为20μg/mL），7号针头垂直加2～3滴，4～6h后行细胞学处理。

（2）收获

1）消化处理　倒出培养瓶中细胞上清液入15mL离心管，吸净并编号按序排放（1管/瓶），加入0.25% EDTA-胰酶溶液1～2mL消化7～10min，待细胞面脱离培养瓶底部时即可用吸管吸取对应离心管中上清液入培养瓶中止胰酶消化并打散细胞，吸出细胞液入对应离心管。

2）低渗处理　将收集好的细胞悬液离心10min，弃上清液，并用漩涡混匀器混匀沉淀，加入经过37℃温育的低渗液（0.075mol/L KCl溶液）6mL，再用漩涡混匀器混匀成单个细胞悬液，后置于37℃水浴处理10～15min。

3）预固定　每管加入0.5mL新配制的卡诺固定液，轻摇混匀。

4）离心与固定　离心10min，弃上清液，用漩涡混匀器混匀成单个细胞悬液，每管加入上述固定液5mL，并用漩涡混匀器混匀后离心10min，去上清液，重复2次。

（3）制片　加入适量上述固定液并用一次性滴管轻轻吹打以调制成浓度适宜的单细胞悬液，取常温下的干燥洁净玻片并编号，将悬液滴于玻片中央，1滴/片，一般2片/管（待玻片自然风干后镜下观察细胞中期分布情况及形态，酌情增减），80℃烘烤1.5～5h。

（4）注意事项

1）来自患者的所有标本都被认为是具有传染性的，操作过程中要戴口罩及手套，注意个人生物安全防护，以免造成损伤。

2）每份标本一定要标记明确，避免出错。每份标本的培养应及时记录，以备查找。避免干扰和交叉反应，防止样本污染。

3）羊水标本应及时送检，送检过程中不宜受热或冰冻，实验人员收到羊水后应先观察羊水外观是否清亮、是否含大量胎脂、是否为血性羊水。羊水中若含大量胎脂，可酌情每线每管加种一瓶。羊水中少量红细胞一般不需处理，如有明显肉眼血性羊水，应立即在羊水中加入无菌肝素一滴，以防止大量红细胞凝集影响正常羊水细胞贴壁[3-5]。

4）羊水标本采集后当天接种为最佳。特殊情况下可存放于4℃ 冰箱，但要注意避免保存时间过久而影响细胞的活力，甚至样本污染。

5）接种所用器皿均须经过严格的灭菌处理后方可使用。离心时，一定要注意离心机内温度，必须在室温下进行。

6）接种及换液均须严格按照无菌操作要求在无菌室中进行，且接种和换液后卧倒培养瓶时培养基不能接触瓶盖。

7）培养中，一定要注意观察CO_2培养箱的湿度、温度及CO_2浓度，保证羊水细胞的生长环境始终处于适宜条件下。CO_2培养箱应定期换水及消毒，防止羊水细胞生长外环境受污染。

8）要根据细胞的生长状况来决定所要收获的时间。抓住细胞生长旺盛时期相当重要，如羊水为血性羊水或胎脂较多时给予不同的处理。若要收获较多的分裂相，则需在适当的时机收获。收获标准：在10倍目镜和4倍物镜下观察，以长梭形羊水细胞为主的生长细胞，形成的细胞克隆覆盖≥1个的完整视野；细胞克隆＞3个，且每个细胞克隆中存在有20个以上的圆形、葡萄状或双圆形的透亮细胞；细胞克隆中央的细胞开始老化，克隆周边细胞生长旺盛[3, 5, 6]。

9）收获细胞时低渗液的量和处理时间需要把握好。滴片浓度不宜太高，以免染色体不分散。培养收获时间大多数为9～12天，最早收获在第7天，最长不超过2周。

10）显带时，胰酶消化时间根据其活性来定，一般羊水消化时间比外周血要稍短。

（二）原位培养法

1. 实验用品　羊水培养基、原位培养瓶、无菌吸管、离心管、分散仪、光学显微镜。20μg/mL秋水仙素、1%枸橼酸钠、5%冰乙酸水溶液、卡诺固定液（甲醇：冰醋酸=3：1）。

2. 操作程序

（1）接种和培养

1）试剂准备　取出两种不同品牌羊水培养基，置于37℃水浴箱融化。

2）标本接种　两管羊水标本1 500r/min离心10min，弃上清液，各管留取0.5mL细胞悬液，分别加入两种不同培养基1mL，充分混匀，平铺于载玻片的细胞贴壁上，置于37℃ ± 0.5℃、6.5% CO_2饱和湿度条件的培养箱中培养2天。

3）标本加液　2天后取出，在载玻片内缓慢添加3mL羊水培养基，混匀，重新置于培养箱培养5天。

4）标本换液　继续培养5～6天后，置于倒置显微镜下观察细胞生长情况，符合换液条件后换液。轻轻合并培养上清液于二代培养瓶中，置于培养箱中继续生长，待出报告后弃去。原培养盒中加新鲜羊水培养基2.5mL，待第2天收获。

（2）收获

1）秋水仙素处理　在每个原位培养盒的载玻片上加入秋水仙素（终浓度20μg/mL），轻轻混匀，置入培养箱25min。

2）低渗　缓慢吸掉培养盒中的上清液，然后在羊水细胞载玻片上缓慢加入1%的枸橼酸钠低渗液5mL（37℃预温），室温静置25min。

3）预固定　缓慢吸掉培养盒中的上清液，然后缓慢加入预固定液5mL（5%的冰乙酸水溶液）7min后，吸掉上清液，再用新鲜固定液5mL（甲醇：冰醋酸=3：1）冲洗载玻片。

4）固定　在载玻片中加入新鲜固定液5mL，室温静置10min，吸掉上清液。

5）重复步骤4）2次，每次静置时间缩短为1min。

（3）制片　用镊子取出载玻片，用纱布吸去多余的固定液，放入分散仪中（分散仪条件：温度21℃，湿度35%），待载玻片完全干燥。65℃烘烤2h。

（4）注意事项

1）由于在收获过程中细胞始终附着在培养玻片上，故切忌动作粗鲁，以免使易于脱落的中期细胞丢失[3]。

2）在收获后的培养玻片背面标注患者姓名及实验室编号，以免标本混淆。除培养玻片外，用于原位培养的培养皿还有市售的玻片培养盒（slide chamber），其特点是细胞直接培养在显微镜玻片上，收获后必须将培养盒四周拆除[3]。

二、绒毛细胞实验室操作程序

人的绒毛细胞（villous cell）由受精卵发育分化的滋养层细胞（cytotrophoblast）及绒毛间充质细胞（mesenchymal cell）组成，绒毛细胞与胎儿组织同源。绒毛细胞培养包括直接收获（direct harvest）和长期培养。直接收获是收获细胞滋养层中的朗汉斯细胞（Langhans cell），朗汉斯细胞在孕早期时自我分裂能力强，所以只需2～3h的处理就可以得到中期细胞以用于染色体分析。绒毛细胞从经过酶处理后的绒毛组织中分离出来，绒毛核心（villous core）中的间充质细胞可以在培养过程中分化，得到足量的中期细胞用于核型分析。由于直接收获得到的细胞核型分析的结果对某些特殊情况的鉴别（如母体细胞污染和限制性胎盘嵌合体）具有特别重要的参考价值，故在每一例绒毛细胞进行培养时都尽可能将其中的小部分进行直接收获处理[3]。

（一）直接收获

1. 将绒毛组织移至佩特里培养皿中，并在倒置显微镜下小心地将表面光滑的母源性蜕膜组织和血块清除干净，必要时可以用HBSS溶液洗涤绒毛组织。将绒毛分成两部分，一部分（2～3根绒毛组织）用于直接收获，另一部分则用于长期培养[3]。

2. 将供直接收获的绒毛放在盛有3mL经过预温的RPMI1640培养液（含20%的小牛血清，1%庆大霉素）的佩特里培养皿里，然后放进5% CO_2培养箱（湿度为100%，温度为37℃）培养3h[3]。

3. 细胞生长同步化　往培养皿中加入0.1mL浓度为5～10mol/L的FUdR溶液，FUdR溶液的最终浓度为3.3×10^{-7}mol/L，然后隔夜培养（约15h）。第二天早晨往培养皿中加入0.1mL浓度为10^{-3}mol/L的胸苷（thymidine）溶液，并使其最终浓度为3.3×10^{-5}mol/L。继续培养5h后，加入秋水仙素（最终浓度为10μg/mL），然后再培养1h[3]。

4. 收获

（1）用移液管将培养液从培养皿中吸出，再将经过预温的3mL 1%枸橼酸钠溶液加入培养皿，放回培养箱静置20min。

（2）小心地将0.5mL固定液加入培养皿中，以终止低渗液的作用。

（3）将固定/低渗混合液吸出，随后逐滴加入2mL新鲜配制的固定液，在加固定液的同时将培养皿轻轻来回水平摇动。

（4）更换固定液一次，然后放在4℃冰箱中过夜。若急需结果，可以在更换固定液20min后滴片。

（5）次日早晨将固定液吸出，等1～2min后，让固定液尽量蒸发。

（6）视绒毛组织量的多少，加入100～200μL 60%的冰醋酸。在倒置显微镜下观察细胞从绒毛组织中分离的情况，同时轻轻摇动以利于细胞的分离。

（7）用移液管将分离出来的细胞连同冰醋酸吸出，然后均匀地滴在经70℃预热的玻片上。冰醋酸在室温下会自动挥发。将玻片放在60℃电热板上隔夜干燥，然后显带染色[3]。

5. 注意事项[3, 4]

（1）用FUdR溶液对细胞进行生长同步化处理可以收获到较多的中期细胞，其染色体形态也较理想，缺点是占用时间较长。如果不使用同步处理，可以将绒毛组织放在培养液中37℃下培养1h，即可完成余下的低渗、固定以及冰醋酸处理等步骤，在当天收获。

（2）在制片时可用移液管将绒毛在玻片上轻轻地来回拖动，这样可以分离出更多的细胞。

（二）长期培养

长期培养的时间并不长，仅7～10天。绒毛组织由外层的滋养层细胞和内层的间充质核心组成，间充质核心含有丰富的间充质细胞和细胞间物质。滋养层细胞属上皮细胞，进行体外培养时其分裂能力差。间充质核心含多种不同的细胞，其中包括纤维细胞、内皮细胞以及巨噬细胞。纤维细胞在体外培养分化能力强，所以能从中得到足量的中期细胞用于核型分析[3]。

1. 实验用品　与羊水细胞培养所需用品基本相同。

2. 操作程序

（1）接种　进入无菌室，在无菌操作台上挑取绒毛约10mg移至无菌培养皿内。在倒置显微镜下剥除绒毛枝上蜕膜组织，用无菌生理盐水洗涤2～3次，转移至另一个无菌培养皿内，用无菌手术刀片充分剁碎后，用一次性无菌滴管取少量绒毛培养基将剁碎的绒毛混成细胞悬液，吸入一次性无菌培养瓶中，加入3mL的培养基，混匀，置于CO_2培养箱（CO_2浓度6.5%，温度37℃±0.5℃）培养。

（2）培养　一般在培养第7～8天行第一次镜下观察，当细胞生长旺盛，即贴壁细胞层的背景上出现圆形细胞时，视情况换液，弃上清液，加入新鲜的绒毛培养基3mL，继续培养24～48h后再行镜下观察，如细胞克隆生长良好，即可加入秋水仙素（浓度为20μg/mL），7号针头垂直加3～4滴，3～4h后行细胞学处理。

（3）消化处理　倒出培养瓶中细胞培养上清液至15mL离心管并编号按序排放（1管/瓶），加入0.25% EDTA-胰酶溶液1～2mL消化7～10min，待细胞面脱离培养瓶底部时即可用吸管吸取对应离心管中细胞悬液入培养瓶中止胰酶消化并打散细胞，吸出细胞液入对应离心管，用0.9% NaCl冲洗瓶壁一遍并收集入对应离心管。

（4）低渗处理　将收集好的细胞悬液1 800r/min离心6min（下同），弃上清液，并用漩涡混匀器混匀，加入经过37℃温育的低渗液6mL，再用漩涡混匀器混匀成单个细胞悬液，后置于37℃水浴处理10～15min。

（5）预固定　每管加入0.5mL新鲜固定液，轻摇混匀。

（6）离心与固定　离心6min，弃上清液，用漩涡混匀器混匀成单个细胞悬液，每管加入上述固定液5mL，并用漩涡混匀器混匀后离心6min，重复2次。

（7）制片　弃上清液，加入适量上述固定液并用一次性滴管轻轻吹打以调制成浓度适宜的单细胞悬液，取常温下的干燥洁净玻片并编号，将悬液滴于玻片中央，1滴/片，一般2片/管（待玻片自然风干后镜下观察细胞中期分布情况及形态，酌情增减）。80℃烘烤1.5～5h。

3. 注意事项

（1）绒毛细胞培养注意事项与羊水细胞培养基本相同。

（2）绒毛细胞培养成功的关键是在显微镜下鉴定绒毛枝及严格无菌操作。

（3）绒毛生长最适宜pH为7.2～7.4，pH＜7.0和pH＞8.0均不适于绒毛细胞生长。

（4）若绒毛染色体分析结果有异常，应复查羊水或胎儿脐带血[3-5]。

三、外周血（脐血）实验室操作程序

外周血中的淋巴细胞几乎均处于G0期或G1期，通常是不分裂的。当在培养基中加入植物血凝素，这种小淋巴细胞受到刺激后转化为淋巴母细胞（lymphoblast），并开始进行有丝分裂。经过短期培养后，用秋水仙素处理就可以获得大量中期分裂象的细胞，制片后可以进行染色体分析[3, 5, 6]。

（一）实验用品

F12自配培养基、秋水仙素（浓度为10μg/mL）、低渗液（0.075mol/L的KCl溶液）、卡诺固定液（甲醇：冰醋酸=3：1）。酒精灯、烧杯、天平、离心机、超净工作台、恒温培养箱、冰盒、CO_2培养箱、干燥箱、载玻片、玻片盒、光学显微镜、灭菌注射器、离心管、无菌吸管、量筒、培养瓶、试剂瓶等。

（二）操作程序

1. 接种和培养

（1）在酒精灯火焰旁，向每个淋巴细胞培养管内（无菌，含完全培养基5mL）注入0.3～0.5mL血液，轻摇混匀并按当日接种序号整齐有序地将标本置于试管架中存放。

（2）培养　斜立于37℃±0.5℃恒温培养箱内培养66～72h。

2. 收获

（1）秋水仙素处理　培养终止前向培养基中用加样枪加入浓度为10μg/mL的秋水仙素50μL，置回37℃±0.5℃恒温培养箱中处理0.5h。

（2）低渗处理　将经过秋水仙素处理的培养基小心地从培养箱中取出，轻柔颠倒混匀，1 800r/min离心6min（下同），弃上清液，并用漩涡混匀器混匀沉淀，加入经过37℃温育的低渗液5mL，再用漩涡混匀器混匀成单个细胞悬液，后置于37℃水浴处理25～30min，使红细胞破碎，白细胞膨胀。

（3）预固定　每管加入新鲜固定液0.5mL，轻摇混匀。

（4）离心与固定　离心6min，弃上清液，用漩涡混匀器混匀成单个细胞悬液，每管加入上述固定液5mL，并用漩涡混匀器混匀后离心6min，重复3次。

3. 制片　弃上清液，加入适量上述固定液并用一次性滴管轻轻吹打以调制成浓度适宜的单细胞悬液，取常温下的干燥洁净玻片并编号，将悬液滴于玻片中央，1滴/片，一般1片/管（待玻片自然风干后镜下观察细胞中期分布情况及形态，酌情增减）。80℃烘烤1.5～5h。

4. 注意事项

（1）外周血（脐血）细胞培养注意事项与羊水细胞培养基本相同。

（2）每份标本在采血后立即培养为最佳，否则应置于4℃冰箱（不超过一周）或室温存放（不超过24h）再行培养，避免保存时间过久而影响细胞的活力。

（3）培养箱的温度和培养基的pH值应分别保持人外周血淋巴细胞培养最适温度37℃ ± 0.5℃和最适pH 7.0～7.4。

（4）秋水仙素的浓度及时间要准确掌握，以免影响染色体的形态和计数。

（5）低渗处理时低渗液的浓度及低渗时间要适当，以免影响染色体的形态和计数。

（6）固定时固定液一定要新鲜，混匀细胞要轻柔且至少固定3次，以免影响染色体的形态和计数。

（7）制片过程中，核型的分散程度与温度、湿度相关，视实验室条件做相应调整。若发现细胞膨胀不良，细胞膜没有破裂，染色体聚集一团伸展不开，可将固定时间延长数小时再行滴片，或置于4℃冰箱中存放过夜再取出，离心并弃上清液，加入新鲜固定液重新调制单细胞悬液以获得良好的染色体形态。

（8）烤片时间不宜过长，以免影响之后染色体带纹形态。

（9）由于新生儿血液中含丰富的红细胞，所以种植时宜用少量全血（通常取0.5mL）。应急情况下，新生儿血液培养可在24h收获，并在种植时同时加入秋水仙素。脐带血的培养通常也在24h收获1次，其余部分留作48h或72h培养。

四、染色体显带实验室操作程序

目前有多种染色体显带技术，其原理各不相同。显带的操作是一门艺术，其效果与实验室的条件、操作者的手法与经验关系密切。因此，各诊断实验室应该根据具体条件，参考别人的经验，摸索出适合自己的操作程序[3]。下文介绍几种常用的显带程序。

（一）Q显带技术

通常是QFQ（Q-bands by fluorescence using quinacrine）显带。这一程序使用奎纳克林对染色体进行染色，使染色体在荧光显微镜下显示出光亮和暗淡相间的带型[3]（图13-5）。

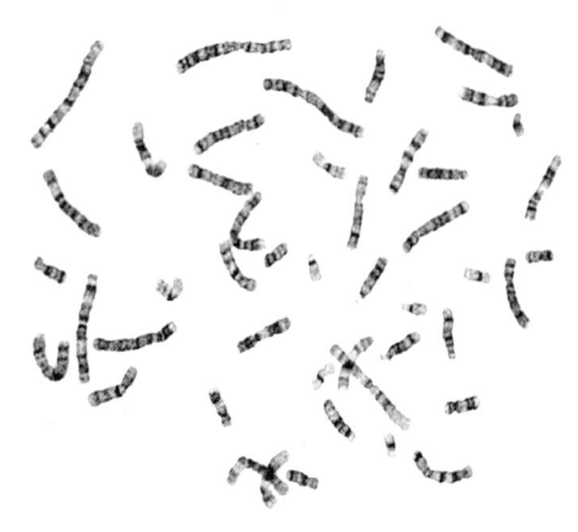
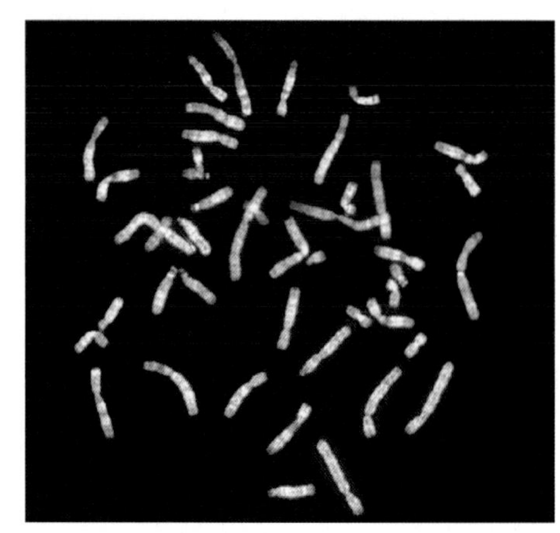

图13-5 G（左）和Q（右）显带染色体

（引自：陆国辉. 产前遗传病诊断 [M]. 广州：广东科技出版社, 2002.[3]）

1. 实验原理　各染色体上不同的区域含不同比例的A-T/G-C碱基。荧光染料奎纳克林对A-T碱基的亲合力比对G-C碱基的强，故在荧光显微镜下发亮度较强，使染色体呈现恒定的发亮度强弱不同的带纹。该技术以荧光染料quinacrine的第一个字母取名[3]。

2. 实验试剂

（1）McIlvaine缓冲液（pH 5.4）　枸橼酸2.1g，磷酸氢二钠3.9g，蒸馏水500mL。

（2）喹吖因染液　Atabrine 100mg，McIlvaine缓冲液（pH 5.4）200mL。注意将Atabrine充分溶解，经过滤放在4℃冰箱避光保存[3]。

3. 操作程序

（1）将玻片泡在盛有奎纳克林染液的广口瓶中避光放置10～15min。

（2）将玻片取出并用清水漂洗，洗去过多的奎纳克林染液。

（3）将玻片放在McIlvaine缓冲液1min。

（4）在玻片上放置盖玻片，挤去多余的缓冲液和气泡。

（5）在荧光显微镜下读片，进行核型分析（紫外线波长颜色为蓝光）[3]。

4. 注意事项

（1）因为染色体上的荧光在紫外线的照射下会逐渐消失，所以进行染色体分析时应尽量避免长时间操作。

（2）配备带有环状隔膜的镜头可以调节光线的强度，从而可以获得理想的对照，并且可以避免染色体过快褪色。

（3）需要细胞摄影时，应在染色体分析前进行，并应使用高速、高对照度的全色胶卷以取得理想的荧光带[3]。

（二）G显带技术

通常是G显带（Giemsa banding）。这一程序使用Giemsa染料对染色体进行染色，使染色体在荧光显微镜下显示出深浅不同的带型，人类24种染色体可呈现出各自特异的带纹（图13-5）。

1．实验原理　各染色体上不同的区域含不同比例的A–T/G–C碱基。经过胰蛋白酶消化处理后，染色体里的DNA暴露。由于Giemsa染料对A–T碱基的亲合力比对G–C碱基强，从而使得染色体呈现恒定的深浅不一的带纹。该技术根据Giemsa的第一个字母命名[3]。

2．实验用品　磷酸盐缓冲液（pH6.8）、0.85%NaCl溶液、0.25%胰酶溶液、干燥箱、双目显微镜、恒温水浴箱等。

3．操作程序

（1）将40mL生理盐水和10mL 0.025%胰酶溶液倒入立式染色缸内，混匀，滴入2～4滴5%$NaHCO_3$溶液至染色缸内，使pH达7.0～7.2。

（2）另一立式染色缸内倒入50mL pH6.8的磷酸盐缓冲液，待用。

（3）将配制好的胰蛋白酶溶液置于37℃水浴箱中预热15min。

（4）取染色体标本片，置入胰蛋白酶溶液中，轻轻摇动5～45s，立即在磷酸盐缓冲液中漂洗。

（5）以Giemsa染色3～10min（37℃）后，用自来水冲洗、晾干。

（6）镜检判断显带效果，在低倍镜下选择分散良好，长度适中的分裂相，再转至油镜下观察。若染色体未出现带纹，则为显带不足；若染色体边缘发毛，则为显带过度。这时应根据具体情况再试一张标本片，适当增减胰蛋白酶处理的时间，直到满意为止。

4．注意事项

（1）在每次使用显带染色试剂前应先试染一张玻片，以确定各试剂使用时所需时间，不可盲目处理全部玻片。

（2）玻片完全干燥后，才可放置于油镜下进行观察。

（3）为保证显带染色质量，应按照时间和染片的数量，定时更换胰蛋白酶及Giemsa液。

（4）全部试剂均在室温下使用。

（5）不同种类组织细胞的染色体对胰蛋白酶消化作用的敏感性不同，所以在用胰蛋白酶进行处理时应掌握好时间。

（6）显带效果的判断，应多观察几个长度适中的分裂相，不能仅凭1～2个分裂相的显带效果决定下一步显带时间。

（三）C显带技术

通常称为CBG显带（C–bands using barium hydroxide and Giemsa）。该技术于1971年由Arrighi和Hsu发明，其起源于原位杂交。经过强碱$Ba(OH)_2$和盐溶液处理后，Giemsa染料只对结构性异染色质（constitutive heterochromatin）深染，而对常染色质淡染[3, 5, 6]。

1．实验原理　各染色体的着丝粒周围含丰富的结构性异染色质，而染色体两臂含常染色质。用强碱溶液（如氢氧化钡溶液）加热处理染色体标本使其DNA变性后，再以温热的盐溶液处理使其复性时，由高度重复DNA序列组成的染色体结构性异染色质区域的DNA复性速度要明显快于其他区域，因而易被Giemsa染液深染，在染色体上呈现出特有的着丝粒和次缢痕深染区，形成着丝粒异染色质带（即C带）。而常染色质仅能显示较淡的轮廓。由于人类的第1、第9、第16号染色体长臂近着丝粒处为次缢痕区（结构异染色质区），Y染色体长臂远端也为异染色质部分，因此这些区域均可显示出非常明显的C带，故该技术可以准确鉴别第1、第9、第16号染色体和Y染色体，还可以确定着丝粒的数目和位置，配合其他显带技术可鉴别部分染色体的结构异常[3, 5, 6]。该技术以constitutive的第一个字母取名。

2．实验用品

（1）5% $Ba(OH)_2$溶液　氢氧化钡25g，蒸馏水100mL。将氢氧化钡放入蒸馏水中并用磁棒搅拌器搅拌15～20min，过滤后使用。每次应新鲜配制[3]。

（2）2×SSC溶液　氯化钠17.5g，二水枸橼酸钠8.8g，蒸馏水1 000mL。用NaOH将2×SSC溶液的pH调至7.0[3]。

（3）光学显微镜、恒温水浴箱、培养皿、1mL注射器、擦镜纸、小镊子、未染色的标本片、PBS、Giemsa染液。

3．操作程序

（1）制片　常规外周血法制备的未染色的标本玻片。

（2）$Ba(OH)_2$处理　将玻片放入60℃的5% $Ba(OH)_2$溶液中处理10s至几分钟（根据气温和标本片龄来定，常规为1～4min，1月片龄为8～16min，建议设置梯度）。应将盛有$Ba(OH)_2$的广口瓶置于60℃水浴箱中以保持温度恒定。

（3）2×SSC溶液处理　将玻片浸入60℃的2×SSC溶液中处理90min，用水浴箱保持温度恒定。用自来水冲洗干净，室温下晾干。2×SSC溶液温育的目的是使DNA骨架断裂及断片溶解。

（4）染色　用5% Giemsa染液染色10min。用自来水冲洗干净，室温下晾干玻片。

（5）镜检　在高倍镜下观察显带标本，若次缢痕部位、着丝粒区域（异染色质部位）及Y染色体深染，染色体其他区域浅染，即为成功标本（图13-6）。

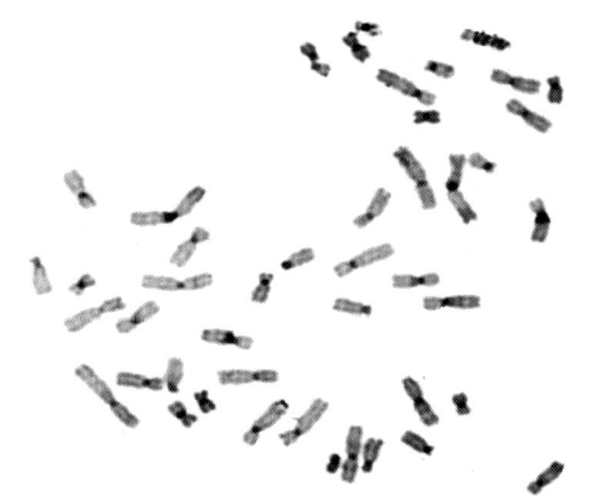
图13-6　C显带中期细胞染色体

4．注意事项

（1）$Ba(OH)_2$的碱性比NaOH弱，所以对染色体变性作用的时间较长，易于控制。较长时间的染色体变性是获得理想C带的关键步骤。

（2）$Ba(OH)_2$处理可在室温下进行，时间为20～30min。这种处理方法可以最大限度地保持染色体的形态。

（3）$Ba(OH)_2$处理时间的长短会影响染色体的形态，时间过长则染色体变成空洞，过短则C带会分辨不清。

（4）不同种类组织细胞的染色体对$Ba(OH)_2$作用的敏感性不同。骨髓和恶性肿瘤细胞的染色体比经有丝分裂刺激剂刺激培养的外周血细胞的染色体敏感，后者又比纤维细胞的染色体敏感。在对染色体进行变性处理时应注意掌握好时间。

（5）$Ba(OH)_2$容易与空气中的二氧化碳结合并形成碳酸钡结晶，沉淀在瓶底或附于玻片上，使玻片不干净，影响效果。因此，在$Ba(OH)_2$处理过程中必须将瓶盖密封。若形成碳酸钡结晶，可用清水洗涤2～3次。如果不能清洗干净，可将玻片放在稀释的盐酸溶液中将结晶去掉。

（6）2×SSC溶液处理时间的长短不会严重影响C带效果，隔夜处理还可以使C带的分辨率增高，但会使玻片背景不干净。

（7）Giemsa染色时间与玻片和组织细胞的种类有关，所以主张先试染一张玻片观察染色效果[3]。

（四）NOR染色

1．实验原理　人类的近端着丝粒染色体（即D组的第13、第14、第15号染色体和G组的第21和第22号染色体）的次缢痕处与核仁形成有关，故称为核仁形成区（nucleolar-organizing region，NOR），它是中期染色体的明显结构之一（图13-7）。应用DNA-RNA分子杂交技术，证明人类的18S和28S核糖体RNA（rRNA编码结构）的基因（rDNA）位于NOR。目前已有多种技术可以显示中期染色体上的核仁形成区，其中最简单而又准确的方法是银染法，即利用硝酸银染色将具有活性的核仁形成区（rRNA基因）特异性地染成黑色[3]。

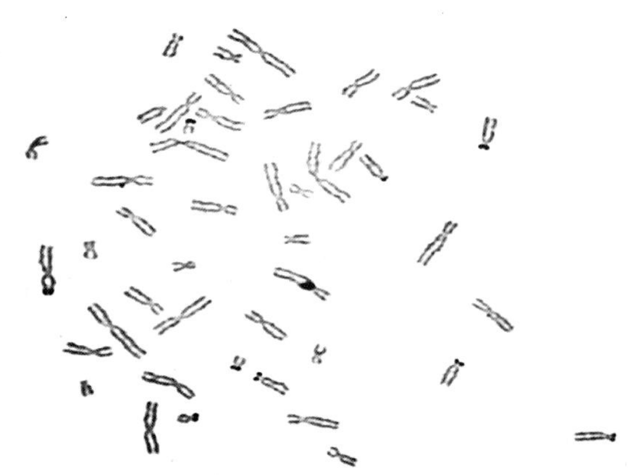

图13-7　NOR显带中期细胞染色体

2．实验用品

（1）配制新鲜的50%的硝酸银溶液　用10mL的去离子水溶解5g硝酸银，加10μL甲酸，混匀。

（2）甲酸、6%的Giemsa染液、去离子水、磷酸盐缓冲液。

（3）光学显微镜、恒温水浴箱、吸管、移液枪、培养皿、擦镜纸、镊子等。

3．操作程序

（1）置Giemsa染液缸入37℃水浴箱，另设60℃水浴箱，将一个干燥培养皿放于60℃水浴箱水面上。

（2）将玻片用4层干净擦镜纸（稍小于玻片大小）盖好。

（3）用吸管将50%的硝酸银溶液慢慢滴于玻片纸上，直至擦镜纸呈现棕黄色（黑色）为止。

（4）用镊子轻轻揭开擦镜纸，将玻片用自来水冲干净。

（5）用6%的Giemsa染液染色5min。

（6）用自来水冲去多余染料，室温下晾干。若染色过深，可用磷酸盐缓冲液脱色。

（7）镜检　在低倍镜下选择长度适中、分散好的分裂相，接着转换油镜观察显带的情况，选择显带好的标本进行核型分析。

4．注意事项

（1）硝酸银溶液应现配现用，注意避光。用锡箔纸包住离心管，放置时间不宜超过20min，若放置时间过长，溶液会出现浑浊，则不宜再用。

（2）滴硝酸银溶液时，不能让玻片干燥，同时需要注意避免溶液溅至手和衣服上。

（3）滴片时玻片要平放，保证染液均匀分布在玻片上，使标本着色均匀。

（4）应在随体深染后才将硝酸银清洗掉（即玻片擦镜纸变黑后再冲洗）。

（严提珍）

第四节　染色体微阵列分析技术

以寡核苷酸（oligo-nucleotide）合成探针为基础的染色体微阵列（chromosomal microarray，CMA）分析，作为全基因组分析（genomic profiling）新技术之一，能够在单个实验中同步检测整个基因组中成千上万个位点。自2007年首次临床应用CMA验证成功（即专门为临床诊断设计定制的由寡核苷酸探针组成的比较基因组杂交微阵列技术）并与传统的染色体核型分析和BAC array、FISH及MLPA等方法比较，即显示出很大的优势[7]。CMA由于其高灵敏度、特异性和可靠性强，以及易于更新等优势，已经迅速地从转化医学研究进入临床诊断应用。十多年来，通过CMA检测不断发现许多新的与疾病相关的基因组不平衡（genomic imbalance），已使它成为细胞基因组学检测和分子诊断不可或缺的工具，其应用范围正在从出生后诊断新生儿和儿童遗传病，逐步深入到产前诊断胎儿遗传病和胚胎植入前诊断或筛查遗传病。CMA是细胞基因组学检测方法中最重要的核心技术。

本节作为概述，介绍了CMA主要技术平台的原理和特点、操作方法要点、质控关键参数以及临床应用与评价。由于CMA能够全面检测与基因组异常相关的四大类疾病（包括由基因组片段缺失、重复或扩增等导致的各种遗传病综合征；染色体结构重排和染色体三体或单体等导致的染色体病；与基因组异常相关的癌症和肿瘤；与某些基因组异常相关的单基因病），本书的其他章节中也会涉及对CMA的具体应用描述或临床病例介绍。请在阅读本章节时，注意参阅其他相关章节（基因与基因组检测技术及其临床应用，参阅第十一章；胚胎植入前遗传学检测，参阅第十五章；相关数据库，参阅第十一章和第十七章）。

一、原理和特点

染色体微阵列分析，用寡核苷酸合成的探针制备微阵列，能够在一次实验中同时检测整个基因组中高达几十万甚至几百万个位点，即该检测可以涵盖全基因组范围内几乎所有的显微镜和亚显微镜水平能发现的拷贝数变异，从小的基因组片段缺失和重复、基因扩增，到大的染色体结构重排、标记染色体和染色体非整倍性（图13-8）。

经过多年来对CMA的不同微阵列设计和技术平台进行的广泛临床验证和效用评估，证实了CMA比传统细胞遗传学诊断方法具有前所未有的高分辨率和灵敏度，也比FISH、MLPA和PCR等传统分子诊断方法具有更高的检测通量和更全面、更有效的结果分析和解读[7-9]。

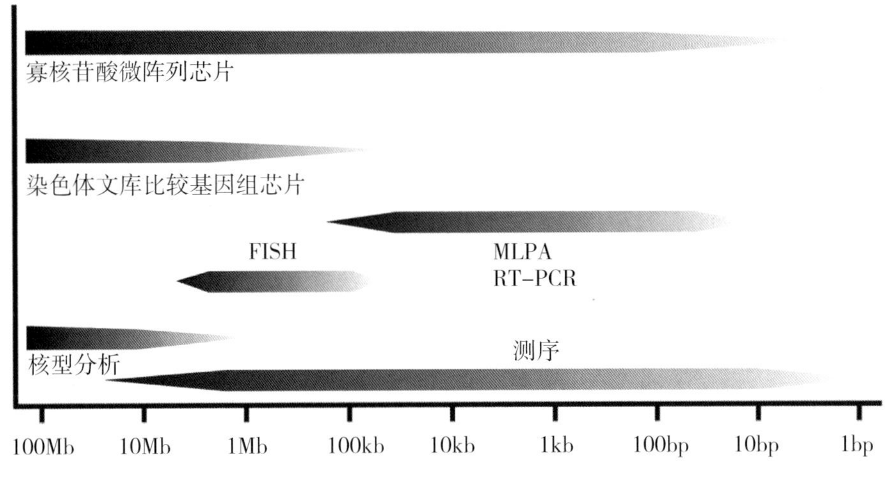

图13-8　不同基因组检测技术的分辨率示意图

近年来发展成熟的融合型寡核苷酸微阵列平台，将原本单一的比较基因组杂交微阵列（aCGH）和单核苷酸多态性微阵列（SNP-array）整合在一起（即一张微阵列基因芯片上同时含有CNV+SNP两种探针）[2, 9]，既可以通过检测和分析CNV诊断基因组缺失/重复/扩增导致的遗传病综合征和染色体病，也可以通过检测SNP及其基因分型诊断UPD和不平衡易位。

目前，CMA主要由两个技术平台主导：一个使用长寡核苷酸（~60mer）探针组成的全基因组aCGH检测CNV，另一个使用短寡核苷酸（~25mer）探针组成的全基因组SNP-array检测CNV以及基因分型[10]。前者使用双色系统在杂交前标记DNA，而后者使用单色系统并通过与一组参考数据进行比较来推断CNV。aCGH使用不同颜色的荧光标记（例如Cy5和Cy3），分别标记受检样品和参考样品的基因组DNA。已标记的受检样品和参考样品的DNA以相等摩尔量混合，并与对应于基因组目标区域的DNA探针微阵列共同杂交。在杂交期间，来自受检样品和参考样品的DNA的序列将竞争性结合探针。所有探针在相同条件下进行杂交，使得信号强度的任何差异都能反映出受检样品和参考样品的DNA拷贝数之间的差异。经洗涤去除非特异性杂交后，通过激光扫描仪读取特定探针坐标处的每个荧光标记的相对强度。运用成像特征提取（feature extraction）和生物信息分析软件对每个探针坐标颜色比（Cy5/Cy3）定量，该比率反映了检测样品和参考样品之间相应基因组片段中DNA序列的相对拷贝数。每个微阵列特征被映射到人类基因组DNA参考序列中，并在图形显示中指明。近年来，上述两个技术平台都进行了功能整合，前者成为CGH+SNP混合微阵列，后者成为SNP+CNV混合微阵列。这两个整合的微阵列平台现在都可以同时检测出基因组DNA拷贝数变异和染色体任何片段连续的基因组DNA长纯合子序列（long contiguous stretches of homozygosity，LCSH）。LCSH展示了人类基因组的拷贝中性变异（copy neutral variation），通过它能显示拷贝中性变异的合子状态（zygosity status of any segments of chromosomes for copy neutral variations），即染色体两个等位基因区域可能是纯合子或杂合子。可以用这种混合微阵列检测与此相关的疾病，例如常见于肿瘤的杂合性丢失（loss of heterozygosity，LOH）、常见于血缘近亲个体或单亲二体的结构型杂合性缺失（absence of heterozygosity，AOH）[10]。

SNP+CNV微阵列增加了限制酶消化的DNA样品，便于酶识别位点的SNP基因分型。该单核苷酸多态性微阵列，只有单个测试DNA被标记并与微阵列杂交。通过评估替代探针之间的信号强度来确定基因分型。CGH+SNP微阵列使用与CGH阵列相同的实验流程。拷贝数状态由检测样品和参考样品DNA之间的长寡核苷酸CGH探针的log2比值决定。基因分型由增加的6万个SNP探针判定，这些探针被设计为包括与已知SNP位点重叠的限制酶消化位点（AluI/RsaI）。测试和参考DNA均在标记前用限制酶消化。如果目标DNA中的两个等位基因被切割（0个未切割的等位基因），则SNP探针的结果信号将会很低；如果两个等位基因未切割，则SNP探针的信号将会很高。对于杂合SNP基因位点，将存在一个切割和一个未切割的等位基因，并且所得到的SNP探针的信号强度将是中间的。通过测量样品和参考DNA之间的相对信号强度来确定每个SNP位点处的一个等位基因的拷贝数。接合状态由未切割的等位基因数，例如0个未切割（AA），1个未切割（AB），或者2个未切割（BB）的数量确定。

二、CMA操作要点及质控关键

本技术以aCGH为例描述（图13-9）。

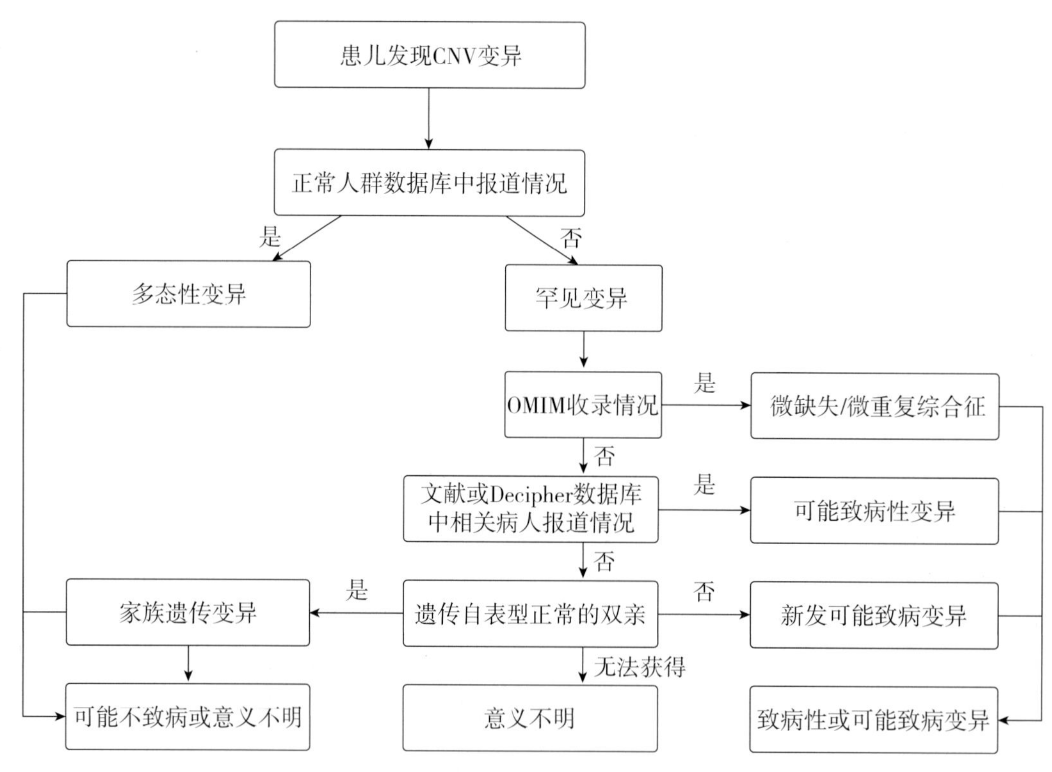

图13-9 CMA临床分析流程图[11]

（一）样品制备

1．受测DNA样品 出生后诊断（postnatal diagnosis）通常从患者的外周血提取DNA；产前诊断（prenatal diagnosis）从羊水或绒毛细胞中提取DNA；植入前遗传学诊断（preimplantation genetic diagnosis，PGD）可以在受精卵的早期细胞分裂期分别摘取1～2个或多个细胞，提取DNA并经全基因组扩增后用于CMA实验。

2．参照DNA样品　通常从人类基因组项目（HGP）的Hap Map标准样品中选择男女各一种提取genomic DNA。标准样品包括NA18507（Yoruban正常男性），NA18517（Yoruban正常女性），NA12891（European正常男性），NA12878（European正常女性），NA18579（Chinese正常女性）。

与其他分子生物学技术相比，基因组DNA的准确定量以及质量纯度和完整性是操作CMA时特别重要的因素。不同来源的DNA提取/分离可以产生不同的定量假象，而质量差的DNA将表现出低信号强度和高背景噪声。为了取得最大信号强度和最小背景噪声，应当同时用分光光度计（如Nanodrop）和荧光计（如Qubit）测量DNA浓度，以给出两种独立的测量参数。基因组DNA的完整性可以通过琼脂糖凝胶电泳进行评估。

（二）DNA样品的消化和纯化清理

所有CMA平台对所检测的DNA样品质量都很敏感。对于临床样品，从外周血提取的DNA纯度最高、质量最好、且可重复性强。消化后的DNA样品在浓缩过程中应避免完全干燥。消化后的DNA样品在标记前可以在-20℃下储存数周。

（三）标记基因组DNA

高效DNA标记是关键。应尽量在没有外窗的房间内执行此操作及所有后续工作，或覆盖任何外部窗户。房间内标准强度的荧光灯照明将在几秒钟内快速衰减荧光信号，样品在无遮盖（例如在微阵列载玻片上吸取杂交溶液时）时荧光最容易衰减，这些步骤应尽快完成。样品在覆盖水浴锅中或杂交烘箱中其标记的荧光信号不容易衰减。在进行变性和与微阵列杂交之前必须纯化已标记的样品，标记的样品应在-20℃避光储存，可以储存数天。

（四）DNA标记后的纯化

注意纯化后的标记DNA颗粒的大小和颜色。紫色颗粒表示Cy5和Cy3之间的平衡标签。偏色颗粒（太蓝或太红）可能表明标记失效。虽然标记的样品在-20℃下可储存数天，但应尽快进行下一步杂交实验，以达到扫描期间最高的荧光信号强度。

（五）杂交实验

微阵列杂交室的正确组装是杂交成功的第一步。确保微阵列芯片的活性端（标记为“Agilent”）用于杂交，数字条形码处为非活性端。杂交混合液应直接加到微阵列的垫圈片上，拧紧垫圈，避免杂交混合液漏出。垫圈组装后，旋转杂交单元，确保杂交液覆盖微阵列的全部，杂交中的一些气泡可自由移动，只要杂交液覆盖微阵列的整个表面区域，在杂交及随后的洗涤过程中，都应保持微阵列始终湿润。尽管杂交后的微阵列芯片可以在-20℃下储存数天，但尽快扫描可以获得最高的荧光信号强度。如果在扫描过程中遇到问题，则以这种方式存储的任何剩余样品都可用于重复实验。然而，在扫描期间显示低信号强度的样品则需要重复标记。

（六）杂交后洗样

在洗涤期间和之后应特别注意限制微阵列芯片的曝光，并在洗涤后尽快进行扫描，以避免荧光染料衰变。洗涤后的微阵列芯片对暴露于臭氧的光漂白非常敏感。在白天和炎热的天气中，室内空气中臭氧含量较高。当臭氧浓度＞10ppb时，尽量避免长时间暴露微阵列芯片。将洗涤时间保持在＜1min是最佳的，分批洗涤也有助于避免洗涤和扫描步骤之间的延迟。荧光染料在杂交和洗涤步骤中特别脆弱。环境光的最小化以及使用臭氧探测器和转换器为这个问题提供了最简单的解决方案。

（七）微阵列芯片扫描和信号特征提取

信号特征提取需要将测定中的数据与微阵列上所有信号特征（探针）坐标的设计文件进行比较。查看信号特征提取软件生成的QC报告。不正确的微阵列校准会干扰数据解释。检查质量控制报告中的“四个角落”，将显而易见不正确的对齐，必要时可能需要手动网格对齐，以确保最佳数据。

（八）数据分析

可以通过几个质量控制步骤确保数据的可靠性（图13-9）。在数据质量参数中，使用导数对数比扩散（dLRsd）作为主要质量指标来评估微阵列中信号强度的变化，这有助于确定整体数据质量。dLRsd测量值＜0.25的像差可以进入数据分析，以确保基因组不平衡事件得以准确可靠的检测。即使整体数据质量好，也必须考虑每个像差的特性。应使用异常检测方法算法（ADM-2）作为像差检测的统计方法来识别由超过预设数量的探针覆盖的像差。临床指南要求一定数量的连续探针显示一致的信号以确保数据可信，例如确定缺失需要至少5个连续探针，重复则需要至少10个连续探针。全基因组高分辨率微阵列能够在整个基因组中检测到非常小的像差（例如，＜10kb），由于全基因组不被寡核苷酸探针完全均匀地覆盖，实际的可检测性取决于基因组中失衡事件的位置和杂交的效率。必要时可以考虑用荧光染料反转标记的第二次杂交以排除由于荧光强度信号差异导致的假阳性。

三、CMA临床应用与评价

经过多年转化医学研究的进步和临床应用实践经验的累积，以合成的寡核苷酸（oligo-nucleotide）探针为基础的微阵列技术平台已日臻成熟，主要有两种：一是源于比较基因组杂交微阵列技术，是通过比较受测样品和参考样品之间基因组序列的差异来判定拷贝数，即检测基因组拷贝数变异；二是源于单核苷酸多态性基因分型技术。

近十年，微阵列技术在临床遗传检测领域中得到了快速发展、推广和应用，尤其是运用高分辨、高通量全基因组微阵列基因芯片新发现了几十种微缺失/微重复综合征（micro-deletion and micro-duplication syndrome），这些综合征都是由较大的CNV（1～3Mb）缺失或重复所导致，但常规的染色体核型分析难以发现；也揭示了许多较小的CNV（多数在150～500kb），作为遗传风险因素与复杂性疾病（如神经/精神发育异常）高度相关。由于该技术的检测范围甚广，在亚显微镜检测水平，可以小至100kb级的单个基因全部或部分外显子的缺失或重复，大至几百个至几千个kb级的多个连续基因的缺失或重复；甚至涵盖显微镜检测水平的染色体结构异常和染色体数目异常，所以泛称为染色体微阵列分析技术。自2007年首篇以临床诊断为目标设计和定制的寡核苷酸探针组成的比较基因组杂交微阵列芯片完成的临床设计及验证论文[7]和随后的其他实验室确认研究，以及相关的技术方法操作方案发表以后[8, 9, 10]，不到三年，数十篇论文，包括近千例的儿童遗传病临床验证（对DD/ID/ASD患者采用CMA比较染色体核型分析和脆性X染色体分析）[12]和产前诊断临床验证（对超声异常胎儿采用CMA分析）[13]都相继确认了CMA在临床应用的价值和优势。据此，美国医学遗传学会（American College of Medical Genetics，ACMG）在2010年首先发布了专家共识[9]，并于2013年作了全面更新[14]，明确了对于评估不明原因发育迟缓、智力障碍、自闭症谱系障碍或多发性先天异常的儿童，基因组拷贝数变异检测应作为首选（替代了原指南中作为首选的标准G显带染色体核型分析），因为CMA对这些疾病的阳性检出率要比染色体核型分析高13%～18%，比低分辨的BAC array也要高一倍。国际细胞基因组芯片标准协作组（international standards for cytogenomic arrays consortium，ISCA Consortium）在总结分析了协作组内的实验室进行CMA检测累计的21 698例具有异常临床表征，包括智力低下、发育迟缓、多种体征畸形以及自闭症先证者的数据，发现CMA技术对致病性CNV的检出率为12.2%，比传统G显带核型分析技术的检出率提高了10%。据此，ISCA Consortium也推荐将aCGH作为对原因不明的发育迟缓、智力低下、多种体征畸形以及自闭症患者的首选临床一线检测方法。ACMG在2013年的更新指南中，首次对CMA在产前和产后临床诊断中的不同应用都作出了规范[14]。这些里程碑的进展，推动了传统的细胞遗传学（cytogenetics）诊断迈进细胞基因组学（cytogenomics）诊断时代。

近年来，CMA技术在产前诊断领域中的应用越来越广泛，很多研究，尤其是大型前瞻性产前诊断临床试验（18 000多个产前样本的队列）和29个产前诊断中心共同参与的临床验证，综合起来的研究结果清楚地表明，与常规核型分析相比，CMA在产前诊断中的应用大大提高了致病染色体异常的检出率。这些发现为将CMA引入日常的产前诊断实践提供了可行性的证据，表明可以将CMA应用于一线诊断测试，至少与常规核型分析同时进行[15]。尤其是对超声异常胎儿进行CMA检测，再次证明了CMA技术具有传统胎儿染色体核型分析方法所无法比拟的优势[16]。SMFM于2016年发布了对使用CMA的临床指南[17]，明确推荐如下：

（1）对于在超声检查中发现一个或多个主要结构异常的胎儿患者，且正在进行侵入性产前检测，染色体微阵列分析应作为首选检测方法（即替代胎儿核型分析）。

（2）对于正在接受侵入性产前检测，且超声检查显示结构正常的胎儿，可以选择进行染色体微阵列分析或胎儿核型分析。

（3）对于评估胎死宫内或死产且有必要进一步进行细胞遗传学分析时，应对胎儿组织（即羊水、胎盘或受孕产品）进行染色体微阵列分析。

近年来，国内一些具有技术条件和资质的医疗机构也探索了CMA在产前诊断领域的应用，主要针对以下几类临床情况：对自然流产、胎死宫内、新生儿死亡等妊娠产物（product of concept，POC）进行CMA检测；对产前诊断中染色体核型分析结果异常，但无法确认异常片段的来源和性质作进一步的CMA检测；对产前超声检查异常而染色体核型分析结果正常的胎儿作进一步的CMA检测。在此基础上，2014年由全国染色体微阵列分析技术在产前诊断中的应用协作组专题讨论并形成专家共识[18]。

（一）CMA技术的产前诊断临床应用适应证

1. 产前超声检查发现胎儿结构异常，建议行胎儿染色体核型分析，如核型分析正常，则建议进一步行CMA检查。

2. 对于胎死宫内或死产需进一步行遗传学分析，建议对胎儿组织行CMA检测，以提高其病因的检出率。

3．对于胎儿核型分析结果不能确定染色体异常情况时，建议采用CMA技术进行进一步分析以明确诊断。

（二）CMA的优势

1．敏感性和特异性　探针类型和位置的不同、密度和分布的差异，以及探针之间的距离是决定微阵列技术的敏感性和特异性的重要因素。寡核苷酸微阵列中较小的探针间距提供了更高的探针密度，能够更好地检测出较小的基因组不平衡和更准确的断裂点。

2．高分辨率　寡核苷酸探针均选自人类基因组DNA序列，所有用户均可以选择任何感兴趣的DNA序列作为潜在靶标，因此寡核苷酸微阵列的高密度探针设计能够提供比以往任何一种微阵列基因芯片更高的分辨率。从技术方面讲，Tiling微阵列的探针密度可以达到几十个碱基对的间距甚至更小。但从临床实用方面讲，尤其是考虑成本效益，达到能检测出每个基因的单个外显子的缺失/重复就已足够。

3．重现性和可靠性　寡核苷酸微阵列中的探针序列是均匀定义的，剔除了高度重复的序列，而且，较长寡核苷酸微阵列（60mer）探针的杂交稳定且结果可靠，尤其是在重复实验中的结果重现性好、可靠性强。

4．合理的探针密度和按需分布　探针不是越多越好，密度也不是越高越好。经过多年的临床应用实践，合理的探针密度已经达到共识——既不要遗漏应检测的与疾病相关的CNV位点和区域，也不要包含过多的良性CNV。商业化的寡核苷酸微阵列中的探针选择和分布一般是按照backbone原则，即在全基因组范围相对均匀且密度较高（主要适合研究需要）。而用户定制寡核苷酸微阵列，往往都考虑backbone+focus的原则，即在backbone区域的探针分布保持相对均匀但密度较低，而在focus区域的探针分布则是高密度，比较好地平衡和兼顾了全基因组微阵列和目标区域微阵列的各自特点，覆盖已知基因组紊乱的区域。

5．用户定制　寡核苷酸探针是在微阵列上原位合成，用户很容易设计定制按需组合的探针。事实上，寡核苷酸微阵列制造商已经提供了大量预选的寡核苷酸CGH微阵列探针，使得临床实验室对所需CGH微阵列的定制设计和更新可行且快速。

6．标准参照DNA样品　可以选用人类基因组项目使用的Hap Map标准样品，这在微阵列的设计、测定、更新和制造，以及对结果的分析和解读等各个方面都提供了极大的优势和方便，尤其是对室间质评。

7．寡核苷酸微阵列平台的功能整合　将基因分型微阵列从低分辨率SNP探针改进为SNP+CNV探针的高分辨率融合微阵列。在高分辨率CGH微阵列中加入SNP探针，成为CGH+SNP融合微阵列。这些融合微阵列可以更全面地检测和分析CNV，既能诊断小的基因组缺失和重复或基因扩增导致的遗传病综合征，又能诊断出大的染色体结构重排、标记染色体和染色体非整倍性等染色体异常疾病；也可以通过检测SNP及其基因分型，诊断UPD和某些不平衡易位。

（三）CMA的局限性

1．无法可靠地检出低水平的嵌合体。

2．无法检出平衡性染色体重排。

3．阳性检出率仍然较低（并非所有病例都能发现具有临床意义的CNV）。对于超声检查发现结构异常但胎儿染色体核型正常的病例，目前CMA增加检出致病性CNV的比例＜10%。

（四）临床实验室对CMA的结果分析和报告解读仍将面临挑战

1．CNV在人类基因组中分布甚广，其中大部分应当是良性变异。而相当多的临床实验室对CNV性质的了解不深不透，对CMA检测结果中的临床意义尚不明确的CNV的判读和解释能力不足，容易误报假阳性结果。

2．对中国人健康群体中的CNV分布缺少广泛调查，对临床实验室发现的中国人患者群体的CNV数据缺乏系统的数据库收集、累积和管理。

3．目前还没有适合国情的、符合专家共识的、价格合理的、用户定制的临床级产前诊断基因芯片，绝大多数临床实验室都在使用商业化的仅供研究使用的基因芯片。尽快解决这些问题对提高CMA在产前诊断和PGD的应用水平方面具有重要意义和实际效益。

4．在已经开展应用的医疗机构中，对CMA检测前和检测后的产前咨询能力存在不足。

随着技术的不断更新，把aCGH与SNP-array结合在一起的CMA在产前诊断中将会显示出其更多的优点，包括对不同胎儿异常表型相关的遗传因素检测及其准确性和时效性；然而，这需要与规范性的遗传咨询紧密结合[19-21]。

（吴柏林）

第五节　荧光原位杂交

荧光原位杂交（fluorescence in situ hybridization，FISH）曾经被认为是分子细胞遗传学发展过程中的标志性技术[3]。随着CMA技术的发展和临床应用，FISH的应用已经有相当部分的减少[1, 2]，然而，FISH的临床应用仍然具有临床使用价值，包括在产前诊断和肿瘤的诊断方面，并且能使用自动化系统进行检测[23, 24]。

1．原理和特点　FISH的基本原理是利用DNA碱基互补配对的特点，在体外的一定条件下，使同源的DNA链或DNA-RNA单链结合成双链。FISH使用荧光标记的DNA、RNA或与mRNA互补的cDNA探针来和染色体或基因杂交，从而在中期染色体、间期核、组织切片、裂殖细胞或配子细胞上检测DNA序列。

在具体技术上，FISH方法首先将靶DNA及其周围的物质固定于玻片上，通过加热和甲酰胺处理使双链DNA变性成单链，再使双链DNA探针变性成单链，然后在适当条件下，使单链探针DNA与单链靶DNA结合或杂交形成新的双链DNA。为了能在显微镜下用肉眼观察多种不同的杂交结果，FISH使用不同颜色标记的探针或不同荧光波长下发光的对比染料。抗褪色剂的使用则可以较长时间地延长杂交后信号的颜色和光度，便于镜下观察、摄像和保存。

按标记方法不同，FISH探针分为直接标记和间接标记两种。前者是使荧光染料直接地与DNA、RNA或cDNA探针结合。由于荧光染料可以在荧光显微镜下显示观察，故杂交后的信号可进行分析。后者则需用半抗原将探针标记，杂交后再用相对的荧光标记抗体与抗原结合，这样产生的信号同样可以在荧光显微镜下观察。所用的半抗原包括生物素和地高辛，并以前者最常用，因其亲合力比后者强。

以DNA特点区分，FISH探针主要包括卫星序列探针、专一序列探针和全染色体涂染探针。

（1）卫星序列探针（satellite sequence probe） 由以下四种不同DNA序列制成：

1）α卫星DNA（α-satellite DNA） 这是由特定序列和长度的DNA片段单体（monomer）构成的基因组重复区域，每个单体含171bp，位于每条染色体的着丝粒区域。

2）β卫星DNA（β-satellite DNA，例如每条染色体的着丝粒区域） 其DNA分子的重复和排列方式与α卫星DNA相同，但每个单体只含68bp，位于近端着丝粒染色体（即13、14、15、21和22号染色体）的短臂。

3）Ⅰ型经典卫星DNA（classic DNA Ⅰ） 是位于1号、9号、16号和Y染色体次级缢痕上的AATGG重复序列。此类探针临床上少用。

4）端粒DNA 位于各染色体端粒，是TTAGGG重复序列。

卫星序列探针主要用于对某种特定染色体的检测，可用于中期或间期细胞。由于靶DNA重复多次，目标较大，除端粒DNA探针以外，显微镜下的信号容易被观察。

（2）专一序列探针（unique sequence probe） 与靶基因或位点同质的DNA序列，而且具有特异性，因而用于探测人类基因组中不重复的靶基因，在CMA技术出现之前曾在临床上广泛用于肿瘤诊断或探测微缺失综合征。

（3）全染色体涂染探针（whole chromosome painting probe） 含有各条染色体上众多重复而特定的DNA序列。因为间期核染色质处于非浓缩状态，杂交后的信号呈斑点状，无法做出诊断，故只适用于中期细胞染色体，以确定标记染色体的来源，或探测隐蔽易位、重复、插入，以及累及多个染色体的复杂性重排，这可以行多色FISH技术检测（图13-10）。

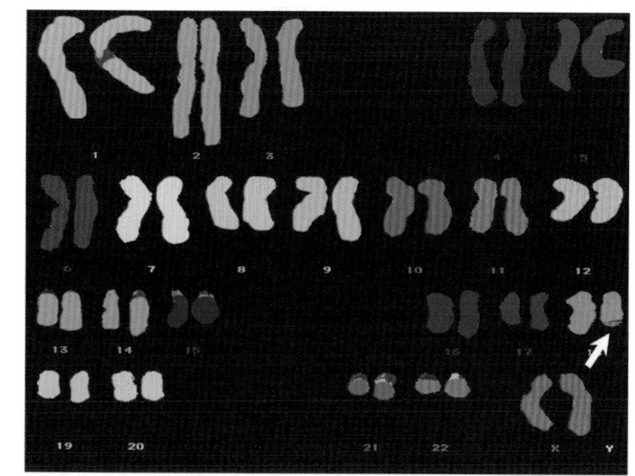

图13-10 多色FISH

多色FISH探针是由5种不同荧光染料组成的不同颜色组合对各染色体DNA标记后制作的。但是，多色FISH通过使用一系列的高度对照的特殊荧光染料滤光片同时将24种不同颜色的染色体逐一检测。本图是一位患机体畸形的女婴，G显带核型分析发现染色体18q缺失兼有末端附加异常物质，经M-FISH分析证实22号染色体微片断易位（箭头所示）。（引自：陆国辉. 产前遗传病诊断 [M]. 广州：广东科技出版社，2002.[3]）

2. 实验室操作程序和质量控制 FISH的具体操作程序取决于所用探针的种类、探针标记的方法以及产品的质量。厂家在销售探针或试剂盒时通常提供具体的操作步骤。这里只介绍一般的操作程序和注意事项。

（1）试剂 磷酸缓冲洗涤剂；70%、85%和95%乙醇；标记的探针；DAPI/抗褪色剂；2褪色剂；甲酰胺（formamide）；探测物品［生物素-FITC（biotin-FITC）或地高辛-碱性芯香红（digoxigenin-rhodamine）］；蒸馏水等。

（2）操作程序 玻片准备→DNA变性→探针变性→杂交→洗涤→标记探针→对照染料→镜下观察（图13-11）。

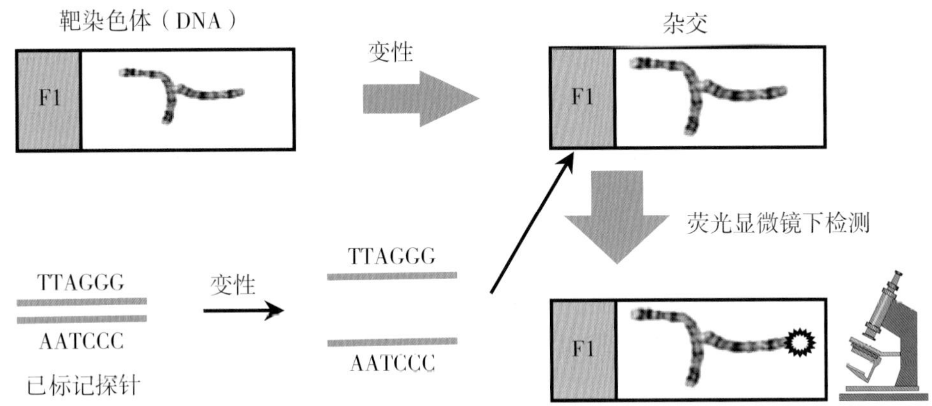

图13-11　荧光原位杂交操作流水程序（本程序应用直接标记探针）

（引自：陆国辉. 产前遗传病诊断[M]. 广州：广东科技出版社，2002.[3]）

1）玻片准备　将已收获的标本滴在显微镜玻片上，注意显微镜下观察靶染色体的质量。理想的标本染色体应该呈黑色，分布均匀，数目足够，少含胞浆。将玻片放入已用37℃预热的2×SSC中，30min后取出，室温下分别于70%、80%和95%的乙醇缸中脱水，每缸2min。玻片室温下晾干。

2）DNA变性　将玻片放入在70℃下预热的70%的甲酰胺/2×SSC混合液（pH7.0）中变性处理，2min后立即取出，随即分别在70%、80%和95%的-20℃乙醇缸中脱水而使其变性终止。玻片室温下晾干。

3）探针变性　使双链DNA探针变性成单链DNA。不同的探针使用不同的变性条件，要按照产品说明书操作处理。对于重复序列-DNA探针，一般先将探针放入37℃水中预温5min，然后将它放入70℃水箱热处理变性5min。

4）杂交　置探针于含有靶DNA的玻片上，用盖玻片盖好，注意避免气泡的出现，再用胶合剂将盖玻片周围封好，放入保湿盒内，在37℃恒温箱里杂交。杂交时间长短依不同的探针而定，通常过夜（约15h）杂交效果更好。

5）洗涤　将杂交后的玻片放进70℃适当浓度的SSC溶液（pH7.0）5min，然后转至1倍PBD洗涤剂并轻摇2min。操作过程中注意保持玻片湿润。

6）标记探针　间接标记的探针在杂交后需要与荧光团结合，而直接标记的探针则不需要这一步骤。

7）对照染料　提供propidium iodide（PI）或diamidino-2-phenylindole（DAPI）对照染料。

8）显微镜下观察结果。

（3）注意事项

1）理想的70%甲酰胺/2×SSC溶液的温度为70℃，由于每次加入玻片后会使温度降低，所以在每次使用前必须先调整温度，并按每放一块玻片加热1℃的原则。注意甲酰胺在较高温度下极易挥发，应避免呼吸道吸入和皮肤接触，并注意保护眼睛。

2）PI是一种潜在性致癌物，使用时注意避免直接与皮肤接触。

3）使用对光线敏感的试剂如PI和DAPI时，应避免在亮光下操作。

4）盖玻片下气泡影响探针杂交，一旦发现，应想办法将之去除。

5）探针信号和玻片背景与杂交后洗涤强度（stringency）、杂交和杂交后洗涤温度有密切关系。可以通过调节SSC的浓度、洗涤时间改善玻片背景。玻片背景过多时可以改用低浓度SSC，或延长洗涤时间（但应控制在15min以内）。洗涤时间过长会使信号减弱。信号过弱可以作以下处理：室温下继续用1倍PPD液洗涤；扩增信号；在经过前面两步处理后还不能改善时，重新杂交。杂交和杂交后洗涤温度都会影响信号的质量，两者分别低于37℃和72℃时会导致交叉杂交（cross hybridization），而使信号同时出现在别的染色体上；但如果温度分别高于37℃和72℃时信号会变得模糊不清。

6）快速洗涤方法只适于地高辛标记探针的使用，而不适于用FITC标记的探针。

7）每使用一批新生产的探针，必须先作试验性检测，并进行必要的质量对照和质保试验以确定杂交和洗涤的最好条件。

8）分析细胞数　对于微缺失或其他结构性染色体异常的诊断，起码要分析5个中期细胞。如果需要使用间期核作分析，细胞数量的多少依不同的探针种类、诊断准确度而定，基本的要求是从每张玻片随机分析200个间期核，同时通常要求有阳性和阴性对照。对于新建立的FISH实验室，应该首先通过分析至少30例间期核以确定阳性和阴性的阈值。

9）对比染料的选择　常用的对比染料有PI和DAPI。两者均可插入DNA并可以在大致相同的波长下发出荧光。常用荧光染料为TexasRed、Rhodamine、Spectum Orange和Spectum Green，它们都在基本相同的波长下发出荧光。选择对比染料的原则是：应用黄色荧光染料时（如荧光素），最好选用橙色的PI对比染料；应用红色荧光染料（如TexasRed和Rhodamine）或同时使用两种颜色标记时（如红和绿或红和黄），蓝色的对比染料DAPI是最佳选择。

3. 临床应用效果评价　DNA的稳定性使FISH曾应用于多种临床标本，几乎任何有核细胞都可应用FISH技术。但如果细胞中的DNA已降解，例如自然流产组织和死胎组织，则难以获得满意的结果。

（1）产前诊断　产前诊断需要快速和准确的实验室结果。FISH在产前诊断上的应用，主要是使用α卫星探针对13号、18号、21号和X、Y染色体数目改变的筛查。其最大优点是不需要细胞培养而直接在羊水和绒毛或脐带血间期细胞上进行，仅需要1～2天就可得出结果。但目前FISH在产后诊断和肿瘤的应用更为广泛，主要原因如下：

1）羊水标本中绝大多数细胞已死亡，无活性细胞所含的DNA变性后不能为探针提供适当的靶DNA，从而使实验失败。早期羊水穿刺可能增加活细胞的比例，有助于改善FISH结果。

2）标本母血细胞污染机会大。

3）敏感度低　据报道，FISH在使用未经培养绒毛细胞对常见染色体数目异常（指13、18、21号和X、Y染色体综合征）进行诊断时准确率仅达约50%。

4）第13号和第21号染色体的着丝粒DNA序列同源，因而在应用时两者无法区别。同理，14号和22号染色体之间的着丝粒DNA也无法区分。故市售的探针分别为13/21和14/22的组合。

5）FISH不能一次性地检测全部染色体异常，且不能对结构性异常染色体的亲源性作诊断。

由于常见染色体数目异常仅占产前诊断中全部染色体异常病例的50%～60%，所以到目前为止，FISH只能作为一种辅助性或应急性的染色体分析方法对产前诊断中常见的染色体病进行检测，不能单纯根据FISH结果作诊断。最后的诊断结果必须靠传统染色体核型分析。

此外，FISH还可以应用于高度怀疑的染色体微缺失的产前诊断。对这种特殊病例的产前诊断也同样需要进行传统染色体核型分析，以排除具有相似临床特征的其他染色体病。

（2）植入前遗传学检测　在植入前遗传学检测中，FISH目前主要用于测定性染色体数目异常，或者对有X-连锁遗传疾病家系（如Lesch-Nyhan，DMD等）的病例进行胚胎性别的鉴定，以推测胚胎正常与否。由于用于植入前诊断的标本一般只有1～2个细胞，故技术要求十分高，目前只主张个别条件完善且具备资质的生殖医学中心进行。

（3）微缺失综合征　微缺失综合征是由染色体微小缺失引起的一组症候群（详见第十八章）。由于FISH可以探测3Mb大小的缺失，因而成为诊断微缺失综合征和隐蔽易位的工具。最常用的探针是混合探针（cocktail），即将靶关键区域的DNA序列探针和内对照探针混合在一起，前者检测靶关键区域的基因，而后者作为内对照以确定靶区域所在的染色体。这类探针通常用于中期细胞，但在严格的质量对照或质检的情况下，也可以用于间期细胞。对于正常细胞，显微镜下可观察到4个信号，其中2个信号来自关键区域的DNA序列，另外2个信号则是内对照。如果发生微缺失，其中一个关键区域的信号就会缺失（图13-12）。这种方法的检测率相当高。对微缺失综合征的诊断通常是产后诊断。对于病史明确者，或某种微缺失高风险者，也可行产前诊断。

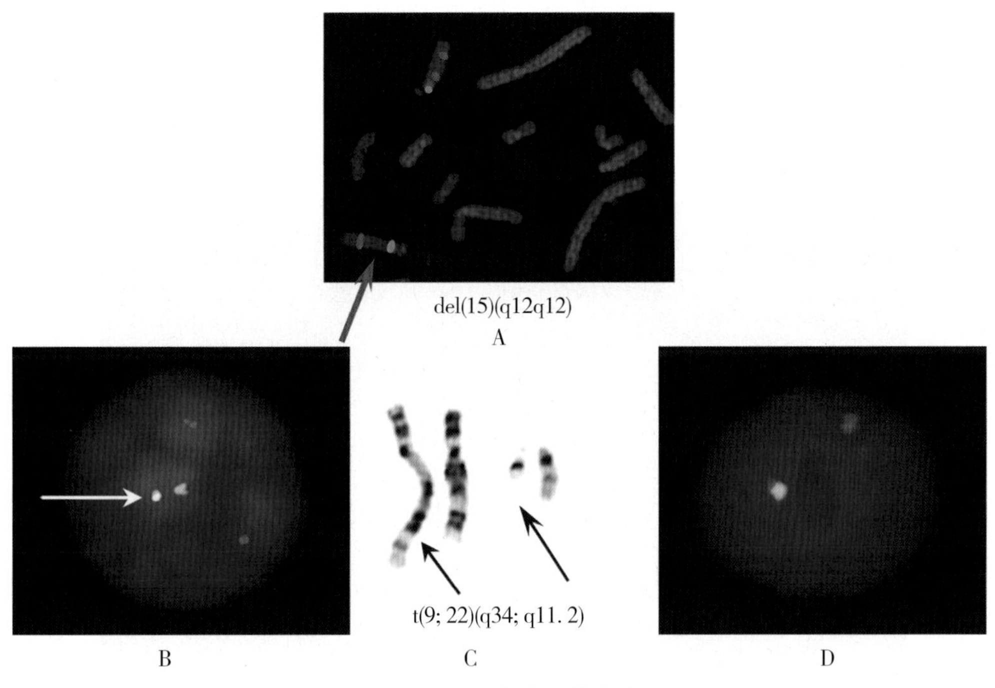

图13-12　荧光原位杂交

A. Angelman综合征的FISH结果，红箭头表示微缺失；B和C. 慢性粒细胞性白血病特异性费城染色体（粗黑箭头所示）的间期细胞FISH和G带图像，白箭头指的是有关融合基因；D. 同时使用X（绿）和Y（红）染色体着丝粒在未经培养羊水间期细胞的信号。（引自: 陆国辉. 产前遗传病诊断 [M]. 广州: 广东科技出版社, 2002.[3]）

（4）结构重排　应用染色体涂染探针可以探测传统染色体核型分析所不能发现或确诊的染色体上较明显的多余遗传物质、缺失、插入或其他重排，故可以作为产前或产后的诊断。复杂性重排在肿瘤常见，故也常使用染色体涂染探针作诊断。FISH染色体涂染探针可以用于癌症细胞中常见的复杂性重排，但不能对倒位作诊断。

（5）标记染色体　应用特定染色体着丝粒DNA探针或全染色体涂染探针可以鉴定标记染色体的来源，在产前或产后诊断中十分重要，可以协助遗传咨询、临床治疗和估计预后。

（6）肿瘤诊断　目前对肿瘤的基因组变异的诊断中，FISH的应用仍然广泛[25]。

1）肿瘤基因易位　FISH具有利用间期细胞分析的能力，弥补肿瘤细胞染色体形态差、中期细胞指数低等不足，从而能为临床诊断提供证据。临床上应用的易位探针是与白血病或淋巴瘤相关的融合基因（或癌基因）的特定DNA序列。探针由两种不同荧光颜色标记，常为红色和绿色。当易位使两个不同位点上的肿瘤基因非常接近或融合时，产生第三种颜色，即橙黄色（图13–12）。

2）骨髓移植后的追踪观察　可以使用X和Y染色体着丝粒DNA探针或其他对肿瘤诊断有特异性的探针作移植后的疾病观察。在异性供体移植时，通过测定男（XY）、女（XX）细胞的存在及其比例，对异源性嵌合体加以诊断，从而判断骨髓移植的效果；预测或判定诊断治疗后疾病复发与否。所以FISH对肿瘤治疗效果的鉴定和对微残留疾病（minimal residual disease）的检测以及指导及时治疗非常有用。

3）实体肿瘤分析　与对白血病诊断一样，FISH可用于实体肿瘤组织标本的检测，例如与非小细胞性肺癌相关的*ALK*融合基因检查[25]。这包括曾用福尔马林固定和石蜡包埋的病理切片。

4）基因扩增分析　指应用特种探针测定扩增的靶基因，为某些癌症疾病的诊断和预后提供资料。目前广泛应用的对肿瘤基因Her–2–neu扩增的测定与乳腺癌的诊断和预后评估密切相关就是其中的例子。在间期细胞检测基因扩增常比在中期细胞明显[23]（图13–13）。

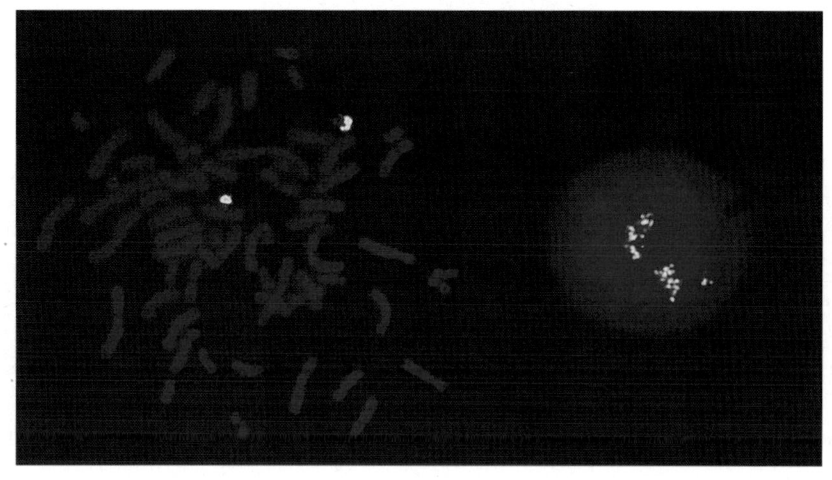

图13–13　融合基因扩增

图中是融合基因BCR/abl扩增的FISH照片，其在间期细胞（右）的表现比在中期细胞（左）的更明显。每个细胞核型有2个含BCR/abl扩增的费城染色体。（引自：陆国辉.产前遗传病诊断［M］. 广州：广东科技出版社，2002.[3]）

然而，在FISH技术广泛地应用在肿瘤的诊断、治疗和预后等患者临床管理的当今，高通量测序技术对与晚期肺腺癌患者靶向治疗相关的基因组（如*EGFR*，*ALK*）检测已经体现出比FISH技术更大的优越性[26]，这将开拓临床肿瘤基因检测的一大发展前景。

（陆国辉）

参考文献

[1] Dobigny G, Yang F. Foreword. Comparative cytogenetics in the genomics era: cytogenomics comes of age [J]. Chromosome Res, 2008, 16: 1–4.

[2] Wiszniewska J, Bi W, Shaw C, et al. Combined array CGH plus SNP genome analyses in a single assay for optimized clinical testing [J]. Eur J Hum Genet, 2014, 22: 79–87.

[3] 陆国辉. 细胞遗传学和分子细胞遗传学诊断方法 [M]//陆国辉. 产前遗传病诊断. 广州: 广东科技出版社, 2002.

[4] 徐存栓. 细胞培养的设备条件与培养物的检查 [M]//章静波. 组织和细胞培养技术. 北京: 人民卫生出版社, 2002.

[5] 中华人民共和国卫生行业标准. W5 322.2—2010 胎儿常见染色体异常与开放性神经管缺陷的产前筛查与诊断技术标准. 第2部分: 胎儿染色体异常的细胞遗传学产前诊断技术标准 [J]. 中国产前诊断杂志(电子版), 2011, 03(4): 46–50.

[6] 夏家辉, 刘德培. 医学遗传学 [M]. 北京: 人民卫生出版社, 2004.

[7] Shen Y, Miller D, Cheung SW, et al. Development of a focused oligonucleotide–array comparative genomic hybridization chip for clinical diagnosis of genomic imbalance [J]. Clin Chem, 2007, 53: 2051–2059.

[8] Miller DT, Adam MP, Aradhya S, et al. Consensus statement: chromosomal microarray is a first–tier clinical diagnostic test for individuals with developmental disabilities or congenital anomalies [J]. Am J Hum Genet, 2010, 86: 749–764.

[9] Manning M, Hudgins L. Professional Practice and Guidelines Committee. Array–based technology and recommendations for utilization in medical genetics practice for detection of chromosomal abnormalities [J]. Genet Med, 2010, 12: 742–745.

[10] Miller DT, Shen Y, Wu BL. Oligonucleotide microarrays for clinical diagnosis of copy number variation and zygosity status(Protocols) [J]. Curr Protoc Hum Genet, 2012, Chapter 8: Unit 8–12.

[11] Chen XL, Guo J, Wang LW, et al. Genomic copy number variations in children with unknown mental retardation detected by array–comparative genomic hybridization [J]. Chin J Evid Based Pediatr, 2010, 5: 128–136.

[12] Shen, Y, Dies, KA, Holm IA, et al. Clinical genetic testing for patients with autism spectrum disorders [J]. Pediatrics, 2010, 125: 727–735.

[13] Shaffer LG, Dosenfeld JA, Dabell MP, et al. Detection rates of clinically significant genomic alterations by microarray analysis for specific anomalies detected by ultrasound [J]. Prenat Diagn, 2012, 32: 986–995.

[14] South ST, Lee C, Lamb AN, et al. Working Group for the American College of Medical Genetics and Genomics Laboratory Quality Assurance Committee. ACMG standards and guidelines for constitutional cytogenomic microarray analysis, including postnatal and prenatal applications: revision 2013 [J]. Genet Med, 2013, 15: 901–909.

[15] Wapner RJ, Marthin CL, Lery B, et al. Chromosomal microarray versus karyotyping for prenatal diagnosis [J]. N Engl J Med, 2012, 367: 2175–2184.

[16] Hillman SC, McMullan DJ, Hall G, et al. Use of prenatal chromosomal microarray: prospective cohort study and systematic review and meta–analysis [J]. Ultrasound Obstet Gynecol, 2013, 41: 610–620.

[17] Society for Maternal–Fetal Medicine(SMFM); Dugoff L, Norton ME, Kuller JA. The use of chromosomal microarray for prenatal diagnosis [J]. Am J Obstet Gynecol, 2016, 215: B2–B9.

[18] 染色体微阵列分析技术在产前诊断中的应用协作组. 染色体微阵列分析技术在产前诊断中的应用专家共识 [J]. 中华妇产科杂志, 2014, 49: 570–572.

[19] Li S, Han X, Wang Y, et al. Chromosomal microarray analysis in fetuses with congenital anomalies of the kidney and urinary tract: a prospective cohort study and meta–analysis [J]. Prenat Diagn. 2019, 39: 165–174.

[20] Jelin AC, Sagaser KG, Wilkins–Haug L. Prenatal genetic testing options [J]. Pediatr Clin North Am, 2019, 66: 281–293.

[21] Zhao XR, Gao L, Wu Y, et al. Application of chromosomal microarray in fetuses with increased nuchal translucency [J]. J Matern Fetal Neonatal Med, 2019, 27: 1–6.

[22] Gersen SL, Keagle MB. The principles of clinical cytogenetics [M]. New Jersey: Humana Press, 2013.

[23] Lu G. Cancer Cytogenomics [M]. // Tan DF, Lynch HT. Principles of Molecular Diagnostics and Personalized Cancer Medicine. Philadelphia: Wolters Kluwer, 2013, 153–179.

[24] Lu G, Ye Z, Best RC, et al. Intrachromosomal amplification of BCR/abl gene and immunologic features in a CML cell line, KBMS [J]. Am J Hum Genet, 1997, 61: A687.

[25] Vollbrecht C, Lenze D, Hummel M, et al. RNA–based analysis of ALK fusions in non–small cell lung cancer cases showing IHC/FISH discordance [J]. BMC Cancer, 2018, 18: 1158.

[26] Fernandes MGO, Jacob M, Martins N, et al. Targeted gene next–generation sequencing panel in patients with advanced lung adenocarcinoma: paving the way for clinical implementation[J]. Cancers (Basel), 2019, 11(9): pii: E1229.

责任编委：杨艳玲

第十四章
CHAPTER 14
生化遗传诊断方法

目前已知遗传代谢病（inborn errors of metabolism，IEM）九百余种，病种繁多，涉及多种物质代谢，患者临床表型复杂，缺乏特异性，相同的疾病表型轻重不一，临床诊断困难，需要依赖实验室检查才能确诊。酶学分析可靠、特异性高，但检测成本及技术要求很高，检测效率低，必要时可在临床高度怀疑时选择，比如溶酶体病。自20世纪中期色谱、质谱技术开始应用于遗传代谢病诊断，氨基酸、有机酸及脂肪酸代谢病的筛查及诊断研究快速发展，气相色谱-质谱联用技术检测尿液有机酸是确诊有机酸代谢病的主要方法。液相色谱和串联质谱技术已经成为新生儿筛查的主要方法。随着高通量基因检测技术的发展及其临床应用，为了评估相关基因变异的致病性，生化分析等功能测定方法将会成为遗传代谢病诊断的重要措施。

第一节　酶学产前诊断标本收集和前处理

酶学检查是遗传代谢病诊断的重要手段，相关的标本收集和前处理是非常重要的一个环节[1]，用于产前酶学检查的标本主要是胎盘绒毛组织和羊水细胞，通过提取标本中所需要的蛋白进行酶学检查和基因分析。

一、细胞匀浆制备

（一）绒毛标本

（1）从-80℃中取出正常对照绒毛标本和待测的绒毛标本（根据检测需求，待测绒毛不止一份标本，可能同时是几人份的），用眼科剪分别将各管中的绒毛标本剪碎，然后用150mL新鲜去离子水将眼科剪上沾有的标本冲入管中再混匀，立即放入冰浴中，超声50W粉碎10s停20s，反复4次。

（2）于4℃ 10 000r/min离心5min。

（3）离心结束立即将细胞匀浆置于冰浴中，取2支新的1.5mL Eppendoff管分别做好相应的标记，然后按照标记将上清液全部转移到新的管中，即为正常对照细胞匀浆和待测细胞匀浆。

（二）经培养的羊水细胞

从-80℃冰箱中取出正常羊水培养细胞标本和待测羊水培养细胞标本各一管（根据检测需要，待测标本可以同时是几人份的），根据细胞量的多少于每管中添加150～200mL去离子水，混匀后置于冰浴中，超声50W粉碎10s停20s，反复3次，即为细胞匀浆。

二、蛋白定量

无论使用何种细胞（绒毛、经培养的羊水细胞）进行酶学分析，每份标本必须进行蛋白浓度的测定。

蛋白浓度测定方法为二喹啉甲酸法，具体操作步骤如下：

（1）将标准蛋白进行倍比稀释成8个浓度。

（2）待测标本离心后，2倍稀释。

（3）各取10mL放入96孔板（复孔）。

（4）再在每个孔加入200mL BCA试剂，混匀。

（5）将96孔板置于37℃普通培养箱中30min。

（6）将96孔板从培养箱中取出，温度降至室温后置于多功能酶标仪上562nm下测OD值。

（7）根据标准蛋白的OD值制成蛋白标准曲线。

（8）根据蛋白标准曲线计算出待测标本蛋白浓度。

（张为民）

第二节　遗传代谢病代谢产物及常用检测方法

遗传代谢病是由于维持机体正常代谢所必需的某些酶或受体等出现缺陷而导致的疾病，已知病种九百余种，包括氨基酸、有机酸、脂肪酸等代谢障碍导致的代谢疾病，多为罕见病。

遗传代谢病的诊断主要依赖实验室检查，通过酶学分析、基因检测和代谢产物测定进行病因分析[1-3]。酶学分析是诊断遗传代谢病最可靠的手段，但是技术门槛很高，前提是首先要确定导致疾病的酶缺陷，如果在先证者没有确诊前或者没有其他的阳性指标存在的情况下，很难实施；其次酶学检测对标本质量要求较高，常需要培养淋巴细胞、皮肤成纤维细胞或脏器组织，难度较大，难以作为常规技术在临床应用。基因检测技术应用较广，但是对数据解读技术要求很高，某些遗传代谢病的致病基因与疾病的关联性尚不明晰，而且样本分析耗时较长，常需要结合临床表征及生化诊断指标进行验证。因此，基因组学和代谢组学相辅相成，快捷准确的代谢物生化测定分析技术非常重要[4]。

遗传代谢病筛查技术起步于传统的生化检验，如细菌抑制法、酶联免疫法、荧光法、时间分辨荧光免疫法等，随着筛查疾病种类的增多及对遗传代谢病的深入研究，发现许多疾病可以通过代谢物测定进行诊断，但传统的检验效率低，需要建立能同时检测多种代谢物的方法。质谱技术是最常用的筛查技术，临床方案主要有液相色谱串联质谱法（liquid chromatography tandem mass spectrometry，LC-MS/MS）和气相色谱质谱联用法（gas chromatography mass spectrometry，GC-MS）[5-7]。

一、液相色谱串联质谱法

LC-MS/MS最常用的仪器为三重四极杆串联质谱仪，基于其高灵敏度、高特异性、高选择性和高通量的技术优势，能在2min左右对一个样本完成几十种代谢物分析。通过对这些目标产物的检测数据分析，实现"一次实验检测多种疾病"的目的，提高检测效率，同时降低假阳性率和假阴性率。

目前，欧美、日本已广泛采用LC-MS/MS技术进行遗传代谢病的筛查，2004年12月美国食品药品管理局制订了"用串联质谱法分析新生儿氨基酸、游离肉碱和酰基肉碱筛选检测系统"的指导性文件。在美国不同州筛查的疾病种类有所不同，美国医学遗传学会（the American College of Medical Genetics，ACMG）2006年颁布的新生儿筛查指南中指出[6]，在54种需要筛查的遗传代谢病中，有38种疾病可以采用LC-MS/MS进行检测，包括氨基酸代谢病、脂肪酸氧化缺陷和有机酸血症等，其中18种属于首要筛查疾病，其余20种属于次级筛查疾病。

近十几年，我国部分医疗机构、新生儿疾病筛查中心或第三方独立医学实验室建立了LC-MS/MS实验室，使新生儿疾病筛查在内容和质量上都明显提高，实现了早筛查、早诊断、早干预，可以避免或减少严重并发症，挽救生命[8-10]。采用LC-MS/MS分析羊水代谢物，可以对甲基丙二酸血症等有机酸代谢病进行产前诊断，获得了良好的经验[1, 11]。

（一）技术原理

1. 简介　液相色谱串联质谱仪以液相色谱作为分离系统，质谱仪为检测系统。仪器系统的基本配置包含三个主要部分，即液相色谱、串联质谱仪和数据处理系统。样本中的化合物随着流动相经液相色谱分离后进入质谱离子源，经过雾化、离子化等流程后，进入质量分析器，经质量分析器将不同离子按质荷比分开，先后到达检测器产生相应的信号，即为质谱图。

2. 质谱仪　质谱仪本质上是测量离子质荷比（m/z）的仪器。将被测物质离子化，按照离子的质荷比不同进行分离，测量各种离子的信号强度，进行定性和定量研究。样品通过进样系统进入离子源，由于化合物的结构不同而电离为不同质荷比的离子，带有样品信息的离子碎片在加速电场中获得相同的动能并形成一束离子进入质量分析器，不同离子碎片在质量分析器中被分离并按质荷比大小先后到达检测器，经记录即得到不同质荷比排列的离子质量谱，即质谱图，实现定性检测（图14-1）。同时加入已知化合物作为内标或者外标，就可以对待测物进行定量检测。

3. 串联质谱仪　串联质谱仪是由两个或者两个以上的质谱仪串联在一起而组成的串联杂交质谱仪，三重四极杆串联质谱仪是由两个四极杆质量分析器及一个碰撞室串联而成，是目前应用最为广泛的串联质谱仪。一般来说，其组成主要包括离子源、一级质量分析器、碰撞室、二级质量分析器和检测器等。检测的基本原理是将被测物质在离子源内电离成各种质荷比不同的带电粒子，进入质量分析器中待检测。样品首先在离子源中被离子化，随即通过第一个四极杆，根据设定的质荷比范围扫描和选择所需要的离子，使其进入第二个四极杆（碰撞室），将选择后的离子引入碰撞气体中进行碰撞诱导裂解产生碎片离子，再由第三个四极杆根据质荷比对碎片离子进行

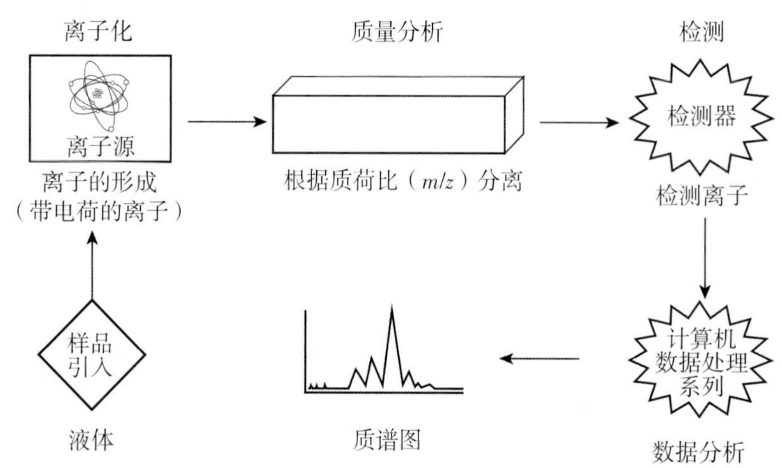

图14-1　质谱仪的基本组成及分析过程示意图

选择分析，最终将其送到检测器内，按照不同的检测模式得到不同的质谱图，如母离子扫描、子离子扫描、中性丢失扫描和多反应监测扫描。这样由被测物质的质荷比及其专属的碎片离子的质荷比共同对一个物质进行定性，使检测结果更有选择性和特异性。需要注意的是，三重四极杆串联质谱仪可以使一级的分子、离子通过与反应气体的碰撞来产生碎裂，获得多级质谱，能提供更多的结构定性信息。

4．液相色谱串联质谱法筛查遗传代谢病　目前LC-MS/MS筛查遗传代谢病主要是通过定量分析干血斑中的氨基酸及酰基肉碱的浓度，用于对氨基酸、有机酸和脂肪酸代谢异常三大类疾病的筛查。不同类型的疾病患者呈现不同的血液氨基酸和酰基肉碱谱，氨基酸代谢病患者血中的相关氨基酸水平异常，有机酸及脂肪酸代谢病患者血中酰基肉碱谱异常。对甲基丙二酸血症、同型半胱氨酸血症1型等先证者诊断明确的家庭，再次妊娠时，可通过羊水丙酰肉碱、总同型半胱氨酸的检测进行胎儿产前诊断[1, 11]。

（二）方法流程

LC-MS/MS法检测血液氨基酸和酰基肉碱浓度的程序包括样本处理和仪器分析两个过程。目前样本处理主要有两种方法，分别是衍生化方法和非衍生化方法。样本为干血斑滤纸片，使用含有已知浓度化合物内标的目标待测物溶液作为萃取溶液，通过流动相将萃取液导入质谱仪中进行分析，通过两个质量分析器来检测目标待测物，最后通过计算待测物的信号和已知浓度内标的相应信号，得出目标物的性质和浓度，根据化合物浓度改变和代谢病的特征等综合评估结果，得出生化诊断结论。

1．样本采集　血液样本采集是新生儿遗传代谢病筛查技术流程中最重要的环节，请参考《新生儿疾病筛查血片采集技术规范》[12]。血片质量直接影响实验室检测结果。常规新生儿采血时间为出生48h后，7天之内，并充分哺乳后。

2．实验部分

（1）仪器与试剂耗材

1）仪器　LC-MS/MS需要配备与仪器相适应的软件，设备应符合国家食品药品监督管理总局公布的医疗器械管理相关要求，辅助设备包括氮气发生器或者液氮罐、电脑及打印机等，样本前处理设备包括振荡器、干血斑滤纸片自动或手动打孔器、96孔板氮吹仪、恒温干燥箱、96孔板离心机（样品处理时仅衍生化方法需要使用）、移液器、96孔聚丙烯板、质控干血斑滤纸片血片。

2）试剂　同位素内标试剂盒常分为两套试剂盒，试剂盒A含多种氨基酸的同位素内标，试剂盒B含多种酰基肉碱的同位素内标，按照说明书进行配制（不同厂商生产的试剂盒所含的氨基酸及酰基肉碱种类和配制方法等有所差别）。

（2）样本处理方法　目前用于遗传代谢病筛查的样本处理方法有两种，分别是衍生化方法（丁基化酸）和非衍生化方法（游离酸）。用含有氨基酸及酰基肉碱内标的萃取溶液将干血斑滤纸片中的氨基酸和酰基肉碱萃取分离后，可以进行衍生化处理，也可不进行处理。衍生化法是对氨基酸和酰基肉碱进行衍生化处理，在被分析物质上添加保护基团（丁基酯化），既减少了干扰，同时又提高了灵敏度，但实验过程复杂、耗时长。非衍生化法无须使用盐酸正丁醇将氨基酸和酰基肉碱衍生化，避免了盐酸反应对环境的污染，省去了吹干、复溶等实验步骤，时间节省约2h，整个标本前处理步骤简单、时间短、效率更高。

虽然衍生法和非衍生法的前处理步骤不同，会使部分氨基酸检测值存在偏差，正常参考值范围需要调整，但两种方法用于氨基酸及酰基肉碱代谢异常的临床结果判断是一致的，因此衍生化法和非衍生化法均可用于氨基酸及酰基肉碱谱分析。

（3）串联质谱分析　由于氨基酸及酰基肉碱中的同一种物质经过衍生化法和非衍生化法处理后分子量不同，故通过质谱仪离子源后其碎片离子的质荷比也不相同，因此LC-MS/MS检测的方法也有差别，需要设置不同的检测参数。

样本经衍生化处理后，LC-MS/MS检测数据的采集通过三种扫描模式：母离子扫描、中性丢失扫描和多反应监测扫描。然后再通过筛查遗传代谢病分析软件处理得到数据结果。LC-MS/MS分析主要同步执行三个扫描模式，在母离子扫描中，第二级质谱选择特征的碎片离子，扫描检测第一级质谱中能产生该碎片的所有母离子，主要用于酰基肉碱的分析检测，经碰撞室后可产生相同的*m*/*z* 85碎片离子（图14-2）。在中性丢失扫描中，两级质谱分析检测产生相同中性碎片的母离子，主要用于氨基酸的分析，大多数氨基酸可以产生*m*/*z* 102的中性碎片（图14-3），也有少数例外（甘氨酸*m*/*z* 56、精氨酸*m*/*z* 161、鸟氨酸*m*/*z* 119等）。因此，氨基酸分析一般采用中性丢失扫描，而在酰基肉碱的分析中，多采用母离子扫描。多反应监测扫描主要用于碱性氨基酸，其在碰撞室不易产生*m*/*z* 102的中性碎片，这些氨基酸离子化后，经过碰撞室时产生不同的子离子，通过多反应监测可得到所测氨基酸的质谱图。

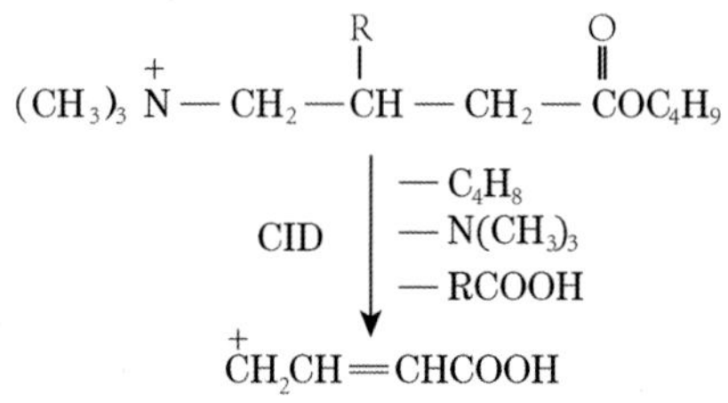

$$(CH_3)_3\overset{+}{N}-CH_2-\underset{}{\overset{R}{\overset{|}{C}}}H-CH_2-\overset{O}{\overset{\|}{C}}OC_4H_9 \xrightarrow[CID]{-C_4H_8,\ -N(CH_3)_3,\ -RCOOH} \overset{+}{C}H_2CH=CHCOOH$$

图14-2　*m*/*z* 85碎片离子

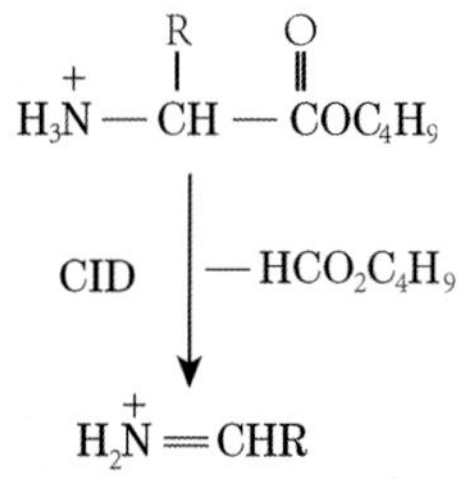

$$H_3\overset{+}{N}-\overset{R}{\overset{|}{C}}H-\overset{O}{\overset{\|}{C}}OC_4H_9 \xrightarrow[CID]{-HCO_2C_4H_9} H_2\overset{+}{N}=CHR$$

图14-3　*m*/*z* 102中性碎片离子

非衍生化法处理的样本由于氨基酸及酰基肉碱没有被丁酯化，氨基酸及酰基肉碱经过碰撞室时不能丢失相同的片段，因此，所有的氨基酸及酰基肉碱均可以采用多反应检测扫描模式进行检测。

无论是衍生化法还是非衍生化法处理的样本，进行LC-MS/MS分析时，均需要对液相色谱仪和质谱仪的参数进行优化。液相色谱仪需要优化的参数包括泵流速、时间梯度、自动进样器的进样量等，以便得到最佳的总离子流图。质谱仪需要优化的参数包括离子源温度、入口电压、碰撞室能量、气体压力等，目的是使每个氨基酸及酰基肉碱得到最高的离子强度。

（4）质量控制　LC-MS/MS使用质控干血斑滤纸片，有两个不同浓度。将质控干血斑滤纸片采用与未知样本相同的方法处理，质控样本结果应在靶值的 ± 2SD范围，以提供的质控靶值及控制范围为准。

（5）结果计算　质谱峰强度与其代表的化合物含量呈正比，通过测定离子峰的强度，可进行定量分析。借助于质谱仪的数据处理软件，自动计算出所测样品中氨基酸及酰基肉碱的浓度，根据其浓度可计算各种相关代谢物之间的比值，提高疾病诊断的准确性，显著降低假阳性率和假阴性率。

（三）临床应用

LC-MS/MS法主要针对氨基酸、有机酸和脂肪酸代谢病的筛查与诊断。应用LC-MS/MS分析可同时检测数十种氨基酸、游离肉碱及酰基肉碱等代谢物，可以对40余种氨基酸、有机酸和脂肪酸代谢病进行快速筛查和诊断（表14-1）。若氨基酸及酰基肉碱谱异常，建议用原来的干血片重复检测。当重复检测的结果依然显示异常时，应召回复检。初筛疑似阳性的新生儿若召回的检测结果还是显著异常，部分疾病可以确诊，如高苯丙氨酸血症等。部分疾病需要根据筛查和诊断流程进一步鉴别诊断，采用尿液有机酸、酶活性测定或基因检测等其他技术，综合分析结果后才能确诊。如丙酸血症和甲基丙二酸血症，临床表现类似，缺乏特异性，LC-MS/MS法血液检测指标类似，血C3及C3/C2增高，并常伴有甘氨酸增高，仅依据干血斑的LC-MS/MS检测结果，二者难以区别，需要通过尿液有机酸分析鉴别[6, 13, 14]。

LC-MS/MS法可以检测出血液氨基酸、游离肉碱及酰基肉碱类代谢物异常，一些患儿在新生儿早期发病，一些患者在婴儿期、儿童期、甚至成年期才出现症状，如瓜氨酸血症Ⅱ型、鸟氨酸氨甲酰基转移酶缺乏症、生物素酶缺乏症、全羧化酶合成酶缺乏症、戊二酸血症Ⅰ型、原发性肉碱缺乏症和多种酰基辅酶A脱氢酶缺乏症等代谢疾病。因此，新生儿期检测结果正常，并不能完全排除患病的可能性，在遗传咨询时应当注意。

分析LC-MS/MS数据时还要结合临床实际情况全面分析。因为体内代谢物的浓度容易受到多种因素的影响，比如早产儿或者低体重儿、药物（尤其是抗生素类药物）、特殊饮食（如含有中链三酰甘油的奶粉）等均会造成代谢物的浓度异常。母乳喂养的新生儿受母亲的营养代谢状况影响，如母亲患有肉碱缺乏症、3-甲基巴豆酰辅酶A羧化酶缺乏症、同型半胱氨酸血症等代谢病，也会造成新生儿干血斑检测结果异常[15, 16]。

对于某些疾病，可以通过羊水代谢物的测定进行胎儿产前诊断，如羊水中检出甲基丙二酸及甲基枸橼酸，提示胎儿患甲基丙二酸血症，检测出戊二酸，则提示胎儿患戊二酸血症Ⅰ型[11, 17]。

表14-1　代谢性疾病与LC-MS/MS的检测指标间的对应关系

中文名称	英文名称	检测指标
氨基酸代谢病		
枫糖尿症	maple syrup urine disease	Val，Leu，Ile，Leu/Phe，Val/Phe
高脯氨酸血症	hyperprolinemia	Pro
高组氨酸血症	histidinemia	His
酪氨酸血症Ⅰ型	tyrosinemia type Ⅰ	Tyr，SA，Met，Tyr/Phe
酪氨酸血症Ⅱ型	tyrosinemia type Ⅱ	Tyr，Tyr/Phe
酪氨酸血症Ⅲ型	tyrosinemia type Ⅲ	Tyr，Tyr/Phe
苯丙酮尿症	phenylketonuria	Phe，Phe/Tyr
四氢生物蝶呤缺乏症	tetrahydrobiopterin deficiency	Phe，Phe/Tyr
高甲硫氨酸血症	isolated hypermethioninemia	Met；Hcy，Met/Phe
同型半胱氨酸血症（胱硫醚β合成酶缺乏症）	Homocystinemia	Hcy，Met
非酮性高甘氨酸血症	non-ketotic hyperglycinemia	Gly，Gly/Phe
异丁酰甘氨酸尿症（异丁酰基辅酶A脱氢酶）	isobutyryl-CoA dehydrogenase deficiency	C4，C4/C3
鸟氨酸氨甲酰转移酶缺乏症	omithine transcarbamylase deficiency	Cit，Arg，Glu
氨甲酰磷酸合成酶缺乏症	carbamoyl phosphate synthetase 1 deficiency	Cit，Arg，Glu
瓜氨酸血症Ⅰ型	citrullinemia type Ⅰ	Cit，Lys，Gla，Gln，Arg，Orn
瓜氨酸血症Ⅱ型（希特林蛋白缺乏症）	citrullinemia type Ⅱ（citrin deficiency）	Cit，Met，Arg，Thr，Tyr
精氨酰琥珀酸尿症	argininosuccinic aciduria	Cit，Gly，Glu，Gla
精氨酸血症	argininemia	Arg
高鸟氨酸血症	ornithine aminotransferase deficiency	Orn
高鸟氨酸血症-高氨血症-高同型瓜氨酸尿症	hyperornithinemia-hyperammonemia-homocitrullinuria	Orn，Gln
有机酸血症		
甲基丙二酸血症	methylmalonic acidemia	C3，C3/C2
异戊酸血症	isovaleric acidemia（isovaleryl-CoA dehydrogenase deficiency）	C5
3-甲基巴豆酰辅酶A羧化酶缺乏症	3-methylcrotonyl-CoA carboxylase deficiency	C0，C5-OH
3-甲基戊烯二酰辅酶A水解酶缺乏症	3-methylglutaconic aciduria	C5-OH
3-羟基-3-甲基戊二酰辅酶A裂解酶缺乏症	3-hydroxy-3-methylglutaryl-coenzyme A lyase deficiency	C5-OH
丙酸血症	propionic acidemia	C3

（续表）

中文名称	英文名称	检测指标
丙二酸血症	malonic acidemia	C3-DC
生物素酶缺乏症	biotinidase deficiency	C5-OH，C3，C3/C2
全羧化酶合成酶缺乏症	holocarboxylase synthetase deficiency	C5-OH，C3，C3/C2
戊二酸血症Ⅰ型	glutaric acidemia typeⅠ	C5-DC，C5-DC/C2
脂肪酸β-氧化障碍疾病		
原发性肉碱缺乏症	primary carnitine deficiency	C0（伴随多种酰基肉碱水平降低）
肉碱棕榈酰转移酶Ⅰ缺乏症	carnitine palmitoyltransferase Ⅰ deficiency	C0，C16，C18，C18：1，C0/（C16+C18）
肉碱棕榈酰转移酶Ⅱ缺乏症	carnitine palmitoyltransferase Ⅱ deficiency	C0，C12，C14，C16，C18，C18：1
肉碱酰基肉碱移位酶缺乏症	carnitine-acylcarnitine translocase deficiency	C0，C14，C16，C18
短链酰基辅酶A脱氢酶缺乏症	short-chain acyl-CoA dehydrogenase deficiency	C4，C5
中链酰基辅酶A脱氢酶缺乏症	medium chain acyl-CoA dehydrogenase deficiency	C8，C6～C10，C8/C10
极长链酰基辅酶A脱氢酶缺乏症	very long chain acyl-CoA dehydrogenase deficiency	C14：1，C14，C16，C18：1，C14：2，C0，C14：1/C10
短链3-羟酰基辅酶A脱氢酶缺乏症	short chain 3-hydroxyacyl-CoA dehydrogenase deficiency	C4-OH，C4～C10-OH
长链3-羟酰基辅酶A脱氢酶缺乏症	long chain 3-hydroxyacyl-CoA dehydrogenase deficiency	C14-OH，C14：1-OH，C16：1-OH，C16-OH，C18：1-OH，C18-OH
多种酰基辅酶A脱氢酶缺乏症（戊二酸血症Ⅱ型）	multiple acyl-CoA dehydrogenase deficiency（glutaric acidemia typeⅡ）	C4～C18
三功能蛋白缺乏症	trifunctional protein deficiency	C0，C14，C16，C18，C14-OH，C16-OH，C18-OH
β-酮硫解酶缺乏症	β-ketothiolase deficiency	C5：1，C5-OH，C4-OH
中链-3-酮酰基辅酶A硫解酶缺乏症	medium-chain 3-ketoacyl-CoA thiolase deficiency	C8，C6，C10：1，C10，C8/C2，C8/C10

二、气相色谱质谱联用法

有机酸为羧酸，是氨基酸、糖类和脂肪酸等代谢过程中的主要代谢产物。尿液中有机酸的异常升高或出现异常种类的有机酸与体内这些化合物的代谢障碍有关。目前从尿液中已鉴定出250多种代谢物，检测方法主要是气相色谱质谱联用（gas chromatography mass spectrometry，GC-MS）技术，其中某些有机酸的异常可为遗传代谢病（特别是有机酸代谢病）的诊断和产前诊断提供重要的临床信息[7, 18, 19]。自1966年日本Tanaka教授基于GC-MS报告首例异戊酸血症以来，一些遗传代谢病逐渐被发现。遗传代谢病病种繁多，总体发病率较高，患者临床表现个体差异很大，诊断困难，容易被漏诊或误诊，若不能及时诊断和治疗，致死致残率很高。GC-MS具有高灵敏度、高准确性、快速、自动化等优点，已成为遗传代谢性疾病筛查和诊断的重要手段之一，国外于20世纪70年代开始应用于有机酸尿症的筛查及诊断，我国近二十年来逐步引进该方法，越来越多患者获得了正确诊断，并得到了对应的精准治疗[13, 14, 16]。

（一）原理

目前，通过分析尿液代谢物可筛查数十种遗传代谢病，代谢产物范围广泛，包括氨基酸、有机酸、单糖、二糖、卟啉、嘧啶和核酸类等多种化合物。

GC-MS由气相色谱仪和单四极杆质谱仪组成，利用气相色谱仪分离混合物中的组分，用质谱仪鉴定分离出来的组分（定性分析）并计算出各组分的含量（定量分析）。由于尿液中代谢终产物浓度高于血清，易于收集，而且大部分代谢产物易挥发，通过GC-MS检测尿液的特征性代谢产物，可为某些遗传代谢病的诊断提供可靠的依据。GC-MS尿液代谢物分析技术包括了酶解、肟化、萃取、氮吹、衍生、上机分析等前处理流程，使尿液中多种代谢物有效分离，分析尿液中各种特征性异常代谢产物的种类和含量的变化。

气相色谱分析以氦气为载气，以吸附剂为固定相，由于吸附剂对混合样品各组分的吸附力不同，经过一定时间后，各组分在色谱柱中的运行速度也不同，如此各组分得以在色谱柱中分离。根据各组分在色谱柱中保留时间不同进行定性，其检测结果表现为一系列的波峰。不同时间出现的波峰代表不同成分，波峰的丰度表示该成分的含量。通过色谱分离柱的每一个成分（波峰）进入质谱。质谱分析仪的离子源将分离的被测物质电离，由于每种成分具有特殊的化学结构，故不同成分被电离成具有特征性的碎片离子，经质量检测器得到的每个成分的碎片离子的质量数的分布图称为质谱图，所得质谱图通过与美国国家科学标准与技术研究院（The National Institute of Standards and Technology，NIST）谱库的标准物质的质谱图对比作定性分析，灵敏度达$10^{-12}\sim10^{-10}$g，从而推测罹患某种遗传性代谢病的可能[7, 18, 19]。

运用GC-MS可检测一些遗传代谢病患者尿中代谢物（表14-2），由于患者个体差异、采样时间的不同，相同疾病患者尿有机酸谱有所不同，必要时应重复检测患者急性期及稳定期的样本。

表14-2　遗传代谢病患者尿中常见异常代谢物及其相关疾病

	疾病名	化合物
芳香组氨基酸代谢障碍	苯丙酮尿症	苯乳酸、苯丙酮酸、苯乙酸
	酪氨酸血症（肝肾型）	4-羟基苯乳酸、4-羟基苯丙酮酸、4-羟基苯乙酸（琥珀酰丙酮）
	黑酸尿症	尿黑酸
支链氨基酸代谢障碍	枫糖尿症	2-羟基异己酸、2-羟基异戊酸、2-羟基-3-甲基戊酸
	异戊酸血症	3-羟基异戊酸、异戊酰甘氨酸
	甲基巴豆酰甘氨酸尿症	3-羟基异戊酸 3-甲基巴豆酰甘氨酸

（续表）

	疾病名	化合物
	3-甲基戊烯二酸尿症	3-甲基戊烯二酸、3-羟基异戊酸、3-甲基戊二酸
	多种羧化酶缺乏症	乳酸、3-羟基丙酸、3-羟基异戊酸、3-甲基巴豆酰甘氨酸、甲基枸橼酸
	3-羟基-3-甲基戊二酸尿症	3-羟基-3-甲基戊二酸、3-甲基戊烯二酸、3-甲基戊二酸、3-羟基异戊酸
	β-酮硫裂解酶缺乏症	2-甲基-3-羟基丁酸、2-甲基乙酰乙酸、环硫甘氨酸
	丙酸血症	3-羟基丙酸、甲基枸橼酸、丙酰甘氨酸、3-羟基戊酸、2-甲基-3-羟基戊酸、环硫甘氨酸
	甲基丙二酸血症	甲基丙二酸、甲基柠檬酸
其他氨基酸代谢障碍	2-酮己二酸尿症	2-酮己二酸、2-羟基己二酸、2-氨基己二酸
	戊二酸尿症1型	戊二酸、3-羟基戊二酸、戊烯二酸
	戊二酸尿症2型	乙基丙二酸、己二酸、辛二酸、2-羟基戊二酸
	5-氧合脯氨酸尿症	5-氧合脯氨酸
	鸟氨酸氨甲酰基转移酶缺乏症	尿嘧啶、乳清酸
	琥珀酰精氨酸尿症	琥珀酰精氨酸
其他代谢障碍	二羧基酸尿症	己二酸、辛二酸、癸二酸、羟基癸二酸、羟基十二烷二酸
	高草酸尿症1型	草酸、乙醇酸
	高草酸尿症2型	草酸、甘油酸
	Canavan病	N-乙酰门冬酰胺
糖代谢异常	半乳糖血症	半乳糖醇

（二）临床应用

1. 有机酸尿症　机体内的有机酸来源于氨基酸、碳水化合物、脂肪等多种物质的中间代谢，因此，有机酸尿症病种多，患者临床表现复杂，个体差异大。部分患者于新生儿、婴儿早期急性起病；部分患者为晚发型，表现为脑病、肝病、皮肤黏膜损害或多脏器损害。部分患者为间歇性发作，常因感染、饥饿、疲劳、饮食不当、药物等诱发急性发作，表现为呕吐、代谢性酸中毒、高氨血症、低血糖、意识障碍，甚至猝死。采用GC-MS尿有机酸分析可对有机酸尿症进行生化诊断及鉴别诊断。

大部分有机酸代谢病可通过尿液GC-MS分析检测进行生化诊断。例如，尿液异戊酰甘氨酸增高提示异戊酸血症；甲基丙二酸、甲基枸橼酸增高提示甲基丙二酸尿症；3-羟基丙酸及甲基枸橼酸增高提示丙酸血症。近二十年来，通过国内外合作，我国部分地区开展了有机酸尿症的高危筛查研究，从智力低下、癫痫、运动障碍、多脏器损害患者中发现了多例有机酸尿症患者，其中以甲基丙二酸尿症最多见。

部分遗传代谢病经LC-MS/MS分析血液后，还需通过尿液GC-MS检测行鉴别诊断。例如，血液3-羟基异戊酰肉碱（C5-OH）浓度增高提示多种疾病，必须通过尿液有机酸分析进行鉴别，如尿液3-甲基巴豆酰甘氨酸增高提示3-甲基巴豆酰辅酶A羧化酶缺乏症；3-羟基-3-甲基戊二酸增高提示3-羟基-3-甲基戊二酰辅酶A裂解酶缺乏症；2-甲基-3-羟基丁酸增高，甲基丙二酸、丙酰甘氨酸、甲基枸橼酸正常，则提示β-酮硫解酶缺乏症[18, 19]。

2．氨基酸代谢病　一些氨基酸代谢病可通过尿液GC-MS分析进行生化诊断，例如，高苯丙氨酸血症患者尿中苯丙酮酸、苯乙酸、苯乳酸增高；枫糖尿症患者尿中2-羟基异己酸、2-羟基异戊酸、2-羟基-3-甲基戊酸增高，结合血液氨基酸测定结果可对疾病进行诊断[7, 18]；鸟氨酸氨甲酰基转移酶缺乏症是我国最常见的尿素循环障碍，患者血液氨基酸谱多无异常，部分患者鸟氨酸升高，瓜氨酸降低不显著，而尿乳清酸、尿嘧啶的升高更为明显。

3．线粒体脂肪酸β-氧化障碍　中链、长链酰基辅酶A脱氢酶缺乏，多种酰基辅酶A脱氢酶缺乏（又称戊二酸尿症2型）及原发性肉碱缺乏均属于线粒体脂肪酸β-氧化障碍，在疲劳、饥饿、高脂肪饮食、饮酒或药物（如阿司匹林）诱发下可导致非酮症性或低酮症性二羧酸尿症，血液中不饱和脂肪酸浓度增高，通过尿液有机酸分析、血液酯酰肉碱谱分析及血清脂肪酸分析可进行筛查与诊断。

4．其他遗传代谢病　在过氧化物酶体病中，肾上腺脑白质营养不良及肝脑肾综合征（Zellweger病）的诊断需依赖血浆极长链脂肪酸分析，既往多采用气相色谱分析，近年来运用GC-MS技术。血浆极长链脂肪酸的定量检测更为微量化、准确，通过羊水极长链脂肪酸分析和羊水细胞基因诊断，一些机构成功地进行了胎儿产前诊断[20]。

在家族性高胆固醇血症中，β谷固醇血症（又称植物固醇血症）患者血液总胆固醇正常或增高，由于谷固醇、豆固醇的蓄积引起黄色瘤、早发性冠心病及红细胞形态异常，限制动物固醇饮食治疗无效。患者的确诊需依赖GC-MS血浆植物固醇谱分析检测谷固醇及豆固醇，可通过降脂药物、限制植物固醇或肝移植进行治疗[21]。

糖代谢异常，如果糖1, 6二磷酸激酶缺乏症患者、半乳糖血症，通过尿液GC-MS分析，很多患者获得了诊断[7]。

（三）应用研究现状

GC-MS已成为国内外遗传代谢病诊断的必要手段，取得了良好的社会效果。通过尿液GC-MS及血液LC-MS/MS综合分析，在不同高危患儿群体中筛查遗传代谢病均有较多阳性病例报道，如脑发育异常、婴儿肝炎综合征、极低体重儿、发育落后、脑瘫患儿群体。但是因技术所限，目前仍有很多地方存在着较多误诊、漏诊案例，临床医生应在对遗传代谢病有一定认识的基础上，积极对高危患儿进行GC-MS检查，及早明确诊断。

（杨艳玲）

参考文献

[1] 刘怡, 刘玉鹏, 张尧, 等. 中国1 003例甲基丙二酸血症的复杂临床表型、基因型及防治情况分析 [J]. 中华儿科杂志, 2018, 56: 414-419.

[2] 中华医学会儿科学分会内分泌遗传代谢学组, 中华预防医学会出生缺陷预防与控制专业委员会新生儿筛查学组. 高苯丙氨酸血症的诊治共识 [J]. 中华儿科杂志, 2014, 52: 420-425.

[3] 中华人民共和国卫生部. 苯丙酮尿症和先天性甲状腺功能减低症诊治技术规范(2010版) [J]. 中国儿童保健杂志, 2011, 19: 190-191.

[4] 中华预防医学会出生缺陷预防与控制专业委员会新生儿筛查学组, 中华医学会儿科学分会临床营养学组, 中华医学会儿科学分会内分泌遗传代谢学组, 等. 单纯型甲基丙二酸尿症饮食治疗与营养管理 [J]. 中国实用儿科杂志, 2018, 33: 481-486.

[5] Shibata N, Hasegawa Y, Yamada K, et al. Diversity in the incidence and spectrum of organic acidemias, fatty acid oxidation disorders, and amino acid disorders in Asian countries: selective screening vs. expanded newborn screening [J]. Mol Genet Metab Rep, 2018, 16: 5-10.

[6] American College of Medical Genetics' Newborn Screening Expert Group. Newborn screening: toward a uniform screening panel and system [J]. Genet Med, 2006, 8: 1S-252S.

[7] 杨艳玲, 宋金青. 气相色谱-质谱联用分析在遗传代谢病筛查和诊断中的应用 [J]. 中国医刊, 2006, 41: 34-35.

[8] 黄新文. 应用串联质谱技术进行新生儿遗传代谢病筛查 [J]. 中国儿童保健杂志, 2011, 19: 99-101.

[9] 许永福, 饶志. 串联质谱技术在新生儿遗传性代谢疾病筛查中的应用进展 [J]. 甘肃医药, 2012, 31: 845-850.

[10] 韩炳娟, 韩炳超, 邹卉. 串联质谱技术在新生儿遗传代谢性疾病筛查中的应用 [J]. 中国妇幼保健, 2013, 28: 4907-4909.

[11] 韩连书. 质谱技术在遗传代谢病及产前诊断中的应用 [J]. 中华检验医学杂志, 2017, 40: 761-765.

[12] 中华人民共和国卫生部. 新生儿疾病筛查血片采集技术规范 [J]. 中国妇幼保健, 2005, 20: 4-5.

[13] 罗小平, 王慕逖, 魏虹, 等. 尿滤纸片法气相色谱-质谱分析技术在遗传性代谢病高危筛查诊断中的应用 [J]. 中华儿科杂志, 2003, 41: 245-248.

[14] 孙卫华, 杨毅, 曹迪, 等. 气-质联用技术测定尿有机酸方法的建立及在遗传代谢病诊断中的应用 [J]. 中华检验医学杂志, 2008: 1161-1165.

[15] 崔岚. 串联质谱在新生儿疾病筛查中的应用进展 [J]. 中国优生与遗传杂志, 2015, 23: 8-10.

[16] 王兴, 郝胜菊, 田国力. 串联质谱技术在新生儿遗传代谢病筛查中的应用 [J]. 中国优生与遗传杂志, 2014, 22: 130-132.

[17] 王峤, 丁圆, 刘玉鹏, 等. 戊二酸尿症1型28例的临床与实验室特征 [J]. 中华儿科杂志, 2014, 52: 415-419.

[18] Kimura M, Yamamoto T, Yamaguchi S, et al. Automated metabolic profiling and interpretation of GC/MS data for organic acidemia screening: a personal computer-based system [J]. Tohoku J Exp Med, 1999, 188:

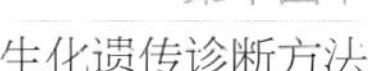

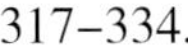
317–334.

[19] Rezvani I, David S. Rosenblatt. Valine, Leucine, Isoleucine, and Related Organic Acidemias [M]. 16th ed. Nelson Textbook of Pediatrics. Philadelphia, W. B. Saunders Company, 2000: 354–362.

[20] 包新华. X–连锁肾上腺脑白质营养不良 [J]. 中国实用儿科杂志, 2009, 24: 504–507.

[21] 陆妹, 冯楠. 谷固醇血症 [M]. // 杨艳玲. 从病例开始学习遗传代谢病. 北京: 人民卫生出版社, 2018: 200–202.

责任编委：卢光琇

第十五章
CHAPTER 15
胚胎植入前遗传学检测

染色体异常与基因变异，是导致自然流产和出生缺陷的重要原因。结合体外受精-胚胎移植（in-vitro fertilization and embryo transfer，IVF-ET）技术，对胚胎进行染色体或者特定基因检测，可以选择没有遗传缺陷的胚胎植入子宫，使得面临较高遗传风险妊娠的夫妇可以绕过特定风险，避免妊娠期自然流产或人工流产，或者遗传病相关的出生缺陷，这就是植入前遗传学检测（preimplantation genetic testing，PGT）技术，包括植入前遗传学诊断（preimplantation genetic diagnosis，PGD）与植入前遗传学筛查（preimplantation genetic screening，PGS）技术。

20世纪80年代，得益于IVF、人类胚胎培养、胚胎显微操作、分子遗传学及荧光原位杂交（fluorescence in situ hybridization，FISH）等技术的迅速发展，人们开始尝试PGD。90年代早期，少数实验室开展了PGD临床应用研究，并发展了PGS技术。PGD和PGS都是在胚胎水平进行的遗传学检测。21世纪以来，单细胞遗传学检测技术发展迅速，出现了全基因组扩增以及基于全基因组扩增的全染色体筛查和单基因病检测，同时随着囊胚培养、胚胎冷冻以及囊胚活检技术的成熟与应用，PGT技术得到迅猛发展，一批大型IVF临床科室或专科医院开始将其应用于临床辅助诊断。本章将讨论传统产前诊断技术的局限性，PGT的适应证、应用范围、伦理原则以及临床应用策略，同时着重介绍PGT相关的几种核心技术，包括全基因组扩增技术和囊胚玻璃化冷冻技术等。

第一节　传统宫内产前诊断的局限性

产前诊断是指对胎儿进行遗传学检测或者畸形排查，是预防出生缺陷的重要手段，包括侵入性产前检测和非侵入性产前检测两类。侵入性产前检测是指在超声引导下对胎儿组织取样（绒毛、羊水、脐带血）进行检测，对孕妇及胎儿有一定的风险，可能导致胎儿的丢失。非侵入性产前遗传学检测主要是从孕妇外周血中获取胎儿细胞或者胎儿的游离DNA，进而进行细胞或者分子遗传学分析[1]，目前临床应用主要是非侵入性产前检测（non-invasive prenatal testing，NIPT）胎儿非整倍体。虽然NIPT具备精度高、创伤小等优势，但检测的DNA几乎全部来源于胎盘，有时不能真实反映胎儿核型，因为限制性胎盘嵌合（confined placental mosaicism，CPM）会影响NIPT结果的准确性，造成假阳性结果。另外，《孕妇外周血胎儿游离DNA产前筛查与诊断技术规范》中规定，孕周＜12^{+0}周、夫妇一方有明确染色体异常、有遗传病家族史、胎儿影像学检查异常、孕期合并恶性肿瘤以及一年内接受过异体输血、细胞治疗或移植手术的患者不宜进行NIPT检查[2]。目前NIPT检查主要针对三种常见的染色体拷贝数异常（第13、第18和第21号染色体）进行检测，其他染色体异常和拷贝数变异的检测正处于研究阶段或者临床应用规范中。

上述产前诊断方法除了有自身固有的技术缺陷以外，还有几个缺点：一是通过产前诊断发现胎儿患有某种遗传病而需要人工流产，会给孕妇及其家属带来严重的身心痛苦；二是一些遗传病使孕早期胚胎致死，一些遗传缺陷可以导致不孕症，基本没有进行产前诊断的机会。例如染色体相互易位和罗氏易位，可以引起配子减数分裂时产生高比例的不平衡染色体异常配子，不平衡配子受精后胚胎染色体异常，从而导致孕早期自然流产。另外，对于非严重致畸致残的遗传病，按照《中华人民共和国母婴保健法》和《产前诊断管理办法》，不建议产前诊断。为了克服产前诊断的上述缺点，人们开始探索在孕前排除遗传病的方法。

（卢光琇）

第二节　胚胎植入前遗传学检测的概念及适应证

胚胎植入前遗传学检测，是传统宫内产前诊断的发展，是一种积极优生的方式。体外受精-胚胎移植技术的突破，为实现这一方式提供了可能，这是因为通过药物诱导排卵，可一次性得到多枚卵子，受精后可获得多枚胚胎，通过对胚胎进行遗传学检测，排除遗传学异常胚胎，阻断致病遗传因素在家族中的传递。PCR、荧光原位杂交等一系列遗传学检测技术和胚胎活检技术的出现，使人们能够对胚胎进行体外操作，并通过对微量的胚胎细胞实施遗传学检测，从而最终产生了胚胎植入前遗传学检测技术。

一、胚胎植入前遗传学检测的概念

胚胎植入前遗传学检测（PGT）[3]，包括植入前遗传学诊断（PGD）与胚胎植入前遗传学筛查（PGS）。PGT的概念提出较早，往往表达的是与PGD同一个含义。2016年ICMART和WHO修订了PGT术语，将传统的PGD技术按检测的遗传变异类型进一步分为用于单基因病检测的PGT-M（PGT for monogenic）、用于染色体结构重排的PGT-SR（PGT for chromosome structure rearrangment）和用于配型的PGT-HLA（PGT for human leukocyte antigen）技术；将PGS修订为胚胎植入前非整倍体遗传学检测（preimplantation genetic testing for aneuploidy，PGT-A）。相比于PGT，PGD使用较早，有高风险的PGD和低风险的PGD之分，为了不引起混淆，本书中将高风险的PGD和低风险的PGD合称为PGT，是指所有在配子及胚胎阶段实施了遗传学检测的辅助生殖技术。

PGD又称为孕前诊断（preconception diagnosis，PCD），是指在胚胎植入母体前（或怀孕之前）完成的遗传学诊断。因为避免了宫内产前诊断方式发现胎儿遗传异常后，夫妇不得不选择人工终止妊娠给夫妇造成的精神上和肉体上的痛苦，所以更易于被大众所接受，特别适合于有生育遗传病患儿高风险的夫妇，是产前诊断的重要发展。

1989年，英国Handyside运用PCR技术扩增Y染色体重复序列（DYZ1）进行植入前胚胎性别鉴定。1990年，他们应用该技术使一名有生育进行性肌营养不良（DMD）患者高风险的夫妇产出一名健康女婴[4]。1992年，成功地对囊性纤维化病（cystic fibrosis，CF）进行了植入前诊断，并出生了正常婴儿[5]。此后，PGD在世界范围内蓬勃发展。

随着IVF妊娠率的不断提高、囊胚培养成功和胚胎显微操作技术的不断完善，PGD变得越来越普及。除CF外，目前还建立了甲型血友病（hemophilia A）、进行性肌营养不良（DMD）、视网膜色素变性（retrinitis pigmentosa）、亨廷顿病（Huntington’s disease）、β地中海贫血（β thalassaemia）等数百种单基因病的PGD技术。基于PCR的单基因病PGD技术建立不久，间期核单细胞染色体荧光原位杂交（FISH）技术也应用于PGD领域，1995年FISH技术用于染色体非整倍体筛查，1998年用于染色体结构异常的PGD，此后，FISH技术在PGD领域广泛应用，在CMA或者高通量测序等基因组筛查技术出现前，FISH技术是用于染色体异常PGD的主要手段。

目前的植入前胚胎遗传学筛查特指植入前胚胎的非整倍体筛查，是指针对夫妻双方染色体都正常的情况下，检测胚胎是否存在染色体非整倍体。因为随着年龄的增加，特别是女性年龄的增加，卵子和精子的染色体异常概率越来越大，因此，排除胚胎的非整倍体，理论上可以提高正常妊娠率，降低流产率，避免非整倍体导致的出生缺陷。植入前胚胎的非整倍体筛查除应用于高龄女性，还可应用于包括反复自然流产和反复植入失败等情况。

二、PGT技术的适应证

最初，PGT仅仅适用于高危妊娠，也就是一般意义上的PGD，即夫妻一方或双方有染色体或者基因的异常，有较高风险生育染色体病患儿或者单基因病患儿。随着体外受精技术的成熟、取样方法和遗传学分析方法的发展和改进，运用植入前胚胎的非整倍体筛查技术来预防胚胎染色体异常成为可能；此外，PGT还可应用于HLA配型、迟发性或易感性遗传病的预防[6, 7]。

（一）染色体结构异常

染色体结构重排种类繁多，包括染色体相互易位、罗氏易位、插入易位、复杂易位及染色体倒位等，最常见的类型是罗氏易位和相互易位。针对染色体结构重排，在实施PGD时要分析获得正常配子和胚胎的概率。有的异常，完全没有可能获得正常的配子，例如罗氏易位的全部15种类型中，有5种同源的罗氏易位无法产生正常的配子，不适宜PGD。有的染色体结构变异是多态，产生正常配子的概率与正常核型是一样的，不必要PGD，例如1qh+、9qh+、inv(9)(p12q13)、Yqh+等。

染色体结构重排的遗传风险一般通过减数分裂来分析。例如，罗氏易位携带者在减数分裂时可形成至少6种不同配子，其中4种是不平衡的配子，2种为平衡的配子。在2种平衡的配子中，1种为完全正常，1种为与携带者父母相同的易位。而相互易位携带者在减数分裂时的情况要复杂些，需形成四射体才能完成同源染色体片段的配对，四射体在分离时，理论上至少可以产生18种不同的配子，其中只有1种正常的配子，1种平衡的配子，其余16种都是不平衡的配子。实际上，分析相互易位携带者的遗传风险，还需要考虑涉及特定的染色体以及易位断点的位置。

（二）染色体数目异常

当个体本身有染色体数目异常时，是否有遗传风险需要具体分析。如47, XYY、47, XXX产生性染色体异常后代的概率较低，不建议PGD；而47, XXY生育后代染色体异常的风险增加，可酌情考虑PGD。

即使个体没有染色体数目异常，妊娠时也有胚胎染色体异常的风险。非整倍体是导致胚胎不着床以及自然流产的主要原因，可在任何年龄的夫妇中出现。据估计，所有孕妇妊娠非整倍体和三倍体的整体风险大概是12%，超过35岁的女性，胚胎中染色体异常的概率显著增高，40岁以上的女性妊娠时，胚胎染色体异常的风险＞50%。因此，对于高龄妇女，可以常规地应用植入前胚胎染色体筛查助孕。

（三）单基因病

单基因病是PGD最早试图解决的问题，也是PGD研究以及临床应用最活跃的领域之一。理论上，所有明确诊断的单基因病，不管何种遗传方式（常染色体显性或隐性，性连锁显性或隐性或线粒体遗传病），都是PGD的适应指征。

与PGT-A可以检测全部染色体异常不同，每种单基因病的每个病例的PGD临床方案都可能需要个体化的设计来克服等位基因脱扣（allele drop out，ADO）的问题[8]。所谓等位基因脱扣，是指两个等位基因在PCR反应中一个优势扩增，而另一个非优势扩增甚至完全扩增失败的现象。等位基因脱扣在单基因病PGD中发生率为5%～15%，是单基因病PGD失败和误诊的首要原因。多重PCR是最早也是目前最常用的单基因病PGD技术，近年来，全基因组扩增基础上的高通量测序技术，在单基因病PGD上的应用越来越广。

降低等位基因脱扣率的最有效方法是连锁分析。早期的连锁分析是使用STR位点，近年来，单核苷酸多态性（single nucleotide polymorphism，SNP）分析被证明比STR位点分析更为有效。而将人类一些常见的SNP位点探针置于芯片上，通过比较胚胎的SNP和父母的SNP，将特定的基因型与特定的SNP位点结合起来，即核型定位（karyomapping）技术，不需要对变异基因型本身进行准确检测就可以追踪变异基因是否传递给子代，是PGD技术的最新发展。

性连锁遗传病，除了按上述的基因检测方式进行PGD外，还可通过性别鉴定的方式避免遗传病患儿的出生。有两种方式可用于性别鉴定，一种是PCR技术，另一种是FISH技术。相对而言，FISH技术更直观，误诊风险较少。此外，FISH不仅可以诊断性别而且可以确定性染色体的拷贝数。但是，PCR技术可以选择多个位点，目前准确度也相当高。性别诊断有其固有的缺陷，以DMD为例，该病为X-连锁隐性遗传病，当母亲是致病基因携带者时，会将有缺陷的基因型遗传给其后代的可能性为50%。如果应用性别选择的PGD方式，女性胚胎中有一半的机会获得有缺陷的X染色体，从而使遗传风险继续在家庭中传递，同时有一半的正常男性胚胎将被淘汰。

（四）PGD指征的扩展

1. PGD应用于新发变异[9]　夫妻双方基因型正常，但生育一个新发基因变异的孩子，可能是由于胚胎发育过程中偶然的变异所致，再发风险低；但也可能夫妻一方为生殖细胞嵌合体，再发风险明显高于前者，具体的风险需结合嵌合比例计算。因此，是否PGD取决于能否判断新发变异的来源。在PGD实施前，必须对父母和患儿的DNA进行分析，包括验证单精子和极体的变异及多态标记，从而提供可追踪的正常或变异单体型。通过鉴定新发变异的来源、寻找可能的生殖细胞嵌合体以及亲本相关单体型，确定PGD的临床方案。虽然新发变异的PGD很复杂，但是临床上采用上述方法准确率很高，不需要传统的家族史资料，而且这些资料也往往很难获得。

2．遗传易感性疾病[10] 例如，抑癌基因*P53*变异导致的肿瘤易感，不但本人患肿瘤风险高，而且有50%的概率传给后代，导致后代患病风险高，人们越来越倾向于通过PGD阻断致病基因在家庭中的传递。这类遗传易感性疾病主要包括家族性腺瘤、视网膜母细胞瘤、乳腺癌、神经纤维瘤等遗传性肿瘤，Holt-Oram综合征、家族性心肌肥厚、扩张型心肌病、原发性心肌病等遗传性心脏病，以及家族性阿尔茨海默病（AD）等迟发性遗传病。

3．植入前HLA分型[11] 人类白细胞抗原（human leukocyte antigen，HLA）为高度复杂的遗传多态性系统，是机体“识别自我”与“排除异我”的主要遗传标记，参与免疫应答反应，与移植排斥反应密切相关，又称移植抗原。每个人的HLA差别很大，是人体生物学的“身份证”。不同的民族、同一民族不同的地域，HLA基因及单倍型分布也有其特点。

骨髓移植是治疗很多血液系统疾病的重要方法，但由于免疫排斥问题，供体来源匮乏。通过植入前胚胎HLA分型，生育一个与受累者HLA匹配的同胞，可以应用干细胞移植实现受累同胞的造血功能重建。这种植入前胚胎HLA分型的PGD，已成为PGD的一个重要指征，已成功的案例包括范可尼贫血、先天性纯红细胞再生障碍性贫血、地中海贫血等。值得注意的是，应用HLA配型的PGD救助患儿的同胞，在伦理上还存在一定的争议。

4．线粒体病[12] 人类线粒体DNA（mtDNA）是一个长16 569bp的环状双链分子，分轻链和重链，含37个基因，编码呼吸链和能量代谢有关蛋白。mtDNA变异，包括结构变异（缺失或重复）或者点变异等，可导致线粒体呼吸链必需的酶或载体异常，能量代谢障碍，从而导致复杂的临床症状，如线粒体脑病、线粒体肌病、线粒体脑肌病等。

几乎所有受精卵的线粒体均来自卵子，属于母系遗传方式。每个细胞的mtDNA有多个拷贝，因此线粒体编码基因变异是否致病与细胞内变异型和野生型mtDNA相对比例有关，只有变异型达到某一阈值，患者才会出现症状。母系遗传及阈值效应的特点，给线粒体病的PGD带来很大的困难。未来对于线粒体病的预防，可以考虑核基因组移植或者基因编辑技术。

（林 戈）

第三节 胚胎植入前遗传学检测的伦理遗传咨询注意事项

一、植入前遗传学检测的伦理问题

（一）国际上对于植入前遗传学检测的认识与争论[13]

随着控制遗传病技术的不断发展，伦理和法律问题也随之而来，并已成为孕前和植入前遗传学检测可行性的讨论热点。伦理和法律问题在相当大程度上决定了这些新技术是否能在遗传性疾病预防服务领域应用推广。在遗传学诊断领域，PGD在伦理上可以被接受。按照WHO建议，PGD

能够尽可能地帮助有基因缺陷的人群生育正常的孩子。因为PGD必须以IVF为基础，很多国家在伦理上接受IVF，但是在具体问题的执行中，不同国家的伦理和法律规定不同。例如，德国禁止对胚胎进行破坏性研究，8细胞阶段之后的卵裂球活检和囊胚活检是允许的，原核阶段之前的PGD，只能用于诊断，不能用于研究；即使是三原核胚胎（tripronucleate），也只允许观察，不能用于试验。法国则相反，几乎没有任何关于PGD或胚胎研究的法律。产前诊断和IVF在法国是免费的，有些配套完善的生殖中心可以提供全方位的PGD服务。

比利时完全由机构审查委员会决定是否能够进行胚胎研究和开展PGD，因此相关技术的发展和临床应用是没有问题的。荷兰的PGD及部分胚胎研究受医学实验法的监管。法律禁止“克隆”，但没有禁止PGD研究，因为与产前诊断和终止妊娠遗传缺陷胎儿相比，PGD不失为一种更好的方式。英格兰的PGD和IVF都会涉及人类胚胎的研究，由法定机构监管，根据人工授精和胚胎学法案、授精与胚胎学法案，允许对发育14天内的胚胎进行一定范围内的研究。在西班牙，虽然1988年颁布的人类胚胎管理法禁止对人类生殖以外的任何卵母细胞进行受精研究，但是允许在国家健康和科技机关的监管下对发育14天以内的植入前胚胎进行研究。因此这项法规与胚胎植入前遗传学检测及其在辅助生殖领域的应用没有冲突。实际上，根据欧洲关于PGD有效性调查，西班牙有8家PGD中心，比其他欧洲国家多。

在美国和澳大利亚，不同的州立委员会制订PGD的法律法规各不相同。例如，澳大利亚的6个州中只有3个州对IVF和胚胎研究进行了法律监管；澳大利亚西部的实验法规定禁止实施PGD技术，而南部则在不破坏可移植胚胎的前提下允许实施PGD。

美国虽然在这个领域有着不同的法律限制，但是在遗传学基础上选择优质胚胎是被允许的。尽管在1993年国立研究院卫生振兴法案取消了联邦伦理咨询委员会对IVF研究的审查，但除了个别机构审查委员会支持IVF相关的临床研究外，还没有任何联邦基金支持人类胚胎研究。

加拿大于2004年出台了一项旨在规范人类辅助生殖技术的法律——《人类辅助生殖法》，并于2019年6月进行了修正。该法案允许在医学上应用PGD技术，但不允许对胚胎进行性别选择。加拿大妇产科学会给IVF夫妇咨询和产科管理优化提供了有价值的指导。

随着植入前胚胎HLA分型方面日益广泛的应用，由此带来的伦理问题也越来越严重。通过HLA分型获得匹配的干细胞供者可以治疗家庭中患有致命骨髓疾病或癌症的成员。如果传统的产前诊断检出胎儿携带导致迟发疾病的基因型或者与同胞患儿HLA不匹配，孕妇及家人必然面临是否选择终止妊娠的艰难决定。这种情况下就会显示PGD的优越性，通过人类卵细胞和胚胎进行植入前遗传学检测或者植入前胚胎HLA分型，可以妊娠没有迟发性疾病的正常孩子或者与同胞患儿HLA完全匹配的孩子。

虽然生殖医学已经确立了PGD技术的各项临床检测应用，伦理委员会认可PGD的临床应用和研究方案，但是最近就如何量化染色体病PGD的临床影响存在许多争议。因此有必要对大量的PGD后正常胚胎进行跟踪研究，通过绒毛活检术、羊膜腔穿刺术的检测结果来确认PGD的安全性和准确性。

（二）中国对于植入前遗传学检测的规范与伦理准则[14, 15]

中国目前没有特别针对PGD的伦理准则，但PGD是辅助生殖技术与遗传学诊断相结合的技术，因此，PGD既要遵守辅助生殖技术的伦理准则，还需要遵守遗传学诊断和产前诊断的伦理原则。这些原则总结起来，包括以下基本内容：

（1）有利于患者原则。

（2）知情同意原则。

（3）保护后代原则。

（4）社会公益原则。

（5）保密原则。

（6）严防商业化原则。

（7）伦理监督原则。

二、植入前遗传学检测的遗传咨询

PGT是生殖医学与遗传学诊断相结合的技术，遗传咨询必不可少[6]。PGT的遗传咨询，必须遵循遗传咨询的一般原则，比如非指令性咨询原则；同时，PGT的遗传咨询还有其独特性，有一些特殊的注意事项。这些事项主要包括以下情况：

1. PGT需要考虑患者的经济情况和向患者介绍PGT本身的局限性　PGT技术复杂，流程长，费用昂贵，患者往往不会作为生育的首选。但对于有生育染色体病和单基因病患儿高风险的夫妇，PGT相比于传统产前诊断有其优越性，咨询师应该详细向患者解释，让其在充分知情同意的情况下做出选择。对于高龄女性，可以考虑植入前胚胎的非整倍体筛查，但对其本身有争议，也需要告知患者，避免诱导性地让患者选择植入前胚胎的非整倍体筛查，导致此筛查的滥用。

2. 应明确告诉患者PGT的成功率　很多PGT周期并没有产生理想结果，活产率相对较低，甚至低于普通的IVF助孕。可能是因为技术本身，例如活检造成的创伤，更可能来自于胚胎筛选后可用胚胎明显减少。尽管多数情况下，生育一个健康的孩子比只是生育一个孩子是更值得考虑的问题，但仍需告诉患者成功率可能下降的事实，让患者在成功率下降与安全性提高两者之间找到平衡，做出自己的选择。

3. 应告知患者获得可移植胚胎的概率　对于不同指征的PGT，遗传风险不一，获得可移植胚胎的概率也不同。患者在接受PGT前，了解可移植胚胎的概率非常重要，这有助于患者的知情选择。PGT后可移植胚胎的概率的数据，一方面来自文献的报道，另一方面也来自各实验室自己的经验。例如，有研究显示，相互易位携带者中，可移植的平衡胚胎所占的比率为19%，不平衡胚胎率为81%；罗氏易位携带者可移植胚胎所占的比率较高，可达40%；对于染色体结构异常和单基因病等高风险妊娠的PGT，除了要考虑夫妻双方遗传缺陷本身的风险，还要考虑年龄等非遗传因素的作用。例如，夫妻双方均为常染色体隐性遗传病携带者，但如果女性年龄达到40岁，可能胚胎中非整倍体的风险高于基因缺陷的风险。因此，在遗传咨询时，需要个性化分析。

4. 应告知误诊的风险，以及所采用的PGT技术的检测范围和方法局限性，强调产前诊断的必要性。

（谭跃球　卢光琇）

第四节　胚胎植入前遗传学检测的技术选择策略

PGT面临的主要问题包括：样本量少，检测容易污染和失败；活检对胚胎造成的创伤，降低发育潜能；单基因检测面临等位基因脱扣；各种检测技术的局限性等。针对这些问题，PGT技术的发展包括活检技术的改进以及遗传学检测技术的改进两个方面。

一、PGT活检技术的选择

PGT发展过程中，一共出现了三种取材方式[2]。

（一）极体取样

虽然卵子或精子直接贡献遗传物质，但由于精子和卵子都是单倍体细胞，不再进行细胞分裂，因此不能对精子和卵子直接进行遗传学分析。但极体是卵子形成过程中的产物，第一极体与第二极体都是卵母细胞在减数分裂过程中分裂出来的，均能反映卵母细胞的基因组成。因此，可通过极体的遗传学分析来间接检测母源的遗传学缺陷。

1990年极体活检首次应用于临床。研究表明，在没有交换的情况下，如果第一极体基因异常，卵母细胞和第二极体则不包含此异常等位基因。但是如果发生交换，那么第一极体就不能预测卵母细胞最终的基因型，初级卵母细胞可能是异常基因的杂合子。交换频率随着基因座与着丝粒之间的距离变化而变化，端粒区基因的交换频率接近50%，所以检测第一极体的意义不大。因此，只有在第二次减数分裂后对第二极体进行分析，才能检测出正常的半合子卵母细胞。实际上，积累的经验表明第二极体为杂合子的情况下大多数可以得到准确诊断，所以可通过检测第二极体含有正常还是变异基因型，来预测受母源变异基因影响的相对应胚胎的基因型是变异型还是正常。

极体活检是所有活检中最安全的技术，活检后卵母细胞的受精率没有显著下降，胚胎卵裂率相同，多精受精率没有增加，囊胚形成率相似，植入后的后续研究表明极体活检不会造成不良影响。由于女性高龄容易导致卵子中染色体异常率增高，是植入前胚胎的非整倍体检测的主要指征，因此，极体活检对于植入前胚胎的非整倍体筛查有特别重要的意义。

虽然极体活检是对胚胎创伤最小的取材方式，但极体检测有两个缺点：①不能检测父源染色体与父源等位基因和胚胎性别，因此无法排除父源性遗传病以及X-连锁遗传病；②只能间接推断卵母细胞基因型，而不是直接确定卵细胞的基因型。

（二）单卵裂球活检

单卵裂球活检在相当长的一段时间是PGT中所采用的主流取材方式，在受精卵发育到6～8细胞阶段，采用机械法、激光打孔或者化学法活检1～2个卵裂球细胞，活检的单卵裂球细胞进一步用于遗传学检测。

早期研究显示，8细胞期活检1个或2个单卵裂球并没有对胚胎的发育造成任何不利影响，超过70%的经过单卵裂球活检的胚胎发育至囊胚期，细胞数量和能量物质（葡萄糖和丙酮酸）也没有明显减少。然而，后来的实验证明单细胞活检会对胚胎造成相当大的损害，特别是移除的细胞数超过2个或者是操作手法不熟练的情况下。另外，卵裂球活检PGT还存在许多问题，包括由于易发生等位基因脱扣以及卵裂球高嵌合率而导致误诊的风险。

（三）囊胚活检

囊胚活检是当前PGT中最常使用的方法。囊胚活检的主要优点包括：①细胞数量已增殖至100个以上，可活检5～8细胞用于检测。由于检测细胞数目的增加，检测失败和误诊的风险显著降低。②活检的是滋养层细胞，不损害内细胞团，活检创伤明显低于卵裂球活检。③囊胚期的染色体嵌合比例明显低于8细胞期，因此由于嵌合所致的误诊概率明显减少。

关于三种取材方式的比较，见表15–1。

表15–1　三种活检方式的优缺点比较

	极体活检	单卵裂球活检	囊胚活检
目的	活检第一极体和第二极体，检测母源性的染色体结构异常或基因变异，以及减数分裂异常造成的染色体非整倍体	在d3胚胎发育到6～10细胞时活检出1～2个卵裂球，进行基因或染色体检测	d5～6胚胎发育到囊胚阶段后，活检囊胚滋养层细胞进行基因或染色体检测
优点	对卵母细胞的发育没有影响；距发育到囊胚时间长；可鲜胚移植	最成熟、最常用的活检方法；距发育到囊胚时间有2～3天；可鲜胚或冻胚移植	不影响将要发育成胎儿的内细胞团的发育；可检测细胞数较多，检测失败概率降低；避免对发育潜能差的单卵裂球胚胎进行无效检测，降低了检测费用
缺点	只能检测母源性的染色体异常；不能检测受精后发生的染色体异常；可检测细胞数少，易发生检测失败	活检出卵裂球后降低了胚胎的发育潜能；细胞数少，容易发生检测失败（细胞固定及杂交失败，扩增失败，等位基因脱扣等）；嵌合率高，易误诊	大部分情况下（除非可以在24h之内出结果）需将活检后的囊胚冷冻保存；囊胚滋养层细胞遗传组成可能与内细胞团遗传组成不一致

二、主要的PGT技术介绍

针对不同的PGT的适应证，目前已建立了单细胞水平的染色体核型分析、FISH、PCR、CMA和NGS五种主要的PGT技术平台[3]。选择合适的PGT技术平台，需要考虑各种技术的操作难度、适用范围、准确率和误诊风险等方面。

（一）染色体核型分析

核型分析一直是确定染色体是否异常的金标准，但是，植入前胚胎基本处于细胞有丝分裂的间期，无法直接进行染色体核型分析。早期人们从精子注射入仓鼠卵诱发精子雄原核形成，从而可以观察到中期染色体这一事件中得到启发，将极体或单卵裂球与卵母细胞融合诱导得到中期染色体，即核转化（nuclear conversion）技术。但总体来说，核转化技术难度很大，而且所制备的染色体形态差，一直未能应用于临床，目前已很少再有人研究。

（二）荧光原位杂交

PGT中应用的是间期核FISH技术，是将荧光直接标记的特定染色体位点的DNA探针，与待检测胚胎活检得到的间期核细胞变性后杂交，在荧光显微镜下检查，根据荧光信号的数目推算探针所在的染色体或者染色体片段数目。可进行两轮至三轮的FISH检测，在一轮FISH检测中能检测一个单细胞中1～5条染色体。

选择合适的探针是FISH-PGT技术的关键。减数分裂模式是选择探针的依据，原则上探针选择时需要能区分全部的非平衡胚胎，同时兼顾可存活的非平衡染色体可能误诊的情况，探针选择的原则在2005年版和2011年版的欧洲ESHRE协会PGD指南中有详细的描述[16]。理论上，在每一条染色体上选择一个探针，就可以用于罗氏易位的PGD。在相互易位对应的两条易位染色体的着丝粒远端各选一个亚端粒探针，另选一个相应易位染色体的着丝粒，就可以应用于相互易位的PGD。对于倒位以及其他的染色体结构异常，也都可以根据减数分裂的模式选择合适的探针。

1. 优缺点　FISH具有直观、简单、低成本、实验重复性强等诸多优点，不需要长时间的复杂的细胞遗传学技能的培训，特别适用于染色体数目或者结构异常的PGD检测。

由于FISH技术在PGT中缺点较多，目前越来越少使用。主要缺点如下：

（1）所使用的探针有限，不能检测所有的染色体异常。

（2）受到固定失败、探针质量达不到要求、信号弱或者信号重叠、信号弥散、背景信号过高等因素的影响，单细胞FISH技术容易出现假阳性或者假阴性。

（3）FISH技术用于染色体结构异常的PGD，不能区分正常胚胎与携带者胚胎。

2. 适用范围　FISH技术是以制备的染色体片段或者基因探针为基础的技术，在PGT中，FISH技术适用于以下情况：

（1）染色体罗氏易位、相互易位和倒位等染色体结构异常的携带者进行染色体异常的胚胎筛选。

（2）用于针对高龄、反复植入失败、反复自然流产等低危妊娠的女性进行植入前染色体非整倍体筛查。

（3）针对不能进行植入前胚胎基因分析的性连锁遗传病，FISH也可通过性别鉴定的方式，避免妊娠性连锁遗传病胎儿。

（4）针对大片段缺失的单基因病（如DMD、SMA），也可应用FISH技术进行单基因病的PGD。

（三）PCR

PCR是依据DNA碱基互补配对的原理，在体外通过变性、退火、延伸三个阶段的不断循环，将特定的微量DNA片段扩增数百万倍以供进一步遗传分析的技术。

1. 优缺点　PCR技术具有扩增目的片段明确、快速的优点，扩增片段的保真性强，实验方法稳定。但是，对单细胞进行PCR扩增，对实验条件的要求高，易污染。同时，单细胞的PCR目前始终无法克服等位基因脱扣的问题。

2. 适用范围　PCR是检测单基因病的最常用方法，也是单基因病PGT的首选方法。

（1）几乎所有的单基因病，包括线粒体病，都需要应用PCR技术。由于在PCR基础上衍生了很多技术，具体选择何种PCR技术须依据实际情况。

（2）PCR技术亦可用于HLA分型。

（3）选择特定的STR位点，应用荧光PCR技术亦可用于染色体异常的PGD，如染色体结构异常的携带者，或者常见染色体数目异常的检测。

（四）CMA技术

CMA技术包括比较基因组杂交微阵列（aCGH）和单核苷酸多态性微阵列（single nucleotide polymorphism microarray，SNP-array）两种。aCGH的原理是将不同颜色荧光基团标记的待测DNA和参照DNA以探针的形式在芯片上进行竞争性杂交。以BAC探针为例，基于人类基因组序列信息，每个探针对应不同染色体特定区域，全部染色体含6 000余探针，染色体的缺失或重复通过每个杂交点的颜色显示出来（红色与绿色荧光的比例），通过扫描仪读取芯片上每条探针的信号强度，经过后期数据分析，可对染色体重复或缺失做出判断。对于红绿荧光比的分析简单且易于自动化操作。

SNP-array是运用寡核苷酸探针排列形成微阵列，由待检基因组与芯片上固有探针进行原位杂交的方式，获得检测数据与标准正常人群参照数据库比对评估分析。该技术的染色体拷贝数分析通过两种方式计算：一种是将每个SNP位点的等位基因与亲本对比，显示哪条亲本染色体被遗传至胚胎，若遗传了三条独立的亲本染色体表示三体，而所有位点的纯合性表示该染色体单体或单亲二体，由此可以提供胚胎的DNA指纹信息，追踪移植胚胎的去向；而另一种的计算方法是对比待检标本与对照标本的杂交荧光密度，待检标本的杂交信号相对较强则为三体，相对较弱则为单体。

1. 优缺点　芯片技术应用于植入前遗传学检测相对于FISH技术优势明显，此类技术的特点是除了对易位或倒位染色体的夫妇进行植入前诊断之外，还能对其他染色体非整倍体异常进行筛查。且芯片实验有标准流程，是基于基因组水平分析的技术，能够得到软件标准分析结果，降低人为判读误差。

aCGH可在48h之内完成分析，可实施鲜胚移植，但aCGH技术无法区分单倍体或三倍体的整倍性变异。

SNP-array探针较aCGH间隔密，总探针数达几十万甚至上百万条。SNP-array技术的应用优势在于检测片段重复缺失或非整倍体的同时可检测单倍体以及多倍体异常，还可提供胚胎指纹鉴定、亲缘性分析以及单亲二体的检测相关数据，随着探针密度的增加，灵敏度也增加，已报道过的最小分辨率在2.6Mb。但SNP-array技术检测时间约需3天，即使针对单卵裂球检测，也需要结合胚胎玻璃化冷冻技术进行冻胚周期移植。

不论哪种芯片，使用成本都较高，患者经济负担较重。

2. 适用范围　芯片技术不同类型有不同的探针密度，可对应不同病例选择不同芯片。

（1）两种芯片技术均可用于染色体罗氏易位、相互易位和倒位等染色体结构异常的携带者等高危人群，进行染色体异常的胚胎筛选。

（2）两种芯片技术均适用于高龄、反复植入失败、反复自然流产等低危妊娠的女性进行植入前染色体非整倍体筛查。

（3）SNP-array技术应用领域相对更广，包括亲缘性分析或单亲二体分析等，可为受检者及医生提供更多的信息及临床指导。

（五）NGS

第一代测序技术曾广泛应用于单基因病的变异检测，包括单基因病的植入前遗传学检测。随着单细胞全基因组扩增技术逐渐成熟，NGS已被证实可用于胚胎的遗传学检测，近年来PGT中均已广泛应用高精度NGS技术。

1．优缺点　NGS应用于植入前遗传学检测相对于以往技术优势明显：除了能对基因变异检测外，可以对染色体结构异常进行诊断，也能对其他染色体非整倍体进行筛查；成本相对于CMA较低；流程可不断优化；灵敏度可比CMA高，多个实验室的检测灵敏度可达到2M以内；可以检出嵌合体、线粒体拷贝数变异；可以结合其他技术，对染色体结构变异实施PGT的夫妻在胚胎水平区分正常胚胎与携带者胚胎。

NGS的主要缺点是在一般的小实验室难以建立自己的技术平台，需要依赖第三方检测机构的参与。

2．适用范围　NGS在PGT中是应用最广的技术，几乎可适用于各种适应证。

（1）可用于染色体罗氏易位、相互易位和倒位等染色体结构异常的携带者等高危人群，进行染色体异常的胚胎筛选，包括结合其他技术区分正常胚胎与携带者胚胎。

（2）适用于高龄、反复植入失败、反复自然流产等低危妊娠的女性进行植入前胚胎的非整倍体筛查。

（3）可用于各种单基因病，包括线粒体病、遗传性肿瘤、HLA配型等。

CMA和NGS是可一次性检测全部24条染色体的PGS技术，称为全染色体筛查（comprehensive chromosome screening，CCS）技术，既可用于染色体结构异常的植入前胚胎检测，又可用于高龄、反复植入失败和反复自然流产的植入前胚胎的非整倍体检测。特别需要注意的是，早期大多数植入前胚胎的非整倍体检测是通过FISH技术完成的，使用的探针首先考虑X、Y、18、13和21号染色体，这些染色体占新生儿染色体数目异常总数的95%。完成一轮FISH后，可以通过处理，将杂交信号洗脱，进行第二轮的杂交。最终可通过3～4轮FISH杂交，将检测的染色体数目提高到12条。尽管如此，FISH技术不能检测全部的染色体，而且多轮FISH面临杂交信号减弱从而导致误诊的局限。荟萃分析及多个中心的随机对照实验结果显示，基于FISH的非整倍体检测不能提高活产率，而且会降低临床妊娠率。自2007年后，植入前胚胎的非整倍体检测已很少再应用FISH技术，目前已基本使用全染色体非整倍体检测技术。全染色体非整倍体检测技术可检测全部染色体的非整倍体及片段的异常，而且减少了手工操作的时间，与FISH技术相比，具有明显的优势。特别是NGS技术的应用，大大提高了卵母细胞和胚胎染色体异常的检测水平，最大程度地避免了非整倍体胚胎的移植，成了植入前胚胎的非整倍体检测的主要方法。为了方便说明PGS技术的改进，有学者将囊胚活检、全染色体非整倍体检测结合玻璃化冷冻和冻胚移植，称为PGS 2.0版；而将以前的单卵裂球活检、FISH分析结合鲜胚移植技术，称为PGS 1.0版。

PGT的技术选择策略，可通过表15-2归纳如下：

表15-2 PGT的技术选择策略

各种PGT技术	遗传咨询，确定具有PGT的指征				
	已知的染色体结构异常	适宜于PGT-A[1]	单基因病，先证者已确诊	线粒体病	HLA配型[2]
FISH	√				
PCR	√		√	√	√
染色体芯片	√	√			
高通量测序	√	√	√	√	√

注 1：当前的PGT-A（胚胎植入前非整倍体遗传学检测）指征限于高龄女性、反复植入失败、反复自然流产；2：HLA配型主要指再生育救助血液系统疾病患儿，在伦理上尚存争议。

（谭跃球 林 戈）

第五节 单细胞全基因组扩增技术

全基因组扩增（whole genome amplification，WGA）是一种对微量细胞的基因组DNA进行非选择性扩增的技术，在相对没有序列倾向性的前提下大幅增加DNA拷贝数，扩增产物作为DNA模板，采用PCR、RFLP、STR、CGH、SNP、NGS等方法对产物进行多位点、多基因以及全基因组的研究，从而使微量细胞，包括单细胞的遗传学分析成为可能。

常用的WGA方法根据扩增原理可以分为两大类：第一类是基于PCR的WGA，以引物延伸预扩增（primer extension preamplification，PEP）和简并寡核苷酸引物扩增（degenerate oligonucleotide primed PCR，DOP-PCR）为代表；第二类是非PCR原理的WGA，包括多重置换扩增（multiple displacement amplification，MDA）以及近年新出现的多重退火环状循环扩增（multiple annealing and looping-based amplification cycles，MALBAC）[17]。

一、主要的WGA技术

（一）引物延伸预扩增

1992年，Zhang等[18]使用一条15个碱基的寡核苷酸随机引物，在37℃低温条件下引物与DNA退火，然后以0.1℃/s缓慢升温至55℃，并维持4min进行延伸，随机扩增整个基因组DNA。50个循环后，单倍体的精子、卵细胞或极体约有78%的基因序列能扩增30倍以上。这种技术称为引物延伸预扩增（PEP）。

PEP是早期的全基因组扩增技术，曾用于多种单基因病PGD中，如假肥大型肌营养不良、囊性纤维化疾病、β地中海贫血、家族性淀粉样变性、家族性腺瘤性结肠息肉病、甲型血友病等。然而，覆盖度较低、高度多态性微卫星重复序列非均一性扩增等一系列问题限制了PEP的广泛运用。

（二）简并寡核苷酸引物扩增

1992年，Telenius等[19]设计了可扩增全基因组序列的通用引物，称为兼并寡核苷酸引物

（DOP），该引物序列为5'-CCGACTCGAGNNNNNNATGTGG-3'。其中，3'端的ATGTGG序列是一种频率极高的DNA短序列，退火时起引导作用；中央6个NNNNNN为随机序列，可以随机与基因组DNA结合，确保在非严谨退火温度下任何一个模板都有互补配对的引物与之结合；5'端的CCGACTCGAG序列则用于延伸。DOP-PCR包括非严谨退火温度下的预扩增和严谨退火温度下的扩增两步：预扩增即最初3～5个循环为低退火温度（30℃），使引物在全基因组DNA范围内随机退火连接并延伸，随后25～35个PCR循环的扩增退火温度升高至62℃，引物进行特异性连接延伸，按比例均匀扩增整个基因组DNA，并能获得较高的扩增效率，扩增产物为连续的序列，大小范围为300bp～1.7kb，平均约为500bp。

DOP-PCR是最早发展起来并被广泛接受的WGA方法。该技术在各种DNA分析技术中得到应用，如SNP分型、微卫星检测、CGH、aCGH、单链构象多态性（SSCP）分析等。在PGT中，以DOP-PCR为基础的WGA技术，可应用于染色体芯片分析和下一代测序（NGS）分析，检测染色体非整倍体和拷贝数变异。但DOP-PCR技术扩增的片段较短，扩增的基因组覆盖度低，不适宜于单基因病的PGT分析。

（三）多重置换扩增

1998年，耶鲁大学Lizardi等[20]建立了一种基于链置换扩增原理的扩增技术，即多重置换扩增（MDA）。其基本原理是：经过硫代磷酸修饰具有抗核酸内切酶活性的随机六碱基引物，在30℃恒温条件下在多个位点与基因组模板DNA退火结合，通过phi29 DNA聚合酶，在多个结合位点开始合成新的DNA链取代模板互补链，被置换的互补DNA链又成为新的模板来进行扩增，形成级联放大系统，最终生成大量的优质模板DNA。

在多重置换扩增中起关键作用的phi29 DNA聚合酶兼具3'-5'核酸外切酶校读活性，能够将DNA合成的错配率降至10^{-7}～10^{-6}；在30℃恒温条件下具有高效卓越的持续合成能力，每次能扩增10～70kb片段大小；同时，DNA聚合酶phi29与模板具有很强的结合能力，即使遇到DNA的初级和次级结构等阻碍，也能够非常紧密地结合在模板DNA链上进行复制。

相比于以PCR为基础的WGA方法的覆盖率低、保真性低、非特异扩增多、微卫星位点扩增效率低、扩增产物平均长度小等缺点，MDA具有明显的优势：①扩增产量大且稳定。100μL的反应体系中，单细胞至多个细胞扩增后，DNA产量保持在20～30μg，十分稳定。②扩增产物平均长度为12kb，最长可达100kb。③随着初始模板量/细胞数的提高，扩增基因组覆盖率明显增高。Ling等[21]通过10k SNP-array评估MDA产物，显示单细胞MDA扩增产物的基因组覆盖率为86.2%，而对5个细胞及10个细胞扩增产物的基因组DNA，覆盖度可分别达到90.4%和96.3%。④常温等温下扩增，能有效避免高温下DNA降解对扩增产物质量的影响，有效提高了扩增特异性。

但MDA技术也存在一些缺陷：①扩增产物不全部是有效产物。MDA是一种级联放大扩增方法，引物六聚体随机结合在模板链的任意位置同时开始复制，复制形成的新链随即又成为一条新的模板，在整个复制过程中MDA产物如同一个树叶脉络状的立体复制结构，DNA链彼此交织缠绕，呈现一种絮状立体空间构型。将MDA产物进行琼脂糖电泳时，可见加样孔中滞留了大量的产物，只有一部分DNA产物游离出来，这些游离的DNA产物才是在后续试验中起作用的部分，称之为有效产物。而絮状复合物中的DNA链因为受空间构型的限制，增加了变性和结合引物的难度，会影响后续PCR反应。当后续实验对模板质量要求高时，建议将MDA产物纯化后使用。②等位基因优势扩增（preferential amplification，PA）和等位基因脱扣（allele drop out，ADO）问题。据报道，单细胞MDA的ADO率为10%～30%，因此在建立MDA检测体系时，需要各实验室对产物的ADO率进一步检测，以确保MDA扩增产物能真实代表全基因组。但随着初始模板量增加，PA及ADO可得到明显的改善。Ling等发现随着起始模板从单细胞提升至10个细胞，MDA产物的平均ADO率从17.9%下降至0.1%。③某些特定位点扩增效率低或不扩增。如GC含量高、重复序列和端粒/着丝粒附近区域可影响MDA。④易污染。由于MDA是对微量细胞扩增，扩增体系极其敏感，扩增体系极易污染。PGT时，污染主要源于精子、颗粒细胞、实验环境及酶等。污染物与模板竞争扩增，MDA产物经PCR放大后极大影响了诊断的准确性。⑤细胞DNA质量要求高，降解或片段化的DNA将影响扩增效率，这要求在PGT中尽量活检形态完整的细胞。

MDA技术自建立以来，已在PGT中得到广泛应用：①MDA几乎是所有单基因病PGD的首选方案。②MDA联合STR、荧光定量PCR、aCGH或SNP-array、NGS技术对染色体进行筛查，检测染色体非整倍体和染色体片段异常。③MDA对植入前胚胎进行HLA分型（PGD/HLA-genotyping）联合或不联合单基因病诊断。

（四）多重退火环状循环扩增

MDA扩增基于phi29 DNA聚合酶，该酶虽然高效，但任何核酸序列都可以得到大量扩增，这使得MDA扩增反应难以控制。2012年，中国学者Zong等[22]在MDA基础上引入PCR反应，设计出了多重退火环状循环扩增（MALBAC）技术。

MALBAC技术的原理是：单细胞被分选及裂解后，基因组DNA在94℃下熔解成单链。在0℃退火，加入8个碱基的随机引物到单链DNA分子多个位点上，65℃时在聚合酶置换作用下延伸，产生半扩增子（semi-amplicon）。在接下来的5个循环内，以半扩增子和单链DNA分子为模板又可生成更多的半扩增子和全扩增子（full-amplicon），因全扩增子的3'端与5'端互补故杂交形成DNA环，从而有效阻止全扩增子被当成模板，由此达成基本线性的扩增。在5个线性预扩增循环后，仅全扩增子应用27碱基通用序列引物进行PCR，产物呈指数级放大。

MALBAC扩增操作较简便，经过细胞裂解、预扩增和指数式扩增三步完成，整个反应时间约4h。Zong等[22]的研究显示，在65μL反应体系中，单细胞或等量DNA通过MALBAC扩增反应可获得范围在300～2 000bp的扩增产物2～4μg，扩增成功率达95%以上，基因组覆盖率达93%，可在AT-GC富集区得到准确、高度重复的连续扩增结果，与MDA相比更能真实地反映基因组DNA。这些优点，使得MALBAC扩增近年来越来越多地应用于PGT领域，在单基因病和染色体异常方面都已得到很好的应用。

二、几种主流WGA技术的技术参数比较

全基因组扩增技术是单细胞遗传学检测技术的核心，除了在PGT领域有广泛的应用外，在其他领域例如肿瘤研究的应用也极为广泛，目前市场上有多种WGA的商业扩增试剂盒。根据Huang等[17]的报道，目前三种主流WGA的技术参数比较如下（表15-3）：

表15-3 目前三种主流WGA的技术参数

WGA方法	原始数据	覆盖度	变异系数（CV）	均一性	ADO率	假阳性率	嵌合率（CR）	无法比对率（UMR）
DOP-PCR	79Gb	39%	0.14	0.93	76%	9.6×10^{-4}	15%	64%
MDA	78 ~ 105Gb	82% ~ 84%	0.17 ~ 0.21	0.31 ~ 0.68	33% ~ 38%	（1.3 ~ 8.2）$\times10^{-4}$	2% ~ 3%	18% ~ 44%
MALBAC	80 ~ 96Gb	52% ~ 72%	0.10 ~ 0.13	0.87 ~ 0.98	21% ~ 28%	（2.4 ~ 3.8）$\times10^{-4}$	5% ~ 13%	22% ~ 66%

注：ADO，allele dropout（等位基因脱扣）；CR，chimera rate（异源性嵌合率）；CV，coefficient of variation（变异系数）；DOP-PCR，degenerate oligonucleotide-primed polymerase chain reaction（兼并寡核苷酸引物-聚合酶链反应）；MALBAC，multiple annealing and looping-based amplification cycles（多重退火环状循环扩增）；MDA，multiple displacement amplification（多重置换扩增）；UMR，unmappable rate（无法比对率）；WGA，whole-genome amplification（全基因组扩增）。

（谭跃球　卢光琇）

第六节　胚胎玻璃化冷冻

胚胎冷冻[23]是辅助生殖技术中非常重要的一步。将未移植的胚胎先冷冻起来，在需要移植时再进行解冻，可以避免鲜胚移植可能产生的卵巢超刺激反应，避免胚胎的浪费，提高胚胎的累积妊娠率。其基本原理是将胚胎置于低温环境下，抑制细胞内一切新陈代谢过程，使胚胎得以长期保存。低温保存的胚胎复苏后，可重新获得发育能力。

胚胎冷冻并非PGT检测所独有，但在PGT周期中，不管是鲜胚移植还是冻胚移植，胚胎冷冻都非常重要。对于极体及卵裂期胚胎活检可鲜胚移植的情况，一般是先检测所有的活检极体或活检的胚胎，待检测结果出来后移植染色体或基因型正常的胚胎，而将鲜胚移植后剩余的染色体正常或基因型正常的胚胎冻存；在囊胚活检周期中，大部分情况下需要冷冻所有囊胚以等待遗传检测结果，对解冻遗传检测结果正常的胚胎进行移植。

一、胚胎冷冻的种类

胚胎冷冻主要包括程序化冷冻和玻璃化冷冻两种方法。程序化冷冻使用低浓度的冷冻保护剂，通过程序冷冻仪中设定好的降温程序，完成细胞内外溶液的交换，将胚胎充分脱水后投入液氮中保存。玻璃化冷冻使用高浓度的冷冻保护剂，在快速降温过程中，使细胞内外溶液均形成无结晶的玻璃态，避免冰晶形成。玻璃化是液态物质在一定的降温速率下由液相直接转变为固相的过程，期间没有晶体结构的生成，玻璃态能保持液相时期分子及离子的分布，减少冷冻过程对细胞的损伤。与程序化冷冻相比，玻璃化冷冻方法具有耗时短、不需要昂贵的仪器设备、减少了冰晶形成对细胞的机械损伤等优势；但使用高浓度的冷冻保护剂会增加对细胞的化学毒性，可以通过联合使用不同冷冻保护剂以降低毒性。玻璃化冷冻在操作时间及载杆上冷冻液的点样量等方面有较高的要求，因此对操作人员的技术要求高。依据胚胎是否直接接触液氮，玻璃化冷冻可分为开放式冷冻和封闭式冷冻，开放式冷冻载杆直接接触液氮，冷冻速率更高；封闭式冷冻载杆不接触液氮，不会被液氮污染，安全性更高。

二、玻璃化冷冻的应用范围

辅助生殖技术中，玻璃化冷冻最初被应用于卵裂期胚胎冷冻，随后陆续被用于卵子、受精卵及囊胚冷冻。玻璃化冷冻进行卵子冷冻取得了很好的临床效果，被认为是卵子冷冻的首选方法；玻璃化冷冻与程序化冷冻进行卵裂期胚胎冷冻取得了相似的临床效果；对于囊胚冷冻，玻璃化冷冻与程序化冷冻的胚胎着床率相似，但玻璃化冷冻在各研究中的临床效果更加稳定，而程序化冷冻的临床效果表现出一定的波动。程序化冷冻在胚胎发育各个阶段的冷冻效果都没有表现出优势，目前玻璃化冷冻已被推荐并广泛应用于卵子、卵裂期胚胎及囊胚冷冻。

三、PGT中应用胚胎玻璃化冷冻的必要性

由于胚胎活检破坏了透明带的连续性并给胚胎带来一些刺激，活检后胚胎对冷冻的耐受性可能与未活检胚胎有差异。使用程序化冷冻冻存活检后的卵裂期胚胎，胚胎的复苏率显著低于冻存的未活检胚胎；然而，将活检后的卵裂期胚胎继续培养至囊胚阶段，对囊胚进行程序化冷冻后可获得与未活检囊胚相似的冷冻复苏率和胚胎植入率，提示程序化冷冻不适于冻存活检后的卵裂期胚胎。

玻璃化冷冻技术的应用极大地改善了活检后胚胎冷冻的效果。对极体活检后的卵子或受精卵行玻璃化冷冻都可以获得较高的复苏率、囊胚形成率及植入率；与程序化冷冻比较，活检后的卵裂期胚胎行玻璃化冷冻可显著提升胚胎的复苏率；卵裂期胚胎活检后发育而来的囊胚行玻璃化冷冻，较程序化冷冻可获得更高的胚胎复苏率及植入率；囊胚活检周期中，玻璃化冷冻是目前普遍使用的活检后囊胚冻存的方法[24]。每个中心可以依据自身的特点选择活检后胚胎冷冻的方法，总的来说，玻璃化冷冻是PGT周期中应用较多的冷冻方法。活检后胚胎冷冻多使用开放式玻璃化冷冻，但使用封闭式玻璃化冷冻也可以获得很好的临床效果。

冻胚移植周期中，一些患者希望对冷冻保存的胚胎进行染色体筛查，以期提高植入率，降低流产率。将玻璃化冻存的囊胚复苏并进行活检，快速进行染色体筛查，移植染色体正常的胚胎后可以获得较高的植入率及出生率，提示玻璃化冷冻的胚胎复苏并活检后仍具有较高的发育潜能。

由于玻璃化冷冻对胚胎损伤小，可以维持二次冻融后胚胎的发育潜能，对于需要将患者卵子及胚胎进行反复冻融的活检周期有重要意义：复苏既往玻璃化冷冻的卵子或卵裂期胚胎并培养至囊胚阶段，活检后冻存囊胚；既往玻璃化冷冻的囊胚复苏、活检后再次冻存；以及鲜胚周期中检测失败的胚胎，复苏后再次检测。

（林　戈）

参考文献

[1] Renga B. Non invasive prenatal diagnosis of fetal aneuploidy using cell free fetal DNA [J]. Eur J Obstet Gynecol Reprod Biol, 2018, 225: 5–8.

[2] 施炜慧, 李淑元, 徐晨明, 等. 产前诊断技术在临床中的应用 [J]. 中国临床医生杂志, 2017, 45: 1–4.

[3] Brezina PR, Kutteh WH. Clinical applications of preimplantation genetic testing [J]. BMJ, 2015, 350: g7611.

[4] Handyside AH, Kontogianni EH, Hardy K, et al. Pregnancies from biopsied human preimplantation embryos sexed by Y-specific DNA amplification [J]. Nature, 1990, 344: 768–770.

[5] Handyside AH, Lesko JG, Tarín JJ, et al. Birth of a normal girl after in vitro fertilization and preimplantation diagnostic testing for cystic fibrosis [J]. N Engl J Med, 1992, 327: 905–909.

[6] 《胚胎植入前遗传学检测/筛查专家共识》编写组. 胚胎植入前遗传学检测/筛查技术专家共识 [J]. 中华医学遗传学杂志, 2018, 35: 151–155.

[7] Kuliev A, Rechitsky S. Preimplantation genetic testing: current challenges and future prospects [J]. Expert Rev Mol Diagn, 2017, 17: 1071–1088.

[8] Renwick P, Ogilvie CM. Preimplantation genetic diagnosis for monogenic diseases: overview and emerging issues [J]. Expert Rev Mol Diagn, 2007, 7: 33–43.

[9] Velho RV, Alegra T, Sperb F, et al. A de novo or germline mutation in a family with Mucolipidosis III gamma: Implications for molecular diagnosis and genetic counseling [J]. Mol Genet Metab Rep, 2014, 1: 98–102.

[10] Quinn GP, Pal T, Murphy D, et al. High-risk consumers' perceptions of preimplantation genetic diagnosis for hereditary cancers: a systematic review and meta-analysis [J]. Genet Med, 2012, 14: 191–200.

[11] Kakourou G, Vrettou C, Moutafi M, et al. Pre-implantation HLA matching: the production of a Saviour child [J]. Best Pract Res Clin Obstet Gynaecol, 2017, 44: 76–89.

[12] Smeets HJ, Sallevelt SC, Dreesen JC, et al. Preventing the transmission of mitochondrial DNA disorders using prenatal or preimplantation genetic diagnosis [J]. Ann N Y Acad Sci, 2015, 1350: 29–36.

[13] Frati P, Fineschi V, Di Sanzo M, et al. Preimplantation and prenatal diagnosis, wrongful birth and wrongful life: a global view of bioethical and legal controversies [J]. Hum Reprod Update, 2017, 23: 338–357.

[14] 贺静, 卢光琇. 辅助生殖与遗传咨询若干伦理原则实施之探讨 [J]. 医学与哲学(人文社会医学版), 2010, 12: 25–28.

[15] Chervenak FA, McCullough LB. Ethical Issues in the diagnosis and management of genetic disorders in the fetus [M]//Milunsky A, Milunsky JM. Genetic Disorders and the Fetus: diagnosis, prevention, and treatment. 7th ed. New Jersey: John Wiley & Sons, Inc. 2016.

[16] Harton GL, Harper JC. ESHRE PGD consortium best practice guidelines for fluorescence in situ hybridization-based PGD. European Society for Human Reproduction and Embryology (ESHRE) PGD Consortium [J]. Hum Reprod, 2011, 26: 25–32.

[17] Huang L, Ma F, Chapman A, et al. Single-cell whole-genome amplification and sequencing: methodology and applications [J]. Annu Rev Genomics Hum Genet, 2015, 16: 79–102.

[18] Zhang L, Cui X, Schmitt K, et al. Whole genome amplification from a single cell: implications for genetic analysis [J]. Proc Natl Acad Sci, 1992, 89: 5847–5851.

[19] Telenius H, Carter NP, Bebb CE, et al. Degenerate oligonucleotide-primed PCR: general amplification of target DNA by a single degenerate primer [J]. Genomics, 1992, 13: 718–725.

[20] Lizardi PM, Huang X, Zhu Z, et al. Mutation detection and single-molecule counting using isothermal rolling-circle amplification [J]. Nat genet, 1998, 19: 225-232.

[21] Ling J, Deng Y, Long X, et al. Single-nucleotide polymorphism array coupled with multiple displacement amplification: accuracy and spatial resolution for analysis of chromosome copy numbers in few cells [J]. Biotechnol Appl Biochem, 2012, 59: 35-44.

[22] Zong C, Lu S, Chapman AR, et al. Genome-wide detection of single nucleotide and copy number variations of a single human cell [J]. Science, 2012, 338: 1622-1626.

[23] Doody KJ. Cryopreservation and delayed embryo transfer-assisted reproductive technology registry and reporting implications [J]. Fertil Steril, 2014, 102: 27-31.

[24] Kumar A, Prasad JK, Srivastava N, et al. Strategies to minimize various stress-related freeze-thaw damages during conventional cryopreservation of mammalian spermatozoa [J]. Biopreserv Biobank. 2019. doi: 10.1089/bio.2019.0037.

责任编委：李胜利　罗国阳

第十六章 CHAPTER 16 临床表型、影像学征象与遗传咨询

超声影像诊断应用于产科观察胎儿并诊断胎儿疾病已有半个多世纪的历史。最初胎儿超声影像检查多应用于确定是否妊娠、胎儿是否存活、胎龄大小、单胎或多胎、羊水量、胎盘情况等。近年来随着胎儿影像检查技术不断发展，对胎儿生理及胎儿畸形的发生、发展有了更深刻的了解，超声及核磁共振检查已成为产前胎儿出生缺陷筛查及诊断不可缺少的影像诊断工具，不仅可以用来显示正常胎儿的形态结构，实时地观察到胎儿在宫内的运动、行为及胎儿的血流动力学变化，而且能对胎儿的主要结构畸形进行筛查及诊断。

第一节　胎儿超声影像学

一、方法

如今超声检查已被列入产前检查的常规项目中，二维超声诊断方法得到广泛运用，这就要求诊断人员必须熟练地掌握操作技巧。随着胎儿超声影像技术的飞速发展，三维及四维超声检查方法在产科领域的应用越来越多，为胎儿畸形诊断提供了有力的证据，使诊断更为直观、准确。但是，尽管三维及四维超声能够明显提高产前诊断水平，但其并不能取代二维超声，而是以二维超声为基础，二者相互补充可使诊断更加准确。

胎儿超声影像技术日新月异，在常规超声检查方法的基础上，多种新兴技术的出现使胎儿结构的显示更加清晰、直观。特别是近年来，彩色多普勒超声、高分辨率血流成像（high definition flow, HDF）、B-flow成像及E-flow成像等超声成像方法在胎儿心血管显像上的广泛应用，使得胎儿心血管畸形的检出率明显增高。此外，M型超声技术是产前判断胎儿心功能不可缺少的非侵入性影像学方法，对预测胎儿预后有着重要意义。

二、时机和适应证

目前虽然尚无公开发表的证据表明超声不会导致胎儿畸形，但对于孕早期超声检查的应用，业界普遍持谨慎态度。根据笔者的经验和文献报道，在孕10周内，若无异常临床表现可不开展超声检查。

建议每个孕妇妊娠期至少进行3次产科超声检查，即在孕11～13^{+6}周进行第一次超声检查，在孕18～24周进行第二次超声检查，在孕32～36周进行第三次超声检查，对胎儿生长发育情况再次评估，同时观察到孕晚期才能表现出来的胎儿畸形。第一、第二次超声检查对所有孕妇均非常重要，因为在这两次时期可发现大多数胎儿严重结构异常，给临床进行适当产科处理提供依据，降低围产儿的发病率及死亡率。

有下述指征者，无论在哪个孕周，均应进行超声检查：

（1）双胎妊娠或多胎妊娠。

（2）实验室检查有阳性发现者，如甲胎蛋白（AFP）升高或降低、β-人绒毛膜促性腺激素（β-hCG）升高、游离雌三醇升高、妊娠相关蛋白阳性等。

（3）既往妊娠有结构畸形胎儿出生者，如先天性心脏病。

（4）双亲有遗传性疾病或家族遗传史者。

（5）母亲孕期有感染史，如风疹、巨细胞病毒感染等。

（6）母亲有糖尿病或其他疾病者。

（7）有明显的致畸因素接触者，如服用过可能致畸的药物、接触过放射线、接触过毒物等。

（8）可疑胎儿死亡者。

（9）可疑胎儿宫内生长受限。

（10）可疑羊水、胎盘异常者。

（11）胎儿先露、胎位的确定。

（12）月经不规则者胎儿妊娠龄的估计。

（13）胎儿生长、胎儿体重评估等。

（14）宫颈成熟度的诊断。

（15）侵入性产前检测取样技术定位（绒毛活检、羊水穿刺、脐带血穿刺）。

（16）子宫大小与妊娠时间不相符。

（17）盆腔肿物。

（18）可疑异位妊娠。

（19）胎儿宫内状态的生物物理评分。

（20）确定胎儿畸形的随诊观察。

三、检测内容

（一）孕早期普通超声检查

可以选择经腹部或经阴道超声检查。检查内容：①确认是否宫内妊娠及胚胎是否存活。②妊娠囊：观察妊娠囊的位置、数目、大小、形态。③卵黄囊：观察卵黄囊的大小与形态。④测量头臀长度，估计妊娠龄。⑤子宫及双附件：观察子宫形态及肌层回声、子宫与妊娠囊的关系，双侧附件有无包块（图16-1）。

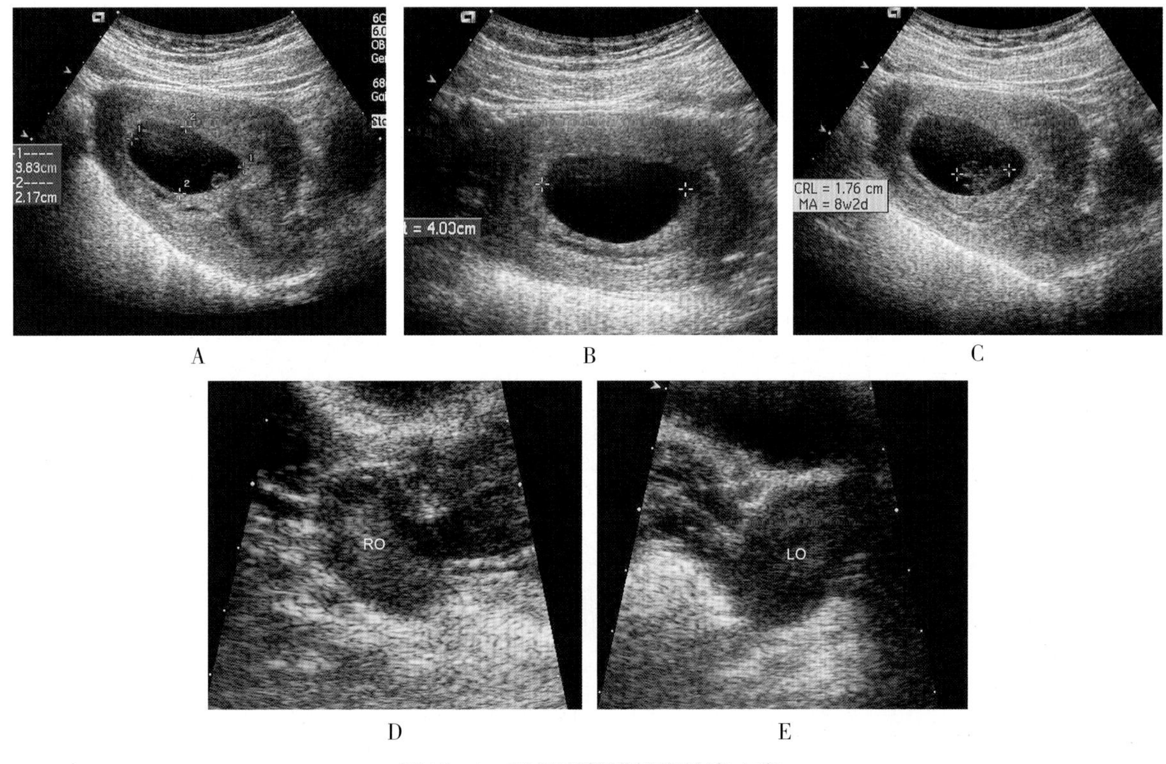

图16-1　孕早期普通超声检查内容

A. 妊娠囊最大纵切面测量妊娠囊最大长径及前后径。B. 妊娠囊最大横切面测量妊娠囊最大横径。C. 胚胎最大长轴切面测量头臀长度。D. 右侧卵巢（RO）长轴切面。E. 左侧卵巢（LO）长轴切面。

（二）11～13^{+6}周超声检查

检查内容：①胎儿数目及绒毛膜数。②胎心搏动。③测量头臀长度。④测量NT。⑤筛查胎儿早期结构畸形。⑥胎儿附属物。a.胎盘：观察胎盘位置，测量胎盘厚度。b.羊水量：测量羊水最大深度。⑦子宫及双附件：主要观察宫颈内口。如孕妇提供子宫肌瘤病史，在条件许可情况下，评估子宫肌瘤位置及大小（图16-2）。

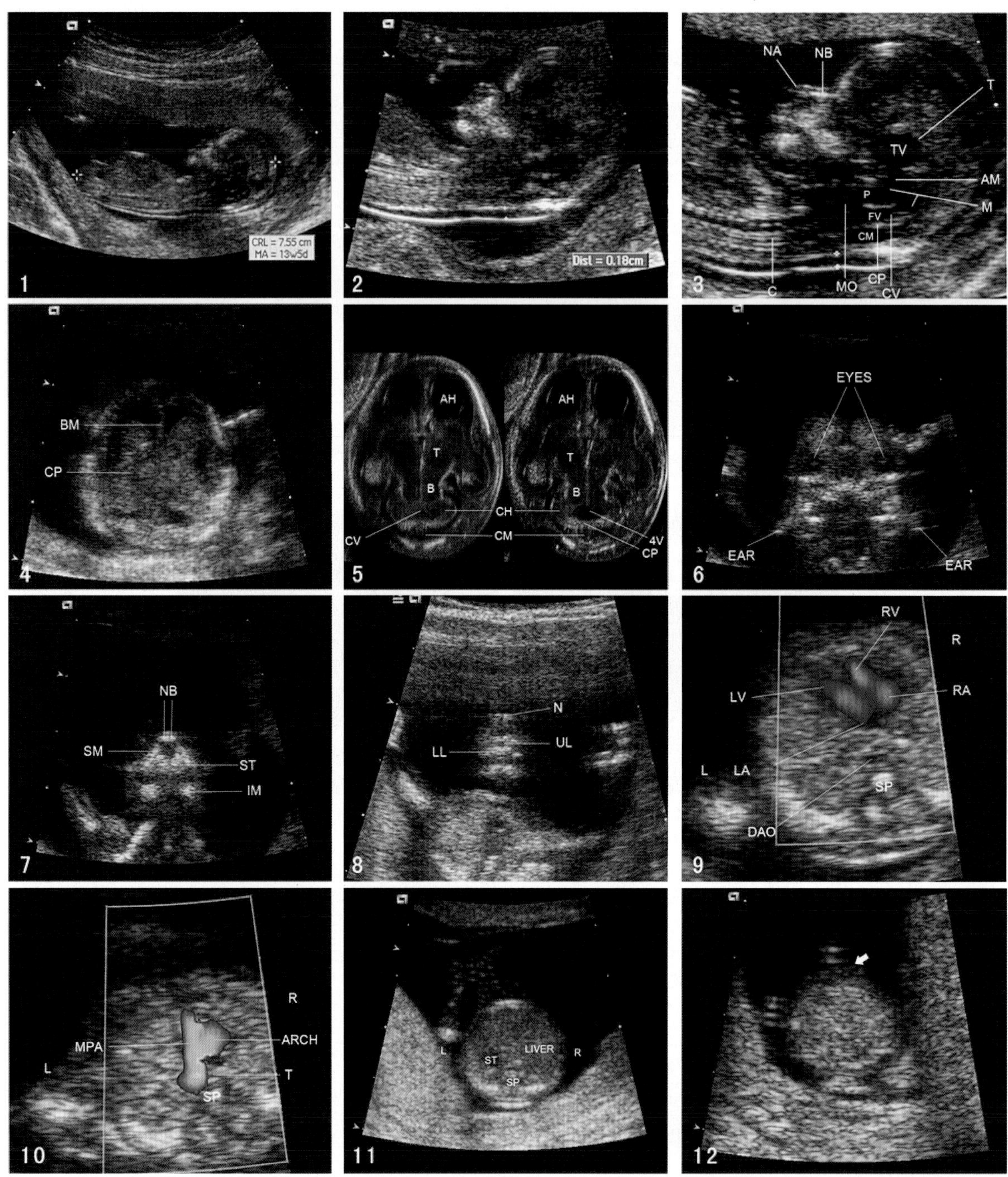
1
CRL = 7.55 cm
MA = 13w5d
2
Dist = 0.18cm
3
NA
NB
T
TV
AM
M
P
FV
CM
C
MO
CP
CV
4
BM
CP
5
AH
T
B
CH
CM
CV
4V
CP
6
EYES
EAR
EAR
7
NB
SM
ST
IM
8
N
UL
LL
9
RV
R
LV
RA
L
LA
SP
DAO
10
R
MPA
ARCH
L
T
SP
11
L
ST
LIVER
R
SP
12

A

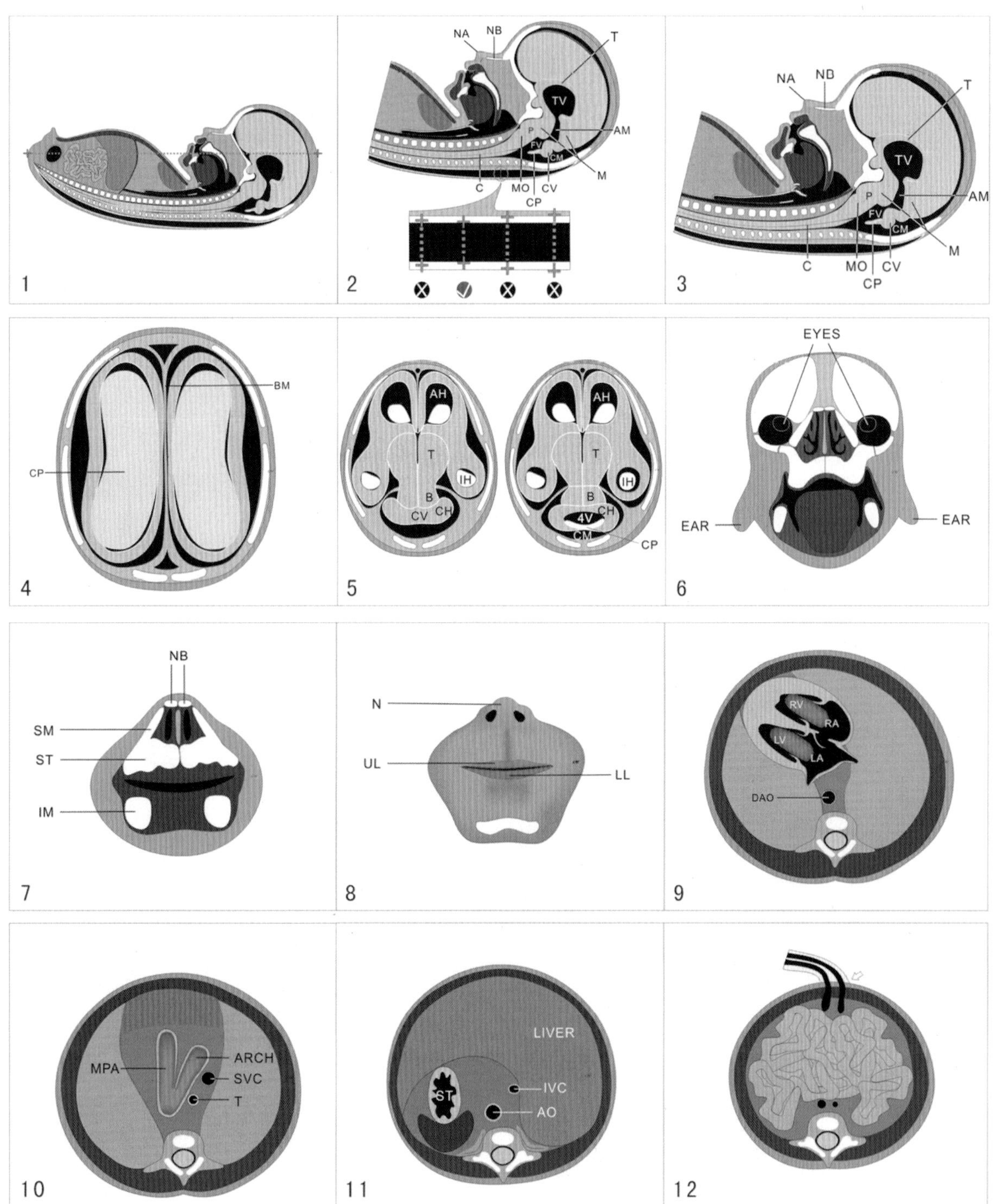
NA
NB
T
TV
AM
P
FV
CM
M
C
MO
CV
CP
BM
AH
IH
B
CH
4V
EYES
EAR
SM
ST
IM
N
UL
LL
RV
RA
LV
LA
DAO
MPA
ARCH
SVC
LIVER
IVC
AO
1
2
3
4
5
6
7
8
9
10
11
12

B

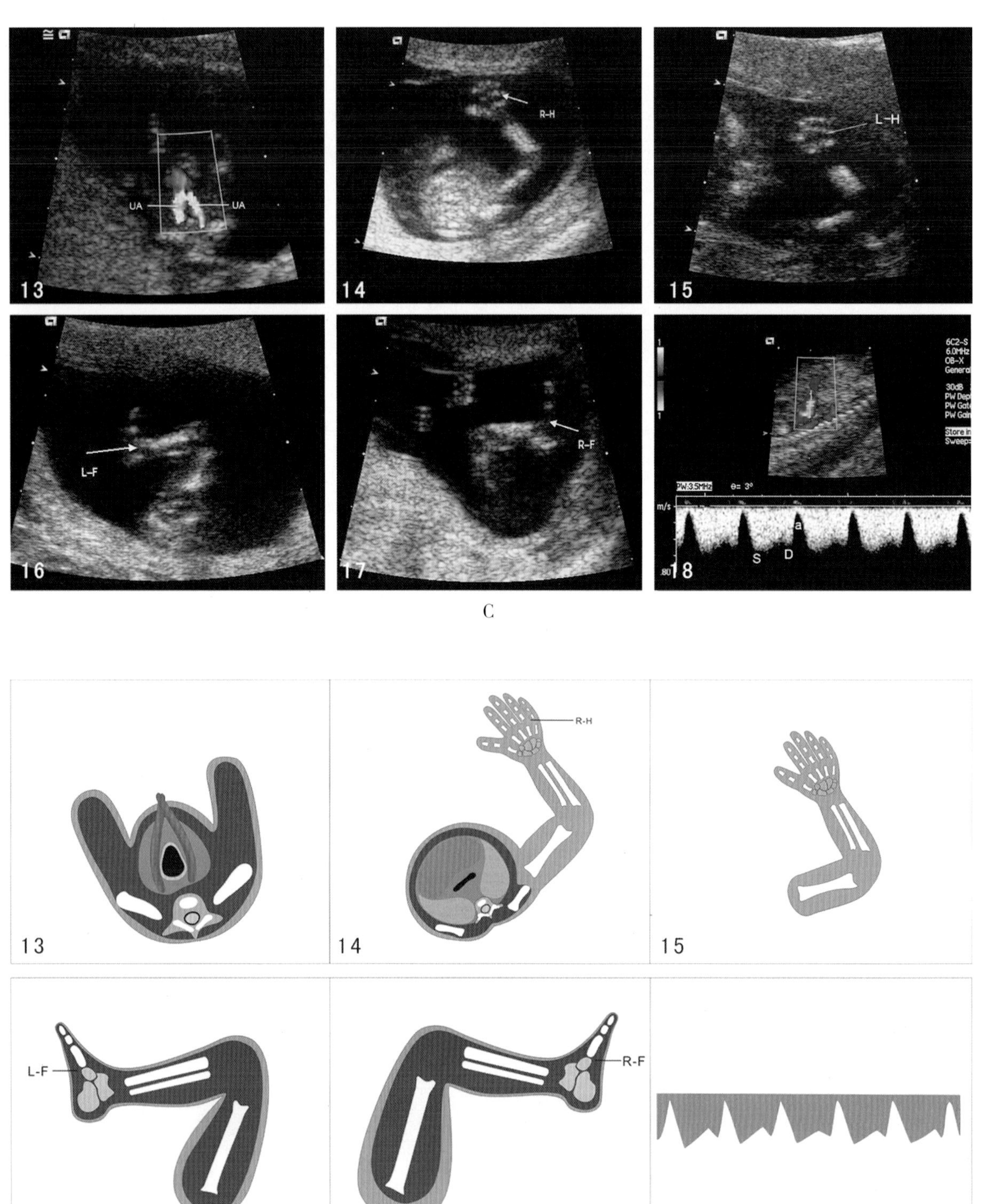

D

图16-2 11～13^{+6}周产科超声检查内容与模式图

1. 胎儿正中矢状切面测量头臀长度；2. 胎儿头颈及上胸部正中矢状切面测量NT；3.胎儿鼻骨矢状切面；4. 胎儿侧脑室横切面；5. 胎儿小脑水平横切面；6. 胎儿双眼球冠状切面；7. 胎儿鼻后三角冠状切面；8. 胎儿鼻唇冠状切面；9. 胎儿四腔心切面彩色多普勒；10. 胎儿三血管-气管切面彩色多普勒；11. 胎儿上腹部横切面；12. 胎儿脐带腹壁插入口横切面；13. 胎儿膀胱水平横切面彩色多普勒；14. 胎儿右上肢冠

状切面；15. 胎儿左上肢冠状切面；16.胎儿右下肢矢状切面；17.胎儿左下肢矢状切面；18.静脉导管频谱图。图B为图A的模式图，图D为图C的模式图。

UA，脐动脉；R-H，胎儿右上肢；L-H，胎儿左上肢；L-F，左下肢；R-F，右下肢；S，S波；D，D波；a，a波；NB，鼻骨；NA，鼻尖；AM，中脑导水管；M，中脑；MO，延髓；TV，第三脑室；P，脑桥；C，脊髓；BM，脑中线；CP，脉络丛；AH，前角；IH，下角；B，脑干；4V，第四脑室；CM，颅后窝池；EYES，眼；EAR，耳；SM，上颌骨；IM，下颌骨；ST，上牙槽；N，鼻；UL，上唇；LL，下唇；LA，左心房；RA，右心房；LV，左心室；RV，右心室；DAO，降主动脉；ARCH，主动脉弓；MPA，主肺动脉；AO，主动脉；SVC，上腔静脉。

（三）孕中期及孕晚期超声检查

1．一般产前超声检查（Ⅰ级）　检查内容：①胎儿数目。②胎方位。③观察并测量胎心率。④胎儿生物学测量：双顶径、头围、股骨长度、腹围。⑤胎儿附属物。a. 胎盘：观察胎盘位置、测量厚度、评估胎盘成熟度。b. 羊水量：测量羊水最大深度。⑥孕妇子宫：主要观察宫颈内口。如孕妇提供子宫肌瘤病史，在条件许可情况下，评估子宫肌瘤位置及大小（图16-3）。

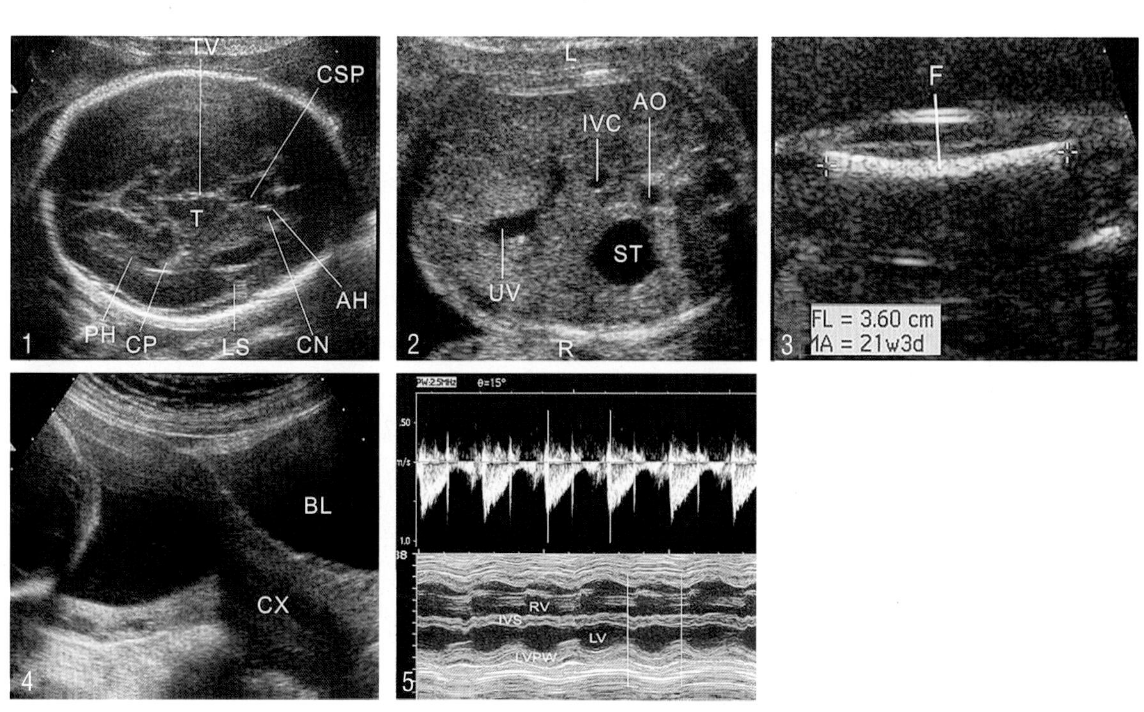

A

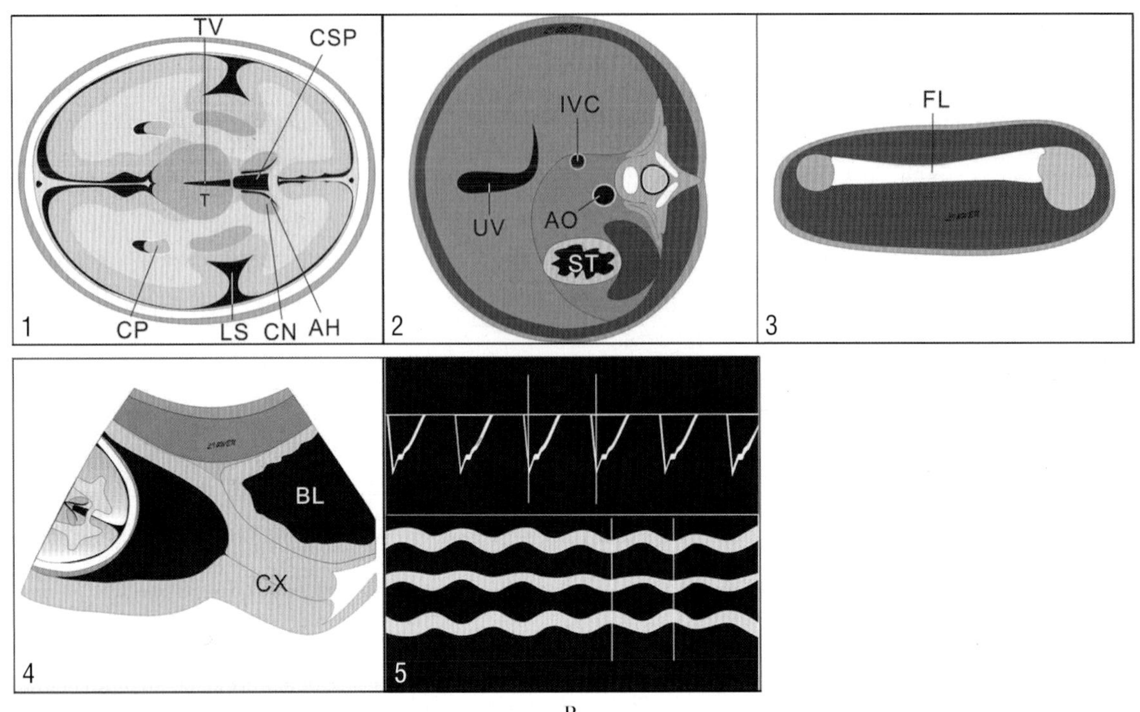

B

图16-3 Ⅰ级产前超声检查内容与模式图

1. 丘脑水平横切面；2. 上腹部横切面；3. 股骨长轴切面；4. 孕妇宫颈纵切面；5. 测量胎心率图（多普勒或M型）。图B为图A的模式图。

T，丘脑；CSP，透明隔腔；TV，第三脑室；AH，侧脑室前角；CN，尾状核；LS，大脑外侧裂；CP，脉络丛；IVC，下腔静脉；AO，腹主动脉；ST，胃泡；UV，脐静脉；R，右侧；L，左侧；RV，右心室；LV，左心室；IVS，室间隔；LVPW，左室后壁；FL，股骨。

2. 常规产前超声检查（Ⅱ级） 检查内容：①胎儿数目。②胎方位。③观察并测量胎心率。④胎儿生物学测量：双顶径、头围、股骨长度、腹围。⑤胎儿解剖结构检查。a. 胎儿头颅。b. 胎儿心脏。c. 胎儿脊柱。d. 胎儿腹部。e. 胎儿四肢：显示一侧股骨并测量股骨长度。⑥胎儿附属物。a. 胎盘：观察胎盘位置、测量厚度、评估胎盘成熟度。b. 羊水量：测量羊水最大深度。⑦孕妇子宫：主要观察宫颈内口。如孕妇提供子宫肌瘤病史，在条件许可情况下，评估子宫肌瘤位置及大小（图16-4）。

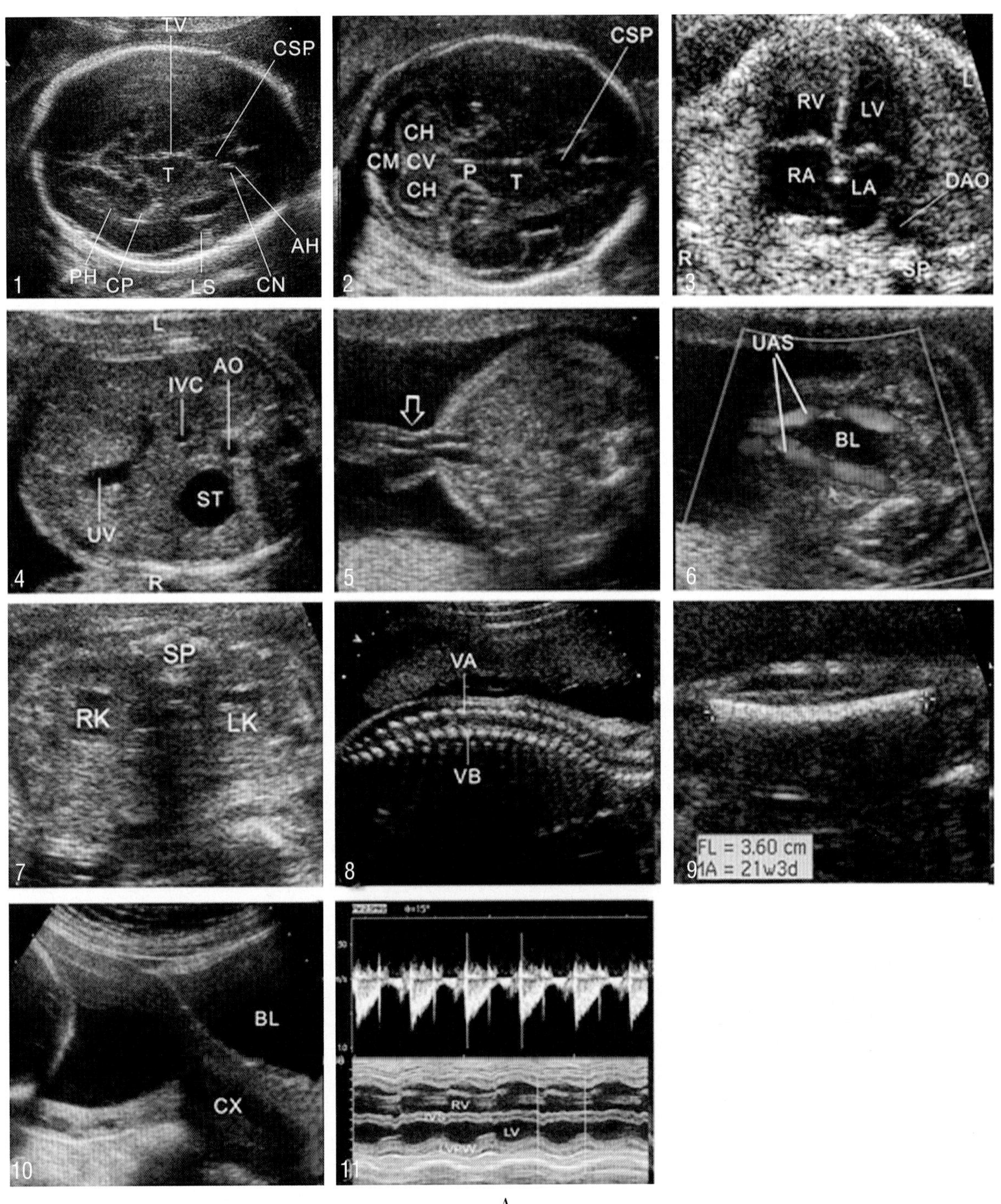
TV
CSP
T
PH
CP
LS
CN
AH
1
CSP
CH
CM CV
CH
P
T
2
RV
LV
RA
LA
DAO
L
R
SP
3
L
AO
IVC
UV
ST
R
4
5
UAS
BL
6
SP
RK
LK
7
VA
VB
8
FL = 3.60 cm
GA = 21w3d
9
BL
CX
10
RV
IVS
LV
LVPW
11

A

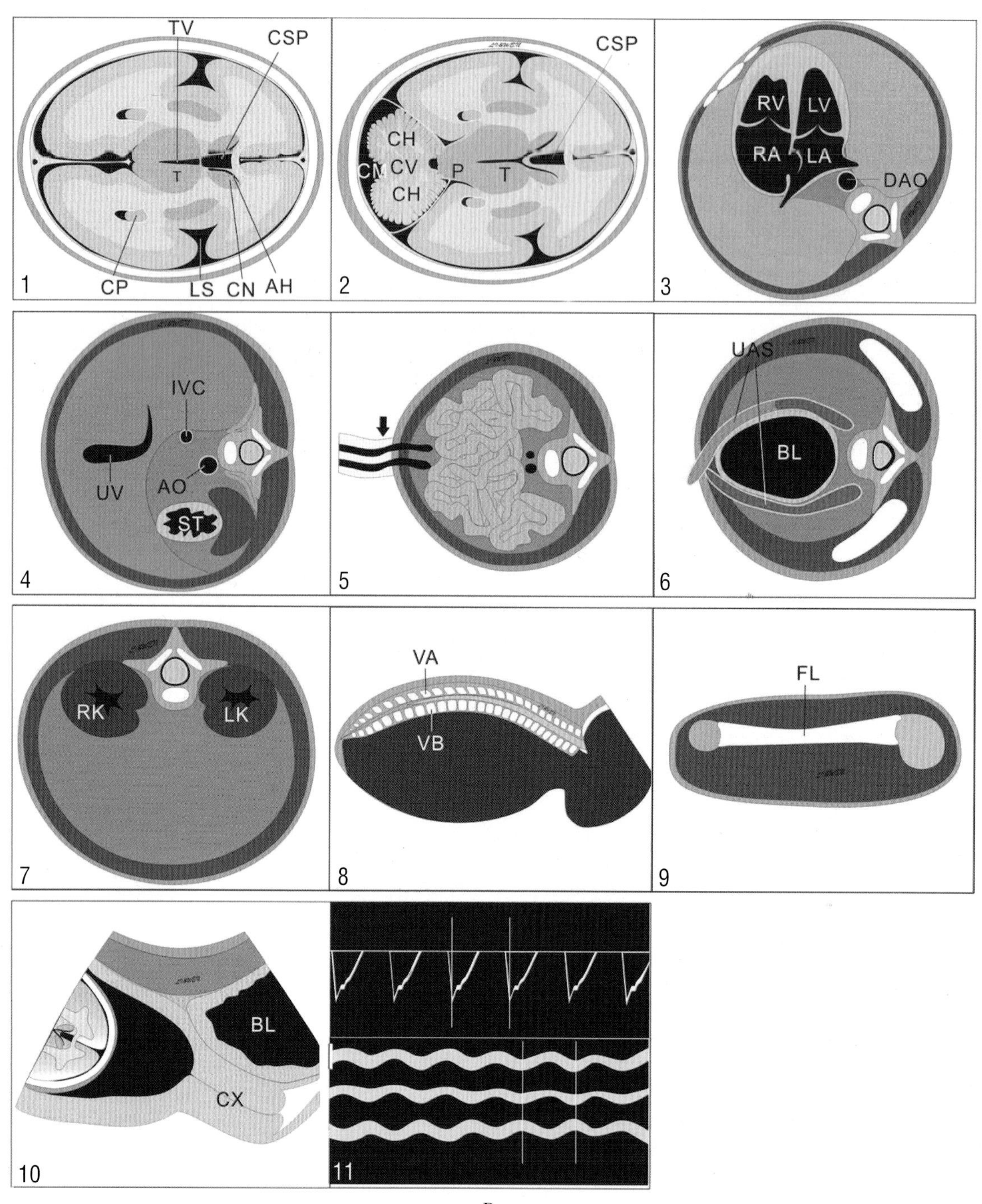

B

图16-4 Ⅱ级产前超声检查内容与模式图

1. 丘脑水平横切面；2. 小脑水平横切面；3. 四腔心切面；4. 上腹部横切面；5. 脐带腹壁插入口横切面；6. 膀胱水平横切面；7. 双肾横切面；8. 脊柱矢状切面；9. 股骨长轴切面；10. 孕妇宫颈内口矢状切面；11. 测量胎心率图（多普勒或M型）。图B为图A的模式图。

TV，第三脑室；T，丘脑；CSP，透明隔腔；PH，侧脑室后角；CP，脉络丛；LS，大脑外侧裂；CN，尾状核；AH，侧脑室前角；P，大脑脚；CH，小脑半球；CV，小脑蚓部；RV，右心室；LV，左心室；LA，左心房；RA，右心房；DAO，降主动脉；UV，脐静脉；IVC，下腔静脉；AO，腹主动脉；ST，胃泡；UAS，脐动脉；BL，膀胱；RK，右肾；LK，左肾；VA，椎弓；VB，椎体；FL，股骨；CX，宫颈；BL，膀胱。

3．系统产前超声检查（Ⅲ级） 检查内容：①胎儿数目。②胎方位。③观察并测量胎心率。④胎儿生物学测量：双顶径、头围、小脑横径、股骨长度、腹围。⑤胎儿解剖结构检查。a.胎儿头颅：观察颅骨强回声环，观察颅内重要结构，包括大脑半球、脑中线、侧脑室、丘脑、小脑半球、小脑蚓部、颅后窝池。b.胎儿颜面部：观察上唇皮肤的连续性。c.胎儿颈部：观察胎儿颈部有无包块、皮肤水肿。d.胎儿胸部：观察胎儿双肺、心脏位置。e.胎儿心脏：显示并观察胎儿心脏四腔心切面、左心室流出道切面、右心室流出道切面。怀疑胎儿心脏大血管畸形者，建议进行针对性产前超声检查（胎儿超声心动图检查）。f.胎儿腹部：观察腹壁、肝、胃、双肾、膀胱、脐带腹壁入口。g.胎儿脊柱：通过脊柱矢状切面观察脊柱，必要时可加做脊柱冠状切面及横切面扫查。h.胎儿四肢：观察双侧肱骨，双侧尺骨、桡骨，双侧股骨，双侧胫骨、腓骨。⑥胎儿附属物检查。a.胎盘及脐带：观察胎盘位置、测量厚度、评估胎盘成熟度、脐带血管数目，测量脐动脉血流。b.羊水量：用羊水最大深度或羊水指数评估羊水量。⑦孕妇子宫：主要观察宫颈内口。如孕妇提供子宫肌瘤病史，在条件许可情况下，评估子宫肌瘤位置及大小（图16–5至图16–7）。

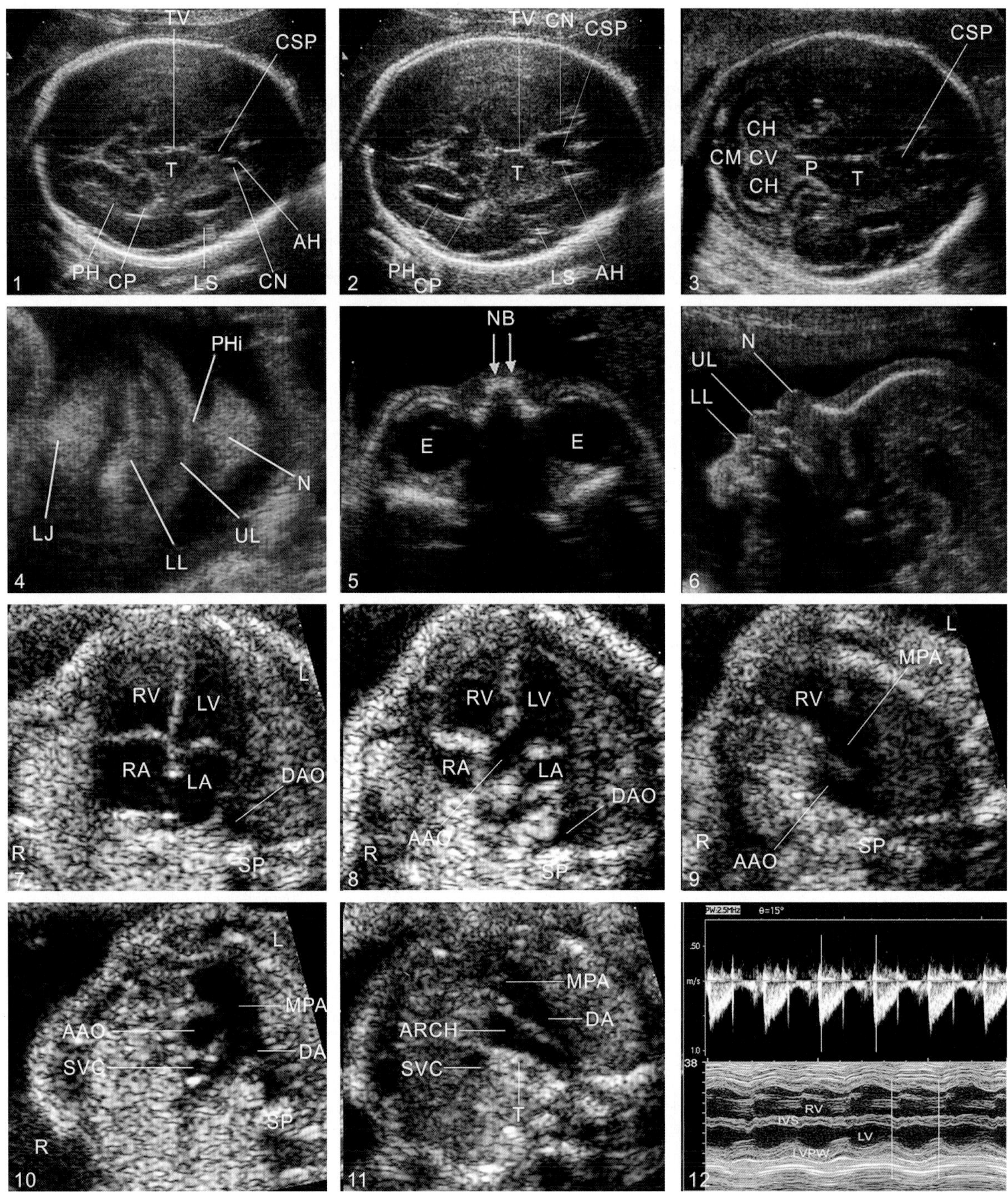
TV
CSP
T
PH
CP
LS
CN
AH
1
TV
CN
CSP
T
PH
CP
LS
AH
2
CSP
CH
CM
CV
CH
P
T
3
PHi
LJ
LL
UL
N
4
NB
E
E
5
N
UL
LL
6
RV
LV
L
RA
LA
DAO
R
SP
7
RV
LV
RA
LA
AAO
DAO
R
SP
8
L
MPA
RV
R
AAO
SP
9
L
MPA
AAO
DA
SVC
SP
R
10
MPA
DA
ARCH
SVC
T
11
RV
IVS
LV
LVPW
12

A

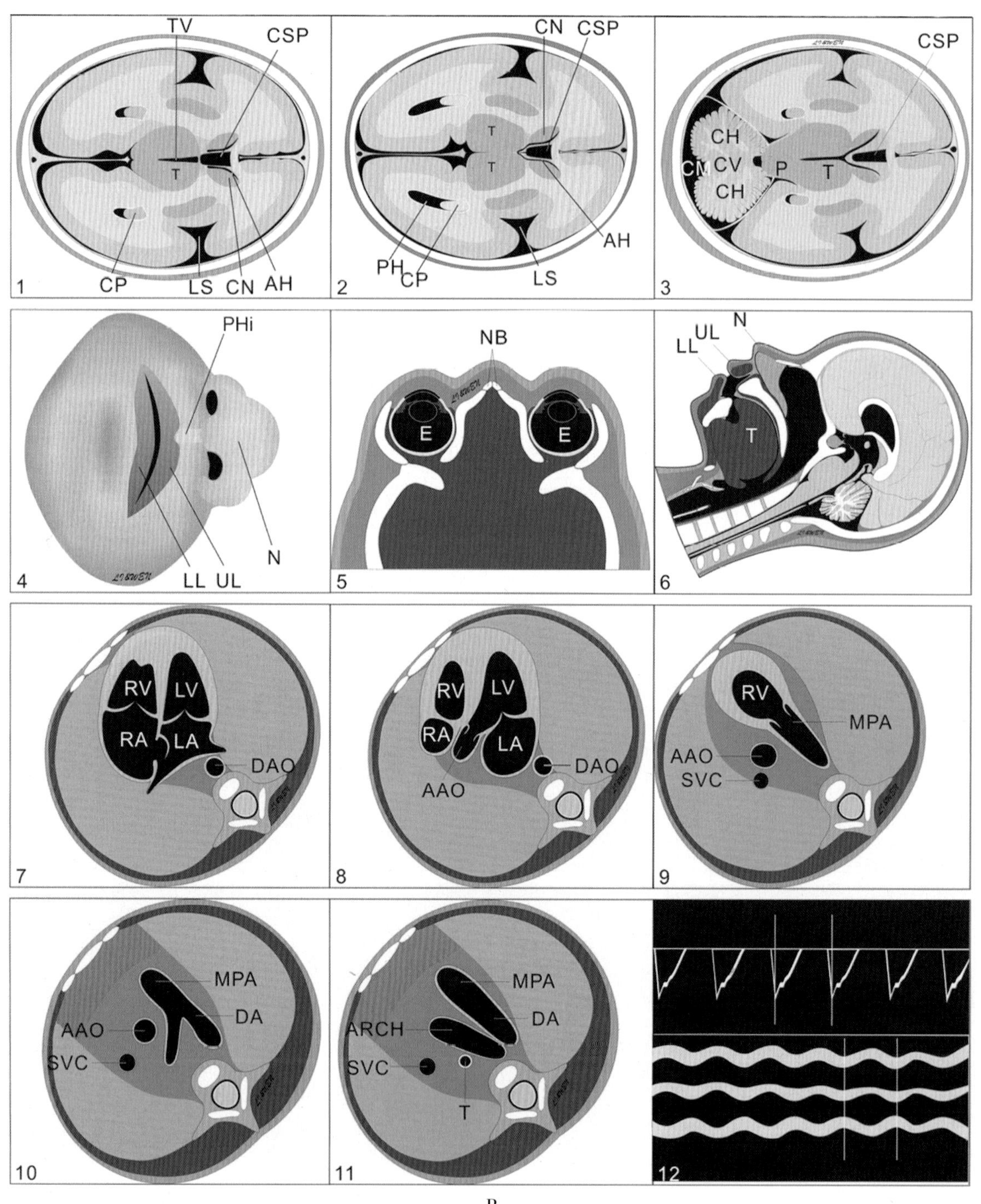

B

图16-5　Ⅲ级产科超声检查内容与模式图（一）

1. 丘脑水平横切面；2. 侧脑室水平横切面；3. 小脑水平横切面；4. 鼻唇冠状切面；5. 双眼球水平横切面；6. 颜面部正中矢状切面；7. 四腔心切面；8. 左心室流出道切面；9. 右心室流出道切面；10. 三血管切面；11. 三血管气管切面；12. 测量胎心率图（多普勒或M型）。图B为图A的模式图。

AH，侧脑室前角；CN，尾状核；CSP，透明隔腔；TV，第三脑室；T，丘脑；LS，大脑外侧裂；CP，脉络丛；PH，侧脑室后角；P，大脑脚；CH，小脑半球；CV，小脑蚓部；CM，颅后窝池；N，鼻；PHi，人中；UL，上唇；LL，下唇；LJ，下颌；R，右侧；L，左侧；RV，右心室；LV，左心室；RA，右心房；LA，左心房；DAO，降主动脉；SP，脊柱；AAO，升主动脉；MPA，主肺动脉；ARCH，主动脉弓。

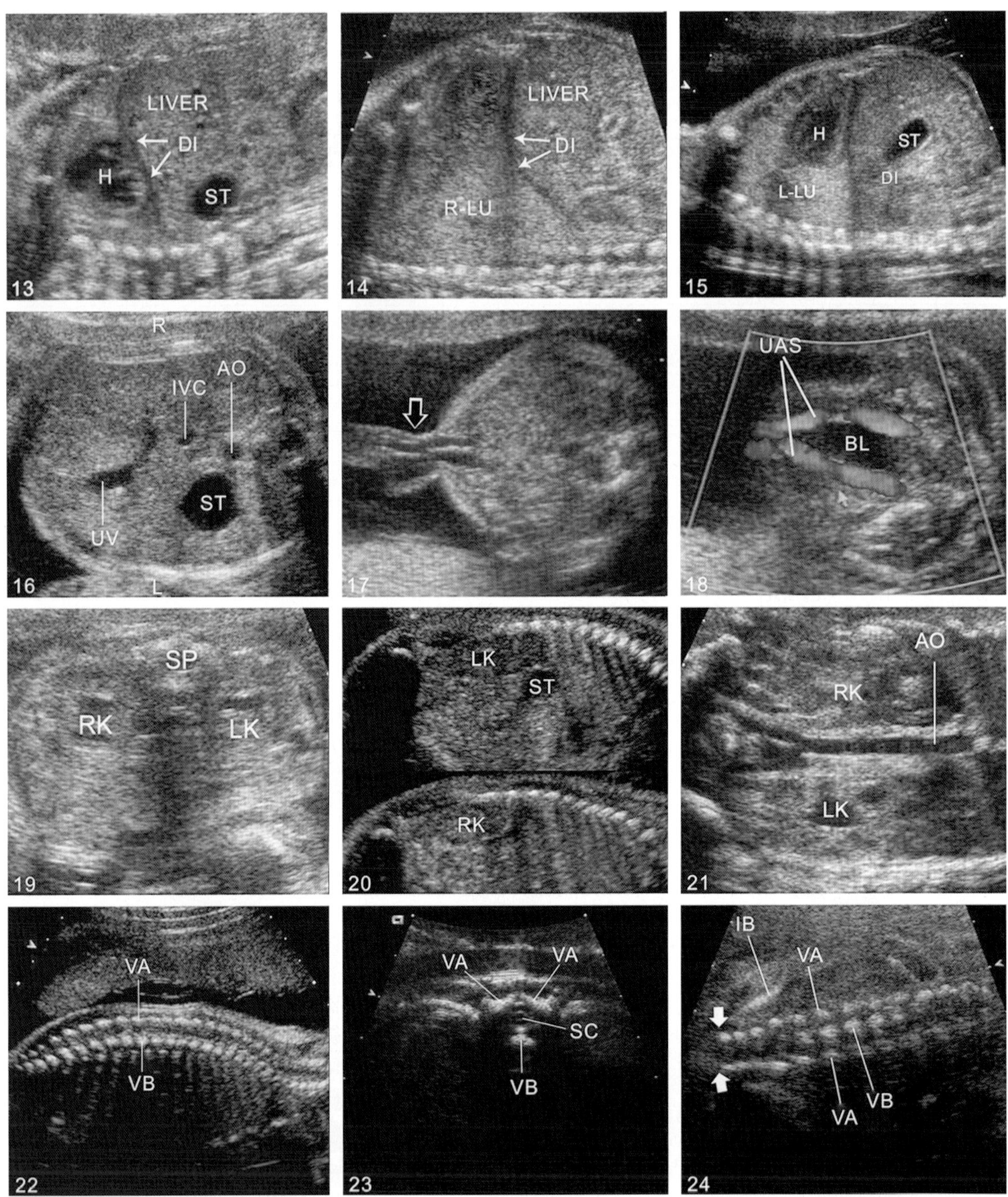
LIVER
DI
H
ST
13
LIVER
DI
R-LU
14
H
ST
L-LU
DI
15
R
IVC
AO
UV
ST
L
16
17
UAS
BL
18
SP
RK
LK
19
LK
ST
RK
20
AO
RK
LK
21
VA
VB
22
VA
VA
SC
VB
23
IB
VA
VA
VB
24

A

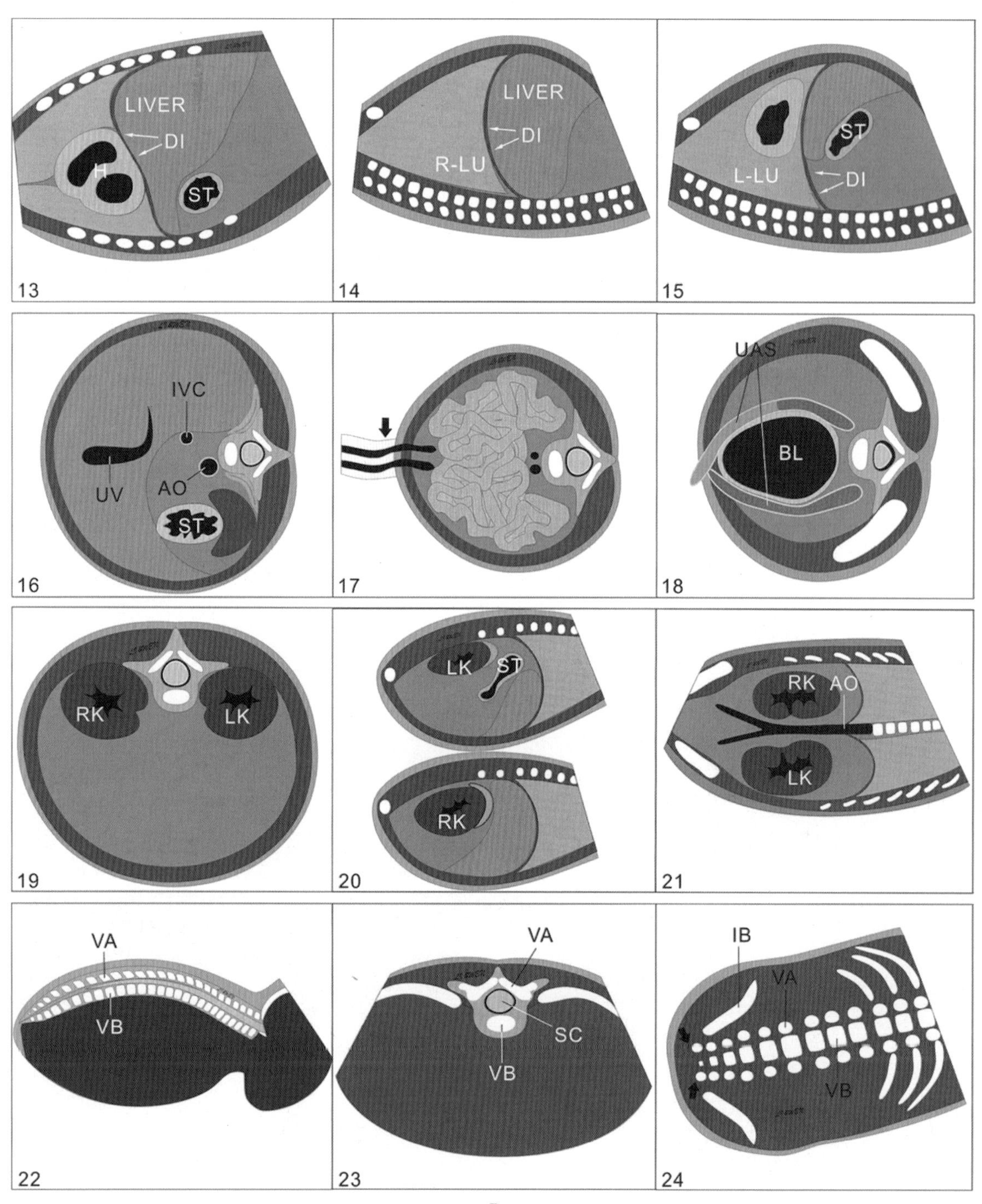

B

图16-6 Ⅲ级产科超声检查内容与模式图（二）

13. 膈肌冠状切面；14. 右侧膈肌矢状切面；15. 左侧膈肌矢状切面；16. 上腹部横切面；17. 脐带腹壁入口处横切面；18. 膀胱水平横切面；19. 双肾横切面；20. 双肾矢状切面（上图为左肾矢状切面，下图为右肾矢状切面）；21. 双肾冠状切面；22. 脊柱矢状切面；23. 脊柱横切面；24. 脊柱冠状切面。图B为图A的模式图。

H，心脏；ST，胃泡；LIVER，肝脏；R-LU，右肺；L-LU，左肺；DI，膈肌（箭头所示）；UV，脐静脉；IVC，下腔静脉； AO，腹主动脉；UAS，脐动脉；BL，膀胱；RK，右肾；LK，左肾；VB，椎体；VA，椎弓；SC，脊髓；IB，髂骨。细线箭头所示为膈肌；黑色实心箭头所示为脐带腹壁入口处；白色实心箭头所示为尾椎处。

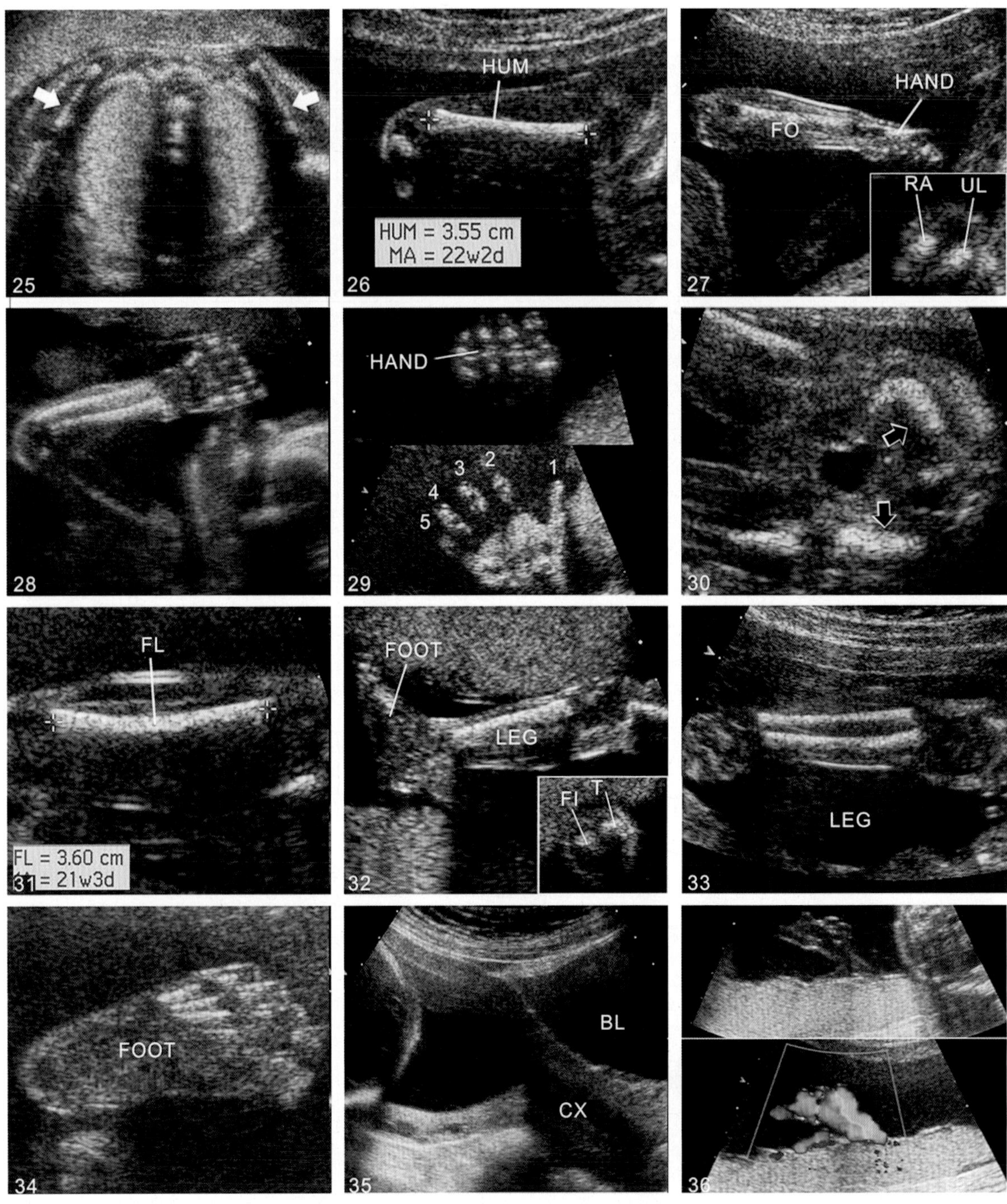
25
HUM
HUM = 3.55 cm
MA = 22w2d
26
HAND
FO
RA
UL
27
28
HAND
3
2
1
4
5
29
30
FL
FL = 3.60 cm
31
FOOT
LEG
FI
T
32
LEG
33
FOOT
34
BL
CX
35
36

A

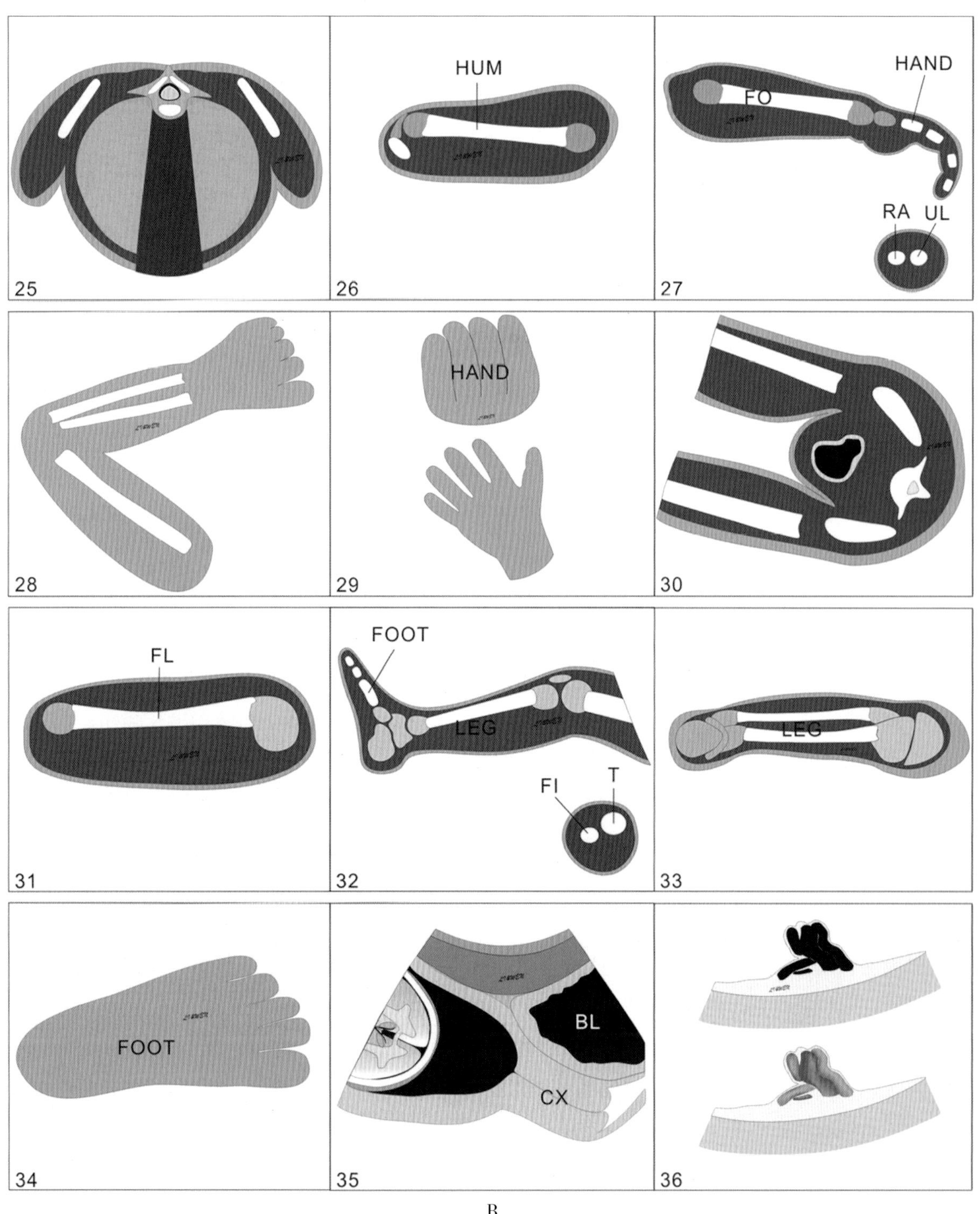

B

图16-7 Ⅲ级产科超声检查内容与模式图（三）

25. 肩胛骨水平横切面；26. 肱骨纵切面；27. 前臂及手纵切面及前臂横切面；28. 前臂及手冠状切面；29. 手切面；30. 髂骨水平横切面；31. 股骨纵切面；32. 小腿及足纵切面及小腿横切面；33. 小腿冠状切面；34. 足底切面；35. 孕妇宫颈纵切面；36. 胎盘脐带入口切面。图B为图A的模式图。

HUM，肱骨；FO，前臂；HAND，手；RA，桡骨；UL，尺骨；FL，股骨；FOOT，足；LEG，小腿；FI，腓骨；T，胫骨；CX，宫颈；BL，膀胱。白色实心箭头所示为肩胛骨；黑色实心箭头所示为髂骨。

4. 针对性产前超声检查（Ⅳ级） 针对胎儿、孕妇特殊问题进行特定目的的检查，如胎儿超声心动图检查、胎儿神经系统检查、胎儿肢体检查、胎儿颜面部检查等。

（李胜利 秦 越）

四、超声影像标志与胎儿遗传疾病

超声影像检查对胎儿心脏、血管、脑部、骨骼、面部、泌尿等组织器官的异常具有较高的检出率，是产前诊断的重要检查手段。随着医学技术的发展，人们已经不能满足于单纯胎儿结构异常的检出，而是更追求于深入了解胎儿结构异常与细胞及分子遗传学的相关性。

不同的染色体异常与超声畸形的相关性有所不同。心脏结构畸形在多种非整倍体中出现频率最高，而颈部淋巴水囊瘤是Turner综合征（45, X）极重要的超声标志。超声软指标是正常解剖结构的变异，一般没有临床意义，但是被认为可增加胎儿染色体异常的风险。而超声软指标中与21三体综合征关系密切的有：NT增厚、NF增厚、鼻骨缺失、肠管强回声、心内强回声点、脉络丛囊肿、轻度肾盂扩张、侧脑室临界性增宽、股骨短、肱骨短、单脐动脉等。与13三体综合征密切相关的胎儿结构畸形常以中枢神经系统畸形和心脏结构异常等致死性畸形为主，颅脑畸形中以前脑无裂畸形最具特征性。而最常见的心脏畸形为室间隔缺损、心内膜垫缺损和左心发育不良综合征。而小的脐膨出和多指（趾）畸形是13三体综合征胎儿最常见的腹部及手足畸形。18三体综合征胎儿的超声特征性表现主要有：心脏畸形，主要包括室间隔缺损、心内膜垫缺失、右室双出口；颅脑异常，主要包括草莓头、脉络膜囊肿；腹部畸形，主要包括小的脐膨出及膈疝；肢体异常，主要包括手指屈曲、重叠及姿势固定、足内翻等。18三体综合征胎儿也常表现为宫内生长受限（intrauterine growth restrictinn, IUGR）。当多个软指标或结构异常合并存在时胎儿染色体异常危险性增大。

一般情况下，产前超声影像检查发现胎儿软指标或是结构的异常，考虑为染色体异常时，常建议行染色体核型分析。但是，染色体核型分析仍有一定的技术局限，对<5Mb的染色体微重复/微缺失无法检出。近年来，随着染色体微阵列分析（CMA）及低深度全基因组测序技术在产前诊断领域的应用，某些基因组疾病得以产前诊断[1]。

在胎儿结构畸形与致病性CNVs的相关性方面，有文献报道[2]，在单一结构畸形胎儿中5.6%可检出致病性CNVs。其中，肌肉骨骼系统畸形的致病性CNVs检出率最高，约为7.9%；而心血管系统畸形的致病性CNVs检出率最低，约4.6%；在合并多种结构畸形的胎儿中9.1%可检出致病性CNVs，在染色体核型分析正常的结构畸形胎儿中6.8%可检出致病性CNVs。

染色体平衡性改变包括平衡易位、倒位等。对于染色体平衡易位，通常认为对生育有一定影响。但由于染色体平衡性改变不存在遗传物质量的改变，因此CMA检查无法检出，需要染色体核型分析与CMA检查结果相结合。

总之，超声影像检查若未发现胎儿异常征象，则染色体异常的概率大大降低；而当胎儿存在结构畸形或是软指标异常时，应考虑存在染色体异常的可能性，不仅应该行染色体核型分析，更应该行相应的遗传学检测排除致病性CNVs，并提供相应的遗传咨询。

（罗国阳 秦 越）

第二节 胎儿超声影像检测在产前遗传学诊断的应用

一、产前超声异常的遗传学诊断

产前超声异常包括胎儿结构异常和胎儿软指标异常。许多胎儿的结构和软指标异常与染色体异常有密切关系。在结构异常的胎儿中染色体异常的发生率较高，可达12.4%～35%。因此，产前超声发现胎儿明显结构异常时，首先应排除染色体异常。

（一）胎儿主要结构异常与染色体异常的关系

许多产前超声研究表明，染色体异常多表现为胎儿多发性结构异常。产前超声检出的胎儿结构异常越多，其患染色体异常的可能性越大，也就是说染色体异常的危险性随超声检出的结构异常数的增加而增加。因此，产前超声检出胎儿存在某种结构异常时，应对胎儿进行仔细全面的检查，如果发现合并有其他结构异常时，其患染色体异常的可能性则高于单一结构异常。

表16–1列出了超声检出的胎儿结构异常数与染色体异常发生率之间的关系。从该表可见，如果超声检出的结构异常数为2个，其发生染色体异常的危险性仅为29%；而当检出的结构异常数为5个时，其发生染色体异常的危险性上升到70%及70%以上。胎儿各种结构异常单独出现及与多发结构异常同时存在时，其染色体异常发生率不同（表16–2），当胎儿结构异常单独出现时其染色体异常发生率比多发结构异常时低得多[3]。

表16–1 超声检出胎儿结构异常数与胎儿染色体异常发生率的关系

胎儿结构异常数	胎儿发生染色体异常百分率（%）	主要染色体异常类型百分率（%）					
		染色体三体综合征			Turner综合征	三倍体	其他
		21三体	18三体	13三体			
2	29	21	30	11	13	15	8
3	48	16	35	13	8	15	5
4	62	12	42	15	12	12	6
5	70	5	54	20	9	10	5
6	72	—	62	20	14	16	9
7	82	—	79	15	—	3	3
8	92	—	77	18	—	—	3

表16-2 胎儿各种异常单独出现与多发异常同时存在时染色体异常发生率

各种类型胎儿异常	单独出现时染色体异常发生率（%）	多发时染色体异常发生率（%）
脑室增宽	2	17
前脑无裂畸形	4	39
脉络丛囊肿	<1	48
颅后窝囊肿	0	52
面部裂畸形	0	51
小下颌畸形	—	62
颈部囊性淋巴管瘤	52	71
颈部水肿	19	45
膈疝	2	49
心脏畸形	16	66
十二指肠闭锁	38	64
脐膨出	8	46
足内翻畸形	0	33
宫内生长受限	4	38

胎儿不同类型结构异常可以出现在某种特定染色体异常，而某种特定染色体异常又可表现不同类型的结构异常，但每一种特定类型染色体异常总是对应着某种或某几种结构异常。也就是说，每一具体类型染色体异常有其特有的结构异常谱（表16-3）。因此，超声检查时不仅要寻找出可能出现的结构异常，而且可将这些具体类型的结构异常组合起来分析推断出可能类型的染色体异常。

1．强烈提示胎儿染色体异常的结构异常有：

（1）颈部囊性淋巴管瘤。

（2）颈部水肿。

（3）十二指肠闭锁。

（4）心脏畸形，如房室共道畸形、右室双出口等。

（5）前脑无裂畸形。

（6）Dandy-Walker畸形。

（7）脑室增宽及脑积水。

（8）某些泌尿系统畸形。

（9）胎儿水肿。

（10）脐膨出。

表16-3 超声检出胎儿各种类型结构异常与常见染色体异常

	21三体	18三体	13三体	三倍体	Turner综合征
头颅					
草莓头	–	+	–	–	–
短头畸形	+	+	+	–	+
小头畸形	–	–	+	–	+
脑室增宽	+	+	–	+	–
前脑无裂畸形	–	–	+	–	–
脉络从囊肿	+	+	–	–	–
胼胝体缺失	–	+	–	–	–
颅后窝囊肿	+	+	+	–	–
颅后窝池增宽	+	+	+	–	–
面部与颈部					
面部裂畸形	–	+	+	–	–
小下颌畸形	–	+	–	+	–
颈部水肿	+	+	+	–	–
颈部囊性淋巴管瘤	+	–	–	–	+
胸部					
膈疝	–	+	+	–	–
心脏畸形	+	+	+	+	+
腹部					
脐膨出	–	+	+	–	–
十二指肠闭锁	+	–	–	–	–
小胃	+	+	–	–	–
轻度肾盂扩张	+	+	+	–	+
其他肾脏畸形	+	+	+	+	–
其他					
胎儿水肿	+	–	–	–	+
宫内生长迟缓	–	+	–	+	+
股骨相对短	+	+	–	+	+
指（趾）弯曲	+	–	–	–	–
重叠指	–	+	–	–	–
多指（趾）畸形	–	–	+	–	–
并指（趾）畸形	–	–	–	+	–
足内翻畸形	–	+	+	+	–

2．发生染色体异常可能性低的结构异常有：

（1）单纯唇腭裂。

（2）单纯足内翻畸形。

（3）裂腹畸形。

（4）空肠闭锁。

（5）大肠梗阻。

（6）单侧多发性囊性发育不良肾。

（7）卵巢囊肿。

（8）肠系膜囊肿。

（9）半椎体畸形。

（10）胎儿肿瘤。

（11）肺囊腺瘤畸形。

（12）脑穿通囊肿。

（13）脑裂畸形。

（14）Galen静脉瘤。

（15）肢体体壁综合征。

（16）心脏内占位，如横纹肌瘤。

（17）致死性侏儒。

（18）成骨发育不全。

（19）羊膜带综合征。

近年来，在胎儿遗传学方面，对染色体检测的分辨率从Mb进步到kb水平。对染色体核型分析正常，但在超声检查发现胎儿结构异常的这类病例中，约有6%可以通过CMA检测发现致病性CNV[4]。故当超声检查发现胎儿结构或软指标异常时，建议同时行染色体核型分析及CMA检查，从而排除是否存在致病性CNV。当各系统结构异常单独出现时，其致病性CNV检出率不同（表16–4）。

表16–4　胎儿各种系统异常单独出现时致病性CNV检出率

	心血管系统	呼吸系统	神经系统	颜面部	肌肉骨骼系统	胃肠道	泌尿生殖系统	颈部囊性淋巴管瘤
致病性CNV检出率	4.6%	6.2%	6.2%	5.3%	7.9%	6.7%	5.9%	4.6%

（二）超声软指标与染色体异常

超声软指标是指与染色体异常相关的微小超声检测中的异常发现。值得注意的是，超声软指标并不是作为一种病理性指标，但相对而言，其在染色体异常的胎儿中的发生率较高。

胎儿软指标与染色体异常有一定的相关性，这些软指标并不影响胎儿的生长发育，遗传超声学认为胎儿超声软指标的出现与胎儿患染色体异常风险增高有关。

1．颅后窝池增宽（cisterna magna） 详见第二节第三部分。

2．脑室增宽（ventriculomegaly） 详见第二节第四部分。

3．鼻骨缺如或发育不全（nasal bone absence or hypoplasia） 染色体正常的胎儿鼻骨缺失发生率约1.6%，21三体胎儿为60%～70%，18三体胎儿为50%，13三体胎儿为40%。目前研究认为鼻骨缺如或发育不全可作为非整倍体染色体异常的一个软指标，特别是21三体（图16-8）。应在孕11～13^{+6}周NT检查时观察鼻骨，目前认为这是继NT后的又一个有效筛查染色体异常的软指标。用鼻骨缺如或发育不全，结合NT值、孕妇年龄筛查21三体胎儿，以1/300为界值，可筛查出约92%的21三体，假阳性率为3%。

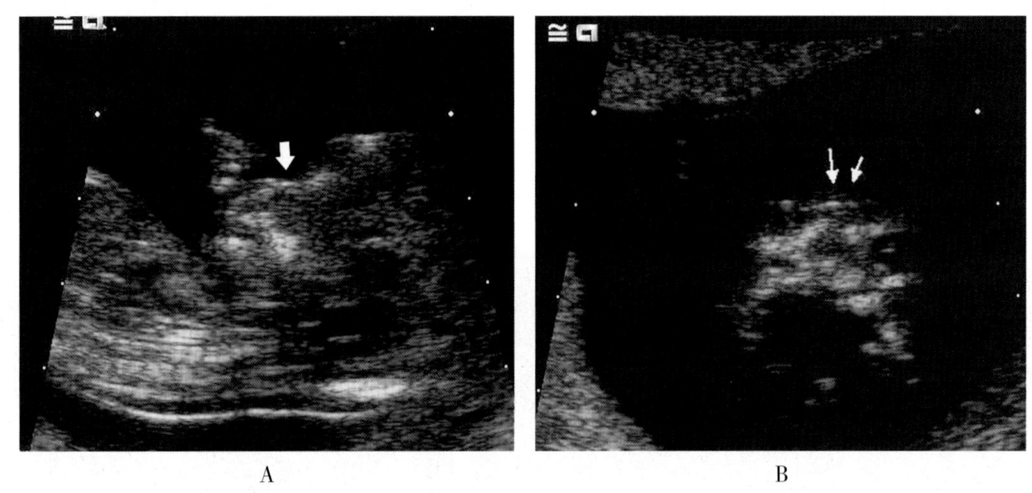

图16-8 孕13周鼻骨缺如（染色体结果为21三体）

颜面部正中矢状切面（图A）及双眼球水平横切面（图B）显示鼻骨缺如，箭头示强回声皮肤线下未见鼻骨强回声，但NT值在正常范围。

4．NT增厚（increased nuchal translucency） NT是指胎儿颈后皮下的无回声带，位于皮肤高回声带与深部软组织高回声带之间。目前大部分研究使用NT≥3mm为异常标准。NT增厚最常见的染色体异常为21三体综合征（图16-9）。此外三倍体、13三体、18三体、22三体、Turner综合征、12p四体等亦常出现NT增厚。文献中已报道的孕早期可出现NT增厚的综合征主要有Cornelia de Lange综合征、Noonan综合征、Smith-Lemli-Opitz综合征、Smith-Magenis综合征、Joubert综合征、Apert综合征、Fryns综合征等。有研究表明[5]，与NT增厚相关的综合征还有Wolf-Hirschhorn综合征、22q11微缺失综合征和ATR-16综合征。若超声检查发现胎儿NT增厚，应首先建议孕妇行NIPT检查，若排除21三体、18三体及13三体，也应建议孕妇行羊水穿刺检查胎儿染色体核型及CMA，同时也应进行连续的超声评估，排除胎儿其他结构异常。

5．颈后皮肤皱褶增厚（increased nuchal fold） 皮肤皱褶（nuchal fold, NF）的测量一般在孕15～20周，正常情况下NF<6mm, NF≥6mm为NF增厚（图16-10）。据统计，80%的21三体综合征新生儿其颈后皮肤皱褶增厚。目前认为NF是孕中期超声筛查21三体的有效指标之一。NF与其他染

色体异常，如15号环形染色体、Pallister-Killian综合征的关系亦有报道。

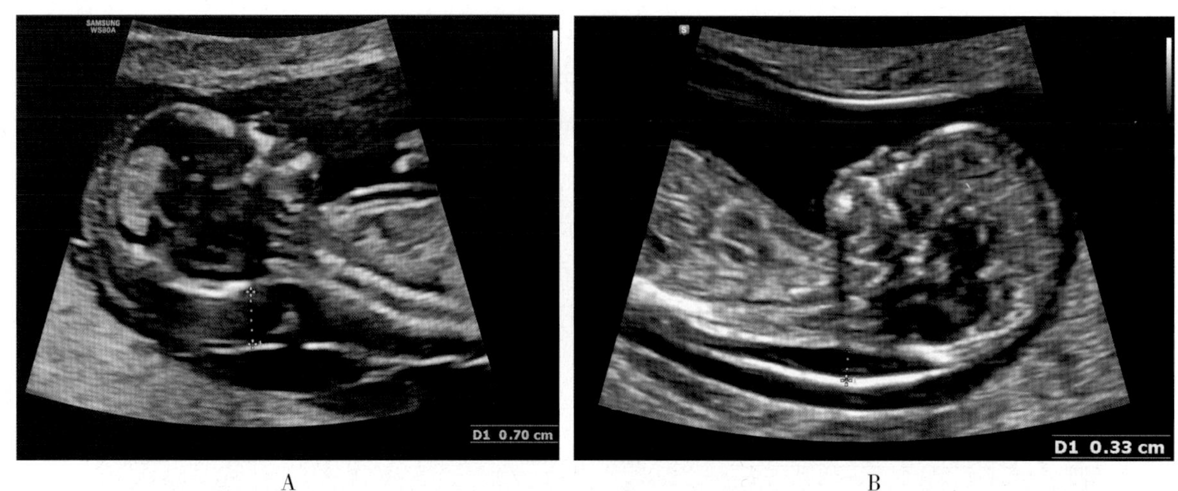

A B

图16-9 胎儿NT增厚

A. 孕12周，胎儿NT增厚约0.70cm，合并胎儿全身水肿，染色体核型为Turner综合征。B. 孕13周，胎儿NT增厚约0.33cm，合并鼻骨缺如，静脉导管a波反向，染色体核型为21三体。

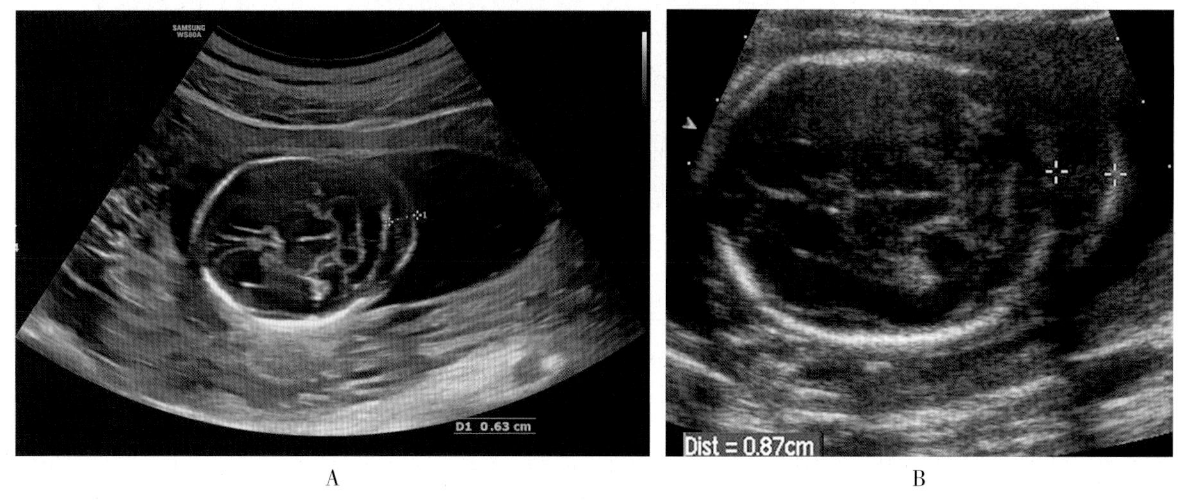

A B

图16-10 颈后皮肤皱褶（NF）增厚

A. 孕22周胎儿，孤立性NF增厚，厚约0.63cm。B. 孕19周胎儿，NF增厚约0.87cm，合并十二指肠闭锁、第五指中节指骨缺如，染色体结果为21三体。

6. 肠管回声增强（echogenic bowel） 胎儿肠管回声增强，是指胎儿肠管回声强度≥其周围的骨组织回声强度（图16-11），其发生率为0.2%～0.6%。这一特征在胎粪性肠梗阻、胎儿腹膜炎、胎儿宫内感染、囊性纤维化及胎儿非整倍体中可观察到。Nyberg等报道5例21三体综合征胎儿出现肠管回声增强，并首次提出肠管回声增强与21三体综合征有关，并认为是染色体非整倍体异常的一个新指标。在高危人群观察到肠管回声增强，4%～12.4%胎儿出现染色体异常，4%～25%胎儿出现囊性纤维化；低危人群中，胎儿非整倍体的危险性理论值为1.4%。也有国外学者报道在胎儿IPEX综合征和Zellweger综合征中发现肠管回声增强的表现，但很罕见。

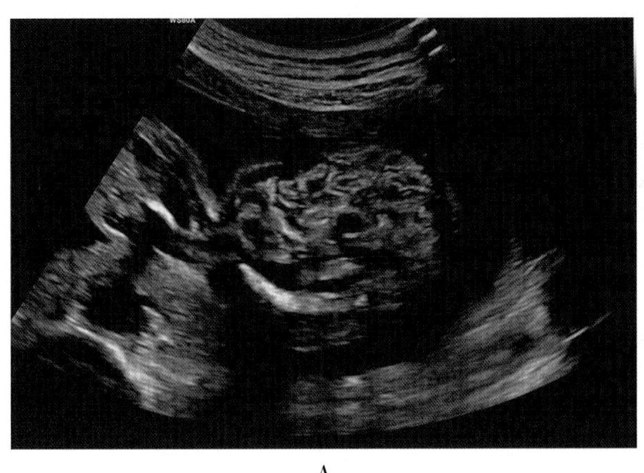

A

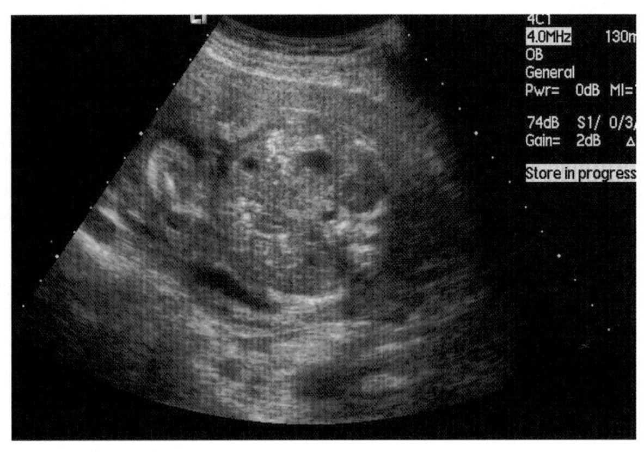

B

图16-11 胎儿肠管回声增强

A. 孕24周胎儿肠管回声增强，合并左肾盂轻度分离，染色体核型正常。B. 孕24周胎儿肠管回声增强，合并足畸形、脑积水等，脐血染色体检查为21三体。

7．轻度肾盂扩张（mild renal pelvic dilatation） 肾盂分离的前后径：20周以内>4mm，20～30周>5mm，30周以上>7mm被认为有轻度肾盂扩张（图16-12）。目前的观点认为，如果在低危人群中仅发现有轻度肾盂扩张，似乎没有足够的证据必须进行胎儿染色体核型分析，但如果伴有其他异常表现，则应考虑进行胎儿染色体检查。

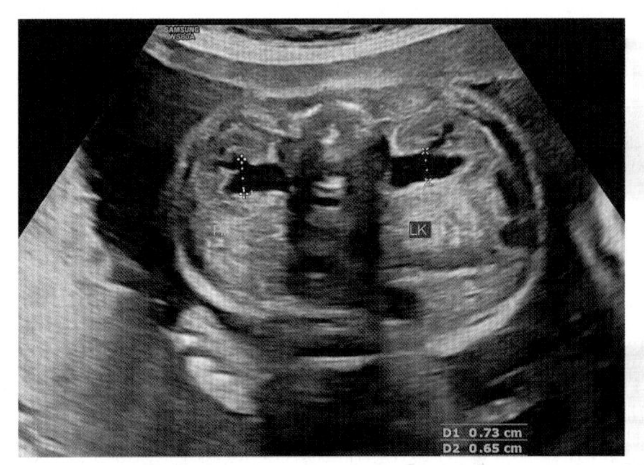

图16-12 孕30周胎儿双侧轻度肾盂扩张

左侧0.65cm，右侧0.73cm，胎儿出生后正常。

8．单脐动脉（single umbilical artery） 相对常见（图16-13），在单胎活产婴儿发生率为0.46%，多胎妊娠发生率为0.8%，染色体异常的新生儿发生率为6.1%～11.3%。13三体和18三体胎儿最常受累，而21三体和性染色体异常很少出现单脐动脉。在伴有单脐动脉的多数非整倍体胎儿中，超声多可发现其他结构异常，孤立的单脐动脉不伴有其他结构异常的胎儿不作为产前胎儿染色体检查的指征。

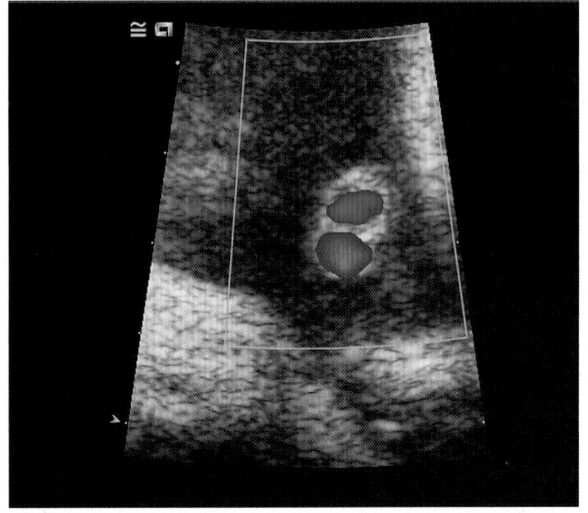

图16-13 孕25周胎儿孤立性单脐动脉

脐带横切面CDFI检查仅见两个血流信号，追踪至出生后7天正常。

9．股骨短（short femur） 21三体综合征小儿及成人身材矮小，胎儿似乎亦有股骨和肱骨的缩短，尤其在孕中早期。许多研究均提示胎儿股骨短可增加胎儿患21三体综合征的危险性，但是由于21三体综合征胎儿股骨仅有轻度缩短，且其测量值与染色体正常胎儿有较大范围的重叠，因此，股骨短尚不能作为普查21三体综合征的独立指标。目前认为仅有股骨轻度缩短不是常规进行染色体检查的指征。

（李胜利　秦　越）

二、产前超声多普勒的遗传学应用

染色体异常胎儿常伴有结构畸形，尤其是心血管结构异常。然而，即使没有显著结构畸形，染色体异常胎儿的心脏功能在孕早期即可出现异常。大量研究证实21三体胎儿心肌和瓣膜的显微和超微结构解剖可出现异常。这些发现帮助开发了新的超声标记心血管系统的多普勒评价。这类超声评价中有两个测试在孕早期筛查时极其有用，即三尖瓣口和静脉导管内的血流评价。

（一）孕早期三尖瓣反流

孕早期三尖瓣反流在染色体正常胎儿中发生率大约为0.9%，而在21三体、18三体、13三体和Turner 综合征胎儿中的发生率分别高达55.7% 、33.3% 、30% 、37.5%[6]，因此，三尖瓣反流可作为筛查染色体异常的敏感超声标记。结合NT测量值、血清学生物标记、孕妇年龄以及三尖瓣反流，对21三体、18三体的检出率分别可达96%和92%，而对13三体和Turner综合征的检出率则可达100%。目前频谱多普勒检测三尖瓣反流已被英国母胎医学协会纳入孕早期染色体筛查模式中。三尖瓣反流还与心脏结构异常有关，是心脏结构异常的高风险因素，阳性似然比为13。心脏结构异常中三尖瓣反流的发生率为18% ~ 62%，但单纯性的三尖瓣反流对胎儿染色体异常及心脏结构异常的筛查作用较差。

（二）孕早期静脉导管a波反向

静脉导管是胎儿时期的特殊结构，因其特殊解剖位置和血液供应，可直接反应胎儿心脏功能。因此当胎儿心脏功能异常时，静脉导管血液动力也随之发生改变，而这一改变可通过多普勒超声检测到。正如上述三尖瓣反流，染色体异常胎儿也常伴有静脉导管多普勒超声异常，表现为a波消失或反向。这些异常已经在大量人群的研究中得到证实。静脉导管a波反向在染色体正常胎儿中的发生率大约为3.2%，而在21三体（图16-14）、18三体、13三体和Turner综合征胎儿中的发生率分别高达66.4%、58.3%、55%和75%。因此，静脉导管a波反向也可作为筛查染色体畸形的敏感超声标记。结合NT测量值、血清学生物标记、孕妇年龄以及静脉导管a波反向，对21三体、18三体的检出率分别可高达96%和92%，而对13三体和Turner综合征的检出率则可高达100%。目前频谱多普勒检测静脉导管a波反向已被英国母胎医学协会纳入孕早期染色体筛查模式中。

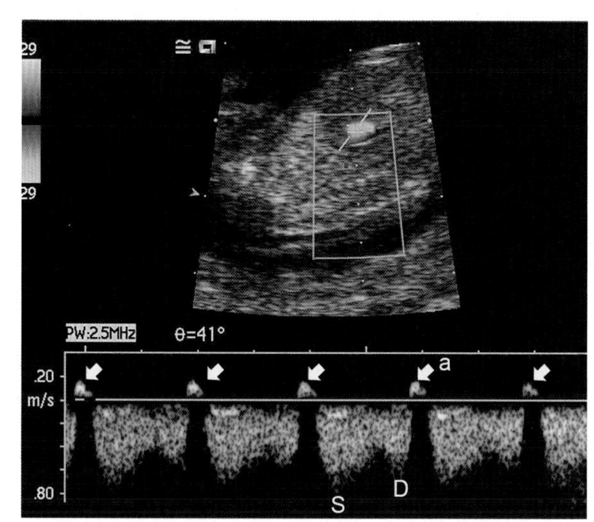

图16-14　孕12周5天胎儿静脉导管a波反向，染色体核型为21三体

（罗国阳　秦　越）

三、胎儿颅窝增宽的遗传学诊断

在产前超声检查中，对胎儿颅窝的观察主要集中于颅后窝。而胎儿颅后窝池增宽是胎儿中枢神经系统扫查时较常见的一种影像学表现。颅脑的很多病变均可能引起胎儿颅后窝池增宽，包括孤立性颅后窝池增宽、Dandy-Walker畸形、小脑发育不全、小脑蚓部发育不良。不同病因引起颅后窝池增宽的相关遗传学因素不同，所导致胎儿的转归也不尽相同。

（一）孤立性颅后窝池增宽（isolated enlarged cisterna magna）

胎儿颅后窝池在孕期的变异很大，前后径的正常范围为2～10mm，若>10mm应考虑为颅后窝池增宽。若胎儿小脑、小脑蚓部、第四脑室及小脑幕上无异常发现且不伴有颅内外结构或软指标异常，则称为孤立性颅后窝池增宽。

【临床表型】

超声表型：在经小脑斜横切面上，从小脑蚓部后方至枕骨内表面的距离>10mm，可诊断为颅后窝池增宽（图16-15）。

MRI表型：颅后窝池增宽，横轴位或矢状位前后径>1.0cm，无小脑半球及小脑蚓部发育不良，无占位效应及颅骨内板受压或缺损改变，小脑幕不抬高（图16-16）。

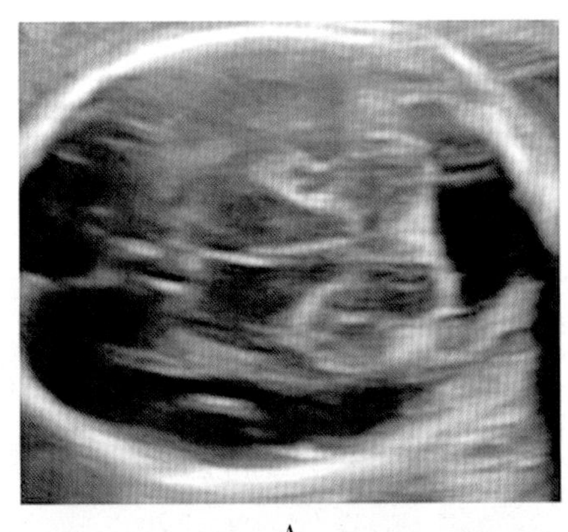

A

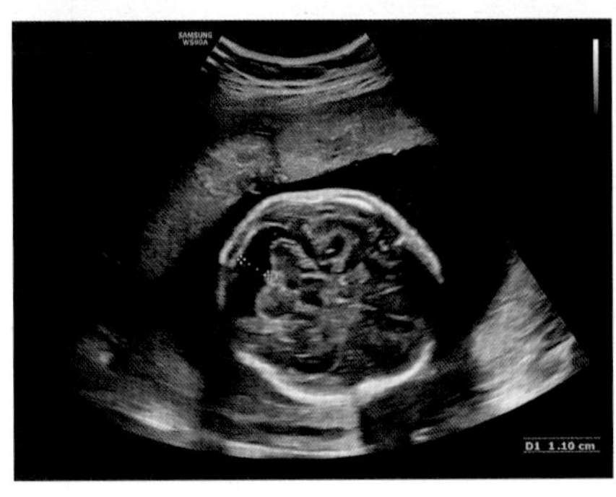

B

图16-15　颅后窝池增宽超声表现

A. 单纯性颅后窝池增宽经小脑斜横切面声像图。B. 孕22周胎儿孤立性颅后窝池增宽，约1.1cm，染色体核型正常。

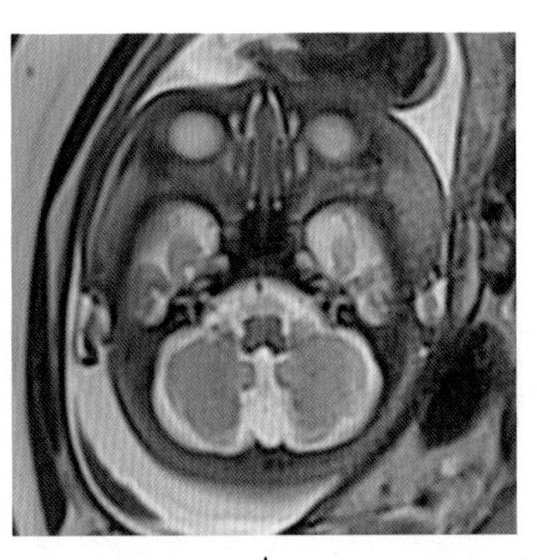

A

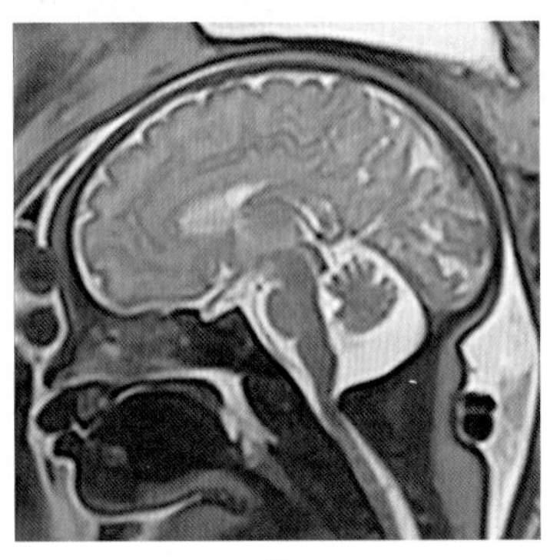

B

图16-16　孕37周胎儿颅后窝池增宽MRI图像

（图片由中南大学湘雅医院廖伟华教授提供）

【遗传因素】

Haimovici等[7]对15例孤立性颅后窝池增宽的胎儿进行追踪随访，所有新生儿表型均正常，且长期随访结果也正常。Liu Z Q等[8]对83例孤立性颅后窝池增宽的胎儿行染色体核型检查均正常，并对其中颅后窝池前后径>13mm的胎儿再行CMA检查，均为良性CNVs。2016年D'Antonio等[9]对胎儿孤立性颅后窝池异常进行Meta分析，其中76例孤立性颅后窝池增宽的胎儿均未检出染色体异常。

【预后】

在国内外相关报道中，一部分孤立性颅后窝池增宽的胎儿会在孕晚期情况缓解或恢复正常，这种情况的胎儿预后较好；但若颅后窝池持续增宽或在出生时仍扩张者，预后则较差，出现运动迟缓或身体机能失调或记忆力低下或语言表达不流畅等问题的风险明显增高。

【遗传咨询与产前诊断】

对于孤立性颅后窝池增宽，是否需要进行染色体检查，目前意见尚不统一。孤立性颅后窝池增宽不应作为产前胎儿有创性染色体检查的指征，但应密切追踪随访，动态观察其变化。

（二）Dandy-Walker畸形（Dandy-Walker Malformation，DWM）

DWM是一种伴有多种先天性异常的复合畸形，极少见，发生率为1/35 000～1/25 000。多数DWM可合并神经系统的其他畸形。

【临床表型】

超声表型可分型为：①典型DWM，以小脑蚓部完全缺失为特征，伴有第四脑室及颅后窝池增宽（图16-17A）。②变异型DWM，以小脑下蚓部发育不全为特征，可伴或不伴有颅后窝池增宽（图16-17B、图16-17C）。③孤立性颅后窝池增宽。

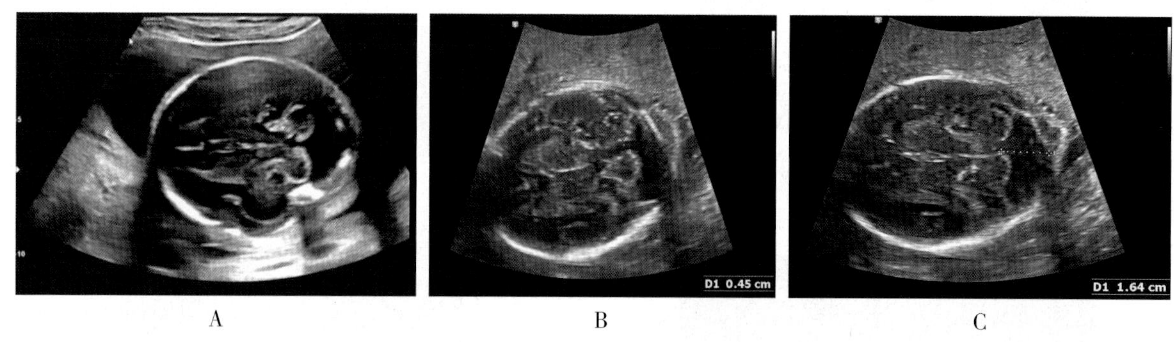

图16-17 胎儿Dandy-Walker畸形

A. 孕23周胎儿典型Dandy-Walker畸形，第四脑室与颅后窝池相通并增宽。B、C. 孕24周胎儿变异型Dandy-Walker畸形，小脑下蚓部缺失，宽约0.45cm，伴颅后窝池增宽。

MRI表型：DWM和Dandy-Walker变异的影像学表现：①囊性扩张的第四脑室与颅后窝池相通；②小脑蚓部缺如或发育不良，伴或不伴小脑半球发育不良；③颅后窝池增宽；④小脑幕、横窦及窦汇受压抬高；⑤可合并其他中枢神经系统畸形，如胼胝体发育不良、神经元移行障碍、脂肪瘤、蛛网膜囊肿等（图16-18）。

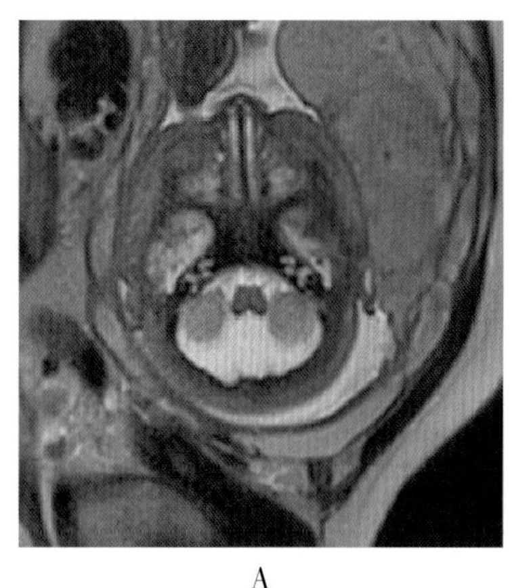
A

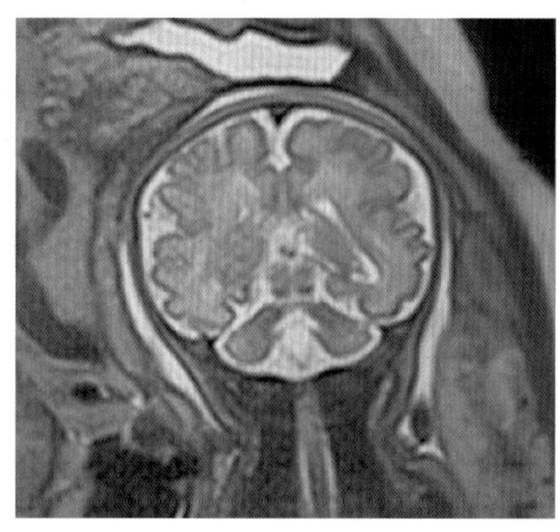
B

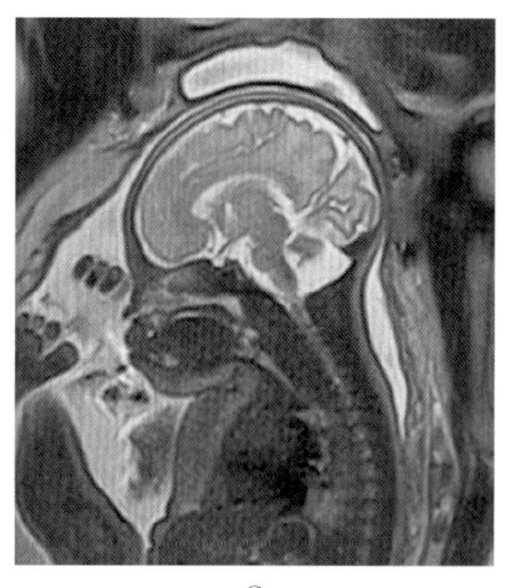
C

图16-18 孕34周胎儿Dandy-Walker畸形

A. 磁共振T2WI序列轴位示小脑蚓部缺如，第四脑室与颅后窝池沟通，颅后窝池增宽。B. 磁共振T2WI序列冠状位示小脑蚓部缺如，第四脑室与颅后窝池沟通。C. 磁共振T2WI序列正中矢状位示小脑蚓部缺如，第四脑室与颅后窝池沟通，后颅窝池增宽。

（图片由中南大学湘雅医院廖伟华教授提供）

【遗传因素】

DWM常伴发于50多种遗传综合征，是如Meckel-Gruber、Aicardi、Walker-Warburg或Joubert综合征的一个特征。鉴定出具体的综合征很重要，因为这会影响到预后和复发风险。

DWM还常与染色体异常相关，15%～45%合并染色体异常（常为18三体综合征和13三体综合征），但也可单独存在而不伴发其他畸形。D'Antonio等[9]研究指出孤立性的DWM是胎儿染色体异常的高危因素，而且常合并胎儿其他结构异常。孤立性DWM胎儿染色体异常的发生率约为16.3%，并主要表现为染色体缺失。国内有学者的研究表明，染色体7p21.3区DNA拷贝数异常是导致DWM的原因之一，其发病机制可能与*NDUFA4*和*PHF14*的异常表达有关[10]。这使得在临床上，常规染色体分析未发现异常的病例，应进一步行CMA检查。

【预后】

对于染色体正常的孤立性DWM胎儿，68%的患儿在产前及出生后会出现脑积水，62.7%的患儿需要手术干预治疗[11]，而且也存在着发生行动迟缓、语言能力障碍、精神运动障碍等风险，所以应向孕妇及家属清楚交代胎儿预后。

【遗传咨询与产前诊断】

DWM是胎儿染色体异常的高风险因素，而且多伴发颅内外结构或软指标异常，故一旦超声发现胎儿DWM，则应详细扫查胎儿其他结构有无异常，并强烈建议行胎儿染色体核型分析及CMA检查。胎儿DWM并伴有其他的结构异常，染色体异常的发生概率明显增高。

DWM再发风险有以下四种可能：①DWM是遗传性疾病的一部分时，再发风险取决于该病的遗传方式。②DWM合并染色体异常时，再发风险取决于孕妇年龄、家族史以及是否有不平衡染色体异常的家族性风险。③DWM合并其他多发畸形如唇腭裂、先天性心脏畸形等，这些畸形的再发风险增加5%。④孤立性DWM的再发风险为1%～5%。

（三）小脑蚓部发育不良（vermian hypoplasia，VH）

VH是指小脑蚓部面积小于相同孕周正常胎儿蚓部面积的3个标准差以上，一般小于相同孕周正常胎儿蚓部面积的50%。

【临床表型】

超声表型：经小脑斜横切面上，两侧小脑半球分离，但在颅后窝偏上方仍可见小脑蚓部将两侧小脑半球联系起来。颅后窝池增大，可伴有第四脑室扩张，两者相互连通。在小脑蚓部正中矢状切面上，小脑蚓部部分缺失，尤其是下蚓部缺失或发育不良更常见（图16-19）。

MRI表型：小脑蚓部发育不良或未发育，双侧小脑半球在中线直接接触。

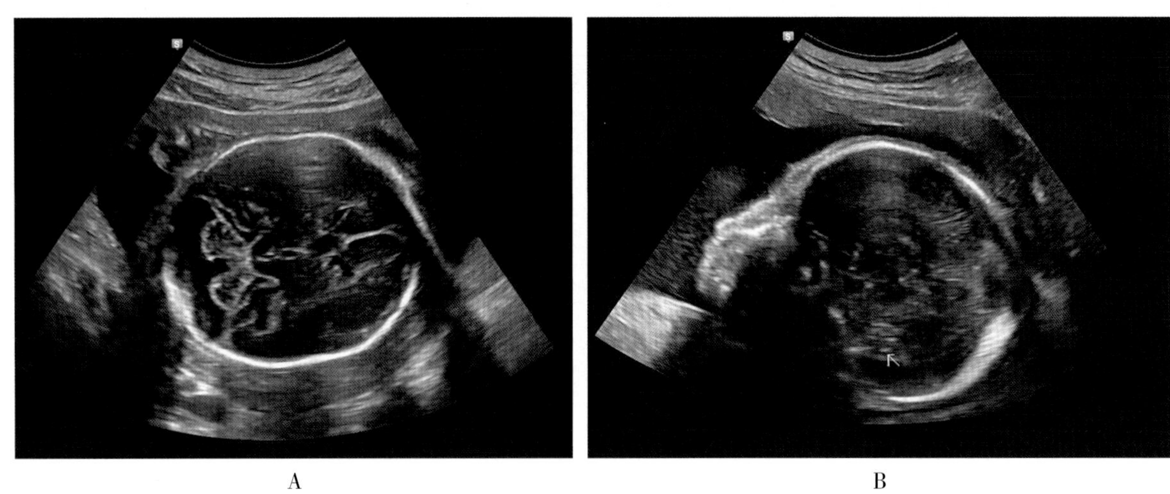

A　　B

图16-19　胎儿小脑蚓部发育不良

A. 孕26周胎儿小脑蚓部发育不良，小脑横切面显示小脑下蚓部小，合并颅后窝池增宽。B. 小脑矢状面上显示小脑下蚓部显小（箭头所示），该病例合并侧脑室增宽。

【遗传因素】

VH常与染色体异常相关，特别是与13三体、18三体和21三体相关，因而对此类胎儿要进行染色体核型分析及CMA检查。57%的VH胎儿伴有中枢神经系统异常，81%的VH胎儿伴有非中枢神经系统异常。伴有其他中枢神经系统畸形或是其他系统异常也会增加染色体异常的风险。

D'Antonio等[9]研究表明，孤立性VH的染色体异常发生率为6.5%，多为染色体缺失。该作者又对孤立性VH胎儿的预后进行Meta分析[12]，发现患儿没有明显神经系统发育延迟的现象。

【预后】

VH胎儿的预后取决于其染色体异常与否及伴发畸形的严重程度；对于孤立性VH的病例，因数量很少，因此相关预后的信息仍然有限。

【遗传咨询与产前诊断】

合并染色体异常的VH胎儿可按相关染色体异常进行遗传咨询，染色体正常的孤立性VH胎儿出生后发育异常延迟的风险需要进一步评估[12]。

（秦　越　李胜利）

四、胎儿侧脑室增宽的遗传学诊断

侧脑室增宽的发生率为0.38%～2.2%。侧脑室轻度增宽胎儿非整倍体染色体异常风险增加，非整倍体染色体异常的发生率为3/100～10/100。

【临床表型】

超声表型：临床上将侧脑室体部后脚宽度≥10mm定义为侧脑室增宽，根据侧脑室增宽程度区分为重度侧脑室增宽（一侧或双侧侧脑室宽度≥15mm）（图16-20C）和临界性侧脑室增宽（侧脑室宽度为10～14.9mm）；由于以12mm为界存在预后转归不一致的现象，有研究将临界性侧脑室增宽进一步分为轻度侧脑室增宽（10～12.0mm）（图16-20A）和中度侧脑室增宽（12.1～14.9mm）（图16-20B）。

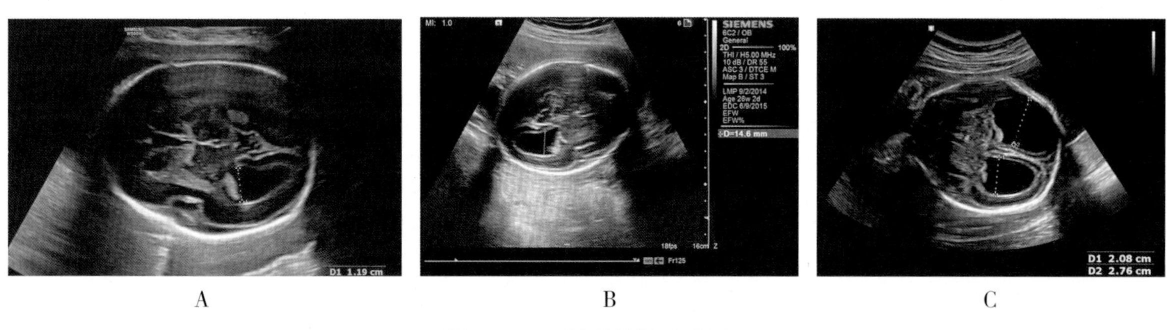

图16-20　胎儿侧脑室增宽

A. 胎儿轻度侧脑室增宽。B. 胎儿中度侧脑室增宽。C. 胎儿重度侧脑室增宽。

MRI表型：MRI测量侧脑室宽度时选择大脑横轴位或冠状位，侧脑室三角区脉络膜丛球状部水平，内侧壁与外侧壁之间，垂直于侧脑室长轴进行测量。磁共振胎儿侧脑室增宽分为轻度、中度及重度。其中1.0～1.2cm为轻度增宽，1.2～1.5cm为中度增宽，>1.5cm为重度增宽（图16-21）。

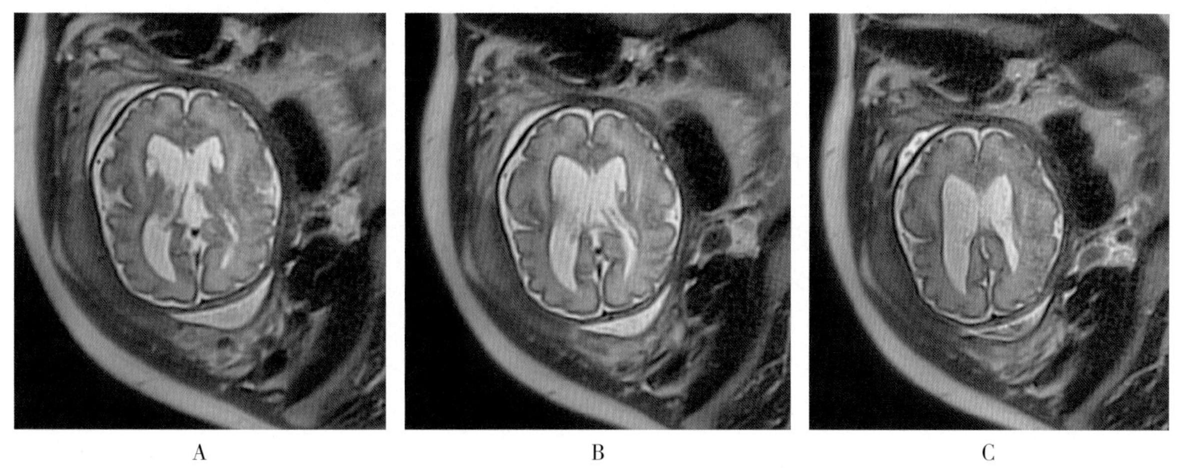

图16-21　孕31周胎儿侧脑室不对称增宽

A、B、C. 磁共振T2WI序列轴位连续三个层面示右侧脑室不对称增宽。（图片由中南大学湘雅医院廖伟华教授提供）

【遗传因素】

侧脑室轻度增宽原因不明，部分是特发性，部分是伴发于染色体异常、基因综合征、神经系统畸形，如胼胝体发育不全（agenesis of the corpus callosum，ACC）、Dandy-Walker综合征、Galen静脉瘤、蛛网膜囊肿、Arnoid-Chiari畸形、脑裂畸形、颅内感染等。

在国内学者对胎儿侧脑室增宽的遗传学研究中，部分学者认为侧脑室增宽的程度、增宽为单侧或双侧、双侧增宽对称与否与染色体异常无明确相关性；而是否伴有结构或软指标的异常则与染色体异常明确相关。相关的研究发现，孤立性侧脑室增宽组的CMA检查异常率明显低于非孤立性侧脑室增宽组。王逾男等[13]将非孤立性侧脑室增宽组细化分为合并超声软指标组、合并神经系统畸形组及合并其他异常组，其中无论是染色体核型分析或是CMA检查，合并超声软指标组的胎儿染色体异常率均明显高于其他分组。

很多学者针对孤立性轻度侧脑室增宽进行研究，发现孤立性轻度侧脑室增宽的非整倍体发生率为3%～15%。故一旦发现侧脑室增宽，均建议行胎儿染色体核型分析及CMA检查。

【预后】

重度侧脑室增宽的胎儿多预后不良。在Gaglioti等[14]研究中，产前诊断为重度侧脑室增宽的患儿出生后常发展成为脑积水及脑萎缩，且病死率高达70%～80%，存活的胎儿中智力发育正常者也不足一半；在Hannon等[15]针对重度侧脑室增宽的研究中，发现其染色体异常率为3.2%，但因其预后较差，约63%的孕妇选择终止妊娠，无论胎儿合并其他异常与否。

对于临界性侧脑室增宽而言，是否合并其他异常是判断其预后的重要因素，因此应认真排查。非孤立性临界性侧脑室增宽的预后取决于伴发畸形的严重程度；而对于孤立性临界性侧脑室增宽的病例，预后相对较好，但部分仍可能出现发育或智力障碍。Gaglioti等[14]随诊了43例孤立性临界性侧脑室增宽的新生儿，仅3例出现发育障碍。Ouahba等[16]对167例孤立性侧脑室增宽胎儿的超声随访发现，宫内无进展者出生后神经发育异常的风险显著低于宫内有进展者。

【遗传咨询与产前诊断】

一旦发现胎儿侧脑室增宽，应建议行染色体核型分析及CMA检查，并详细检查有无胎儿颅内外结构或软指标异常，必要时行胎儿MRI对超声检查结果进行补充。

（秦　越　李胜利）

五、胎儿神经系统其他异常的遗传学诊断

（一）神经管缺陷（neural tube defects，NTD）

根据神经管发育受阻时间及部位的不同，NTD分为无脑畸形、露脑畸形、脊柱裂、脑膨出或脑膜膨出等。

【临床表型】

超声表型：①无脑畸形颅骨强回声环缺失，仅在颅底部见骨化结构（图16 22A）。②露脑畸形可见颅骨强回声环缺失，脑组织浸泡于羊水中，结构紊乱（图16-22B）。③脑膨出及脑膜脑膨出可见颅骨强回声连续性中断，缺损处有脑组织和脑膜膨出（图16-22C）。④开放性脊柱裂背部皮肤缺损，神经组织与外界相通，还可出现柠檬头征及香蕉小脑征等征象；闭合性脊柱裂产前检

出率较低（图16-22D）。

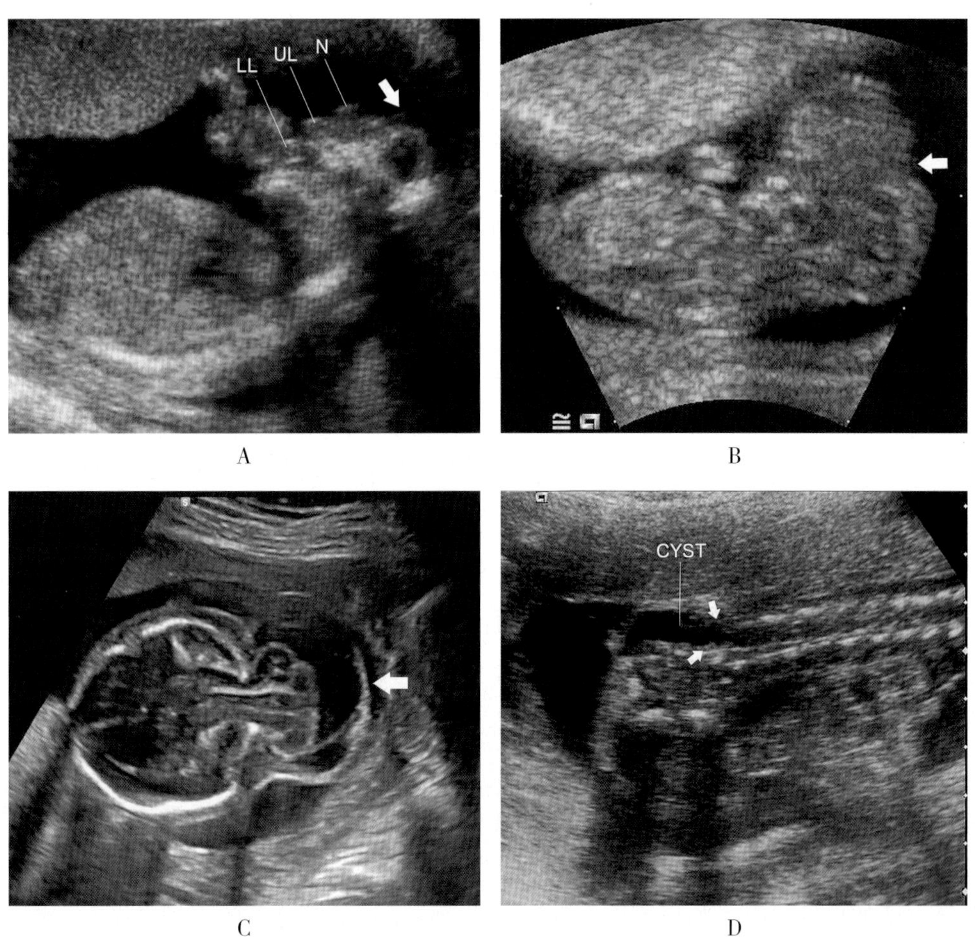

图16-22　胎儿神经管缺陷

A. 胎儿无脑畸形。B. 胎儿露脑畸形。C. 胎儿脑膜脑膨出。D. 胎儿脊柱裂（闭合性）。

MRI表型：①无脑畸形表现为胎儿颅骨、覆盖颅骨的皮肤及幕上大部分脑组织缺失，仅可见颅底结构。双眼眶位于头颅最高处，且无前额，冠状面扫描呈“青蛙”样面容。②露脑畸形表现为胎儿颅骨、覆盖颅骨的皮肤缺失，脑组织直接暴露或浸泡于羊水中。露脑畸形最终可发展为无脑畸形。③脑膨出及脑膜脑膨出多发于枕部，顶部次之。颅骨局限性缺损，可见囊状脑脊液信号或一含有脑脊液与脑组织的混杂信号包块向颅外膨出，并通过局部颅骨缺损处与颅内相连。④开放性脊柱裂的脊柱缺陷处有皮肤缺损，脊膜和（或）脊髓通过未完全闭合的脊椎疝出或向外露出形成背部囊样外凸影（图16-23）。常伴有颅内结构异常，如颅后窝池消失、香蕉小脑征、柠檬头征及脑室

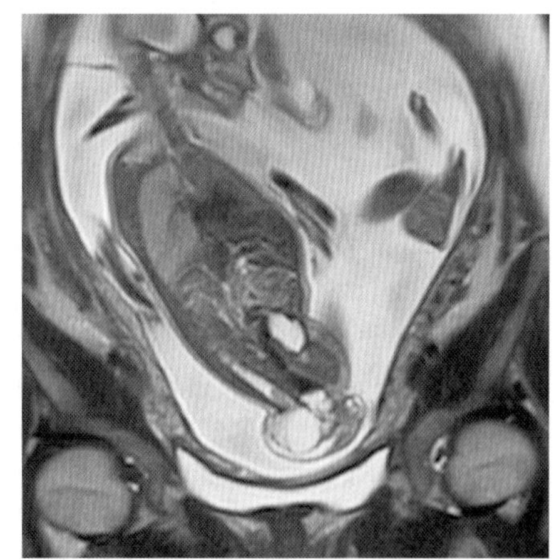

图16-23　孕33周胎儿开放性脊柱裂

（图片由中南大学湘雅医院廖伟华教授提供）

扩张等。闭合性脊柱裂的脊柱缺陷处有完整皮肤覆盖，无背部囊样外凸影形成。

【遗传因素】

综合多个研究表明，NTD中染色体异常的发生率为1.8%～6.5%，其中以18三体和13三体最为常见。孤立性NTD也常出现染色体异常。无脑畸形的发病与遗传和环境相关，也有报道称，该病存在常染色体隐性遗传。露脑畸形如果由于单基因异常引起，遗传方式为常染色体隐性遗传、常染色体显性遗传或X-连锁遗传。有报道称单纯脑膜（脑）膨出有家族聚集性，属于常染色体显性遗传。脑膨出可能是遗传综合征（如Meckel-Gruber综合征等）的表型之一，这些综合征很多是常染色体隐性遗传。脊柱裂与遗传和环境相关，该病存在常染色体隐性遗传。有报道称，完全性9三体的胎儿可以表现为开放性脊柱裂。

【预后】

无脑畸形与露脑畸形的预后极差，一般在出生后几小时内死亡。脑膨出或脑膜脑膨出的预后与膨出的部位、大小、膨出的脑组织多少、有无脑积水、有无小头畸形、染色体是否异常、有无合并其他畸形等有关。脑组织膨出越多，合并其他畸形越多或染色体异常者，预后越差。脑或脑膜膨出新生儿总病死率约为40%，存活者80%以上有智力和神经系统功能障碍。脊柱裂的临床预后和病变平面有关。脊柱裂病变平面越低，病变内仅含脑积液而无神经组织，预后越好。早期外科手术可以使许多脊柱裂新生儿存活，但成活者常有严重功能障碍。如果不手术，17%的患者可成活至十多岁。

【遗传咨询与产前诊断】

露脑畸形的再发风险取决于引起该畸形的病因，由于羊膜破裂引起的露脑畸形无再发风险。若由单基因异常引起，再发风险达25%～50%。单纯露脑畸形的再发风险为2%～5%。单纯脑膜（脑）膨出不增加再发风险。脑膨出作为常染色体隐性遗传的综合征的表型之一时，复发风险为25%。既往有脊柱裂孕产史的孕妇再发风险明显增高。既往分娩1胎脊柱裂，下次妊娠的再发风险为2%～5%，既往分娩2胎脊柱裂，下次妊娠的再发风险为6%。

（二）胼胝体发育不全

胼胝体发育过程中若出现感染、宫内缺血缺氧、染色体异常等均会导致其异常发育，发生完全性或部分性的缺如，在普通人群中发生率为0.3%～0.7%，在神经发育缺陷的人群中为2%～3%。

【临床表型】

超声表型：颅脑冠状切面及正中矢状切面ACC表现为形态特殊的胼胝体结构不显示或仅显示部分胼胝体回声。间接征象可出现侧脑室增宽呈“泪滴状”、透明隔腔明显减小或消失、第三脑室不同程度增大且向上移位（图16-24）。

MRI表型：①侧脑室扩张，主要是侧脑室三角区和枕角，横轴位呈“泪滴状”改变（前窄后宽），冠状位呈“公牛角”改变。②侧脑室前角旁，由于尾状核头相对坚实，可以维持侧脑室前脚的相对正常形态。③大脑半球间距增宽，侧脑室体部变直、平行、分离。④第三脑室扩大、上升、介于双侧脑室之间，与扩张的双侧脑室形成“蝙蝠翼状”改变或“公牛角”改变（图16-25，图16-26）。

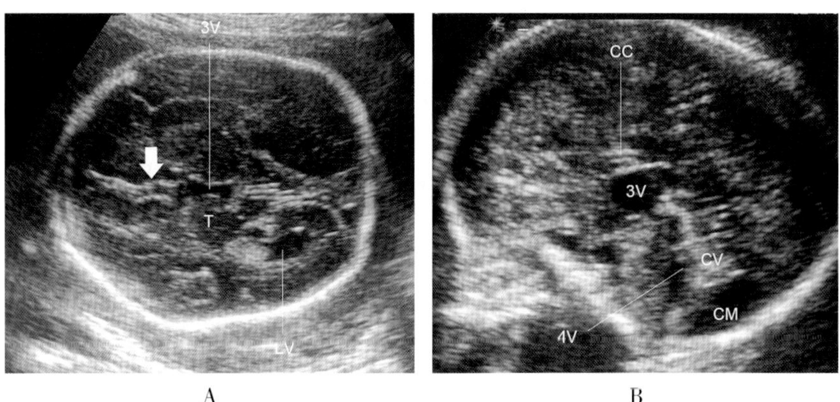

图16-24 孕28周胎儿胼胝体发育不良合并小脑蚓部发育不良等多发畸形，脐血染色体核型为18三体

A. 侧脑室水平横切面显示透明隔腔消失（箭头所示），第三脑室（3V）上抬。B. 正中矢状切面仅显示胼胝体（CC）体部，其他部缺如，透明隔腔消失，第三脑室（3V）上抬，小脑蚓部（CV）细小发育不良，第四脑室（4V）直接与颅后窝池（CM）相通。

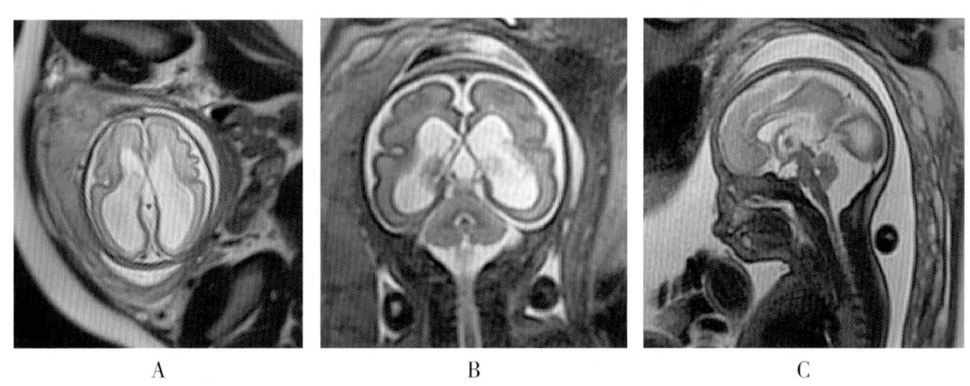

图16-25 孕29周胎儿部分型胼胝体发育不良伴颅后窝池增宽

A. 磁共振T2WI序列轴位示侧脑室扩张，以侧脑室三角区及枕角为甚，呈“泪滴状”改变。B. 磁共振T2WI序列冠状位示侧脑室扩张，类似“公牛角”改变。C. 磁共振T2WI序列正中矢状位示胼胝体部分缺如。

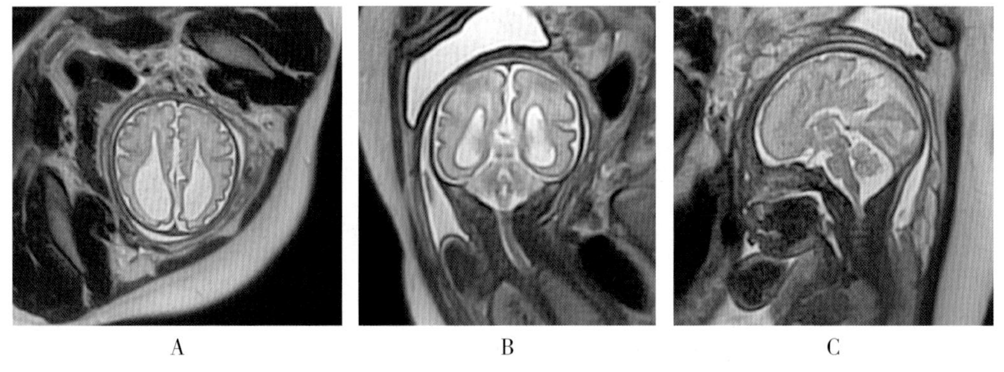

图16-26 孕31周胎儿完全型胼胝体发育不良

A. 磁共振T2WI序列轴位示侧脑室扩张，以侧脑室三角区及枕角为甚，呈“泪滴状”改变。B. 磁共振T2WI序列冠状位示侧脑室扩张，类似“公牛角”改变。C. 磁共振T2WI序列正中矢状位示胼胝体完全缺如。

（图片由中南大学湘雅医院廖伟华教授提供）

【遗传因素】

国外文献报道ACC的发生率在新生儿约为5‰，可能与胼胝体胚胎发育异常或坏死有关，常与染色体畸形和基因综合征有关。10%的ACC胎儿合并有染色体异常，20%～35%合并有明确基因定位的综合征。50%病例伴有其他部位的结构畸形，主要为Dandy-Walker畸形和先天性心脏畸形。Santo等[17]通过对22篇临床研究分析，发现45.8%的ACC患者合并颅内异常，染色体异常率达17.8%。而在孤立性ACC的染色体异常较少见。Heide等[18]研究了149例ACC胎儿，其中20例（13.3%）可检出1～2个致病性CNVs，主要为8号染色体和3号染色体的异常，还有1例1q43q44微缺失。有文献报道，1q43q44微缺失主要的表型是小头畸形、胼胝体异常和癫痫。周倩兰等[19]报道了1例胼胝体缺如的病例，染色体核型为46, XY, inv (15) (q21q25)。目前可合并ACC的染色体综合征有8三体、13三体、14三体、15三体、18三体，11q部分三体、19q部分三体以及Turner综合征。Aicardi综合征、MASA综合征、HSAS综合征，其病变基因定位于X染色体上，均可合并ACC。与15号染色体相关的合并ACC的综合征有：Angelman综合征（15q14），遗传学痉挛性截瘫伴ACC（15q13q15，新近研究发现病变基因变异涉及15q21.1[20]）。Simpson等[21]报道发现与Mast综合征相关的*SPG21*基因位点在15q22上。

【预后】

复杂型ACC预后较差，孤立性ACC预后尚有争论。部分学者认为单纯型ACC的结局良好。然而一些研究表明，即使被认为有良好预后的单纯型ACC，仍然可引起行为及认知等社会能力的损害，且这些损害并非出生时即表现，而是随着年龄增加而逐渐显现。另外，多数人认为单纯型ACC中部分型ACC比完全型ACC预后好，智力及精神发育等方面均优于完全型ACC。但也有学者认为单纯型ACC的预后与胼胝体缺失的类型并无明显差异。因此胼胝体缺失的预后尚无统一结论，特别对单纯型ACC胎儿的预后报道不一，从完全无症状，至轻度的运动、语言、学习障碍及社交困难，乃至严重神经、智力发育迟缓均有报道。

【遗传咨询与产前诊断】

ACC的再发风险取决于该病是否为孤立性病变、是否合并代谢性疾病、是否为基因综合征。如果ACC合并非整倍体异常，再发风险为1%，且其风险随孕妇年龄增加而增高。如果为孤立性ACC，再发风险为2%～3%。多数ACC为散发病例，也有家族聚集性的报道。

（三）前脑无裂畸形（holoprosencephaly，HPE）

HPE也称全前脑，是严重的颅脑发育异常，为前脑未完全分开成左右两叶，而导致一系列脑畸形和由此引起的一系列面部畸形。其发生率约为1/10 000。

【临床表型】

超声及MRI表型：①无叶全前脑。颅内结构紊乱，仅可见一个较大的原始脑室，中央见单一丘脑低回声结构，呈融合状，并伴有面部结构严重异常（图16-27）。②半叶全前脑，前部为单一脑室，丘脑融合，后部分开为两个脑室。③叶状全前脑。大脑半球发育良好，大脑半球显著分裂，前角部分融合，与第三脑室明显交通，胼胝体及透明隔部分发育，丘脑分为左、右各一，该分型产前诊断困难。④半球中央变异型全前脑。大脑半球前部和后部分裂，额叶后部及顶叶区域融合；侧脑室体部融合，前角及后角分开；胼胝体部缺失，外侧裂呈垂直走行，跨中线异常连接（图16-28）。

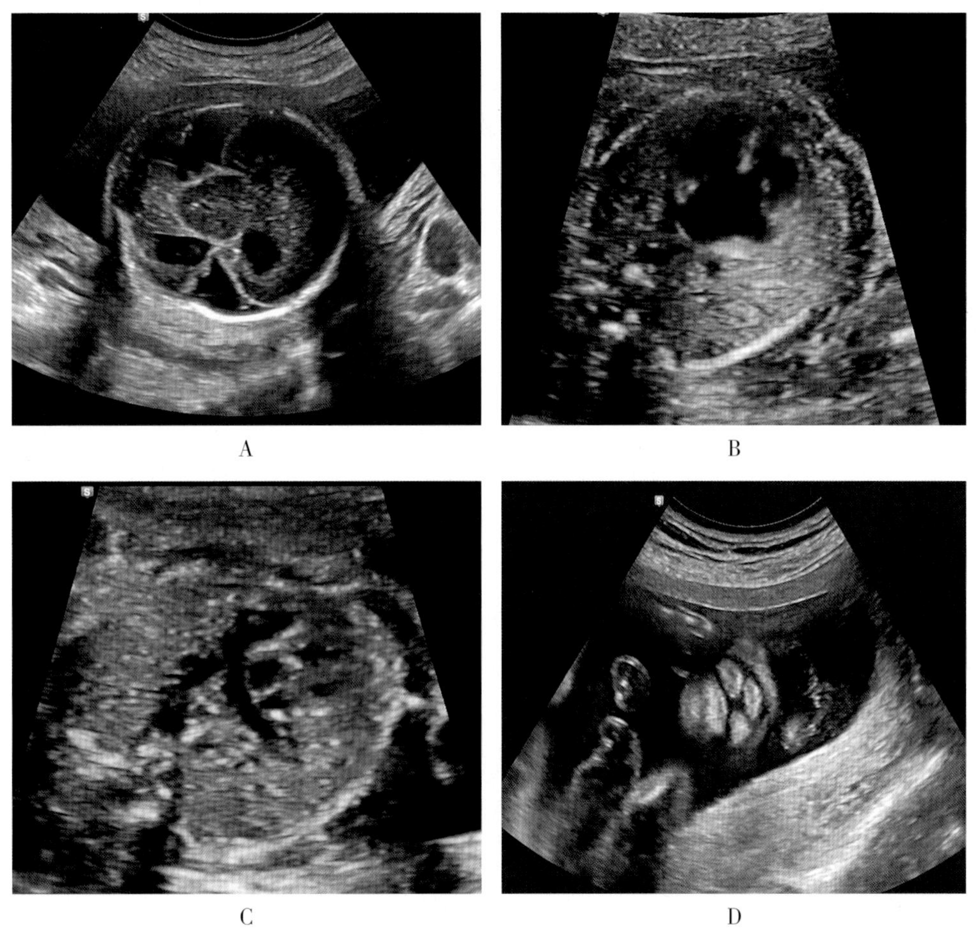

图16-27 孕22周胎儿无叶全前脑，染色体核型为13三体，合并正中唇裂、完全型心内膜垫缺损、永存左上腔静脉（双上腔静脉）、双手6指畸形等

A. 胎儿小脑横切面显示单一侧脑室，双侧丘脑融合。B. 胎儿完全型心内膜垫缺损。C. 胎儿三血管-气管切面显示左侧上腔静脉位于肺动脉左侧。D. 胎儿中央型唇裂。

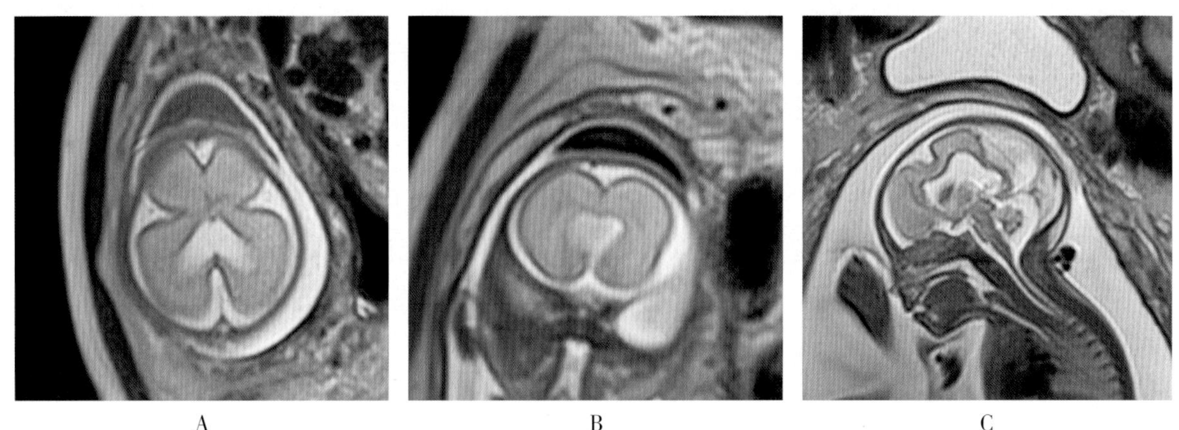

图16-28 孕27周胎儿半球中央变异型全前脑

A. 磁共振T2WI序列轴位示大脑半球前部和后部分裂，中央部分融合。B. 磁共振T2WI序列冠状位示双侧背侧丘脑正常分隔。C. 磁共振T2WI序列正中矢状位示胼胝体部分缺失。

（图片由中南大学湘雅医院廖伟华教授提供）

【遗传因素】

30%～50% HPE伴有染色体异常，其中13三体约占所有染色体异常的75%，也可以发生于21三体、18三体和三倍体的胎儿中。如伴有其他结构异常，则染色体异常的风险进一步增加。现已知超过12种基因的变异可以导致胎儿出现HPE的表现。1996年Roessler等首先报道了*SHH*基因变异可致胎儿HPE。Chen等报道了1例表型为无叶HPE的胎儿，指出同时出现3p26.3–22.1重复（包含*CHL1*和*CNTN4*）及7q36.1–36.3缺失（包含*SHH*）与无叶HPE相关。国外学者陆续报道了*TGIF*基因与HPE之间的相关性，该基因位于18q11.31，若该位置染色体出现异常或是18q11.3单体，则胎儿可出现HPE的表现。也有文献报道了1例核型为环状7号染色体（与小头畸形、皮肤异常相关）的胎儿出现HPE表型。2010年Solomon等[22]详细分析了*SHH*、*TGIF*、*SIX3*、*ZIC2*、*GLI2* 这5种与HPE相关的基因，并指出*SHH*基因与微型HPE关系更密切，而无论无叶、半叶或是叶状HPE，均与*SIX3*或*ZIC2*基因的变异更相关。此外，HPE还与多种遗传综合征相关，包括Smith–Lemli–Opitz综合征（SLOS）、前脑无裂畸形–多指综合征（HPS）、Meckel–Gruber综合征（主要与*MKS*基因异常有关）、脑积水综合征等。

【预后】

全前脑是严重的颅脑发育异常，预后较差，但不是所有类型的HPE均是致命的，胎儿的预后取决于颅内及面部畸形的严重程度，是否合并其他结构异常，胎儿染色体是否存在异常，是否有多种遗传综合征等。存活者可能有严重的智力障碍、癫痫、窒息、喂养困难、内分泌病如尿崩症等。无叶全前脑的儿童往往不能行走、伸手取物和说话。

【遗传咨询与产前诊断】

HPE是多因素引起的先天畸形。如果是常染色体隐性遗传，再发风险约25%。对于散发病例，其再发风险约6%。全前脑受累家族中，再发严重神经系统异常的风险约12%。如果胎儿染色体异常，再发风险约1%；如父母染色体平衡易位，则再发风险更高。母体患有糖尿病，再发风险约1%。

（四）小头畸形（microcephaly）

一般来说，小头畸形是脑发育不良的结果，可以只是小头而不伴其他结构畸形，也可以是多发畸形或某些综合征中的一种畸形。其发生率约为1/1 000。

【临床表型】

超声及MRI表型：胎儿头围测值低于同龄胎儿的 3 倍标准差以上，是诊断小头畸形可靠的指标（图16–29）。头围/腹围比值，双顶径/腹围、双顶径/股骨长比值明显小于正常，这些参数在诊断小头畸形时有重要意义。

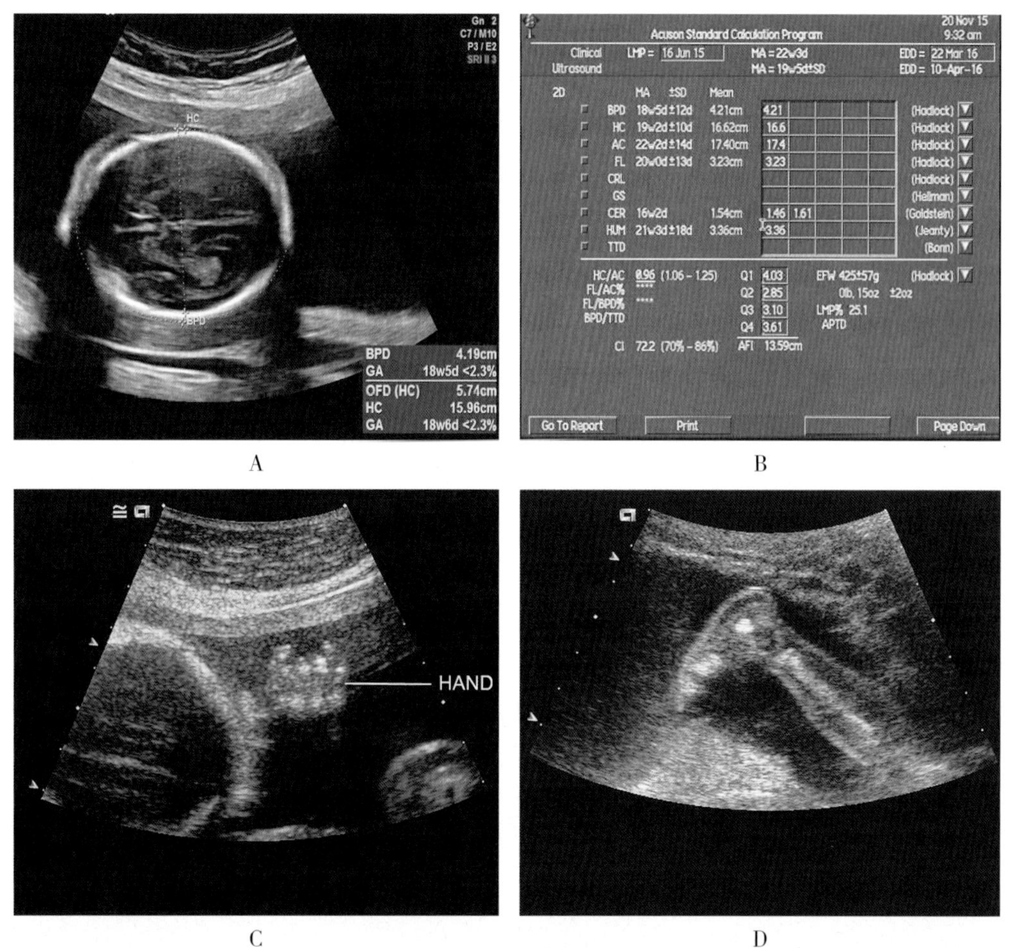

图16-29　孕22周胎儿小头畸形合并多发畸形，染色体核型为18三体

A. 胎儿丘脑横切面测量双顶径和头围，分别相当于18周5天及18周6天。B. 胎儿双顶径、头围及小脑横径所相当孕周均明显小于胎儿其他测值所相当孕周（均在20周以上）。C. 胎儿手握拳姿势异常，呈重叠指姿势。D. 胎儿呈摇椅状足。

【遗传因素】

小头畸形具有遗传异质性，已有文献报道多个小头畸形相关基因，且遗传方式多样，包括常染色体隐性遗传、常染色体显性遗传及X染色体连锁遗传等，临床表型既有孤立性小头畸形，也有合并其他多种畸形的小头畸形综合征。呈常染色体隐性遗传的小头畸形基因，如常染色体隐性遗传原发性小头畸形（autosomal recessive primary microcephaly，MCPH）基因和Seckel综合征相关基因*ATR*、*RBBP8*等。常染色体显性遗传的小头畸形的患儿一般无明显畸形和严重认知障碍。X染色体连锁遗传的小头畸形是由于*ARX*、*MECP2*、*DCX*、*GPKOW*等基因变异所导致的[23]。15%～20%的小头畸形存在染色体异常，染色体数目异常主要为21三体、13三体、18三体。染色体部分缺失（4p或5p缺失）、染色体微缺失（如1q21.3、1q44）、染色体微重复（22q11.21）、染色体断裂疾病（如Bloom's综合征）、环状染色体（2号、13号染色体）和染色体平衡易位等，对表型影响更大，除小头畸形外常合并其他发育异常，即综合征性小头畸形。文献报道，小头畸形中最常见的颅外畸形为眼部异常，其他常见畸形还包括指过短、并指及身材矮小，如Rubinstein-Taybi综合征、Tsukahara综合征、Filippi综合征、Feingold综合征及Tonoki综合征等。

【预后】

小头畸形的预后取决于引起该畸形的病因。小头畸形合并其他畸形的预后较单纯小头畸形严重。小头畸形常伴有中、重度智力障碍，一般来说，头围越小，智力障碍越严重。

【遗传咨询与产前诊断】

单纯小头畸形的遗传方式可以为常染色体显性与隐性遗传。如18三体所导致的小头畸形，其再发风险约为除母体年龄风险外再加上1%。如染色体重复或缺失导致的小头畸形，应检查父母染色体有无平衡易位，如果有，则增加再发风险。如为单基因疾病引起的表型，再发风险取决于遗传方式。如为药物暴露和感染导致的小头畸形，则再发风险较小。在伴有智障的小头畸形中，其弟、妹的再发风险为5.9%～20%。

（五）无脑回畸形（lissencephaly）

无脑回畸形属神经元移行异常，大体病理改变以无脑回或脑回宽大、脑沟变浅为其特点，其程度重者脑沟、脑回完全消失，脑表面光滑，也称为光滑脑。

【临床表型】

超声表型：目前多认为孕23周如顶枕沟和距状沟缺失、外侧裂和脑岛的异常，应警惕无脑回畸形的存在（图16-30）。产前检出的病例多为完全性无脑回，对于轻度的无脑回畸形或灰质异位，很难检出。

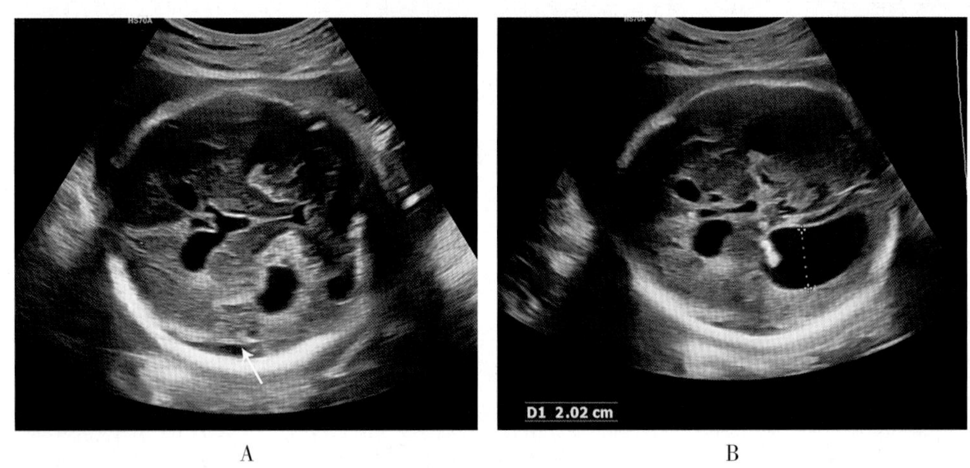

图16-30　孕33周胎儿无脑回畸形，合并多发脑白质软化、脑积水

A. 胎儿经小脑斜横切面，显示外侧裂形态异常（箭头所示），顶枕沟、距状沟显示不清。B. 胎儿侧脑室横切面，显示左侧侧脑室及第三脑室扩张，脑室壁增厚。

MRI表型：大脑表面平滑，脑回宽阔、平坦、粗大，皮质增厚，白质变薄，脑沟浅平，幕上脑室及蛛网膜下腔扩大，可见“8”字征。在顶枕叶增厚的皮层内可见一圈长T2高信号带。

【遗传因素】

目前为止，发现6种基因与Ⅰ型无脑回畸形有关（表16-5），4种基因与Ⅱ型无脑回畸形有关（表16-6）。

表16-5　与Ⅰ型无脑回畸形有关的基因

畸形类型	基因	染色体位置
孤立性无脑回畸形	*PAFAH1B1*	17p13.3
Miller-Dieker综合征	*YWHAE, CRK*和其他	17p13.3
X-连锁的无脑回畸形	*DCX*	Xq23
无脑回畸形伴小脑发育异常	*RELN*	7q22.1
无脑回畸形伴性别不辨	*ARX*	Xp21.3

表16-6　与Ⅱ型无脑回畸形有关的基因

畸形类型	基因	染色体位置
Walker-Warburg综合征	*POMT1*	9q34.1
肌肉-眼-脑病	*POMGNT1*	1p34.1
Fukuyama型先天性肌营养不良症	*FKTN*	9q31.2
MDC1C先天性肌营养不良症	*FKRP*	19q13.3

【预后】

临床上患儿常有癫痫以及精神、运动、智力发育迟滞表现。癫痫常于第一年反复发作，患儿大多于第二年死亡。巨脑回畸形患儿生存期较无脑回畸形患儿长，可达童年后期，但均有严重的癫痫和智力低下。

【遗传咨询与产前诊断】

如果患儿是染色体异常的缺失或易位，复发率很低。如果易位是从双亲的一方遗传而来，复发率可高达25%。如果为单基因疾病引起，再发风险取决于遗传方式。

（秦　越　李胜利）

六、胎儿生长受限诊断和遗传性诊断

胎儿生长受限（fetal growth restriction，FGR）是由于病理性因素导致的出生体重低于同孕龄同性别胎儿平均体重第10百分位数或两个标准差，或孕37周后出生体重<2 500g。发生率为3%～7%。

【临床表型】

产前超声根据其超声表现特点分为两型：匀称型胎儿生长受限、不匀称型胎儿生长受限。

匀称型胎儿生长受限：测量双顶径、头围、腹围、股骨长度均逐渐低于同孕龄正常值的第10百分位数，但各生长参数均相称。

不匀称型胎儿生长受限：测量双顶径、头围可正常，但腹围、股骨长度低于同孕龄正常值的第10百分位数。

【遗传因素】

FGR的病因复杂，母体因素、多胎、胎儿感染、胎盘和遗传因素等均可能导致FGR。在遗传因素中，染色体异常是导致FGR的重要原因之一。5%～20%的FGR存在染色体异常，13三体、18三体或21三体可表现为胎儿生长障碍。有报道指出，孕中期FGR胎儿中有12.6%存在染色体异常，其中以18三体为主。常染色体三体胎儿部分会表现为FGR，同时还会合并其他异常。除此之外，FGR也可以出现在染色体平衡易位和三倍体的胎儿中。Snijders等[24]在1993年研究了458例生长受限胎儿的染色体核型，其中89例（19%）胎儿染色体异常，包括3例染色体平衡易位和36例三倍体。Hatem等[25]报道了1例15号环状染色体的胎儿，表现为宫内发育迟缓、膈疝、多囊肾和羊水过少。

FGR的胎儿可表现为正常的染色体核型，但CMA检查可发现更多的线索。结合国内外文献报道[26, 27]，FGR可出现于Xp22.31-p22.33缺失，该区域含有的身材矮小基因*SHOX*与生长缺陷和骨骼畸形有关。*SHOX*基因的缺失或变异可能会导致Turner综合征的身材矮小表型，在胎儿期则可能会表现为FGR。19p13.3-p13.2微缺失区域包含了*C3*基因，该基因与胎盘缺乏免疫力有关，因此胎儿也可出现FGR。宫内生长受限并先天性心脏缺陷的胎儿有可能患22q11.2微缺失综合征。FGR也是单亲二体（uniparental disomy，UPD）常见的临床表型，有报道称2、6、7、14、16、20和22号染色体的UPD可表现为FGR，特别是UPD7的患儿中高达10%可出现FGR，但也有学者认为UPD并不是发生FGR的主要原因。除此之外，FGR还可以是Wolf-Hirschhorn微缺失综合征、Miller-Dieker综合征、猫叫综合征、Silver-Russell综合征等的一种临床表现。

【预后】

FGR近期并发症有新生儿窒息、低体温、低血糖、红细胞增多症、感染等；远期并发症可有脑瘫、智力障碍、神经系统障碍、行为异常；成年后高血压、冠心病、糖尿病、代谢性疾病的发病率为正常儿的2倍。不同临床类型的FGR引发近期和远期的并发症不同：①内因性匀称型胎儿生长受限的新生儿身材矮小，发育不全，外观无营养不良；可伴有先天畸形；脑重量轻，常有脑神经发育障碍或智力障碍。②外因性不匀称型胎儿生长受限的新生儿的特点为头大、外观呈营养不良、发育不匀称；易发生低血糖，可有脑神经受损。③外因性匀称型胎儿生长受限的新生儿外表有营养不良表现，常伴智力发育障碍。

【遗传咨询与产前诊断】

如果患儿是染色体异常的缺失或易位，复发率很低。若作为明确致病基因综合征的其中一种表型，且父母携带致病基因，那么下次生育时就要格外加强产前诊断。

（秦　越　李胜利）

七、胎儿心脏异常

（一）房室间隔缺损

房室间隔缺损（atrioventricular septal defect，AVSD）又称为心内膜垫缺损或房室共道畸形，是指心内膜垫组织出现不同程度的发育不良，累及房间隔下部、流入道室间隔和房室瓣等组织结构，从而导致心内结构出现复合性畸形，占先天性心脏病的2%～4%。

【临床表型】

主要超声表现：房间隔下段连续性中断——部分型，心脏十字交叉结构消失；左右房室瓣融合为一共同的房室瓣——完全型（图16-31），CDFI显示房室瓣反流，常伴有其他畸形（肺动脉狭窄、法洛四联征、右室双出口、单心室等）。应注意评价共同房室瓣左右心室分隔是否均衡。

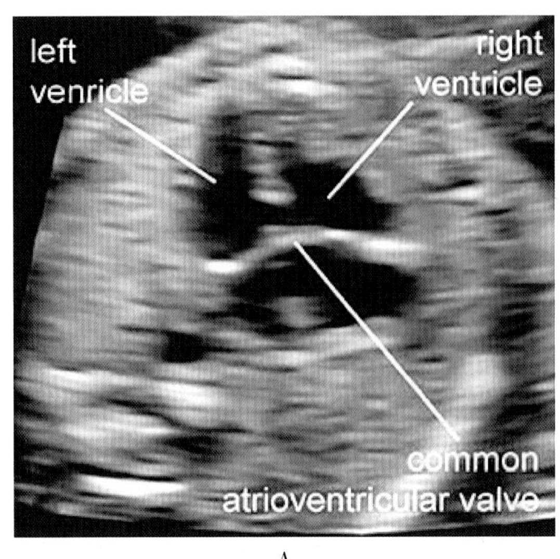

A

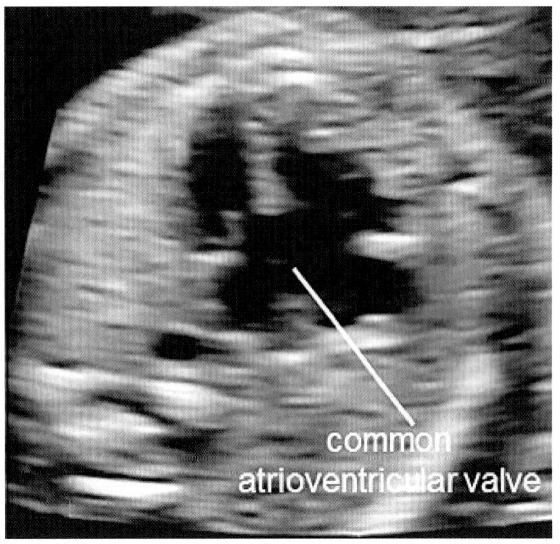

B

图16-31　胎儿（24周）完全型房室间隔缺损声像图

A. 共同房室瓣关闭。B. 共同房室瓣开放。

【遗传因素】

AVSD常作为某些综合征的其中一种表型而出现，超过50%以上的患儿合并唐氏综合征（Downs综合征），可出现在5p缺失综合征（Cri-du-Chat综合征）、CHARGE综合征、EVC综合征（ElliS-Van Creveld综合征）、SLO综合征（Smith-Lemli-Opitz综合征）等[28]。现已发现多个基因与非综合征性 AVSD 的发生相关，包括*ACVR1*、*ALK2*、*CRELD1*、*GATA6*、*GJAl*、*VC*、*EVC2*、*HCR7*、*FOXP1*，但仍然需要更多的临床资料加以进一步的证明。当AVSD伴发异构时，通常为非均衡型AVSD，左房或右房异构伴内脏异位，不增加发生染色体异常的风险，但与纤毛病（ciliopathy）有关，涉及一系列单基因综合征，包括Bardet-Biedl综合征、Alstrom综合征、McKusick-Kaufman综合征及Ellis van Creveld综合征等。

【治疗及预后】

各型AVSD胎儿出生后均需要手术治疗，合并心内和心外畸形的完全型AVSD的胎儿出生后总的存活率低，预后差与内脏异位、非均衡型AVSD及需行单心室修复有关。部分型预后良好；完全型应在1岁内手术矫正，以免导致不可逆转的肺动脉高压，其手术效果主要取决于房室瓣发育及肺动脉高压的程度。

【遗传咨询与产前诊断】

产前超声发现AVSD应行胎儿超声心动图检查，并仔细检查心外结构。建议侵入性产前检测行染色体核型及CMA检查。在染色体与CMA检查结果未提示非平衡性染色体结构异常时，应告知存在单基因遗传综合征的发病风险，有条件的病例可选择高通量测序技术筛查单基因病变。出生后，患儿应做细致的全身检查，并观察生长发育情况，早期诊断可能的潜在遗传综合征。

（二）主肺动脉间隔缺损

主肺动脉间隔缺损（aortopulmonary aeptal defect，APSD），又称为主肺动脉窗（aortopulmonary window，APW），是一种非常少见的先天心脏畸形，是由于胚胎发育过程中主动脉 、肺动脉分隔不完全所致，即升主动脉近端与主肺动脉间存在交通，但两组半月瓣发育及两大动脉的关系基本正常，其发病率占先天性心脏病的0.2%～1.5%。

【临床表型】

主要超声表现为两侧心室比例正常，升主动脉内径增宽，肺动脉与主动脉比值减小，肺动脉与升主动脉之间间隔回声缺失，CDFI显示肺动脉与主动脉之间双向分流，以肺动脉向主动脉分流为主，见图16-32。

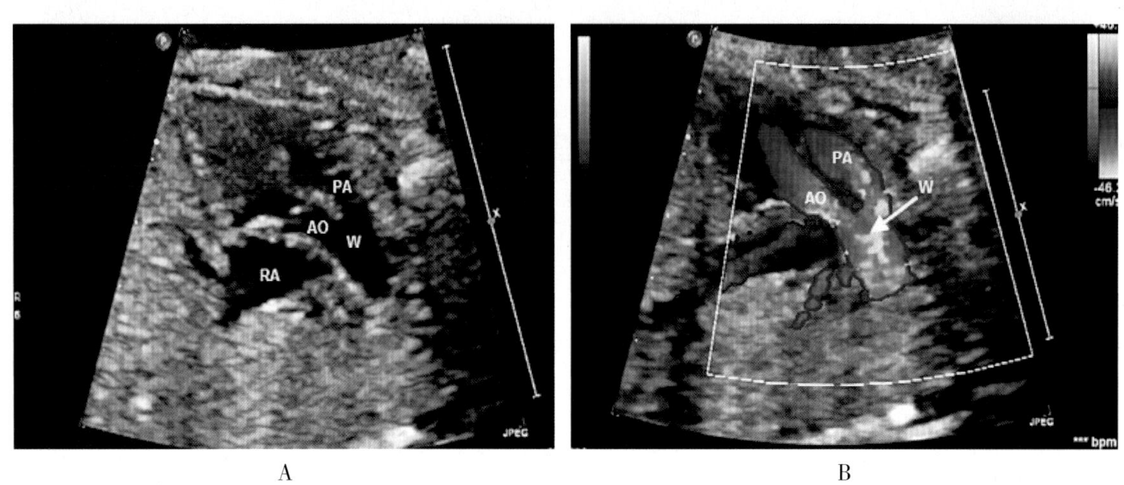

A　　B

图16-32　胎儿（29周）主肺动脉间隔缺损声像图

A. 主动脉与肺动脉双流出道冠状切面二维显示主动脉与肺动脉较大回声缺失，主动脉与肺动脉在降主动脉前提前融合。B. 主动脉与肺动脉双流出道冠状切面彩色多普勒声像图显示缺损处的血流信号（箭头所示）。

RA，右心房；AO，主动脉；PA，肺动脉；W，主肺动脉窗。

【遗传因素】

目前尚无相关的遗传综合征及基因变异的报道。

【治疗及预后】

胎儿期一旦明确诊断，出生后应该早期手术治疗，以免发生严重的肺血管病变。单纯APSD治疗及时预后多良好，但合并主动脉弓离断等其他畸形者预后较差。

【遗传咨询与产前诊断】

尽管目前未发现明确的遗传缺陷与APSD相关，但对于产前发现的病例仍应建议行侵入性产前检测，检查染色体核型与CMA。

（三）肺动脉瓣狭窄

肺动脉瓣狭窄是指肺动脉瓣收缩期不能完全开放，引起血流梗阻，多由于瓣膜畸形或瓣叶黏连引起，是一种较常见的先天心脏畸形，可单独存在，或合并其他畸形，如室间隔缺损、右室双出口、三尖瓣发育不良、右心室发育不良等。

【临床表型】

主要超声表现：心腔比例失调，左心相对扩大，右心室腔缩小，右室壁肥厚（妊娠晚期明显），伴有严重三尖瓣反流者右心扩大（妊娠早期明显）；肺动脉瓣瓣叶增厚，回声增强，开放受限，肺动脉瓣环内径小，部分患儿三血管-气管切面可显示肺动脉狭窄后局限性扩张；严重者彩色多普勒显示经动脉导管血流减少，甚至出现主动脉经动脉导管的反向血流信号（反流入肺动脉），提示病情加重（图16-33）。

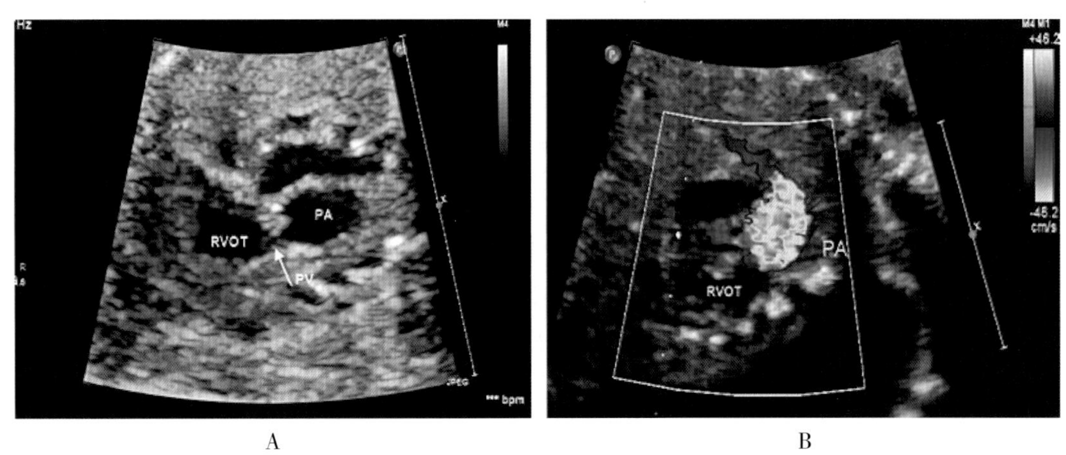

A　　　　　　　　B

图16-33　胎儿（妊娠32周）肺动脉瓣狭窄声像图

A. 右室流出道长轴切面显示肺动脉瓣明显增厚，回声增强（箭头所示）。B. 彩色多普勒显示肺动脉内呈花彩血流信号。

PV，肺动脉瓣；PA，肺动脉；RVOT，右室流出道。

【遗传因素】

肺动脉瓣狭窄较少合并染色体异常。肺动脉瓣狭窄与一些综合征相关，如Noonan综合征、Bechwith-Wiedemann综合征、Alagille综合征、Williams-Beuren综合征等[29]。值得一提的是，Noonan综合征合并胎儿心脏异常的病例中约70%为肺动脉瓣狭窄，在非Noonan综合征病例中，肺动脉瓣狭窄相对少见[30]。已发现*PTPN11*变异与肺动脉瓣狭窄的发生相关，但仍然需要更多的临床资料加以进一步的证明。

【诊断标准】

胎儿期重度肺动脉瓣狭窄诊断标准：①胎儿期三尖瓣反流速度V_{max}≥370cm/s；②肺动脉瓣正向血流速度V_{max}≥320cm/s；③或伴有导管明显逆灌。

胎儿期重度肺动脉瓣狭窄合并以下情况时提示只能行单心室矫治：①右心室明显缩小，室壁明显肥厚；②右心室功能明显减退，即TVAD/MVAD＜0.7（三尖瓣与二尖瓣瓣环内径比值），RVL/LVL＜0.6（心室长度比值），TV血流时间/心动周期的时间＜0.3；③右心室窦状隙明显开放，提示存在右室依赖的冠脉循环。

【治疗及预后】

胎儿期的肺动脉瓣狭窄进展较缓慢，但部分重症病例会出现严重的三尖瓣反流，继而导致右心房扩大、心脏扩大和心力衰竭。一些进行性的病变会导致狭窄加重甚至出现室间隔完整型肺动脉闭锁。2016年国内首例胎儿宫内经右心室、肺动脉瓣球囊扩张术成功实施，该病例为右心室发育不良、三尖瓣发育不良、肺动脉严重狭窄至接近闭锁。

出生后，轻-中度肺动脉瓣狭窄患儿预后好，生后无缺氧发作者多临床定期随访，无须特殊处理。新生儿严重的肺动脉瓣狭窄出现缺氧发作者，在出生后多采用经皮肺动脉瓣球囊扩张术，效果多良好，急诊情况下也可行外科的肺动脉瓣成形术。肺动脉瓣狭窄合并较严重的右心室发育不良的患儿，经皮肺动脉瓣球囊扩张术或外科的肺动脉瓣成形术可使右心室得到一定程度的发育，如果伴有其他心内畸形时，可为双心室矫治手术争取机会；发病较晚的重度肺动脉瓣狭窄，经皮肺动脉瓣球囊扩张术可取得良好效果。然而，Noonan综合征合并肺动脉狭窄的病例通常不适合行球囊扩张术，因为65%的病例在球囊扩张术后还需要再次手术干预[31]。该畸形有逐渐加重的倾向，所以产前要定期复查。

【遗传咨询与产前诊断】

产前发现的肺动脉瓣狭窄病例需要排除染色体异常，应建议行侵入性产前检测，检查染色体核型及CMA。肺动脉瓣狭窄合并孕早期NT增厚、水囊瘤及体腔积液时，Noonan综合征风险增加，建议进行相关基因检测，并根据结果进行遗传咨询。

（四）主动脉瓣狭窄

主动脉瓣狭窄是指主动脉瓣收缩期不能完全开放，引起血流梗阻，多由于瓣膜畸形或瓣叶黏连引起，是一种较常见的先天心脏畸形。

【临床表型】

主要超声表现：左心内径缩小，室壁肥厚（妊娠晚期明显），严重的二尖瓣反流可使左心室明显扩张（妊娠早期明显）；右心室内径增大、肺动脉内径增粗；主动脉瓣瓣叶增厚，回声增强，开放受限，部分可显示主动脉瓣二瓣畸形，部分可伴有升主动脉内径增宽及主动脉弓发育不良；彩色多普勒显示主动脉瓣口血流呈花彩信号，频谱多普勒显示主动脉瓣的过瓣血流速度增加（图16-34）、不同程度的二尖瓣反流信号、卵圆孔逆向血流信号，严重者可见降主动脉的血流逆流入主动脉弓。

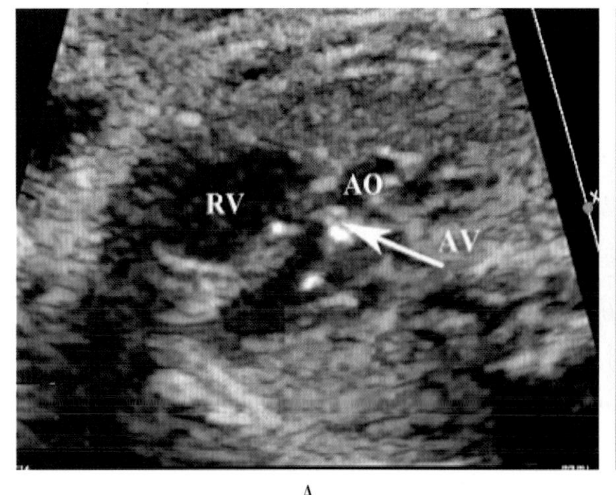

A

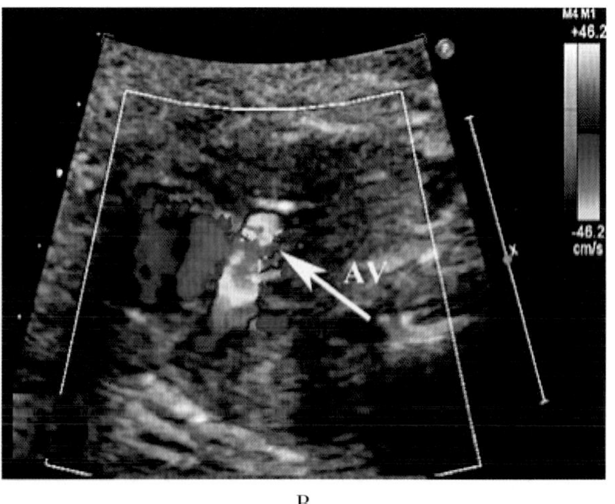

B

图16-34　孕27周中-重度主动脉瓣狭窄声像图

A. 左室流出道切面显示主动脉瓣增厚，回声增强，主动脉内径狭窄。B. 彩色多普勒显示主动脉内呈花彩血流信号。

AO，主动脉；RV，右心室；AV，主动脉瓣。

【遗传因素】

主动脉瓣狭窄与Noonan综合征、Turner综合征、Williams-Beuren综合征有关。主动脉瓣狭窄的一种罕见类型是Shone综合征，表现为左心室流入道和流出道梗阻，左心室收缩功能正常。二叶主动脉瓣（BAV）畸形是主动脉狭窄的一种类型，是一种常见的遗传性状，作为某些综合征的其中一种表型而出现，可出现在Downs综合征、Turner综合征、DiGeorge综合征、Shone综合征[32]。已发现多个基因与非综合征性主动脉瓣狭窄的发生相关，包括*HIF-1*α、*VEGFA*[33, 34]，但仍然需要更多的临床资料加以进一步证明。

【诊断标准】

胎儿期主动脉瓣狭窄超声征象出现越早提示症状越重，重度主动脉瓣狭窄诊断标准如下：①心功能正常时，主动脉瓣正向血流达到或超过V_{max} 400cm/s；②孕早期出现左心室发育不良，伴有左心室容积明显缩小；③左心室显著扩张伴有继发性心内膜增生症，心功能明显受损，有发展为HLHS的倾向；④左心室明显扩张，伴有胎儿水肿；⑤左心室明显扩张，伴有二尖瓣重度反流和左房扩大。

【治疗及预后】

轻度主动脉瓣狭窄的预后较好，胎儿出生后仍保持轻度狭窄。胎儿出生后的治疗包括预防感染性心内膜炎、限制运动及密切随访瓣膜功能异常的进展。国外对胎儿严重主动脉瓣狭窄的宫内治疗已经取得了成功，在超声引导下直接心脏穿刺入路，采用主动脉瓣球囊成形术缓解胎儿主动脉瓣狭窄，以避免左心发育不良进一步进展，部分胎儿出生后能够双心室矫治。

对于新生儿早期发病的患儿，目前主张采用主动脉球囊扩张术，以纠正难以治疗的顽固性心功能衰竭，但手术危险性及死亡率相对较高。对于症状出现较晚的患儿，可根据情况采用主动脉球囊扩张术或手术治疗，预后多良好。严重的瓣膜狭窄可采用瓣膜切开术，成功的关键在于病例的选择。合并多发性左心畸形疗效欠佳。

【遗传咨询与产前诊断】

因主动脉瓣狭窄与多种遗传综合征相关，产前发现的病例应进行侵入性产前检测，排除染色体异常及微重复、微缺失病变，有条件的可以同时做高通量测序检查单基因遗传综合征。二叶主动脉瓣畸形有遗传倾向，有很高的家族聚集性，在一些家庭中受个体影响的一级家属中发病率约为10%，因此对于二叶主动脉畸形家族史的病例应考虑有常染色体显性遗传，应用高通量测序技术行家系检查，寻找致病基因。

（五）法洛四联征

法洛四联征（tetralogy of fallot，TOF）是胎儿期最常见的先天性复杂心脏畸形，多数认为在胚胎4～6周时，圆锥动脉干旋转不良，圆锥远端分隔异常形成漏斗间隔向前、头部偏移，其偏移程度和性质决定了漏斗部狭窄的严重程度。经典法洛四联征包括室间隔缺损、肺动脉狭窄、主动脉骑跨和右心室肥厚。

【临床表型】

主要超声表现：左、右心比例多正常，但可出现心轴增大（逆时针旋转），主动脉内径增宽，骑跨于缺损的室间隔之上，右室流出道、肺动脉主干及其分支内径狭小，主、肺动脉比值异常（PA/AO≤1），CDFI及PW显示肺动脉血流增快（＞120cm/s）；肺动脉狭窄严重者动脉导管可逆向灌注或闭锁，导管多迂曲（导管弓显示困难），三血管切面大致正常排列，但有时主动脉会前移，主动脉内径明显大于肺动脉及上腔静脉（图16-35）。

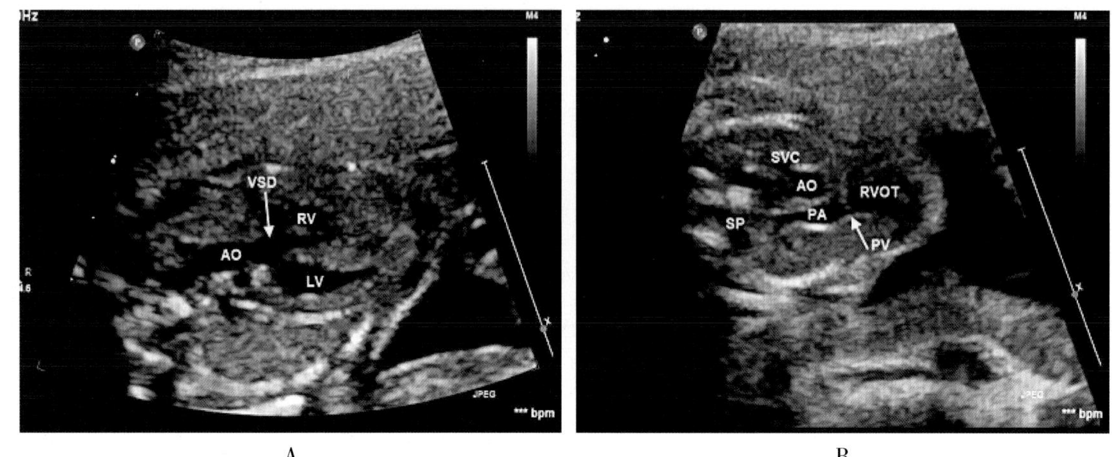

图16-35 孕28周法洛四联征右室流出道狭窄声像图

A. 主动脉长轴切面显示主动脉下室间隔缺损，主动脉骑跨于缺损的室间隔之上。B. 三血管切面显示肺动脉瓣狭窄，肺动脉内径细。

RV，右心室；LV，左心室；AO，主动脉；PA，肺动脉；RVOT，右室流出道；SP，脊柱；PV，肺动脉瓣；SVC，上腔静脉；VSD，室间隔缺损。

【遗传因素】

TOF常作为某些综合征的其中一种表型而出现，包括染色体数目异常，如21三体综合征、13三体综合征、18三体综合征；染色体微缺失/微重复综合征，尤其需要注意的是22q11缺失的发生率在患有TOF的胎儿和新生儿中占10%～15%，此外也可出现在4p缺失（Wolf-Hirschhorn综合征）、20p12缺失（Alagille综合征）等；在一些单基因病变，如CHARGE综合征是染色体8q12.1片段上的*CHD7*基因变异，其他单基因病变包括*JAG1*、*ZFPM2*、*TBX1*、*GATA4*、*GATA5*、*GATA6*、*GDF1*、*NKX2-5*、*ALDH1A2*、*BVES*、*GJA5*、*CERS1*、*TBX1*、*GDF1*也有报道，但仍然需要更多的临床资料加以进一步的证明[35-37]。

【治疗及预后】

TOF是一种最常见的发绀型先天性心脏病，需要手术治疗。根据肺动脉分支发育的程度采用一期或两期手术，合并染色体异常的病例预后较差。预后不良的指征包括肺动脉发育减缓，升主动脉发育加速，肺动脉瓣的前向血流终端和动脉导管内血流反向。此外，TOF儿童的长期随访证实神经系统发育受到一定程度影响，包括智力评分较低，轻度精细运动技能受损，以及语言运用能力降低等。

【遗传咨询与产前诊断】

TOF与染色体异常高度相关。孕期超声发现TOF，应该建议行侵入性产前检测，做染色体核型、CMA检查。有条件时加行高通量测序检测单基因遗传综合征。

（六）完全型大动脉转位

完全型大动脉转位（complete transposition of great arteries，TGA）是一种常见的复杂心脏畸形，是指心房与心室连接一致而心室与大动脉连接关系异常，主动脉与形态学（解剖）右心室连接，肺动脉与形态学（解剖）左心室连接。两条大动脉多呈平行关系，主动脉多位于肺动脉右前方，所以也称之为D-TGA。

【临床表型】

主要超声表现：左、右心室对称，但可出现心轴增大，流出道切面两条大动脉交叉关系消失，多平行发出，主动脉多在前，肺动脉在后；主、肺动脉比例多正常，流出道梗阻时比例失常，50%以上可合并室间隔缺损，并可伴有肺动脉狭窄，三血管切面正常的三血管线样排列消失（图16-36）。

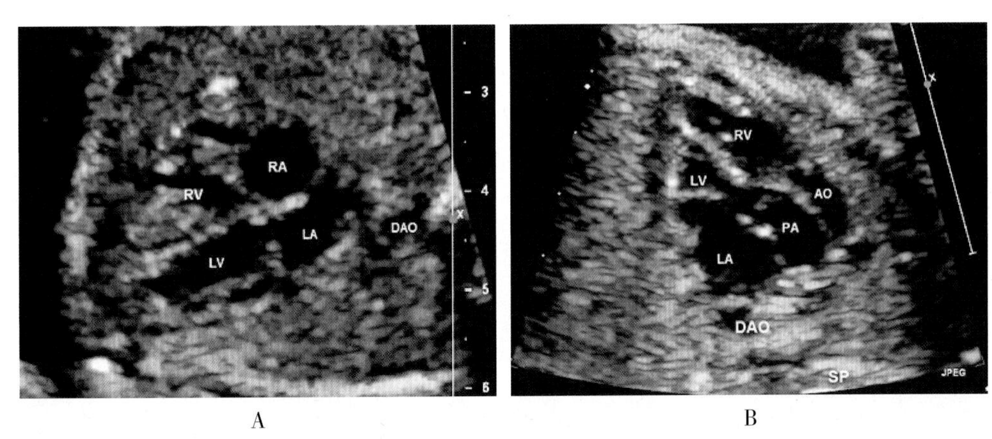

A　　　　B

图16-36　孕26周完全型大动脉转位声像图

A. 四腔心切面显示心轴、心胸比、左右心比例正常。B. 心室动脉长轴显示大动脉并列走形，起源异常，主动脉发自右心室，肺动脉发自左心室。

RV，右心室；LV，左心室；RA，右心房；LA，左心房；PA，肺动脉；AO，主动脉；DAO，降主动脉；SP，脊柱。

【遗传因素】

TGA几乎不存在染色体数目异常，但22q11的微缺失可能存在。有证据表明，TGA可能为常染色体隐性的单基因或寡基因遗传，*CFC1*、*PROSIT240*、*GDF1*、*MED13L*等基因变异可能与TGA有关。还有研究表明，与发育左右不对称相关的基因变异，在右异构和孤立的TCA有关，例如*NODAL*、*ACTRIIB*和下游目标基因*GOXH1*，也推测了TGA可能是内脏异位的其中一个表型[38]。

【治疗及预后】

宫内TGA胎儿发育无明显影响，产前明确TGA诊断十分重要，出生后应及时转入有条件的新生儿心血管重症监护病房进行监护和治疗。对于室间隔完整的TGA新生儿，为了增加两循环间的血流交通（以增加体循环血氧），通常需要应用前列腺素，保持动脉导管的开放，必要时行房间隔球囊造口术。为外科手术矫治前做好充分准备，可明显改善新生儿预后。另外，建立绿色通道，在能够实施TGA矫治手术的医疗中心分娩十分重要，可明显降低TGA新生儿死亡率。

【遗传咨询与产前诊断】

产前发现的TGA，应该仔细排除其他的心内及心外畸形，并建议进行侵入性产前检测以排除22q11微缺失等染色体细微病变。对复发性病例或有条件的情况下，可以行高通量测序技术进一步基因检测。

（七）右室双出口

右室双出口（double outlet of right ventricle，DORV）是圆锥动脉干缺损的常见类型，它也是解剖变异最多、程度最复杂的一类疾病。经典的DORV概念强调双动脉下圆锥，但实际上仅有70%的DORV有双动脉下圆锥[39]。

【临床表型】

主要超声表现：左心室未与大动脉连接，绝大多数合并较大的室间隔缺损，且室间隔缺损是左心室唯一出口，主动脉及肺动脉正常包绕关系大多消失，两条动脉多为并列走形，两个半月瓣等高，右心室增大或正常，孕中晚期右室壁多增厚（图16-37）。

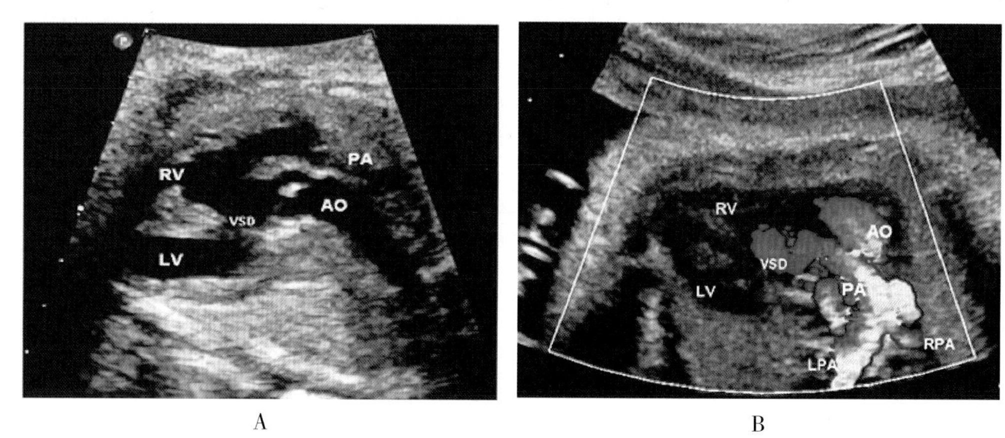

图16-37　孕25周右室双出口声像图

A. 心室动脉长轴切面显示主动脉及肺动脉自右心室平行发出，室间隔缺损距离主动脉较近，并可见肺动脉下肥大圆锥。B. 主动脉及肺动脉均发自右心室。

RV，右心室；LV，左心室；PA，肺动脉；AO，主动脉；RPA，右肺动脉；LPA，左肺动脉；VSD，室间隔缺损。

【遗传因素】

DORV胎儿染色体异常占12%～40%，DORV常作为某些综合征的其中一种表型而出现，包括13三体综合征（Patau综合征）、18三体综合征（Edward综合征）等，常合并22q11微缺失。DORV合并房室瓣畸形增加染色体数目异常风险，合并圆锥动脉干畸形增加了22q11缺失的风险；DORV合并心房异构基本不合并染色体数目异常。已发现多个基因与非综合征性DORV 的发生相关，包括*GDF1*、*ZFPM2*/*FOG2*等[40]，但仍然需要更多的临床资料加以进一步的证明。

【治疗及预后】

DORV合并心内畸形常见，包括一系列心脏病变，肺动脉狭窄是最常合并的心脏畸形，约占70%[41]。DORV可以是左房或右房异构的一部分，增加了合并静脉畸形的风险。一旦确诊，均需要手术治疗。手术时机取决于是否合并肺动脉狭窄，手术方案及预后主要取决于室间隔缺损与双大动脉的关系，如果缺损位于主动脉下方，手术比较简单，类似于大的室间隔缺损；如果室间隔缺损位于肺动脉下方，可以采用大动脉调转术（不合并明显的肺动脉瓣狭窄）；如果室间隔缺损远离两条大动脉或合并其他严重畸形（房室瓣骑跨、左心室发育较小、室间隔缺损远离主动脉同时合并肺动脉明显狭窄等），可采用单心室矫治。

【遗传咨询与产前诊断】

DORV与染色体异常关系密切，产前发现DORV应对胎儿其他超声结构进行详细评估，并行侵入性产前检测，检查染色体核型及CMA；对染色体正常病例，有条件时另行高通量测序，排除单基因遗传综合征。

（八）共同（永存）动脉干

共同动脉干（truncusarteriosus，TA）是指只有一根大血管发自心室底部，只有一组半月瓣，然后发出冠状动脉、升主动脉及肺动脉，几乎全部存在室间隔缺损。本病占先天性心脏病的1%～2%。

【临床表型】

主要超声表现：左、右心室腔比例基本正常，心轴可增大（逆时针旋转），五腔心切面显示较大的室间隔缺损，只有一支增宽的大动脉自心室发出，大动脉多骑跨于室间隔缺损之上，也可发自右心室，但很少发自左心室，大动脉干发出肺动脉及主动脉；左、右肺动脉可由主肺动脉发出，也可直接发自共同动脉干，三血管切面显示正常的三血管线性关系消失，仅有一条大血管（通常为主动脉弓），但Van PraaghⅣ型时为动脉导管弓，彩色多普勒可显示室间隔缺损的分类，并可评价共同动脉瓣反流情况及肺动脉分支是否狭窄（图16-38）。

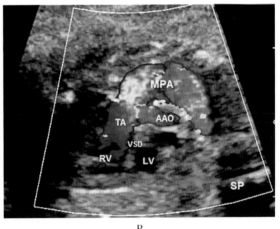

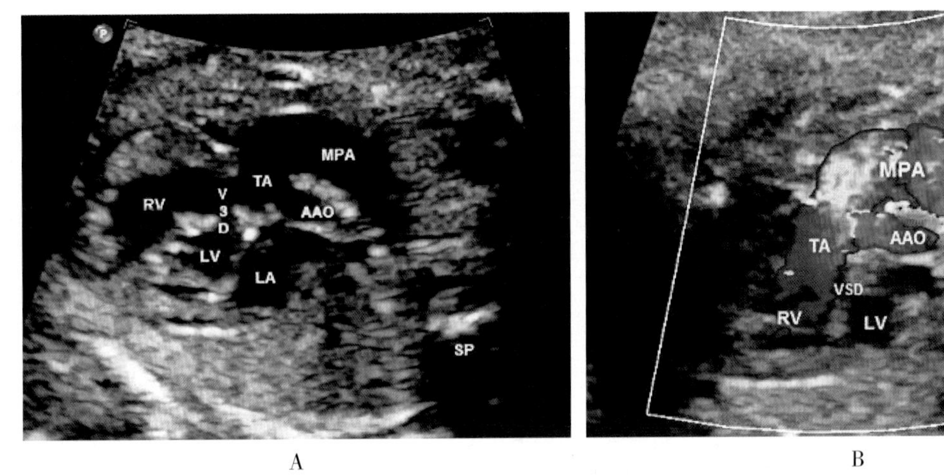

图16-38　孕28周A4型共同动脉干声像图

A. 室间隔上端回声中断，仅见一条大动脉自心室发出，骑跨在室间隔缺损之上，共同动脉后壁发出一支血管。B. 彩色多普勒显示：一条共同动脉干自心室发出，升部后侧发出一分支，为主动脉。

RV，右心室；LV，左心室；LA，左心房；MPA，肺动脉主干；TA，共同动脉干；AAO，升主动脉；VSD，室间隔缺损；SP，脊柱。

【遗传因素】

TA最常合并存在22q11微缺失[42]。染色体异常也很常见，包括21三体综合征、18三体综合征和13三体综合征。已发现多个基因与非综合征性TA的发生相关，包括*TBX1*、*CFC1*、*GDF1*、*GATA6*[43]。有报道发现22q11.2微重复综合征由于*TBX1*基因表达失衡，也能导致心脏大动脉异常，包括TA[42]。

【治疗及预后】

胎儿共同动脉干畸形产前随访非常重要，尤其是伴有共同动脉干瓣膜狭窄、关闭不全或合并其他复杂畸形，胎儿发生心功能衰竭、水肿及死亡的风险增加。出生后若不及时行外科手术矫治，患儿很少活过婴儿期，但随着心肌保护技术的改进及带瓣管道的应用，目前主张早期手术矫治（3个月之前），可防止肺动脉高压的发生及术后肺动脉高压危象。

【遗传咨询与产前诊断】

产前发现TA，除了需要对胎儿结构进行详细扫查外，应行侵入性产前检测以明确是否染色体异常，包括检测微缺失及微重复。

（九）室间隔完整的肺动脉闭锁

室间隔完整的肺动脉闭锁（pulmonary atresia with intact ventricular septum，PA/IVS）是指右心室与肺动脉循环中断，而室间隔完整的一组心脏畸形。肺动脉闭锁通常是由瓣膜的完全融合形成的膜性结构，漏斗部发育良好，偶尔肺动脉闭锁为肌性闭锁，伴有右室流出道发育不良。

【临床表型】

主要超声表现：左、右心系统不对称，左心扩大，右心室发育不良，三尖瓣狭窄或近闭锁，右心房多扩大，彩色多普勒可见三尖瓣狭窄或反流，心室流出道切面显示主动脉明显增宽，右室流出道及肺动脉发育窄小或显示不清，可见动脉导管逆灌注入肺动脉或分支的血流信号（图16–39）。

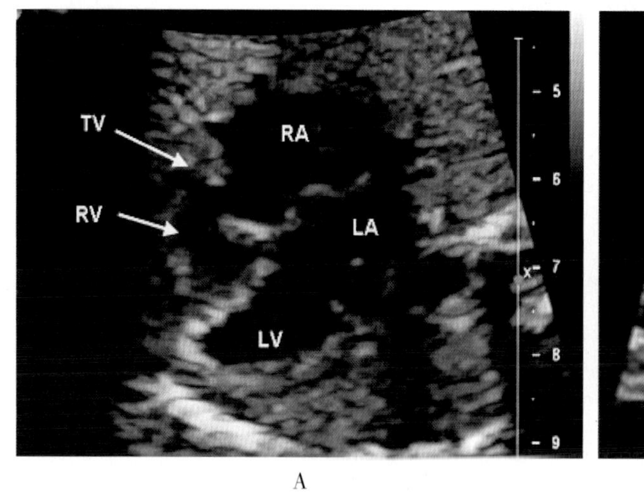

A

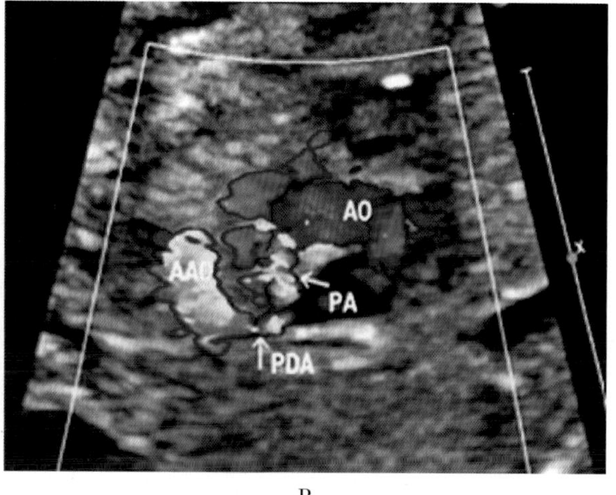

B

图16–39 孕27周室间隔完整的肺动脉闭锁声像图

A. 四腔心切面显示右室腔内径小，三尖瓣叶增厚，右室壁增厚。B. 动脉弓长轴切面彩色多普勒显示动脉导管血流逆向灌注肺动脉内。

RA，右心房；LA，左心房；RV，右心室；LV，左心室；TV，三尖瓣；PA，肺动脉；AAO，升主动脉；PDA，动脉导管。

【遗传因素】

PA/IVS常存在22q11微缺失。

【治疗及预后】

PA/IVS胎儿的预后差别较大，其预后取决于右心室的大小及功能。严重的三尖瓣反流与宫内及新生儿期的高死亡率有关，而无明显三尖瓣反流的病例，其宫内耐受性较好。当右室腔发育良好、心功能良好时，可以进行双心室修复，预后良好；单纯膜性闭锁出生后可用激光和射频消融技术在闭锁瓣膜上打孔后实施肺动脉瓣球囊扩张成形术；合并右心室依赖的冠状动脉循环患儿预后差。

【遗传咨询与产前诊断】

产前发现的PA/IVS，应常规建议侵入性产前检测，检查染色体核型及CMA，排除22q11微缺失等染色体异常。

（十）单心室

单心室畸形是一组心脏畸形谱，指心房全部或大部分与一个主要心室腔相连接，胚胎学上可能是球室管旋转异常所致，单心室占先天性心脏病发病率的1%～2%，占发绀性先天性心脏病的10%左右。

【临床表型】

主要超声表现：正常左右对称的心室结构消失，代之以一大腔（主心腔）和一小腔（残腔），甚至只有一个心腔；残存室间隔分隔主腔和残腔，两者通过室间隔缺损相交通（图16–40）；右心房通过双侧房室瓣、共同房室瓣或单侧开放的房室瓣与主腔相连接（或大部分与主腔相连接），彩色多普勒可显示房室瓣是否存在反流；残腔可发出大动脉（称为流出小腔），也可不与大动脉相连接（称为残存陷窝）；心腔与大动脉的关系比较复杂，包括关系正常、完全性大动脉转位、心室双出口及单出口等；单心室多合并心房异构（左房异构及右房异构），尤其是合并共同房室瓣的B型和C型单心室，常见的畸形有下腔静脉肝段缺如（即奇静脉异常连接）、心上型完全型肺静脉异位引流等（图16–40）。

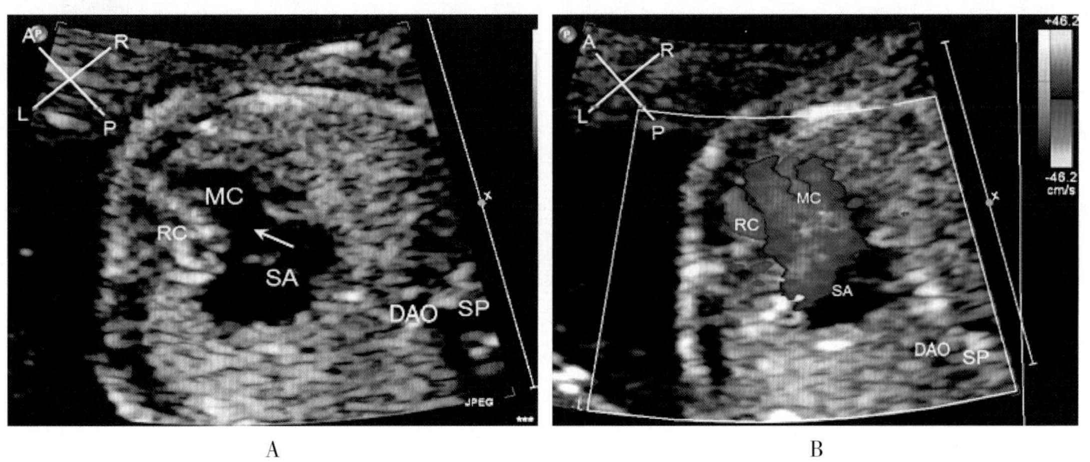

A　　　　　　　　　　　　B

图16–40　孕23周单心室——B型（心室共同入口）声像图

A. 心尖四腔心切面显示右位心，心房通过共同房室瓣（箭头所示）与心室主腔（MC）相连，残腔（RC）位于左侧。B. 彩色多普勒显示单心房经共同房室瓣进入心室的血流。

RC，残腔；MC，主腔；SA，单心房；SP，脊柱；DAO，降主动脉。

【遗传因素】

单心室常作为13三体综合征、18三体综合征的其中一种表型而出现。已发现*CFC1*基因变异可能与单心室的发生相关[44, 45]，但仍然需要更多的临床资料加以进一步的证明。

【治疗及预后】

由于胎儿为单心室循环，出生后只能采用Fontan类手术治疗，预后主要取决于单心室的类型及是否合并房室瓣反流；与左、右房室瓣相比较，共同房室瓣多合并明显反流，预后较差。

【遗传咨询与产前诊断】

由于单心室常合并染色体异常，产前发现的单心室，应常规建议侵入性产前检测，检查染色体核型及CMA。

（十一）左心发育不良综合征

左心发育不良综合征（hypoplastic left heart syndrome，HLHS）是指左心系统结构呈不同程度发育不良的一组复杂心血管畸形，病理改变包括左心房及左心室发育不良、二尖瓣口狭窄或闭锁、主动脉瓣狭窄或闭锁、升主动脉发育不良等，发病率占先天性心脏病的1.4% ~ 3.8%。

【临床表型】

轻者主要超声表现为左心室发育较小，重者左心室发育极小呈缝隙状或几乎不发育；左心室的发育程度取决于二尖瓣的发育程度，右心增大；二尖瓣闭锁或严重狭窄；主动脉及主动脉弓发育不良，非常细小，彩色多普勒可见动脉导管逆灌入主动脉弓（图16-41）；主动脉瓣闭锁或严重狭窄，可继发左室心内膜弹力纤维增生，心内膜增厚，回声增强；卵圆孔呈双向甚至左向右分流；肺静脉频谱异常。

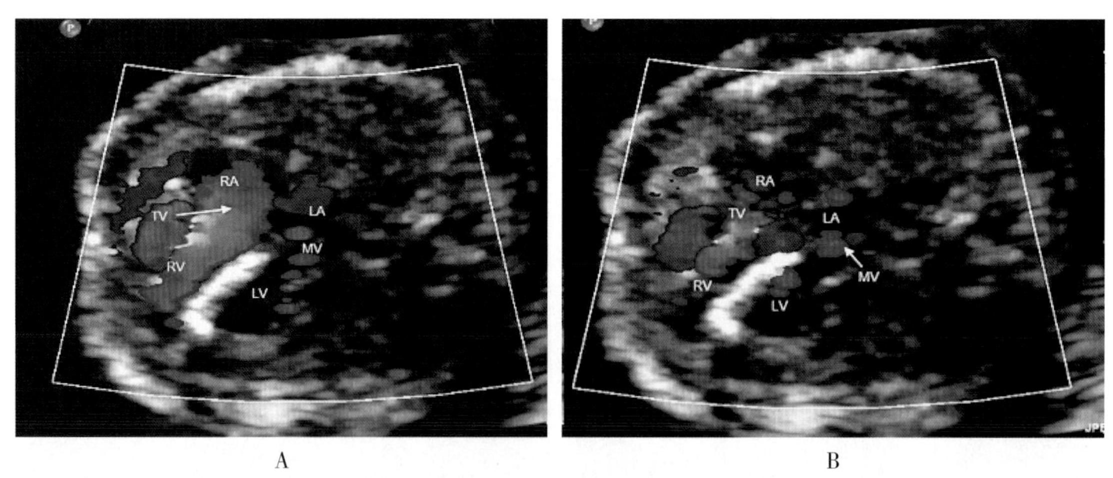

图16-41 孕23周左心发育不良综合征声像图

A. 彩色多普勒显示左心系统内径小，三尖瓣前向血流丰富（箭头所示），二尖瓣前向血流信号稀疏。B. 二尖瓣开放明显受限（箭头所示）。

RA，右心房；LA，左心房；RV，右心室；LV，左心室；TV，三尖瓣；MV，二尖瓣。

【遗传因素】

约5%的HLHS与遗传因素有关，最常见的三种染色体异常分别为Turner综合征（25%）、DiGeorge

综合征（22%）和21三体综合征（12.7%），此外还有Noonan综合征、Smith-Lemli-Opitz综合征及Holt-Oram综合征[46, 47]。已发现多个基因与非综合征性HLHS的发生相关，包括*SOX7*、*GJA1*、*PCDHA9*、*SAP130*、*PCDHA13*、*GATA4*、*NODAL*，但仍然需要更多的临床资料加以进一步的证明[48, 51]。

【治疗及预后】

国外学者开展了HLHS胎儿卵圆孔球囊扩张或支架植入术，并取得了成功。宫内介入手术可缓解限制性卵圆孔对胎儿生存的影响，避免胎肺充血，有利于改善Norwood一期的生存率。目前广泛认为血流动力学的改变是导致左心室发育不良的主要原因，但最近的研究表明，病理遗传异质性和寡基因可能是导致心肌增殖与分化缺陷的主要原因，因此在外科手术改善了血流动力学因素后，合并病理遗传因素的病例在手术后预后仍然非常差[51]。

【遗传咨询与产前诊断】

产前发现HLHS，应仔细询问家族史和生育史，进行相关的产前诊断，并对HLHS进行遗传咨询。

（十二）艾勃斯坦畸形

艾勃斯坦（Ebstein）畸形又称为三尖瓣下移畸形，发病率约占先天性心脏病的1%。该畸形有以下几个病理特征：①三尖瓣隔瓣、后瓣附着点向心尖移位，常伴有瓣叶发育不良；②前瓣附着点正常，但瓣叶冗长如帆状，并且有很多的腱索附着在室壁上；③从三尖瓣环水平到隔瓣、后瓣附着处的右心室壁较薄，通常发育不良，被称为房化心室，三尖瓣及右心房明显扩张；④房化右心室以外的右心室变小，通常缺乏流入道，有较小的小梁部；⑤冗长的前瓣以及前瓣附着于右室流出道的腱索常常引起右室流出道梗阻，常致肺动脉狭窄甚至肺动脉闭锁。

【临床表型】

主要超声表现：三尖瓣隔瓣或后瓣下移，将右心室分为两部分，即房化右心室和功能右心室，隔瓣及后叶可发育不良甚至缺如，右心房明显扩大，彩色多普勒显示三尖瓣不同程度的反流，严重者可伴有肺动脉瓣狭窄或闭锁（图16-42）。

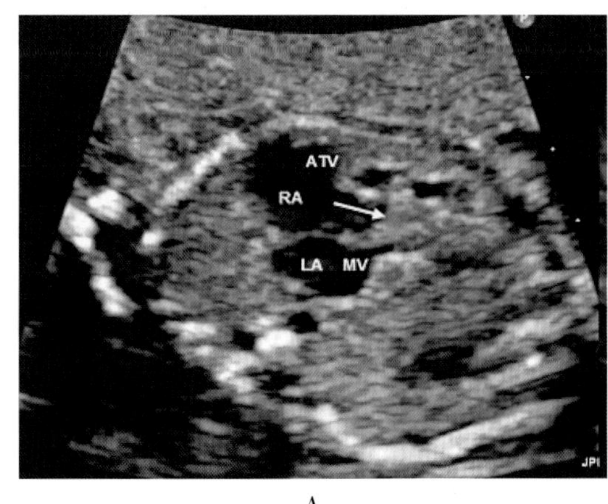

A

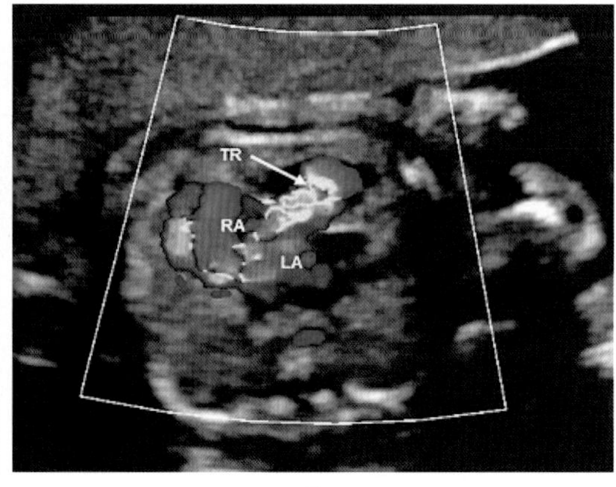

B

图16-42　孕24周三尖瓣隔瓣下移声像图

A. 二维超声显示三尖瓣隔瓣下移（箭头所示），但发育尚好；B. 彩色多普勒显示三尖瓣明显反流。RA，右心房；LA，左心房；MV，二尖瓣；ATV，三尖瓣前瓣；TR，三尖瓣反流。

【遗传因素】

大多数Ebstein畸形是孤立性的[52]。有报道Ebstein畸形合并染色体异常如21三体综合征和13三体综合征，也有报道染色体核型分析发现合并18q缺失，CGH array发现8p23.1缺失综合征、1p36缺失综合征等[53]。也有报道Ebstein作为硫胺反应性巨细胞性贫血（Roger综合征其中一种表型）而出现[54]。已发现多个基因与非综合征性三尖瓣下移畸形的发生相关，包括*SLC19A2*、*GATA4*、*NKX2.5*，但仍然需要更多的临床资料加以进一步的证明[53]。

【治疗及预后】

产前发现Ebstein畸形胎儿的预后较差，尤其是20周前出现心脏明显增大的病例。预后不良的指标包括心脏显著扩大，肺动脉狭窄所致的右室流出道血流减少和胎儿水肿。出生后有明显症状或进行性发绀及严重心律失常的患儿应早期进行手术治疗，预后多良好。

【遗传咨询与产前诊断】

产前发现Ebstein畸形应建议侵入性产前检测，检查染色体核型及CMA。

（耿 斌 李文秀）

八、先天血管异常

（一）完全型肺静脉异位引流

肺静脉异位引流是指部分或全部肺静脉未直接与左心房相连，而与体静脉或右心房相连接；发病率占先天性心血管病的5%～6%。由于部分型肺静脉异位引流在胎儿期诊断较困难，且对出生后新生儿的病理生理影响较小，所以本节主要阐述胎儿完全型肺静脉异位引流（total anomalous pulmonary venous connection，TAPVC）。

【临床表型】

主要超声表现：胎儿期正常的左心房形态消失，变得光滑，形态呈圆形或椭圆形，且左心房多变小；降主动脉与左心房距离明显增大（或面积增大）；左、右心系统比值早期多正常，但妊娠中、晚期（26周后）可出现右心系统轻度扩大（妊娠晚期肺血流逐渐增加），左、右心室比值或主、肺动脉比值减小；引流入冠状静脉窦时，冠状静脉窦可有不同程度的扩张；出现共同肺静脉及垂直静脉——为常见或者唯一的征象，脊柱与左心房间可见一异常的腔隙，即共同肺静脉腔，仔细观察可显示左、右侧上升（心上型）或下降（心下型）的垂直静脉（三血管及膈肌水平矢状切面）；应用彩色多普勒可显示引流途径及是否合并梗阻（图16-43）。

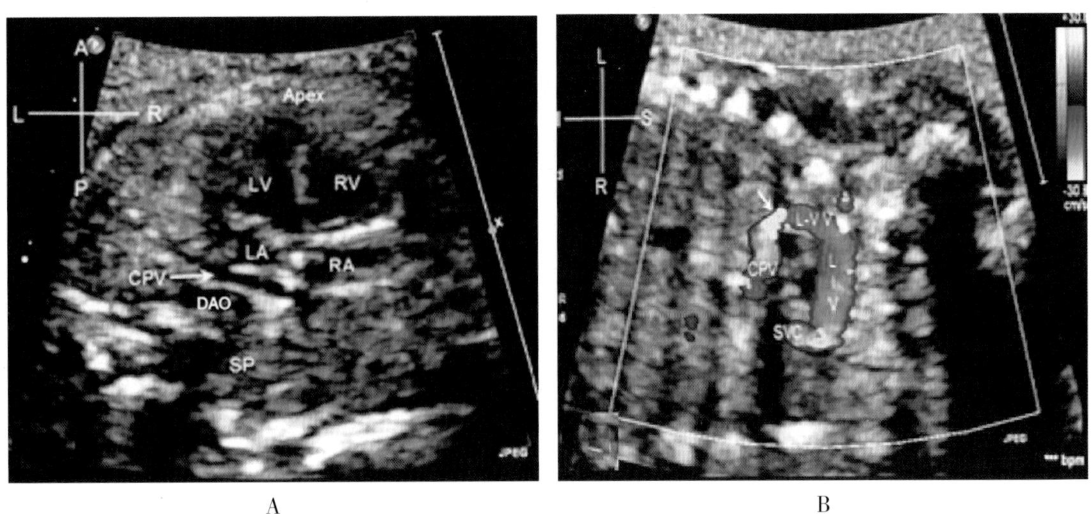

A　　　　B

图16-43　孕31周心上型完全型肺静脉异位引流声像图

A. 心尖四腔心切面二维声像图显示左心房缩小，左心房与降主动脉间可见共同肺静脉腔。B. 胎儿胸部冠状切面CDFI显示共同肺静脉腔经左侧垂直静脉（L-VV）汇入左无名静脉（LIV）形成的静脉弓，箭头示狭窄处。

CPV，共同肺静脉腔；SP，脊柱；LA，左心房；LV，左心室；RA，右心房；RV，右心室；SVC，上腔静脉；DAO，降主动脉。

【遗传因素】

TAPVC可存在染色体15q13.3的部分缺失[55]，也有报道TAPVC合并8三体嵌合[56]。已发现多个基因与非综合征性TAPVC的发生相关，包括*ANKRD1*、*PDGFRA*，但仍然需要更多的临床资料加以进一步的证明[57]。

【治疗及预后】

TAPVC一旦确诊就应该手术治疗，治疗效果多良好。预后主要取决于有无静脉回流梗阻、左右心房的交通情况及肺动脉高压的程度。心下型多预后凶险，手术死亡率高。

【遗传咨询与产前诊断】

产前发现TAPVC应仔细排除其他的心内及心外畸形，并建议侵入性产前检测以排除染色体异常。对复发性病例或有条件的情况下，可行高通量测序技术进一步基因检测。

（二）主动脉缩窄

主动脉缩窄（coarctation of aorta，COA）是指无名动脉至第一肋间动脉之间的主动脉管腔缩窄，缩窄多见于主动脉下峡部。该病发病率占新生儿先天性心脏病的5%左右。主动脉缩窄可单独存在或合并其他的心内、心外畸形，常见的心内畸形如室间隔缺损、主动脉瓣二瓣畸形、主动脉瓣狭窄等。

【临床表型】

主要超声表现：胎儿期右心室扩大，左心室缩小，肺动脉明显增宽，主动脉弓长轴切面显示主动脉弓局限性或广泛性内径狭小，狭窄远端多扩张，狭窄处可呈现嵴状突起，PW测量狭窄处血流多无明显加速，但血流频谱可出现异常，表现为舒张期血流增多，流速增快，彩色多普勒显示卵圆孔及降主动脉弓降部可出现逆灌血流信号，能量多普勒显示狭窄处血流束内径细小（图16-44）。

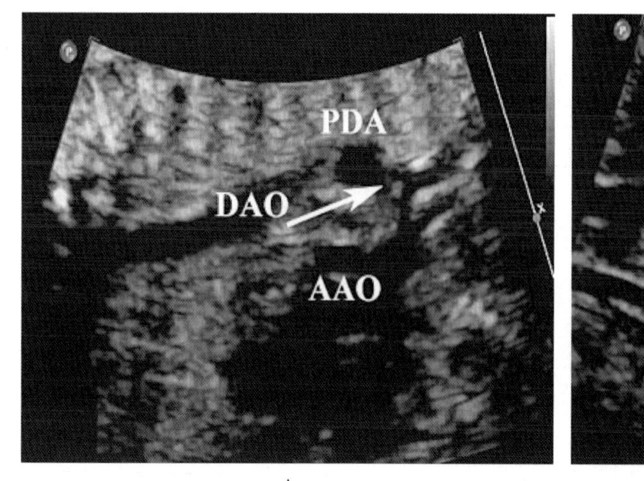

A

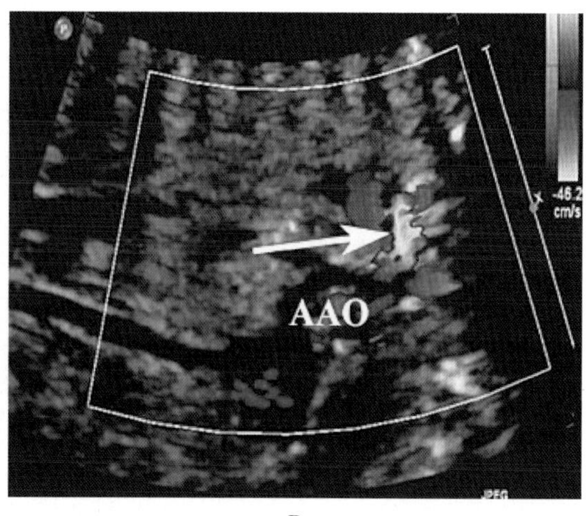

B

图16-44 孕24周主动脉弓发育不良声像图

A. 主动脉弓切面显示主动脉弓降部管状狭窄（箭头所示），主动脉弓管状发育不良。B. 彩色多普勒显示弓降部血流通畅（箭头所示）。

DAO，降主动脉；PDA，动脉导管；AAO，升主动脉。

【遗传因素】

COA常作为某些综合征的其中一种表型而出现，以Turner综合征最为常见，也可以合并其他染色体异常，如13三体综合征和18三体综合征，尤其当合并心外畸形时。此外还有报道合并Smith-Lemli-Opitz综合征[58, 59]。已发现多个基因与非综合征性COA的发生相关，包括*HCR7*、*VEGFA*、*NKX2-5*，但仍然需要更多的临床资料加以进一步的证明。

【诊断标准】

近年的研究显示，胎儿主动脉缩窄假阳性率较高，尤其在妊娠晚期（>28周），可达50%～60%。部分正常胎儿在妊娠晚期可出现类似主动脉缩窄的超声心动图征象，易引起误诊。胎儿期主动脉峡部内径细小，血流减少，可能是胎儿期的一种血流动力学改变，而不是真正解剖上的病理改变，所以出生后不一定表现为缩窄[60-62]。为了提高胎儿主动脉缩窄诊断的特异性，应参考以下指征：①妊娠周数（≤28周）；②升主动脉Z值≤-1.5；③PA/AO≥1.6；④I/D（峡部/导管）≤0.75（三血管切面）；⑤主动脉弓峡部内径Z值≤-2.0；⑥强调随访追踪，如果缩窄征象加重，则出生后缩窄的可能性较大，否则可能为假阳性[62, 63]。

【治疗及预后】

出生后一旦发现COA，应早期进行手术治疗，手术效果多良好，否则易发生早期严重阻力性的肺动脉高压及顽固性心力衰竭。新生儿期应采取措施（应用前列腺素类药物）以保持动脉导管的开放，为手术矫治创造条件。

【遗传咨询与产前诊断】

产前发现COA，应对胎儿进行详细的心内及心外结构检查，建议侵入性产前检测，行染色体核型及CMA检查。在染色体与CMA检查结果未提示异常时，有条件的病例可选择高通量测序技术筛查单基因病变。出生后，患儿应做细致的全身检查，并观察生长发育情况，早期诊断可能的潜在遗传综合征。

（三）主动脉弓离断

主动脉弓离断（interruption of aortic arch，IAA）是指升主动脉与降主动脉之间的连续性中断。本病是少见的先天性心血管畸形，发病率约占先天性心脏病的1%。单纯的主动脉弓离断甚为罕见，常合并室间隔缺损，也可合并主动脉–肺动脉间隔缺损、共同动脉干、大动脉转位、右位主动脉弓、主动脉瓣及二尖瓣闭锁、主动脉瓣二叶畸形等。

【临床表型】

主要超声表现：胎儿期心室比例异常，右心室大于左心室，室间隔缺损较大时，左心与右心系统内径基本接近正常，肺动脉内径明显大于主动脉，升主动脉内径细小，升主动脉与主动脉弓延续处陡直，常合并较大的室间隔缺损（干下或肌部），主动脉弓与降主动脉间连续性中断，不同的类型离断的部位不同，彩色多普勒可显示主动脉弓与降主动脉血流信号连续性中断（图16–45）。

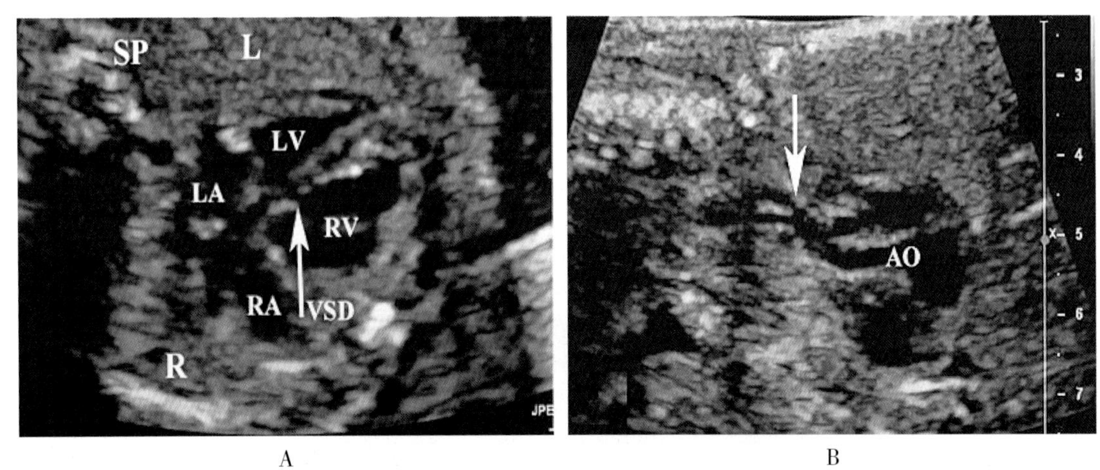

图16–45　孕25周主动脉弓离断合并室间隔缺损声像图

A. 四腔心切面显示右心稍增大，可见室间隔缺损（箭头所示）。B. 主动脉弓切面显示升主动脉内径狭窄，左锁骨下动脉以远连续性中断（箭头所示）。

RV，右心室；LV，左心室；RA，右心房；LA，左心房；VSD，室间隔缺损；AO，主动脉；SP，脊柱。

【遗传因素】

IAA最常见的是22q11微缺失，约50%的B型IAA合并22q11微缺失。IAA也见于Turner综合征。已发现多个基因与非综合征性 IAA的发生相关，变异基因包括*TBX1*、*CRKL*、*ERK2*，但仍然需要更多的临床资料加以进一步的证明。

【治疗及预后】

该畸形如果治疗不及时，出生后一旦动脉导管关闭，患儿的平均生存时间为4～10天；而动脉导管未闭的患儿约75% 也因重度肺动脉高压及严重的心功能衰竭将在出生后1年内死亡。目前认为胎儿期或患儿出生后一旦确诊，应尽早使用前列腺素以维持动脉导管开放的状态，为手术治疗创造机会。该畸形治疗的主要手段是手术治疗，单纯合并室间隔缺损的预后较好，合并其他的心内或心外畸形时预后较差。

【遗传咨询与产前诊断】

产前超声发现IAA应仔细检查心内、心外结构。建议侵入性产前检测以排除染色体异常或细微病变。在染色体与CMA检查结果未提示非平衡结构异常时，应告知存在单基因遗传综合征的发病风险，有条件的病例可选择高通量测序技术筛查单基因病变。

（四）先天性血管环

先天性血管环（congenital vascular rings）是指胚胎时期原始动脉弓系统发育异常，导致气管和食管被主动脉弓及其相关血管形成的异常血管结构包绕、压迫，从而产生相应压迫症状的一种先天性心血管畸形。这些异常血管可以为完整的血管环环绕气管和食管，也可为不完整的血管环引起部分压迫。先天性血管环非常少见，发病率低于先天性心血管畸形的1%。

1. 双主动脉弓畸形　双主动脉弓（double aortic arches，DAA）是一种较少见的胎儿血管环；通常双弓形成的血管环呈梭形，空间狭小，对气管及食管极易形成压迫，90%导致新生儿或婴儿期出现相应的临床症状。

【临床表型】

主要超声表现为正常导管弓与主动脉弓的V字形结构消失，升主动脉发出DAA，在脊柱旁汇合为降主动脉，形成“O”形或梭形征，通常动脉导管弓位置正常，位于左位主动脉弓的左侧，彩色多普勒显示双主动脉弓形成血管环包绕气管（图16-46）。

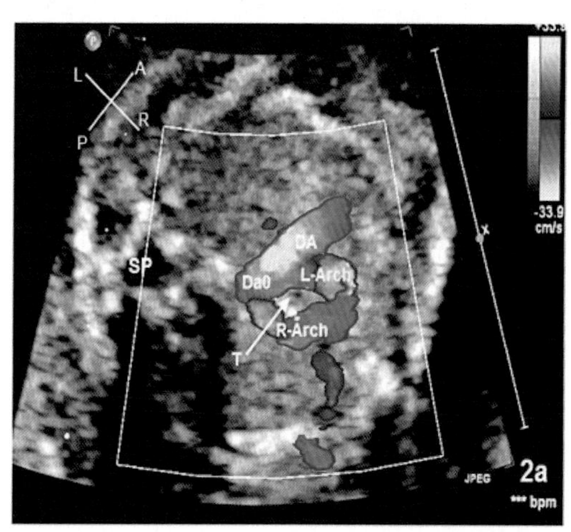

图16-46　孕22周双主动脉弓声像图

三血管-气管切面彩色多普勒显示“O”形血管环，气管（白色箭头所示）包绕其中。
DA，动脉导管；L-Arch，左位主动脉弓；R-Arch，右位主动脉弓；DAO，降主动脉；SP，脊柱；T，气管。

【遗传因素】

DAA可合并22q11微缺失，其他变异基因未见相关报道[64]。

【诊断标准】

超声心动图检查发现心脏及颈部血管结构畸形。

【治疗及预后】

出生后伴有临床症状的患儿需手术治疗，切断发育不良侧的主动脉弓，多预后良好。

【遗传咨询与产前诊断】

对DAA的遗传咨询，请参照相关染色体异常的遗传咨询。到目前为止，特定致病性基因还没有能够明确，需要更多的临床案例验证。

2. 右位主动脉弓合并左锁骨下动脉迷走　右位主动脉弓是一种常见的血管变异，通常为正常主动脉弓的镜像，与动脉导管弓（胎儿期）仍然为V形结构，不会形成环绕气管的血管环；但当存在左锁骨下动脉迷走及左位动脉导管时，则会形成异常血管环。该畸形是胎儿期最常见的一种血管环。

【临床表型】

主要超声表现：正常动脉导管弓与主动脉弓的“V”形结构消失，形成“U”形血管结构包绕气管（和食管），彩色多普勒显示环形血管结构包绕气管。

【遗传因素】

右位主动脉弓合并左锁骨下动脉迷走最易合并22q11缺失[65]。即使在超声扫查中显示右位主动脉弓孤立存在，这类胎儿也有可能合并染色体异常如21三体综合征及其染色体非整倍体尤其是22q11染色体微缺失综合征。

【治疗及预后】

右位主动脉弓+左锁骨下动脉迷走+左位动脉导管弓形成的血管环出生后多不引起临床症状，伴有临床症状者均需要手术治疗，手术治疗多预后良好。

【遗传咨询与产前诊断】

产前超声发现右位主动脉弓合并左锁骨下动脉迷走应仔细检查心内外结构。建议侵入性产前检测行染色体核型及CMA检查。

3. 迷走右锁骨下动脉　迷走右锁骨下动脉（aberrant right subclavian artery，ARSA）是指锁骨下动脉起自降主动脉起始部，并经气管和食管的后方向右侧走行至右上肢，是血管环的一种类型，其发生率为0.5%～2.3%[66, 68]，可单独存在或并发其他心内、心外畸形。

【临床表型】

主要超声表现为三血管切面显示主动脉弓和动脉导管均走行于气管左侧，降主动脉起始部发出右锁骨下动脉，为主动脉弓左侧的最后一个分支，其走行于气管与食管后方，并横向右外侧走行，行向右上肢，主动脉冠状切面可清楚显示右锁骨下动脉的起始位置和走行，双侧锁骨下动脉切面显示紧贴左无名静脉后上方仅见左锁骨下动脉，而右锁骨下动脉远离左无名静脉走行于气管后方，其起始部走向变直与左无名静脉平行，左位主动脉弓、左位动脉导管伴ARSA构成不完全型血管环，呈“C”形，彩色多普勒显示“C”形血管环绕在气管周围（图16-47）。

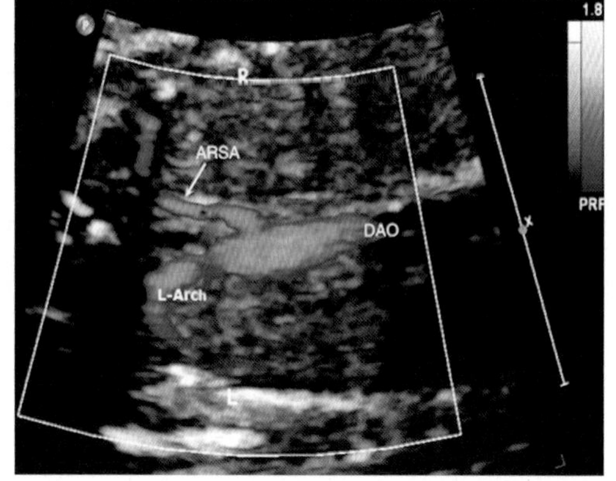

图16-47　孕25周迷走右锁骨下动脉声像图

冠状切面显示右锁骨下动脉起自降主动脉的起始部。

ARSA，迷走右锁骨下动脉；L-Arch，左位主动脉弓；DAO，降主动脉；R，右侧；L，左侧。

【遗传因素】

ARSA常作为某些综合征的其中一种表型而出现，包括21三体综合征（Down综合征）、18三体综合征（Edward综合征）、Turner综合征等，可出现22q11.2微缺失[69, 70]。孤立的ARSA被认为是21三体综合征的独立标记物，一项Meta分析表明，孤立的ARSA胎儿的21三体似然比为3.94[69]。无相关基因变异的报道。

【诊断标准】

超声心动图检查发现心脏结构及大血管畸形。

【治疗及预后】

单纯性ARSA预后较好，多数无临床症状，少数因血管环对食管或气管的压迫而导致新生儿呼吸窘迫，或随后出现食管或气管受压的症状，出现症状可行手术治疗。

【遗传咨询与产前诊断】

产前超声诊断迷走右锁骨下动脉，应仔细检查胎儿心内及心外结构，如果合并异常应建议对胎儿行羊水或脐血穿刺做染色体核型及CMA分析检查；对于ARSA仅是孤立的超声发现，是否采用侵入性产前检测仍处于讨论中。ARSA可结合其他非整倍体筛查进行综合风险评估，可提供非侵入性产前检测（NIPT），必要时建议侵入性产前检测。

（耿　斌　杨艳东）

九、颅缝早闭

颅缝早闭（craniosynostosis）是指颅骨缝线（颅骨骨头之间的生长中心）过早融合。由于颅缝提早发生骨性闭合可造成颅面骨畸形，严重的颅缝早闭还可造成颅内压升高，视力减退甚至失明，脑发育受阻，智力发育受损。

【临床表型】

颅缝早闭可以为原发性的，由于遗传因素或/和环境因素共同影响，或者是发育综合征（甲状腺功能亢进症、高钙血症、肾性骨营养不良等）伴随的一种表现。

原发性的颅缝早闭分为非综合征型颅缝早闭和综合征型颅缝早闭。

非综合征型颅缝早闭通常不伴有其他异常或发育迟缓，约占颅缝早闭疾病的75%[71]。非综合征型颅缝早闭根据颅缝早闭的位置：矢状缝、额缝、单侧冠状缝或双侧冠状缝、人字缝，分别导致头长而窄、三角头畸形、短头畸形、斜头畸形。矢状缝早闭是最常见的类型，占所有非综合征型颅缝早闭的45%～58%[71]；额缝早闭占所有非综合征型颅缝早闭的25%[72]；单侧冠状缝早闭为非综合征型颅缝早闭的第三位，约占15%[73]；双侧冠状缝早闭导致短头畸形，发病率为7.5%[74]；人字缝早闭导致斜头畸形，最少见，占1%～3%[75]。大部分非综合征型颅缝早闭都是偶发的，2%～10%的病例有阳性家族史。有报道称矢状缝早闭和额缝早闭男女发病比例为（2.5～3）：1，而单侧冠状缝早闭男女发病比例为1：2[72]。

【遗传因素】

综合征型颅缝早闭占颅缝早闭疾病的25%～30%，常伴随其他异常，如发育迟缓；综合征型颅缝早闭中75%～80%是由基因变异或染色体异常导致的[76]。在目前OMIM有180多个综合征与颅缝早闭相关。非综合征型颅缝早闭一般不伴有其他异常或发育迟缓，由于高通量测序技术的应用，已经发现一些较常见的相关基因，如*TCF12*、*FGFR3*、*FGFR2*、*TWIST1*和*ERF*基因等[76]。综合征型颅缝早闭最常见的遗传方式为常染色显性遗传（较常见的为*FGFR1*、*FGFR2*、*FGFR3*、*TWIST1*基因），也有X–连锁显性遗传方式（*EFNB1*基因）[77]。

【治疗及预后】

1．手术　有内镜手术或开放手术。内镜手术主要针对6个月以下的单缝颅缝早闭患儿。一般来说，开放手术适合于6个月以上的患儿，重塑颅骨的受影响部分。复杂情况下常需要多次开放手术来矫正患儿的头部形状。

2．头盔治疗　内镜手术后，塑形头盔于术后第7～10天开始佩戴，治疗需要6个月至1年（若为矢状缝早闭，需要戴到一年半）的时间，以帮助塑形头骨。如果开放手术完成，则不需要头盔。

3．不同类型的头颅畸形，预后不一　经手术治疗，头颅畸形可得到不同程度的矫正。在1年内施行手术者智能发育预后良好，手术较迟者也能有显著改善。早期手术者头颅畸形能有明显改进，2岁以后手术者一般改善不多。

【遗传咨询与产前诊断】

颅缝早闭有综合征型和非综合征型，可以通过常染色体显性或X–连锁显性遗传。明确患者基因变异、对受累患者开展遗传咨询，对高风险胎儿进行产前诊断是发现患胎的有效手段。

1．遗传咨询

（1）确定咨询者家系中颅缝早闭患者的临床诊断，建立遗传咨询档案。确定临床诊断包括特征性的临床表现。

（2）绘制咨询者的家系图，判断遗传方式是常染色体显性遗传或X–连锁显性遗传。

（3）对先证者进行相关基因检测，明确其致病性基因变异。如为显性遗传，可为杂合变异；并对其父母进行验证是否存在相同的变异。

（4）对于显性遗传，如果父母其中之一被确认是患者，其每胎生育患儿的概率是50%。

2．产前诊断

（1）确认先证者的临床表型和相关基因致病性变异。

（2）确认患者的父母是否携带相同的基因变异，确定遗传方式。

（3）在妊娠11～13周进行绒毛穿刺取样或16～22周羊膜腔穿刺抽取羊水进行胎儿细胞的基因检测。

（4）如为常染色体显性遗传，当胎儿确认为携带有与先证者相同的基因杂合变异时，提示是患胎，应在知情的情况下，由其父母决定是否继续妊娠。

（5）对于患者有典型的临床表型和明确的致病性基因变异，而其父母双方没有发现与患者相同的变异位点，也应在妊娠11～13周进行绒毛穿刺或16～22周进行羊水胎儿细胞的成骨发育不全相关基因的检测，验证胎儿是否存在与先证者相同的变异，因其父母存在生殖细胞嵌合体的可能。

（6）如夫妇双方一方患常染色体显性遗传疾病，夫妇双方也可选择体外受精移植前诊断，避免患儿出生。

（7）对于产前基因诊断后出生的新生儿，应进行随访和记录。

（王 辉 谢建生）

十、Pierre-Robin综合征

Pierre-Robin综合征（Pierre-Robin syndrome，PRS）也被称为小颌畸形综合征（micrognathia syndrome），是指以新生儿婴儿时期的先天性小颌畸形、舌后坠、吸气性呼吸道阻塞为特征的综合征。其引起的呼吸道阻塞可造成死亡。

【临床表型】

PRS的特征表现是小下颌骨（micrognathia）畸形，舌后移位或缩回（后坠）和上气道阻塞[78]。本病征均有以下颌特小为特征的典型“鸟状面容”。腭裂的发生率为50%～68%。舌后坠，呼吸道受阻，舌根失去支持即发生后垂，口咽峡缩小被堵引起气道阻塞。由于气道阻塞、哺乳障碍，患儿可出现代偿性加强吸气动作和吸吮力，迫使舌根更向后垂；同时有大量空气入胃，可引起反胃。呕吐物容量被吸入下呼吸道，导致吸入性肺炎或肺不张。

本病征的呼吸道受阻程度有很大差异，轻者仅在仰卧位时有吸气性喘鸣，而在清醒或哭泣时，气道基本通畅，呼吸受阻多无声嘶，其喘鸣声与喉源性不同。其他可伴有心血管病损，伴有眼缺陷、骨骼畸形、耳郭畸形、中耳内耳结构异常引起的耳聋、先天性心脏病与智力低下等。典型者，自出生起就有吸气性呼吸道梗阻，有时可伴有喘鸣、发绀、肋骨及胸骨下吸入性凹陷，是由于下颌骨发育不全和腭裂，以及舌大占有较大空隙，且向后下垂移位所致。由于仰卧位时症状更严重，此类患儿常有喂养困难，不易吸吮、吞咽，易咳呛，由此而致营养不良，体重不增，生长缓慢。由于腭裂，食物易呛入气管与耳咽管，易并发吸入性肺炎与中耳炎。

【遗传因素】

目前已经发现PRS与不同的染色体区域2q24.1-q33.3、4q32-qter、11q21-q23.1和17q21-q24.3异常相关[78, 79]。最近研究表明，*SOX9*基因功能的失调阻止SOX9蛋白正确控制面部结构的发育，导致孤立的PRS[80]。还有*KCNJ2*基因变异也与PRS的发生相关[81]。

PRS可能单独发生，但通常是某些疾病或综合征的一部分[82]。最常见的是Stickler综合征，其他的包括Velocardiofacial综合征、胎儿酒精综合征和Treacher Collins综合征。

【治疗及预后】

PRS患儿的治疗目标集中于呼吸和喂养。

1．若患儿提示气道阻塞（呼吸困难、呼吸暂停、氧气下降），则应将其置于侧卧位或俯卧位，这有助于患儿舌根前移。

2．胃食管反流　治疗可能包括直立定位在楔子上（如果婴儿处于俯卧位，可能需要打折吊带），少而频繁的喂食（尽量减少呕吐）和/或药物治疗（如质子泵抑制剂）。

3．鼻咽插管（或放置鼻咽呼吸道或管道）　主要用作“夹板”，通过保持舌头落在咽后壁不阻塞气道，保持呼吸道的通畅，从而防止气道阻塞、缺氧和窒息。

4. 牵引成骨　也称为“下颌牵张”，可用于矫正小颌畸形综合征患儿中一个或两个颌骨的异常细小。下颌扩大会使舌头前移，防止其阻塞上气道。手术始于截骨术（手术分割或骨切片），然后将牵引装置置于皮下并穿过截骨。几天后，骨头的两端通过对设备进行的不断调整而逐渐分开。通过转动穿过皮肤突出的小螺钉进行调整，通常以每天1mm的速率进行。这种逐渐分散导致两端之间形成新骨。该过程完成后，患儿会健康成长并有正常的成年生活。

5. 腭裂通常在6个半月至2岁之间修复。

6. 预后　一旦最初的呼吸和喂养困难在婴儿期得到克服，一般的预后相当好。大多数PRS患儿会健康长大并有正常的成年生活。如早期干预较晚，患儿可因喂养困难、营养不良、呼吸窘迫、肺部感染和心血管畸形而死亡。

【遗传咨询与产前诊断】

由于目前致病机制和基因诊断不明确，建议孕期行超声检查。

（王　辉　谢建生）

十一、唇腭裂

唇腭裂（cleft lip and palate，CLP）是颅面部最常见的先天性畸形之一，全球活产婴儿发病率为1/1 000 ~ 1/700[83]，具有明显的种族和地区差异性。我国每年约有3万名唇腭裂患儿出生，一直位于出生缺陷的前几位。由于唇腭裂患儿口腔颌面部结构畸形，在美观、进食、语言功能、生长发育、经济状况及心理状态方面均受到影响，给国家及家庭带来经济和心理等负担。

【临床表型】

胚胎发育时，双侧上颌突向口腔内突起的一对侧腭突，和从额鼻突前部衍化而来的原始腭，在胚胎第8周时，双侧的腭板发生明显的位置改变，由垂直位变为水平位，继而发生侧腭突间、继发腭与原始腭间以及鼻中隔与继发腭鼻腔面的上皮融合，至胚胎第9周左右完成腭部的发育。

目前针对唇腭裂的分类标准繁杂，根据其胚胎发生学角度可分为单纯唇裂（cleft lip，CL）、唇腭裂（CLP）和单纯腭裂（cleft palate，CP）。因为胚胎学与流行病学的相似性，唇腭裂中CL和CLP常被归为一组，统称为CL/P。临床处理中更多地根据其有无合并其他结构异常，分为综合征型唇腭裂（syndromic cleft lip and palate，SCL/P）及非综合征型唇腭裂（non-syndromic cleft lip and palate，NSCL/P）。各亚分类在唇腭裂构成比中差异较大。如从胚胎学角度分类上看，单纯唇裂和唇裂合并腭裂占比最高。粗略统计在所有典型的唇腭裂中，唇裂占25%，唇腭裂占50%，腭裂占25%。另外，非综合征型唇腭裂比综合征型唇腭裂发生率要高得多，前者约占唇腭裂总数的70%[84]。80%的唇腭裂是单侧的，其中左侧发病率是右侧的2倍。

从外观上看，唇裂多发生于唇的两侧，以单侧性常见，常伴有上颌切齿与尖牙间的牙槽嵴裂和腭裂。其严重程度不等，典型的唇裂是一条线性的裂隙，从上唇一侧延伸到鼻孔。唇腭裂可能从牙槽骨、硬腭延伸到鼻腔甚至是眼眶的底部。双侧唇腭裂常出现前颌前移。正中唇裂可合并眼距过宽，此为正中面裂综合征或额鼻发育不良的特征性病例标志，其病因各异，大多数病例中脑发育正常。

【遗传因素】

唇腭裂被认为是一种由多种病因导致的复杂的多因子多基因性状疾病，不同亚分类其病因构成比可有所不同。综合征型唇腭裂可由多种单基因疾病、染色体重排及环境因素相互作用而引起。综合征型唇腭裂多以散发的病例报道形式见于各类文献，其染色体异常的发生率为25%，甚至有另一项含1 127例患者的研究中显示这一比率高达63%[85]。此类患者的染色体异常中三体型所占比重较大，大多为13三体综合征和18三体综合征[86]。OMIM收录了其与400多种单基因遗传病有关，如与*IRF6*相关的Van der Woude综合征、*MSX1*相关性齿发育不全相关裂和*TP63*相关性缺指/趾-外胚层发育异常-唇腭裂综合征3型。

而占唇腭裂总数约70%的非综合征型唇腭裂则由环境因素及遗传因素共同作用导致，遗传因素包括人类基因组中的不同变异，如基因变异、单核苷酸多态性、染色体异常、拷贝数变异等。唇腭裂的发生是受多对基因变异协同作用的结果。多项研究显示，*MSX1*、*IRF6*、*TGFβ2*、*TGFβ3*、*TBX1*、*TP63*、*MTHFR*、*MAFB*、*ABCA4*、*AXIN2*、*TPM1*、*EGF*、*BMP4*、*TGFA*、*BCL3*、*SUMO-1*、*WNT3A*、*SNAIL1*、*ISTHMIN1*、*MRPL53*等基因多态性与NSCL/P具有明显相关性[87, 88]。

现在也有更多研究组对NSCL/P相关基因变异之间的相互作用以及基因与环境之间的相互作用展开研究。如Liu等[89]发现与NSCL/P相关的位于染色体区域16p13.3里*ADCY9*基因rs2072346与rs11646137位置单个核苷酸变化之间存在相互作用；Beaty等[90]发现，如母亲孕期摄入酒精，可通过*MLLT3*和*SMC2*基因的改变导致胎儿患腭裂的风险，母亲吸烟亦会通过改变*TBK1*和*ZNF236*基因而与致胎儿患腭裂的高风险有关。综合征型唇腭裂有数十种。

【治疗及预后】

唇腭裂的预后主要取决于临床表现和合并异常的类型。轻微的面裂，如上唇的线状凹陷或是软腭的黏膜下裂，可能不需要手术矫正。大的缺陷可能会影响外貌、吞咽和呼吸。近年来外科技术的进步解决了美容和功能恢复的问题且有很好的效果。通常选择在患儿1岁前手术修复软腭和硬腭，主要目的是恢复腭部正常功能。一般来说，75%～85%的患儿的语言能力在术后可恢复至正常。唇腭裂患儿的主要远期问题有面中部发育不良、外形对心理产生的影响、牙齿畸形、语言听力障碍等。

【遗传咨询与产前诊断】

对唇腭裂病例，应获取详细的家族史，父母双方应检查是否存在腭垂裂、牙齿缺失，既往是否育有唇腭裂患儿等。超声显示唇腭裂声像图，在评估风险时，需细分其分型，包括腭垂裂、软腭黏膜下裂、牙发育不全等，除此以外还要与Van der Woude综合征相鉴别。应该行详细的胎儿各系统的超声检查，排查是否存在其他畸形，以进一步明确诊断。一旦确诊唇腭裂，尤其是伴有其他畸形时，需做产前诊断。

染色体核型检测是最常见的产前检测手段，然而由于传统的G显带技术受限于分辨率相对较低，致使部分带有小于检测范围含致病基因片段缺失的病例漏诊；近年来随着CMA和高通量测序技术的广泛应用，在染色体分析基础上可以进一步检测与唇腭裂相关的致病基因变异，因此建议有条件者对唇腭裂胎儿行相关高通量测序进行产前诊断，排除严重的致病性遗传变异，便于指导临床进一步的咨询及处理。

（陈　敏　李志华）

十二、胎儿水肿

胎儿水肿（hydrops fetalis）是指胎儿体液病理性聚积在软组织和浆膜腔，包括胎儿皮肤水肿、腹腔积液、胸腔积液、心包积液等，其定义为胎儿出现2处或2处以上的体腔异常积液，常伴有胎盘增厚、羊水过多。其发生率为1/3 000 ~ 1/1 700[91, 92]，由于早孕中期很多水肿胎儿未经诊断就发生宫内死亡，因此实际发生率可能更高。胎儿水肿根据病因分为免疫性胎儿水肿和非免疫性胎儿水肿（nonimmune hydrops fetalis，NIHF），免疫性胎儿水肿是由母胎血型不合引起的红细胞同种免疫性溶血所致，非免疫性胎儿水肿是指除母胎血型不合以外的由多种病因所致的胎儿水肿，其占所有胎儿水肿的90%以上[91, 92]。胎儿水肿的病因十分复杂，包括胎儿、母体和胎盘因素[92]，但其发病机制与成人相似，是由于体内与体外、血管内与血管外液体交换平衡失调，细胞间质液产生大于淋巴回流所致。基本病理生理机制包括：毛细血管静水压增高、血管通透性增加、血浆渗透压降低或淋巴静脉回流受阻。如胎儿贫血、心血管系统异常可导致胎儿心力衰竭，中心静脉压增高，继而导致毛细血管静水压增高，液体外渗造成胎儿水肿；先天性肝肾疾病、遗传代谢性疾病可导致胎儿低蛋白血症，血浆渗透压降低而发生水肿；病毒感染可导致胎儿造血系统受抑制、血管内皮细胞受损，毛细血管通透性增加等。然而，目前仍有15% ~ 25%的非免疫性胎儿水肿病因不明[91]，胎儿水肿可以是许多疾病的终末期。本节仅介绍非免疫性胎儿水肿，免疫性胎儿水肿可参见第二十一章第六节。

【临床表型】

1. 皮肤及皮下组织水肿　表现为胎儿头皮或全身皮肤低回声带、明显增厚（≥5mm），典型的在孕早期出现“太空衣”声像。

2. 浆膜腔积液　包括腹腔积液、胸腔积液、心包积液等（图16-48）。腹腔积液一般最早出现，可见腹腔内游离液性暗区；胸腔积液可为单侧或双侧，可导致同侧肺组织受压移位，影响呼吸系统发育；心功能不全时可出现心包积液。

3. 心功能异常　表现为心脏扩大、心胸比例增大、心包积液、房室瓣反流、肝脾肿大、脐动脉及静脉血流频谱异常，部分胎儿可出现心率异常。

4. 大脑中动脉收缩期峰值流速（middle cerebral artery peak systolic velocity，MCA-PSV）增加　MCA-PSV可在一定程度上反映胎儿贫血程度，对怀疑贫血所致水肿者应常规进行监测。

5. 胎盘增厚　胎盘厚度孕中期≥40mm，孕晚期≥60mm。

6. 羊水量异常　一些病例可以出现羊水过多。

胎儿水肿综合征超声诊断标准：①出现2处及2处以上浆膜腔积液；或②至少1处浆膜腔积液伴全身皮肤水肿。

除上述水肿的超声特征外，非免疫性胎儿水肿还可表现为原发病的特征，如胸腔占位性病变、消化道畸形、心脏畸形、骨骼或泌尿系统畸形、双胎输血综合征、淋巴系统发育异常、胎盘肿瘤等。

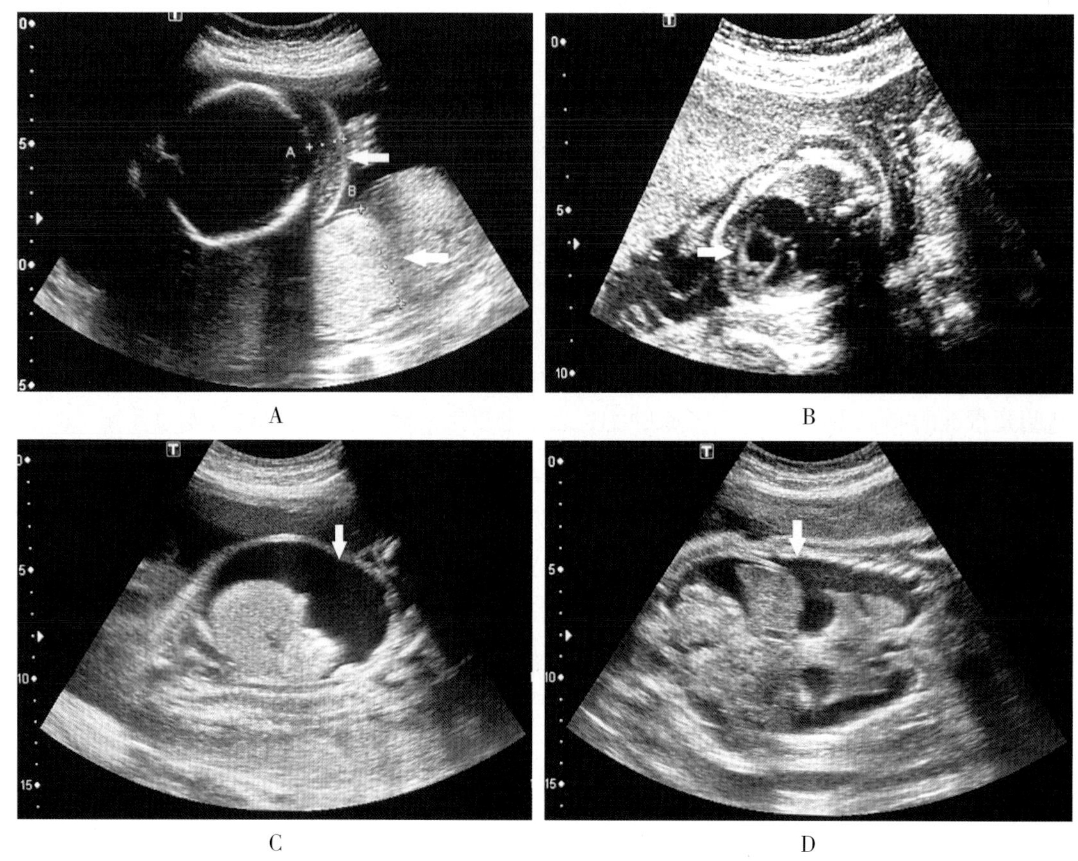

图16-48 胎儿水肿的超声征象

A. 胎儿头皮水肿，胎盘增厚。B. 胎儿心脏扩大，心胸比例增加，心包积液。C. 胎儿腹腔大量积液。D. 胎儿胸腹腔积液，胸腔可见双肺呈“蝙蝠翅膀”征。

【遗传因素】

导致非免疫性胎儿水肿发生的原因众多，除了与遗传因素有关，环境因素如宫内感染也是重要的原因。

1. 染色体异常　染色体异常是妊娠24周前导致非免疫性胎儿水肿的最常见病因[93]，21三体、18三体和X单体（Turner综合征）是三种主要异常核型[94]。此外，13三体、三倍体、13q14-13qter部分三体、4q33-4qter缺失、9q32-33缺失等少见的染色体异常也能导致胎儿水肿[94, 95]。孕20周前超声检查发现的胎儿水肿主要出现在皮下组织，常合并NT增厚、颈部淋巴水囊瘤、心脏异常或静脉导管α波倒置，这些胎儿染色体异常的比例很高且预后差。

2. 遗传性疾病　遗传性血红蛋白病（如重型α-地中海贫血）、红细胞酶病（如葡萄糖-6-磷酸脱氢酶缺乏症、丙酮酸激酶缺乏症等）可导致胎儿水肿。先天性代谢异常也可导致胎儿水肿，溶酶体贮积病中不同类型的黏多糖贮积症、糖原贮积症、戈谢病和尼曼-匹克病等是常见的引起胎儿水肿的代谢性疾病，由于异常溶酶体酶缺陷，相应的代谢物过度贮积于溶酶体，造成溶酶体肿胀、破坏，导致肝脾肿大，静脉血回流受阻和白蛋白合成减少，最终引发全身性水肿[96]。GM1神经节苷脂贮积病、小儿唾液酸贮积病所致胎儿水肿也有报道[96]。一些遗传性综合征（如Noonan综合征、多发性翼状胬肉综合征、Neu-Laxova 综合征、Pena-Shokeir 综合征等）可以导致胎儿水肿[96]。此外，有文献报道*EPHB4*、*PIEZO1*、*RASA1*、*SHOC2*、*FOSC2*、*VEGFR3*、*FOXP3*等基因变异会影响胎儿淋巴系统发育[97]，进而导致淋巴源性水肿。

3. 先天性畸形　心脏畸形是最常见的导致胎儿水肿的先天性结构畸形，主要包括左心发育不良、心内膜垫缺失等；心律失常、心肌病、心脏肿瘤也可导致胎儿水肿。胸部畸形包括胸内肿瘤如神经母细胞瘤、畸胎瘤，先天性囊性腺瘤样畸形，肺淋巴管扩张，气管或支气管闭锁，隔离肺，膈疝，乳糜胸等；泌尿生殖系统畸形如尿道梗阻、双肾发育不良、泄殖腔畸形等；少数消化系统畸形如消化道梗阻、肠闭锁、肠道旋转不良等都可导致胎儿水肿。

4. 宫内感染　可导致胎儿水肿的宫内感染有微小病毒B19、巨细胞病毒、梅毒螺旋体、弓形虫、风疹病毒、EB病毒、柯萨奇病毒、单纯疱疹病毒、钩端螺旋体、肝炎病毒等。其中，巨细胞病毒感染多见，梅毒感染所致的胎儿水肿预后最差。此外，宫内感染导致的胎粪性腹膜炎可以出现腹水。

5. 胎盘脐带病变　胎盘绒毛膜血管瘤及脐带血管瘤可以引起胎儿贫血性水肿。双胎输血综合征的晚期，受血胎可以出现水肿；而在双胎贫血-多血序列征中，水肿多发生在贫血的胎儿。

【治疗及预后】

根据超声征象诊断胎儿水肿并不困难，但确定引起水肿的原因是决定临床处理及评估预后的关键。明确病因后，进一步详细评估胎儿预后，对孕妇及其家属充分咨询后，决定对胎儿的处理。胎儿预后取决于病因、水肿程度、水肿出现的孕周和分娩孕周。非免疫性水肿胎的死亡率高达60%[92, 97]，将近2/3有结构畸形的水肿胎无法存活，而乳糜胸引起的胎儿水肿死亡率仅为6%。病因可治疗的胎儿预后较好，如免疫性胎儿水肿、胎儿心动过速、母体疾病所致胎儿水肿等。

1. 影像学诊断　超声是诊断胎儿水肿最直接的方法。除明确胎儿水肿的部位和严重程度以外，还应进行详细的各系统检查，注意是否合并心血管、消化、骨骼、泌尿系统等畸形，并检测胎儿心功能、肝脾体积、胎盘厚度、羊水量、脐血流及胎儿大脑中动脉峰值流速等指标，帮助监测病情及评估预后。MRI对某些结构畸形和肿瘤具有一定的辅助诊断价值（如畸胎瘤、胎粪性腹膜炎等）。超声心动图对于心脏畸形的诊断以及心功能的评估十分重要[98]。

2. 病史　详细询问孕妇现病史、既往史（感染性疾病暴露史等）、生育史和家族史（如代谢性疾病、地中海贫血等）。

3. 辅助检查　孕妇进行血型及不规则抗体检测、感染性疾病检测、自身免疫性抗体检测、糖尿病筛查、Kleihauer-Betke（K-B）试验及地中海贫血检测，必要时进行相关遗传病的基因检测[98]。

4. 侵入性产前检测　水肿胎儿均应行侵入性产前检测，检查项目包括脐血血常规、血型、染色体核型分析、分子核型、地中海贫血基因、血红蛋白电泳、溶血实验、相关病原体的羊水DNA/RNA或脐血IgM、羊水特异性代谢产物、遗传代谢性疾病基因等。对于上述检查都难以确诊的病例，可以取胎儿DNA进行医学外显子组或全外显子组测序分析，尤其是多次水肿胎妊娠史的孕妇，在排除了免疫性水肿后，应警惕水肿为基因变异所致。

5. 宫内治疗　通过治疗可以改善胎儿预后，出生后能够正常生存的水肿胎儿可以考虑进行宫内治疗[98]。

（1）宫内输血　因贫血导致的胎儿水肿可进行宫内输血，如母胎同种免疫、胎母输血综合征、胎盘绒毛膜血管瘤等，决定宫内输血前要排除遗传性疾病所致水肿，如地中海贫血、先天性红细胞再生障碍性贫血等。

（2）其他宫内干预　双胎输血综合征出现一胎水肿时，通过胎儿镜下激光凝固胎盘的吻合血管可改善胎儿预后；射频消融减胎术减灭水肿胎可以提高另一胎健康生存的机会；大量胸腹水而有治疗价值的胎儿，可行积液抽吸或引流，改善胎儿肺部发育及心功能；羊水过多可行羊水减量以减轻孕妇不适并改善胎盘循环。

（3）母亲用药治疗胎儿疾病　胎儿心动过速导致的水肿，可通过母体应用地高辛等抗心律失常药物治疗缓解胎儿病情。

6. 治疗母体疾病　由母体疾病引起的胎儿水肿，如自身免疫性疾病、母亲严重贫血及糖尿病等，积极治疗母体疾病有助于改善胎儿水肿。

7. 终止妊娠　染色体异常、重型α-地中海贫血或其他遗传性疾病、严重先天性畸形等引起的胎儿水肿，因为无法治疗，一旦确诊应及时终止妊娠。如排除以上病因或原因不明，选择继续妊娠者，需要密切监测母胎情况，出生后随访。少数的胎儿水肿病例可发展为母胎镜像综合征，即胎儿-胎盘-母体均出现水肿，此时孕妇可能出现急性肺水肿、心力衰竭等危及母胎生命的严重并发症，一旦诊断为镜像综合征，应及时处理，及早终止妊娠。

【遗传咨询与产前诊断】

1. 产前诊断及宫内干预　建议将所有的水肿胎儿病例转诊至该胎儿医学中心或产前诊断中心，除评估水肿的原因外，可对部分病因明确的水肿胎儿进行相应的宫内干预[99]。建议对所有非免疫性胎儿水肿进行胎儿染色体核型分析及染色体微阵列检查。若为胎儿染色体核型及染色体微阵列检查结果均正常的不明原因复发性非免疫性水肿，要考虑到单基因遗传病，建议进行专业的遗传咨询。

2. 病因学研究　胎儿水肿的病因学研究对于向孕妇及家属咨询再发风险有重要意义。所有不明原因或复发性非免疫性胎儿水肿病例都应行进一步的病因研究，必要时提供高通量测序技术以排除罕见的单基因疾病所致的胎儿水肿，并接受再次妊娠的遗传咨询及产前诊断指导。有胎儿水肿史的孕妇再次妊娠时，仍需要加强对胎儿的监测[99]。

3. 死胎及新生儿死亡后的检查　所有非免疫性水肿胎儿发生胎死宫内或新生儿死亡后，建议进行尸检和病理学检查，以及各项相关检查，包括遗传学诊断、心脏超声、X线检查、胎盘病理检查等，并保留血液或组织样本以备进一步的分子生物学诊断。如发生新生儿死亡，则强烈建议尸检[99]。

（方　群　李　琳）

参考文献

[1] Charan P, Woodrow N, Walker SP, et al. High-resolution microarray in the assessment of fetal anomalies detected by ultrasound [J]. Aust N Z J Obstet Gynaecol, 2014, 54: 46-52.

[2] De Wit MC, Srebniak MI, Govaerts LCP, et al. Additional value of prenatal genomic array testing in fetuses with isolated structural ultrasound abnormalities and a normal karyotype: a systematic review of the literature

[J]. Ultrasound Obstet Gynecol, 2014, 43: 139–146.

[3] 李胜利. 胎儿染色体异常 [M] //李胜利, 罗国阳. 胎儿畸形产前超声诊断学. 第2版. 北京: 科学出版社, 2017: 896–935.

[4] Wapner RJ, Martin CL, Levy B, et al. Chromosomal microarray versus karyotyping for prenatal diagnosis [J]. N Engl J Med, 2012, 367: 2175–2184.

[5] 杨鑫, 符芳, 李茹, 等. 染色体微阵列分析在核型正常的颈项透明层增厚胎儿中的应用 [J]. 中华医学遗传学杂志, 2015, 32: 370–374.

[6] Kagan K, Valencia CP, Wright D, et al. Tricuspid regurgitation in screening for trisomies 21, 18 and 13 and Turner syndrome at 11+0 to 13+6 weeks of gestation [J]. Ultrasound Obstet Gynecol, 2009, 33: 18–22.

[7] Haimovici JA, Doubilet PM, Benson CB, et al. Clinical significance of isolated enlargement of the cisterna magna（＞10 mm）on prenatal sonography [J]. J Ultrasound Med, 1997, 16: 731–734.

[8] Liu ZQ, Han J, Fu F, et al. Outcome of isolated enlarged cisterna magna identified in utero: experience at a single medical center in mainland China [J]. Prenat Diagn, 2017, 37: 575–582.

[9] D'Antonio F, Khalil A, Garel C, et al. Systematic review and meta-analysis of isolated posterior fossa malformations on prenatal ultrasound imaging（part 1）: nomenclature, diagnostic accuracy and associated anomalies [J]. Ultrasound Obstet Gynecol, 2016, 47: 690–697.

[10] 廖灿, 符芳, 李茹, 等. Dandy-Walker综合征与7号染色体微缺失 [J]. 中华医学遗传学杂志, 2012, 29: 48–51.

[11] Murakam A, Tanaka M, Ijiri R, et al. A morphometric study to establish criteria for fetal and neonatal cerebellar hypoplasia: a special emphasis on trisomy 18 [J]. Pathol Int, 2016, 66: 15–22.

[12] D'Antonio F, Khalil A, Garel C, et al. Systematic review and meta-analysis of isolated posterior fossa malformations on prenatal imaging（part 2）: neurodevelopmental outcome [J]. Ultrasound Obstet Gynecol, 2016, 48: 28–37.

[13] 王逾男, 赵馨, 卢建, 等. 130例胎儿侧脑室扩张与染色体异常关联性分析 [J]. 中国产前诊断杂志（电子版）, 2015, 7: 41–47.

[14] Gaglioti P, Oberto M, Todros T. The significance of fetal ventriculomegaly: etiology, short- and long-term outcomes [J]. Prenat Diagn, 2009, 29: 381–388.

[15] Hannon T, Tennant PW, Rankin J, et al. Epidemiology, natural history, progression, and postnatal outcome of severe fetal ventriculomegaly [J]. Obstet Gynecol, 2012, 120: 1345–1353.

[16] Ouahba J, Luton D, Vuillard E, et al. Prenatal isolated mild ventriculomegaly: outcome in 167 cases [J]. BJOG, 2006, 113: 1072–1079.

[17] Santo S, D'Antonio F, Homfray T, et al. Counseling in fetal medicine: agenesis of the corpus callosum [J]. Ultrasound Obstet Gynecol, 2012, 40: 513–521.

[18] Heide S, Keren B, Billette de Villemeur T, et al. Copy number variations found in patients with a corpus callosum abnormality and intellectual disability [J]. J Pediatr, 2017, 185: 160–166.

[19] 周倩兰, 李娟. 15号染色体倒位合并胼胝体缺如一例 [J]. 中华儿科杂志, 2013, 51: 154–156.

[20] Riverol M, Samaranch L, Pascual B, et al. Forceps minor region signal abnormality "ears of the lynx": an early MRI finding in spastic paraparesis with thin corpus callosum and mutations in the spatacsin gene（SPG11）on chromosome 15 [J]. J Neuroimaging, 2009, 19: 52–60.

[21] Simpson MA, Cross H, Proukakis C, et al. Maspardin is mutated in mast syndrome, a complicated form of hereditary spastic paraplegia associated with dementia [J]. Am J Hum Genet, 2003, 73: 1147–1156.

[22] Solomon BD, Mercier S, Velez JI, et al. Analysis of genotype–phenotype correlations in human holoprosencephaly [J]. Am J Med Genet Part C Semin Med Genet, 2010, 154C: 133–141.

[23] 王芳芳, 罗蓉, 母得志. 小头畸形的临床诊断与细胞和分子生物学诊断的研究进展 [J]. 中华妇幼临床医学杂志（电子版）, 2016, 12: 369–372.

[24] Snijders RJ, Sherrod C, Gosden CM, et al. Fetal growth retardation: associated malformations and chromosomal abnormalities [J]. Am J Obstet Gynecol, 1993, 168: 547–555.

[25] Hatem E, Meriam BR, Walid D, et al. Molecular characterization of a ring chromosome 15 in a fetus with intra uterine growth retardation and diaphragmatic hernia [J]. Prenat Diagn, 2007, 27: 471–474.

[26] Zhu H, Lin S, Huang L, et al. Application of chromosomal microarray analysis in prenatal diagnosis of fetal growth restriction [J]. Prenat Diagn, 2016, 36: 686–692.

[27] 朱辉, 林少宾, 黄林环, 等. 生长受限胎儿染色体微阵列结果分析 [J]. 中国产前诊断杂志(电子版), 2016, 8: 16–18.

[28] Amark K, Sunnegardh J. The effect of changing attitudes to Down syndrome in the management of complete atrioventricular septal defects [J]. Arch Dis Child, 1999, 81: 151–154.

[29] Calcagni G, Limongelli G, D'Ambrosio A, et al. Data on cardiac defects, morbidity and mortality in patients affected by RA Sopathies. CARNET study results [J]. Data Brief, 2017, 2: 649–654.

[30] Manning N, Kaufman L, Roberts P. Genetics of cardiological disorders [J]. Semin Fetal Neonatal Med, 2005, 10: 259–269.

[31] Prendiville TW, Gauvreau K, Tworog–Dube E, et al. Cardiovascular disease in Noonan syndrome [J]. Arch Dis Child, 2014, 99: 629–634.

[32] Niaz T, Poterucha JT, Olson TM, et al. Characteristic morphologies of the bicuspid aortic valve in patients with genetic syndromes [J]. J Am Soc Echocardiogr, 2018, 31: 194–200.

[33] Ackerman JP, Smestad JA, Tester DJ, et al. Whole exome sequencing, familial genomic triangulation, and systems biology converge to identify a novel nonsense mutation in TAB2–encoded TGF–beta activated kinase 1 in a child with polyvalvular syndrome [J]. Congenit Heart Dis, 2016, 11: 452–461.

[34] Perrotta I, Moraca FM, Sciangula A, et al. HIF–1α and VEGF: immunohistochemical profile and possible function in human aortic valve stenosis [J]. Ultrastruct Pathol, 2015, 39: 198–206.

[35] Thomford NE, Dzobo K, Yao NA, et al. Genomics and epigenomics of congenital heart defects: expert review and lessons learned in Africa [J]. OMICS, 2018, 22: 301–321.

[36] Huang RT, Xue S, Xu YJ, et al. Somatic mutations in the GATA6 gene underlie sporadic tetralogy of Fallot [J]. Int J Mol Med, 2013, 31: 51–58.

[37] Safari-Arababadi A, Behjati-Ardakani M, Kalantar SM, et al. Silencing mutations in JAG1 gene may play crucial roles in the pathogenesis of Tetralogy of Fallot [J]. Cell Mol Biol（Noisy-le-grand）, 2018, 64: 103-107.

[38] Nakajima Y. Mechanism responsible for D-transposition of the great arteries: is this part of the spectrum of right isomerism? [J]. Congenit Anom（Kyoto）, 2016, 56: 196-202.

[39] 耿斌, 张桂珍. 临床儿童及胎儿超声心动图学 [M]. 天津: 天津科技翻译出版有限公司, 2016: 525-528.

[40] De Luca A, Sarkozy A, Ferese R, et al. New mutations in ZFPM2/FOG2 gene in tetralogy of Fallot and double outlet right ventricle [J]. Clin Genet, 2011, 80: 184-190.

[41] Bradley TJ, Karamlou T, Kulik A, et al. Determinants of repair type, reintervention, and mortality in 393 children with double-outlet right ventricle [J]. J Thorac Cardiovasc Surg, 2007, 134: 967-973. e6.

[42] Hasten E, McDonald-McGinn DM, Crowley TB, et al. Dysregulation of TBX1 dosage in the anterior heart field results in congenital heart disease resembling the 22q11.2 duplication syndrome [J]. Hum Mol Genet, 2018, 27: 847-1857.

[43] Zhang E, Hong N, Chen S, et al. Targeted sequencing identifies novel GATA6 variants in a large cohort of patients with conotruncal heart defects [J]. Gene, 2018, 641: 341-348.

[44] Goldmuntz E, Bamford R, Karkera JD, et al. CFC1 mutations in patients with transposition of the great arteries and double-outlet right ventricle [J]. Am J Hum Genet, 2002, 70: 776-780.

[45] Cao R, Long F, Wang L, et al. Duplication and deletion of CFC1 associated with heterotaxy syndrome [J]. DNA Cell Biol, 2015, 34: 101-106.

[46] Natowicz M, Chatten J, Clancy R, et al. Genetic disorders and major extracardiac anomalies associated with the hypoplastic left heart syndrome [J]. Pediatrics, 1988, 82: 689-706.

[47] Connor JA, Thiagarajan R. Hypoplastic left heart syndrome [J]. Orphanet J Rare Dis, 2007, 2: 23.

[48] Chen CP, Ko TM, Huang WC, et al. Molecular cytogenetic characterization of inv dup del (8p) in a fetus associated with ventriculomegaly, hypoplastic left heart, polyhydramnios and intestinal obstruction [J]. Taiwan J Obstet Gynecol, 2016, 55: 415-418.

[49] Warburton D, Ronemus M, Kline J, et al. The contribution of de novo and rare inherited copy number changes to congenital heart disease in an unselected sample of children with conotruncal defects or hypoplastic left heart disease [J]. Hum Genet, 2014, 133: 11-27.

[50] Liu X, Yagi H, Saeed S, et al. The complex genetics of hypoplastic left heart syndrome [J]. Nat Genet, 2017, 49: 1152-1159.

[51] Yagi H, Liu X, Gabriel GC, et al. The genetic landscape of hypoplastic left heart syndrome [J]. Pediatr Cardiol, 2018, 39: 1069-1081.

[52] Gucer S, Ince T, Kale G, et al. Noncardiac malformations in congenital heart disease: a retrospective analysis of 305 pediatric autopsies [J]. Turk J Pediatr, 2005, 47: 159-166.

[53] Digilio MC, Bernardini L, Lepri F, et al. Ebstein anomaly: genetic heterogeneity and association with microdeletions 1p36 and 8p23.1 [J]. Am J Med Genet A, 2011, 155A: 2196-2202.

[54] Akbari MT, Zare Karizi S, Mirfakhraie R, et al. Thiamine-responsive megaloblastic anemia syndrome with ebstein anomaly: a case report [J]. Eur J Pediatr, 2014, 173: 1663–1665.

[55] Acevedo JM, Lee S, Gotteiner N, et al. Total anomalous pulmonary venous connection（TAPVC）: a familial cluster of 3 siblings [J]. Echocardiography, 2017, 34: 1531–1535.

[56] Hasegawa T, Oshima Y, Sato Y, et al. Surgical repair of total anomalous pulmonary venous connection in a neonate with mosaic trisomy 8 [J]. World J Pediatr Congenit Heart Surg, 2016, 7: 231–233.

[57] 徐金玉, 吴青青. 先天性心脏病发病机制中遗传因素的研究进展 [J]. 中华妇幼临床医学杂志（电子版）, 2017, 13: 611–615.

[58] Apperley L, Das U, Ramakrishnan R, et al. Mode of clinical presentation and delayed diagnosis of Turner syndrome: a single centre UK study [J]. Int J Pediatr Endocrinol, 2018, 2018: 4.

[59] Szpera-Goździewicz A, Ropacka-Lesiak M, Rzymski P, et al. Smith-Lemli-Opitz Syndrome- a challenging prenatal diagnosis [J]. Ginekol Pol, 2016, 87: 76–78.

[60] Gomea-montes E, Herraiz I, Gomez-arriaga PI, et al. Gestational age-specific scoring systems for the prediction of coarctation of the aorta [J]. Prenat Diagn, 2014, 34: 1198–1206.

[61] Gomea-montes E, Herraiz I, Mendoza A, et al. Prediction of coarctation of the aorta in the second half of pregnancy [J]. Ultrasound Obstet Gynecol, 2013, 41: 298–305.

[62] Matsui H, Mellander M, Roughton M, et al. Morphological and physiological predictors of fetal aortic coarctation [J]. Circulation, 2008, 118: 1793–1801.

[63] Familiari A, Morlando M, Khalil A, et al. Risk factors for coarctation of the aorta on prenatal ultrasound: a systematic review and Meta-analysis [J]. Circulation, 2017, 135: 772–785.

[64] Berg C, Bender F, Soukup M, et al. Right aortic arch detected in fetal life [J]. Ultrasound Obstet Gynecol, 2006, 28: 882–889.

[65] Perolo A, De Robertis V, Cataneo I, et al. Risk of 22q11.2 deletion in fetuses with right aortic arch and without intracardiac anomalies [J]. Ultrasound Obstet Gynecol, 2016, 48: 200–203.

[66] 陈树宝. 先天性心脏病影像诊断学 [M]. 北京: 人民卫生出版社, 2004: 430.

[67] Zapata H, Edwards JE, Titus JL. Aberrant right subclavian artery with left aortic arch: associated cardiac anomalies [J]. Pediatr Cardiol, 1993, 14: 159–161.

[68] 曾施, 周启昌, 周嘉炜, 等. 迷走右锁骨下动脉的产前超声诊断及临床价值 [J]. 中华超声影像学杂志, 2014, 23: 762–764.

[69] Scala C, Leone Roberti Maggiore U, Candiani M, et al. Aberrant right subclavian artery in fetuses with Down syndrome: a systematic review and meta-analysis [J]. Ultrasound Obstet Gynecol, 2015, 46: 266–276.

[70] Pico H, Mancini J, Lafouge A, et al. Prenatal associated features in fetuses diagnosed with an aberrant right subclavian artery [J]. Fetal Diagn Ther, 2016, 40: 187–194.

[71] Greenwood J, Flodman P, Osann K, et al. Familial incidence and associated symptoms in a population of individuals with nonsyndromic craniosynostosis [J]. Genet Med, 2014, 16: 302–310.

[72] Selber J, Reid RR, Chike-Obi CJ, et al. The changing epidemiologic spectrum of single-suture synostoses [J].

Plast Reconstruct Surg, 2008, 122: 527–533.

[73] Wilkie AOM, Johnson D, Wall SA. Clinical genetics of craniosynostosis [J]. Curr Opin Pediatr, 2017, 29: 622–628.

[74] Lajeunie E, Le Merrer M, Bonaïti–Pellie C, et al. Genetic study of nonsyndromic coronal craniosynostosis [J]. Am J Med Genet, 1995, 55: 500–504.

[75] Heuzé Y, Holmes G, Peter I, et al. Closing the gap: genetic and genomic continuum from syndromic to nonsyndromic craniosynostoses [J]. Curr Genet Med Rep, 2014, 2: 135–145.

[76] Wilkie AO, Byren JC, Hurst JA, et al. Prevalence and complications of single–gene and chromosomal disorders in craniosynostosis [J]. Pediatrics, 2010, 126: e391–e400.

[77] Lattanzi W, Barba M, Di Pietro L, et al. Genetic advances in craniosynostosis [J]. Am J Med Genet, 2017, 173: 1406–1429.

[78] Cladis F, Kumar A, Grunwaldt L, et al. Pierre Robin sequence: a perioperative review [J]. Anesth Analg, 2014, 119: 400–412.

[79] Jakobsen LP, Knudsen MA, Lespinasse J, et al. The genetic basis of the Pierre Robin sequence [J]. Cleft Palate Craniofac J, 2006, 43: 155–159.

[80] RSAMP. Role of SOX9 in the etiology of Pierre–Robin syndrome [J]. Iran J Basic Med Sci, 2013, 16: 700–704.

[81] Jakobsen LP, Ullmann R, Christensen SB, et al. Pierre Robin sequence may be caused by dysregulation of SOX9 and KCNJ2 [J]. J Med Genet, 2007, 44: 381–386.

[82] van den Elzen AP, Semmekrot BA, Bongers EM, et al. Diagnosis and treatment of the Pierre Robin sequence: results of a retrospective clinical study and review of the literature [J]. Eur J Pediatr, 2001, 160: 47–53.

[83] Basha M, Demeer B, Revencu N, et al. Whole exome sequencing identifies mutations in 10% of patients with familial non–syndromic cleft lip and/or palate in genes mutated in well–known syndromes [J]. J Med Genet, 2018, 55: 449–458.

[84] Fan D, Wu S, Liu L, et al. Prevalence of non–syndromic orofacial clefts: based on 15, 094, 978 Chinese perinatal infants [J]. Oncotarget, 2018, 9: 13981–13990.

[85] Rezek RF, Rodrigues Abbas AA, Forte Mazzeu J, et al. A rare interstitial duplication of 8q22.1–8q24.3 associated with syndromic bilateral cleft lip/palate [J]. Case Rep Dent, 2014, 2014: 730375.

[86] Saal HM. Genetic evaluation for craniofacial conditions [J]. Facial Plast Surg Clin North Am, 2016, 24: 405–425.

[87] Cura F, Palmieri A, Girardi A, et al. Possible effect of SNAIL family transcriptional repressor 1 polymorphisms in non–syndromic cleft lip with or without cleft palate [J]. Clin Oral Investig, 2018, 22: 2535–2541.

[88] Lansdon LA, Darbro BW, Petrin AL, et al. Identification of Isthmin 1 as a novel clefting and craniofacial patterning gene in humans [J]. Genetics, 2018, 208: 283–296.

[89] Liu D, Wang H, Schwender H, et al. Gene–gene interaction of single nucleotide polymorphisms in 16p13.3 may contribute to the risk of non–syndromic cleft lip with or without cleft palate in Chinese case–parent trios [J]. Am J Med Genet A, 2017, 173: 1489–1494.

[90] Beaty TH, Ruczinski L, Murray JC, et al. Evidence for gene–environment interaction in a genome wide study of nonsyndromic cleft palate [J]. Genet Epidemiol, 2011, 35: 469–478.

[91] Society for Maternal–Fetal Medicine（SMFM）, Norton ME, Chauhan SP, et al. Society for maternal–fetal medicine（SMFM）clinical guideline #7: nonimmune hydrops fetalis [J]. Am J Obstet Gynecol, 2015, 212: 127–139.

[92] 杨芳, 徐彩玲. 胎儿水肿病因学分析及诊治进展 [J]. 中华产科急救电子杂志, 2018, 7: 24–29.

[93] Malin GL, Kilby MD, Velangi M. Transient abnormal myelopoiesis associated with Down syndrome presenting as severe hydrops fetalis: a case report [J]. Fetal Diagn Ther, 2010, 27: 171–173.

[94] Machado IN, Heinrich JK, Campanhol C, et al. Prenatal diagnosis of a partial trisomy 13q（q14-->qter）: phenotype, cytogenetics and molecular characterization by spectral karyotyping and array comparative genomic hybridization [J]. Genet Mol Res, 2010, 9: 441–448.

[95] 吴坚柱, 方群, 谢英俊, 等. 染色体核型分析对胎儿水肿查因的临床价值 [J].中国实用妇科与产科杂志, 2011, 27: 446–448.

[96] Moreno CA, Kanazawa T, Barini R, et al. Non–immune hydrops fetalis: a prospective study of 53 cases [J]. Am J Med Genet A, 2013, 161A: 3078–3086.

[97] 李影, 韩平. 非免疫性胎儿水肿研究进展 [J]. 国际妇产科学杂志, 2017, 2: 189–193.

[98] 侯磊, 王欣. 非免疫性胎儿水肿的诊疗新进展——2018年《非免疫性胎儿水肿的调查和管理指南》解读 [J]. 中国全科医学, 2018, 21: 4289–4294.

[99] 中华医学会围产医学分会胎儿医学学组, 中华医学会妇产科学分会产科学组.非免疫性胎儿水肿临床指南 [J]. 中华围产医学杂志, 2017, 20: 769–775.

责任编委：顾卫红

第十七章

CHAPTER 17

基因数据与表型信息

随着基因/基因组测序技术的飞速发展，获取基因/基因组数据越来越便捷，但与之对应的表型信息的采集效率却明显滞后。相对于基因/基因组数据，表型信息具有复杂性和模糊性，原因是多方面的：医学的发展具有很长的历史，造成疾病的命名、分类多样交叉；许多疾病存在表型变异性，不同医生对于患者的描述存在差异；患者个体的病程进展，各种环境因素影响；医疗信息和健康数据的多种来源增加了不确定性。尽管获取了大量的基因/基因组变异数据，但是与表型的关系却未尽明朗。因此，需要建立表型用语的标准化，连接临床和基因数据分析专业领域，将基因/基因组数据与表型信息充分地整合分析，将个体的表型和基因/基因组数据与各种疾病和生物信息数据库建立连接，逐步完善参考数据库和基因数据解读流程，提高遗传病的诊断效率。

第一节　人类表型标准用语

在临床上，不同的医护人员对于表型的自然语言的描述有很大的可变性，因此，系统化地建立一个利于计算机处理的标准化的表型描述工具是至关重要的。然而在过去，很难就语义和技术的标准以及收集和分析人类表型数据的伦理和法律框架达成一致。为了应对这一挑战，人类表型标准用语（human phenotype ontology，HPO）于2007年成立。HPO使用本体论（ontology）提供概念化的知识，使得表型描述不仅可以在研究人员之间沟通，并且可以被计算机读取和“理解”。

一、表型信息在遗传诊断中的重要性

罕见遗传疾病患者的传统诊断方法依赖于一系列的实验室检查，包括生化分析、核型分析、染色体芯片分析以及对一个或多个疾病相关的基因的测序评估。由于这些检查方法的固有限制，往往需要很长时间才能得到诊断结果。如智力障碍等遗传异质性很高的疾病，由于存在非常多的相关基因而难于分析。此外，一些临床表型非常罕见，临床医生并不熟悉，需要花费更多的精力进行研究和判断。以上多种因素导致诊断成本过高，诊断率差强人意。诊断的过程对患者和家属造成精神和经济的双重负担，并且可能由于时间漫长而导致患者失去最佳治疗的机会。诊断结果

的不准确性可能导致并非最优的临床措施以及生育决策。自从2010年引入遗传疾病的临床诊断以来，以全外显子组测序（whole exome sequencing，WES）为代表的高通量测序已发展成为一种相对成熟并且可扩展的方法。利用WES可以缩短诊断时间，并可能检测出新的未知的遗传变异，帮助临床医生对于罕见病患者利用精准医学的知识与方法进行治疗。相比传统方法，WES已被证明具有成本较低、诊断率高的优点。

然而，WES可以检测出成千上万个遗传变异，所以变异的解读成为了一项艰巨的任务。并且，变异分级标准的不断变化以及表型描述的多样性，也增加了解读的难度。研究显示，目前49%～75%的临床预期为孟德尔遗传病的患者不能够被WES技术诊断。因此，WES的高假阴性率成为遗传性疾病临床诊断的重大挑战。我们需要能提高诊断率的新方法来促进基于基因组学的精准医学的应用。一个可能改进的方法是使用已知的信息来计算遗传变异与临床表型匹配的概率。已知的信息包括在电子健康记录中的大量临床表型，以及收集在如ClinVar[1]、ClinGen[2]和人类在线孟德尔遗传数据库（online Mendelian inheritance in man，OMIM）[3]等数据库中的表型-基因匹配信息。最近多项研究都证明了人类疾病的表型信息非常有利于致病基因的发现[4]，接下来的这一小节将主要说明临床表型信息的标准化描述。

二、HPO的建立促进表型描述的标准化

HPO项目能够跨学科领域和数据库进行表型信息的复杂整合[5]。自2008年首次发布第一个版本以来，该项目的覆盖面、复杂性、可用性以及和其他项目的关联性得到了长足的发展。

截至2019年11月，HPO项目提供了一个结构化的、详尽和明确定义的14 226个基于英文的表型术语，包括phenotypic abnormality（表型异常）、mode of inheritance（遗传方式）、clinical modifier（临床调节因素）、clinical course（临床病程）、frequency（频率：表现为某个临床特征的患者的频率）。Monarch Initiative和Phenome Central等相关项目正在积极地利用其平台从模式生物提取高质量的表型信息，进一步丰富和改进HPO中存储的数据。

除了表型定义之外，HPO还为来自解剖学、病理学、细胞学、胚胎学等多个领域的本体术语提供了逻辑定义。这使得多种资源的互通性得到很大的提高，特别是在利用包含如小鼠和斑马鱼等模式生物表型信息的资源后，可以更好地帮助寻找与人类疾病相关的基因。HPO数据库目前为OMIM、Orphanet和DECIPHER中列出的10 837种人类遗传综合征提供了HPO的注释，这3个数据库对于疾病的记录有重叠，其中OMIM记录的疾病有4 000多种。世界上的多个大型人类遗传学项目也开始利用HPO描述其数据中的表型信息。因此，HPO团队生成了与其他表型词汇（如LDDB、Orphanet、MedDRA、UMLS和phenoDB）的等价映射，从而有利于集成现有的多种数据集资源。HPO团队同时也创建了多种访问HPO数据库的方法，用户可以下载文本格式或者MySQL格式的数据，或者访问Web工具。有关HPO项目的所有文档和数据都可以在HPO网站（https: //hpo.jax.org/app/）上查询到。

三、HPO的结构

截至2019年11月，HPO的“表型异常”大类涵盖了25类词条（表17-1），如“神经系统异

常”“消化系统异常”“内分泌系统异常”等。HPO的每一个表型术语都有一个唯一的主标识符识别码（如HP：0002145）、一个名称，以及同义词列表。大多数（目前约65%）的表型术语都附有临床专家编写的详细的文字定义。

表17-1 HPO根节点HP：0000118（表型异常）下涵盖的不同类型的表型异常

HPO主分类	HPO主分类ID	HPO 名词的例子	HPO 名词的例子的ID	HPO 例子的同义词
Abnormality of the eye（眼部异常）	HP：0000478	Abnormality of globe size（眼球大小异常）	HP：0100887	Abnormality of eyeball size（眼球大小异常）
Constitutional symptom（体质症状）	HP：0025142	Back pain（背部疼痛）	HP：0003418	
Neoplasm（肿瘤）	HP：0002664	Neoplasm of the pancreas（胰腺肿瘤）	HP：0002894	Pancreatic cancer（胰腺癌）
Abnormality of the endocrine system（内分泌系统异常）	HP：0000818	Type 2 diabetes mellitus（2型糖尿病）	HP：0005978	Noninsulin-dependent diabetes mellitus, NIDDM（非胰岛素依赖性糖尿病）
Abnormality of head or neck（头部和颈部的异常）	HP：0000152	Branchial cyst（鳃裂囊肿）	HP：0009796	Branchial cysts, Branchial cleft cyst（鳃裂囊肿）
Abnormality of the immune system（免疫系统异常）	HP：0002715	Increased inflammatory response（炎症反应增强）	HP：0012649	
Growth abnormality（生长异常）	HP：0001507	Hemihypertrophy of lower limb（下肢偏身肥大）	HP：0100553	Overgrowth of one leg（单腿过度生长）
Abnormality of the thoracic cavity（胸腔异常）	HP：0045027	Mediastinal lymphadenopathy（纵隔淋巴结肿大）	HP：0100721	
Abnormality of blood and blood-forming tissues（血液和造血组织异常）	HP：0001871	Cerebral venous thrombosis（脑静脉血栓形成）	HP：0005305	Blood clot in cerebral vein, Cerebral vein thrombosis, Cerebral thrombosis（脑静脉血栓，脑静脉血栓形成，脑血栓形成）
Abnormality of the respiratory system（呼吸系统异常）	HP：0002086	Pulmonary arterial hypertension（肺动脉高压）	HP：0002092	Pulmonary artery hypertension, Primary pulmonary hypertension（肺动脉高压，原发性肺动脉高压）

（续表）

HPO主分类	HPO主分类ID	HPO名词的例子	HPO 名词的例子的ID	HPO例子的同义词
Abnormality of the ear（耳部异常）	HP：0000598	Adult onset sensorineural hearing impairment（成人感觉神经性听力障碍）	HP：0008615	Late sensorineural hearing loss（迟发性感觉神经性听力损失）
Abnormality of metabolism/homeostasis（代谢紊乱/稳态失衡）	HP：0001939	Elevated plasma pyrophosphate（血浆焦磷酸盐升高）	HP：0011864	
Abnormality of connective tissue（结缔组织异常）	HP：0003549	Decreased adipose tissue around neck（颈部周围脂肪组织减少）	HP：0005995	Loss of adipose tissue around the neck, Loss of fat around neck（颈部周围脂肪组织缺如，颈部周围脂肪缺如）
Abnormality of the voice（声音异常）	HP：0001608	High pitched voice（高音调的声音）	HP：0001620	High pitched voice, High-pitched voice（高音调的声音）
Abnormality of the nervous system（神经系统异常）	HP：0000707	Delayed fine motor development（精细动作发育迟缓）	HP：0010862	
Abnormality of the breast（乳房异常）	HP：0000769	Inverted nipples（乳头内陷）	HP：0003186	Inverted nipples, Invaginated nipples（乳头内陷）
Abnormality of prenatal development or birth（胎儿产前发育或出生异常）	HP：0001197	Fetal polyuria（胎儿多尿）	HP：0001563	
Abnormality of limbs（肢体异常）	HP：0040064	Ankylosis of feet small joints（脚的小关节强直）	HP：0008090	
Abnormality of the digestive system（消化系统异常）	HP：0025031	Gastroesophageal reflux（胃食管反流）	HP：0002020	Acid reflux disease, GERD（酸反流疾病）
Abnormality of the musculature（肌肉组织异常）	HP：0003011	Decreased muscle mass（肌肉容积减少）	HP：0003199	Decreased muscle mass, Underdeveloped muscles（肌肉容积减少，发育不全的肌肉）
Abnormality of the cardiovascular system（心血管系统异常）	HP：0001626	Right ventricular failure（右心衰竭）	HP：0001708	

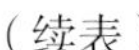

（续表）

HPO主分类	HPO主分类ID	HPO 名词的例子	HPO 名词的例子的ID	HPO 例子的同义词
Abnormality of the skeletal system（骨骼系统异常）	HP：0000924	Painless fractures due to injury（外伤性无痛骨折）	HP：0002661	
Abnormality of the integument（体壁的异常）	HP：0001574	Loose anagen hair（生长期毛发松动）	HP：0040169	
Abnormality of the genitourinary system（泌尿生殖系统异常）	HP：0000119	Genital ulcers（生殖器溃疡）	HP：0003249	
Abnormal cellular phenotype（细胞形态异常）	HP：0025354	Increased reactive oxygen species production（活性氧产生增加）	HP：0025464	Oxidative stress, Increased ROS production（氧化应激，活性氧产生增加）

HPO的主页是https: //hpo.jax.org/app/（图17–1）。该页面提供了HPO最新版本的下载链接，以及便于用户更好地利用HPO进行遗传诊断的工具和文档。图17–2中显示了通过HPO浏览器查询“共济失调”（ataxia）的例子，其主标识符为HP：0001251。这个术语的同义词是“小脑共济失调”（cerebellar ataxia），并且还提供了更详细的文本定义（textual definition）描述该表型。由于HPO是本体（ontology），所以一个表型术语可能有父类（superclass）和子类（subclass）。在本例中，该术语的父类词为“协调异常”，子类词包括“辨距不良”和“步态共济失调”等11个子类。

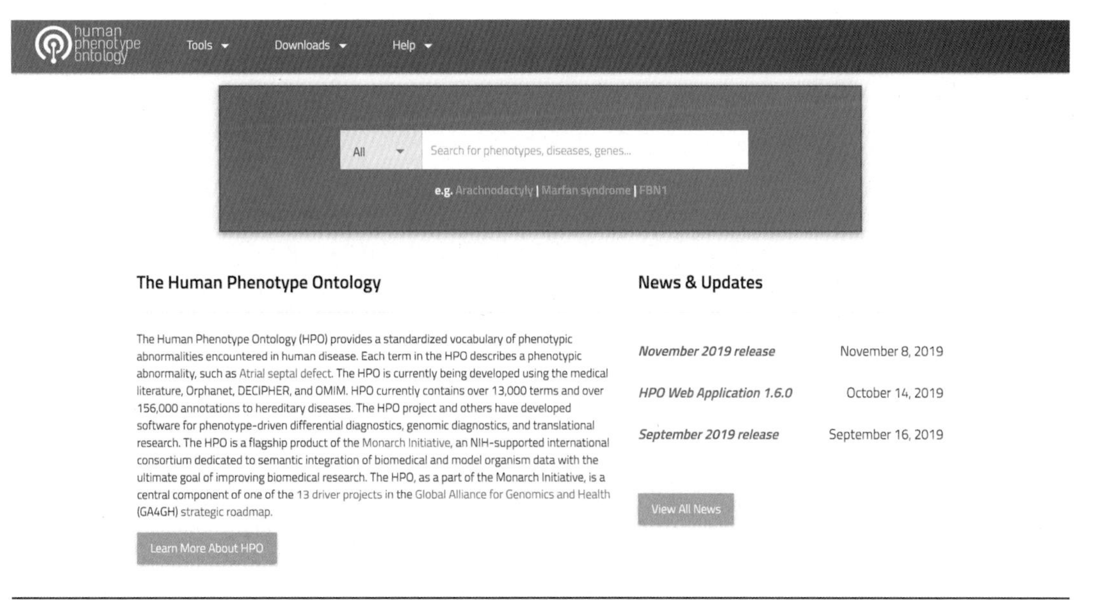

图17–1　HPO官方网站主页页面

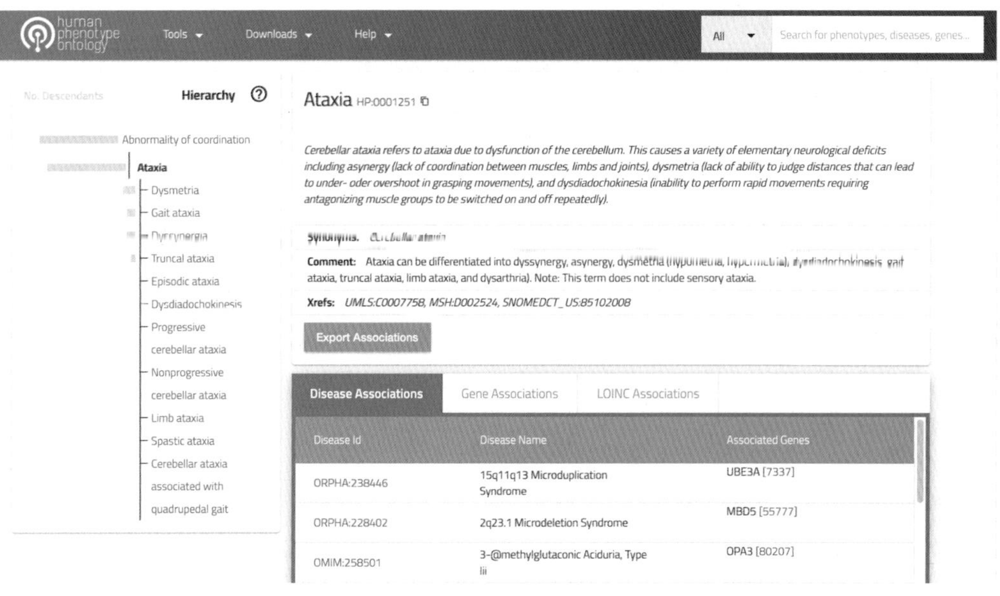

图17-2 表型术语“共济失调”（ataxia）的HPO页面

除了显示HPO术语之间的层次关系外，HPO浏览器还利用多个HPO表型术语来注释人类疾病，以方便用户了解各种人类疾病的不同表型。以脊髓小脑共济失调3型（spinocerebellar ataxia type 3，SCA3）为例说明（图17-3），该疾病也称为马查多-约瑟夫病（Machado-Joseph disease，MJD）。多个HPO表型术语被注释为与此疾病有关，用户可以单击“导出到Excel”链接将相关的HPO表型术语的列表导出到Excel文件中。该病的相关基因（*ATXN3*）也进行了注释。

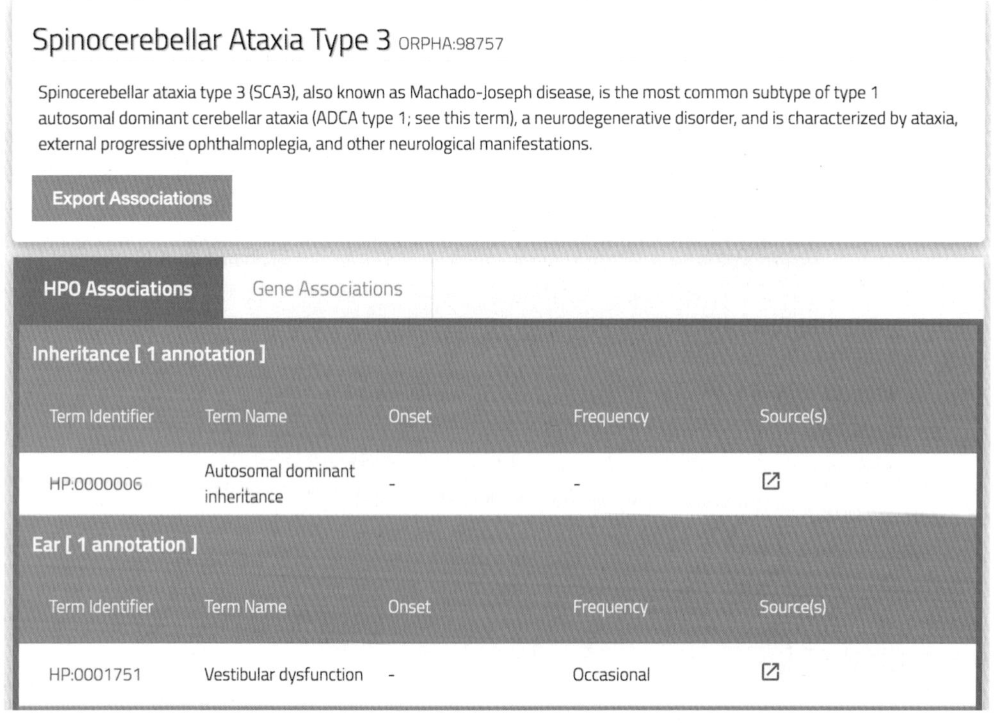

图17-3 利用HPO浏览器以“脊髓小脑共济失调3型/马查多-约瑟夫病”为例的检索结果

同样地，给定一个表型术语，HPO浏览器可以显示可能具有该表型的所有疾病。以“脊髓小脑变性（spinocerebellar tract degeneration）”表型为例（图17-4），有13个不同的疾病（包括9个记录在OMIM数据库中的疾病和4个记录在Orphanet数据库中的疾病）可能存在“脊髓小脑变性”的表型。对于每种疾病，来自OMIM数据库的相关基因也会显示。

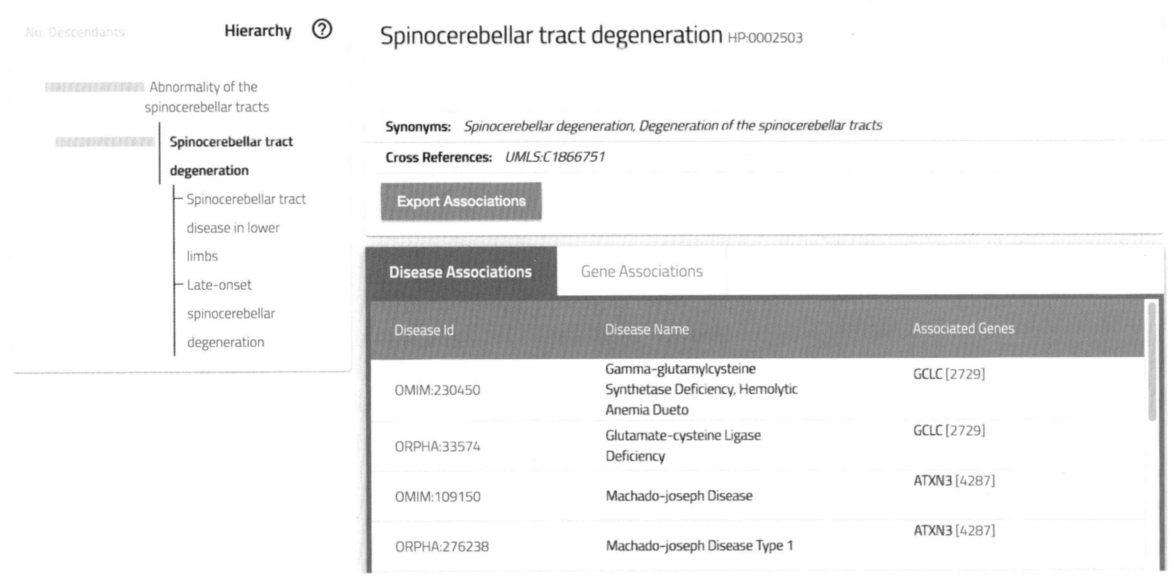

图17-4　利用HPO浏览器以“脊髓小脑变性（spinocerebellar tract degeneration）”为例的检索结果

此外，HPO表型术语现在还包含了一个或多个对其他资源的引用，以促进不同生物医学研究领域之间的互通性。因此，HPO术语中有39%（3 956个）包含交叉引用，98%的具有指向统一医学语言系统（UMLS）和医学主题词表（MeSH）的引用。这些引用特别有助于链接到其他资源，如疾病本体（disease ontology）等。其他交叉引用包括国际疾病分类第十版（international classification of diseases 10th revision, ICD-10）和欧洲小儿心脏编码清单（European pediatric cardiac coding list）。此外，可以用文本格式的文件将HPO术语映射到其他表型词汇，例如Orphanet的“Signs and Symptoms”词汇集。

（王　凯）

第二节　中文人类表型标准用语联盟

一、概述

随着基因测序技术的飞速发展，获取基因数据越来越便捷，与之对应的表型信息的采集效率却严重滞后。表型数据具有复杂性和模糊性的特点，多种来源增加了其不确定性。与此同时，由于参考数据库的局限性和人们对于基因组结构和功能的认识不足，很多基因变异的意义至今未明。因此，细致可靠的表型采集十分重要，基因数据的积累和共享也十分关键，同时需要找到共同语言建立表型信息和基因数据的连接。

人类表型标准用语（HPO）旨在提供人类疾病中用于描述表型异常的标准词汇，每个术语描述一种表型异常。HPO建立者利用从医学文献和遗传病数据库获得的信息进行开发，包括表型词汇、疾病表型注释和计算算法三部分内容[5]。

目前国内大部分医疗、科研工作者所使用的表型描述词语缺乏统一标准，临床表型数据大多为非结构化的自然语句，这给人类疾病尤其是遗传性疾病的临床研究和交流带来了不便，对后期的数据分析和挖掘也造成了很大的困扰。尽管之前有些数据分析机构已经在引入HPO，但是由于没有汉化，难以衔接中国的临床，而非临床专业人员对于医生提供的自然语言表型信息进行二次分析转化HPO的过程中，容易出现一些偏差。

在这样的背景之下，通过多方共同努力，国内专家学者组成团队成立了中文人类表型标准用语联盟（the Chinese Human Phenotype Ontology Consortium, CHPO）。在首先获得HPO建立团队的授权之后，基于Wiki网站http: //wiki.chinahpo.org/（图17-5），上传了各方初步翻译的内容，联合国内专业领域人士共同编辑优化，形成中文临床表型术语标准，并与HPO网站建立了互链https: //hpo.jax.org/app/help/mapping（图17-6），之后建立了搜索引擎http: //www.chinahpo.org/，连接表型、疾病与致病基因，推动国内临床、遗传咨询、基因检测和数据分析等相关领域的交流合作。

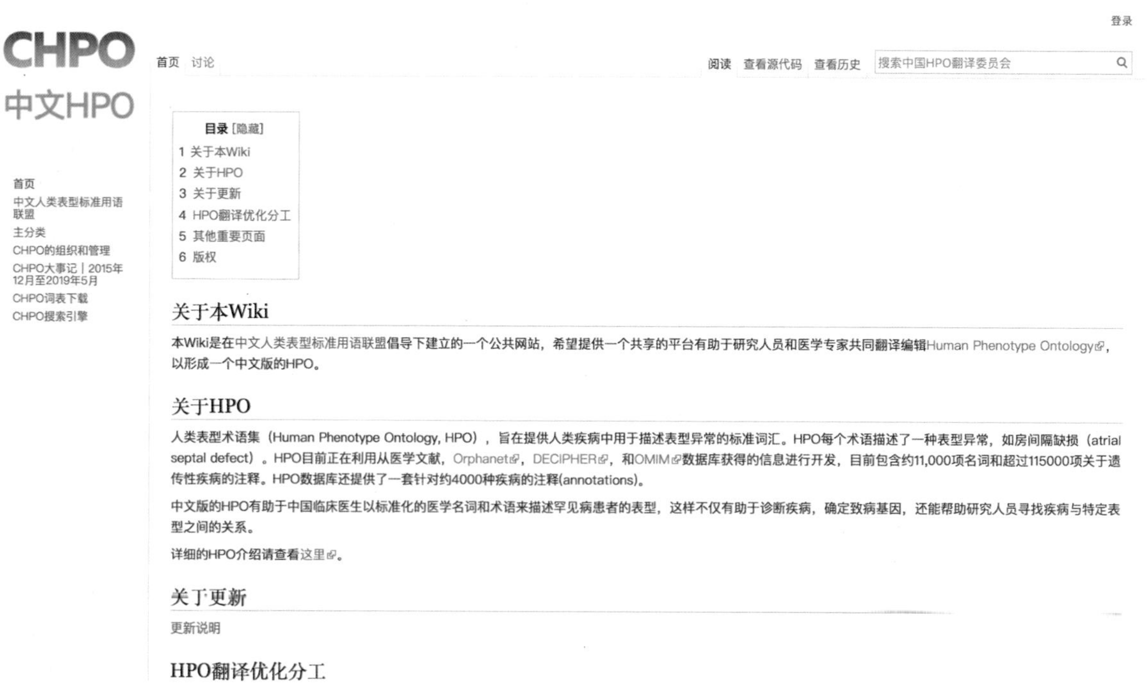
登录
CHPO
中文HPO
首页 讨论
阅读 查看源代码 查看历史 搜索中国HPO翻译委员会
目录 [隐藏]
1 关于本Wiki
2 关于HPO
3 关于更新
4 HPO翻译优化分工
5 其他重要页面
6 版权
首页
中文人类表型标准用语联盟
主分类
CHPO的组织和管理
CHPO大事记丨2015年12月至2019年5月
CHPO词表下载
CHPO搜索引擎
关于本Wiki
本Wiki是在中文人类表型标准用语联盟倡导下建立的一个公共网站，希望提供一个共享的平台有助于研究人员和医学专家共同翻译编辑Human Phenotype Ontology，以形成一个中文版的HPO。
关于HPO
人类表型术语集（Human Phenotype Ontology, HPO），旨在提供人类疾病中用于描述表型异常的标准词汇。HPO每个术语描述了一种表型异常，如房间隔缺损（atrial septal defect）。HPO目前正在利用从医学文献，Orphanet，DECIPHER，和OMIM数据库获得的信息进行开发，目前包含约11,000项名词和超过115000项关于遗传性疾病的注释。HPO数据库还提供了一套针对约4000种疾病的注释(annotations)。
中文版的HPO有助于中国临床医生以标准化的医学名词和术语来描述罕见病患者的表型，这样不仅有助于诊断疾病，确定致病基因，还能帮助研究人员寻找疾病与特定表型之间的关系。
详细的HPO介绍请查看这里。
关于更新
更新说明
HPO翻译优化分工
图17-5 CHPO Wiki网站首页

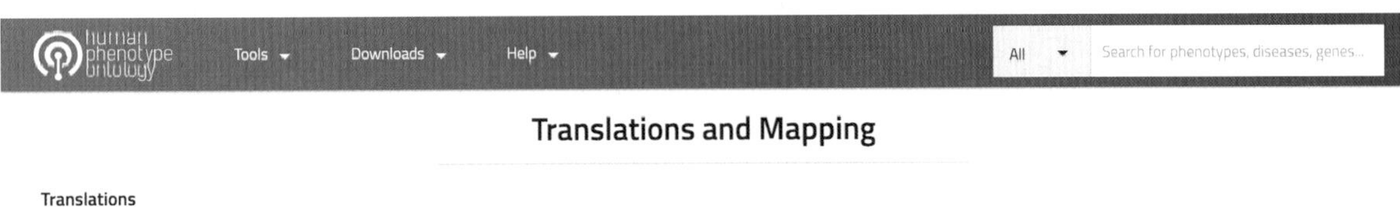

Translations

The HPO has been translated into many languages including (in alphabetical order) Chinese, Dutch, French, German, Italian, Japanese, Portugese, Russion, Spanish, and Turkish. Some of the translations can be downloaded from the HPO Translation webpage. Information about the Japanese translation is available on the HPO Japanese GitHub page. The Chinese HPO project offers a Wiki page.

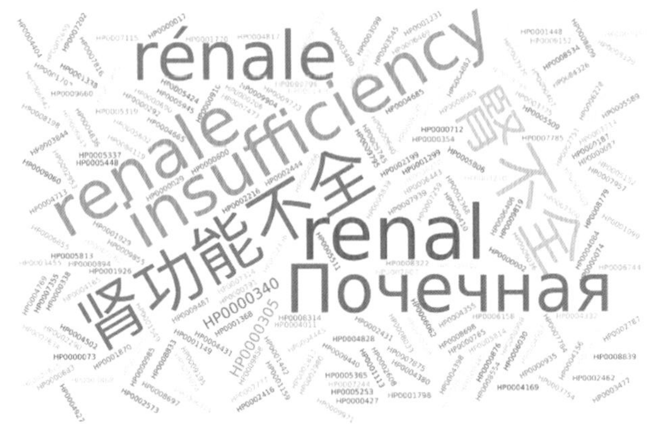

Mappings

图17-6　HPO网站链接CHPO Wiki网站

二、CHPO Wiki网站主要版块及其功能

（一）CHPO 概述

介绍了联盟建立的背景、成立过程、工作目标和分工以及管理方式等。

（二）CHPO的组织和管理

详细列出了组织框架，包括指导委员会、维护组和联络组成员，以及CHPO编辑和审核参加人员及其分工。

（三）CHPO大事记

详细记录了CHPO建立的缘起和发展过程。

（四）OMIM遗传病名录

OMIM是目前最大的遗传病知识库，并链接了相关的数据库。OMIM中记录的每一种遗传病一般都有主要名称和别名，缺乏统一的中文翻译名称，在疾病诊断和医学交流中容易出现信息偏差。国内多名专家学者共同努力，对这些OMIM疾病名称进行了翻译和修订，力求准确并符合国内医生的使用习惯，OMIM疾病中文名称修订完成后将在国内临床、遗传、基因检测等相关领域推广，推进遗传病名称的统一。

（五）下载协议

CHPO Wiki网站提供免费词库下载，协议主要包括以下内容：①如果使用者在网站、相关分析软件、科研和转化项目、科研论文等形式中使用CHPO词库，务必注明出处为中文人类表型标准用语联盟（CHPO）；②所使用CHPO的分析系统、科研和转化项目、论文等形式的结果真实性与科学性与CHPO无关。

三、CHPO搜索引擎使用方法

(一)表型检索

在图17-7所示左侧选框选择“表型”，以“共济失调”为例，可以输入“共济失调”或者“ataxia”，下拉列表为包含“共济失调”或者“ataxia”的CHPO/HPO词条，选取感兴趣的条目点击，如gait ataxia(步态共济失调)，进入下一页面。

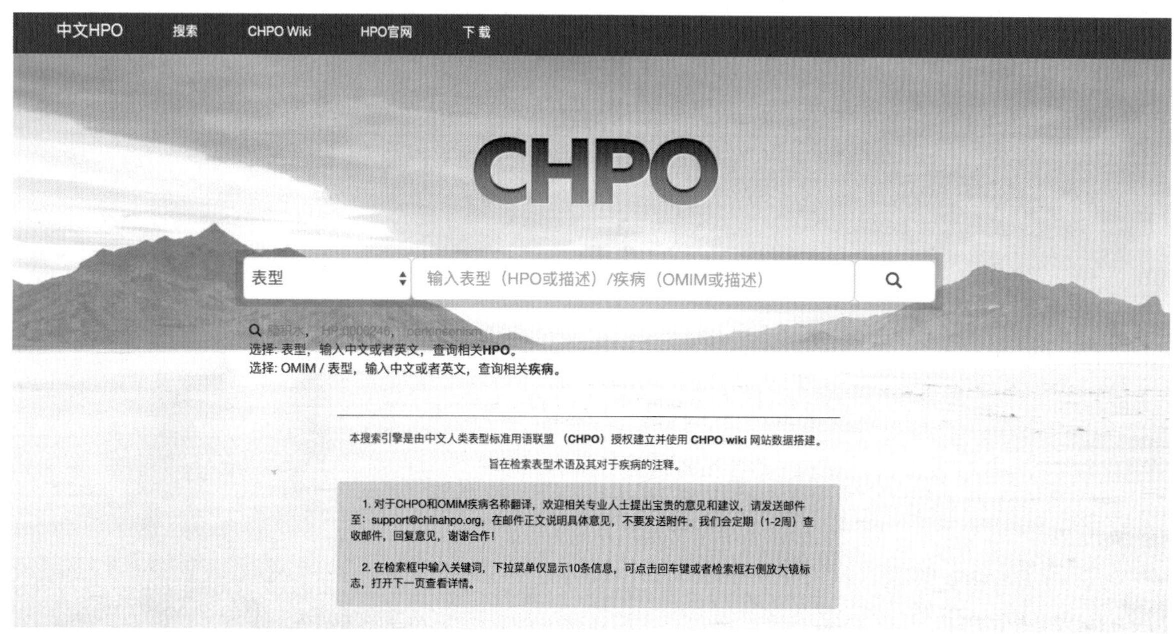
中文HPO
搜索
CHPO Wiki
HPO官网
下载
CHPO
表型
输入表型（HPO或描述）/疾病（OMIM或描述）
选择: 表型，输入中文或者英文，查询相关HPO。
选择: OMIM / 表型，输入中文或者英文，查询相关疾病。
本搜索引擎是由中文人类表型标准用语联盟（CHPO）授权建立并使用 CHPO wiki 网站数据搭建。
旨在检索表型术语及其对于疾病的注释。
1. 对于CHPO和OMIM疾病名称翻译，欢迎相关专业人士提出宝贵的意见和建议，请发送邮件至：support@chinahpo.org，在邮件正文说明具体意见，不要发送附件。我们会定期（1-2周）查收邮件，回复意见，谢谢合作！
2. 在检索框中输入关键词，下拉菜单仅显示10条信息，可点击回车键或者检索框右侧放大镜标志，打开下一页查看详情。

图17-7 CHPO搜索引擎

点击“OMIM”，进入相关OMIM疾病列表，下拉列表，选择感兴趣条目，点击左侧OMIM编号，如FRIEDREICH ATAXIA 1；FRDA(弗里德赖希共济失调)，进入下一个页面。点击“HPO”按键，打开FRDA的表型CHPO/HPO注释词表(表17-2)。

表17-2 FRDA的表型CHPO/HPO注释词表

HPO编号	英文名称	中文译名
HP：0000649	Abnormality of vision evoked potentials	视觉诱发电位异常
HP：0000505	Visual impairment	视觉障碍
HP：0001123	Visual field defect	视野缺损
HP：0001260	Dysarthria	构音障碍
HP：0000763	Sensory neuropathy	感觉神经病
HP：0000819	Diabetes mellitus	糖尿病
HP：0000648	Optic atrophy	视神经萎缩
HP：0000639	Nystagmus	眼球震颤

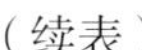
（续表）

HPO编号	英文名称	中文译名
HP：0001635	Congestive heart failure	充血性心力衰竭
HP：0001761	Pes cavus	高弓足
HP：0002495	Impaired vibratory sensation	振动觉障碍
HP：0002066	Gait ataxia	步态共济失调
HP：0002070	Limb ataxia	肢体共济失调
HP：0001639	Hypertrophic cardiomyopathy	肥厚性心肌病
HP：0003209	Decreased pyruvate carboxylase activity	丙酮酸羧化酶活性降低
HP：0002522	Areflexia of lower limbs	下肢反射消失
HP：0003116	Abnormal echocardiogram	异常超声心动图异常
HP：0003115	Abnormal EKG	异常心电图
HP：0003232	Mitochondrial malic enzyme reduced	线粒体苹果酸酶减少
HP：0003448	Decreased sensory nerve conduction velocity	感觉神经传导速度降低
HP：0003487	Babinski sign	巴宾斯基征
HP：0003621	Juvenile onset	青少年期发病
HP：0007078	Decreased amplitude of sensory action potentials	感觉动作电位波幅降低
HP：0007663	Decreased central vision	中心视力下降
HP：0010831	Impaired proprioception	本体感觉障碍
HP：0000007	Autosomal recessive inheritance	常染色体隐性遗传
HP：0002650	Scoliosis	脊柱侧弯

在上一页面点击“来源”，进入FRDA的OMIM疾病页面。OMIM详细描述了该疾病的研究进程，同时链接了相关数据库。

（二）OMIM检索

在图17-7所示左侧选框选择“OMIM”，以脊髓小脑共济失调（spinocerebellar ataxia, SCA）为例，输入“SCA”。选择“马查多-约瑟夫病；脊髓小脑共济失调3型”，点击进入下一页面。点击“HPO”按键，打开SCA3 的表型CHPO/HPO注释词表（表17-3）。

表17-3　SCA3的表型CHPO/HPO注释词表

HPO编号	英文名称	中文译名
HP：0001251	Ataxia	共济失调
HP：0001260	Dysarthria	构音障碍
HP：0002070	Limb ataxia	肢体共济失调
HP：0002495	Impaired vibratory sensation	振动觉障碍
HP：0000520	Proptosis	眼球突出
HP：0000640	Gaze-evoked nystagmus	凝视诱发眼震

（续表）

HPO编号	英文名称	中文译名
HP：0000508	Ptosis	上睑下垂
HP：0003487	Babinski sign	巴宾斯基征
HP：0000544	External ophthalmoplegia	眼外肌麻痹
HP：0000726	Dementia	认知障碍
HP：0000641	Dysmetric saccades	Dysmetric 扫视
HP：0000623	Supranuclear ophthalmoplegia	核上性眼肌麻痹
HP：0001151	Impaired horizontal smooth pursuit	水平平滑追随眼动受损
HP：0000651	Diplopia	复视
HP：0001332	Dystonia	肌张力障碍
HP：0001257	Spasticity	痉挛
HP：0001300	Parkinsonism	帕金森症
HP：0001272	Cerebellar atrophy	小脑萎缩
HP：0002015	Dysphagia	吞咽困难
HP：0002063	Rigidity	强直
HP：0002067	Bradykinesia	运动迟缓
HP：0002073	Progressive cerebellar ataxia	进行性小脑共济失调
HP：0002078	Truncal ataxia	躯干性共济失调
HP：0000006	Autosomal dominant inheritance	常染色体显性遗传
HP：0002171	Gliosis	胶质细胞增生
HP：0002172	Postural instability	姿势不稳
HP：0002198	Dilated fourth ventricle	第四脑室扩张
HP：0002459	Dysautonomia	自主神经功能失调
HP：0002380	Fasciculation	肌束震颤
HP：0002503	Spinocerebellar tract degeneration	脊髓小脑束变性
HP：0002839	Urinary bladder sphincter dysfunction	膀胱括约肌功能障碍
HP：0003743	Genetic anticipation	遗传早现
HP：0003438	Absent Achilles reflex	跟腱反射缺如
HP：0003394	Muscle cramps	肌肉痉挛
HP：0007089	Facial-lingual fasciculation	面-舌肌束颤
HP：0003676	Progressive	进行性/渐进性
HP：0003693	Distal amyotrophy	远端肌肉萎缩

在上一页面点击“来源”，进入SCA3的OMIM疾病页面。

四、连接表型信息与基因数据的应用举例

以一个不自主运动家系患者为例（图17-8），结合CHPO梳理基因检测及解读流程。

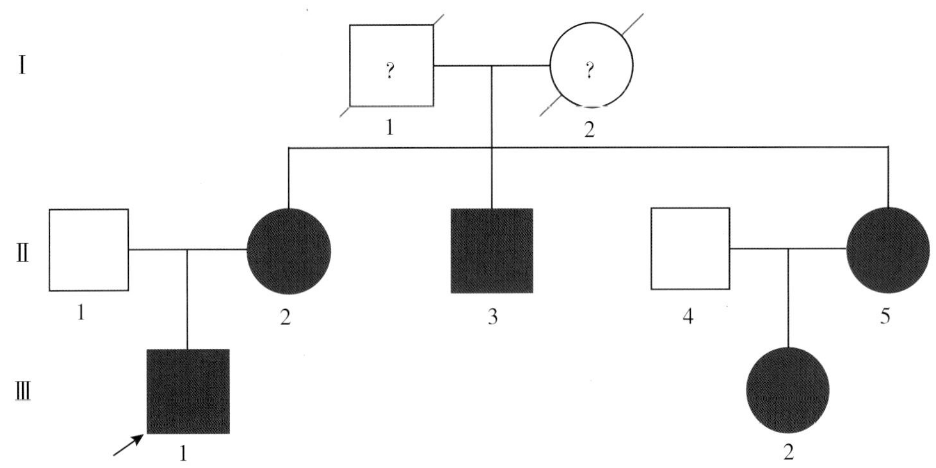

图17-8 不自主运动家系系谱图

（一）采集详细表型信息

先证者（Ⅲ-1），男性，44岁，因“言语不清伴左上肢痉挛9个月”就诊。患者9个月前自觉“舌头大”，曾在口腔科就诊，无明确诊断。3个月来出现流涎，言语不清，饮水呛咳，不自觉咬牙，双颞疼痛，服用盐酸硫必利100mg，每天一次，有效。3个月来左手持物痉挛。最近7～8年，每周饮酒一次，每次500mL；吸烟5年，每天20支。

家族史：外祖父（Ⅰ-1）、外祖母（Ⅰ-2）信息无法查证；母亲（Ⅱ-2）与舅舅（Ⅱ-3）、姨母（Ⅱ-5）均出现行走不稳，易向后倒。

查体：智能无明显异常，中度构音障碍，眼动充分未见眼震，四肢肌力Ⅴ级，肌张力适中，腱反射对称引出，左手反复握拳过程中痉挛，Babinski征（-），指鼻-跟膝胫试验稳，轮替动作无明显异常，步态无明显异常。余未见异常。头颅MRI：脑干-小脑轻度萎缩，大脑皮层欠饱满，基底节对称异常信号。

先证者表妹（Ⅲ-2），41岁，于2016年8月2日来诊。一年来记忆力下降，行走向后倒，言语无力，咬牙，流涎，双手痉挛，书写时痉挛。查体：中度构音障碍，头面部及四肢小幅度不自主运动，书写痉挛，余未见明显异常。头颅MRI：基底节对称异常信号。

（二）采用CHPO/HPO注释病例的表型特征

根据上述病历总结表型特征，检索CHPO搜索引擎，对应CHPO/HPO（表17-4）。

表17-4 病例表型对应的CHPO/HPO

表型	CHPO	HPO	HPO编号
常染色体显性遗传	常染色体显性遗传	Autosomal dominant inheritance	HP：0000006
构音障碍	构音障碍	Dysarthria	HP：0001260
咽喉部肌张力障碍	喉肌张力障碍	Laryngeal dystonia	HP：0012049
四肢、面部不自主运动	不自主运动	Involuntary movements	HP：0004305
流涎	流涎	Drooling	HP：0002307

（续表）

表型	CHPO	HPO	HPO编号
不自觉咬牙	不自主运动导致舌头和嘴唇自残	Self-mutilation of tongue and lips due to involuntary movements	HP：0008767
持物痉挛	上肢痉挛	Upper limb spasticity	HP：0006986
书写痉挛	书写痉挛	Writer's cram	HP：0002356
行走不稳	行走不稳	Abasia	HP：0012651
共济失调	共济失调	Ataxia	HP：0001251
运动迟缓	运动迟缓	Bradykinesia	HP：0002067
基底节异常信号	基底节局灶性T2高信号病变	Focal T2 hyperintense basal ganglia lesion	HP：0007183
脑干-小脑轻度萎缩	脑桥小脑萎缩	Pontocerebellar atrophy	HP：0006879
大脑皮层欠饱满	大脑皮层萎缩	Cerebral cortical atrophy	HP：0002120

（三）表型-基因相关性分析

将上述HPO逐一输入Phenomizer（http: //compbio.charite.de/phenomizer/）表型列表（图17-9），选择常染色体显性遗传方式进行分析，结果见图17-10，排名第一的是*FTL*基因。

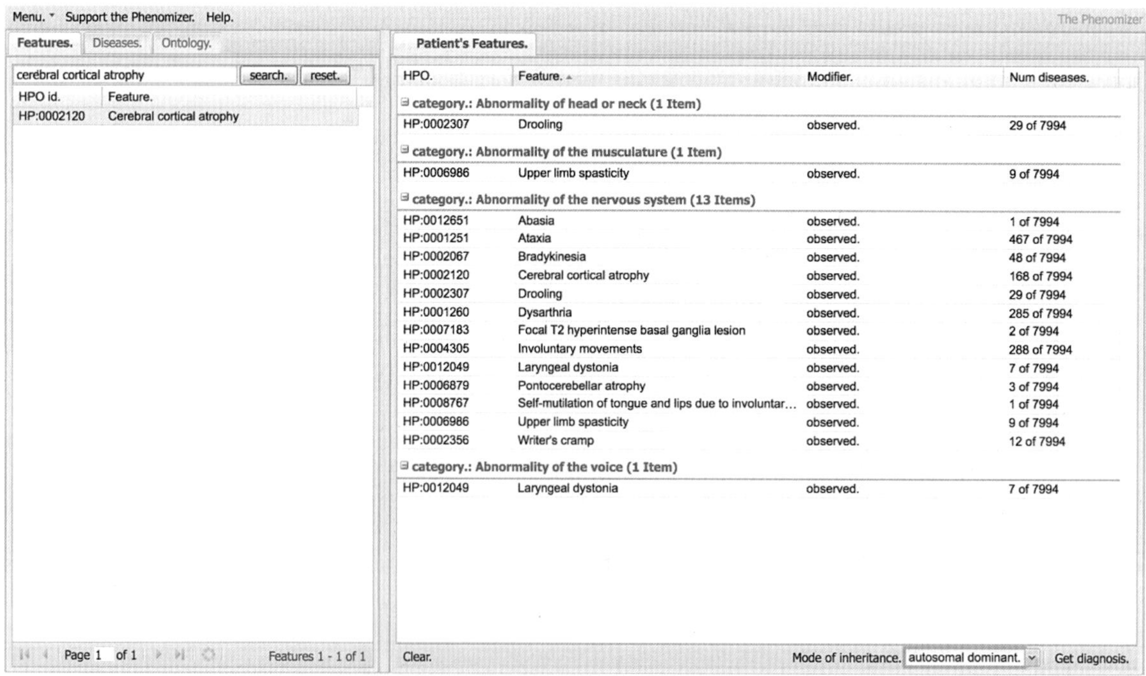

图17-9 Phenomizer 输入界面

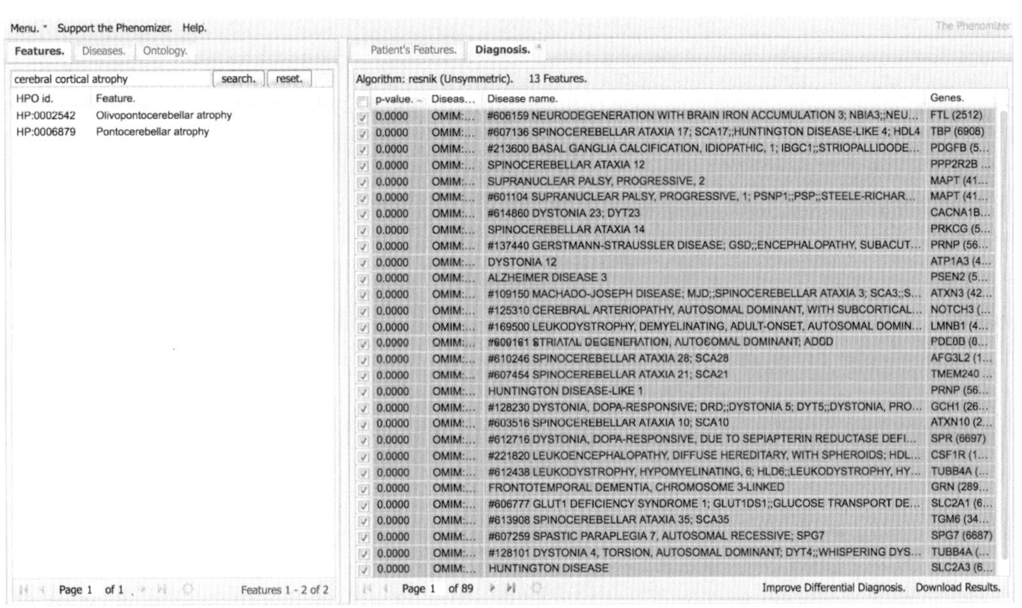

图17-10 Phenomizer 输出界面，排名第一的为*FTL*基因

（四）基因检测

初步排除常见的导致动态变异的基因，选择临床外显子组测序。将原始序列数据（FASTQ）去除接头及低质量序列，经BWA-0.7.12软件比对至人类基因组参考序列（GRCh37）上，Picard去除重复序列，使用GATK检测SNV与Indel变异，获得初始变异位点357个。

（五）变异位点分析

发现*FTL*基因的变异：c.463_464insTGGG，家系验证显示患者Ⅱ-2、Ⅱ-3、Ⅱ-5、Ⅲ-2均携带该变异。根据2015年5月ACMG联合AMP发布的遗传变异分类标准与指南[6]，该变异为“1类变异-致病”（pathogenic，根据正常人数据库无携带PM2，移码变异PVS1，家系共分离PP1）。

（六）表型相似度分析

*FTL*基因编码铁蛋白轻链（ferritin light chain），为神经退行性病伴脑铁沉积症3型（neurodegeneration with brain iron accumulation 3，NBIA3）的致病基因。NBIA为一组遗传性神经退行性疾病，基底节铁沉积，临床表现为进行性加重的肌张力障碍、痉挛、帕金森病样表现、神经精神异常，可伴有视神经萎缩或者视网膜变性。发病年龄可从婴幼儿到中年后期，进展速度不一。部分类型出现认知功能下降，大多数病例认知障碍相对轻微。部分类型存在小脑萎缩。

检索OMIM数据库，进行细致的表型相似度分析（表17-5）。

表17-5 患者表型与OMIM 606159 NBIA3临床特征的比对结果

	OMIM临床特征	表型相似度分析
Inheritange	遗传方式	
- Autosomal dominant	常染色体显性遗传	☑
Head&Neck	头和颈	

（续表）

	OMIM临床特征	表型相似度分析
Face	面部	
– Orolingual dyskinesia	口舌运动障碍	☑
– Orofacial dystonia	面部肌张力障碍	☑
– Oromandibular dyskinesia	下颌骨运动障碍	☑
– Hypomimia	表情缺乏	☑
Eyes	眼部	
– Blepharospasm	眼睑痉挛	
Mouth	口部	
– Palatal tremor	腭震颤	☑
Respiratory	呼吸系统	
– Pharyngeal dystonia	咽部肌张力障碍	☑
Larynx	喉部	
– Laryngeal dystonia	喉部肌张力障碍	☑
Abdomen	腹部	
Gastrointestinal	胃肠道	
– Dysphagia	吞咽困难	
Skeletal	骨骼系统	
Hands	手部	
– Writer's cramp	书写痉挛	☑
– Micrographia	小写征	?
Neurologic	神经系统	
Central nervous system	中枢神经系统	
– Involuntary movements, asymmetric	不对称性不自主运动	☑
– Gait disability	步态异常	☑
– Parkinsonism	帕金森综合征	
– Bradykinesia	运动迟缓	☑
– Tremor	震颤	
– Extrapyramidal signs	锥体外系征	☑
– Choreoathetosis	舞蹈样动作	
– Dystonia, focal	肌张力障碍	☑
– Dysarthria	构音障碍	☑
– Anarthria	口吃	☑

（续表）

OMIM临床特征		表型相似度分析
– Mutism	缄默	☑
– Dysphonia	发音困难	☑
– Spasticity（less common）	痉挛状态（不常见）	
– Hyperreflexia	腱反射亢进	
– Extensor plantar responses	伸性足底反射	
– Rigidity	僵直	
– Cerebellar ataxia	小脑共济失调	
– Cerebellar signs	小脑征	
– Cognitive defects develop later in the disease	疾病后期出现认知障碍	
–Frontotemporal/subcortical dementia	额颞叶/皮层下痴呆	
– Autonomic features may occur	可能出现自主神经功能障碍	
– Neuroaxonal spheroids	神经轴索球样扩张	
– MRI imaging shows cavitation of the basal ganglia	头颅MRI显示神经基底节空化 脑组织显示基底神经节的空化	
– Brain tissue shows cavitation of the basal ganglia		☑
– Brain tissue shows abnormal spherical aggregates of iron and ferritin in the basal ganglia，forebrain，and cerebellum	脑组织示基底神经节，前脑和小脑铁和铁蛋白的异常球状聚集体	
Behavioral psychiatric manifestations	行为精神病学表现	
– Emotional lability	情绪不稳	☑
Laboratory abnormalities	实验室检测异常	
– Decreased serum ferritin	血清铁蛋白降低	未查
Miscellaneous	其他	
– Onset 13 to 63 years of age	13～63岁发病	☑
– Progressive disorder	进展性疾病	☑
– Variable phenotype	表型变异	☑

注：☑表示符合。

五、CHPO发展规划

HPO源于对罕见病/遗传病的表型注释，HPO与国际罕见病研究联盟IRDiRC建立了密切合作。为了推动中国罕见病诊疗和科研的发展，并进一步完善、推广应用，CHPO与国家罕见病注册登录系统（NRDRS）建立了密切合作，共同维护CHPO Wiki网站和搜索引擎。将在以下几个方面不断优化：①尽量实现与HPO词库同步更新。②增加同义词（近义词）：基于HPO网站提供的同义词，结合国内临床和遗传专业人士的意见，增加CHPO同义词，促进临床应用。③修订OMIM疾病中文名录，推进遗传病名称的统一。④连接相关方：持续推广中文表型标准用语，与各临床专业、医疗数据、基因检测及遗传分析等相关领域进行连接。⑤参与HPO更新完善：罕见病/遗传病表型丰富多样，HPO对于疾病表型的覆盖面和范围仍需扩展，中国遗传病患者人数多，中国专业医生临床经验丰富，CHPO将征求国内临床和遗传专业人士的意见，积极参与HPO的更新完善。

（顾卫红）

第三节 GeneReviews及中文版GeneReviews

一、GeneReviews的基本介绍

GeneReviews是美国国立卫生院资助，由美国华盛顿大学（University of Washington）组织编纂及维护的一系列互联网在线丛书数据库（https: //www.ncbi.nlm.nih.gov/books/NBK1116/）。该丛书编写的目的是为繁忙的一线医学工作者提供可以直接在临床上应用的遗传病相关信息。图17-11是该在线数据库的首页顶部截图，左侧是对丛书背景的简要介绍，右侧是一些相关的功能链接，下方则是以首字母为索引的遗传病词条。

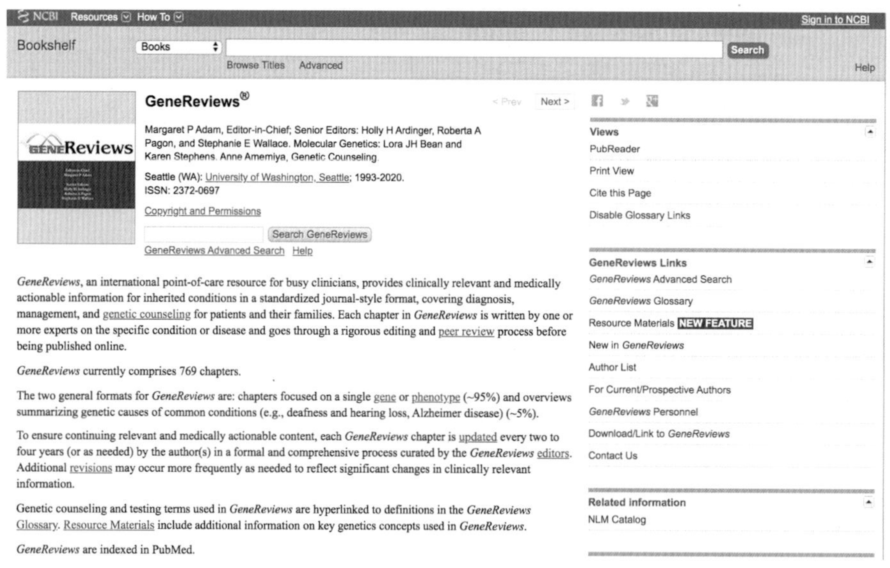

图17-11 英文原版GeneReviews的网站首页顶部截图

截至2020年2月，该系列丛书共有约769个章节并且仍在不断增加中。不同章节以单个致病基因/致病位点（约占95%）或如耳聋等某一类相对常见的临床表型（约占5%）来进行编纂，各自独立成章。各个章节都采用统一格式，以便读者在熟练后无论在哪一章都能迅速寻找到所需的信息。

该丛书的每一章都由相应疾病的专家进行编写，并与普通的杂志论文一样经过同行评审以保证内容的准确性。文章行文结构的设计遵循一线医学工作者们常见的工作流程，由以下内容构成：

（1）疾病概述。

（2）疾病的主要临床印象，如特征性的特殊面容和体查表现。

（3）疾病可选的主要实验室检查方法，预期可能的结果以及优缺点。

（4）实验室检查可能出现的各种结果与临床表现的相关性。

（5）疾病的各种临床表现的详述，以及在患者中的可见比例。

（6）常见的鉴别诊断病种和鉴别方法。

（7）疾病症状的临床处理。

（8）患者及家族成员的遗传咨询方法和注意事项，包括家族成员复发率、产前咨询等。

二、GeneReviews的发展过程

GeneReviews的前身是www.geneclinics.org，一个在20世纪90年代初由美国国立卫生院资助建设的数据库，其目的主要是为了给临床医生以及其他医学工作者提供遗传病的临床诊断、处理和遗传咨询方面的信息。美国国立卫生院开始建设www.geneclinics.org的网站时，选择那些相对常见且已经有较成熟的基因检测实验方法的遗传病种，开始逐渐邀请相关专家编写词条。由于遗传病的致病基因和变异方面的知识通常并不为普通的临床医生所熟知，所以该数据库一开始就力图尽量简明但是具体地回答临床医生们在执业过程中碰到的临床问题，例如“基因检测对于神经纤维瘤的诊断有些什么意义”“我应该如何理解和使用亨廷顿舞蹈病的基因检测结果”“马凡综合征目前的临床诊断标准是哪些，确诊后应当如何处理患者”等。

构建GeneReviews 数据库时，编者们在设计数据库格式时一开始就遵循了以下几个原则：

（1）适合将遗传病的特殊数据，如基因型-表型相关性、发病率等录入。

（2）适合不断添加新的数据，如某个致病变异所对应的新发现的临床表型。

（3）适合外链接到其他相关的数据库，如基因数据库、变异命名数据库、医学名词解释等。

遗传病的一大特点是，实验室里的基因检测对疾病的最终确诊非常关键，但是基因检测的方法繁多而复杂，每种方法又往往各有其优势和局限性，所以GeneReviews在编写开始后不久就和也由美国国立卫生院维护的基因检测方法数据库GeneTests进行了链接，之后，这些信息又转到美国国立卫生院Genetic Testing Registry（GTR）网站。GTR网站收集了全世界各个国家向外提供相应基因检测的临床实验室信息，可以通过基因检测方法名称、疾病表型、基因名称、实验室名称等多种方法来搜索。由于遗传病相对罕见，检测实验室又很分散，GTR这样的数据库为临床医生们迅速找到所需要的基因检测服务提供了很好的支持。GTR数据库目前的网址为https: //www.ncbi.nlm.nih.gov/gtr/，可供任何人随时查询。

三、GeneReviews的基本结构

GeneReviews的核心内容是大约769个遗传病的结构相似词条，每个词条结构类似，内容达上万字。词条分为专注于单个基因或表型（约95%）的章节以及总结常见病症（例如耳聋和听力损失、阿尔茨海默病）（约5%）的遗传原因的概述。

下面以1p36缺失综合征为例，简要解释GeneReviews词条的内容和使用方法。

1．摘要　包括对临床特征、诊断/实验室检查、临床处理和遗传咨询内容的简要总结。

2．诊断　包括临床诊断和实验室诊断两部分。临床诊断方面除了对疾病表型的常见描述

外，有一个遗传病比较特别的部分，即特殊面容的描述。这一部分对于其他大部分非遗传性疾病而言都是没有的，但是由于遗传病的相关基因很多在胚胎发育早期就有重要功能，因而遗传病患儿的面部经常有明显的畸形，从而形成标志性的特殊面容。这些畸形的描述用词可能对于大部分中国医生来说都比较陌生，比如1p36缺失综合征患者常见的表现："平的眉毛（straight eyebrows）""面中部后缩（midface retrusion）""鼻嵴凹陷（嵴凹陷，crista depression）""长人中（long philtrum）""尖下颌（pointed chin）"等，但是实际上这些特殊面容对于有经验的临床医生判断疾病类型和决定后续的诊断策略非常有帮助。一些医生甚至能够根据这些特殊面容比较准确地猜测到患者可能罹患哪种遗传病。1p36缺失综合征词条内还配合了数张经过确诊的1p36缺失综合征患者面部正侧位照片，供医生们获得更加直观的图形印象。

3．实验室诊断　由于1p36缺失综合征是一种染色体微缺失疾病，有数种相应的染色体异常检测方法可供选择。文章中详细解释了该病可能出现的不同缺失类型，每一种检测方法的优缺点，以及一般的检测流程的选择。

4．临床特点　与临床医生处理患者的流程类似，在通过临床检查和实验室检查确诊患者后，则应开始对患者可能出现的各种临床表现进行识别和处理。该部分详细罗列了1p36缺失综合征患者被报道过的各种临床表现，除了智力障碍、肌张力低等临床显而易见的表现，也包括了比较容易被医生漏诊但是可能造成严重后果的问题，例如心脏畸形、甲状腺功能低下等。如果这些问题能经过提示及早被医生发现和干预，患者可能会获得好很多的预后，也可能避免一些不必要的医疗事故和医疗纠纷。因此，这部分内容很值得医生读者们注意。

5．鉴别诊断　这也是临床医生日常需要对每个患者进行的程序，但由于遗传病较罕见，其他参考书往往不容易找到完整的鉴别诊断疾病的列表和鉴别方法。GeneReviews 在这一段提供了很好的参考信息。

6．对患者的治疗处理　这一段更进一步详细列出了目前行业内对1p36缺失综合征患者治疗处理所积累的经验和比较公认的流程。由于遗传病相对罕见，一个集中又容易查找的治疗处理数据库也往往能节约医生大量的时间，并使临床治疗更加全面和规范。

7．遗传咨询　这也是遗传病非常重要的组成部分。由于目前国内传统的本科医学教育对这方面培训很少，GeneReviews在这里提供了一个比较简单易用的流程。特别是遗传病患者往往其家人也存在患病或者再生育患儿的风险，完整而规范的遗传咨询对患者的整个家庭都有非常重要的意义。

四、GeneReviews数据库的其他内容

除了769个左右的遗传病相关词条，GeneReviews数据库还提供了一些其他功能。主要功能介绍如下。

1．重要的遗传学词汇及名词解释　例如"等位基因频率""等位基因杂合率"等上百个词汇。这些词汇在遗传病词条正文中反复出现，但是可能内容相对抽象。这个名词解释列表有助于读者在阅读时理解内容。内容见https: //www.ncbi.nlm.nih.gov/books/NBK5191/。

2．教育材料　解释基因组测序/多基因包检测的一些背景知识和常见的问题。见https: //www.ncbi.nlm.nih.gov/books/NBK279899/。

3．GeneReviews数据库可以直接下载到本地，具体步骤见https: //www.ncbi.nlm. nih.gov/books/NBK138605/。

五、中文版GeneReviews简介

2016年底，国内大量学者专家开始着手中文版GeneReviews的建设，中文版GeneReviews网站建立正式域名：genereviews.nrdrs.org.cn，为中国国家罕见病注册系统（national rare disease registry system of China）的二级域名。

中文版GeneReviews项目的愿景为：一直维持公益和免费的运行方式；翻译全部现有词条并及时根据英文原版进行更新；添加更多英文原版没有的词条，截至2020年2月英文版只有769条；添加中国人特有的信息，比如中国人发病率、中国人特有热点变异、该病专家的联系方式、中国人病友组织等。

（文　曙）

第四节　Orphanet 罕见病知识库

Orphanet成立于1997年，是一个全面介绍关于罕见病、罕见病治疗所需药物（即孤儿药）及其他信息的数据库和信息门户网站［http: //www.orpha.net/（图17-12）］，其宗旨是增进对罕见病的认知，提升诊断水平，并改善罕见病患者的诊疗、照护及预后，在国际上享有盛誉。Orphanet主要为医疗专业人员、患者及其亲属、患者组织、研究人员、生物技术及药品企业、公共卫生和研究机构及各国政府机构等提供服务。在成立之初，Orphanet是法国国家健康与医学研究院的服务性机构，受法国卫生部管理。2000年后Orphanet成为面向欧盟国家的组织，目前受欧盟RD Action项目的资助。其数据库和网页被陆续翻译为7种语言：英语、法语、德语、意大利语、葡萄牙语、西班牙语和荷兰语。截至2019年，专家来源的数据收集已逐步扩大至40个国家。

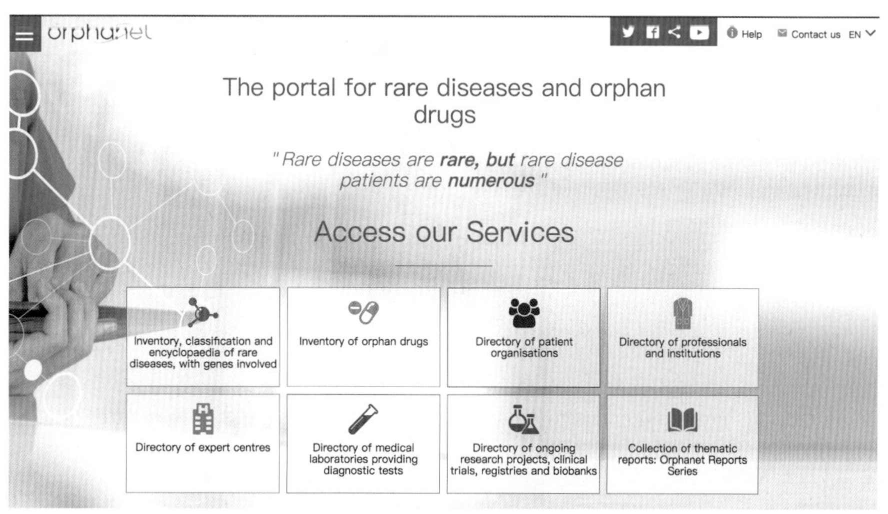

图17-12　Orphanet网站首页

一、Orphanet的管理体系及协作机制

Orphanet由多个机构、多个国家协作运行，接受多种资金来源的资助。Orphanet多层级的管理机构为构建广泛的国际协作体系提供了良好的组织保障。Orphanet下设多个委员会并独立地对该组织进行监督，以保证一致性、可持续性及以用户需求为导向的技术发展方向。Orphanet执行与协调团队位于巴黎，职责是编写Orphanet的内容，包括：①罕见病的详细目录及每种疾病相关的数据的收集，如疾病及其同义词的英文名称、表型及致残特点、疾病自然史信息、流行病学数据、交叉对照及罕见病的多层次分类。②罕见病基因的详细目录（致病性的、修饰性的及易感性的基因）及相关基因、遗传学检测、变异数据库和/或研究项目及与其他数据库的交叉对照。③国家层面上的从孤儿药设计到获得上市许可的研发药物数据库。④根据Orphanet质量标准，负责协调一个专业的卫生领域百科全书以及一个面向大众的科普类百科全书的编写、出版及更新，包括同行评议及质控的协调。⑤与其他术语交叉参考的罕见病功能序列的同义词词典。此外，该团队还负责以下工作的全球范围内的协调，提供和运行必要的管理工具。

Orphanet是目前最丰富的关于罕见病及孤儿药的信息源，且其信息经过专业团队的审核及校验，所涵盖的内容包括以下方面。①罕见病命名法及列表：每种疾病以国际疾病分类10（ICD10）、人类孟德尔遗传在线数据库（OMIM）、医学主题词表（MeSH）、统一医学语言系统（UMLS）和医学用语词典（MedDRA）进行索引，在国际卫生术语标准开发组织的合作框架下进行医学系统命名法——临床术语（SNOMED-CT）的校准。②罕见病相关基因列表：与人类基因组组织基因命名委员会（HGNC）、OMIM、通用蛋白质资源知识库（UniProtKB）及GENEATLAS互相参照。③罕见病流行病学数据：每个地理区域的时点患病率、年发病率、出生患病率和终生患病率（低、高和平均值）。④Orphanet罕见病本体系统（Orphanet rare diseases ontology）。⑤罕见病百科全书。⑥Orphanet症状和体征的命名法：与其他命名法（HPO、PhenoDB、LDDB）互相参照；与罕见病相关的表型及其发生率。⑦与罕见病相关的残疾分级：基于ICF来源的残疾分级。⑧处于研发各期的孤儿药的列表。⑨合作国家的相关专业资源导引：诊治中心及专业技术中心、医学实验室及所进行的诊断试验、研究项目、临床试验、患者登记、变异数据库、生物样本库、诊疗协作网、技术平台和患者组织。

二、Orphanet知识库

（一）Orphanet中疾病的定义、名录及相应的知识库

1．疾病的定义、名录　Orphanet疾病数据库的条目包含罕见疾病（根据欧洲的定义，患病率低于1/2 000的疾病被称为罕见疾病）、常见疾病的罕见形式、由于诊治困难而被认为是孤儿病的一部分“非罕见”疾病，以及通过多次向Orphanet提出入库请求的疾病。

Orphanet疾病数据库的条目包含来自一类疾病或各个疾病亚型的症状谱系。这些谱系包括：

（1）一组临床上相关的疾病，如蜡样脂褐质沉积症；或者用于对其他条目进行归纳和分类的概念，如神经退行性疾病。

（2）疾病（包含疾病、综合征、异常、特别的临床情况）。

（3）亚型（疾病的亚型可以根据临床表现来分类，也就是说，可以根据疾病的严重程度、病因、遗传亚型、致病因素或者组织学类型来分类）。

（4）这种分类组织的方法只在Orphadata和ORDO上提供。在网站上，以文本信息的形式在为专业人士提供的百科全书里面展示。

无论致病基因的数量或者致病位点是否一致，Orphanet数据库的疾病会采用与临床上一致的疾病名称。总的来说，信息（文本、注释、指数）根据症状来组织，在疾病水平上呈现。但是，这些信息也可以与其他水平的症状谱系相关。

Orphanet数据库的疾病必须在至少两个独立的个体上被描述过，以保证其临床症状不是偶然出现的。ORPHA码是固定的，一旦分配就不能再重新使用。罕见病列表按照字母顺序排列，并在Orphanet系列报告（Orphanet Report Series中以“按字母顺序排列的罕见病及其同义词列表”）中出版。

2．疾病的分类及编码　罕见病的临床分类基于临床准则，按照身体系统（如呼吸系统、消化系统）在相关临床实践中对疾病进行分类，分类法的细则还采用了附加准则（病理学、病因学等）。Orphanet对罕见病的分类体现在网站上，是一类多层次、多节点的分类系统。在这些分类法中，每个Orphanet疾病都被归类于某一范畴或某几种范畴中。

另外，罕见病的其他科学分类法也遵循一些其他（病理学或病因学）准则。这些分类来自文献或者由Orphanet按照专家建议进行了详尽说明。

分类法会定期进行全部或者部分（按照疾病组）的修订，主要依据新发表的分类系统、专家建议（如当世界卫生组织的国际疾病分类在全球专家的讨论修订之后，Orphanet的分类法也会全盘修改或局部修订（每月的数据库更新，用于检测数据不一致性的质量控制等对分类层次进行的局部修正）。

3．流行病学数据　流行病学数据的来源包括科学文献、注册研究/试验规划（RARECAREnet、EUROCAT等）、国际或国家的健康研究和行政机构［国家卫生研究所（Institut National de Veille Sanitaire）、法国公共健康监测研究所（French Institute For Public Health Surveillance）、世界卫生组织（World Health Organization）等］、医学文本和专家网络给出的报告及Orphanet的合作专家。流行病学采集的数据包括时点患病率、年发病率、出生患病率、终生患病率、文献中报道的病例数目和家系数目等。每个数据都与地理区域（国家，大陆或全世界）和/或种族绑定，对数据来源进行记录。入库数据通过人工进行采集，并对置信状态进行相应提示。

4．Orphanet数据的注释及与其他数据库的比对　Orphanet数据库中每一个收录的罕见病都包含临床表现、临床症状的发生频率（高、中或偶尔）等注释信息。运用内部词典进行索引，方便数据能转移到网站上提供的Orphanet诊断辅助工具中直接使用。在Orphanet与合作的医师联合，在提供症状的组合的情况下，利用这个工具对需要鉴别诊断的疾病进行检索。搜索产生的相关疾病的文本信息传送到专家处咨询后，由专家给出确证性的意见。

罕见病目前包括的注释项目有：HPO的表型术语、每一种疾病的表型特征的发生频率、诊断标准的精确性。此外还包括登记的诊断病征。另外，数据库对罕见病的数据和一些医学术语集进行了比对，包括ICD10、UMLS、MeSH、MedDRAM和SNOMED-CT，后者是在与国际卫生术语标准发展组织（SNOMED International）合作框架下进行的。所有这些标记都有定性描述（准确、狭义到广义、广义到狭义），见表17-6，这些信息的确证状态都会显示出来。ICD10的术语还有进一步的注释：特定码、包含词、索引词、Orphanet的分配编码、确证状态（表17-6）。另外，根据Orphanet术语和MeSH术语的标记，可以生成一些特定的PubMed查询语句，进而生成科学杂志出版物的索引列表。

表17-6 在Orphanet注册的罕见病术语与其他医学术语集比对的标记修饰语

标记	含义
E	精确标记（术语和概念等同）
NTBT	狭义的术语标记到更广义的术语上
BTNT	广义的术语标记到更狭义的术语上
W	错误标记（两个不同概念）
NTBT/E	基于目标术语集的同义词的精确标记，使得狭义的术语标记到更广义的术语上
BTNT/E	基于目标术语集的同义词的精确标记，使得广义的术语标记到更狭义的术语上
W/E	错误标记（两个不同概念），但是在句法规则上可以与目标术语集的同义词或者推荐术语精确标记
ND	尚未确定/不能确定
下面的部分仅适用于ICD编码	
特定码 Specific code	该术语在ICD10中有自己的编码
包含词 Inclusion term	该术语在ICD10的一个分类范畴下，但是没有自己的编码
索引词 Index term	该术语在ICD10编码的索引词汇中并且涉及一个以上的通用编码
分配编码 Attributed code	该术语不存在于ICD10编码中，其编码由Orphanet分配

注：标记的意思是从Orphanet到目标术语集。

（二）Orphanet中基因、孤儿药及相关资源知识库

1．Orphanet数据库中的基因信息　数据库中收录了与罕见病相关的基因信息（致病基因、修饰基因和可疑基因），在临床实践中检测的候选基因也被纳入数据库中。数据库中的基因至少与一种疾病相关，或者与一种或多种基因检验、变异或者病案相关。基因知识库的添加/更新基于以下的机制进行：与外部数据库的交叉参考（如HGNC、OMIM、Genatlas、UniprotKB、Ensembl、Reactome和IUPHAR），专业人员对于Orphanet百科提出的专业建议，Orphanet国家信息学专家提出要求以及与发现基因的研究人员进行主动联系等。

基因和疾病之间的关系是根据在某疾病的发病机制中基因所扮演的角色进行表示的。基因被

注释为某一表型的直接、修饰、主要可疑或相关因素（对于染色体异常）。当直接变异是胚系来源时，将变异结果记录成蛋白功能的缺失或者获得。

2．孤儿药知识库　Orphan中药物的列表包括所有Orphan收录的可用于治疗欧洲罕见病的物质，不论这些物质能否发展成为药物。Orphanet数据库也包括不是Orphan制定的药物，只要这些药物对于某种罕见病有特定的提示，并且被欧洲药物司（EMA）批准上市。数据库中还包含一些在罕见病的临床研究中被测试，但是不受监管的药物（物质和/或商品名）。

Orphan药物通过Orphanet网站发布，在Orphan药物的标签和数据下可进行查询。同时，这些药物也包含在Orphanet报告的系列中，这个系列每季度更新一次。对于欧洲国家，强烈推荐在国家层面上收集附加信息，并将这些信息列在国家网站上，同时将这些信息发送给协同团队。

此外，Orphanet还提供其他的罕见病相关信息资源，包括Orphanet百科全书、专业诊疗中心列表、罕见病相关医学实验室和诊断测试资源、患者组织、临床试验、患者登记/数据库、变异数据库、生物样本库、重要的研究项目以及其他罕见病研究基础设施等。

三、Orphanet知识库更新校验机制

Orphanet数据库每月进行更新，定期更新的内容包括：新描述的疾病、经过鉴定的罕见病相关新基因、新发表的疾病分类、可能修改列表中的疾病定义的新信息，以及各国为增加数据库资源而提出的请求或建议和/或专家建议。

Orphanet中疾病列表的修改决定都要通过一个月度会议来批准，这个会议由Orphanet的医学和科学委员会举行，其成员主要是医生和科学家。命名官为每次会议准备素材（文献检索、已发表的分类和必要的专家反馈），将所有的材料提交到委员会，在具体分析之后做出决定。包括：创建新词条，修改已经存在于数据库的词条（如命名，与其亚型的等级关系和/或其归属的疾病小组），历史词条（如多年前已经被描述但后续未再使用的词条），删除错误词条（如重复词条）。当一个词条本身不再存在但是有另一个接入链接时，弃用直接的接入链接。在这种情况下，两个接入链接之间会产生一个“移入”关系，将用户重定向至目标接入链接。

四、小结

Orphanet的建立和发展是一个世界范围内的合作，其数据信息来自40多个国家的组织机构长期的合作收集，并经过领域专家的严格审查和把关后才录入数据库。Orphanet是一个全面的、综合的罕见病和孤儿药及其他资料的数据库和信息门户网站，能为普通患者、医生、研发机构提供丰富的罕见病信息。截至2019年11月，Orphanet已收录了6 000多种罕见病的各种相关信息，已经成为患者、医院、各大研究机构和制药公司的首选信息提供者和合作对象。Orphanet在罕见病的数据整理分类和标准制定方面做出了卓越贡献，这些标准为生物信息和计算生物学在罕见病数据上的分析应用提供了极大的便利，对罕见病的研究产生了积极的影响。

（弓孟春）

参考文献

[1] Landrum MJ, Lee JM, Benson M, et al. ClinVar: public archive of interpretations of clinically relevant variants [J]. Nucleic Acids Res, 2016, 44: D862–D868.

[2] Rehm HL, Berg JS, Brooks LD, et al. ClinGen—the clinical genome resource [J]. N Engl J Med, 2015, 372: 2235–2242.

[3] Amberger J, Bocchini CA, Scott AF, et al. McKusick's Online Mendelian Inheritance in Man (OMIM) [J]. Nucleic Acids Res, 2009, 37: D793–D796.

[4] Smedley D, Robinson PN. Phenotype-driven strategies for exome prioritization of human Mendelian disease genes [J]. Genome Med, 2015, 7: 81.

[5] Köhler S, Vasilevsky NA, Engelstad M, et al. The human phenotype ontology in 2017 [J]. Nucleic Acids Res, 2017, 45: D865–D876.

[6] Richards S, Aziz N, Bale S, et al. Standards and guidelines for the interpretation of sequence variants: a joint consensus recommendation of the American College of Medical Genetics and Genomics and the Association for Molecular Pathology [J]. Genet Med, 2015, 17: 405–424.